# LEHRBUCH DER INNEREN MEDIZIN

# LEHRBUCH
DER
# INNEREN MEDIZIN

VON

H. ASSMANN · G. v. BERGMANN · R. DOERR · E. GRAFE
L. HEILMEYER · F. HILLER · F. O. HÖRING · A. JORES
G. KATSCH · H. v. KRESS · C. OEHME · R. SCHOEN
H. SCHWIEGK · R. SIEBECK · W. STEPP

SECHSTE UND SIEBENTE NEUBEARBEITETE AUFLAGE

HERAUSGEGEBEN VON

H. SCHWIEGK
HEIDELBERG

A. JORES
HAMBURG

MIT 360 ABBILDUNGEN

ERSTER BAND

SPRINGER-VERLAG BERLIN HEIDELBERG GMBH
1949

URSPRÜNGLICH ERSCHIENEN BEI SPRINGER-VERLAG OHG, IN BERLIN GÖTTINGEN AND HEIDELBERG 1949
SOFTCOVER REPRINT OF THE HARDCOVER 7TH EDITION 1949

ISBN 978-3-642-49137-5 ISBN 978-3-642-87317-1 (eBook)
DOI 10.1007/978-3-642-87317-1

# Geleitwort.

Die sechste und siebente Auflage unseres 1931 begründeten Lehrbuches der inneren Medizin ist erweitert und in allen Abschnitten neu bearbeitet worden; eine größere Anzahl neuer Mitarbeiter mußte hierfür gewonnen werden. Die Herausgeber der vorliegenden Auflage sind sich dessen bewußt, wie sehr die jetzt ausgeschiedenen Autoren an dem Erfolg der früheren Auflagen beteiligt waren. Wir gedenken besonders unserer ehemaligen Mitarbeiter H. Eppinger und R. Staehelin, deren Tod für die Wissenschaft und für dieses Lehrbuch einen schweren Verlust bedeutet.

Der Wechsel in der Bearbeitung einiger Kapitel gibt andererseits der jüngeren Generation der Hochschullehrer die Gelegenheit, an der Gestaltung dieses Lehrbuches mitzuarbeiten, das Tradition und Fortschritt zu verbinden sucht. Es hat sich bei derartigen Sammelwerken oft als zweckmäßig erwiesen, daß nach einer Anzahl von Auflagen jeweils einige Abschnitte ganz neu von anderen Autoren geschrieben werden.

Die Neuauflage erfolgt im Zeichen des sich wieder anbahnenden wissenschaftlichen Gedankenaustausches mit der übrigen Welt. Es ist versucht worden, das Gute und Bewährte zu erhalten und das Neue dankbar aufzunehmen. Mit besonderer Freude begrüßen wir es, daß unsere alten Mitarbeiter R. Doerr und F. Hiller dem Lehrbuch treu geblieben sind.

Die Neuschöpfung dieses umfangreichen Werkes war für Mitarbeiter, Herausgeber und Verlag unter den heutigen Umständen nicht einfach; vielfältige Mühen und Schwierigkeiten wurden in Kauf genommen, um dem In- und Ausland wieder ein modernes deutsches Lehrbuch der inneren Medizin in die Hand zu geben. Wir hoffen, damit gerade auch den deutschen Studierenden und Ärzten in ihrer so schwierigen Lage die wissenschaftliche Ausbildung und Fortbildung zu erleichtern.

Januar 1949.

**H. Schwiegk. A. Jores.**

# Inhaltsverzeichnis.

## Inhalt des zweiten Bandes.

# Einleitung.

Von

**R. Siebeck.**

## I. Begriff und Stellung der Medizin.

Die „*Medizin*“ oder „*Heilkunde*“ ist die *Lehre von der ärztlichen Krankenbeurteilung und Krankenbehandlung*, von der Verhütung von Krankheiten und der Erhaltung der Volksgesundheit. Sie enthält die lehrbaren Voraussetzungen, die wissenschaftlichen Grundlagen der Betätigung des Arztes in seinem Berufe.

Was der *Beruf des Arztes* sei, darüber ist man sich immer klar gewesen: er soll Kranken zur Heilung helfen und Gesunde vor Krankheit behüten. Um das richtig zu verstehen, müssen wir von der ganz konkreten Lage ausgehen: der Kranke tritt vor den Arzt mit der Frage, wie steht es um mich, wie werde ich gesund? Es stehen einander gegenüber der Arzt in seinem Berufe, mit seinem Wissen und Können, und der Kranke in seiner Not, verlangend nach Hilfe, weil er in seinem Leben mit seinen Bindungen und Verpflichtungen durch Krankheit irgendwie gestört ist. Aus dem Zusammensein dieser zwei Menschen ergibt sich, was nun geschehen soll: es sollen Ratschläge gegeben, Anordnungen getroffen, es soll geholfen werden; nicht Gelehrsamkeit, sondern wirkliche Hilfe ist verlangt.

Mit der Sorge für die Volksgesundheit ist die ärztliche Aufgabe erweitert: der Arzt ist nicht nur dem Einzelnen, „seinem“ Kranken verpflichtet, sondern darüber hinaus der Allgemeinheit, die ihn wie den Kranken trägt, an die beide gebunden sind.

Die Betätigung des Arztes ist eine *praktische* von Mensch zu Mensch, in einem bestimmten, oft sehr kritischen Augenblicke. Es versteht sich von selbst, daß die „Lehre“ allein fruchtbare ärztliche Arbeit nicht gewährleistet; der Arzt bedarf persönlicher Eigenschaften, die nicht gelernt, nur gepflegt und geübt werden können. Aber es versteht sich ebensosehr von selbst, daß der mit den besten ärztlichen Qualitäten Geborene versagt, wenn er nicht gelernt hat, was man über die Krankheiten und ihre Heilung, über Krankenbeurteilung und Krankenbehandlung weiß. Der Streit, ob Medizin Wissenschaft oder Kunst sei, ob es mehr auf Studium und Methodik oder mehr auf Intuition ankomme, ist deshalb verfehlt und unfruchtbar.

Die Medizin als Lehre ist aus der ursprünglichen, lebendigen Betätigung Helfender an Leidenden entstanden, und sie hat der ärztlichen Arbeit am Kranken zu dienen; von da aus fließen ihre Quellen, von da aus ist die kritische Frage an sie gestellt, ob sie ihrer Aufgabe entspreche.

Die *Medizin als Lehre und Wissenschaft* hat ihren besonderen Ausgang und ihre besondere Aufgabe, ihr besonderes Gesetz und ihre besondere Kritik.

Die Medizin befindet sich wie jede lebendige Lehre, jede wirkliche Wissenschaft in einem dauernden Flusse, sie wird immer wieder neu geschaffen, vom

Ärzte aus der Gesamtlage einer Epoche heraus. Sie ist eng verwachsen mit anderen Wissenschaften, mit der universalen Kultur, mit geschichtlich Gewordenem und durch die gesellschaftliche Struktur Bedingtem. Die Medizin kann immer nur aus ihrer Zeit heraus richtig verstanden werden, aus historischen und soziologischen Gegebenheiten, aus dem Boden, auf dem sie geschaffen wird.

Die uns überkommene Medizin ist geworden durch das *Einströmen der modernen Naturwissenschaften in das Erfahrungsgut aus alter Überlieferung.* Mit den modernen Wissenschaften steht auch die Medizin vor neuen entscheidenden Fragen. Neue, im Grunde wohl sehr alte Strömungen machen sich geltend, manche Ärzte stehen fernab von der wissenschaftlichen Medizin, nicht selten ausgesprochen feindlich gegen sie; mit den Nöten des Ärztestandes geht ein beträchtliches Anwachsen des Kurpfuschertums einher. Der Ruf nach „natürlichen“ und „volkstümlichen“ Heilmethoden ertönt laut. All das sind Symptome, aus denen der „Schulmedizin“ die dringende Pflicht erwächst, die errungenen Fortschritte durch ernste und aufgeschlossene Arbeit zu sichern und weiter auszubauen.

Die letzte klassische, in ihrer Haltung klare und sichere Epoche der Medizin von der wir ausgehen, ist, wie gesagt, gekennzeichnet durch das Einströmen der Naturwissenschaften. Von der Begründung der Medizin „als Naturwissenschaft“ hat NAUNYN, einer der größten Vertreter dieser Epoche, gesprochen, und dieses Lehrbuch wird erfüllt sein von Ergebnissen naturwissenschaftlicher Forschung in der Medizin. Es besteht kein Grund, diese Ergebnisse gering zu schätzen, ihre Bedeutung zu verkennen. Es wurden äußerst wichtige neue Erkenntnisse gewonnen und man kann heute manche Krankheit viel besser erkennen, behandeln und verhüten als früher. Es wäre unheilvoll, das neu Errungene nicht in vollem Maße zu gebrauchen. Auch ist naturwissenschaftliche Schulung durch die exakten Methoden und die scharfe Kritik an den Tatsachen von unersetzlichem Werte für die Ausbildung des Arztes. Dennoch sagen wir heute nicht mehr, die Medizin sei „angewandte Naturwissenschaft“ — sie *wendet Naturwissenschaften an, jedoch nach ihrem eigenen Gesetze.* Medizin enthält als wichtigen Bestandteil Naturwissenschaftliches, aber sie ist wesentlich etwas für sich und enthält auch manches andere.

Es ist hier nicht am Platze zu fragen, was eigentlich Naturwissenschaft sei; auch die Naturwissenschaft befindet sich — heute ganz besonders — in dauernder Entwicklung, und die naturwissenschaftlichen Begriffe in der Medizin haben sich nicht unbeträchtlich erweitert und verschoben. Wir gehen von der ärztlichen Aufgabe aus und fragen, was diese erfordere. Es wird sich ergeben, daß der Kranke durchaus nicht nur nach den Gesetzen der Physik und Chemie verstanden werden kann, sondern daß er ein „lebendiger Organismus“ mit eigentümlicher Gestaltung und Ordnung, daß ihm eine besondere „Konstitution“ eigen ist, die sich aus der ererbten Anlage unter dem ununterbrochenen Einfluß der Umwelt entwickelt, daß er Leib und Seele ist, daß er als Persönlichkeit im Leben steht, in einem gegebenen Raume, in sozialer Verbundenheit, mit Aufgaben und Konflikten, daß er gebunden ist in seinem Leib, daß er aber auch angerufen ist, daß er diesen Anruf in seinem Gewissen vernimmt, ihm sich stellt und mit seinem ganzen Sein zu antworten hat, daß er unter die Verantwortung gestellt ist und an der freischaffenden Welt des Geistes Anteil hat. All das greift ohne Zweifel weit über „naturwissenschaftliche“ Betrachtung hinaus, aber es ist doch von größter Bedeutung für den Arzt und darum auch für die Medizin, die uns nottut. Auch die damit berührten Probleme bedürfen wissenschaftlicher Klärung und Vertiefung; das hat zuerst KREHL mit Nachdruck gefordert.

Ob und welche „geisteswissenschaftlichen“ Methoden sich dieser wissenschaftlichen Aufgabe bieten, was Medizingeschichte, was Soziologie des Kranken und des Arztes, was vor allem die Psychologie hier zu leisten vermögen, das ist zur Zeit noch gar nicht zu übersehen. Aber die Erweiterung des Begriffes der medizinischen Wissenschaft über das *nur* Naturwissenschaftliche hinaus ist das Erfordernis unserer Tage. Nicht um Wissenschaft oder Kunst in der Medizin geht es, sondern um die weitere Entwicklung der Wissenschaft Medizin, die in der nun umfassenderen und oft viel schwierigeren ärztlichen Aufgabe neue Probleme, aber auch immer wieder neue Kritik findet.

Das Gesetz der Persönlichkeit ist eingeordnet in das Gesetz der Gemeinschaft; damit steht der Arzt vor weiteren, wichtigen Aufgaben; neben der Sorge für den einzelnen Kranken ist ihm die Sorge für die Volksgesundheit übertragen. Er trägt vielfach die Verantwortung dafür, daß Kranke und Genesene durch zweckmäßige Behandlung, durch Entwicklung ihrer Leistungsfähigkeit rasch und sicher wieder zu tätigen und nützlichen Gliedern der Gemeinschaft werden, und er hat darüber zu wachen, daß die Tüchtigkeit des Volkes durch gesunde und naturgemäße Lebensführung erhalten wird.

Dieses Lehrbuch handelt von der *„inneren Medizin“*. Die „innere Medizin“ — oder auch die *„Medizin“ im engeren, im ursprünglichen Sinne* — hat zum Inhalte zunächst *die allgemeine ärztliche Aufgabe*. Sie handelt von den Krankheitszeichen, ihrer Entstehung und Bedeutung, von der Beurteilung und Behandlung der Kranken; sie bildet den Grundstock ärztlichen Wissens, sie ist vor allem Lehre und Wissenschaft der allgemeinen ärztlichen Praxis.

Die innere Medizin hat aber überdies ein *besonderes Arbeitsgebiet*; auch der „Internist“ bedarf „fachärztlicher“ Ausbildung. Es ist nicht leicht, seinen Bereich zu bezeichnen. Sagt man seine Aufgabe sei „innere Krankheiten“ oder „Erkrankungen innerer Organe“ zu behandeln, so gibt das keinen ganz richtigen Begriff. Der „Gelenkrheumatismus“ betrifft vor allem die Gelenke und gehört doch gewiß in das Gebiet der „inneren Medizin“, und manche „innere Erkrankung“, etwa eine schwere Blinddarmentzündung, bedarf unbedingt chirurgischer Behandlung. Besser würde es der Sachlage entsprechen, nach therapeutischen Methoden abzugrenzen; aber die Behandlung mit „inneren oder innerlichen Mitteln“ ist nur eine und nicht allzuoft die entscheidende seiner therapeutischen Aufgaben.

Was wir heute als das besondere Gebiet der inneren Medizin abgrenzen, ist entstanden durch Absplitterung anderer Gebiete, die durch den Ausbau besonderer Methoden und Techniken eine spezielle Ausbildung erfordern. Chirurgie und Frauenheilkunde, die Augenheilkunde und andere Teilgebiete, Psychiatrie und Pädiatrie wurden selbständig; die Stellung der Neurologie ist umstritten, mit gutem Grunde hat sie auch in diesem Lehrbuch der inneren Medizin den ihr gebührenden Platz gefunden. *Spezialisierung ist das unvermeidliche Schicksal der heutigen Medizin; ihre Gefahren werden am besten vermieden, wenn die innere Medizin ihre zentrale Stellung zu erhalten vermag und sie richtig versteht.*

In diesen einleitenden Kapiteln des Lehrbuches sollen die *allgemeinen Grundlagen der „inneren Medizin“*, sollen die Voraussetzungen jeder ärztlichen Arbeit entwickelt werden. Gerade in der heutigen Lage ist es dringend geboten, sich über den Standpunkt klar zu werden, von dem aus die Lehre entwickelt werden soll. Der Standpunkt ist gegeben, er wird deutlich in dem Augenblicke, in dem wir als Ärzte vor den Kranken stehen. Von da gehen wir aus, von da aus suchen wir die notwendigen Einsichten zu gewinnen, von da aus zu zeigen, wie wir uns zu unserer Aufgabe stellen und wie wir die allgemeinen Grundbegriffe der Medizin gebrauchen.

## II. Der Kranke und seine Lage.

### 1. Organ und Organismus, Leib und Seele, Persönlichkeit und Lebensraum.

Wir unterscheiden beim Gesunden und beim Kranken *die Organe und ihre Funktion*, Herz, Lungen, Magen, Darm usw. Die „*Anatomie*" hat diese Trennung zuerst gelehrt und die „*Physiologie*", die aus ihr hervorging, ist ihr darin gefolgt, indem sie sich zur Aufgabe gemacht hat, die Vorgänge in den Organen auf die Gesetze der Physik, Chemie und physikalischen Chemie zurückzuführen. Der Versuch ist in weitem Ausmaße geglückt, und er hat die Medizin unvergleichlich gefördert. Das Herz treibt das Blut in den Gefäßen wie das Pumpwerk einer Wasserleitung, es gelten die Gesetze der Mechanik für Arbeitsleistung und Wirkung. Die Nahrungsstoffe werden im Körper verbrannt und liefern die gleiche Energie wie bei der Verbrennung im Experiment. Man kennt weitgehend die Zusammensetzung, die chemische Konstitution der Stoffe des Körpers, des Blutfarbstoffes, der Gehirnsubstanz. Man hat tiefe Einblicke in das allerfeinste Gefüge und Getriebe in den Zellen gewonnen, man hat die Eigenschaften von Fermenten kennengelernt, durch die die Verbrennungsprozesse des elementaren Stoffwechsels in den Zellen unterhalten werden. Man kann die Fülle dieser Erkenntnisse und ihre Bedeutung für die Medizin kaum überschätzen, die Einsicht in die *Elementarvorgänge* hat uns unvergleichlich gefördert, ist uns unentbehrlich geworden.

Aber betrachten wir nun einmal den *Ablauf* eines Vorganges im Körper: wir trinken eine größere Menge Wasser und scheiden kurz danach eine entsprechende Menge Harn aus. Zunächst ist das anscheinend ganz einfach zu verstehen: das Wasser wird vom Magendarmkanal ins Blut aufgenommen, an die Nieren gebracht und dort ausgeschieden. Sieht man aber genauer zu, verfolgt man die Vorgänge im Blute, so ergibt sich, daß mit dem ersten Anstoß durch die Wasseraufnahme ins Blut ein höchst kompliziertes, ganz unübersehbares Gefüge in Bewegung gesetzt wird. Wasser mit den verschiedensten gelösten Stoffen beladen, geht aus dem Blute ins Gewebe und aus den Geweben ins Blut, ein vielgestaltiger Ablauf, dessen Ausgang von vielen Faktoren, von der Bildung und Wirksamkeit von Hormonen, von nervösen Einflüssen, von der Einstellung des Organismus durch Nahrung und Getränke an den Vortagen, ja auch von psychischen Momenten, von der „Stimmung" abhängt. Es sind durchaus nicht nur die Nieren beteiligt, sondern ganz verschiedene „Organe", Herz und Gefäße, die Leber, Hormone bildende Gewebe, das Nervensystem mit seiner zentralen Spitze, ja, man kann fast sagen, kein Organ, kein Gewebe bleibt ganz unbeteiligt. Und doch können wir den ganzen Vorgang gewissermaßen als etwas in sich Abgeschlossenes betrachten: das Spiel läuft ab, der gesunde Körper bewahrt seinen Bestand. Es besteht eine *Ordnung dieser vielen ineinandergreifenden Abläufe*, sie werden derart geregelt, daß der Körper in seiner Zusammensetzung erhalten bleibt.

Das gleiche ließe sich an beliebigen anderen Beispielen aufzeigen. Die *physiologischen Vorgänge*, wie sie im Leben ablaufen, *sind nicht an ein einzelnes Organ gebunden*, *sondern an das ganze Ordnungsgefüge des Organismus*. Der Herzmuskel arbeitet entsprechend den Anforderungen, die etwa durch körperliche Anstrengungen an den Kreislauf gestellt sind; ein tätiger Muskel braucht und erhält mehr Sauerstoff, mehr Blut als ein ruhender. Die Funktionen im Körper sind „reguliert". Wir kennen eine ganze Anzahl von „*Regulationsmechanismen*", Nerven, Hormone, die Ionenmischung im Blute und den kolloidalen Zustand des Plasmas. *Alles Einzelne ist zu einem Ganzen zusammengefügt, und dies Ganze sehen wir in einer eigentümlichen Gestaltung und Entwicklung.*

Das Einzelne, die Elemente, können wir weitgehend physikalisch und chemisch erklären, aber das Ganze, der Ablauf, die Verwirklichung, daß und wie es nun wirklich geschieht, die „Geschichte" ist dieser mechanischen Betrachtung schlechterdings unzugänglich. CLAUDE BERNARD hat das so treffend wie klar ausgedrückt: L'élément ultime est physique, l'arrangement est vital. Aber was ist „*vital*"? Der alte mystische Begriff einer besonderen „Lebenskraft" ist für uns nicht tragbar. Kraft kommt von Kraft, nach den Gesetzen der Physik, in der belebten wie in der unbelebten Natur. Aber im Lebendigen, im Organismus nehmen die physikalischen Kräfte, die Bildung und Wandlung der Stoffe einen eigentümlichen *Ablauf, der gebunden ist an besondere Formungen, an die Organismen,* die sich immer aus ähnlichen entwickeln, die entstehen und vergehen und neue hervorgehen lassen.

Der *Organismus* ist durchaus *nicht die Summe einzelner Organe,* er ist vielmehr ein Ganzes, *eine Integration* und damit zugleich eine „*Individuation*". Es gibt im lebenden Körper nicht die Funktion eines „einzelnen Organes", es gibt nur die Leistung der im Organismus verbundenen, zusammengeordneten Organe. Jeder Vorgang, jede Handlung, jedes Verhalten läßt das ohne weiteres erkennen.

Das Wesentliche ist die *Ordnung zu einem einheitlichen Ganzen.* Wir betrachten die Vorgänge in ihrer Ordnung, wie sie Bestand, Entwicklung und Leistung des Körpers gewährleisten. Man hat das als „finale" Betrachtung der „kausalen" gegenübergestellt. Wenn nun aber diese Ordnung als eine „zweckmäßige", die Anschauung als eine „teleologische" bezeichnet wird, so ist Vorsicht geboten. Zweckmäßig ist ein relativer Begriff. Welches ist der entscheidende Zweck? Man sagt, die physiologischen Vorgänge sind zweckmäßig für die Erhaltung des Organismus, für die Erhaltung der Art. Aber ist Altern, ist der stete Wechsel der Organismen zweckmäßig? Ich möchte mich hier damit begnügen, vor voreiligen Mißverständnissen zu warnen.

Der Organismus ist eine räumlich und zeitlich begrenzte Einheit, ist ein Unteilbares, ein „*Individuum*". Das Individuum wird geboren, wächst heran, altert und stirbt. Aber das Individuum ist nicht etwas für sich, es lebt — untrennbar — in der Natur, in der Familie, im Volk. Wir können den Menschen gar nicht als Einzelwesen verstehen, er ist *unlösbar mit seiner Umwelt,* mit der Gemeinschaft anderer Menschen verflochten. Die Umwelt bildet den Menschen und der Mensch formt sich seine besondere Umwelt. Die Umwelt ist Funktion der Innenwelt, aber auch die Innenwelt Funktion der Umwelt (v. UEXKÜLL).

Der Mensch steht in der Welt, er trägt sein Maß in sich, wie er geworden ist als Glied der aufeinanderfolgenden Generationen. Mehr und mehr haben wir gelernt, was das „*Erbgut*" für das Schicksal bedeutet. Mit der Vereinigung der Keime „erbt" das neue Individuum „*Anlagen*", die unter dauernder Einwirkung der Umwelt zu Eigenschaften sich entwickeln. Das „Erbgut", die Summe der Erbanlagen, wird als „*Genotypus*" (JOHANNSEN), die Summe der Umwelteinflüsse als „*Peristase*" (E. FISCHER) bezeichnet. Was aus dem Genotypus durch die Peristase wirklich wird, „in Erscheinung tritt", heißt *Phänotypus* (Erscheinungsbild). Nur der Phänotypus ist gegeben, faßbar, der Genotypus kann nur aus Kenntnissen über die Vererbung und Entwicklung von Eigenschaften erschlossen werden.

All das sieht *der Arzt am Kranken:* die Physik und Chemie der Teile und die Gestaltung und Entwicklung des Ganzen, das Individuum und seine Umwelt, er sieht den „Phänotypus" und sucht den „Genotypus" zu erschließen. Aber er erfährt noch etwas ganz anderes: Der Kranke sucht ihn auf, weil er *leidet.*

Leiden ist eine psychische Gegebenheit, abhängig nicht nur von den Vorgängen im Körper, sondern auch von *seelischen Zusammenhängen.*

Heute beschäftigt sich die Medizin ungleich mehr mit den seelischen Zusammenhängen als noch zu Anfang des Jahrhunderts. Was gewiß in der ärztlichen Praxis immer geübt wurde, darauf ist jetzt in ganz anderer Weise Lehre und Forschung gerichtet. Neue Wege, neue Einsichten haben sich ergeben und man muß es — trotz mancher unverständiger und unsachlicher Übertreibungen — nachdrücklich hervorheben: es ist für die Medizin von größter Bedeutung, daß hier durch neue Methoden ein neues Gebiet eröffnet wurde. Es ist dies ohne Zweifel einer der entscheidenden Punkte, an dem die Medizin zuletzt sich gewandelt, erweitert und vertieft hat, oder mehr noch, in einer großen Wandlung begriffen ist.

Wohl hat man immer gewußt, daß Körperliches an Seelisches und Seelisches an Körperliches gebunden ist, man braucht nur an Rot- oder Blaßwerden, an Übelkeit oder Erbrechen durch seelische Eindrücke zu erinnern. Die Ärzte waren sich mehr oder weniger stets dessen bewußt, wie sehr der Nutzen einer Arznei vom „Glauben" abhänge — aber die „Medizin" hat sich für diese alten Erfahrungen wenig interessiert. Erst die fortschreitende Ausbildung psychotherapeutischer Methoden, seit den Beobachtungen LIEBAULTs und BERNHEIMs über die Wirkungen von Hypnose und Suggestion bis zur Psychoanalyse von SIEGMUND FREUD haben den Anstoß gegeben. Die zwar rein physiologisch gedachten und gedeuteten Versuche PAWLOWs über „bedingte Reflexe" zeigten die ungeheuer komplexe Natur der Reaktionen auf Sinneseindrücke. Nun wurden wichtigste Tatsachen festgestellt: gibt man einem Hypnotisierten die Suggestion, er verzehre Fleisch oder Brot, so wird die Sekretion der Verdauungssäfte ebenso angeregt, wie durch wirklichen Genuß der Speisen (HEYER). Gibt man die Suggestion, er trinke Wasser, so wird sein Blut in dem gleichen Ablaufe verdünnt, es wird viel verdünnter Harn ausgeschieden wie nach wirklichem Trinken. In gleicher Weise lassen sich die Vorgänge des Wärmehaushaltes, des Zuckerstoffwechsels und viele andere beeinflussen. Es ergibt sich: ***auch solche körperlichen Vorgänge, die der Willkür, ja die überhaupt dem Bewußtsein völlig entzogen sind, sind in hohem Maße beeinflußbar durch seelische Einwirkung.***

Wir können es heute ganz allgemein sagen; das *Ordnungsgefüge*, an das alle Abläufe im Organismus gebunden sind, ist *„gestimmt"*. Stimmung ist aber immer körperlich und seelisch zugleich, untrennbar, nur von uns unterschieden. Wie oft vermögen wir nicht zu sagen, ob wir schlecht verdauen, weil wir verstimmt sind, oder ob wir verstimmt sind, weil wir schlecht verdauen.

Durch die weitere Erforschung, durch die neuere Psychotherapie, hat man *im Seelischen eine eigentümliche Dynamik kennengelernt.* Es hat sich gezeigt, daß die seelische Haltung, das Verhalten eines Menschen aus dem ihm Bewußten durchaus nicht richtig verstanden werden kann. Aus unbewußten Schichten werden Kräfte wirksam, und besondere Methoden gewähren Einblick in das merkwürdige Spiel dieser Kräfte.

Aus seinen Einsichten hat FREUD eine *Triebpsychologie* entwickelt; in den tiefen Urgründen der Seele wirksame, gewaltige Energien quellen aus dem Triebhaften. Dies Triebhafte, wie man es nun im einzelnen ausdeuten und bezeichnen mag, ist körperlich gebunden und strebt unersättlich nach seelischer und körperlicher Entladung, nach einem „Lustgewinn" am Körperlichen, nach „Organlust". Es findet seinen Ausdruck in körperlichen Vorgängen, die körperlichen Vorgänge haben eine gewisse Bedeutung im Seelischen. Es ist nicht nur ein Zusammenhang der Wirkung, sondern ein „Sinnzusammenhang" zwischen Körperlichem und Psychischem. Die physiologischen Funktionen haben „spezifische psychische

Valenzen" (von Weizsäcker). Angst macht Herzklopfen, Störung der Herztätigkeit macht Angst — Angst und Herztätigkeit hängen im psychisch-somatischen Lebensbereiche zusammen. Wir können diese psychisch-somatischen, vitalen Zusammenhänge aufzeigen aber nicht weiter erklären, ein Anstoß auf der einen Seite löst eine Wirkung auch auf der anderen aus; wir sehen sie gebunden an die tieferen Schichten der Person, an das Leben mit seinem Ablaufe von der Geburt zum Tode.

Nur ein Teil des psychischen Bereiches ragt ins Bewußtsein. Zwischen Bewußtem und Unbewußtem findet ein dauerndes Auf und Ab statt, Wirkungen hin und her. Alles Psychische ist gespeist von den tiefen triebhaften Quellen, in jedem Verhalten, in jedem Tun und Fühlen lassen sie sich aufzeigen, und alle Erlebnisse, besonders die schwierigen und peinlichen senken sich tief in die unbewußten Schichten ein.

Das „*Unbewußte*" umfaßt die Summe aller früheren Erlebnisse, die längst dem Gedächtnis und der Erinnerung entschwunden sind, besonders die mächtigsten Eindrücke aus der frühen Kindheit. Es enthält aber zugleich „allgemein Menschliches", Gemeinschaftsgut; es gibt nicht nur ein persönliches, sondern auch ein unpersönliches und überpersönliches, ein „kollektives Unbewußtes" (Jung). Es gibt „große urtümliche Bilder der Menschheit, die in jeder Seele ruhen" (Jakob Burkhardt).

Es ist bekannt, daß versucht wurde, auch alle geistigen Leistungen aus dem Spiel und Gegenspiel von Trieben zu erklären, und es ist in der Tat gar nicht zu bestreiten, daß in allem Menschlichen diese eigentümliche Dynamik wirksam ist, aber wir müssen auch das erkennen: selbst wo wir die Wege und Läufe, die Triebkräfte und ihre Gesetze ziemlich weitgehend zu sehen meinen, bleibt doch immer die letzte, entscheidende Triebkraft, die Verwirklichung des Ablaufes vorausgesetzt und unserer Analyse unzugänglich. Alle Bedingungen und Bindungen, die wir kennen, lassen viele und ganz verschiedene Möglichkeiten offen; welche verwirklicht wird, vermögen wir aus den Bedingungen und Bindungen nicht zu bestimmen. Die Wirklichkeit ist immer eine unerschöpfliche Fülle; wir greifen Teilvorgänge heraus, die wir zu fassen vermögen, die für uns höchst wichtig sind, weil wir durch sie einwirken können, aber die Wirklichkeit ist viel umfassender und zusammengefaßter. Aus den gebundenen und bedingten Trieben sehen wir im Menschen etwas entstehen, das in seinem eigentlichen Wesen als „Triebprodukt" schlechterdings nicht zu erfassen ist. Gewiß kann nichts Menschliches die deutlichen Spuren des Triebhaften abstreifen und verleugnen, aber wir erleben am Menschen, an uns selbst und an den Mitmenschen, auch etwas ganz anderes, wir erleben, *daß wir Stellung nehmen*, ablehnend oder anerkennend, wir erleben, daß wir *beteiligt* sind.

Wenn wir in dieser Weise beteiligt sind, wenn wir Stellung nehmen, so werden uns die *Ereignisse zum Schicksal und zur Aufgabe*. Wir finden uns in einer eigentümlichen Spannung: wir wissen uns gebunden und sind doch gehalten zu wählen, zu werten, zu entscheiden. Eben diese Spannung von Bindung und Freiheit erleben wir als *Verpflichtung und Verantwortung*. Wir stehen in diesem Leben, wir wissen von Recht und Unrecht — so verschieden sie uns gelten; diese Phänomene sind Wirklichkeit. Gerade der Arzt kann sie nicht übersehen, er würde sonst die Lage seiner Kranken nicht richtig verstehen können.

Freilich darüber müssen wir uns ganz klar sein: wie nirgends im Organismus die Gesetze der Physik und Chemie aufgehoben sind, so ist auch das ganze Leben der menschlichen Seele von den triebhaften Gewalten bewegt. Wie im Somatischen das Physikalische und das „Vitale" nicht nacheinander oder nebeneinander sind, nicht verschiedene Vorgänge, Vorgänge auf verschiedenen

Stufen, verschiedener Größen- oder Rangordnung, sondern durchaus ein *Ineinander*, das *eine* Leben und sein Ablauf, so ist auch Triebhaftes und Geistiges nur *ein* Geschehen, das wir in verschiedenartigen Zusammenhängen sehen.

Im Menschen, der in Gebundenheit und Freiheit lebt, fügen sich die Eigenschaften zum *Charakter*. Unter Charakter verstehen wir *die seelische Struktur, die wir werten,* die uns etwas bedeutet, zu der wir Stellung nehmen. Und indem der Mensch, in seine Umwelt eingefügt, zu dieser Stellung nimmt, in bewußten und gewollten Beziehungen zu ihr steht, wird er zur *Persönlichkeit, gestaltet er sich die Umwelt zu seinem Lebensraume.*

Der Mensch steht in Beziehungen zu seinen Mitmenschen, er empfindet wie sie, er fühlt mit ihnen. Man kann diese Verbundenheit nicht genetisch aus Strebungen und Erlebnissen des Individuums ableiten; es muß vielmehr ein *ursprüngliches Gemeinsames* vorausgesetzt werden. Der Mensch ist zur Gemeinschaft geschaffen und hat, bewußt und unbewußt, teil am Gemeinschaftsbesitze der Menschheit. Es gibt menschliche Existenz nur in der geschichtlich gewordenen, sozial gestalteten Umwelt. Das Gesetz der Persönlichkeit ist vom Gesetz der Gemeinschaft umfaßt.

Doch indem wir vom Menschen und seinem Schicksal, von sozialer Ordnung und von Geschichte reden, sind wir selbst beteiligt, in diese Beziehungen einbezogen, sind gebunden und verpflichtet, sind selbst ein Glied der Gemeinschaft, sind wir als Ärzte mit den Kranken durch Schicksal und Aufgabe zusammengeschlossen.

## 2. Gesund und krank. (Subjektives und objektives Kranksein. „Organisch", „funktionell" und „neurotisch".)

Der *Gesunde* fühlt sich wohl. Er hat ein unmittelbares *Gefühl der Integrität*, er ist nicht nur frei von Beschwerden, „nicht krank", sondern es ist ihm auch ein positives Gefühl der Frische, der Leistungsfähigkeit und der Widerstandsfähigkeit eigen. Was es eigentlich ist, dessen ist er sich nicht bewußt, er ist gesund, ohne darüber nachzudenken.

Seinem subjektiven Empfinden entspricht seine *körperliche Unversehrtheit*. Der Körper ist durch seine Regulationen in weitem Maße *anpassungsfähig* an wechselnde Bedingungen der Umwelt, er kann ungünstige Einflüsse ertragen und ausgleichen und ist erheblichen Anforderungen gewachsen, ohne daß dadurch sein Zustand beeinträchtigt würde.

Endlich *findet sich der Gesunde in seinem Lebensraume zurecht.* Er schafft oder gestaltet sich seinen Raum und fügt sich in die durch seine inneren und äußeren Möglichkeiten gegebene Lage ein, seiner Bindung und seiner Verpflichtung bewußt.

Dem *Kranken* mangelt Wohlbefinden und Unversehrtheit. Er *leidet*.

Das *Krankheitsgefühl* ist, mehr oder weniger ausgesprochen, ein allgemeines Gefühl der Versehrtheit, der Beeinträchtigung, ein Gefühl verminderter Kräfte und verminderter Leistungsfähigkeit; der Kranke fühlt sich gehemmt, hinfällig oder gar gefährdet, hilfs- und pflegebedürftig. Je nach seinen Beschwerden, führt er sein Kranksein auf irgendwelche körperlichen Veränderungen zurück, aber das Krankheitsgefühl ist als Ganzes gegeben, ein verändertes Allgemeingefühl.

Dieses *„subjektive Kranksein"* kann durch die verschiedensten Störungen im Körper hervorgerufen werden: durch Schmerzen und Funktionsstörungen aller Art, durch Entkräftung oder durch materielle Einwirkung auf die nervösen Zentralapparate, etwa bei akuten Infekten. Körperliche Vorgänge, nicht nur die normalen, sondern vor allem die nach Art und Gestalt veränderten, sind mit psychischen gekoppelt. Aber das „subjektive Kranksein“, das „Erlebnis der Krankheit“, hängt als eine psychische Gegebenheit, als ein Betroffensein der Persönlichkeit immer auch vom psychischen Gesamtzustande, von der persönlichen Einstellung und Haltung ab.

Herzstörungen, leichtere Atembeschwerden werden oft als belanglos ertragen und erst dann als Zeichen einer Erkrankung empfunden, wenn irgendein Ereignis, etwa der Tod eines nahen Angehörigen, das Gleichmaß der Alltäglichkeit stört, wenn an einem eindrucksvollen Erlebnis die reduzierte Leistungsfähigkeit erkannt wird, oder wenn durch eine wirtschaftliche oder soziale Schwierigkeit Sorge und Unruhe entstehen.

Auch *die Entwicklung des krankhaften Zustandes*, die Geschwindigkeit der Änderung, das „*Gefälle*“ spielt bei der Entstehung des Krankheitsgefühles eine größe Rolle. Das „anders als sonst“ wird eben als krankhaft empfunden. Andererseits kann durch Gewöhnung und Anpassung vieles ausgeglichen werden.

Der Übergang von gesund zu krank und krank zu gesund bedeutet eine *Umstellung der Gesamthaltung*, durch die nun auch körperliche Eindrücke umgewertet werden. Wenn ich weiß, daß ich ein Magengeschwür habe, empfinde ich Sodbrennen und Magenschmerz anders, als wenn ich der Überzeugung bin, daß sie nur durch ungeeignete Speisen bedingt sind.

Der Kranke weiß es, fühlt es unmittelbar, daß er krank ist, und er macht sich ein mehr oder weniger deutliches Bild von seiner Krankheit („*Autoplastisches Krankheitsbild*“, GOLDSCHEIDER). In dieses Bild gehen, ohne Zutun des Kranken allerlei Erfahrungen und Kenntnisse, Vorstellungen aus Mitteilungen von der Umgebung und vom Arzte, Erlebnisse an anderen Kranken, besonders an nahestehenden, Stimmungen, Sorgen und Nöte bewußt und mehr noch unbewußt mit ein, und all das kann nun wieder von wesentlichem Einfluß auf das Krankheitsgefühl sein.

Mit dem „subjektiven Kranksein“ ist ein „*objektives*“ gekoppelt, das der Arzt am Kranken feststellt. Es ist gekennzeichnet durch „*veränderte Lebenserscheinungen*“, durch Abweichungen im Ablaufe der Vorgänge und im Aufbau der Organe. *Die Integrität des Organismus ist gestört.* Der kranke Organismus kann sich wechselnden und besonders belastenden Umweltbedingungen nicht mehr so gut anpassen, er ist nicht mehr so leistungsfähig, er ist gefährdet oder bedroht. Das entspricht den gebräuchlichsten Krankheitsbegriffen. So ist Krankheit nach LENZ: „der Zustand des Organismus an der Grenze seiner Anpassungsfähigkeit“, nach GROTE: „gestörte Responsivität“, nach ASCHOFF und HERXHEIMER: „Gefährdung der Existenz“.

Aber alle diese Begriffsbestimmungen sind für das ärztliche Urteil nicht ganz ausreichend. Der Arzt hat es auch mit ungefährlichen Krankheiten zu tun, und die Ausgeglichenheit, der Spielraum der Anpassungsfähigkeit hängt auch von der wechselnden „Stimmung“ und von den Lebensbedingungen, von der Umwelt ab.

Wollte man bei der Abgrenzung von krank von dem Begriffe der „Norm“ ausgehen, so erwiese sich weder die „statistische“ noch die „ideale“ Norm als entscheidend. Nach der ersten wären cariöse Zähne normal, ein ungewöhnlich großer Mensch krank, und welcher Lebende sollte nach der idealen Norm esund sein?

Folgerichtig lehnt RICKER, der „Pathologie als Naturwissenschaft“ fordert, den Begriff krankhaft als „unwissenschaftlich“ ab. Daß der Arzt dem nicht folgen kann, versteht sich von selbst.

*Krankheit* ist nicht nur ein somatisches, sondern auch ein *psychologisches*, nicht nur ein *biologisches*, sondern auch ein *persönliches* und *soziales Phänomen. Das Urteil „krank“ ist ein komplexes*, das bald mehr durch das subjektive Befinden, bald mehr durch den objektiven Befund bestimmt ist.

Man könnte subjektives Kranksein als „Leiden" (Erleiden), objektives als Krankheit bezeichnen; aber beide Ausdrücke werden in anderem Sinne gebraucht. In der Pathologie (ASCHOFF) wird Krankheit, νόσος = Ablauf und Leiden, πάθος = Zustand unterschieden.

Es besteht oft, aber durchaus nicht immer eine ohne weiteres einleuchtende Entsprechung von subjektivem und objektivem Kranksein. Nicht selten finden wir eine auffallende Diskrepanz zwischen beiden. Dem Träger einer bedrohlichen Krankheit (etwa einer beginnenden bösartigen Geschwulst) kann jedes Krankheitsgefühl fehlen, und auch der an Migräne Leidende ist krank, selbst wenn wir keine veränderten Lebensvorgänge an seinem Körper feststellen können.

Die einzelnen Zeichen eines Krankheitsbildes, die krankhaften Erscheinungen bezeichnen wir als „*Symptome*". Es ist wichtig, die verschiedenartigen Symptome in ihrem Wesen und ihrer Bedeutung richtig zu verstehen. Es liegen ihnen zugrunde teils *organische Veränderungen*, teils *Funktionsstörungen*.

Unter *organischen Veränderungen* versteht man Veränderungen im *Aufbau der Organe*. „Organisch" heißt in diesem Sinne morphologisch faßbar, es ist das, was der Pathologe an dem abgestorbenen, vom Organismus losgetrennten Materiale feststellen kann. Es ist klar, daß die *Grenze fließend* ist und ganz vom Stande der Wissenschaft, besonders der histologischen Technik, abhängt. Beim „Katarrh" einer Schleimhaut kommen erkennbare Veränderungen des Gewebes vor, diese können aber so geringfügig sein, daß sie vom Bilde einer normalen in lebhafter Funktion begriffenen Schleimhaut nicht zu unterscheiden sind,

Organische Veränderungen sind oft auf ein oder einzelne Organe beschränkt.

Organisch Krankhaftes hat eine gewisse *Dauer*. Oft ist es überhaupt irreparabel, irreversibel; kranke Zellen gehen häufig zugrunde und werden durch unspezifisches Narbengewebe ersetzt, so daß auch nach Ablauf des krankhaften Vorganges im Körper irgendein Defekt, eine Narbe, zurückbleibt. In jedem Falle sind organische Veränderungen weniger flüchtig, weniger leicht beeinflußbar. Darin liegt ihre große Bedeutung für die Krankheit: es sind mit ihnen bebesondere *Gefahrenquellen* verbunden.

Die moderne Medizin hat sich ganz wesentlich auf dem Boden der pathologischen Anatomie entwickelt. Und wenn wir — etwas weniger schematisch — mehr auf das Bewegliche, das Vielgestaltige, auf die biologischen Zusammenhänge im Organismus sehen, so behält doch die pathologische Morphologie durchaus ihre grundlegende Bedeutung, denn der Verlauf der Erkrankung hängt weitgehend von der Entwicklung der organischen Veränderungen ab. Und wie wichtig und unentbehrlich ist ihre Betrachtung an der Leiche zur Kritik ärztlicher Feststellungen!

*Funktionsstörungen* müssen zwar auch als „strukturgebunden" verstanden werden, aber sie laufen ohne länger dauernde Alterationen der feineren Struktur des Gewebes ab, jedenfalls ohne Alterationen, die an dem vom Organismus getrennten Organe oder an der Leiche nachweisbar sind. Daß dieser Begriff relativ ist, wurde erwähnt.

Das Wesentliche an den „funktionellen" Störungen ist das mehr *Wechselnde* und *Schwankende*, das Unbeständige, leichter Reversible, *Ausgleichbare* und *Beeinflußbare*. Es ist im Prinzip beeinflußbar, auch wenn im einzelnen Falle einer Beeinflussung größte, ja unüberwindliche Schwierigkeiten entgegenstehen.

Funktionsstörungen sind Entgleisungen der normalen Funktion. Sie hängen in hohem Maße von äußeren Einflüssen, von körperlichen und auch von seelischen Einwirkungen ab. Sie können also „*psychogen*", d. h. eben durch Seelisches hervorgerufen sein, aber man darf durchaus nicht etwa „funktionell" und „psychogen" gleichsetzen.

Bei einer Funktionsstörung des Magens wird auf geringfügige Nahrungsreize so viel Magensaft mit so hohem Säuregehalt abgesondert, wie wir es beim Gesunden nur nach den allerstärksten Sekretionsreizen beobachten. Es besteht eine abnorme Empfindlichkeit der Reaktion, eine größere Reizbarkeit. Bei anderen Kranken finden wir zu wenig Magensaft, zu wenig Säure, die Funktion ist gehemmt oder gelähmt. Die Vorgänge sind also entweder gesteigert oder gehemmt im Vergleiche zu dem, wie sie unter gleichen Bedingungen beim Gesunden ablaufen; *die Einordnung des Einzelvorganges in den Organismus und die Anpassung an Anforderungen des Augenblickes sind gestört.*

Oft, besonders bei Störungen der „inneren Organe“, des Kreislaufes, des Verdauungsapparates u. dgl. betrifft die Störung ausgedehntere Funktionskreise; wir schließen daraus, daß die übergeordneten regulierenden Apparate beteiligt sind und sprechen von einem „*labilen vegetativen System*“ (vgl. den Abschnitt über Neurotische Reaktionen in Bd. II).

Aus Funktionsstörungen können organische, bleibende Veränderungen entstehen. Ja, al es Organische, Entzündung wie Entartung, beginnt mit Funktionellem, und Ablauf, Progredienz und Heilung organischer Erkrankung, wie die Beschwerden, die sie verursacht, hängen wesentlich auch von Funktionellem ab. Oft besteht ein echter Circulus vitiosus: Funktionelles hat Organisches und Organisches Funktionelles zur Folge. Das Funktionelle ist für die ärztliche Aufgabe so wichtig, weil vielfach durch den Ausgleich einer gestörten Funktion, durch Schonung und Übung günstige Bedingungen für den Verlauf auch „organischer“ Erkrankungen geschaffen werden können.

Endlich spielen bei allen Erkrankungen *psychische Erscheinungen* eine große Rolle: Schmerzen und Beschwerden, typische Zusammenhänge zwischen krankhaften Abläufen und psychischen Phänomenen, das „Krankheitsgefühl“, alles was in das „*subjektive Kranksein*“ eingeht.

Ich habe bereits erwähnt, wie eng verbunden Psychisches und Somatisches sich auswirken. Wenn durch eine besondere psychische Dynamik bei einer Persönlichkeit, die sich in ihrem Lebensraume nicht zurechtfindet, krankhafte Erscheinungen entstehen, so bezeichnen wir sie als „*neurotisch*“ (vgl. den Abschnitt über Neurotische Reaktionen in Bd. II). Da viele körperlich Kranke und Geschwächte zu neurotischen Auswirkungen neigen, oft gerade in den erkrankten Funktionsbezirken, kommen komplizierte Zusammenhänge und Wechselwirkungen zwischen neurotischer und somatischer, funktioneller wie organischer Erkrankung oft vor. Wir finden überaus häufig an Kranken Organisches, Funktionelles und Neurotisches zusammen, nicht nebeneinander, sondern ineinander. Gerade darauf kommt es an, diese Zusammenhänge richtig zu erfassen; niemals ist mit dem Nachweise des einen Momentes die Frage nach dem anderen erledigt.

Man hat zwischen *Organerkrankungen* und *Allgemeinerkrankungen* unterschieden. Wenn VIRCHOW gesagt hat, es gibt keine Allgemeinerkrankungen, sondern nur Organerkrankungen, so kann man heute gerade das Umgekehrte betonen hören. Aber beides hat nur einen beschränkten Sinn. Bei der engen Verflochtenheit aller Vorgänge im Organismus versteht es sich von selbst, daß schließlich immer das „Allgemeine“, daß der ganze Organismus irgendwie betroffen ist, aber wie oft steht die Veränderung eines Organes ganz überragend im Vordergrunde! Wieweit wir das erkennen, das hängt von unseren Kenntnissen und Einsichten ab. Ist der Diabetes heute noch eine „Allgemeinerkrankung“ oder eine des Pankreas? Im Grunde ist jede Erkrankung eine allgemeine *und* eine örtliche, wenn auch im einzelnen Falle der eine oder der andere Begriff fast bedeutungslos sein kann.

Endlich ein Letztes, man hat gesagt: der Arzt habe es nicht mit *Krankheiten*, sondern mit dem *kranken Menschen* zu tun; aber auch dieses Schlagwort hat selbstverständlich nur einen Sinn in der Situation, in der es geprägt wurde: es sollte warnen vor zu einseitiger Betrachtung einzelner Krankheitszeichen, vor allzu schematischen Überlegungen und allzu einfachen Vorstellungen über Kranksein, und es sollte die Aufmerksamkeit auch auf die funktionellen und psychischen Momente, auch auf die persönlichen und sozialen Phänomene des Krankseins lenken. Niemals können wir den „ganzen Menschen" erfassen; daß wir die wesentlichsten Zusammenhänge, jeweils in ihrer besonderen Bedeutung begreifen, das ist die entscheidende Aufgabe der ärztlichen Krankenbeurteilung.

## 3. Entstehung und Ablauf der Krankheiten. Der Begriff der Konstitution.

Erkrankung entsteht auf Grund der Körperverfassung und durch äußere Einwirkung, durch „*innere*" und „*äußere*" *Krankheitsursachen.* Abgesehen von den Grenzfällen wirken immer beide Momente oder Momente beiderlei Art zusammen. Was wir am Kranken sehen, ist das Produkt zahlreicher Faktoren, es ist immer das *Ergebnis der ganzen Geschichte des Kranken* bis zum gegenwärtigen Augenblick. Keine Einwirkung geht spurlos vorüber, auch leichte und harmlose Erkrankungen hinterlassen kleinste Defekte oder eine veränderte Reaktionsfähigkeit, und die neue Krankheit ist die Reaktion des im Leben Gewordenen auf eine neue Einwirkung. Man hat deshalb statt von Krankheitsursachen von Krankheitsbedingungen gesprochen („*Konditionalismus*", RIBBERT, E. H. HERING u. a.). Gewiß ist es für den Arzt wichtig, die verschiedenen Bedingungen zu erfassen, die im einzelnen Krankheitsfalle zusammenwirken, allein in sehr vielen Fällen ist doch *eine* Bedingung so sehr die entscheidende, sie ist die unerläßliche („obligate") gegenüber den anderen wechselnden und entbehrlichen („fakultativen"), daß man sie mit einer gewissen Berechtigung als „die Ursache" bezeichnen kann. Niemand, der überhaupt versteht, was Krankheit ist, wird das mißverstehen. Freilich hängt es weitgehend von Kenntnissen und Erfahrungen, vom Stande der Wissenschaft ab, oft auch von der persönlichen Einstellung und von praktischen Möglichkeiten der Untersuchung und Behandlung, welche der Bedingungen als die entscheidende angesehen und als „Ursache" bezeichnet wird.

Die Lehre von den Krankheitsursachen heißt *Ätiologie*, die von Ort und Art der auslösenden Prozesse *Pathogenese.* Man kann Krankheiten nach ätiologischen und nach pathogenetischen Begriffen bezeichnen (z. B.: Scharlachnephritis und Glomerulonephritis).

Der *Vielheit der Krankheitsbedingungen* entspricht die *Vielgestaltigkeit der Krankheitsbilder.* Man kann in der Tat sagen, daß jeder Kranke Neues zeigt. Aber dennoch ist die Vielgestaltigkeit keine Regellosigkeit. Wir kennen *typische Krankheitsbilder*, sie aufzuzeigen ist eben die Aufgabe der speziellen Pathologie. Die Typik der Erkrankungen, die Möglichkeit eines (wenn auch unvollkommenen und widerspruchsvollen) Systems der Krankheiten beruht auf biologischen Gesetzmäßigkeiten im Organismus und in seiner Umwelt. Wir kennen eine umschriebene Anzahl wesentlicher Krankheitsursachen (z. B. gewisse Arten von Bakterien) und wir kennen ordnungsmäßige Zusammenhänge im Organismus, die die Reaktion bestimmen.

Man darf sich nun aber nicht vorstellen, daß eine Krankheitsursache nur an einem Punkte einwirke. Im Gegenteil, meist sind es verschiedene Stellen im Körper, die ergriffen werden: bei manchen Infekten werden z. B. die verschiedenen Gewebe des Herzens und die Gefäße oder die Nieren und das Gefäßsystem betroffen. Auch im Zusammenspiel der ersten Prozesse spielt die

Koordination im Organismus und die Umsteuerung des „Ordnungsgefüges" eine große Rolle. Teils sind es entwicklungsgeschichtliche, teils funktionelle Zusammenhänge, die in dieser „*pathogenetischen Koordination*" in Erscheinung treten. Oft hängt es nur von unseren Kenntnissen ab, welchen der verschiedenen Prozesse wir in den Vordergrund rücken.

Aus „inneren Krankheitsursachen" entstehen die *Erbkrankheiten*. Wir verstehen darunter solche, die durch Besonderheiten der Keimanlage, die „genotypisch" bedingt sind; das Individuum übernimmt sie in bestimmtem Erbgange von seinen Vorfahren (vgl. z. B. hämolytischer Ikterus, Hämophilie, Myotonie, FRIEDREICHsche Ataxie). Nicht das Fehlen einer „äußeren" Ursache beweist, daß eine Krankheit eine erbliche ist; viele „äußere Ursachen" sind uns unbekannt. Auch familiäre Häufung von Krankheitsfällen kann durch die Übereinstimmung peristatischer Bedingungen in einer Familie (z. B. bei Infekten) bedingt sein. Nur der *Nachweis der Erblichkeit*, am besten der des besonderen Erbganges, berechtigt dazu, eine Krankheit als eine erbliche anzusprechen.

Wie nicht jede Erbkrankheit „angeboren" („konnatal") auftritt, so ist auch lange nicht jede *angeborene Krankheit* eine hereditäre. Erkrankungen können durch äußere Einflüsse während des Fetallebens entstehen. Es gibt z. B. eine angeborene, aber keine hereditäre Syphilis.

*Mißbildungen* sind angeborene Körperdefekte, die teils durch eine krankhafte Erbanlage bedingt sind (z. B. Polydaktylie), teils durch Ereignisse im Fetalleben entstehen (z. B. Abschnürung von Gliedern durch Stränge).

Auch Krankheiten, die durch *Keimschädigung* („Keimesinduktion") entstehen, dürfen nicht als erbliche bezeichnet werden. Durch Alkoholismus entsteht keine erbliche Krankheit; die Keime, vielleicht auch die mehrerer Generationen (Paraphorie) können geschädigt sein, so daß kranke Individuen entstehen, aber der Genotypus ist nicht verändert, der Schaden erschöpft sich spätestens in einigen Generationen. Eine ganz andere Bedeutung hat es natürlich, wenn Alkoholismus als Symptom einer erblichen Minderwertigkeit aufgefaßt werden muß.

Von „*äußeren Krankheitsursachen*" kennen wir *Infekte, Vergiftungen, Verletzungen aller Art*, schließlich *psychische Erlebnisse*. Die Infektionskrankheiten, die Vergiftungen, die Krankheiten aus äußeren physikalischen Ursachen und die neurotischen Reaktionen werden in besonderen Abschnitten dieses Lehrbuches behandelt; auf diese muß verwiesen werden. Hier kommt es nur darauf an zu betonen, daß immer, wenn nicht unmittelbar durch die äußere Einwirkung der Tod erfolgt, immer, wenn es zu einer „*Erkrankung*", zu einem *Ablaufe*, einer Entwicklung kommt, die Erkrankung eben die *Reaktion des Organismus auf die pathogene Einwirkung* und daß der Ablauf immer auch von den im Organismus selbst gelegenen Bedingungen, also auch von der Erbanlage abhängt.

Es ist eine sehr wichtige, freilich noch sehr wenig gelöste Aufgabe, die Bedeutung des Genotypus auch bei den Infektionskrankheiten aufzuklären.

Bei sehr vielen Krankheiten kann eine besondere äußere Ursache nicht nachgewiesen werden. Viele entstehen durch mehrfache und dauernde Schädigung, durch eine nicht mehr differenzierbare Summe von ungünstigen Einwirkungen. Auch der Abwehr und dem Ausgleich, der Anpassung an die Belastungen des täglichen Lebens sind Grenzen gezogen, die mit dem Verbrauche reaktionsfähigen Materials, mit dem Alter immer enger werden. Gerade bei „*Abnutzungs*"- und „*Alterskrankheiten*" ist aber außer der Beanspruchung die Anlage von entscheidender Bedeutung.

Wichtige neue Einsichten wurden gewonnen über die Bedeutung seelischer Erlebnisse für die Entstehung und Auslösung von Krankheiten. Nicht nur bei „nervösen", auch bei organischen Erkrankungen, etwa bei Infektionskrankheiten (z. B. Anginen, v. WEIZSÄCKER) kann die „*Psychogenese*" eine bedeutsame Rolle spielen. Nachdem wir durch ganz klare und eindeutige Beobachtungen gelernt haben, wie weitgehend körperliche Abläufe, wie die „vegetativen Funktionen" an seelische Einflüsse gebunden sind, leuchtet es ein, daß in einer kritischen Lebenslage die Resistenz gegen irgendeine Schädigung, die Reaktion bei einem Infekt verändert sein kann. (Vgl. darüber auch den Beitrag über Neurotische Reaktionen, Bd. II.)

Die im Organismus selbst gelegenen Bedingungen für den Krankheitsablauf fallen unter den Begriff der *Konstitution*.

Der Begriff der *Konstitution* stammt aus alter ärztlicher Erfahrung. Er hat für uns ein besonderes ärztliches Interesse, damit er aber wirklich brauchbar ist, bedarf es einer genauen und klaren Bestimmung.

Konstitution ist *genotypisch* und *peristatisch* bedingt, also *phänotypisch*. Nur der Phänotypus ist erfaßbar; der Genotypus ist nicht der Träger irgendeiner somatischen Qualität, vielmehr ist jede somatische Qualität das Ergebnis von Erbmasse und Einflüssen der Umwelt. Konstitution ist aber nur dann ein klinisch verwertbarer Begriff, wenn sie am Objekt faßbar ist, also „phänotypisch" verstanden wird (PFAUNDLER). Die von TANDLER vorgeschlagene Begrenzung des Konstitutionsbegriffes auf den Genotypus und die Bezeichnung des phänotypischen Begriffes als „Kondition" hat sich in der Klinik aus gewichtigen Gründen nicht durchsetzen können. Der Erbbiologe A. KÜHN sagt: „Die Konstitution wird in der individuellen Lebensgeschichte geschaffen durch die aufeinanderfolgenden Entwicklungsreaktionen auf die Umweltbedingungen nach der erblich festgelegten Reaktionsnorm."

Der Genotypus spielt zweifellos in der Konstitution eine überragende Rolle, denn von ihm hängen alle phänotypischen Entwicklungen ab. Deshalb wird die konstitutionelle Betrachtung in der Medizin durch eine sorgfältige Erbforschung unvergleichlich gefördert, ja man kann sagen, daß diese erst die notwendige Klärung der Begriffe und zugleich sichere Grundlagen auch für die Umweltbewertung ermöglicht hat.

Konstitution ist *relativ dauernd*, *wenngleich schwankend und wechselnd*. Ein rasch vorübergehendes Verhalten, etwa die Schwäche nach einer schweren Krankheit, bezeichnen wir nicht als konstitutionell. Konstitutionell ist, was die Reaktionsbereitschaft des Organismus ändert. So gebrauchen wir den Begriff, wenn Krankheiten dauernde Spuren hinterlassen, wenn etwa Infektionskrankheiten eine Umstimmung des Organismus, eine von nun an andere Reaktionsfähigkeit auf diese oder auch andere Infekte bewirken. (Vgl. dazu den folgenden Beitrag von DOERR.)

Durch äußere Einflüsse aller Art, durch Krankheiten, wie auch durch ärztliche Behandlung, durch Klima und Jahreszeit, kann die Konstitution sich ändern.

Die Konstitution kann auch aus inneren Gründen schwanken: wir kennen Schwankungen in der Lebenskurve. Die Konstitution ist im Alter eine andere als in der Jugend. Vor allem die kritischen Zeiten mit tiefgreifenden Umstellungen, wie Pubertät und Klimakterium, haben besondere konstitutionelle Eigentümlichkeiten. Es gibt auch spontane periodische Schwankungen der Konstitution.

Nicht immer kann man innere und äußere Gründe des Konstitutionswechsels unterscheiden. So sind wohl die jahreszeitlichen Schwankungen, die wir besonders am vegetativen System beobachten, endogen und exogen zugleich.

Es gibt eben vitale, nicht weiter analysierbare Zusammenhänge des Organismus mit seiner Umwelt.

Konstitution ist „*individuell*“; sie ist in Bau und Funktion, in dem „Ordnungsgefüge“ des Organismus gegeben, sie bestimmend und durch sie bestimmt, und sie äußert sich in *körperlichen und psychischen Eigenschaften*; sie hängt ab von den tieferen Schichten der Person, von den psychisch-somatischen Lebensbereichen.

Wir erkennen Konstitution bald mehr am *Körperbau*, bald mehr an besonderen *Funktionsäußerungen*, an der Reaktion auf irgendwelche Reize, endlich an *Besonderheiten der Entwicklung*, sei es, daß kindliche Stufen im ganzen oder in einzelnen Beziehungen nicht oder nicht vollständig überwunden werden („Infantilismus“), sei es, daß ein vorzeitiges Altern eintritt („Senium praecox“, „Senilität“ oder „Senilismus“).

Wesentlich ist aber für uns, daß der Begriff ein *ärztlich-wertender* ist: was das Individuum leisten kann, wie es wechselnden, besonders ungünstigen Umwelteinflüssen gegenüber seinen Bestand, seine Eigenart bewahrt und erhält, wie es sich an die ihm gegebenen Lebensbedingungen anzupassen vermag, seine Lebensfähigkeit, nicht zuletzt die Art und Weise, wie es auf pathogene Einflüsse, auf Infekte oder Vergiftungen reagiert, das suchen wir mit dem Begriffe der Konstitution auszudrücken.

*Konstitution ist,* kurz gesagt, *die Reaktionsbereitschaft des Individuums, die seine Leistungs- und Anpassungsfähigkeit bedingt.* Will man die genaue Begriffsbestimmung in einem Satze *zusammenfassen*, so ergibt sich:

*Konstitution ist die individuelle, genotypisch und peristatisch bedingte, relativ dauernde, wenngleich schwankende und wechselnde, körperliche und psychische Eigentümlichkeit einer Person, die in morphologischen oder funktionellen Besonderheiten oder in solchen der Entwicklung, besonders in der Leistungsfähigkeit, Widerstandsfähigkeit und in der Reaktionsfähigkeit auf pathogene Einflüsse in Erscheinung tritt.* Das entspricht dem klinischen Begriffe, wie ihn besonders F. Kraus und Pfaundler entwickelt haben.

Die genauere Charakterisierung der Konstitution, die *Aufstellung besonderer „Konstitutionstypen“* stößt auf große Schwierigkeiten. Es kann sich nur um die Bildung von Gruppen handeln, die nach irgendeinem Gesichtspunkte nach besonderen Merkmalen um eine deutlich faßbare Mitte zusammengeordnet sind, die aber an den Grenzen zerfließen. Alte rein körperbaulich bestimmte Typen, wie etwa die von Sigaud: Typus muscularis, cerebralis, respiratorius und digestivus sagen ziemlich wenig. Auch die klinisch-pathologischen Typenbildungen, wie etwa der „Arthritismus“ der Franzosen, wie der „Status thymolymphaticus“ (Paltauf) oder „hypoplasticus“ (Bartel) sind wenig scharf umschrieben und werden recht verschieden verwertet. Klarer ist die Bestimmung des „Lymphatismus“ von Pfaundler, der darunter eine systematische Minderwertigkeit, Reizbarkeit und Abnutzbarkeit der Mesenchymderivate, des Bindegewebes, des Gefäßsystems, des lymphatischen Gewebes und der glatten Muskulatur versteht.

Die von Eppinger und Hess aufgestellten Typen der Vagotonie und Sympathicotonie ließen sich nicht aufrechterhalten, es blieb nur der Begriff der *„vegetativ Stigmatisierten oder Labilen“* (v. Bergmann). (Vgl. Abschnitt Neurotische Reaktionen usw. in Bd. II.) Wichtig ist an diesen Begriffen der Hinweis darauf, daß das *„vegetative System“*, daß vegetative Nerven und Hormone (im weitesten Sinne) an *der Konstitutionsbildung hervorragend beteiligt* sind.

Tandler unterscheidet „hypotonische“ und „hypertonische“ Typen, entsprechend etwa den Figuren in den Bildern von Botticelli und Michelangelo.

Einen gewissen Fortschritt bedeuteten die Typen Kretschmers, die nach anthropologischen, also körperbaulichen Merkmalen und nach typischen, mit diesen zusammenhängenden Charaktereigenschaften aufgestellt sind. Der Fortschritt ist außer in der Aufdeckung eben dieser Zusammenhänge vor allem darin zu sehen, daß die Grundzüge der Typen bei Gesunden und Kranken aufgezeigt und daß der Versuch unternommen wurde, sie vererbungsbiologisch zu begründen. Es handelt sich vorerst um Versuche, deren einzelne Ergebnisse umstritten sind, aber der Ansatz ist wichtig genug.

Nach Kretschmer kann man, zum Teil im Anschlusse an Carus, de Giovanni, Stiller u. a., drei Grundtypen unterscheiden: den *leptosomen (asthenischen)*, den *athletischen* und den *pyknischen* Typ. Als weitere Gruppe kommen noch die verschiedenen *dysplastischen* Typen hinzu.

Der *Pykniker* zeigt ein rundliches, wohlgenährtes Aussehen und frische Gesichtsfarbe. Sein Knochenbau ist eher zart, seine Muskulatur weich; er ist, besonders im mittleren Lebensalter, kurzgliedrig und gedrungen. Er neigt zu reichlichem Fettansatz an Gesicht, Hals und Stamm. Die Schultern sind relativ schmal. Der Hals ist gedrungen, das Hinterhaupt gut gerundet. Das Gesicht („die Visitenkarte der individuellen Gesamtkonstitution") ist weich, rund und breit. Der Pykniker hat harmonische Höhenproportionen und ein weiches Profil mit fleischiger Nase. Der Frontalumriß des Gesichtes bildet ein Fünfeck oder eine breite „Schildform". Bart und Körperhaar ist gleichmäßig reichlich, es besteht aber Neigung zu Glatzenbildung.

Der *Athletiker* ist schlank, eher kurzgliedrig; der Schultergürtel breit ausladend und muskulös, das Becken schmal, die Beine sind schlank. Der Knochenbau ist derb und die Muskulatur straff, plastisch durchtretend. Der kräftige hohe Hals trägt einen derben Hochkopf mit kräftiger Physiognomie, vortretendem Kinn und markiertem Knochenrelief. Der Frontalumriß des Gesichtes neigt zu steiler Eiform.

Der *Leptosome* hat einen zylindrischen Rumpf mit langgezogenem schmalem Thorax und schmalen Schultern. Glieder und Halsrücken sind lang. Eine dünne, zarte Haut deckt den mageren Körper, der Knochenbau ist grazil, der Kopf klein, hoch oder rundlich, die Nase schmal, langgezogen, scharf, der Unterkiefer hypoplastisch (Neigung zum Winkelprofil). Der Frontalumriß des Gesichtes neigt zu verkürzter Eiform. Das Gesicht ist fein, differenziert. Kopf- und Brauenhaar ist dicht, derb, hereinwachsend und lang dauernd, die Terminalbehaarung relativ schwach.

Als *asthenischer* Typus wird zweckmäßig nur die extreme Kümmerform der Leptosomen bezeichnet.

Bei Leptosomen findet man auch „eunuchoide Züge": überlange Glieder, vermehrte Beckenbreite bei Männern, Maskulinismus und Genitalhypoplasie bei Frauen. Oft bestehen Kleinwuchs und Verkümmerungen des Gesichtes.

Bei den *Dysplastikern* kommen außer eunuchoidem Hochwuchs andere Hochwuchsformen vor, Gigantismus, eunuchoider Fettwuchs, Intersexe (Maskulinismus und Feminismus), Dystrophia adiposogenitalis, Akromegalie, Infantilismus, Kretinismus, Kümmer- und Zwergformen u. a.

Daß diese Typen durch allerlei Mischungen und Zwischenformen verbunden sind, versteht sich von selbst. Die Beziehungen zu charakterologischen Eigentümlichkeiten sind im Abschnitt über Neurotische Reaktionen in Bd. II besprochen.

Man darf mit diesen konstitutionellen Körperbautypen nicht ohne weiteres Werturteile verbinden. Nicht jeder „Athletiker" strotzt von Kraft und er ist vor allem pathogenen Einwirkungen gegenüber lange nicht immer in besonderem Maße widerstandsfähig. Auch ist längst nicht jeder „Astheniker" ein Schwächling und in jeder Hinsicht besonders gefährdet.

Über die Beziehungen dieser Konstitutionstypen zu besonderen Erkrankungen ist noch recht wenig bekannt. Der Pykniker neigt zu Fettsucht, vielleicht auch mehr zu manchen chronischen Gelenkerkrankungen, zu Diabetes und Arteriosklerose, beim Pykniker verläuft die Tabes dorsalis meist gutartiger, beim Leptosomen mehr progredient; beim Leptosomen sind die chronischen Formen der Lungentuberkulose häufiger; das scheint mir wichtig, wenn auch der „phthisische Thorax“ sicher vielfach erst durch die tuberkulöse Erkrankung entsteht. Wer Kranke über lange Zeit hin verfolgt, wird überhaupt sehr oft feststellen, wie großen Einfluß chronische Erkrankungen auf die Körperform haben. Es gibt aber „*anthropometrische*“ Maße, besonders am Schädel, die eine sichere Bestimmung des Typus ermöglichen.

Unter „*Konstitutionsanomalien*“ versteht man konstitutionelle Besonderheiten, die an der Grenze von gesund und krank stehen, bei denen die Leistungs- und Anpassungsfähigkeit des Trägers wohl beeinträchtigt ist, ohne daß jedoch seine Lebensmöglichkeiten wesentlich gestört sind. In diesem Sinne spricht man etwa von „vegetativ Stigmatisierten oder Labilen“, von Neuropathen und Psychopathen.

Der Begriff der „*Konstitutionskrankheit*“ wurde meist ohne klare Bestimmung gebraucht, bis MARTIUS auf das Bedenkliche des Mißbrauches hinwies. Ist es eine Krankheit, die konstitutionell bedingt ist? Welche aber ist das nicht? Oder ist es eine Krankheit, die die Konstitution betrifft, beeinflußt? In dem Sinne hat man etwa von „konstitutioneller Syphilis“ gesprochen. Aber solche Begriffe sind für uns nicht mehr tragbar. Man kann auch nicht wohl die Erbkrankheiten als Konstitutionskrankheiten bezeichnen, nachdem wir Konstitution phänotypisch definiert haben. Es scheint mir deshalb richtig, den Begriff der Konstitutionskrankheit zu vermeiden, und vielmehr von konstitutionellen Momenten bei Krankheiten zu sprechen.

Unter „*Disposition*“ versteht man die im Individuum gelegenen, konstitutionellen Momente, die für Entstehung und Entwicklung oder für die Verhütung einer Krankheit maßgebend sind.

Man hat auch unter Disposition im weiteren Sinne *alle* Bedingungen verstanden, die bei Entstehung oder Verhütung einer Krankheit eine Rolle spielen (SIEMENS, HANHART). Es ist aber zweckmäßiger, den Begriff der Disposition auf die „inneren“ Bedingungen zu beschränken und die „äußeren“ unter dem Begriffe der „Exposition“ zusammenzufassen.

Die Disposition kann latent bleiben, sie tritt in Erscheinung, wenn ein pathogener Einfluß das Individuum trifft. Konstitution ist der weitere, Disposition der engere Begriff. Disposition bezieht sich auf bestimmte Krankheiten (Disposition zu Typhus) oder auf besondere Komplikationen (Disposition zu spastischen Erscheinungen).

Synonym ist *Diathese,* das in ähnlichem Sinne gebraucht wird; im allgemeinen wird damit mehr die Neigung zu ätiologisch unspezifischen krankhaften „Reaktionen auf sonst unschädliche Umweltseinflüsse“ bezeichnet (PFAUNDLER). So bedeutet etwa „exsudative Diathese“ die Neigung zu exsudativen Entzündungen der Haut und der Schleimhäute, „fibroplastische Diathese“ die Neigung zu Überproduktion von Bindegewebe, zu massigen Narben, Verwachsungen und Gelenkversteifungen (PAYR).

Als „*Organminderwertigkeit*“ bezeichnet man die konstitutionelle Neigung eines Organes oder eines Organsystemes zu krankhaften Reaktionen, sei es zu abnormer (verminderter oder gesteigerter) Funktion, oder zu krankhaften morphologischen („organischen“) Veränderungen. Wenn mehrere Organe betroffen sind, so sind es entwicklungsgeschichtlich oder funktionell zusammengehörige („*Systemminderwertigkeit*“). Die Organminderwertigkeit ist phänotypisch, sie kann also genotypisch, ererbt, oder durch irgendeine Schädigung, durch Krankheit erworben sein.

Minderwertige Organe sind minderwertig gegenüber den übrigen Organen des Organismus und minderwertig gegenüber den gleichen Organen anderer Individuen. Bei einer allgemeinen Schädigung des Individuums werden gerade sie besonders häufig und besonders schwer betroffen (sie bilden einen „Locus minoris resistentiae"), und Individuen mit minderwertigen Organen neigen unter den verschiedensten Einflüssen mehr zu Erkrankung als andere Individuen. Organminderwertigkeiten können auch durch Kompensation und Überkompensation des Defektes zu allgemeineren Störungen führen.

Endlich muß hier zu dem Begriffe der *Degeneration* oder *Entartung* Stellung genommen werden. Degeneration ist eine von Generation zu Generation fortschreitende, erbbedingte Verschlechterung der Art (BUMKE). Durch äußere Einwirkung, etwa durch chronische Vergiftung mit Alkohol, kann Degeneration nicht entstehen. Degeneration gibt es nur dann, wenn die Zeugung durch Generationen hindurch immer wieder zu ungünstigen Erbmischungen führt. Das kommt aber in einer Bevölkerung nicht zu oft vor, die natürliche Auslese („Selektion") wirkt dagegen; wirklich degenerierte Familien sterben aus, wenn nicht die „Degeneration" durch günstigere Erbmischungen wieder aufgehoben wird. Vor dem so häufigen Mißbrauch des Wortes Degeneration ist dringend zu warnen (BUMKE). So kann z. B. nicht behauptet werden, daß höheres Alter der Eltern die Gefahr eines „degenerierten" Nachwuchses bedeutet. Auch Verwandtenehen führen nur dann mehr als andere Ehen zu Degeneration, wenn die Verwandten mit erblichen Mängeln in der Anlage behaftet sind, die freilich nicht manifest zu sein brauchen.

Erkrankung ist die Reaktion des Organismus auf eine pathogene Einwirkung oder, im Falle der Erbkrankheiten, die Reaktion eines krank angelegten Organismus auf die Umwelt. Wie die Entstehung, so hängen auch *Verlauf, Entwicklung und Gestaltung des Krankheitsbildes wesentlich von inneren und äußeren Bedingungen ab.* Erkrankung bedeutet Beeinträchtigung des Organismus. Der Organismus verfügt aber über Regulationen, die ziemlich weitgehend Anpassung an verschiedene Umweltbedingungen ermöglichen, die seine Unversehrtheit wahren — die gleichen Regulationen werden auch bei der Erkrankung wirksam, um die Versehrtheit zu überwinden oder auszugleichen. Die krankhaften Erscheinungen, die wir sehen, sind teils direkte Folgen der Schädigung, gestörte Funktion und veränderter Aufbau, teils auch Vorgänge der Abwehr und des Ausgleiches, die durch die komplizierten Regulationen im Organismus eingeleitet werden. So wird allgemein Entzündung als ein Abwehrvorgang angesehen, so kann ein Herzklappenfehler durch eine andere Einstellung des Herzmuskels ausgeglichen werden. Aber die Frage der „Zweckmäßigkeit" darf auch hier im einzelnen nicht zu rasch beantwortet werden. Wir wissen nicht, ob das Fieber für den Ablauf der Infektionskrankheiten zweckmäßig ist. Wichtig ist jedoch, daß wir den einzelnen Krankheitsvorgang nur in Zusammenhang mit dem Geschehen im Organismus richtig verstehen können.

Die *Anordnung der pathologischen Prozesse* und ihr *Ablauf* ist teils in den äußeren Ursachen, etwa in den Eigenschaften, in Art, Virulenz, Masse der pathogenen Bakterien, teils auch konstitutionell begründet. Minderwertige Organe neigen mehr zur Erkrankung. Auch hier spielt der Genotypus eine erhebliche Rolle: es gibt familiär typische Verlaufsarten der Infektionskrankheiten, eine besondere, genotypische Neigung zu Komplikationen. So tritt in manchen Familien viel häufiger beim Scharlach Nephritis auf als bei der gleichen Epidemie in anderen Familien. Bei erbgleichen Zwillingen wurde auffallend übereinstimmender Verlauf eines Nierenleidens beobachtet.

Durch die Verbindung krankhafter Erscheinungen entstehen *typische Krankheitsbilder.* Es ist aber eine wichtige Aufgabe der Medizin, die Variationen des Typischen, die Gestaltung der Bilder, die Entwicklung einzelner Symptome durch die verschiedenen erblichen und umweltbedingten Momente zu analysieren („*Strukturanalyse*", F. CURTIUS). Um festzustellen, ob zwischen verschiedenen

Erscheinungen oder zwischen einer Erscheinung und einer Ursache eine mehr oder weniger feste Beziehung *(„Korrelation")* besteht, muß untersucht werden, ob der Zusammenhang besonders oft beobachtet wird.

Statistisches Material muß immer mit großer Kritik, mit Berücksichtigung aller Fehlerquellen gesammelt werden. Um es zahlenmäßig zu erfassen, bedient man sich der „Korrelationsrechnung", deren Ergebnis angibt, „um wieviel die Wahrscheinlichkeit des Zusammentreffens zweier Ereignisse von dem Produkt der einzelnen Wahrscheinlichkeiten abweicht" (LENZ). Als Beispiel für die Anwendung soll eine Beobachtung von PFAUNDLER dienen. Zugrunde liegt die Untersuchung von 34 555 Kindern, von denen 764 an Kropf, 87 an Kretinismus und 80 an Kropf und Kretinismus litten. Danach wird folgende Korrelationstabelle aufgestellt:

| | Kretinismus | Nichtkretinismus |
|---|---|---|
| Kropf | (a) 80 | (b) 684 |
| Nichtkropf | (c) 7 | (d) 33 784 |

Der Korrelationsindex von LENZ ist nun:

$$K = {}^1/_4 \left(\frac{a-c}{a+c} + \frac{d-b}{d+b} + \frac{a-b}{a+b} + \frac{d-c}{d+c}\right)$$
$$= 0{,}5.$$

Die Berechnung des Fehlers der kleinen Zahl ergibt sich nach der Formel $\frac{1-k^2}{\sqrt{n}}$, wenn n die Anzahl der untersuchten Fälle ist; in unserem Falle $= \pm\, 0{,}004$.

Die Korrelation zwischen Kropf und Kretinismus ist also $= +\,0{,}5 \pm 0{,}004$. Wenn die Wahrscheinlichkeit des Zusammentreffens nicht größer wäre als die des Einzelvorkommens, betrüge die Korrelation 0, kämen beide Ereignisse nur zusammen vor, so betrüge sie $+\,1$, wenn sie sich ausschlössen, $= -\,1$.

Die Reaktion des Organismus auf eine pathogene Schädigung bedeutet teilweise Anpassung und Ausgleich, bedeutet damit Einleitung des *Heilungsvorganges*. Wie die Entstehung, so hängt auch jede Heilung *von inneren und von äußeren Bedingungen* ab. Immer, auch bei jeder ärztlichen Behandlung, spielen die konstitutionellen Momente eine ganz wesentliche Rolle. Der Organismus, d. h. die „Natur", macht die Heilung, äußere Einwirkung kann sie günstig oder ungünstig beeinflussen. Auf die Fähigkeit, Krankheit zu überwinden, ging vor allem der alte Begriff der Konstitution, in diesem Sinne spricht der Laie von „guter" oder „schlechter Konstitution". Vom Verhältnisse von Schädigung und Abwehrkraft, von pathogener Einwirkung und ausgleichenden Vorgängen hängen Verlauf und Ausgang der Krankheit ab. Die meisten akuten Infektionskrankheiten heilen von selbst aus; gelingt die Abwehr nicht oder nicht vollständig, so führen sie zum Tode oder zur Entwicklung eines chronischen Leidens. Andere chronische Erkrankungen, auch chronische Infektionskrankheiten, entstehen von Anfang an schleichend. Chronische Krankheiten können stationär bleiben, es besteht ein mehr oder weniger belangreicher, gleichbleibender Schaden, oder sie entwickeln sich langsam oder schneller, zum Guten oder Schlechten, sie verlaufen progredient oder führen zur Heilung. Der Verlauf hängt einerseits von Ausmaß und Häufung der Schädigung, von Verbrauch und Abnutzung durch das alltägliche Leben, von Möglichkeiten der Behandlung, andererseits von der konstitutionellen Reaktion auf diese Einwirkungen ab. Der Tod tritt in den allermeisten Fällen durch Versagen des Kreislaufes oder durch eine direkte Schädigung des Zentralnervensystems, durch Lähmung des Atemzentrums ein.

## 4. Der Kranke und sein Lebensraum.

Im vorhergehenden Kapitel wurde erörtert, wie *Krankheit als ein biologisches Phänomen* entsteht und verläuft; nun muß noch kurz etwas über ihre Bedeutung als *persönliches* und *soziologisches Phänomen* bemerkt werden. Was bedeutet die Krankheit für die Persönlichkeit des Kranken und seine besondere Lage; und was bedeuten Persönlichkeit und Lage für den Ablauf der

Krankheit? Diese Fragen sind zu stellen, wenn wir den Kranken in seiner Umwelt sehen, in seinen persönlichen und sozialen Bindungen. Endlich müßte auch noch gefragt werden, was bedeutet Krankheit für den sozialen Organismus, für Familie und Volk? Aber diese letzte Frage führt weit über die Aufgabe der inneren Medizin hinaus, sie kann nur im Zusammenhang mit allgemeineren politischen, wirtschaftlichen und sozialen Problemen betrachtet werden, deren Erörterung besondere Methoden und Kenntnisse erfordert. Die Frage führt in das Gebiet der sozialen Hygiene, in das einer „sozialen Anthropologie" oder einer „medizinischen Soziologie".

*Krankheit heißt Beeinträchtigung.* In welchem Maße sich das am Kranken und an seiner Stellung im Leben auswirkt, das hängt ab nicht nur von Art und Schwere der Krankheit, sondern wesentlich auch von seiner Haltung, seiner Einstellung zur Krankheit und von seinen Lebensbedingungen. Bei akuten Krankheiten ist die Lage einfach: man ist eine Zeitlang ausgeschaltet, wenn das nicht gar so lange dauert, ist es in den meisten Fällen nicht allzu belangreich. Je länger aber die Erkrankung, die Beeinträchtigung währt, desto schwieriger wird die Situation. Nun kommen die großen und schweren Probleme des Schicksals, nun drohen Not und Entbehrungen, auf materiellem oder auf geistigem Gebiete, nun liegt aber auch die Gefahr von Ausflüchten, von neurotischen Irrwegen gar so nahe. Die Irrwege können in ganz verschiedene Richtungen führen: der eine kann sich nicht fügen, vermag nicht die Bedingungen einzuhalten, die seine Krankheit nun einmal erfordert — der andere findet in der Krankheit den willkommenen Anlaß, unerwünschte und im Grunde immer unbefriedigende Verpflichtungen aufzugeben und verliert damit einen sehr wesentlichen Antrieb zur Gesundung. Zwischen beiden Wegen gibt es viele Kreuzungen und Verbindungen. Man denke etwa an Lungen- oder Herzkranke. Man muß es sich ganz klarmachen, *wie* schwer es ist, sich auf die Dauer mit einem kranken Körper zurechtzufinden, zumal wenn auch die psychische Widerstandsfähigkeit und Elastizität, Frische, Geduld und Mut durch die Krankheit geschwächt sind. Lange Krankheit ist eine große Belastung, eine große Aufgabe und auch eine erhebliche Gefahr für die Persönlichkeit, ganz abgesehen von den körperlichen Gefahren, und um so mehr ist sie es, je schwerer der körperliche Zustand ist und vor allem, je länger die Krankheit dauert. Freilich kommt es auch vor, daß mit der schweren Aufgabe die Kraft wächst, trotz körperlicher Schwäche. Es kann sein, daß ein Neurotiker durch eine schwerere körperliche Krankheit von seiner Neurose frei wird.

Auch die *wirtschaftliche und soziale Stellung* wird durch Krankheit bedroht. Der Mann muß den Beruf, die Frau Familie und Haus versäumen. Wohl kann durch soziale Einrichtungen versucht werden, den größten wirtschaftlichen Schwierigkeiten zu steuern; dabei muß aber vermieden werden, daß dem einzelnen die Verantwortung zu sehr abgenommen, daß der so wichtige vitale Trieb zur Gesundung gehemmt wird. Freilich in vielen Fällen bringt Krankheit trotz aller Fürsorge bitterste Not. Wie oft führt Krankheit zum sozialen Abstieg oder gar zum Ruin einer ganzen Familie, und was bedeutet das für die Betroffenen und für den sozialen Organismus! Es geht längst nicht nur um materielle Not, oft ist die geistige noch viel größer. Wieviel kühne Pläne werden durch Krankheit zerstört, wieviel Ehrgeiz enttäuscht, wieviel natürliches Geltungsbedürfnis schwer bedroht!

*Die Persönlichkeit und ihre Umwelt* bedeuten ihrerseits wichtigste Momente bei der Entstehung und beim Ablauf der Krankheiten. Viele Krankheiten entstehen aus der besonderen Lage heraus. Infektionskrankheiten durch die Exposition im Beruf, Berufs- und Gewerbekrankheiten durch schädliche Einwirkungen aller Art, Alkoholismus aus sozialer Not, neurotische Reaktionen aus wirtschaftlichen Schwierigkeiten oder auch aus falscher Befürsorgung. Es braucht nicht besonders erwähnt zu werden, daß auch hier außer diesen Umweltfaktoren immer konstitutionelle Momente sehr wesentlich mitspielen.

*Ablauf und Ausgang vieler Krankheiten* hängen in hohem Maße davon ab, ob der Kranke sich zweckmäßig, den notwendigen ärztlichen Anordnungen entsprechend verhält und verhalten kann. Fast immer sind Beschränkungen und Verzichte notwendig. Der ist besser gestellt, dessen soziale und wirtschaftliche Existenz größere Belastungen erträgt, aber auch der, der zu entsagen und zu überwinden vermag, der einsieht, um was es geht und der richtig zu seiner Krankheit eingestellt ist. Es handelt sich hier zunächst um ganz einfache, materielle Beziehungen. Man denke etwa an Lungenkranke in einem Sanatorium, man denke an Zuckerkranke, die dauernd Diät halten, an Herzkranke, die sich lange Zeit schonen müssen. Die Entscheidung liegt hier wirklich ganz einfach an der Lage und an der Haltung des Kranken.

Seitdem wir gelernt haben, wie weitgehend der Willkür und dem Bewußtsein entzogene körperliche Vorgänge psychisch beeinflußbar sind, können wir aber auch das nicht mehr als eine befremdende und „unwissenschaftliche" Vorstellung ablehnen, daß Energie und Wille zur Gesundung, und mehr noch ein urwüchsiger Lebensdrang, ein vitaler Trieb zu leben und zu arbeiten, daß andererseits Angst und Unruhe auf den Ablauf krankhafter Prozesse an einem kritischen Punkte entscheidend einwirken können, sei es etwa bei einem akuten Infekt, bei einer Tuberkulose oder auch bei arteriellen Erkrankungen.

In alledem liegt sehr viel an der *Persönlichkeit* mit all ihren menschlichen Bindungen; es liegt aber auch an dem *Arzt,* dem die Aufgabe erwächst, den Kranken richtig zur Krankheit einzustellen — ein sehr wesentlicher Teil ärztlicher Krankenbehandlung.

Freilich sind oft allzu enge Grenzen gesetzt durch *äußere Bedingungen,* durch *wirtschaftliche* und *soziale Verhältnisse.* Der Lungenkranke, der sich erlauben kann, auch eine längere Zeit kurgemäß zu leben, der hat Aussicht gesund zu werden. Und auch hier sind nicht nur die Kosten maßgebend — wiewohl sie eine harte Notwendigkeit sind —, sondern auch die Verhältnisse im Beruf, drohende Arbeitslosigkeit oder unerträgliche Störung des Weiterkommens.

Es kann und braucht all das hier nicht weiter ausgeführt zu werden, es scheint nur dringend geboten, auch auf diese Probleme hinzuweisen; sie sind für den Arzt wirklich keine nebensächlichen und sie werden noch immer von vielen nur allzuwenig beachtet. Diese Momente machen die Krankheit zum Leiden, zur Not, und in dieser Not sucht der Kranke Hilfe beim Arzt.

# III. Der Arzt und seine Aufgabe.

## 1. Die allgemeine Aufgabe und ihre Voraussetzungen.

Was des *Arztes Aufgabe ist,* ist klar: er soll *Krankheiten heilen und verhüten,* oder richtiger gesagt, er soll Kranken zur Gesundung helfen und Gesunde vor Erkrankung schützen. Beides ist wichtig. Die Verhütung von Krankheiten, die *Prophylaxe,* wird im allgemeinen in der Hygiene behandelt aber wo sie in unmittelbarem Zusammenhang mit einem Kranken steht, bei ansteckenden Krankheiten, oder wo es gilt, Gesunde zu beraten, daß sie ihr Leben zweckmäßig, ihren Kräften entsprechend gestalten, da ist der Arzt gefragt. Immer wird von ihm zunächst ein richtiges *Urteil über die Lage* verlangt: der Arzt muß verstehen, um was es geht, welche Gefahren zu vermeiden sind, welche Maßnahmen günstig erscheinen, und dieses ärztliche Urteil muß auf ärztlicher Untersuchung aufgebaut werden. *Untersuchung, Beurteilung* und

*Behandlung,* damit sind die drei Wegstrecken bezeichnet, die der Arzt zurücklegen muß.

Die Aufgabe verlangt vom Arzt *Kenntnisse und Fähigkeiten.* Die Kenntnisse muß er durch den Unterricht und aus dem Lehrbuche erwerben, die Fähigkeiten durch Übung entwickeln; das ist unerläßlich, auch für den Glücklichen, dem sie in reichem Maße gegeben sind.

Der Arzt braucht umfassendes und tiefschauendes Interesse für die Vorgänge in der Natur, besonders der belebten, er braucht aufgeschlossenen Sinn für alles Menschliche, teilnehmendes und nach Betätigung verlangendes Verständnis für andere, ein offenes und warmes Herz, aber vor allem auch klaren Verstand, gutes Gedächtnis und Verschwiegenheit, — feste Entschlußkraft und Entschiedenheit bei vollem Bewußtsein der Verantwortung, — Beweglichkeit und Bestimmtheit, Zielsicherheit und Zuverlässigkeit. Der Arzt muß auf das Einzelne und auf das Ganze sehen, er muß nicht nur hören und sehen, sondern auch reden und handeln können, muß feinfühlend und energisch sein.

Die Aufgabe des Arztes ist an seine Beziehung zum Kranken gebunden. Diese ist begründet durch das Bedürfnis des Kranken und durch den Beruf des Arztes, und sie ist begrenzt durch die ärztliche Sachlichkeit. Es ist wichtig, das immer im Auge zu behalten. *Alles was notwendig ist, aber auch nur was notwendig ist,* muß in dem Zusammensein des Kranken und des Arztes berührt werden. Das gilt für den ganzen Weg der ärztlichen Betätigung, vom ersten bis zum letzten Augenblick, für Untersuchung, Beurteilung und Behandlung.

Der Arzt muß dies Verhältnis richtig verstehen: für ihn ist es die gewohnte, alltägliche Lage, für den Kranken ist es meist ein kritischer, beängstigender erwartungsvoll gespannter Augenblick, in dem auf jede Miene, jeden Ausdruck oft allzu ängstlich geachtet wird; der Kranke ist in Not, der Arzt im Beruf, das ist ein großer Unterschied, und der Arzt muß sich davor hüten, daß Gewohnheit ihn zur Nachlässigkeit oder Gleichgültigkeit verleite.

Der Arzt wird um Hilfe angegegangen, der Kranke bedarf des Beraters, des Führers — aber der Führer muß sich vom Rechte des Geführten führen lassen. Es ist ein gegenseitiges Verhältnis, beide sind beteiligt, beide geben und nehmen, beide sind eingeordnet in die Gemeinschaft, die sie beide trägt.

Man sagt: es muß ein Vertrauensverhältnis bestehen zwischen dem Kranken und dem Arzt, und es sei Sache des Arztes, Vertrauen zu gewinnen. Zweifellos ist ein gewisses Maß von — gegenseitigem — Vertrauen unentbehrlich, aber daß es in einer gegebenen Lage entsteht, das hängt von unzähligen, unfaßbaren Momenten ab, von Stimmungen und von der Einstellung auf beiden Seiten, von alten Erfahrungen und ersten Eindrücken des Kranken, von Name und Ruf des Arztes, von berechtigten und unberechtigten Meinungen; nur zum Teil ist das in die Hand des Arztes gegeben.

Vor naheliegenden, aber unsachlichen Wegen zum Vertrauen des Kranken ist dringend zu warnen, wenngleich sie nicht selten zu großen Erfolgen und zu Massenwirkungen führen. Wer sich, bewußt oder unbewußt, nur darauf verläßt, daß er durch seine Persönlichkeit und durch allerlei symbolische Handlungen wirkt, der verliert sich über kurz oder lang in seinem uneinsichtigen oder gar unredlichen Getriebe und verliert mehr und mehr den festen Boden unter den Füßen. Vom Arzte muß sachliche und gediegene Arbeit verlangt werden, er muß ihre Tragweite und ihre Grenzen kennen.

Das Erste und Wichtigste ist, daß der Arzt sich gründlich und gewissenhaft mit dem Kranken beschäftigt, daß er mit Verständnis auf ihn eingeht (soweit es eben nötig ist), daß er ihn mit ruhiger Sorgfalt und mit aller Rücksicht, bewußt oder unbewußt, untersucht und behandelt, daß er klar und bestimmt seine

Auskunft und seinen Rat erteilt. Die meisten Kranken haben ein sehr feines Empfinden dafür, ob der Arzt in dieser Hinsicht seiner Aufgabe entspricht.

Mit dem Vertrauen stellt sich eine gewisse Bindung zwischen dem Kranken und dem Arzte ein. Auch sie ist notwendig, die moderne Psychotherapie hat ihre Bedeutung als „Übertragung" aufgezeigt; sie ist die Voraussetzung wirklich „umfassender" ärztlicher Beratung und Behandlung.

Aber Vertrauen und Bindung dürfen nur auf einer ganz bestimmten Ebene stattfinden, auf einer Ebene, die bestimmt und begrenzt ist durch die ärztliche Sachlichkeit. Es darf nicht dazu kommen, daß Vertrauen zu Vertraulichkeit und daß die Bindung zu einer — bewußt oder unbewußt — allzu intimen wird. Die Gefahr ist groß genug, und es ist Sache des Arztes, die Grenze zu wahren. Wie weit und wie tief er zu greifen hat, das hängt ganz von der besonderen Lage ab. Man soll bei einer harmlosen Angina nicht zu viel, aber bei einem schweren, unheilbaren Herzleiden auch nicht zu wenig tun.

Um das richtige Maß zu finden, muß der Arzt über das nötige Wissen von der Krankheit verfügen, er muß den Kranken, das „objektive" und das „subjektive" Kranksein kennen, die krankhaften Erscheinungen und das Erlebnis der Krankheit richtig erfassen. Er muß endlich auch die Grenze sehen, die seinen Zugriffen gesetzt ist, denn der Kranke ist nicht nur das Objekt seiner Behandlung, sondern eine Persönlichkeit mit ihren Pflichten und Rechten und Nöten, für die andere Beziehungen noch wichtiger sein können als die Zugriffe des Arztes. Gesundheit ist nicht letzter Selbstzweck, sondern hat nur einen Sinn, wenn sie richtig gebraucht wird.

Auch in der Zeit ist das Verhältnis zwischen dem Kranken und dem Arzt begrenzt; es hat die Gesundung des Kranken zum Ziele und findet mit ihr, eben wenn es fruchtbar geworden ist, sein natürliches Ende. Wir werden sehen, daß der *Abbau der Behandlung* so wichtig und oft noch schwieriger ist, wie ihr Aufbau.

In alledem wird vom Arzte viel, sehr viel verlangt; mit Absicht werden die Schwierigkeiten der Lage nicht verdeckt. Jedoch soll der Arzt wohl die Schwierigkeiten sehen, aber er darf sich nicht in ihnen verlieren. Er muß seinen Weg finden — für jeden kann es ein anderer sein —, aber er muß *seinen* Weg entschlossen und entschieden gehen.

Die „persönliche" Beziehung ist durchaus nicht die einzige im Verhältnis zwischen dem Arzt und dem Kranken; es gibt auch eine *wirtschaftliche Beziehung,* und auch diese muß richtig verstanden werden. Auch die ärztliche Arbeit ist ihres Lohnes wert. Es ist nicht gut, wenn der Arzt sich die Rolle des Wohltäters anmaßt. Wenn er es in einzelnen Fällen wird, so mag es natürlich und taktvoll geschehen; entscheidend ist immer, wie dem Kranken am besten geholfen werde.

Das private wirtschaftliche Verhältnis wird mehr und mehr durchsetzt von *Beziehungen zu öffentlichen Institutionen.* Man mag das im Interesse des „Vertrauensverhältnisses" bedauern, aber mit der Tatsache muß gerechnet werden. Es ist sicher nicht gleichgültig, wenn der Kranke nicht zum Arzte seiner Wahl gehen kann, sondern auf den Beamten irgendeiner Behörde angewiesen ist, und es gibt heute genug Situationen, in denen der Kranke nicht mit Vertrauen, sondern mit Mißtrauen zum Arzte kommt, in denen er nicht den Berater und Helfer sucht, sondern Ansprüche auf Heilbehandlung oder irgendeinen Vorteil, auf Rente oder „Versorgung" geltend macht und sein Recht oder sein vermeintliches Recht deutlich zum Ausdruck bringt. Der Arzt, der weiß, daß der Kranke in ihm mehr einen Gegner als einen erwünschten Berater sieht, kann sich nicht mehr auf die Äußerungen des Kranken verlassen, muß mißtrauisch sein, muß Täuschungsversuche aufdecken und unberechtigte

Ansprüche ablehnen. Daß man hier nicht mehr von einem „Vertrauensverhältnisse“ reden kann, das liegt auf der Hand; es ist eine schwierige, unerwünschte, im Grunde ganz unärztliche Situation, aber sie ist heute unvermeidlich, und der Arzt muß sich in ihr zurechtfinden. Das wird ihm um so besser gelingen, je strenger er sich an seine Befugnisse gebunden weiß, je mehr er bedenkt, daß er nun nicht nur „seinem Kranken“ verantwortlich ist, sondern darüber hinaus auch der Gemeinschaft, die ihn mit seiner schweren Aufgabe betraut hat.

Wenn die Entwicklung mehr und mehr dazu führt, daß der Arzt, zu Massenarbeit gezwungen, dem einzelnen Kranken nicht mehr die erforderliche Zeit widmen kann, dann ist das freilich eine Gefahr, die nicht groß genug angesehen werden kann. Ärztliche Arbeit kann nicht im Akkordlohn, nicht am laufenden Band geleistet werden, sonst geht wirklich das Beste an ihr verloren. Ärztliche Arbeit ist eine schwierige Aufgabe und wird es immer bleiben, ja immer noch mehr werden. Es können hier nicht wirtschaftliche oder politische Fragen angerührt werden, aber das muß gesagt werden, daß es kein Ausweg ist, für den Kassenarzt und damit für die Kassenkranken eine „einfache“ Medizin zu schaffen. Man kann vieles, aber durchaus nicht alles einfach behandeln, und der Arzt muß auch schwierigen Lagen gewachsen sein.

Mit dem zunehmenden Umfange der öffentlichen, sozialen Institutionen wird die Aufgabe des Arztes erweitert. Es ist ihm nun nicht nur die Sorge anvertraut, daß der Kranke gesund werde, sondern auch die, daß die Arbeitskräfte erhalten bleiben und richtig verwertet werden. Außer Beratungen über Arbeitsfähigkeit spielen hier auch vorbeugende Maßnahmen eine große Rolle. Es kommt darauf an, daß Krankheiten frühzeitig erkannt und erfaßt werden, damit die Behandlung möglichst rasch und mit möglichst geringen Mitteln und mit günstigem Erfolge durchgeführt werden kann, daß die Ausbreitung ansteckender Krankheiten unterdrückt wird.

Es entwickeln sich hier neue Arbeitsgebiete der sozialen Fürsorge, der Prophylaxe und der sozialen Hygiene. Aber auch auf diesen Gebieten müssen die Grenzen ärztlicher Sachlichkeit gewahrt werden. Es muß bedacht werden, daß ein einfaches und naturgemäßes, ein tätiges und arbeitsames Leben zugleich das gesündeste, daß eine günstige Lage der allgemeinen Wirtschaft wertvoller ist als allzu viele, sie belastende Institutionen, daß Erhaltung der Arbeitsfähigkeit ohne Arbeitsmöglichkeit nichts nützt, daß zwangsweise Untersuchungen nur bis zu einer gewissen Grenze möglich sind.

## 2. Die Krankenuntersuchung.

### a) Die Anamnese.

Die Anamnese enthält die *Feststellungen, die der Arzt durch sachgemäßes Befragen des Kranken* gewinnt. Je mehr der Arzt weiß und kann, desto mehr wird ihm die Anamnese ergeben, desto mehr wird er ihre überragende Bedeutung erkennen. In eingehender und überlegter Unterhaltung mit dem Kranken sucht der Arzt zu erfassen, was dieser selbst über seine Krankheit, sein Befinden, seine Lage und sein Leben auszusagen hat.

Alle Angaben des Kranken kann der Arzt aber nur dann richtig verwerten, wenn er sich ein Urteil über dessen Persönlichkeit gebildet hat. Man kann deshalb zwei *Aufgaben der Anamnese* unterscheiden, die freilich an vielen Punkten ineinandergreifen; der Arzt hat sich 1. über die *Persönlichkeit des Kranken, seine Lebensgeschichte und seine Lage* und 2. über die *Vorgeschichte der Krankheit* zu unterrichten.

Der Kranke sucht den Arzt auf, weil er leidet. Beschwerden, Schmerzen, Beeinträchtigung der Leistungsfähigkeit und des Wohlbefindens bilden den

Ausgangspunkt des Gespräches. Vielfach sind die „*subjektiven Krankheitssymptome*", die vom Kranken selbst empfundenen, von größter Bedeutung für die Diagnose, zumal die *Frühsymptome* oft nur subjektiv sind. Auch reichen die objektiven Befunde nicht selten gar nicht aus, unsere Schlüsse zu begründen, so daß wir in unserem Urteile in mancher Hinsicht auf die Äußerungen des Kranken angewiesen sind. Nun wissen wir aber, daß jede Empfindung und jede Äußerung von sehr komplexen Faktoren abhängt. Es wurde besprochen, was die Persönlichkeit des Kranken und was seine Haltung und Einstellung, was seine Erlebnisse und seine Lage im Lebensraume ausmachen. All das muß der Arzt bedenken, wenn er richtig verstehen will, was der Kranke erlebt. Und wie verschieden sind nun gar die Äußerungen der Kranken! Wie verschieden sind die Angaben zu bewerten, auch wenn wir von bewußter Täuschung ganz absehen! Der eine erzählt weitschweifig, umständlich, mit ungeheurer Wichtigkeit von ziemlich Unerheblichem, von einem anderen erfahren wir schwerwiegende Beschwerden nur nach eindringlichen Fragen. Der gleiche Kranke berichtet ausführlich etwas ganz Nebensächliches, während er bedenkliche Erscheinungen unerwähnt läßt. Empfindlichkeit, Wehleidigkeit, Schwäche und Energie, Verständnis und Unvernunft müssen am Kranken erkannt und bei der Beurteilung berücksichtigt werden, auch da, wo sie nicht etwa ein besonders auffälliges Ausmaß zeigen. Das Gespräch mit dem Kranken muß uns darüber Aufschluß geben.

Zu der Persönlichkeit des Kranken gehört auch seine *Geschichte*. Wir kennen die Bedeutung der *ererbten Anlage*. Durch eingehende Fragen über die Familie und über familiäre Verhältnisse müssen wir uns ein Urteil über den Genotypus bilden. Es genügt nicht zu fragen, ob bemerkenswerte Krankheiten in der Familie bekannt seien, vielmehr muß man sich nach den einzelnen Familienmitgliedern und nach bestimmten Krankheiten und Krankheitszeichen erkundigen. Man frage nach Eltern, Geschwistern und Kindern, nach Voreltern, Onkeln, Tanten und deren Kinder, und man frage nicht nur nach „erblichen Krankheiten" (wer weiß, was alles dazu gehört!), nicht nur nach Lungen- und Nervenkrankheiten, sondern man frage nach Husten und Auswurf, nach Fieber und Abmagerung, nach nervösen Anfällen, nach Krämpfen und Lähmungen und anderen wichtigen und auffälligen Symptomen. Je mehr und je eingehender man frägt, desto mehr wird man erfahren. Familienanamnesen sind wichtig, auch wenn wir wissen, daß sie niemals ein ausreichendes Urteil über krankhafte Anlagen in der Familie erlauben. (Vgl. S. 31.)

Wichtig ist ferner *Kindheit und Entwicklung* des Kranken. Man frage, wie er frühere Erkrankungen überstanden, wie er auf diese oder jene Behandlung, auf ärztliche Eingriffe reagiert, wie er Belastungen durch den Beruf, durch Militärdienst und Krieg, oder wie die Frau Schwangerschaften, Geburt und Wochenbett ertragen hat.

Der andere Teil der Anamnese soll nun die *Vorgeschichte der Erkrankung*, ihre *Entstehung und Entwicklung* enthalten. Oft ist es sehr wichtig, den ersten Beginn möglichst genau mit dem Kranken zu besprechen: was da war, wie er sich vorher fühlte, was er zuerst als krankhaft empfand, welche Anlässe und Ursachen in Betracht kommen, Ereignisse, Erkrankungen in der Umgebung, besondere Erlebnisse oder Belastungen. Vor allem, wo psychische Momente eine größere Rolle spielen, gibt oft die Situation beim Auftreten der ersten krankhaften Erscheinungen wichtigste Fingerzeige; man muß sich Ort und Zeit, womöglich Tag und Stunde oder Tageszeit, die anwesenden Personen genau angeben lassen, muß eindringlich fragen, was damals eigentlich passierte. Wenn die Erkrankung schleichend, vielleicht unmerklich sich entwickelt hat, wenn der Kranke allmählich sich mehr und mehr unwohl fühlte oder wenn es ihm auf einmal bewußt wurde, daß er krank sei, immer ist die Erörterung gerade der ersten Eindrücke aufschlußreich.

Und dann der *Verlauf der Erkrankung*: man bespreche den Wechsel der Erscheinungen und alle Einflüsse darauf, das Verhalten des Kranken in der Krankheit, vor allem die Reaktion auf ärztliche Einwirkungen, auf Änderungen der Lebenshaltung. — Wie der Kranke auf Arznei oder andere Verordnungen, wie er auf die Persönlichkeit und das Verhalten früherer Ärzte angesprochen hat, ist oft ganz besonders lehrreich; wer auf solche, oft scheinbar nur nebensächliche Angaben achtet, kann manchen Fehlgriff vermeiden. Man muß sich freilich auch immer darüber klar sein, daß die Folgen jeden Eingriffes, jeder ärztlichen Äußerung ein sehr kompliziertes Gefüge sind, abhängig vom Augenblick, von Stimmung und Haltung, von unendlich vielen Eindrücken, auch von der Persönlichkeit des Arztes.

Die Vorgeschichte schließt mit dem *jetzigen Augenblick*, den *Klagen und Beschwerden* und mündet damit in Erörterungen, von denen schon die Rede war. Mit einer allgemeinen Frage: was haben Sie zu klagen, erfährt man meistens allzu wenig. Man muß mit *bestimmten Fragen* nach allen möglichen Symptomen fragen, je nach der gegebenen Lage. Am besten fragt man, ganz systematisch, nach bedachter und gewohnter Ordnung, nach Allgemeinsymptomen und Symptomen von seiten der verschiedenen Organe und Organsysteme, gewissermaßen in einem Querschnitt durch den ganzen Organismus.

Das Schema am Schlusse dieses Kapitels gibt Hinweise auf die wichtigsten Fragen, die — außer in ganz klaren und einfachen Fällen — alle berührt, aber je nach dem einzelnen Falle mehr oder weniger eingehend besprochen werden müssen.

Zur Beurteilung des jetzigen Zustandes ist immer der Vergleich mit dem Befinden in früherer, gesunder Zeit wichtig; daß einer sich anders fühlt, weniger leisten kann als sonst, das zeigt, daß er krank ist. Nur nach diesem Vergleiche kann man unterscheiden, was eigentlich an der Erkrankung und was an den Eigenschaften der Persönlichkeit liegt, was den Kranken nun getroffen hat, wie er beeinträchtigt ist und was das für ihn bedeutet.

Über *Technik und Methode der Anamnese* ist grundsätzlich folgendes zu bemerken:

Es versteht sich von selbst, daß auch die Anamnese in den Rahmen der ärztlichen Aufgabe am einzelnen Kranken eingefügt werden muß. Je nach den besonderen Verhältnissen, je nach der Erkrankung, nach der Persönlichkeit und der Lage des Kranken muß man an diesem oder jenem Punkte tiefer dringen, muß man den Bereich der Fragen mehr oder weniger ausdehnen. *Alles was nötig ist, aber auch nur was sachlich wichtig ist*, ist zu erörtern; da auf kommt es gerade an. Eine eingehende Anamnese ist von größtem Werte, aber Fragen, die nicht zur Sache gehören, sind überflüssig und störend. Man wird oft auch peinliche Dinge berühren müssen, aber die Sachlichkeit soll Peinlichkeit nicht aufkommen lassen. Nur unsachliche Fragen, die zur Beurteilung des vorliegenden Falles nichts von Belang ergeben, sind indiskret und deshalb unbedingt zu vermeiden.

Die Fragen sollen stets *bestimmt, klar und deutlich*, dem Kranken verständlich formuliert werden. Sie müssen mit einer gewissen Zielstrebigkeit einander folgen, in überlegtem Zusammenhange, der jedoch immer der besonderen Situation angepaßt werden muß. Der Arzt muß fragen, muß bei der Unterhaltung die Führung behalten und darf sich nicht auf Abwege ziehen lassen. Es ist wichtig, daß der Arzt hört, was der Kranke zu sagen hat, ja er muß ihn zum Reden bringen, und es ist wichtig, daß der Kranke das Gefühl hat, er könne sich hier ruhig und offen aussprechen.

Der Arzt soll eingehend fragen, aber er muß auch bedenken, welche Vorstellungen seine Fragen im Kranken wecken können. Er darf mit seinen Fragen nicht schaden und muß es vermeiden, falsche Angaben aus dem Kranken herauszufragen.

*Jede Angabe muß als solche vermerkt und verwertet werden.* Man hüte sich davor, Angaben des Kranken mit ärztlichen Urteilen zu vermengen und zu verwechseln. Man muß sich überlegen, was mit jedem Wort eigentlich gesagt und gemeint ist. Man soll nicht Diagnosen übernehmen, sondern Erscheinungen und Eindrücke beschreiben lassen. Wenn der Kranke etwa berichtet, er habe „Gelenkrheumatismus" gehabt, so erkundige man sich nach Fieber, nach Schmerzen und Schwellungen an den Gelenken usw. Auch was der Kranke von Äußerungen anderer Ärzte angibt, soll man immer sehr vorsichtig und zurückhaltend verwerten; vieles wird verkannt und mißverstanden.

Die *Anordnung der Fragen* richtet sich nach der besonderen Aufgabe. Am Krankenbett, in der Sprechstunde ist es das Natürliche und Gegebene, von der augenblicklichen Situation auszugehen und von da aus die Anamnese nach rückwärts und in weiterem Umfange, je nach Bedarf, auszubauen. Beim Niederschreiben einer Krankengeschichte wird häufig mit Angaben über Familie und Kindheit begonnen, und es werden die über die weitere Entwicklung über frühere Erkrankungen, schließlich die über den jetzigen Zustand und seine Entstehung angeschlossen; ich ziehe den anderen Weg vor.

Es ist nicht möglich, die Anamnese vor Beginn der Untersuchung abzuschließen; während und auch nach der Untersuchung muß das Fragen fortgesetzt und weiter entwickelt werden. Es ist wichtig, die Angaben auch während der Beobachtung und Behandlung immer wieder nachzuprüfen, zu ergänzen und zu berichtigen. Besonders bei Schwerkranken muß man sich zunächst auf das Nötigste beschränken, erst nach und nach kann die Anamnese vervollständigt werden.

Sehr oft sind *Äußerungen aus der Umgebung* von größter Wichtigkeit. Charakterveränderungen durch die Krankheit, familiäre, soziale und wirtschaftliche Verhältnisse können oft nur beurteilt werden, wenn man mit Angehörigen oder anderen Personen der Umgebung spricht. Auch dabei müssen alle Äußerungen mit Vorsicht, je nach der aussagenden Persönlichkeit und ihrem Verhältnisse zum Kranken verwertet werden. Bei jeder Unterredung mit anderen, auch mit Familienangehörigen, muß streng auf die *Wahrung des ärztlichen Berufsgeheimnisses* geachtet werden.

Von größtem Werte ist es, und zwar nicht nur dann, wenn mit mehr oder weniger bewußt falschen Angaben zu rechnen ist, nach Möglichkeit *objektive Unterlagen* über die Persönlichkeit und ihre Verhältnisse, über die Krankheit und ihre Bedeutung beizuschaffen: Zeugnisse, ärztliche Berichte, frühere schriftliche Äußerungen der Kranken selbst, Akten über eine frühere oder die jetzige Erkrankung, schließlich auch über die soziale Haltung und Stellung des Kranken u. dgl. (*„Objektivierung der Anamnese"*). In vielen Fällen gelingt es erst damit, Entstehung und Entwicklung einer Krankheit richtig zu verstehen.

Zum Abschluß dieses Kapitels sei ein Schema für die Anamnese angeführt, das gewisse Richtlinien geben soll, aber je nach dem einzelnen Falle angewandt werden muß. Das Schema ist mit Absicht ausführlich gehalten, damit Versäumnisse vermieden werden. Was im einzelnen Falle notwendig ist, muß sich aus der besonderen Lage ergeben.

## Schema der Anamnese.

*Beginn der jetzigen Erkrankung.* Zeitliche Angabe. Begleitumstände, besondere Erlebnisse: Beschäftigung, Situation in Beruf und Haus; Erkrankungen in der Umgebung (Infekte oder Vergiftungen).

Erste Erscheinungen; wie empfunden? Entstehung des subjektiven Krankheitsgefühles.

*Verlauf der jetzigen Erkrankung.* Wechsel der Erscheinungen. Einflüsse darauf. Verhalten des Kranken. Ärztliche Behandlung, wie und mit welchem Erfolge?

*Augenblicklicher Zustand.* Krankheitsgefühl. Leistungsfähigkeit. Ermüdbarkeit. Änderungen des Ernährungszustandes (des Körpergewichtes). Fieber, Frost und Schweiße? Nachtschweiße. Kopfschmerzen. Schwindel. Schlaflosigkeit. Hunger und Durst. Halsschmerzen.

Atembeschwerden, Atemnot (in Ruhe oder bei Anstrengung; Anfälle, wodurch?), Husten, Auswurf (wie? blutig?), Schmerzen bei der Atmung, auf der Brust. „Herzbeschwerden". Herzklopfen. Anhaltend oder in Anfällen? wodurch?

Schmerzen in der Herzgegend, ausstrahlend? Art der Schmerzen. Wodurch bedingt, durch Erregung, Anstrengung? Was kann ohne Herz- und Atembeschwerden geleistet werden?

„Verdauungsbeschwerden." Appetit. Sodbrennen. Aufstoßen, Übelkeit, Erbrechen. Magen- oder Leibschmerzen. Wo? (nicht „am Magen" oder dgl., sondern an zu beschreibenden und aufzuzeigenden Stellen). Wann? (genau, Tageszeit!) Zusammenhang mit Nahrungsaufnahme, nach welchen Speisen? welche werden ertragen?

Stuhlgang. Regelmäßigkeit. Beschaffenheit des Stuhles. Stuhldrang.

Blasen- und Harnbeschwerden. Harndrang. Harnmenge. Beschaffenheit des Harnes (Trübung, Blut). Harnentleerung. Schmerzen dabei? wie oft und wie große Portionen werden entleert? — Schmerzen in der Blasen- oder Nierengegend. Wann? Wodurch?

*Frühere Geschichte.* Erbliche Reaktionsbereitschaften (nach den einzelnen Verwandten und nach besonderen Erscheinungen).

Kindheit: Verhältnis zu Eltern und Geschwistern. Stellung in der Geschwisterreihe. Kinderkrankheiten; wie überstanden? — Entwicklung: Berufsausbildung. Arbeit und Dienstleistungen. — Schwangerschaften und Geburten.

Frühere Krankheiten. Erfahrungen über ärztliche Behandlung, über die Wirkung von Arzneien, von Eingriffen u. dgl.

*Persönliche und berufliche Verhältnisse.* Familie. Soziale, wirtschaftliche Lage. Einstellung zum Leben und den gegebenen Lebensbedingungen, zur Volksgemeinschaft. Einstellung zur Krankheit, Vorstellungen über sie, ihre Bedeutung für die Stellung im Leben.

## b) Der Befund.

Die Technik der verschiedenen Untersuchungsmethoden muß in den entsprechenden Lehrbüchern nachgelesen und durch gründliche Übung erlernt werden. Hier sind nur *einige prinzipielle Bemerkungen* notwendig. *Auch die Untersuchung ist ein Teil der Krankenbehandlung*, auch sie dient der Sorge um das Wohl des Kranken. Sie muß vollständig sein und mit aller Sorgfalt und Genauigkeit, aber auch mit Rücksicht, ohne unnötige Belästigung und Ermüdung des Kranken durchgeführt werden. Man bedenke immer, wie jedes Wort und jeder Griff auf den Kranken einwirkt.

Durch die Untersuchung soll der *Allgemeinzustand* des Kranken und der *Befund an den verschiedenen Organen des Körpers* festgestellt werden. Je eingehender man untersucht, je empfindlichere Methoden man anwendet, desto feinere Organveränderungen wird man feststellen können. Immer aber muß auch mit großer Vorsicht und Kritik geprüft werden, was das Festgestellte eigentlich bedeutet. Handelt es sich wirklich um eine „organische", eine beständige, mehr oder weniger tiefgreifende Alteration oder nur um eine flüchtige Erscheinung? Ist der „Organbefund" wirklich geeignet, die geklagten Beschwerden und ihren Wechsel zu erklären, oder müssen noch andere Momente herangezogen werden, etwa die gesteigerte Erregbarkeit einer Funktion oder eine besondere Empfindlichkeit, eine besondere psychische Reaktion des Kranken? Nur mit solchen Erwägungen können die Ergebnisse richtig verwertet werden. Je feiner die Methode, desto notwendiger sind die kritischen Überlegungen. Auch die Organbefunde sind vielfach von augenblicklichen Verhältnissen abhängig, die Rasselgeräusche über der Lunge von der Tageszeit, das Schleimhautbild des Magens von Spannung und Erregung des Kranken usw.

Um den Gang der Untersuchung kurz zu zeigen, führe ich ein Schema für den Befund an.

## Schema des Befundes (Status praesens).

*Allgemeines.* Größe, Gewicht, Körperbau. Ernährungszustand. Muskulatur, Fettpolster. Haut (Farbe, Turgor, Schwellung, Ausschläge, Geschwüre oder Narben). Körperhaltung. Allgemeineindruck (frisch, hinfällig u. a.). Gesamtverhalten (Ruhe und Unruhe, Bewußtsein). Temperatur. *Kopf:* Schädelform. — *Gesicht* (Farbe, Ausdruck, Mimik, Innervation der Gesichtsmuskulatur). — *Augen* (Skleren. Bewegungen. Pupillen [Weite, Gleichheit und Reaktion]). Sehvermögen. Augenhintergrund. — *Ohren* und *Nase.* — Lippen, Zähne, Zahnfleisch, Mundschleimhaut. — *Zunge* (Belag, Konfiguration und Innervation). *Gaumen* und *Rachen* (Mandeln). *Hals:* Form Schilddrüse. Lymphdrüsen (Narben). Füllung der Venen. — *Rumpf:* Konfiguration. Wirbelsäule. (Verlauf, Beweglichkeit, [beim Bücken], Schmerzhaftigkeit, Druckempfindlichkeit, Stauchschmerz.) — *Brust:* Form, Symmetrie, ruhige Atmung und maximale Atemexkursionen. — *Lungen:* Perkussion und Auskultation. Stimmfremitus. Röntgendurchleuchtung und -aufnahme. — *Herz* Inspektion und Palpation der Pulsation, besonders des Spitzenstoßes. Perkussion (absolute und relative Dämpfung) und Auskultation. Evtl. Kontrolle durch Röntgenuntersuchung (Fernaufnahme, Orthodiagraphie). Elektrokardiographie. — *Puls:* Beschaffenheit (Rigidität, Schlängelung der Arterien, auch größerer, z. B. der Brachialis). Qualität, Frequenz und Rhythmus des Radialpulses. Füllung und Pulsation der Venen. Blutdruck. — *Bauch:* Form, Umfang, Spannung, Resistenz und Druckempfindlichkeit. Fluktuation. Dämpfung. Palpation (Perkussion) von Leber und Milz (Größe, Konsistenz). Bruchpforten. Rectaluntersuchung. Geschlechtsorgane. — *Gliedmaßen:* Lage und Haltung. Knochen und Gelenke. Venen. Motilität (Tonus, Koordination), Sensibilität (Berührung, Schmerz, Wärme und Kälte, Zahlenschreiben, Bewegung und Stellung der Glieder). — *Reflexe:* (Eigen- und Fremdreflexe). Untersuchung des *Urines* (Menge, Farbe, spezifisches Gewicht; Eiweiß, Zucker u. a., Sediment), des *Auswurfes,* des *Stuhles.* — *Blutuntersuchung:* Senkungszeit, Wassermann; Hämoglobin, Blutpräparat, Zählung der roten und weißen Blutkörperchen.

Vielfach sind besondere **„Funktionsprüfungen“** für die Krankenbeurteilung wertvoll. Man belastet die Funktion eines Organes oder eines Organsystems durch eine bestimmte Anforderung und beobachtet die Reaktion. Man läßt eine bestimmte körperliche Arbeit ausführen und prüft an Atmung, Puls und Blutdruck die Reaktion des Herzens. Aber man bedenke: die Belastung trifft nicht nur das Herz, sondern den ganzen Organismus und an der Reaktion ist nicht nur das Herz, sondern der Organismus beteiligt.

Die *Belastung* muß *dem Kranken angepaßt* sein. Sie darf nicht schaden, sie soll soweit wie möglich den natürlichen Verhältnissen entsprechen, sie muß aber auch bei verschiedenen Kranken einigermaßen vergleichbar sein. Die gleiche Leistung bedeutet für verschiedene Personen eine sehr unterschiedliche Anstrengung. Wer täglich turnt, wird zehn Kniebeugen kaum als Belastung empfinden, während das gleiche für einen gänzlich Ungeübten schon recht mühsam sein kann. Jede Belastung ist immer nur dann erlaubt, wenn die unbelastete Funktion einigermaßen ausgeglichen ist. Einem Nierenkranken, der Harnstoff schlecht ausscheidet und im Blute anhäuft, soll man nicht eine größere Menge Harnstoff geben, um die Nierenfunktion zu prüfen.

Und weiter: *an der Reaktion auf die Belastung ist der ganze Organismus und seine augenblickliche Einstellung beteiligt.* Wir müssen immer genau überlegen, was aus den beobachteten Anzeichen wirklich geschlossen werden kann. Wie zugeführte Stoffe durch die Nieren ausgeschieden werden, hängt nicht nur von der Funktion der Nieren, sondern auch vom Kreislaufe und vom Stoffaustausch zwischen Blut und Gewebe ab; auf die Magensaftsekretion wirkt nicht nur der Nahrungsreiz ein, sondern auch die Stimmung des Kranken.

Faßt man das zusammen, so kann man sagen: es gibt *keine Funktionsprüfung einzelner Organe,* sondern nur *Leistungsprüfungen des kranken Menschen hinsichtlich bestimmter Funktionszusammenhänge.*

Damit ist auch auf die weitere wichtige Überlegung hingewiesen: jede Funktionsprüfung gibt nur ein *Augenblicksbild,* das von zahllosen Einflüssen, von der ganzen Lage des Kranken abhängt und das sich im Verlaufe der Krankheit rasch ändern kann. Jede „einmalige" Untersuchung, und wenn sie noch so exakt durchgeführt wird, hat nur einen beschränkten Wert. Man soll deshalb die Funktionsprüfungen wiederholen, unter möglichst vergleichbaren oder doch übersehbaren Bedingungen, dann wird man sich am ehesten ein Urteil über ihren Wert, zugleich aber auch über den Verlauf der Erkrankung bilden können. Jedenfalls kann man nicht ohne weiteres aus der Leistungsfähigkeit einer Funktion auf die weitere Entwicklung der krankhaften Prozesse schließen; Leistungsfähigkeit und Widerstandsfähigkeit sind lange nicht immer aneinander gebunden.

Endlich muß bedacht werden: die künstlichen Belastungen des Kranken sind nicht die für sein Leben entscheidenden. *Wie der Kranke in der ganzen Situation seiner Alltäglichkeit auf die Anforderungen seines Lebens, seines Berufes reagiert, darauf kommt es an;* es ergibt sich hier die große Wichtigkeit einer eingehenden *Anamnese.*

## c) Die Krankenbeobachtung. Klinik und Laboratorium.

Es wurde betont, wie notwendig es ist, den *Wechsel der Erscheinungen* und seine *Bedingungen* zu erfassen; daraus ergibt sich sehr oft die Notwendigkeit, sich nicht mit einer einmaligen Untersuchung zu begnügen, sondern den Kranken zu beobachten. *Wiederholte Sprechstundenuntersuchungen* können von großem Vorteil sein; in allen nicht sofort zu klärenden Fällen sind sie unerläßlich.

Da heute oft umständliche Methoden mit schwer zu handhabenden Apparaten nicht entbehrt werden können, kann die *Beobachtung auf einer klinischen Abteilung* notwendig werden. Die Aufnahme in ein Krankenhaus hat Vorteile und Nachteile, die man kennen muß. Die Bedingungen im Krankenhaus sind geregelte, gleichmäßige und übersichtliche. Es kann beobachtet werden, wie der Kranke sich während des Tageslaufes und während der Nacht verhält. Regelmäßige Feststellungen, wie Temperaturmessungen, die so wichtigen Bestimmungen des Körpergewichtes u. a., sind mit großer Sicherheit und ohne Schwierigkeit durchzuführen. Alle Nahrung und die Ausscheidungen können (freilich nur unter sorgfältig geprüften Bedingungen, bei gewissenhafter Pflege und nötigenfalls bei geeigneter Isolierung) kontrolliert werden. Auf der anderen Seite ist aber auch zu berücksichtigen, daß die Bedingungen des Krankenhauses nicht die natürlichen, die dem Kranken gewohnten alltäglichen, die für sein Leben und Arbeiten maßgebenden sind.

Der Wechsel des Milieus, die Entfernung aus dem häuslichen, mit Sorgen und Spannungen erfüllten Umkreise kann krankhafte Erscheinungen zum Verschwinden, eine gestörte allzu labile Funktion zum Ausgleiche und zur Beruhigung bringen. Deshalb kann etwa die Kost im Krankenhaus ganz anders wirken als zu Hause. Allzuleicht verleitet es zu Trugschlüssen, wenn man die Arbeitsfähigkeit eines Kranken *nur* nach dem Krankenhausaufenthalt beurteilen will.

Die Beobachtungen in der Klinik müssen durch anamnestische Feststellungen und wo es angeht, durch Untersuchungen während des alltäglichen Lebens, bei oder doch bald nach der Berufsarbeit ergänzt werden. Hier ergibt sich, wie überaus wichtig es ist, daß der *praktische Arzt* und der *im Krankenhaus* möglichst *zusammenarbeiten*, durch gegenseitige Berichte oder am besten durch Besprechungen.

Bei den klinischen Untersuchungen nehmen heute *Apparate* und *Analysen im Laboratorium* einen ziemlich breiten Raum ein. Es kann gar nicht bezweifelt werden, daß mit diesen Kranke oft sehr viel besser beurteilt und behandelt werden können als ohne sie und daß sich Unterlassungen oft bitter rächen. Man kann eben tatsächlich auf der Röntgenplatte viele Veränderungen der

Lungen nachweisen, die anders nicht zu erkennen sind. Man kann manche Zuckerkranke mit Bestimmungen des Blutzuckers sicherer behandeln. Aber: alle Ergebnisse dieser Methoden müssen richtig verwertet werden. Je mühsamer und umständlicher eine Untersuchungsmethode ist, desto eher wird sie nur einmal oder doch allzu selten am Kranken angewandt; da sie aber nur ein Augenblicksbild gibt, kann das Resultat durch alle möglichen wechselnden Umstände beeinflußt sein. Sehr oft sind deshalb gerade regelmäßige Reihenuntersuchungen notwendig. Der Wert der Laboratoriumsarbeit darf nicht verkannt, muß aber richtig eingeschätzt und benutzt werden. Auch muß unterschieden werden zwischen dem, was für wissenschaftliche Forschung und was für die praktische Krankenbeurteilung notwendig ist.

### d) Familien- und Umgebungsuntersuchungen.

Es wurde erwähnt, wie wichtig für die Krankenbeurteilung das Erfassen der *ererbten Anlage* ist. Nur aus möglichst genauen und umfangreichen Angaben über die Mitglieder der Familie können die notwendigen Aufschlüsse gewonnen werden. Die Häufigkeit familiärer Krankheiten und konstitutioneller Eigentümlichkeiten muß festgestellt werden. Auch durch äußere Einflüsse entstandene Krankheiten, Infektionskrankheiten und Vergiftungen zeigen oft bei Geschwistern und Verwandten einen ziemlich typischen Verlauf.

Die *Familienanamnese* ist ein wichtiger Bestandteil der Anamnese, ihrer Verwertbarkeit sind aber Grenzen gezogen, denn es ist einleuchtend, wie unsicher die Mitteilungen über Verwandte sind, oft schon die über die allernächsten, fast immer die über fernerstehende. Ärztlich Wichtiges und Unwichtiges kann noch weniger unterschieden werden als im eigenen Leben. Wo es geboten und möglich ist, besonders wo neue Erfahrungen über die erblichen Bedingungen einer Krankheit gewonnen werden sollen, muß die Familienanamnese unbedingt durch *Familienuntersuchungen* ergänzt bzw. ersetzt werden. Die Familienmitglieder müssen in möglichst weitem Umfange sorgfältig erfaßt werden, am besten durch persönliche Untersuchung, wo dies nicht möglich ist, durch objektive Unterlagen, durch ärztliche Berichte, durch Zeugnisse, Akten u. dgl. Historisches und archivarisches familiengeschichtliches Material ist nur selten ausreichend, da die Angaben über Krankheiten und Krankheitsabläufe, über Konstitutionseigentümlichkeiten meist nicht mit genügender Sachlichkeit und Sachkenntnis überliefert sind (F. CURTIUS).

In anderer Hinsicht kann es, besonders bei Infektionskrankheiten oder auch bei gehäuften Vergiftungen, wichtig sein, die *Umgebung des Kranken* zur Untersuchung mit heranzuziehen. Leichte, „abortive“, d. h. nicht voll zur Ausprägung gekommene Erkrankungsfälle wird man oft nur im Zusammenhange mit anderen typischen Fällen in der Umgebung richtig deuten können. Es ist aber sowohl für die Behandlung des einzelnen wie auch für die Verhütung weiterer Ausbreitung eines Infektionsherdes von größter Bedeutung, daß die wenig eindrucksvollen Erkrankungen erfaßt werden. Nur wenn man die Umgebung eines bacillenstreuenden Lungenkranken untersucht, kann man die frühen Stadien der Lungentuberkulose auffinden, deren rechtzeitige Behandlung für den weiteren Verlauf so entscheidend ist. Nur wenn auch die fast beschwerdefreien Typhuskranken isoliert werden, kann das Umsichgreifen einer Epidemie eingedämmt werden. Untersuchungen im Hause des Kranken, in Schulklassen, in Internaten, in Kasernen, Kranken- und Fürsorgeanstalten, Gefängnissen usw. können erforderlich sein.

## 3. Die Krankenbeurteilung.

Jede ärztliche Krankenbehandlung hat eine klare Krankenbeurteilung zur Voraussetzung. Darin unterscheidet sich der wirkliche Arzt vom „Kurpfuscher", daß er den Kranken auf Grund von Erkenntnissen behandelt. Wohl hängt das ärztliche Urteil über den Kranken vom Stande der Medizin, auch von den Erfahrungen und der Einstellung des Arztes ab, jedoch sind Gediegenheit und auch Erfolg der Behandlung daran gebunden, daß die krankhaften Erscheinungen und Vorgänge, aber auch Persönlichkeit und Lage des Kranken richtig verstanden und erfaßt werden.

### a) Die Krankheitsdiagnose.

Man sagt mit gutem Grunde, die erste Aufgabe des Arztes sei, eine gute *Diagnose* zu stellen. Was ist darunter zu verstehen? Zunächst ist die Diagnose *die in einem Worte oder Wortgefüge zusammengefaßte Bezeichnung der Krankheit.* Was wir am Kranken festgestellt und erkannt haben, ordnen wir in einen der gebräuchlichen Krankheitsbegriffe ein. Die Krankheitsbegriffe entnehmen wir der Krankheitslehre, der *„speziellen Pathologie"*, wie sie sich in der Geschichte der Medizin gebildet haben. Alt überlieferte Begriffe werden immer wieder auf Grund neuer Erkenntnisse mit neuem Inhalte gefüllt; neue Methoden bieten neue Möglichkeiten und führen zu neuen Begriffen. Die Medizin befindet sich in einer dauernden, lebendigen Entwicklung. Ein geschlossenes, nach einem einheitlichen Prinzip geordnetes System der Krankheitsbegriffe gibt es daher nicht, vielmehr gebrauchen wir Begriffe mit sehr unterschiedlicher Bedeutung, ja zuweilen wird sogar das gleiche Wort in verschiedenem Sinne gebraucht, woraus leicht bedauerliche Mißverständnisse entstehen können.

Wenn wir die heute gebräuchlichen Krankheitsbegriffe — etwa nach dem Inhaltsverzeichnisse dieses Lehrbuches — betrachten, so finden wir zunächst Infektionskrankheiten. Seit den glänzenden Ergebnissen der modernen Bakteriologie unterscheiden wir sie nach den Erregern, also nach der Ursache. Wir gebrauchen hier *ätiologische Krankheitsbegriffe.* Mit den neuen Ergebnissen haben sich neue und klarere Begriffe entwickelt. Typhus, ursprünglich das durch getrübtes Bewußtsein („Umnebelung") gekennzeichnete Krankheitsbild, ein „symptomatischer" Begriff, wurde durch die Entdeckung der Erreger und der durch sie hervorgerufenen typischen Erkrankungsformen aufgeteilt in verschiedene ätiologisch, eben nach dem Erreger gekennzeichnete Begriffe. Diphtherie, früher die besondere Form einer Entzündung der Schleimhaut, ist heute die durch den Diphtheriebacillus hervorgerufene Erkrankung.

Dann werden die Krankheiten der Lungen, des Herzens u. a. angeführt, nach den erkrankten Organen und ihren pathologisch-anatomischen Veränderungen: Lungenentzündung, Herzklappenfehler u. a. Die Begriffe sind hier meistens *pathologisch-anatomische* oder *morphologische.* Da die heutige Medizin seit MORGAGNI, ROKITANSKY und VIRCHOW in weitem Umfange auf dem Boden der pathologischen Anatomie aufgebaut wurde, nehmen diese morphologischen Begriffe in ihr einen breiten Raum ein.

Wieder etwas anderes besagen Krankheitsbegriffe wie Herzmuskelschwäche, Diabetes, Diarrhöe; sie weisen auf krankhafte Vorgänge, auf Funktionsstörungen hin und können deshalb als *pathologisch-physiologische* oder *funktionelle* bezeichnet werden.

Endlich beziehen sich manche Begriffe auf eine besondere Eigentümlichkeit der Kranken; weder die Ursache, noch die morphologische Veränderung oder die Vorgänge sind das eigentlich Kennzeichnende: in den Kapiteln über Fettsucht, über manche endokrine Störungen und besonders über neurotische Reaktionen wird das deutlich werden. Der Begriff umschließt dann eine Gruppe von Menschen, die ohne scharfe Grenze in den Bereich der Gesunden übergeht, er bezeichnet einen Typus und mag deshalb *Typusbegriff* heißen.

*Wie nun diese Begriffe angewandt,* wie die Diagnosen gestellt werden, das eben *lehrt die spezielle klinische Pathologie.* Vielfach ist ein Symptom oder ein Symptomkomplex so charakteristisch („pathognomonisch"), oder eine morphologische Veränderung ist durch die Untersuchung so eindeutig festgestellt, daß die Diagnose ohne weiteres gegeben ist. Nicht selten ist ja die Diagnose nichts anderes als eben der Ausdruck für einen besonderen Vorgang oder eine besondere Veränderung. Aber mit allen allzu raschen und kurzschlüssigen Diagnosen sollte man sehr vorsichtig sein.

Wenn zwischen mehreren in Frage kommenden Diagnosen entschieden werden muß, so spricht man von „*Differentialdiagnose*". Man geht dann einmal von den am Kranken nachgewiesenen Symptomen aus und prüft, welchem Krankheitsbilde sie am besten entsprechen und ob etwa irgendein Befund eine der fraglichen Krankheiten ausschließt oder unwahrscheinlich macht. Man muß aber dann auch von den verschiedenen, konkurrierenden Krankheiten ausgehen und überlegen, welche ihrer Symptome am Kranken nachzuweisen sind. Diese doppelte Überlegung schützt am besten vor Versäumnissen.

Nicht selten kann die Differentialdiagnose — wenigstens ehe weitere Ergebnisse der Untersuchung und Beobachtung vorliegen — nicht bis zu einer sicheren Entscheidung zu Ende geführt werden. Man soll sich dann doch soweit wie möglich über die größere oder kleinere Wahrscheinlichkeit der verschiedenen Diagnosen und deren Bedeutung klar werden.

Es ist eine sehr wichtige Aufgabe des Arztes, schon die ersten, oft nur wenig erheblichen Krankheitszeichen zu erkennen und *frühzeitig* die richtige Diagnose zu stellen, denn je früher die notwendige Behandlung eingeleitet werden kann, desto günstiger sind ihre Aussichten. Bei Infektionskrankheiten kommt es überdies darauf an, frühzeitig weitere Ansteckungen zu verhüten.

Der Arzt muß wissen, welche Krankheiten überhaupt und besonders in seinem Bereiche häufig vorkommen, und er soll an die häufigen immer zuerst denken.

Krankheitsdiagnosen sind unbedingt notwendig. Wir brauchen sie zur Verständigung untereinander. Sie sind wichtig für die Forschung, die je nach ihrem Stande gewisse Resultate unter vorläufig abschließenden Begriffen zusammenfaßt, um an ihnen weiterzuarbeiten; sie sind aber auch unentbehrlich für den praktizierenden Arzt, denn sie bilden Grundlage und Ausgangspunkt für seine weiteren Überlegungen. Die Aufgabe der Diagnostik zwingt dazu, alles genau und sorgfältig aufzuklären und durchzudenken, das ist immer von größtem Werte.

Freilich besteht hier auch eine gewisse Gefahr: man ist versucht zu pressen und zu deuten, man kann leicht auch einmal etwas Nichtpassendes übersehen oder verdrängen, zumal wenn man allzu rasch mit der Diagnose fertig ist. Und ferner: wenn die Diagnose einmal festgelegt ist, wird leicht die freie Beweglichkeit der Gedanken eingeengt, so daß dann neu auftretende Erscheinungen, die nicht zu dem diagnostizierten Krankheitsbilde gehören, nicht rechtzeitig erkannt oder nicht richtig gedeutet werden. Zumal bei langwierigen Erkrankungen ist in dieser Hinsicht große Vorsicht geboten.

Vor allem aber muß man sich immer über *die Bedeutung der gestellten Diagnose* klar sein. Ihre Art und ihr Inhalt müssen genau bedacht werden. Nach dem, was über die verschiedenen Krankheitsbegriffe ausgeführt wurde, sind ätiologische, morphologische, funktionelle und Typusdiagnosen zu unterscheiden. Die erste Regel ist die, daß diese Diagnosen wirklich im Sinne ihres Begriffes gebraucht, und daß unklare Vermengungen und Vermischungen vermieden werden.

Diphtherie, Typhus sind für uns heute ätiologische Diagnosen, die nur gebraucht werden dürfen, wenn die Ätiologie wirklich gesichert ist; in allen nicht ganz klaren Fällen ist der Nachweis der Erreger oder der „Ansteckung" unerläßlich. Herzinsuffizienz ist ein funktioneller Begriff, der nicht ohne weiteres durch den pathologisch-anatomischen der Myokarditis oder Myodegeneratio cordis ersetzt werden sollte. Nur wenn wir nach der Entstehung — etwa im Anschlusse an eine Infektionskrankheit — und nach dem Verlaufe auf organische Veränderungen im Herzmuskel schließen können, so ist das berechtigt.

Es mag vorkommen, daß zwei Ärzte beim gleichen Kranken verschiedene Diagnosen stellen und doch beide Recht haben. Verschiedenartige Krankheitsbegriffe überschneiden sich nicht selten; welcher zur Diagnose gewählt wird, hängt davon ab, welche Beziehungen im Krankheitsbilde in den Vordergrund gestellt werden. Es ist immer die Diagnose vorzuziehen, die am meisten über den Kranken aussagt; die Entscheidung darüber liegt aber teilweise auch an der Einstellung des Arztes. Doch selbst bei verschiedenen Diagnosen werden sich die Ärzte ohne Schwierigkeiten miteinander verständigen können, wenn jeder sich über die Begründung und Bedeutung seiner Diagnose klar ist.

### b) Die Individualdiagnose.

Jede Diagnose ist zunächst nur die Zusammenfassung der festgestellten Krankheitszeichen unter einem der bekannten Krankheitsbegriffe. Jede hat ihre sehr beachtenswerten Grenzen. Zur wirklich ausreichenden und erschöpfenden Beurteilung des einzelnen Kranken bedarf die Diagnose der Ergänzung; der allgemein gefaßte Rahmen muß mit den einzelnen Zügen ausgefüllt, die Krankheitsdiagnose zur *Individualdiagnose* ausgebaut werden.

Man gewinnt den ersten Ansatz, wenn man sagt, es genügt nicht, eine ätiologische, morphologische, funktionelle oder Typusdiagnose zu stellen, *vielmehr muß in jedem einzelnen Falle ätiologisch, morphologisch, funktionell und nach dem Typus und der Persönlichkeit diagnostiziert werden.* An jedem Kranken haben wir zu überlegen: welche ursächlichen Momente kommen in Betracht, wie sind die morphologischen Veränderungen, wie ist der Ablauf der Lebensvorgänge alteriert und was für ein Typus, was für eine Persönlichkeit steht da vor uns. Und damit sind wir zugleich vor die weitere Frage gestellt, was bedeutet all dies? Was bedeutet Ursächliches, Morphologisches, Funktionelles und Persönliches hier in diesem Falle?

Es muß die *ätiologische Frage* gestellt werden. Aber auch, wo eine „ätiologische Diagnose" eine erste Antwort gibt, muß die Frage nach allen möglichen Richtungen aufgeklärt werden. Wenn eine „äußere Krankheitsursache", etwa ein bestimmter Erreger, festgestellt ist, muß untersucht werden, was der Erreger und was Konstitution und Disposition des Kranken bedeuten, wie aus genotypischen und peristatischen, aus somatischen und psychischen Momenten, wie aus der ganzen Lebensgeschichte des Kranken die Entstehung des gegebenen Krankheitsbildes verstanden werden kann. Jede Krankheit ist nur eine Episode im Leben, sie trifft nicht einen unberührten und unversehrten Menschen. Die ätiologische Frage stellen, heißt auch auf diese weiteren Zusammenhänge sehen.

Besonders können atypische Krankheitsbilder nur durch eine genaue Analyse der Symptomgenese, durch sorgfältige Erfassung der prämorbiden, oft ererbten konstitutionellen Momente und aller im Laufe des Lebens erlittenen äußeren Schädigungen geklärt werden (Strukturanalyse).

Was wir unter *organischen, morphologischen Veränderungen* verstehen, ist eingehend erörtert (vgl. S. 10). Wir müssen die morphologischen Veränderungen mit allen Möglichkeiten der Untersuchungstechnik und Diagnostik feststellen, aber wir müssen uns immer auch überlegen, was unsere Befunde bedeuten, ob sie nicht etwa nur Augenblicksbilder rasch wechselnder Zustände sind und ob es sich wirklich um mehr bleibende, nicht ausgleichbare Alterationen handelt und was diese bedeuten, welche Gefahren mit ihnen verbunden sind und wie sie etwa die Heilung hemmen oder beeinträchtigen.

Die *funktionellen Störungen* sind durch ihren größeren Wechsel, durch die größere Beeinflußbarkeit gekennzeichnet. Deshalb kommt es gerade darauf an, ihre Bedingungen kennenzulernen. Ich verweise auf die Ausführungen über die Krankenuntersuchung. Je schwerer die Funktionsstörungen sind, je häufiger sie wiederkommen, je weniger gut sie behoben werden können, desto eher muß angenommen werden, daß sie mit morphologischen Veränderungen verbunden sind.

Nicht nur nach den krankhaften Erscheinungen, auch nach seinen *persönlichen Eigenschaften und Lebensbedingungen* müssen wir den Kranken beurteilen. Es ist uralte Erfahrung: für den Ablauf einer Krankheit ist die Konstitution, der Typus von größter Bedeutung. Nur ein bekanntes Beispiel: Fette überstehen akute Infektionskrankheiten viel weniger leicht. Je besser wir einen Kranken nach seiner Erbanlage und nach seiner Geschichte kennen, desto besser können wir seine Lage in der Krankheit beurteilen.

In jedem Fall muß man sich die Frage vorlegen: Wieweit ist durch die festgestellten objektiven Erscheinungen das Verhalten des Kranken wirklich erklärt, oder was liegt vielmehr an der besonderen Art und Weise, wie die Krankheit erlebt und verarbeitet wird? Psychische Beziehungen, Krankheitseinsicht, Einstellung und Haltung spielen auch bei organischen Krankheiten eine ungeheure Rolle, durchaus nicht nur bei Neurotikern und bei Psychopathen. Neurotische Verarbeitung ist so häufig, auch wo sie zunächst gar nicht eindrucksvoll zutage tritt. Es muß hier auf den Abschnitt über neurotische Reaktionen verwiesen werden; nur eine prinzipielle Bemerkung ist erforderlich: es geht eben nicht an, wenn eine organische Diagnose gestellt ist, die Diagnose einer psychogenen Reaktion für entbehrlich zu halten; auch nicht durch eine noch so feine und minutiöse somatische Diagnostik (gerade durch sie nicht!) kann jene andere Seite der Diagnose ihre Bedeutung verlieren. Auch bei der Entstehung oder Auslösung „organischer" Krankheiten können Schwierigkeiten, kann eine „Krise" in der Lebensgeschichte eine sehr wesentliche Rolle spielen.

Was die Krankheit für den Kranken bedeutet, das hängt außer von seiner Persönlichkeit wesentlich auch von seiner ganzen *Lebenslage* ab. Lebenshaltung, Haus und Familie, Arbeit und Beruf, wirtschaftliche und soziale Verhältnisse sind für die Individualdiagnose von größtem Belange. Die Hinweise mögen hier genügen (vgl. S. 19f.).

Es *ergibt* sich also: die *Individualdiagnose erfordert* eine nach bestimmten Gesichtspunkten angeordnete Reihe von Überlegungen, nicht ein System von Krankheiten und Krankheitszeichen, sondern *ein System von Fragen.*

Die Aufgabe könnte allzu umständlich und schwierig erscheinen, sie ist es aber nicht, wenn sie wirklich folgerichtig erfaßt wird. Selbstverständlich hängt es immer vom einzelnen Falle ab, was notwendig ist. Vor allem bei unerheblichen und bei den meisten akuten Erkrankungen genügen oft einfache Überlegungen. Der Arzt muß und wird es lernen, was die sachgemäße Beurteilung eines Kranken jeweils erfordert. Mit diesem Vorbehalt sei folgendes *Schema für die Individualdiagnose* angegeben.

Die *ätiologische Frage.* Äußere Krankheitsursachen. Disposition. Erbanlage und Lebensgeschichte, Bedeutung somatischer und psychischer Einflüsse, persönliche und soziale Konflikte und Schwierigkeiten.

Die *Frage nach den morphologischen Veränderungen.* Bedeutung der Befunde: Dauer und Ausgleichbarkeit, Heilbarkeit. Gefahren. Entwicklung weiterer Schäden und Störungen.

*Die Frage nach den Funktionsstörungen.* Wechsel, Bedingungen und Beeinflußbarkeit. Beziehung zu organischen Veränderungen.

*Die Frage nach den persönlichen Eigenschaften des Kranken.* Konstitutionelle Reaktionsweise des Organismus. Psychische (neurotische) Verarbeitung. Genese des Neurotischen (aus Persönlichkeit und Umweltbedingungen). Krankheitseinsicht, Einstellung zur Krankheit.

*Die Frage nach der Lebenslage.* Lebenshaltung und Krankheit. Haus und Familie, Arbeit und Beruf, wirtschaftliche und soziale Verhältnisse.

Krankenbeurteilung ist nun nicht irgendeine theoretische Erkenntnis, sie hat vielmehr eine eminent **praktische Aufgabe;** sie soll die Antwort liefern auf ganz bestimmte Fragen: wie ist der Kranke gestellt, in welcher Weise und in welchem Maße ist er beeinträchtigt, was hat er zu erwarten?

Die erste Frage, die dem Arzt vorgelegt ist, ist die, ob eine *Behandlung notwendig* ist. Besonders wichtig ist es, daß *drohende Gefahren* sofort erkannt werden. Auch wo eine sichere und endgültige Diagnose noch nicht möglich ist, muß doch immer der schwere Zustand als solcher richtig erfaßt werden, damit die notwendigen Maßnahmen nicht versäumt werden.

Die Beurteilung ist weiter auf die Frage nach der *Leistungsfähigkeit* gerichtet. Was kann dem Kranken zugemutet, wie muß er geschont werden? Gerade hier müssen die Lebensverhältnisse in vollem Umfange berücksichtigt werden. Nicht nach diesen oder jenen Funktionsprüfungen, nicht nur nach Schäden und veränderten Abläufen, sondern wesentlich nach dem Verhalten der Persönlichkeit und nach den gegebenen sozialen Bedingungen muß die Leistungsfähigkeit beurteilt werden.

### c) Die Prognose.

Die *Aussagen über den weiteren Verlauf* der Krankheit, über die Zukunft, die der Kranke zu erwarten hat, werden als „*Prognose*" bezeichnet. Zunächst ist zu unterscheiden, ob die Erkrankung eine *akute* oder eine *chronische* ist. Akute Krankheiten heilen in den meisten Fällen. Die Heilungsaussichten hängen von der Krankheit, ihrer Dauer ab, von drohenden Komplikationen, von der Widerstandsfähigkeit des Organismus, von rechtzeitiger und sachgemäßer Behandlung. Bei *chronischen Erkrankungen* kann es sich um bleibende, *stationäre Defekte* handeln, die etwa nach einer akuten Krankheit zurückgeblieben sind, oder um *Prozesse, die rascher oder langsamer* zum Besseren oder Schlechteren *verlaufen.*

Wie wir zwischen Krankheits- und Individualdiagnose unterschieden haben, so sprechen wir auch von einer *Krankheits-* und *Individualprognose.*

Die *Krankheitsprognose* ist durch die Ergebnisse und Erfahrungen der Medizin mit der Krankheitsdiagnose gegeben. Man weiß, daß bei einer Pneumonie, bei einer akuten Nephritis die und die Ausgänge vorkommen, und man kennt wenigstens ungefähr die Häufigkeit der verschiedenen Ausgänge. Man weiß, daß eine Schrumpfniere nicht heilbar ist und daß ein Carcinom, das nicht entfernt werden kann, zum Tode führt. So sind mit der Diagnose gewisse Möglichkeiten und Wahrscheinlichkeiten gegeben. Selbstverständlich muß bei allen Schlüssen die Sicherheit der Diagnose berücksichtigt werden.

Aber auch bei recht gut bekannten Krankheiten ist das doch nur ein ziemlich weiter Rahmen, der nun durch die Züge des einzelnen Falles ausgefüllt werden muß. Wird *diese* akute Nephritis heilen oder in Schrumpfniere übergehen? Was spricht für die eine oder andere Möglichkeit, mit welcher Wahrscheinlichkeit kann Heilung hier erwartet werden? Das sind die Fragen der *Individualprognose.*

Ob die Erkrankung schwerer oder leichter sei, erschließen wir aus Art und Ausdehnung der morphologischen Veränderungen, aus dem Grade, dem Wechsel und der Beeinflußbarkeit der Funktionsstörungen, aus besonderen Komplikationen und ihren Gefahren. Aber auch die Persönlichkeit des Kranken, seine Geschichte und seine Lebenskreise sind zu berücksichtigen. Von der Einstellung des Kranken, von seiner Einsicht, aber auch von seinen wirtschaftlichen Verhältnissen hängt oftmals die Möglichkeit einer gründlichen und genügend ausgedehnten Behandlung und damit in weitem Maße sein weiteres Schicksal ab.

Wichtigste Anhaltspunkte geben oft der *Verlauf* und *das Ergebnis der Behandlung*. Nach dem Aufwande der Therapie, der zum Erfolge notwendig ist, kann man vielfach die Schwere der Erkrankung beurteilen — etwa nach der erforderlichen Menge der Digitalisstoffe den Grad der Herzinsuffizienz.

Je genauer wir den einzelnen Kranken kennen, desto eher werden wir uns auch ein Urteil über sein weiteres Schicksal bilden können. Aber wir müssen uns immer der Grenzen unseres Urteiles bewußt sein, die von den allgemeinen Erfahrungen und den Beobachtungen im einzelnen Falle abhängen. Man kann meist nur von *Möglichkeiten und Wahrscheinlichkeiten* reden. *Sicherheit* gibt es *nur selten,* nur in den allerleichtesten und in aussichtslosen Fällen. Aber auch da sei man kritisch und vorsichtig; allzu leicht kann man sich täuschen! Selbst beim Betasten während einer Operation kann ein gutartiger Tumor für ein inoperables Carcinom gehalten werden. Es ist ein guter Grundsatz, nie zu früh die Hoffnung aufzugeben. Daß der Arzt sich nicht die Rolle eines Propheten anmaßen soll, versteht sich nach alledem von selbst.

## d) Die sozialärztliche Beurteilung und Begutachtung.

Die heutigen wirtschaftlichen und sozialen Verhältnisse, die kritische Struktur der Gesellschaft in den Industrieländern, die Not der Zeit und schließlich vor allem die durch die soziale Gesetzgebung geschaffenen öffentlichen Einrichtungen stellen den Arzt vielfach vor besondere, neuartige Aufgaben. Er hat der *sachverständige Berater* der mit der sozialen Fürsorge (im weitesten Sinne) betrauten Behörden und Organisationen zu sein. Es ist wichtig — und es scheint mir auch richtig zu sein —, daß dem praktizierenden Arzt die Beratung und Begutachtung obliegt und nicht der Vollzug; er ist an die *ärztliche Sachlichkeit* gebunden. Diese muß aber unbedingt dahin verstanden werden, daß er nicht nur wie stets dem Kranken, dem einzelnen verpflichtet ist, sondern, daß er *vor der Allgemeinheit die Verantwortung* dafür trägt, daß nach seinem Gutachten die zur Verfügung stehenden Mittel möglichst gerecht und billig verteilt werden. Nicht nur der einzelne, der Beiträge bezahlt und vielleicht in Not ist, hat Ansprüche geltend zu machen, sondern auch die Allgemeinheit. Und nur dann kann soziale Fürsorge wirklich sinnvoll sein, wenn sie die Betroffenen nicht ihrer eigenen Verantwortung entbindet, vielmehr jedem die Pflicht auferlegt, seine Kräfte, soweit es eben möglich ist, auszunützen und einzusetzen.

Es ist hier nicht der Ort, Vorzüge und Nachteile unserer sozialen Gesetzgebung zu erörtern. Vom Arzte wird *Sachlichkeit und Beachtung der bestehenden Gesetze* verlangt. Wenn er darüber hinaus, auf Grund seiner besonderen Erfahrungen, Stellung zu den Gesetzen nehmen will, so wird er doch jedenfalls auch die entscheidenden politischen Gesichtspunkte entsprechend berücksichtigen müssen.

Der Arzt hat sachlich zu sein: er ist an die Erfahrungen der Medizin und an seine ärztlichen Feststellungen gebunden; er hat nicht Wohltaten auf Kosten anderer auszuteilen und darf in keinem Falle „seinen" Kranken zu unrechtmäßigen Vorteilen verhelfen. Auch in kleinen Dingen sind „Gefälligkeitszeugnisse" ein großes Übel und Unrecht.

Das *Urteil des Arztes gründet sich auf sorgfältige Untersuchung und Beobachtung,* wie auf *gründliches Studium vorliegender Akten.* Alles, was über Krankenuntersuchung und Krankenbeurteilung gesagt wurde, muß hier genau beachtet werden. Hier kommt es wirklich gerade darauf an, daß die Persönlichkeit in ihrer Lage richtig erfaßt wird.

Die Glaubwürdigkeit der Kranken ist leider, wo es sich um Begutachtung handelt, fast immer eine zweifelhafte. Auch Äußerungen aus der Umgebung besonders aus der näheren, sind allzuoft durch Gunst oder Mißgunst entstellt. Wirklich objektive Unterlagen für die anamnestischen Angaben sind häufig kaum zu gewinnen. *Sorgfältiges Aktenstudium* ist deshalb immer unerläßlich. Nie soll ein Gutachten ohne Kenntnis der Akten abgegeben werden. Bei unvollständigen Akten muß allenfalls Ergänzung durch weitere Erhebungen von den Behörden gefordert werden. In den Akten sind meistens die ersten Äußerungen, etwa die ersten Anträge der Kranken, ihre Veranlassung, ihr Inhalt und ihr Ton besonders wichtig. Je mehr der Kranke untersucht, begutachtet und behandelt, je mehr Renten gewährt und entzogen, je mehr Instanzen durchkämpft wurden, desto mehr sind die Angaben (bewußt oder unbewußt) entstellt. Gerade die ersten Anlässe der Ansprüche sind wichtig; oft findet man in irgendeiner beiläufigen, unbeabsichtigten und deshalb unbefangenen Bemerkung die beachtlichsten Hinweise, etwa auf eine soziale Schwierigkeit oder auf eine familiäre Komplikation, auf die die Notlage mehr als auf das angeschuldigte Ereignis zurückgeführt werden muß.

Oft genügen die vorliegenden Akten nicht, und durch Beschaffung eines möglichst vollständigen urkundlichen Materials über die Persönlichkeit (Personalakten bei Beamten, alte Krankengeschichten, Krankenkassenausweise u. dgl.) findet nicht selten die Beschädigungsfrage eine unerwartete Lösung. Was wir „Objektivierung der Anamnese“ nannten, ist hier gerade von besonderer Wichtigkeit.

Die Fragen, die dem Arzt gestellt sind, beziehen sich im allgemeinen auf die *Arbeitsfähigkeit* und auf die *Ursachen ihrer Minderung.*

Über die *Arbeitsfähigkeit* wird ein zahlenmäßiges Urteil in Prozenten verlangt. Das entspricht sehr viel mehr juristischem Formalismus als ärztlicher Krankenbeurteilung. Man muß sich einen gewissen freieren Spielraum bewahren. Entscheidende Punkte sind: Erwerbsminderung um 25%, um 50% und um mehr als $^2/_3$. Unter 25% wird keine Entschädigung gewährt. Man sollte auch als Arzt im allgemeinen volle Arbeitsfähigkeit annehmen, wenn man ihre Minderung auf weniger als 25% schätzt. Es kann sich dann nur um belanglose Schädigungen handeln, die keine merkliche Rolle spielen. Mit einer Minderung der Arbeitsfähigkeit um 50% genießt ein Kranker die Vorteile des *„Schwerbeschädigten“* (erschwerte Kündigungsbedingungen u. a.), bei einer Einbuße von mehr als $^2/_3$ seiner Arbeitsfähigkeit wird ein Kranker *„invalide im Sinne des Gesetzes“*, d. h. er ist zum Bezug der Reichsinvalidenrente berechtigt.

Daß die Leistungsfähigkeit nicht nur nach Funktionsprüfungen, nicht *nur* nach der Krankenhausbeobachtung beurteilt werden kann, ist schon angeführt (vgl. S. 30). Aber Arbeitsfähigkeit ist noch anders zu beurteilen als Leistungsfähigkeit. Es kommt immer auch auf die *Art der Arbeit* an und auf die *Bedingungen,* unter denen sie geleistet werden muß. Die ganze soziale und wirtschaftliche Situation muß mitberücksichtigt werden (z. B. auch wenn Krankheit eine besondere Diät oder sonst vermehrten Aufwand erfordert).

Der Arzt muß sich ein möglichst vollständiges Bild von der Lage und von den Arbeitsbedingungen des Kranken machen. Zuweilen sind Angaben in den Akten, Zeugnisse u. dgl. verwertbar. Erwünscht ist es, daß die begutachtenden Ärzte auch das alltägliche Leben der Versicherten im Hause und bei der Arbeit kennenlernen, daß sie, soweit das möglich ist, Arbeitsplätze, Fabriken und Bergwerke, aber auch Hof und Feld aufsuchen, um sich eine Vorstellung davon zu machen, was da verlangt wird.

Wesentlich ist es, daß dem Beschädigten (unter Umständen durch Umschulung) eine *passende Arbeit vermittelt wird.* Sehr viel besser als durch eine Rente kann durch richtigen Einsatz des Beschädigten vermieden werden, daß er in seiner Haltung, in seiner wirtschaftlichen und sozialen Stellung absinkt.

In der *Ursachenfrage* handelt es sich darum, *ob eine Minderung der Arbeitsfähigkeit durch ein „entschädigungspflichtiges" Ereignis entstanden oder verschlimmert wurde.* Solche Ereignisse sind vor allem Betriebsunfälle, Unfälle, für die ein anderer haftpflichtig ist, Berufskrankheiten oder Kriegsbeschädigungen. Auf die rechtlichen Begriffsbestimmungen kann hier nicht eingegangen werden. Die Ursachenfrage zu klären ist oft, gerade bei inneren Erkrankungen, mit größten Schwierigkeiten verbunden. Immer da, wo konstitutionelle Momente eine größere Rolle spielen, ist die Bedeutung äußerer Krankheitsursachen umstritten. In dem Gebiete der inneren Medizin handelt es sich sehr oft nicht um direkte, unmittelbar gegebene Folgen eines Unfalles (wie meistens in chirurgischen Fällen). Oft kann nicht sicher entschieden werden, ob die Erkrankung nicht auch ohne den Unfall entstanden, wie sie ohne ihn verlaufen wäre. Wenn die Erkrankung erst längere Zeit nach dem Unfalle in Erscheinung trat, so muß nach „*Brückensymptomen*" geforscht werden, d. h. nach Erscheinungen, die auf einen früheren Beginn der Erkrankung hinweisen. Ein *zeitlicher Zusammenhang genügt aber nicht ohne weiteres, um einen ursächlichen* zu begründen. Jedoch müssen *indirekte wie direkte Zusammenhänge* anerkannt werden. Die Voraussetzungen für die Anerkennung einer Berufskrankheit sind durch Gesetze und besondere Verfügungen geregelt. Alles Einzelne muß in den speziellen Abschnitten nachgelesen werden. Die Verschlimmerung einer Krankheit, die schon vor dem Unfalle o. dgl. bestanden hat, wird wie ihre Entstehung entschädigt; war die Arbeitsfähigkeit schon vorher *nachweisbar* und meßbar beeinträchtigt, so wird der Grad dieser Beeinträchtigung bei der Bemessung der Rente berücksichtigt.

Hier ist aber noch eine prinzipielle Bemerkung notwendig. Ein ursächlicher Zusammenhang zwischen dem angeführten Ereignis und der Erkrankung muß mit *Wahrscheinlichkeit* (oder sogar mit überwiegender Wahrscheinlichkeit) angenommen werden. Die „*Möglichkeit*" eines Zusammenhanges *genügt nicht.* Es genügt also in keinem Falle zu sagen, „ein Zusammenhang ist nicht auszuschließen". Damit wäre erst die Möglichkeit behauptet, Wahrscheinlichkeit muß durch besondere Hinweise, die *für* die Annahme eines Zusammenhanges sprechen, begründet werden.

## Einige Hinweise zur Ausführung von Gutachten.

Alle Feststellungen aus den Akten, aus Anamnese, Untersuchung und Beobachtung müssen möglichst eingehend und genau formuliert werden. *Alles Tatsächliche,* das festgelegt wird, ist für die Entscheidung und auch für spätere Begutachtungen von größtem Werte.

Die Beurteilung wird zweckmäßig getrennt in die *rein ärztliche* und in die *sozialärztliche.* Zunächst soll die *ärztliche Diagnose,* die Krankheits- und die Individualdiagnose, ausführlich begründet werden. Darauf wird dann die *sozialärztliche Begutachtung* aufgebaut, das Urteil über die Arbeitsfähigkeit und über die Ursachenfrage entwickelt. Sind von der Behörde bestimmte Fragen gestellt, so muß auf diese eingegangen werden. Soweit es die ärztliche Sachlichkeit erlaubt, aber auch nur soweit, sind eindeutige Antworten zu geben. Es soll nie mehr gesagt werden, als zu sagen nach dem ärztlichen Urteile berechtigt und begründet ist. Unsichere Annahmen müssen ausdrücklich als solche gekennzeichnet, unbeantwortbare Fragen offengelassen werden. Es ist Recht und Pflicht des Arztes, sich nicht aus seiner ärztlichen Sachlichkeit drängen zu lassen.

## 4. Die Krankenbehandlung[1].

Das *Ziel* der ärztlichen Behandlung ist es, dem Kranken „rasch, sicher und angenehm" zur Gesundheit oder, wo dies nicht erreichbar ist, zu einem möglichst erträglichen und ersprießlichen Zustande zu verhelfen, indem er befähigt und bereit ist, seiner Bestimmung nach zu leben. Krankheit ist immer eine Aufgabe, zu ihrer Bewältigung wird der Arzt um Hilfe angegangen; die „Anpassungsfähigkeit", die Einordnung in den Lebensraum ist beeinträchtigt, aus dieser Lage heraus soll der Arzt dem Kranken Führer sein. Wie Krankheit als Schicksal und Erlebnis des Menschen zu verstehen, wie über die „Diagnose der Krankheit" hinaus „Beurteilung des Kranken" erforderlich ist, so kann auch die Behandlung nicht mit einigen Verordnungen erledigt sein; sie umfaßt mehr. Doch gilt auch hier der Grundsatz: *alles was nötig, aber nur was nötig ist.* Die Lage kann tiefe Eingriffe, erhebliche Zumutungen verlangen, während in anderen Fällen ein einfacher Rat genügt.

Vor allem muß der Arzt sich darüber klar sein, was eigentlich an seinen Maßnahmen gelegen ist. Wir haben gesehen, daß viele Erkrankungen durch die Regulationen im Organismus zu einer „Selbstheilung" führen, daß schließlich immer die *Heilkraft der Natur* die Heilung schafft. Aber die Heilkräfte der Natur sind nur wirksam, wenn sie im Sinne ihrer Gegebenheit *vernünftig gepflegt und gebraucht,* wenn günstige Bedingungen für sie geschaffen werden. Dafür zu sorgen, das ist die Aufgabe des Arztes. Er hat *Wegbereiter* zu sein, Diener, nicht Herr des Lebens. Therapie heißt eigentlich Bedienung, Pflege, das weist auf Bescheideneres, zugleich aber auch Umfassenderes hin als Heilung.

Was nun der Arzt zu tun hat, das kann nur im Anschlusse an die Krankheitslehre besprochen werden. Die verschiedenen Methoden sind in dem Kapitel über *„allgemeine Therapie"* zusammenhängend und eingehend dargestellt. Hier soll nur einiges *Grundsätzliche* bemerkt werden, *was für die Haltung und Einstellung des Arztes bestimmend sein muß.*

Wenn der Arzt den Kranken zu behandeln hat, so entsteht zunächst die Frage, *was soll ihm von der Beurteilung mitgeteilt werden.* Das hängt natürlich ganz von der Lage und von der betroffenen Persönlichkeit ab. Auch diese Mitteilungen müssen als ein Teil der Krankenbehandlung betrachtet werden. Selbstverständlich hat der Kranke Anspruch auf Aufklärung; er kann zu wissen verlangen, wie es um ihn steht, warum und inwiefern er sich Einschränkungen auferlegen muß.

Jede Mitteilung muß (nach Inhalt und Form) dem Verständnisse des Kranken angepaßt werden; man beurteile dieses aber nicht vorschnell zu gut oder zu schlecht. Bei Verständigen kann man auf Wunsch mit Auskünften ziemlich weit gehen. Man sei aber vorsichtig mit Erklärungen, die allzuleicht nur Scheinerklärungen sind und zu Mißverständnissen führen. Es ist dann schon besser darauf hinzuweisen, wie kompliziert die Zusammenhänge und Bedingungen biologischer Vorgänge sind. Zu einfache Vorstellungen über die Krankheit verleiten meist zum Verlangen nach zu einfacher, leicht verständlicher Therapie,

[1] Vgl. auch Abschnitt Allgemeine Therapie in Bd. II.

und das ist gefährlich. Am günstigsten ist es, wenn der Arzt es versteht, das Vertrauen seiner Kranken zu gewinnen, so daß sie seine Ratschläge annehmen, ohne allzuviel Begründungen zu verlangen.

Der Arzt soll ehrlich sein und soll es auch unbedenklich sagen, wenn etwas dem Kranken nicht erklärt werden kann.

Meist wird der Kranke peinlich berührt, wenn der Arzt keine klare Auskunft zu geben vermag. Man soll offen auf die Grenzen der ärztlichen Möglichkeiten hinweisen; das muß sich der Arzt erlauben können, und viele sind einsichtig, wenn der Arzt ruhig und entschieden sagt, daß eine Entscheidung im Augenblick nicht möglich ist. Bedenklich ist es, die Unsicherheit mit Ausflüchten zu verdecken und zu rasch allerlei Diagnosen, die noch nicht begründet sind, anzuführen und sie immer wieder zu ändern; das besonders muß den Kranken mißtrauisch machen. Liegt die Unsicherheit in den persönlichen Möglichkeiten des Arztes, so soll er einen anderen zur Beratung hinzuziehen.

Unter Umständen muß der Arzt dem Kranken auch unangenehme Wahrheiten sagen. Als solche wird es häufig empfunden, wenn festgestellt wird, daß der „Kranke" nicht krank ist. Das soll klar und deutlich gesagt werden. Freilich darf „nicht krank" nicht einseitig verstanden werden; auch viele Neurotiker sind „krank" und der Behandlung bedürftig (vgl. den Abschnitt über neurotische Reaktionen).

Die Frage, was dem Kranken zu sagen ist, wird brennend, wenn die *Lage hoffnungslos* erscheint. Der Ernst der Lage darf nicht verschwiegen werden. Aber man kann kaum vorsichtig genug sein. Man muß wissen, was der Kranke ertragen kann, und meist, fast immer ist das nicht allzuviel; der Gesunde kann sich wohl kaum genügend in die Lage versetzen.

Oft wird man nicht gefragt oder so, daß eine ausweichende Antwort sehr nahegelegt ist. Nicht selten kann sich der Arzt mit Recht sagen, daß sein Urteil nicht untrüglich, daß der weitere Verlauf abzuwarten ist und daß auch ganz überraschende Wendungen vorkommen. Er wird dann dem Kranken um so besser zusprechen können.

Besonderen Notwendigkeiten im Leben des Kranken muß Rechnung getragen werden, unmögliche Unternehmungen müssen verhindert, dringend gebotene Regelungen veranlaßt werden. Aber jeder ehrliche Arzt wird zugeben, daß es bei unheilbaren Krankheiten oft nicht leicht, oder auch bedenklich ist, die volle Wahrheit zu sagen. Man soll wenigstens der Hoffnung Raum lassen. Zweierlei braucht der Arzt, um das Richtige zu finden: er muß einmal den Kranken und seine Lage kennen, ohne sich täuschen zu lassen durch Aufmachung und scheinbare Gefaßtheit, allzuoft nur eine dünne Fassade. Und er muß überdies wissen, daß er nicht das allerletzte Wort hat; er soll helfen und beraten, er muß auf die Gefahren hinweisen, aber er muß auch anderen, übergeordneten Erwägungen Raum geben.

Der Arzt ist nun gefragt, *was zum Wohle des Kranken zu tun* ist. Wie wir zwischen Krankheits- und Individualdiagnose und -prognose unterschieden haben, so kann man auch von *Krankheits-* und *Individualtherapie* reden. Die „Krankheit" erfordert gewisse Maßnahmen: bei Lungenentzündung muß das Bett gehütet, bei Magengeschwür eine besondere Kost eingehalten werden. Aber mit den Ergebnissen der speziellen Pathologie und Therapie ist nur ungeformtes Material gegeben, das im einzelnen Falle durch bestimmte Anordnungen gestaltet werden muß, d. h. die Therapie muß dem einzelnen Kranken und seiner besonderen Lage angepaßt werden.

Bei jeder Krankheit sind bestimmte *Anzeigen für die Behandlung („Indikationen")* gegeben; diese betreffen das allgemeine Verhalten des Kranken, die Diät, Arzneien, physikalische Einwirkungen oder auch Psychotherapie. Das eine ist geboten, anderes verboten („kontraindiziert“, es besteht eine „Gegenindikation“). Jede Indikation muß genau erwogen werden. Jeder Eingriff kann nicht nur nützen, sondern auch schaden. Je wirksamer ein Eingriff ist, ob es sich um eine Arznei oder sonst etwas handelt, desto „differenter“, desto weniger harmlos ist er, desto eher muß auch die Möglichkeit einer nachteiligen Wirkung bedacht werden. Nicht immer können gefährliche Eingriffe vermieden werden; es kommt dann darauf an, wie dringend die Lage ihn erfordert, welcher Nutzen tatsächlich zu erwarten ist, mit welcher Sicherheit man auf einen Erfolg rechnen kann und wie groß andererseits die Gefahr erscheint. In vielen Fällen wird man mit dem Kranken oder seinen Angehörigen das Für und Wider ruhig überlegen, manchmal (z. B. bei manchen nicht unbedingt notwendigen Operationen) ihnen die Entscheidung überlassen können, aber stets muß der Arzt sich der Verantwortung bewußt sein.

Nicht nur die Gefahr, auch der Aufwand, den eine Behandlung erfordert, notwendige Ausgaben, wirtschaftliche und berufliche Schädigung müssen sorgfältig überlegt werden. Der Arzt soll sich darüber klar sein, was seine Anordnungen für die betroffene Persönlichkeit bedeuten.

*Jede Verordnung muß gewissenhaft begründet sein.* Nichts ist so verderblich wie unüberlegtes, gedankenloses „Verschreiben“, wie planlose Vielgeschäftigkeit, wenn immer wieder etwas Neues, das Neueste, kritiklos gebraucht wird, vielerlei und ganz Verschiedenes auf einmal, nur damit möglichst viel geschieht.

Es wird von der Indikation „ut aliquid fiat oder fieri videatur“ gesprochen. Es liegt klar zutage, daß bei ärztlichen Anordnungen die Suggestion eine große Rolle spielt. Mit dieser Tatsache muß gerechnet werden, nicht nur bei „Nervösen“, sondern auch bei ernsten „organischen“ Erkrankungen. Aber Scheinverordnungen sind immer eine schlechte Methode psychischer Therapie. Gewiß, Einsicht und Zugänglichkeit der Kranken sind sehr verschieden und in schwierigen Situationen gilt es nicht Prinzipien durchzuführen, sondern dem Kranken zu helfen, so gut es eben geht. Zugeständnisse sind nicht immer zu vermeiden, aber man sei möglichst vorsichtig und zurückhaltend. Jede Scheinverordnung führt leicht zu einer falschen Einstellung des Kranken, und das ist immer bedenklich. Meist ist es sehr schwer, aus einem einmal eingeschlagenen schlechten Wege in einen besseren abzubiegen und *ein* Zugeständnis zieht meist viele andere nach sich. Daß nie ein differentes Mittel ohne strenge Indikation gebraucht werden darf, das versteht sich von selbst.

Wenn somit vor allzuvielem „Verordnen“ gewarnt werden muß, so muß andererseits die *Behandlung wirklich weit genug verstanden* werden. Es kommt nicht nur auf Arzneien und Spritzen, auf Wickel und Operationen an, sondern vor allem darauf, daß der Kranke vernünftig beraten wird; nicht nur darauf, *was* verordnet wird, sondern auch *wie* es geschieht. Wie der Kranke Leib und Seele ist, wie es nicht nur um krankhafte Vorgänge und Veränderungen, sondern auch um das Erlebnis der Krankheit geht, so hat *jede Therapie auch Psychotherapie* zu sein, längst nicht immer mit besonderen Heilmethoden, aber auf Grund eines besonderen Verständnisses des Kranken. *Die psychische Behandlung soll, soweit nicht besondere Methoden notwendig sind, in die somatische einfließen.* Jedes Wort, jede Geste kann entscheidend sein.

Vor allem ist es wichtig, daß der *Kranke* und wo es nötig ist, auch seine Umgebung *richtig zu der Krankheit eingestellt* wird. Je besser es gelingt dem Kranken verständlich und deutlich zu machen, worauf es ankommt, was der Zustand erfordert, je besser es der Arzt versteht, dem Kranken zur richtigen Haltung und Einstellung zu helfen, desto mehr kann erwartet werden, daß die Anordnungen richtig und sinngemäß eingehalten werden, desto mehr wird auch bewußte und unbewußte psychische Dynamik dazu beitragen, günstige Heilungsbedingungen zu schaffen.

*Individualtherapie erfordert, daß jeder Eingriff dem einzelnen Kranken und der besonderen Lage angepaßt wird.* Nicht nur Arzneien, auch Diät und Bäder wirken individuell sehr verschieden. Die Reaktion des Kranken hängt von vielen konstitutionellen und persönlichen Momenten, von seinem augenblicklichen Zustande, von seiner ganzen Haltung und von der Gesamtsituation ab. Im Krankenhaus, bei richtiger Allgemeinbehandlung wirkt manche Maßnahme ganz anders als in der Unruhe der Alltäglichkeit. Oft geben frühere Erfahrungen des Kranken Anhaltspunkte, die mit Kritik zu verwerten sind.

Besonders bei *differenten Medikamenten ist Vorsicht* geboten, zumal wenn, wie nicht selten, auch die Wirksamkeit des Präparates keine konstante ist. Man muß dann mit zwei Unbekannten rechnen.

Die *wissenschaftliche Pharmakologie* hat in zwei Richtungen Fortschritte erzielt: sie hat einmal zur Darstellung von reineren und damit gleichmäßiger wirkenden Präparaten geführt, und sie hat überdies ihre Wirkung besser aufgeklärt und damit eine genauere Indikation ermöglicht.

Heute liefert die moderne Industrie eine Unmenge auch wirklich guter Präparate. Solche, die bewährt sind, sind mit Vorteil zu gebrauchen. Aber man sei mißtrauisch gegen die lauten Reklamen und Empfehlungen, die täglich Neues anbieten, und man halte sich an zuverlässige Beobachtungen. Überdies sollen auch die Vorzüge der alten Rezepturen nicht verkannt werden. Sie haben etwas mehr Persönliches, und man kann bei Mischungen mehr dem einzelnen Falle Rechnung tragen.

In vielen Fällen muß unter sorgfältiger Beobachtung ein vorsichtiger Gebrauch des Mittels versucht werden. Je nach der Wirkung wird dann weiterhin mehr oder weniger gegeben.

*Jede einzelne Verordnung muß in die ganze Behandlung eingefügt sein;* man soll nicht eine einzelne Maßnahme, sei es die Verordnung eines Medikamentes, eine Methode oder Technik einseitig üben, überschätzen und übertreiben.

Es gibt also keine absoluten, allgemein gültigen Vorschriften für die Verordnungen, sondern alle müssen mit Überlegung gebraucht werden.

Das Ziel der Behandlung ist, den Kranken wieder in sein Leben einzuführen. Auch der *Abbau der Behandlung* muß vorsichtig durchgeführt werden. Allmählich müssen die Stützen genommen, allmählich die Anforderungen gesteigert werden. Schließlich müssen die *Lebensbedingungen entsprechend* geregelt werden. Bei chronischen Erkrankungen ist es oft viel wichtiger, wie der Kranke sich auf die Dauer verhält, als wie er während einer vorübergehenden Kur behandelt wird. Der ganze Tageslauf, das Maß des Erlaubten in Arbeit und Genuß muß mit dem Kranken durchgesprochen werden. Unnötige Einschränkungen sollen vermieden, aber die notwendigen strenge durchgeführt werden.

*Was kann nun von ärztlichen Anordnungen erwartet werden,* welches sind die Wege ihrer Wirkung? Wir haben gesagt, es sollen *günstige Bedingungen für die Heilung* geschaffen werden. Das erfordert zunächst *Schonung.* Krankheit ist verminderte Anpassungsfähigkeit, Funktionsstörungen sind Ausgleichstörungen. Durch Schonung, durch Einschränkung der Anforderungen soll ein Ausgleich erreicht, die Anpassung ermöglicht werden. Aber Funktionen sind übungsfähig, sie können durch ganz allmählich gesteigerte Anforderungen entwickelt werden. So ergibt sich eine ganz allgemeine Formel für die Behandlung: *Schonung und Übung, Entlastung und Anspannung, Beruhigung und Anregung.* Darin gilt es, das rechte Maß zu finden, das Zweite im richtigen Augenblick an das Erste anzuschließen. Man kann diese auf die Funktion gerichtete Therapie „*funktionelle Therapie*“ nennen. Jedoch wissen wir, was die Funktion bedeutet: sie ist nicht nur vom Aufbau des Organes abhängig, sie bestimmt auch den Aufbau des Organes, und von der Funktion hängt in weitem Maße der Ablauf krankhafter Prozesse ab. Wenn diese Therapie auf krankhafte Symptome gerichtet, als „*symptomatische Therapie*“ bezeichnet wird, so kann sie doch oft genug die *wesentliche* und *entscheidende* Therapie sein.

Freilich, das Symptom muß richtig verstanden werden im Zusammenhange des Organismus, in der Bedeutung für den Kranken. Nicht die Einzelfunktion muß geschont und geübt werden, sondern der Organismus, der kranke Mensch. (Wie es auch nicht auf die Funktionsprüfung eines Organes, sondern auf die Leistungsprüfung des Kranken ankommt. Vgl. S. 29.)

Schonung und Übung umschließen vielerlei: Bettruhe und körperliche Übungen aller Art, Medikamente und physikalische Einwirkungen zur Beruhigung und zur Anregung und nicht zuletzt auch Psychotherapie, die beruhigend und „erschütternd“ sein kann. In allem muß aber die Wirkung auf den Organismus, die Bedeutung für die Persönlichkeit bedacht werden. Auch „Bettruhe“ kann ein schwerer Eingriff sein!

Besonders bei allen „*beruhigenden Medikamenten*“ muß die Persönlichkeit berücksichtigt, muß bedacht werden, was hier wirklich *notwendig*, und was hier ohne die Gefahr der Gewöhnung und des Mißbrauches *erlaubt* ist.

Nicht nur gymnastische Übungen, auch die Anregung durch das Klima, durch Strahlen aller Art, durch Schwitzprozeduren müssen dem einzelnen angepaßt werden. Diese Hinweise mögen hier genügen, alles einzelne wird in dem Abschnitte über „Allgemeine Therapie“ besprochen.

Durch andere Methoden der Behandlung soll *direkt auf den krankhaften Prozeß* eingewirkt werden. Bei äußeren Krankheitsursachen kann versucht werden, die Ursache zu bekämpfen (*„kausale Therapie“*). Das ist das Ziel der modernen wissenschaftlichen Therapie auf dem Gebiete der Infektionskrankheiten (*„spezifische Therapie“*). Man hat die in Versuchstieren gebildeten Abwehrkräfte für den Menschen nutzbar gemacht durch bactericide und antitoxische Sera (*„passive Immunisierung“*), und man hat „spezifisch wirkende“ chemische Verbindungen gesucht, die die eingedrungenen Keime abtöten oder wenigstens hemmen, ohne die Gewebe des Körpers zu schädigen (*spezifische Chemotherapie, „Therapia sterilisans“*). Manches ist geglückt, aber manche Hoffnungen wurden enttäuscht.

Andere Bemühungen sind darauf gerichtet, die natürlichen Abwehrkräfte des Organismus anzuregen und zu unterstützen durch abgestimmte, spezifische Einwirkung, durch Einverleibung abgeschwächter Krankheitsstoffe. Man hat abgetötete oder geschwächte Bakterien oder infektiöses Material von Tieren gebraucht (*„aktive Immunisierung“*) und auch damit manche Erfolge erreicht.

Es hat sich ergeben, daß die meisten auf die Bakterien einwirkenden chemischen Verbindungen zugleich Abwehrvorgänge in den Geweben hervorrufen, und daß ihre Wirkung immer auch von der konstitutionellen Reaktionsfähigkeit abhängt. So kann man auch diese spezifische kausale Therapie unter die beiden Begriffe „Entlastung“ und „Anregung“ fassen.

Wenn die Einwirkung nicht auf die besonderen Krankheitserreger abgestimmt ist, so spricht man von „*unspezifischer*“ Behandlung. Besonders unspezifische „*Reizbehandlung*“ spielt in der modernen Therapie eine ziemlich große Rolle. Durch Injektion von artfremdem Eiweiß unter die Haut, in die Muskeln oder Venen, aber auch mit Strahlen, mit Heißluftbädern und mit einem differenten Klima kann man eine „Umstimmung“ des Organismus erzielen, d. h. die Reaktionsfähigkeit des Organismus ändern und offenbar unter Umständen die Entwicklung seiner Abwehrkräfte fördern. Wahrscheinlich handelt es sich dabei um eine veränderte Einstellung der Regulationsapparate, aber auch um Reizung empfindlicher Zellen und vermehrte Funktion mesenchymalen Gewebes (des „*reticuloendothelialen Systems*").

Es ist klar, daß auch solche Einwirkungen immer dem Organismus und seiner bestehenden Reaktionsfähigkeit angepaßt werden müssen.

Schließlich kann die Behandlung darin bestehen, daß Hemmungen für die Heilung beseitigt und daß künstlich bessere Heilungsbedingungen geschaffen werden, ja, es kann notwendig werden, den *Krankheitsherd zu entfernen* oder das *krankhafte Gewebe zu zerstören*. Beispiele sind etwa die Eröffnung eines Eiterherdes, Operation oder auch Strahlenbehandlung eines bösartigen Tumors, alles mehr oder weniger eingreifende Maßnahmen; auch sie müssen in den Rahmen einer umfassenderen Allgemeinbehandlung eingepaßt werden, bedürfen immer der Ergänzung durch zweckmäßige Vor- und Nachbehandlung.

Es seien hier noch einige Bemerkungen angeschlossen über besondere *Anforderungen* an den Arzt, *die mit der Lage des Kranken gegeben* sind.

Bei nicht zu schweren akuten Erkrankungen ist meist nur ein geringer Aufwand notwendig. Die Hauptsache ist die entsprechende Schonung; Fieber verlangt Bettruhe. Man soll nicht unnötig eingreifen; es ist eine üble Unsitte, immer sofort zu irgendeiner Spritze zu greifen. Dagegen ist es notwendig, daß die Schonung lange genug durchgeführt und vorsichtig abgebaut wird. Langsam soll der Kranke seine Kräfte üben, langsam sich an die gewöhnliche Kost gewöhnen. Auch die *Erholungszeit*, die „*Rekonvaleszenz*", muß vom Arzte sorgfältig überwacht werden; es gelingt dann, manchen Rückfall, manch langwieriges Leiden zu verhüten. Erst wenn der Kranke den Anforderungen *seines* Lebens gewachsen ist, darf er aus der Behandlung entlassen werden.

Sehr viel schwieriger ist die Aufgabe bei *chronischen Erkrankungen*. Vom Kranken und auch vom Arzte wird da sehr viel mehr verlangt. Hier gilt es vor allem Geduld und Ausdauer, Energie und Zuversicht aufrechtzuerhalten, damit auch in langer Zeit die notwendigen Anordnungen gewissenhaft durchgeführt werden. Auch der Arzt muß immer wieder einen neuen Anlauf nehmen, aufs neue alles gründlich überlegen, jede Möglichkeit ins Auge fassen und mit allem Nachdruck das Gebotene erzwingen. Sehr oft ist es zweckmäßig, immer wieder einmal eine strenge Behandlung wie bei akuten Erkrankungen durchzuführen und dann allmählich mit den Vorschriften etwas nachzulassen. Wie oft kann in Monaten viel erreicht werden, wenn Wochen ergebnislos verstrichen sind. Ich denke etwa an Herzkranke. Gerade bei chronischen Erkrankungen kommt soviel auf die richtige Einstellung des Kranken und seiner Umgebung an, um so mehr dann, wenn die Wiederherstellung der Gesundheit und vollen Leistungsfähigkeit nicht mehr erwartet werden kann.

Der Arzt hat zunächst die Aufgabe, durch Schonung und Übung den bestmöglichen Zustand herbeizuführen. Die Übung ist mit „*Arbeitstherapie*" abzuschließen, das ist Therapie *durch Arbeit zur Arbeit*. Daß der Übergang zum natürlichen und tätigen Leben im Berufe vom Arzte geregelt und überwacht wird, ist oft für den Erfolg ganz entscheidend.

Wo begrenzte Leistungsfähigkeit als Dauerzustand erkannt ist, müssen die Lebensbedingungen soweit wie möglich dem Zustande angepaßt werden; auch das ist eine ebenso wichtige wie schwere Aufgabe für den Arzt, und gerade hier kann eine wirklich umfassende Behandlung von größtem Nutzen sein.

Je *schwerer der Zustand ist*, desto schwerer werden die Anforderungen an Behandlung und an Pflege. Ist die Lage *hoffnungslos*, so erwachsen dem Arzte neue Pflichten. Seine Sorge ist es nun, zu erleichtern und zu helfen, so gut es geht. Es ist schon besprochen, wie er seine Äußerungen abzuwägen hat.

Auch der Arzt soll nie zu früh die Hoffnung aufgeben, und er soll sich immer wieder fragen, ob seine Diagnose sicher ist. Schließlich gilt es vor allem Leiden zu lindern. Jedoch muß auch mit beruhigenden Medikamenten Maß gehalten werden; sie verbrauchen sich sonst zu rasch. Es handelt sich nun darum, die Lage des Kranken zu erleichtern, deshalb verlieren allzu strenge Verordnungen und Verbote ihren Sinn. Wie oft wird ein Glas Wein oder eine Tasse Kaffee Wohltat, wie mancher Kranke fühlt sich besser, wenn er etwas aufstehen darf! Aber man soll nicht allen raschen Wünschen des Kranken nachgeben, oft sind sie nur gar zu flüchtig, und leicht wachsen sie immer mehr zum Unerfüllbaren.

Der Arzt hat das Leben zu schützen und zu erhalten. Damit kann nicht gemeint sein, daß er dem herannahenden Tode mit allzu vielen vergeblichen Bemühungen oder gar mit Belästigung des Kranken entgegentreten soll. Auch dem vom Tode Gezeichneten soll geholfen werden. Es steht dem Arzt als solchem nicht zu, zu entscheiden, ob ein Leben noch lebenswert, welches der Sinn eines Lebens und Leidens sei. Erleichterung für den Sterbenden ist geboten, das Leben zu verkürzen aber verboten.

Auch hier gilt, was wir immer wieder fordern mußten: der Arzt muß die Persönlichkeit des Kranken und seine Lage verstehen, er muß sich mit allem, was ihm zu Gebote steht, einsetzen, aber er muß auch die Grenze seines Bereiches achten.

## Literatur.

(In den angeführten Werken finden sich weitere Hinweise auf das Schrifttum.)

Curtius, Konstitution im Handbuch der inneren Medizin. 3. Aufl., Bd. 6, II. Teil, S. 1. Berlin: Julius Springer 1944.

Diepgen: Die Heilkunde und der ärztliche Beruf. Eine Einführung. München 1938.

Goldscheider: Therapie innerer Krankheiten. 2. Aufl. Berlin: Julius Springer 1931.

Hollmann, Krankheit, Lebenskrise und soziales Schicksal. Schriftenreihe d. Deutsch. med. Wochenschr. Heft 4. Leipzig 1940.

Koch: Die ärztliche Diagnose, 1. Aufl. Wiesbaden 1917.

Krehl, L.: Entstehung, Erkennung und Behandlung innerer Krankheiten. Bd. 1. Pathologische Physiologie, 14. Aufl. Berlin: F. C. W. Vogel 1932. Bd. 2. Die Erkennung innerer Krankheiten. 2. Aufl. Berlin: F. C. W. Vogel 1933. Bd. 3. Die Behandlung innerer Krankheiten. Berlin: F. C. W. Vogel 1933.

Müller, Fr. v.: Taschenbuch der medizinisch-klinischen Diagnostik, 49/50. Aufl. München: J. F. Bergmann 1941.

Petersen: Hauptmomente in der geschichtlichen Entwicklung der medizinischen Therapie. Kopenhagen 1877.

Siebeck: Über Beurteilung und Behandlung von Kranken. Berlin: Julius Springer 1928. — Altes u. Neues aus der Heilkunde. München 1936. — Grundsätze der klinischen Medizin und die ärztliche Aufgabe. Stuttgart: Georg Thieme 1948.

Sigerist: Einführung in die Medizin. Leipzig 1931. (Einführung in das *Studium* mit wertvollen historischen Bemerkungen.)

Sudhoff: Geschichte der Medizin, 3. u. 4. Aufl. Berlin 1922.

Vorträge des Instituts für Geschichte der Medizin an der Universität Leipzig, Bd. 1—3.

v. Weizsäcker, Ärztliche Fragen. Leipzig 1934.

# Infektionskrankheiten.

## Die Lehre von den Infektionskrankheiten in allgemeiner Darstellung.

Von

R. Doerr.

Mit 7 Abbildungen.

### Einleitung.

Die alte Hypothese, daß die Infektionsstoffe *Mikroben, d. h. Lebewesen von mikroskopischen Dimensionen* sind, wurde durch Jakob Henle, Jean Louis Pasteur, Robert Koch und ihre Nachfolger so eindeutig und für eine so große Zahl von Infektionen bewiesen, daß ihre Gültigkeit heute auch dort anerkannt wird, wo wir die belebte Natur der Kontagien weder optisch noch durch die Züchtung auf totem Nährsubstrat einwandfrei festzustellen vermögen *(submikroskopische Virusarten)*.

Da Organismen nur aus Organismen gleicher Art entstehen („omne vivum ex vivo" und „Gesetz der Konstanz der Arten"), ergibt sich hieraus zunächst die Konsequenz, *daß spontane oder experimentelle Infektionen nur durch einen in der Natur schon vorhandenen pathogenen Mikroben oder richtiger Parasiten hervorgerufen werden können.* Für die zweite Möglichkeit, *die Umwandlung eines Saprophyten in einen Parasiten,* besitzen wir keine zuverlässigen, durch Beobachtung oder durch Versuche gewonnenen Anhaltspunkte; wir lassen diese Möglichkeit nur theoretisch zu, um die „erste" Entstehung der Infektionskrankheiten in prähistorischer oder das Auftauchen bisher unbekannter Seuchen in historischer Zeit zu erklären. Praktisch hat also jede „*Infektkette*", worunter man die fortgesetzte (reihenweise) Übertragung eines bestimmten Infektionsstoffes von Wirt zu Wirt versteht, eine unbegrenzte Vergangenheit.

Es sind aber zwei Fälle bekannt, in welchen wir Infektketten willkürlich beginnen lassen können, ohne von einem präexistenten Infektionsstoff auszugehen: das Roussche Hühnersarkom und der Herpes simplex s. febrilis des Menschen. Die Agenzien dieser beiden Krankheitsformen bilden sich nämlich im Körper des Huhnes bzw. des Menschen nach der Einwirkung verschiedener, sicher unbelebter Substanzen und können dann von Huhn zu Huhn bzw. von Mensch zu Mensch weiter übertragen werden. Da man nicht sicher nachzuweisen vermag, daß sie schon vorher im gesunden Huhn oder Menschen in „latentem Zustande" vorhanden sind und durch den unspezifischen Eingriff bloß „aktiviert" werden, kann man derartige Beobachtungen nach dem gegenwärtigen Stand unserer Kenntnisse als zureichende Beweise für die Existenz *unbelebter Kontagien* betrachten. Obwohl sich diese Auffassung noch durch eine Reihe anderer Argumente stützen läßt (Doerr), zählt sie jedoch derzeit nur wenige Anhänger; die generelle Erörterung des Infektionsproblems braucht von ihr schon deshalb keine Notiz zu nehmen, weil die unbelebte Natur der Infektionsstoffe nur für vereinzelte Ausnahmen wahrscheinlich gemacht werden konnte.

Aus der allgemeinen oder doch fast allgemeinen Gültigkeit der Lehre von den belebten Kontagien folgt ferner, *daß Infektion nichts anderes sein kann als Ansiedelung, Wachstum und Vermehrung niedrig stehender Organismen in höher organisierten.* Die Biologie unterscheidet drei Formen solcher Prozesse, den *Parasitismus,* den *Kommensalismus* und die *Symbiose,* und macht diese Bezeichnungen vom Nutzen oder Schaden abhängig, der für den Wirt aus der Lebenstätigkeit der Mitbewohner seines Körpers erfließt; aus diesem Klassifikationsprinzip geht eo ipso hervor, daß die Grenzen keine scharfen sein können und daß die Einreihung in eine bestimmte Kategorie nur in prägnanten Extremfällen ohne Willkür möglich ist. Über der besonderen Auswirkung auf den Wirt steht im biologischen Denken stets das gemeinsame Kriterium des Lebens in einem fremden Organismus, eine Erscheinung, für die wir nach einem Ausspruch von PAUL BUCHNER lediglich eine „historische Erklärung" abgeben können, indem wir sie auf eine Anpassung an den „Lebensraum" bestimmter Wirte zurückführen. Förderung oder ungünstige Beeinflussung der Wirtsfunktionen bleiben somit letzten Endes *sekundäre Phänomene*; sie sind aber einer mechanistischen Erfassung in hohem Grade zugänglich, wir können die Frage, warum und in welcher Weise Nutzen oder Schaden zustande kommen, wenn auch nicht immer, so doch oft befriedigend beantworten.

Die Medizin ist nicht vom Wesen der Infektionsstoffe, sondern von der *Beobachtung der Infektionskrankheiten* ausgegangen und hat die großen Entdeckungen der mikrobiologischen Forschung im Sinne der bereits vorhandenen Ideen assimiliert. Wie schon das Wort „Infektion" (von inficere = verunreinigen) besagt, stand für die Medizin seit jeher *der veränderte Zustand des Wirtes* im Vordergrund der Betrachtung. „Infektion" und „Infektionskrankheit" wurden weder sprachlich noch begrifflich auseinandergehalten und als ein *Kampf zwischen Mikroben und Wirt* aufgefaßt, der *von beiden Seiten* mit besonderen Waffen geführt wird und mit dem Untergang des einen oder des anderen Gegners endigen muß; dementsprechend bezeichnete man die infektiösen Keime als „*Krankheitserreger*" oder als „*pathogene Mikroorganismen*", Ausdrücke, die ja noch heute allgemein gebraucht werden. Durch solche anthropozentrische und zum Teil rein bildhafte Vorstellungen wird aber die Tatsache verschleiert, daß auch die „Erreger" nichts anderes sind als Parasiten d. h. als Organismen, deren fundamentales Kriterium nicht in ihrer krankmachenden Wirkung, in ihrer „*Pathogenität*" gesucht werden darf, sondern in ihrer Fähigkeit, sich im lebenden fremden Gewebe anzusiedeln und zu vermehren, oder — um einen bequemeren, vom Worte „Infektion" abgeleiteten Terminus zu benützen — in ihrer „*Infektiosität*". Die medizinisch orientierte Mikrobiologie kam allerdings rasch zur Einsicht, daß die Pathogenität allein einen „Erreger" nicht genügend charakterisiert. Statt aber die reale Existenz einer zweiten Eigenschaft anzuerkennen, behalf sie sich mit der Einführung eines neuen Fremdwortes, der „*Virulenz*" (von virus = Gift), und wendet es seither konsequent so an, daß bald die Infektiosität, bald die Pathogenität gemeint ist, d. h. so, als ob diese beiden Begriffe in einem einzigen übergeordneten zusammengefaßt werden könnten. Diese Fiktion hat sich jedoch als völlig unhaltbar erwiesen. Erstens, weil es unmöglich ist, die „Virulenz" zu definieren; jeder derartige Versuch führt sofort zu einer Aufspaltung in die beiden, offenbar unrechtmäßig miteinander verschweißten Komponenten. Zweitens, weil nicht nur biologische Überlegungen, sondern auch Beobachtungen und Experimente lehren, daß Infektiosität und Pathogenität de facto zwei wesensverschiedene Qualitäten der belebten Kontagien repräsentieren.

Von den Tatsachen, welche die Richtigkeit dieser Aussage beweisen, mögen an dieser Stelle nur die wichtigsten angeführt werden:

1. Manche Erreger können sich nur in bestimmten Geweben ansiedeln und vermehren, sie sind „*histo*"- oder „*organotrop*". Der Ort der Ansiedelung fällt aber nicht immer mit der Stätte der pathogenen Auswirkung zusammen; die diphtherische Infektion z. B. beschränkt sich in der Regel auf die Schleimhäute des Isthmus faucium, krankhafte

Erscheinungen treten dagegen auch in den entfernten Organen (Herz, Niere, Nebenniere, quergestreifte Muskeln) auf.

2. Es gibt Erreger von maximaler Infektiosität und geringer bis minimaler Pathogenität, wie z. B. die Infektionsstoffe der Masern, der Dengue und des Phlebotomenfiebers für den Menschen, das *Trypanosoma Lewisii* für die Ratte u. a.

3. Die Infektiosität kann sogar *rein* in Erscheinung treten, als „*Infektion ohne Infektionskrankheit*", als „*stumme*" oder „*latente*" Infektion. Da das Kapitel der latenten Infektionen ohnehin noch ausführlich abgehandelt werden muß, sei hier nur erwähnt, daß es in neuerer Zeit gelungen ist, Infektionskrankheiten experimentell in latente Infektionen umzuwandeln, und zwar durch Verlegung des Schauplatzes des Infektionsprozesses in bestimmte Wirte. Die Syphilisspirochäte vermehrt sich stark im Organismus der weißen Maus, ohne manifeste klinische Erscheinungen hervorzurufen, das Virus der Dengue erzeugt beim Schimpansen nur symptomlose Infektionen, der Erreger des Fleckfiebers bei der Ratte und beim Kaninchen. Diese Möglichkeit, eine sonst bedeutende Pathogenität durch einfachen Wirtswechsel auszulöschen ohne die Infektiosität merklich zu alterieren, ist wohl das beste Argument für die Notwendigkeit, beide Begriffe streng zu scheiden und ihre Fusionierung, die in der „Virulenz" angestrebt wird, abzulehnen. Leider hat sich der Ausdruck „Virulenz" schon derart eingebürgert, daß mit seiner Ausmerzung aus der medizinischen und mikrobiologischen Nomenklatur in absehbarer Zeit nicht zu rechnen ist; schließlich erscheint seine Anwendung zulässig, wenn der Sinn klar umschrieben wird, den man mit dem Worte jeweils verbinden will, und an diese Forderung wird sich die vorliegende Darstellung halten.

Definiert man die Infektion als einen *Spezialfall* des Parasitismus, so muß man die Frage beantworten, warum ihr eine *Sonderstellung* zuerkannt wird bzw. wodurch sie sich von anderen Formen dieses biologischen Phänomens unterscheidet. Die Krätzmilben, Anchylostomen, Trichinen, Filarien, Bilharzien usw. sind ja auch Parasiten des Menschen und rufen pathologische Reaktionen hervor; Scabies, Anchylostomiasis, Trichiniasis, Filariosis, Bilharziosis werden aber in der Regel nicht zu den Infektionskrankheiten gezählt und von manchen Autoren sogar mit einem besonderen Namen — „*Invasionskrankheiten*"[1] — belegt. Sachlich läßt sich diese Abgrenzung nur durch *die verschiedene Beschaffenheit der Parasiten* motivieren. Die sog. Invasionskrankheiten werden sämtlich durch vielzellige, höher organisierte, tierische Schmarotzer verursacht, deren Größenausmaße im makroskopischen Bereich liegen und die sich auf geschlechtlichem Wege vermehren. Die Erreger der Infektionskrankheiten sind dagegen einzellige, und zwar nicht nur tierische, sondern auch pflanzliche oder nicht klassifizierbare Elementarorganismen (Protisten) von mikroskopischen oder submikroskopischen Dimensionen; ihre Vermehrung erfolgt entweder ausschließlich (z. B. bei den Bakterien) oder in bestimmten Wirten (wie bei den Malariaplasmodien) auf asexualem Wege und ist durch ihre Geschwindigkeit, d. h. durch die kurze Lebensdauer der aufeinanderfolgenden Generationen ausgezeichnet. Diese Einteilung in „Makro- und Mikroparasiten" läßt sich naturwissenschaftlich nicht rechtfertigen, da in beiden Gruppen sehr verschiedenartige Lebewesen zusammengefaßt werden[2]; sie hat aber eine eminente technische

[1] Nebenbei bemerkt, ist diese Bezeichnung in zweifacher Hinsicht unrichtig. Unter Invasion kann man nur das Eindringen fremdartiger Stoffe in einen Organismus bzw. in seine Gewebe verstehen. Wenn ein Mensch auf eine Einspritzung von Pferdeserum oder von abgetöteten Typhusbacillen mit Exanthemen, Lymphdrüsenschwellungen, Fieber reagiert, hat man zweifellos das Recht, von „Invasionskrankheiten" zu sprechen; mit Parasitismus haben jedoch diese Zustände nichts zu tun. Andererseits ist ein Eindringen der Erreger in die Wirtsgewebe, also eine Invasion, auch eine notwendige Voraussetzung jeder Infektionskrankheit.

[2] Welch bunte Mannigfaltigkeit hier besteht, zeigt folgende Übersicht über *die Stellung der „menschenpathogenen Mikroparasiten" im natürlichen System.* Erreger menschlicher Infektionskrankheiten können sein:

**A. Protozoen.**

*I. Rhizopoden* (Dysenterieamöben).

*II. Sporozoen* (Coccidien, Hämosporidien [zu welchen die Malariaplasmodien gehören], Sarcosporidien).

*III. Flagellaten* (Leishmanien, Trypanosomen, Trichomonaden, Lamblien).

*IV. Infusorien* (Balantidium coli).

Bedeutung. Der biologischen Eigenart der Objekte entsprechend sind auch die Methoden, welche das Studium der höheren tierischen Parasiten erfordert, ganz andere wie jene, die man bei der Untersuchung pathogener Mikroorganismen anwendet, und das ist der wahre Grund, warum sich die *Parasitologie* und *die Lehre von den pathogenen Mikroben* zu selbständigen Forschungszweigen entwickelt haben, nicht aber prinzipielle Differenzen zwischen den beiden Formen des Parasitismus oder wesentliche Unterschiede der durch sie erzeugten Krankheiten. In den letztgenannten Beziehungen bestehen vielmehr wichtige Analogien bzw. Identitäten, welche sich auf die möglichen Arten der Übertragung (Ansteckung), auf die natürliche Resistenz bestimmter Wirte, auf die erworbene Immunität einschließlich der allergischen Phänomene, auf den schon betonten fundamentalen Unterschied zwischen Infektiosität und Pathogenität, auf die Affinität der Parasiten zu ganz bestimmten Geweben (Organotropie) und schließlich auch auf die Krankheitsbilder erstrecken. Infolge der eingetretenen Spezialisierung schenkte man jedoch diesen Zusammenhängen bis auf die Gegenwart fast keine Beachtung, ein Umstand, der die wissenschaftliche Erfassung der Infektionsprobleme entschieden ungünstig beeinflußte. Die nachstehenden Ausführungen müssen sich — dem Zwecke des Buches entsprechend — mit spärlichen Hinweisen auf die bei höheren Parasiten ermittelten Tatsachen begnügen; sie sind aber so abgefaßt, daß sie in die Begriffe der Infektion und der Infektionskrankheit nichts hineintragen, was mit dem Wesen des Parasitismus nicht in Einklang gebracht werden kann. Die Deutung der Infektion als Kampf zwischen Erreger und Wirt — ein Gleichnis, das sich ohnehin nicht konsequent durchführen läßt — bildet hier nicht mehr die Grundlage der Betrachtung.

Eine Konsequenz der Auffassung der Infektion als Kampf zwischen Erreger und Wirt war die Lehre von O. BAIL, daß die Erreger besondere Angriffswaffen („*Aggressine*“) benötigen, um sich in einem Wirt ansiedeln und ausbreiten zu können. Da man die Infektiosität von der Pathogenität nicht abtrennte, lag es nahe, alle von den Erregern produzierten und den Wirt schädigenden Stoffe als „Aggressine“ zu bewerten, was auch tatsächlich geschah. BAILS Aggressine waren die Endotoxine gramnegativer Bakterien, die Ansiedlung der Diphtheriebacillen im Rachen will man von der Mitwirkung des spezifischen Exotoxins abhängig machen (R. BIELING, FR. v. BORMANN), und in letzter Zeit schreibt man bakteriellen Fermenten (Koagulase, Fibrinolysin, Hyaluronidase) die Rolle zu, daß sie der Infektion den Weg ins Gewebe bahnen und ihre Ausbreitung im Gewebe fördern (K. REIMER, D. McCLEAN, DURAN-REYNALS). Unter diesen *Ausbreitungsfaktoren (spreading factors*“) nimmt die Hyaluronidase im modernen Schrifttum eine bevorzugte Stellung ein; sie soll durch Zerstörung der im Bindegewebe nachweisbaren Hyaluronsäure zum Schrittmacher der in diesen Gewebsstrukturen fortschreitenden Infektionsprozesse besonders befähigt sein. Theoretisch und experimentell sind alle diese Varianten auf die pathogenen Bakterien zugeschnitten; auf die überwiegende Zahl der anderen infektiösen Keime, die ja auch eindringen und sich ausbreiten, wird keine Rücksicht genommen. Daher sind es fast ausschließlich spezialisierte Bakteriologen, welche die Anhänger der Aggressinlehre in ihren wechselnden Fassungen stellen.

---

**B. Fungi (höhere Pilze).**
- *I. Phycomyceten* (einige Mucorarten, deren pathogene Wirkung zum Teil noch zweifelhaft ist).
- *II. Ascomyceten* (pathogene Blastomyceten oder Hefen, Aspergillusarten).
- *III. Fungi imperfecti* (Achorion, Trichophyton, Mikrosporon, Sporotrichon, Oidium).

**C. „Kernlose“ Protophyten.**
- *I. Schizomyceten (Bakterien).*
- *II. Aktinomyceten (Strahlenpilze).*

**D. Spirochäten** (mit den Gattungen Spirochaeta, Treponema, Borrelia, Leptospira), die nach der herrschenden Auffassung sowohl von den Protozoen wie von den Protophyten abzutrennen sind.

**E. Nicht oder nicht sicher klassifizierbare Organismen** (Bartonellen, Rickettsien, Virusarten).

# Die Infektionen.

## A. Die Empfänglichkeit des Wirtes.

### a) Abhängigkeit der Disposition von der Artzugehörigkeit des Wirtes.

Die *Erfahrung* lehrt, daß manche Infektionen z. B. mit Choleravibrionen, Meningo- und Gonokokken, Leprabacillen, Syphilisspirochäten, unter natürlichen Verhältnissen *nur beim Menschen*, andere wieder *nur bei einer bestimmten Tierspezies* beobachtet werden. Aus der gleichen Quelle stammt die Erkenntnis, daß ein und dieselbe Infektion auch *bei mehreren Tierarten* mit oder ohne Einschluß des Menschen auftreten kann, wie das unter anderem für Milzbrand, Rotz, Lyssa, Psittacosis, Pest, Tularämie und Icterus infectiosus zutrifft; *selbst in diesem Falle ist jedoch die Zahl und die Artzugehörigkeit der natürlichen Wirte mehr oder minder enge begrenzt bzw. fixiert.*

Das *Experiment* hat diese Aussagen in einem wichtigen Punkte modifiziert. Eine Reihe von Infektionsstoffen kann *künstlich* mit Erfolg auf Tierspezies übertragen werden, welche als natürliche Wirte nicht in Betracht kommen. Mit Syphilisspirochäten lassen sich Affen, Kaninchen und weiße Mäuse infizieren, mit dem Virus der epidemischen Influenza Frettchen, Hamster und weiße Mäuse. *Die Zahl der natürlichen Wirte ist also in der Regel kleiner als jene der möglichen Wirte.* Doch sind auch der experimentellen Übertragung ausnahmslos Grenzen gezogen. Jedem Infektionsstoff ist ein Kreis möglicher Wirte zugeordnet, den ich als „*Infektiositätsspektrum*“ bezeichnet habe; dieser Kreis kann groß sein wie bei dem Lyssa- oder Herpesvirus, er kann nur wenige Wirte umfassen wie beim Virus der Poliomyelitis, das sich vom Menschen nur auf Affen und auf Muriden (Ratten, Mäuse) übertragen läßt, ja es kann der Fall eintreten, daß der natürliche Wirt auch den einzig möglichen repräsentiert.

Mit der Ausdehnung und technischen Vervollkommnung der Tierversuche haben unsere Kenntnisse über die experimentellen (möglichen) Wirte der verschiedenen Infektionsstoffe eine beträchtliche Erweiterung erfahren. Es sind namentlich in den letzten Jahren Übertragungen mit Erfolg ausgeführt worden, die man früher für unmöglich gehalten hätte (wie z. B. die Infektionen weißer Mäuse mit Syphilisspirochäten oder mit Gelbfiebervirus), und der *Kreis der auf Tiere nicht übertragbaren Infektionsstoffe des Menschen* wird demgemäß immer mehr eingeengt.

Zwischen den infektiösen Mikroben und ihren Wirten besteht somit eine *Relativität, eine spezifische Wechselbeziehung.* Infektiosität der Mikroben und Empfänglichkeit (Disposition) der Wirte sind nur verschiedene Benennungen dieser Relativität; sie besitzen aber insofern eine eigene Existenzberechtigung, als das System „Parasit-Wirt“ naturgemäß sowohl durch Eigenschaften der einen wie der anderen Bezugskomponente bestimmt wird.

Worauf beruht diese spezifische Wechselbeziehung? Soweit die natürlichen Wirte ins Auge gefaßt werden, lassen sie sich auf *Anpassungen* zurückführen, d. h. auf Einrichtungen, welche der Erhaltung der Art der Parasiten (Erreger) dienen. Bei dem jetzigen Stand unseres Wissens ist das sogar oft der einzige Weg, um zu einem Verständnis der manchmal recht eigenartigen Verhältnisse zu gelangen. Die natürlichen Wirte sind nämlich im System der Organismen häufig weit voneinander entfernt und müssen daher den Erregern außerordentlich verschiedene Lebensbedingungen bieten. Ein Extrem stellen in dieser Hinsicht die durch blutsaugende Insekten übertragbaren Infektionen dar. Die menschlichen Malariaparasiten besiedeln z. B. auf der einen Seite nur Menschen und anthropoide Affen (Gorillas, Schimpansen), auf der anderen nur bestimmte Arten der Anophelesmücken, ein Gegensatz zwischen strenger Spezifität und größter Verschiedenheit der Wirte, der sich wohl nicht anders begreifen läßt wie als Folge einer nach zwei Seiten hin erfolgten Anpassung.

„Anpassung“ kann einen biologischen Prozeß oder den Endzustand dieses Prozesses bedeuten; die Aussage, daß eine Anpassung vorliegt, erledigt daher nicht die Frage nach dem *Mechanismus des Endzustandes,* des „*Angepaßtseins*“. Der Anpassungsbegriff versagt ferner bei den *rein experimentellen Wirten,* die unter natürlichen Verhältnissen nicht infiziert werden und — soweit man das behaupten darf — auch nie infiziert worden sind. Die Ansiedelungsfähigkeit der Erreger in bestimmten Wirten muß somit *reale, und zwar außerhalb der Anpassung liegende Ursachen* haben, die uns aber heute noch fast gänzlich unbekannt sind.

Unter Ansiedelung versteht man das *Wachstum* und die *Vermehrung* der Parasiten in ihren Wirten. Für den Mikrobiologen und speziell für den Bakteriologen fallen individuelles Wachstum und Vermehrung der Erreger infolge der kurzen Lebensdauer der Mikroben praktisch zusammen; nicht so für den Parasitologen, dessen Forschungsobjekte eine Scheidung der beiden Vorgänge ermöglichen und erfordern. Wachstum und Vermehrung sind aber schließlich — wenn auch nicht in gleicher Weise — von der *Ernährung, vom Stoffwechsel der Parasiten* abhängig, und es liegt daher nahe, die spezifische Empfänglichkeit der Wirte generell so zu erklären, daß die Erreger nur in ihnen die notwendigen *Ernährungsbedingungen* finden. Diese „*trophische Theorie*“ der Infektiosität bzw. Empfänglichkeit kann natürlich auch dann richtig sein, wenn man — wie das de facto meist der Fall ist — die Ernährungsbedingungen der verschiedenen Erreger nicht präzise anzugeben vermag; sie harmoniert aber nur mit einigen einschlägigen Phänomenen, mit anderen steht sie vorläufig in Widerspruch.

Die trophische Hypothese macht es zunächst verständlich, daß für manche Infektionsstoffe nur ein einziger Wirt existiert oder daß zwar zwei oder mehrere Wirte möglich sind, die aber zueinander in naher verwandtschaftlicher Beziehung stehen. Der maßgebende Einfluß der Ernährungsbedingungen tritt ferner dort klar zutage, *wo die Gewebsdisposition über die Speziesdisposition ausgesprochen dominiert.* Man kennt Erreger, welche sich nur in bestimmten Organen ansiedeln, wobei jedoch die Artzugehörigkeit der Wirte eine auffallend geringe Rolle spielt. Das Lyssavirus vermehrt sich hauptsächlich, wahrscheinlich sogar ausschließlich im Zentralnervensystem; die Infektion kann aber nicht nur auf die (untereinander verwandten) Caniden (Hunde, Wölfe, Schakale, Füchse), sondern auch auf Menschen, Rinder, Pferde, Schweine, Katzen, Schafe, Ziegen, Kaninchen, Meerschweinchen, Ratten, Mäuse (vermutlich auf sämtliche Säugetiere), ja sogar auf Vögel (Tauben, Hühner) übertragen werden. Gleichartigkeit des besiedelten Gewebes in sehr verschiedenen Wirten würde sich mit der Annahme identischer Ernährungsverhältnisse ebensogut vertragen wie die enge Verwandtschaft der möglichen Wirte.

Es gibt aber Fälle, in welchen weder die eine noch die andere Prämisse erfüllt zu sein scheint, indem sich eine große Mannigfaltigkeit der Wirte mit erheblichen Verschiedenheiten der bewohnten Gewebe kombiniert. Der Fleckfieberkeim z. B. läßt sich bei infizierten Säugetieren (Menschen, Affen, Meerschweinchen, Kaninchen, Ratten) in den Leukocyten des strömenden Blutes und in einigen Organen (vornehmlich im Gehirn und in den Nebennieren) in bedeutender Menge nachweisen; in der Kleiderlaus nimmt er den Charakter eines obligaten Zellschmarotzers der Darmepithelien an. Ein weiterer Einwand gegen die trophische Theorie ergibt sich aus dem Studium der *Ernährungsbedingungen infektiöser Mikroben auf bzw. in unbelebten Medien,* aus ihrer Züchtung (Kultivierung) im Reagensglase. Zahlreiche Erreger, *insbesondere Bakterien,* lassen sich auf toten Medien kultivieren und stellen an die Beschaffenheit der Nährböden relativ geringe Ansprüche; ihre Infektiosität kann aber nichtsdestoweniger in hohem Grade spezifisch, d. h. auf ganz bestimmte Wirte beschränkt sein (Meningokokken, Gonokokken, Dysenteriebacillen, Actinomyces). Die Infektiosität büßt hier offenbar den Charakter eines bloßen Ernährungsproblems ein; wodurch sie aber bestimmt wird, entzieht sich zur Zeit unserer Kenntnis, wir können nicht entscheiden, warum gerade Menschen, Affen und Kaninchen für die Infektion mit dem DUCREYschen Bacillus des weichen Schankers empfänglich sind, warum die vom Menschen stammenden pyogenen Staphylokokken gerade für das Kaninchen so hochgradig infektiös sind usw.

Die Unfähigkeit der trophischen Hypothese, die Empfänglichkeit bestimmter tierischer Wirtsarten für bakterielle Infektionen befriedigend zu erklären, hat dazu geführt, daß die

Bakteriologie auf die Erschließung des Problems der Speziesdisposition überhaupt verzichtet und sich — besonders unter dem beherrschenden Einfluß von E. METSCHNIKOFF — ganz der Erforschung des Gegenteiles, *der natürlichen Speziesresistenz,* zugewendet hat. Für diese spezifisch bakteriologische Denkrichtung existieren nur negativ gefaßte Fragen, wie etwa (als Umkehrungen der oben angeführten Beispiele), warum das Meerschweinchen gegen den DUCREYschen Bacillus oder die pyogenen Staphylokokken refraktär ist. Es wird also angenommen, daß jede Tierart durch jedes „pathogene" Bacterium infiziert werden kann; die unempfänglichen Spezies sollen nur deshalb eine Ausnahme machen, weil sie über „*Abwehrvorrichtungen*" verfügen, welche die eindringenden „Erreger" vernichten.

Vom parasitologischen wie vom allgemein biologischen Standpunkt aus erscheint diese negative und nur den Wirt berücksichtigende Erfassung des Problems der Empfänglichkeit der Arten abwegig, weil sie von der genetischen Grundlage jedes Gast-Wirt-Verhältnisses, der Anpassung des Parasiten an seinen Wirt, keine Notiz nimmt. Verfehlt ist auch die herrschende Tendenz, die natürliche Resistenz gegen Infektionen (*„natürliche"* oder *„physiologische Immunität"*) mit der erworbenen spezifischen Immunität (s. S. 119) in Parallele zu setzen; diese beiden Zustande sind voneinander in sämtlichen fundamentalen Beziehungen gänzlich verschieden. Demgemäß sind die Bemühungen im allgemeinen gescheitert, die natürliche Speziesresistenz auf das Vorhandensein von *mikrobiciden Serumstoffen* oder auf die *bakterienfressenden (phagocytierenden) Fähigkeiten* bestimmter Wirtszellen zurückzuführen. Ein ausgeprägt refraktäres Verhalten kann mit dem völligen Fehlen mikrobicider Serumstoffe einhergehen und Bakterien können gerade für jenen Wirt infektiös sein, in welchem sie lebhaft phagocytiert werden (Meningo- und Gonokokken, Leprabacillen).

Die *Speziesdisposition* vererbt sich mit derselben Regelmäßigkeit und Zähigkeit wie jedes andere Artmerkmal. Büßt der Mensch die Disposition für eine bestimmte Infektion während seiner individuellen Existenz ein, so ist dieser Verlust ebensowenig vererbbar wie etwa ein körperlicher, durch Verwundung entstandener Defekt. Die Masern z. B. sind in vielen Gegenden seit Jahrhunderten endemisch und befallen die meisten Individuen in der Kindheit. Der durchmaserte Mensch hat seine natürliche Disposition verloren, er ist immun geworden und bleibt es bis über das fortpflanzungsfähige Alter hinaus. Aber die aus den Paarungen immuner Eltern hervorgehenden Nachkommen zeigen stets die gleiche Empfänglichkeit für die Maserninfektion. Selbst unter so extrem günstigen Bedingungen konnte somit die Disposition der Spezies Mensch für eine bestimmte Infektion durch stets wiederholtes Auslöschen nicht beseitigt werden. Die Vererbbarkeit und Unveränderlichkeit der Speziesdisposition ist eben nur ein Spezialfall eines allgemeinen Fundamentalsatzes der Vererbungslehre.

Aus dem Umstande, daß sich ein und derselbe Erreger auf mehrere Tierarten erfolgreich verimpfen läßt, und daß die Zahl der möglichen Wirte größer sein kann als jene der natürlichen, hat die Erforschung der menschlichen Infektionsstoffe außerordentlich großen Nutzen gezogen. Wenn ein Infektionsstoff weder mikroskopisch noch kulturell nachgewiesen werden kann (submikroskopische oder filtrierbare Keime), *muß* man sogar zur experimentellen Übertragung greifen, um sein Vorhandensein und seine Eigenschaften festzustellen. Ist der Mensch nicht nur der natürliche, sondern der einzig mögliche Wirt, so tritt an die Stelle des Tierversuches das Experiment am Menschen, dem aber durch die pathogene Auswirkung der Infektion gewisse Grenzen gezogen sind. Bei sehr gefährlichen Erregern können die der Forschung erwachsenden Aufgaben unter solchen Bedingungen praktisch unlösbar werden, ja es können sich Zweifel an der infektiösen Natur solcher Krankheitsprozesse ergeben (manche Formen der epidemischen Encephalitis, Encephalitis postvaccinalis, Masernencephalitis).

## b) Rassedisposition und individuelle Empfänglichkeit.

Außer von der *Artzugehörigkeit* kann die Empfänglichkeit für eine bestimmte Infektion auch von der *Rasse* und innerhalb einer Rasse von der *Individualität* der Wirte abhängen. Über die reale Existenz der *Rassedisposition* sind wir in erster Linie durch die Erfahrungen von Tierzüchtern und Tierärzten, über die *individuelle Empfänglichkeit* durch Tierexperimente unterrichtet, durch welche festgestellt wurde, daß von einer größeren Zahl möglichst gleichartiger Versuchstiere unter Umständen nur ein gewisser Prozentsatz infiziert wird, auch wenn die Übertragung des Infektionsstoffes in zuverlässiger und identischer Weise erfolgt.

Die *Rassedisposition* muß geradeso wie die Speziesdisposition erblich bedingt sein; sie kann daher nicht verschwinden, wenn einzelne oder zahlreiche Individuen einer Rasse ihren Standort wechseln oder sonst unter andere Bedingungen geraten (s. w. u.). Da Individuen, welche verschiedenen Rassen derselben Art angehören, gekreuzt werden können, ist es möglich, durch Bastardierung von Rassen mit verschiedener Empfänglichkeit Nachkommen zu erzielen, welche hinsichtlich ihrer Disposition für bestimmte Infektionen von einem oder beiden Eltern abweichen.

Die *individuelle Disposition* könnte ebensogut vererbt werden, d. h. in bestimmten Familien als „*genotypische*" Anlage gehäuft auftreten, wie auch den Charakter einer rein *phänotypischen*, vom Erbgang nicht beeinflußten Eigenschaft besitzen. Systematische Untersuchungen über die erblichen Grundlagen der individuellen Disposition wurden bisher nicht unter beweisenden Bedingungen angestellt. Wohl aber geht aus einer stattlichen Reihe von Tierexperimenten hervor, daß die individuelle Disposition scheinbar spontan variiert, d. h. bei einem und demselben Tier zu verschiedenen Zeiten verschieden ist und daß sie durch exogene Faktoren (Hunger, Vitaminmangel, Vergiftungen, Abkühlung, Ermüdung) gesteigert, durch andere Einflüsse vermindert werden kann; sie verhält sich somit (zumindest in diesen Fällen) wie ein phänotypisches, durch den momentanen Zustand des Individuums und nicht durch seine Erbverfassung determiniertes Merkmal.

Dürftiger und überdies größtenteils unsicher sind die Kenntnisse über den *Einfluß von Rasse und Individualität auf die Empfänglichkeit des Menschen.*

Man hat zwar auch Menschen mit den verschiedensten Infektionsstoffen experimentell infiziert; die willkürlichen Infektionen von Menschen wurden aber ausgeführt, um Fragen anderer Art aufzuklären, oder dienten praktischen Zwecken (Malariatherapie der Paralyse, Schutzimpfung gegen Blattern). Auf die Variabilität der Empfänglichkeit hat man nicht geachtet, und selbst wo dieses Moment nebenbei berücksichtigt wurde, waren die Bedingungen meist ungeeignet, Klarheit zu schaffen (unsicherer Übertragungsmodus, Nichtausschaltung von Individuen, die eine erworbene Immunität besitzen konnten).

Die herrschenden Auffassungen sind daher fast ausschließlich aus der *Interpretation epidemiologischer Daten* abgeleitet; sie messen sowohl der Rasse wie der Individualität eine außerordentlich große Bedeutung bei. Es wird darauf verwiesen, daß Tabes und Paralyse in farbigen Bevölkerungen als Folgen der Lues seltener beobachtet werden als unter den Weißen, daß zahlreiche Infektionen (Typhus abdominalis, Cholera asiatica, Dysenterie, Diphtherie, Tuberkulose, Gelbfieber) bei Angehörigen der gleichen Rasse bald schwere klinische Erscheinungen, bald abortive Erkrankungen hervorrufen — alles unter Umständen, welche eine erworbene Immunität als Ursache erhöhter Widerstandsfähigkeit ausschließen. Aber diese Beispiele zeigen deutlich, *daß es sich hier um die pathologischen Auswirkungen der Infektionen, um die Reaktion des Wirtsorganismus auf den Infektionsprozeß handelt und nicht um die Möglichkeit oder Unmöglichkeit der Infektion selbst.* Legt man nur den zweiten Punkt der Beurteilung zugrunde, so gestalten sich die Dinge wesentlich anders.

*Zunächst einmal gibt es keine Infektion, die nur bei bestimmten Menschenrassen auftreten kann.* Wenn gewisse Seuchen in manchen Ländern nicht oder nicht mehr vorkommen, beruht dies nicht darauf, daß die Einwohner nicht infizierbar sind, sondern darauf, *daß sie nicht infiziert werden,* weil eine oder die andere notwendige Voraussetzung nicht erfüllt ist (Fehlen der Infektionsquellen, der übertragenden Insekten). Daß dem so ist, lehrt die Seuchengeschichte früherer Epochen, das Verhalten von Menschen, die sich aus unverseuchten in verseuchte Gegenden begeben, und die Einschleppung von Infektionen in

Territorien, in denen sie bis dahin unbekannt waren. Ein neueres Beispiel der letzten Art sind die Eskimos, welche in ihren vom Verkehr abgeschlossenen Ansiedelungen fast völlig von der Diphtherie verschont bleiben; es erfolgten jedoch zwei Einschleppungen in grönländische Hafenorte und da zeigte es sich, daß die Kinder der Eskimos genau so an Diphtherie erkranken können wie die Kinder irgendeiner anderen Rasse (E. BAY-SMITH).

Die *individuelle Disposition* soll je nach der Natur des Erregers ein verschiedenes Verhalten bekunden. Für gewisse Infektionen (Pest, Influenza, Dengue, Pocken, Fleckfieber, Masern und andere) sind alle Menschen gleich

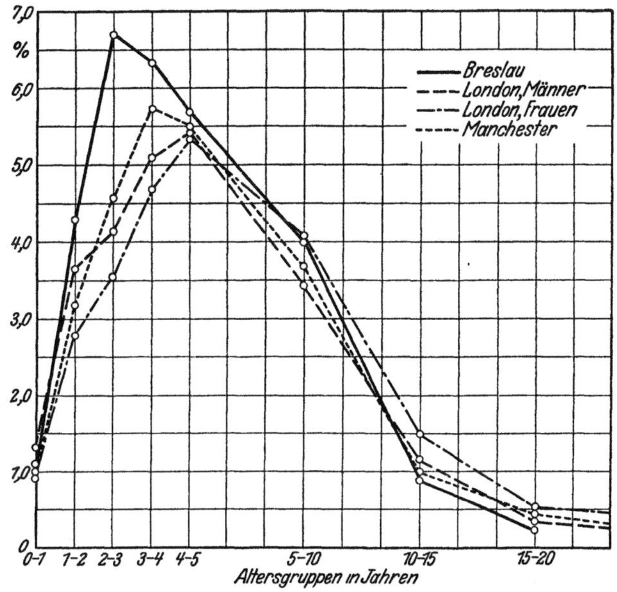


**Abb. 1.** Die Ordinaten geben die Haufigkeit der Diphtherie als Funktion des Lebensalters an, und zwar in Prozenten der Gesamtmorbidität an Diphtherie. Verwertet sind im Diagramm 3 Statistiken: 1. von *Breslau* (6394 Falle in den Jahren 1886–1890); 2. von *Manchester* (946 Fälle in den Jahren 1911–1912) und 3. von *London* (9399 männliche und 10581 weibliche Fälle in den Jahren 1910 bis 1912). Die Abbildung ist dem vom *Medical Research Council* herausgegebenen Werk „*Diphtheria*" (1923) entlehnt.

disponiert; andere wie die Diphtherie, der Scharlach, die Lyssa usw. befallen dagegen nur eine mehr oder minder kleine Quote der Individuen, welche nachweislich der Ansteckung exponiert sind, ja sie zeigen zum Teil sogar eine gesetzmäßige Abhängigkeit von ganz bestimmten individuellen Faktoren z. B. vom Lebensalter (Diphtherie, Scharlach). Die epidemiologische Statistik hat sich aber bis auf die letzten Jahre fast ausschließlich mit den *manifesten* Infektionen, mit den Infektionskrankheiten beschäftigt; die *latenten* und zum Teil schon die *abortiven* Infektionen wurden nicht berücksichtigt. Sucht man die Gesamtheit der Infektionen zu erfassen, so erfährt die Situation auch hier eine beträchtliche Verschiebung.

Bei der Tuberkulose vollzog sich dieser Umschwung der Ansichten schon vor längerer Zeit. Er wurde 1900 durch die aufsehenerregende Mitteilung von NÄGELI angebahnt, daß man bei nicht an Tuberkulose gestorbenen Menschen in einem enorm hohen Prozentsatz tuberkulöse Veränderungen als zufällige Sektionsbefunde feststellen kann, und heute wird von niemandem bestritten, daß jeder Mensch für die tuberkulöse Infektion empfänglich ist. Die Tuberkulose gehört nun nicht mehr wie früher in die zweite, sondern in die erste

Gruppe der Infektionen, in welcher die Empfänglichkeit des Menschen (in dem oben präzisierten Sinne) den allgemeinen Charakter einer Speziesdisposition annimmt.

Für andere Infektionen läßt man indes noch immer den Standpunkt gelten, daß die individuelle Disposition eine große Rolle spielt, und ihr Einfluß wird sogar offensichtlich höher bewertet als jener der Artzugehörigkeit. Inwieweit dies zutrifft, kann hier mit Rücksicht auf den Umfang des Buches nur für einen besonders wichtigen und prägnanten Fall erörtert werden, für die *Diphtherie*.

Die Diphtherie ist bekanntlich eine Krankheit des Kindesalters. Ihre Frequenz ist im 1. Lebensjahr gering, steigt dann rapid an, erreicht zwischen dem 2. und 5. Jahr das Maximum und sinkt hierauf allmählich bis zum 15. Lebensjahr ab; nach dem 15. Lebensjahr tritt die Diphtherie — auf die Gesamtzahl der Fälle berechnet — nur noch sehr selten auf (vgl. Abb. 1). Die Wirkung des Alters ist somit unverkennbar. Von den der Ansteckung ausgesetzten, im empfänglichen Alter stehenden Kindern erkrankt ferner nur ein geringer Prozentsatz. Das beweisen die Statistiken von MOLDOVAN, GOTTSTEIN, HACHTA, INTRARIO, JITTA, CHODZKO u. a., welche ein Material von etwa 50000 Fällen umfassen und aus denen hervorgeht, daß *Familienkontakte* durchschnittlich nur bei 2,9% der Diphtherieerkrankungen als Ursache der Ansteckung in Betracht kommen; wenn also in einer Familie auch mehrere Kinder vorhanden sind, wird in der Regel nur eines befallen, die anderen bleiben verschont, obwohl die Wahrscheinlichkeit, sich mit Diphtherie zu infizieren, sicher nirgends so groß ist wie im häuslichen Milieu. Diese individuelle Variabilität der Empfänglichkeit für Diphtherie wird auf die Tatsache zurückgeführt, daß das Blut normaler Menschen Antitoxin enthalten kann, und zwar in sehr verschiedenen Mengen; eine gewisse Minimalkonzentration des Antitoxins soll Schutz gegen die Diphtherie gewähren. Über den Entstehungsmechanismus dieses „natürlichen“ Antitoxins gehen die Ansichten auseinander. Bis vor kurzer Zeit nahm man an, daß seine Bildung infolge eines immunisatorischen Reizes erfolgt, d. h. daß sich Diphtheriebacillen in den Rachenorganen ansiedeln und — ohne eine Erkrankung hervorzurufen — Toxin abgeben können, welches dann die Antitoxinproduktion auslöst. In diesem Falle wäre die Widerstandsfähigkeit gegen die Diphtherie lediglich eine *erworbene spezifische Immunität* und im Prinzip ebenso einzuschätzen wie die Durchseuchungsresistenz der Erwachsenen gegen Masern; mit dem Begriff der natürlichen individuellen Disposition hätte sie nichts zu schaffen.

Eine andere Auffassung geht dahin, daß sich das Diphtherieantitoxin beim Menschen *spontan* bildet, somit in weiterer Folge, daß tatsächlich eine natürliche individuelle Disposition existiert. Diese Ansicht stützt sich: 1. Auf die Tatsache, daß im Blutserum des Menschen *natürliche Antikörper* vorhanden sind, welche zweifellos nicht auf immunisatorischem Wege (durch Antigenzufuhr) entstehen und für welche sogar zum Teile die Vererbung nach bestimmten Gesetzen festgestellt werden konnte (Hämolysine für Hammelerythrocyten, Isohämagglutinine); 2. auf die Beobachtung, daß es Gegenden gibt (Grönland, die von Negern bewohnten Gebiete des tropischen Afrika), in welchen die Diphtherie als Krankheit oder in Form des Bacillenträgertums nur selten vorkommt, in denen aber die autochthonen Einwohner trotzdem Antitoxin im Blute haben, zum Teil sogar in einem höheren Prozentsatz als die gleichen Altersklassen in diphtherieverseuchten Ländern (E. BAY-SMITH, HEINBECKER und IRVINE-JONES, J. R. WELLS, G. RAMON und P. NELIS). Eindeutig aufgeklärt ist diese Angelegenheit jedenfalls noch nicht. Die grundsätzliche Tendenz, eine andere als die imunisatorische (durch Antigenreiz bedingte) Entstehung von Antikörpern abzulehnen, ist jedoch insoferne nicht berechtigt, als die Antikörper in der Form, in welcher sie sich im Blute nachweisen lassen, Serumglobuline sind, also biochemisch in die Kategorie der physiologischen Produkte des Eiweißstoffwechsels gehören.

Alles, was wir hier über die individuelle Disposition des Menschen für die Diphtherie und über ihre Erklärung gesagt wurde, *bezieht sich indes nur auf die Diphtherie als Krankheit, nicht auf die Diphtherie als Infektion.* Infizieren läßt sich der Erwachsene ebenso wie das Kind, er erkrankt nur in der Regel nicht bzw.

nicht mit schweren Symptomen, sondern wird bloß ein Bacillenträger. Für die Bacillenträger gilt auch nicht die Seltenheit der Familienkontakte als Infektionsquelle. Ältere und neuere Untersucher (von letzteren sei besonders VAN RIEMSDIJK genannt) haben vielmehr festgestellt, daß Bacillenträger gerade in Wohnungsgemeinschaften (Familien, Schulen, Internaten, Krankenhäusern usw.) häufig sind, und daß ihre Zahl mit den Ansteckungsmöglichkeiten des Milieus wächst; nicht die Disposition, sondern die Exposition entscheidet also über die Frequenz der Infektionen, und wo sie ihren Einfluß voll entfalten kann, findet man 40, ja 70% Bacillenträger, unter Umständen sogar noch mehr.

Diese Ausführungen verfolgen keineswegs den Zweck, die Bedeutung der Rasse und der Individualität für die Infizierbarkeit des Menschen geradezu zu leugnen. Es sollte nur auseinandergesetzt werden, wie vorsichtig man diese Verhältnisse zu beurteilen hat, und daß sich insbesondere die Disposition für eine bestimmte Infektion keineswegs mit der Disposition für die zugehörige Infektionskrankheit deckt. Beide Beziehungen sind wichtig, sie sind aber grundsätzlich verschieden. Die Infektionskrankheit ist *die Reaktion des Wirtsorganismus auf den Infektionsprozeß,* sie ist *das Leben des Wirtes unter den durch den Infekt geänderten Bedingungen* und *muß daher notwendigerweise eine weit größere Variabilität zeigen als die Empfänglichkeit für die Infektion als solche.* Um dies einzusehen, braucht man sich nur an die *pathogenen Auswirkungen der Gifte* zu erinnern. Jeder Mensch ist gegen Morphin empfindlich; dem Arzte ist es aber bekannt, daß die Reaktionen selbst *bei gleicher Dosierung und Einverleibungsart* außerordentlich variieren, nicht nur quantitativ, sondern auch qualitativ, und daß man die Ursachen des individuellen Verhaltens nur zum Teile kennt (Alter, Gewöhnung an Morphium oder andere Rauschgifte, Idiosynkrasie). Im Reiche der Infektionen muß jedoch die individuelle Veränderlichkeit der Störungen im Vergleiche zu den Vergiftungen noch *eine erhebliche Steigerung* erfahren. Denn hier ist es ja nicht das in den Organismus eingedrungene Agens, welches pathogen wirkt, sondern *der auf seiner Vermehrung beruhende Prozeß,* ein in der Zeit ablaufender Vorgang; wenn man von der „*Pathogenität eines Mikroben*" spricht, ist diese Ausdrucksweise nicht ganz exakt, da so gut wie immer nur die krankmachende Wirkung der Vermehrung und Ansiedelung im Wirte gemeint ist (vgl. hierzu das Kapitel über die Inkubation, S. 92 f.). Der pathogene Vorgang der Besiedelung des Wirtes kann natürlich auch bei demselben Infekt hinsichtlich seiner Extensität, Intensität, Geschwindigkeit und Dauer schwanken und die Auswirkungen sind auch nicht so einheitlich wie bei einem Gift, sondern meist mannigfaltig, die Angriffspunkte zahlreicher und in komplizierterer Weise koordiniert.

Diese Überlegungen schaffen ein Verständnis für die bereits hervorgehobene Tatsache, daß sich eine allgemeine Disposition für einen bestimmten Infekt mit einer sehr großen Variationsbreite der zugehörigen Infektionskrankheit kombinieren kann. Wie im folgenden Abschnitte auseinandergesetzt werden soll, können es auch Eigenschaften der Mikroben („Virulenzschwankungen") sein, welche die Verschiedenheit von Infektionskrankheiten gleicher Ätiologie bedingen. Hier ist jedoch nur von jenen Faktoren die Rede, welche in der *Beschaffenheit des Wirtes* gegeben sind, und da taucht zunächst die prinzipiell bedeutungsvolle Frage auf, ob die *Erbverfassung (die Konstitution)* den Verlauf der Infektionskrankheiten entscheidend beeinflußt, oder ob *die phänotypisch bedingte Reaktionslage des Individuums* den Ausschlag gibt. Auf Grund von Tierexperimenten (S. 54) müßte man diese Frage im zweiten Sinne beantworten und bei den durch natürliche Ansteckung verursachten Infektionskrankheiten des Menschen scheint dies ebenfalls zuzutreffen.

Ein ausgezeichnetes Beispiel stellt in dieser Beziehung das *Fleckfieber* dar. Diese Infektion zeigt alle denkbaren Verlaufsarten von der völligen oder fast völligen Latenz des frühen Kindesalters angefangen bis zur schweren Krankheit der Erwachsenen, ja bis zur 50—100%igen Letalität bei Individuen, welche das 40. Lebensjahr überschritten haben, oder bei unterernährten Kriegsgefangenen. Der milde Verlauf beim Kinde ist nicht etwa auf den Besitz humoraler oder cellulärer Abwehrkräfte zurückzuführen, sondern auf die Intaktheit und hohe Beanspruchbarkeit des Gehirnes und des Herzens, der beiden Hauptangriffspunkte des Fleckfieberinfektes; der Zustand des Gehirnes und des Herzens ist es auch, welcher den schweren und letalen Ablauf beim Erwachsenen, beim Hungernden usw. bedingt. Eine erbliche Disposition *für einen bestimmten Intensitätsgrad der Erkrankung* existiert überhaupt nicht; was vererbt wird, ist nur eine *Reaktionsweise,* d. h. die Fähigkeit, unter verschiedenen Bedingungen verschieden zu reagieren, im Kindesalter leicht, in vorgerückten Jahren schwer.

Nicht bei allen Infektionskrankheiten liegen die Verhältnisse so klar wie beim Fleckfieber. Es ist übrigens sehr wohl möglich, daß konstitutionelle Momente bei anderen Infektionskrankheiten tatsächlich eine größere Rolle spielen, namentlich bei chronischen Prozessen (Tuberkulose, Lues mit Einschluß der Tabes und Paralyse, Malaria). Vorläufig sind wir aber nicht imstande, über den *Erbgang* solcher „*Anlagen für leichte oder für schwere Erkrankung*" irgendwelche zuverlässige Angaben zu machen. Sicher ist nur, daß man sich darunter nicht einfache Merkmale bzw. Erbfaktoren vorzustellen hat, sondern Komplexe von zahlreichen und sehr verschiedenen Genen, die sich bei der Fortpflanzung unmöglich in reinen Linien erhalten können. Im allgemeinen falsch ist ferner die weitverbreitete Ansicht, daß das, was man als eine „gute Konstitution" zu bezeichnen pflegt, die Gewähr für einen abgeschwächten Krankheitsverlauf oder auch nur für das Überleben eines Infektes bietet. Die Influenza der Nachkriegszeit hat gerade die kräftigen, im besten Mannesalter stehenden Individuen dahingerafft, Pocken, Pest, Cholera, Fleckfieber verschonen die guten Konstitutionen nicht und ob ein Mensch dem Fleckfieber zum Opfer fällt oder nicht, hängt nicht von seiner Konstitution ab, sondern von dem Lebensalter, in welchem er das erstemal infiziert wird.

Fehlen exakte Grundlagen für die sichere Beurteilung der erblichen Bedingtheit des Verlaufes infektiöser Krankheiten, so hat dafür die Spekulation einen um so größeren Spielraum. Die Hypothesenbildung zeigt dabei ein doppeltes Gesicht, indem sich der Kliniker mit der Vererbbarkeit des schweren Krankheitsverlaufes, also mit der *Ermittelung krankhafter Anlagen,* beschäftigt, während die Epidemiologen und Mikrobiologen auf die Feststellung des Gegenteiles, auf die *hereditäre Widerstandsfähigkeit,* ausgehen; ein Zwiespalt, der den Stand von Forschung und Lehre charakterisiert und nicht geeignet ist, zu gesicherter Erkenntnis zu verhelfen.

Die epidemiologische Erfassung der Krankheitsresistenz auf hereditärer Basis geht in erster Linie von einigen, mehr oder minder gut beglaubigten Beobachtungen aus, denen zufolge bestimmte Seuchen in endemisch verseuchten Gebieten allmählich einen milderen Charakter angenommen haben (Pocken, Masern, Pest, Tuberkulose, Syphilis), während die Einschleppung in bisher freie Gebiete bösartige Epidemien zur Folge hatte. Es wird zunächst vorausgesetzt, daß die Widerstandsfähigkeit gegen Infektionskrankheiten (nicht gegen das Infiziertwerden, weil dies mit den Tatsachen unvereinbar ist, s. S. 54) ganz oder zum großen Teile auf konstitutionellen (vererbbaren) Faktoren beruht, und in weiterer Folge, daß eine *natürliche Auslese* stattfindet, indem die minder resistenten Individuen allmählich aussterben, während die resistenten überleben und ihre „Resistenzfaktoren" auf die Nachkommen übertragen. Die Zeiträume, innerhalb welcher die oben bezeichneten Seuchen ihren Charakter geändert haben sollen, betragen indes nur wenige Jahrhunderte, sind also im Hinblick auf die Generationsdauer des Menschen viel zu kurz, um einen Ausleseprozeß mit einem derartigen Resultat zu ermöglichen; auch stirbt nicht jeder, der schwer erkrankt, der Tod kann erfolgen, wenn bereits Nachkommen vorhanden sind, und die Infektion sowie ihr letaler Ausgang hängen in größtem Ausmaß von bloßen *Situationsvorteilen* ab (Ansteckungsgefahr, Pflege). Die Vorstellung, daß sich eine erbliche Resistenz dadurch ausbilden kann, daß die Leistung, die das Individuum bei der Überwindung eines Infektes aufbringt, schließlich als erbliche Fähigkeit fixiert bzw. gesteigert wird, wenn sich derselbe Prozeß in der Erbfolge stets wiederholt, findet in der Vererbungsforschung keine Stütze und rechnet ebenso wie das Prinzip der selektorischen Ausmerzung der Minderwertigen mit einer Reihe unmöglicher Prämissen (vgl. hierzu den Abschnitt „Epidemiologie“, S. 146 ff.).

## B. Die Eigenschaften der Infektionsstoffe und ihre Variabilität.

Die beiden vorausgehenden Abschnitte beschäftigen sich hauptsächlich mit jenen Bedingungen für das Zustandekommen einer Infektion, welche durch die besondere Beschaffenheit des Wirtsorganismus gegeben sind. Schon der Begriff „Parasit“ macht es selbstverständlich, *daß auch der Erreger gewisse Voraussetzungen erfüllen muß:* will man sie aber ihres relativen Charakters — soweit dies überhaupt möglich ist — entkleiden, so muß man offenbar so vorgehen, daß man die andere Bezugskomponente, den Wirt, konstant hält, den Erreger dagegen variieren läßt und feststellt, wie sich dabei die als Infektion bezeichnete Wechselbeziehung ändert. Die einfachste Form nimmt eine solche Untersuchung an, wenn sie *an ein und demselben Infektionsstoff* ausgeführt wird und wenn man seine Variationen *willkürlich, d. h. durch Eingriffe bekannter Natur* erzeugt. Auf diesem Wege konnten folgende Tatsachen ermittelt werden:

a) Eine große Zahl infektiöser Keime (Bakterien, Spirochäten, Trypanosomen u. a.) vermehrt sich auf unbelebten Substraten (Nährböden) und kann in praktisch unbegrenzter Folge von einem Nährboden auf den anderen übertragen werden. Im Laufe der *Nährbodenpassagen,* d. h. infolge der *saprophytischen Existenzbedingungen* sinkt jedoch die Infektiosität („Virulenz“) beträchtlich und schwindet oft gänzlich; je nach der Eigenart des Erregers vollzieht sich dieser Prozeß entweder schon in einer oder in einigen wenigen Passagen, oder erreicht erst nach länger fortgesetzten Verimpfungen nachweisbare Grade.

b) Ein infolge der Kultur in vitro eingetretener Infektiositätsverlust kann *auf dem gleichen Wege* nicht wieder rückgängig gemacht werden, d. h. es kommt nicht vor, daß die gesunkene oder geschwundene Infektiosität durch fortgesetzte Züchtung außerhalb lebender Wirte erhöht bzw. regeneriert wird.

c) In scharfem Gegensatz zur Nährbodenpassage steht die *Tierpassage,* die *„Züchtung in vivo“.*

Durch reihenweise Übertragung von einem Wirt auf den anderen *kann* die Infektiosität gesteigert werden, sowohl bei Infektionsstoffen, die man in der Natur, d. h. in spontan infizierten Menschen oder Tieren vorfindet als auch bei solchen, deren Infektiosität künstlich (durch die Kultur im Reagensglase) reduziert wurde. Allerdings *muß* dieser Erfolg nicht immer eintreten; insbesondere erweist sich der künstlich hervorgerufene Infektiositätsverlust manchmal als völlig irreversibel, er läßt sich auch durch die Tierpassage nicht mehr rückgängig machen.

d) Wie schon an anderer Stelle betont wurde, erstreckt sich die Infektiosität mancher Erreger nicht auf den ganzen Wirtsorganismus, sondern nur auf bestimmte Organe (Gewebe) desselben *(„Organotropie“).* Diese spezialisierte Ansiedlungsfähigkeit zeigt dasselbe Verhalten gegenüber der Züchtung im Reagensglase und der Tierpassage. Durch das Wachstum in vitro läßt sie sich lediglich herabsetzen oder auslöschen, durch die Tierpassage erhöhen und, was auch praktisch wichtig ist, *qualitativ verändern* (Umwandlung des Straßenvirus der Lyssa durch Kaninchenpassage in Virus fixe, des viscerotropen Gelbfiebervirus in neurotropes Virus durch Mäusepassage).

e) Erhöht man die Infektiosität für einen *bestimmten* Wirt mit Hilfe des Passageverfahrens, so muß sich dadurch die Infektiosität für *andere* Wirte durchaus nicht in gleichem Sinne ändern; sie kann ebensowohl zunehmen wie gleichbleiben oder abnehmen.

Die bisher aufgezählten experimentellen Modifikationen der Infektiosität beruhen durchwegs auf dem gleichen Prinzip: Verstärkung des Parasitismus durch fortgesetztes Parasitieren, Abschwächung durch aufgezwungenen Saprophytismus. Stets handelt es sich also um *Anpassungsvorgänge*, die offenbar deshalb schon innerhalb der engen Grenzen von Laboratoriumsversuchen wirksam werden, weil sich die Mikroben außerordentlich schnell vermehren, d. h. weil ihre Generationen rasch aufeinanderfolgen. Man kennt aber ein Phänomen, das dieser Deutung auf den ersten Blick widerstrebt, nämlich:

f) *Die Abnahme oder das Erlöschen der Infektiosität im Laufe der Tierpassage.* Häufig ist dieses „*Abreißen der Passagen*“ nicht; besitzen wir doch gerade in der Tierpassage ein zuverlässiges und heute in größtem Maßstabe angewendetes Verfahren, um verschiedene Erreger durch unbegrenzte Zeit nicht nur lebend, sondern auch infektionstüchtig zu erhalten. Das Abreißen der Passage erfolgt jedoch, wenn auch nur in bestimmten Versuchsanordnungen und bei bestimmten Erregern, so gesetzmäßig, daß man diese Erscheinung jedenfalls zur Erklärung des natürlichen Geschehens heranziehen muß.

Wie man ohne weiteres einsieht, ist die Infektiosität eines Erregers meist keine konstante Größe, sondern oft (einschließlich der Ansiedelungsfähigkeit in bestimmten Geweben) variabel.

Der Vergleich *verschiedener* Infektionsstoffe hinsichtlich ihrer Infektiosität ist schon im Experiment schwierig, weil ein exakter Maßstab für die Messung dieser Eigenschaft fehlt. Die Extreme sind allerdings bestimmbar, wenigstens bis zu einem gewissen Grade. Als Maximum der Infektiosität betrachtet man ziemlich allgemein den Fall, daß schon ein einziger, einem passenden Wirt an geeigneter Stelle einverleibter Keim gesetzmäßig oder doch häufig zu einer fortschreitenden Infektion führt; derartige „*Einkeiminfektionen*“ sind mit mehreren Mikroben (Milzbrandbacillen, Tuberkelbacillen, Pneumokokken) tatsächlich ausgeführt worden. Minimale Grade liegen im Versuch vor, wenn sich eine fortschreitende Infektion nur durch forcierte Bedingungen erzwingen läßt. Da zu diesen forcierten Bedingungen — wie die Erfahrung lehrt — in erster Linie die Vermehrung der Zahl der in die Gewebe gebrachten Mikroben gehört, hat man die Infektiosität als *den reziproken Wert der Infektionsdosis* definieren wollen. Diese rein empirische Vorstellung läßt sich indes theoretisch nicht begründen und versagt, wenn man verschiedene Infektionsstoffe miteinander vergleichen will. Auf die *natürliche Ansteckung* kann sie überhaupt nicht angewendet werden, da wir hier über die Zahl der infizierenden Mikroben fast nie eine präzisere Angabe zu machen in der Lage sind; die Infektiosität wird daher nur grob geschätzt, und zwar nach der Leichtigkeit, mit welcher eine Infektion zustande kommt.

Die beschriebenen, willkürlich induzierten *Abstufungen der Infektiosität* zeigen die Erreger auch *unter natürlichen Verhältnissen*. Insbesondere kann man feststellen, daß verschiedene Stämme desselben Mikroben oft sehr differente Grade der Infektiosität aufweisen, und zwar *im genuinen Zustande*, d. h. unmittelbar nach ihrer Isolierung aus den Geweben oder Krankheitsprodukten spontan infizierter Wirte. Inwiefern diese natürlichen Infektiositätsschwankungen den Gang und den Charakter der Seuchen beeinflussen, wird im Kapitel „*Epidemiologie*“ auseinandergesetzt werden; ihre Erklärung muß sich in erster Instanz an die experimentell ermittelten Tatsachen anlehnen, dann aber auch den Umstand berücksichtigen, daß die Erreger im natürlichen Geschehen Wirkungen exponiert sind, welche im Laboratoriumsversuch nicht oder in anderer Weise zur Geltung kommen.

In der Natur erhalten die Erreger ihre Art *dauernd* durch „*Infektketten*“, die man als „*natürliche Menschen- bzw. Tierpassagen*“ bezeichnen kann. *Zeitweilige Unterbrechungen der Infektketten* vermögen sie in der Regel nur dadurch zu überbrücken, daß sie in der Außenwelt kürzere oder längere Zeit lebend und infektionstüchtig bleiben, ohne sich jedoch zu vermehren. Das Gegenstück der künstlichen Nährbodenpassage, die saprophytische Vermehrung im Freien, wird somit beim Zustandekommen der *genuinen* Infektiositätsschwankungen eine untergeordnete Rolle spielen. In der Tat ist hierüber wenig bekannt. Unter anderem sollen Milchinfektionen beim Typhus abdominalis anders, und zwar gutartiger verlaufen als Kontaktinfektionen (direkte Übertragungen vom Kranken auf den gesunden Menschen).

Dagegen wäre es möglich, daß schon *das bloße Altern* der infektiösen Mikroben oder sonstige Einflüsse, welchen sie in der Außenwelt unterliegen, ihre Eigenschaften ändern, ohne daß eine Vermehrung erfolgt. Würden aber die Erreger während ihrer exogenen Phasen ihre Eigenschaften, speziell ihre Infektiosität und ihre Pathogenität, leicht und in beträchtlichem Grade verändern, so müßten gewisse Infektionskrankheiten merkliche Unterschiede aufweisen, je nachdem sie durch direkte Berührungen gesunder mit kranken Individuen übertragen werden oder erst nach Einschaltung eines oft komplizierten und längere Zeit beanspruchenden Weges der Mikroben in der unbelebten Umgebung zustande kommen; das ist aber, wie die Erfahrung lehrt, nicht der Fall. Viele Erreger, vor allem jene, welche durch blutsaugende Insekten übertragen werden, gelangen ferner überhaupt nicht in die Außenwelt, sondern fristen ihr Leben abwechselnd in Wirten und Zwischenwirten, d. h. in ununterbrochenen Infektketten.

Es bleibt somit als letzter und mächtigster Faktor, welcher die genuinen Infektiositätsschwankungen der pathogenen Mikroben verursacht, die Tier- bzw. Menschenpassage selbst übrig, die sich — wie aus den Ergebnissen der experimentellen Forschung hervorgeht — sowohl in positivem wie in negativem Sinne auswirken, d. h. Steigerungen oder Reduktionen der Infektiosität hervorrufen kann. Hierbei hat man noch zu berücksichtigen, daß die natürlichen Infektketten lediglich dem *Zufall* unterworfen sind. Die Übertragung kann daher *in verschiedenen Stadien des Infektionsprozesses* stattfinden. Es ist nun nicht nur a priori wahrscheinlich, sondern durch Versuche erwiesen, daß sich die Erreger im Laufe einer und derselben Infektion ändern oder doch ändern können, sei es spontan, sei es infolge der Einwirkung von mikrobiziden Schutzstoffen, welche im Blute des Wirtes entstehen, sei es infolge einer eingeleiteten Chemotherapie. Von diesen drei Möglichkeiten sind die zwei letzten genauer untersucht worden. Typhusbacillen, Trypanosomen, Recurrensspirochäten werden in ihren Wirten „*serumfest*“, sie wandeln sich in Stämme, welche gegen die mikrobiziden Serumstoffe refraktär sind, Malariaplasmodien, Trypanosomen, Spirochäten werden „*arzneifest*“, wenn sie während ihrer Vermehrung im Wirtsorganismus dem Einfluß bestimmter, für sie schädlicher Chemikalien unterliegen.

Die *Variabilität der parasitischen Mikroben* erstreckt sich, wie das ja schon aus den Phänomenen der Arznei- und Serumfestigkeit hervorgeht, keineswegs bloß auf ihre Infektiosität und Pathogenität, sondern auch auf morphologische Eigenschaften (Form der Bakterienzelle, Begeißelung), auf biochemische Leistungen (Fermentationen, Toxinproduktion) und auf die serologische Spezifität der in den Mikrobenzellen enthaltenen Antigene. Bei den Malariaparasiten des Menschen und der Affen konnte sogar die Generationsdauer der Plasmodien (die im Fiebertypus zum klinischen Ausdruck kommt) geändert werden, der Vermehrungsmodus (die Zahl der Merozoiten, in welche die Teilungsformen zerfallen), die Bildung der Gameten, die Infektiosität für die Anophelesmücke, die Verteilung auf die Erythrocyten des warmblütigen Wirtes. Besonders tiefgreifend und praktisch wichtig sind auch jene, durch Tierpassage erzeugten Veränderungen, welche aus dem gefährlichen Erreger den *Impfmikroben* machen (Umwandlung des Variola- in Vaccinevirus, des Straßenvirus der Lyssa in Virus fixe, des Gelbfiebervirus in das neurotrope Mausvirus).

Manche der im Experimente erzeugten Varianten sind reversibel, sie schlagen spontan in die Ausgangsform zurück oder lassen sich künstlich (z. B. durch Tierpassagen oder durch Nährbodenpassagen unter geänderten Bedingungen) wieder rückumwandeln. Manchmal erweisen sich jedoch die Veränderungen als hervorragend beständig (von Jollos als *Dauermodifikationen* bezeichnet) und schließlich gibt es Fälle, wie z. B. das Vaccinevirus, in welchen der erzeugte Zustand weder spontan noch experimentell in den ursprünglichen (genuinen) überführt werden kann, in welchen also die neuen Eigenschaften in der Erbfolge des Mikroben die Konstanz von Artmerkmalen bekunden. Ob solche Veränderungen wirklich irreversibel sind oder ob wir ihre Reversibilität nicht nachzuweisen vermögen, bleibt stets fraglich.

In der Natur stoßen wir nun gleichfalls auf Varianten, die auf Grund gemeinsamer Eigenschaften eine engere Zusammengehörigkeit erkennen lassen, die sich aber wie die experimentell erzeugten irreversiblen Modifikationen durch ihre Konstanz auszeichnen: die *Mikrobentypen.*

Die Anwendungsgebiete der Ausdrücke „Stamm" und „Typus" sind nicht durch präzise Definitionen festgelegt und gegenseitig abgegrenzt. Die beiden Bezeichnungen werden aber heute meist so gebraucht, daß der Stamm gewissermaßen das Individuum, der Typus die Rasse repräsentiert. Vom Tuberkelbacillus kennt man z. B. einen Typus humanus, Typus bovinus, Typus gallinaceus und jeder dieser Typen umfaßt eine Schar von Stämmen. Die besonderen Eigenschaften, welche die Stämme voneinander unterscheiden, sind wie phänotypische Merkmale im allgemeinen leicht modifizierbar; die Typencharaktere, insbesondere die Typenspezifität (die Summe der den Typus auszeichnenden immunbiologischen und serologischen Eigenschaften), erweisen sich dagegen als beständig, sie erhalten sich in Tier- und Nährbodenpassagen meist unverändert.

In den Typusbegriff, wie er eben jetzt erfaßt wird, geht aber noch ein weiteres Moment ein. Der „Typus" ist wie die Art ein Produkt *des natürlichen Geschehens.* In neuerer Zeit ist es jedoch gelungen, bestimmte Typen im Reagensglas wie auch im Tierkörper in andere Typen überzuführen. So konnte das Virus des Kaninchenfibroms von Berry und Dedrick in Myxomvirus transformiert werden. Besondere Bedeutung gewann die experimentelle Änderung der Pneumokokkentypen (F. Griffith, Neufeld und Levinthal, J. L. Alloway), weil es in diesem Falle gelang, den Mechanismus des Phänomens weitgehend aufzuklären (O. T. Avery und seine Mitarbeiter). Es konnte festgestellt werden, daß die Pneumokokkentypen spezifische hochpolymere Desoxyribonucleinsäuren produzieren, welche die Transformation bewirken; vermehrt sich beispielsweise der Typus I in Anwesenheit der Desoxyribonucleinsäure des Typus II, so nimmt er alle Eigenschaften des Typus II an und *behält sie dann bei weiteren Verimpfungen unbegrenzt bei.* Durch eine spezifische Behandlung mit unbelebten Wirkstoffen entstehen somit *erbliche Mutationen,* eine Tatsache, welche für die Vererbungslehre und für die Virus- und Tumorforschung neue Gesichtspunkte schafft.

Die Möglichkeit der willkürlichen Typentransformationen spricht im Verein mit der experimentellen Erzeugung irreversibler Varianten (Vaccine, Virus fixe) dafür, daß die Typen auch unter natürlichen Verhältnissen sekundär durch Aufspaltung einheitlicher Arten oder durch Umbildung anderer Typen entstanden sind. Für diese Auffassung läßt sich auch der Umstand heranziehen, daß die homologen Typen in der Regel die Art der Übertragung, die Wirte, in welchen sie parasitieren können, die Immunitätsverhältnisse (mit Ausnahme der Antigenspezifität), die Lokalisationen im Wirtsorganismus und die pathologischen Auswirkungen der Infekte (zumindest in qualitativer, wenn auch nicht immer in quantitativer Hinsicht) miteinander gemein haben (Typen der Pneumo-, Meningo- und Gonokokken, der Recurrensspirochäten, des Virus der Maul- und Klauenseuche usw.).

An die Stelle der früher als einheitliche und konstante *Arten* vorgestellten „Erreger" sind somit in der modernen Bakteriologie und Mikrobiologie vielfach *Typen* getreten. Dieser Aufsplitterungsprozeß ist noch nicht zum Abschluß gelangt, obwohl die Zahl der Typen in einzelnen Fällen wie z. B. bei den Pneumokokken, wo sie sich auf 33 nebst einigen Subtypen beziffert, schon sehr groß ist. Dieser Wandel hat die Konsequenz gezeitigt, daß die bakteriologische Diagnostik, welche aus mehrfachen praktischen Gründen die Existenz von Typen berücksichtigen muß, heute ein ausgedehntes spezialistisches Wissen und große Erfahrung erfordert.

In theoretischer Hinsicht ergab sich die Situation, daß der von höher differenzierten Organismen abgeleitete Begriff der *„Art“* oder *„Spezies“* bei den infektiösen Mikroben — und ganz besonders bei den menschenpathogenen Bakterien — partiell zu versagen begann, oder richtiger ausgedrückt, daß man nicht mehr in allen Fällen die Kriterien der biologischen Einheit scharf zu umschreiben vermochte, welche über einer so großen Mannigfaltigkeit von einander ähnlichen Stämmen und Typen steht. Aber die Summe eben dieser Ähnlichkeiten, die Möglichkeit, reversible und irreversible Varianten experimentell zu erzeugen, die Tatsache, daß die Pneumokokkentypen willkürlich ineinander übergeführt werden konnten, die hohe Wahrscheinlichkeit, daß die Typen miteinander nicht nur phänologisch, sondern genetisch verwandt sind — dies alles verschafft uns die Sicherheit, daß die Beziehungen, welche sich in den Ausdrücken Individuum, Rasse, Art, Phänotypus und Genotypus verkörpern, auch bei den Mikroben (einschließlich der Bakterien) bestehen und daß sich nur ihre Analyse schwieriger gestaltet als beim hochdifferenzierten Objekt. Unsere mangelhaften Kenntnisse über die Vererbungsgesetze bei Protisten mit asexueller Fortpflanzung, die Notwendigkeit, statt mit Individuen mit Populationen (Kulturen) in vitro wie in vivo zu arbeiten und die einseitig medizinische Betrachtungsweise, die auf die Pathogenität („Virulenz“) ein zu großes Gewicht legt, tragen dazu bei.

Es ist daher unrichtig zu behaupten, das „Gesetz der Konstanz der Arten“ habe bei den Mikroben bzw. bei den Bakterien keine Gültigkeit. Solchem Irrtum entsprangen und entspringen Bestrebungen, jede beliebige, wenn auch a priori ganz unwahrscheinliche Umwandlung zu bewerkstelligen, wie z. B. aus Schimmelpilzen Tuberkelbacillen, aus Tuberkelbacillen Ultramikroben zu erzeugen; keines der angeblich positiven Resultate dieser Art hat der Nachprüfung standgehalten.

In der Natur müssen sich die Infektiositätsschwankungen und sonstigen qualitativen Änderungen der Mikroben zum größten Teile immer wieder ausgleichen, zumindest innerhalb der Zeiträume, die wir zu überblicken vermögen. Sonst wäre es nicht verständlich, daß so viele Seuchen wie die Cholera asiatica, die Pest, der Abdominaltyphus, der Milzbrand, die Gonorrhöe, die Syphilis, die Lepra, die Tuberkulose, die Malaria, die Lyssa ihren klinischen Charakter und ihre Verbreitungsweise seit Jahrhunderten, ja seit Jahrtausenden in vollster Integrität bewahren konnten. Der Variabilität der Erreger wirken offenbar in der Natur kompensatorische Vorgänge entgegen. Das ist der Grund, warum wir in der Erscheinungen Flucht einen ruhenden Pol kennen, um den sich unser gesamtes jetziges Wissen gruppiert: *die durch die Spezifität der Erreger bedingte Spezifität der Infektionskrankheiten.*

## Virusartige Infektionsstoffe und Viruskrankheiten.

Unter dem Namen *„Virusarten“* faßt man derzeit Infektionsstoffe zusammen, deren Teilchen *(„Elementarkörperchen“)* durch ihre geringen Größenausmaße — der Durchmesser schwankt bei den kugeligen Formen zwischen etwa 250 und 10 m$\mu$ — ausgezeichnet sind. Die größeren Spezies, wie z. B. die Keime der Psittakose (Durchmesser = 275 m$\mu$) oder der Variolavaccine (D = 225 m$\mu$) sind mikroskopisch sichtbar und können in Ausstrichpräparaten durch Spezialfärbungen dargestellt werden; die kleineren (D < 75 bis 100 m$\mu$) entziehen sich dem Nachweis mit den gewöhnlichen optischen Hilfsmitteln („invisible“ oder „submikroskopische“ Erreger). Doch können so kleine Viruselemente mit Hilfe des Elektronenmikroskopes sichtbar gemacht werden, welches weit stärkere Vergrößerungen als das Lichtmikroskop (25—50-tausendfach und darüber) ermöglicht. Durch das Verfahren der Elektronen-Schatten-Mikrographie kann man sogar Bilder erhalten, welche einen plastischen Eindruck machen.

Die Virusarten bilden keine einheitliche und gegen andere bekannte pathogene Mikroben (Bakterien, Protozoen, Rickettsien) scharf abgrenzbare Kategorie infektiöser Agenzien. Die Größenverhältnisse der Viruselemente differieren schon innerhalb der Gruppe zwischen weit auseinanderliegenden Werten (s. oben) und gehen kontinuierlich in die Ausmaße bekannter Mikroben über. Ebensowenig können die Virusarten in biologischer Hinsicht als eine natürliche systematische Einheit gelten, da keine Eigenschaften bekannt sind, welche allen Virusarten gemeinsam wären (DOERR), und da man andererseits Merkmale der Virusarten auch bei Infektionsstoffen findet, welche man nicht zu dieser Gruppe rechnet. Dieser Sachverhalt hat zur Folge, daß die Einreihung unter die Virusarten bzw. die Ausscheidung aus dieser Klasse infektiöser Agenzien in manchen Fällen strittig bzw. willkürlich wird; die Erreger der Peripneumonie der Rinder und der Agalaktie der Ziegen, die Bakteriophagen, die Bartonellen und die Rickettsien (s. die Tabelle auf S. 69) betrachten einige Autoren als Virusformen, während andere diese Auffassung für unrichtig halten.

Die minimalen Dimensionen mancher Virusarten, welche sich der Größe von Eiweißmolekülen annähern oder diese noch unterschreiten, haben Zweifel erweckt, ob man sich die Virusteilchen (Viruselemente) als Elementarorganismen vorstellen darf, welche sich wie alle Lebewesen aus eigener Kraft zu vermehren vermögen. Daß es gelang, einige — namentlich pflanzenpathogene — Virusarten in Form von hochmolekularen Nucleoproteinen mit starker Infektiosität und ausgeprägter Spezifität rein darzustellen (W. M. STANLEY), hat diese Bedenken naturgemäß erheblich verstärkt. Da man sich scheute, die Existenz *lebender, vermehrungsfähiger Moleküle* anzuerkennen, wurden verschiedene Hypothesen aufgestellt, um die leicht nachweisbare Vermehrung der Virusarten in ihren Wirten zu erklären (s. DOERR-HALLAUER, Handbuch der Virusforschung). Diesen unbewiesenen Spekulationen gegenüber hat man festzuhalten, *daß sich die Virusarten als infektiöse Agenzien in keiner Beziehung von zweifellos belebten und vermehrungsfähigen parasitischen Mikroorganismen unterscheiden.*

Die Virusarten vermehren sich nicht auf den unbelebten, in der Bakteriologie üblichen Nährböden, sondern nur in Gegenwart lebender Zellen (in Gewebsexplantaten oder in der Chorio-Allantois und im Dottersack des heranwachsenden Hühnerembryos). Die Vermehrung findet — wenn auch wahrscheinlich nicht ausnahmslos — im Inneren der Wirtszellen statt, welche auf diesen Vorgang zum Teil mit der Bildung von eigenartigen, in gewissen Fällen diagnostisch verwertbaren Formationen, sog. „*Einschlußkörpern*“ reagieren (NEGRIsche Körperchen bei der Lyssa, GUARNIERIsche Körperchen bei der Variolavaccine).

Die Zahl der Krankheiten, welche durch virusartige Infektionsstoffe hervorgerufen werden, ist schon jetzt sehr groß und wird durch neue Beobachtungen und Untersuchungen noch ständig vermehrt. In die nachstehende Liste wurden nur die „Viruskrankheiten“ des Menschen aufgenommen; unsichere Positionen, d. h. Krankheiten, bei welchen die Virusätiologie noch nicht gesichert erscheint, sind durch Fragezeichen markiert.

*Viruskrankheiten des Menschen.*

1. Variola und Vaccine
2. Varicellen
3. Masern
4. Röteln ?
5. Erythema infectiosum (Ringelröteln) ?
6. Herpes simplex (febrilis)
7. Zona (Herpes zoster)
8. Maul- und Klauenseuche
9. Gelbfieber
10. Dengue
11. Phlebotomenfieber
12. Rift-Valley-Fieber
13. Epidemische Influenza
14. Akuter Schnupfen
15. Encephalitis lethargica (v. ECONOMO)
16. St. Louis-Encephalitis
17. Japanische Encephalitis
18. Australische Encephalitis
19. Poliomyelitis acuta
20. Encephalitis postvaccinalis und Encephalitis nach Masern, Varicellen, Scharlach ?
21. Louping-ill
22. Maladie des porchers (Krankheit v. BOUCHET)
23. Lymphocytäre Choriomeningitis
24. Lyssa
25. Virus-B (Laboratoriumsinfektion ?)
26. Psittakosis
27. Färöer-Krankheit (ätiologisch wahrscheinlich identisch mit Psittacosis)
28. Lymphogranulomatose (HODGKINsche Krankheit) ?
29. Lymphogranuloma inguinale (Krankheit von NICHOLAS-FAVRE)
30. Mumps
31. Drüsenfieber (Mononucleosis infectiosa) ?
32. Pemphigus chronicus und Dermatitis herpetiformis DUHRING ?
33. Infektiöse Epitheliome (Verrucae vulgares, Papillome, Molluscum contagiosum).
34. Akuter Gelenkrheumatismus ?
35. Trachom, Einschlußblenorrhöe, Schwimmbadconjunctivitis ?

Schon ein flüchtiger Blick auf diese Tabelle lehrt unzweideutig, daß hier eine bunte Mannigfaltigkeit vorliegt, deren Zusammenfassung — vom klinischen sowohl wie vom pathologisch-physiologischen Standpunkt aus beurteilt — keine Berechtigung hat. Das gilt in gleicher Weise, wenn man die Arten der Übertragung (durch Kontakte, Traumen, blutsaugende Arthropoden), das Fehlen oder Vorhandensein von Beziehungen zu Tierseuchen (s. S. 67) oder die Verhältnisse der erworbenen spezifischen Immunität ins Auge faßt. Vor dem Einsetzen der Virusforschung galten die „Viruskrankheiten" als Infektionskrankheiten von unbekannter Ätiologie, nie aber als übertragbare Krankheiten besonderer Art; vielmehr waren gerade Seuchen, für welche nachträglich ein Virus als Erreger festgestellt wurde (Pocken, Masern, Tollwut), in hervorragendem Grade bei der Entstehung und Läuterung der fundamentalen und für *alle* Infektionskrankheiten gültigen Begriffe beteiligt. In erkenntnistheoretischer Hinsicht liegt ja auch heute noch die Sache so, daß die Zuordnung zu den sog. Viruskrankheiten nicht aus dem klinischen oder anatomischen Charakter des Prozesses erschlossen werden kann, sondern nur auf Grund der Untersuchung des spezifischen Agens möglich ist.

Man vermag allerdings innerhalb der sog. „Viruskrankheiten" Unterabteilungen zu unterscheiden, deren Repräsentanten gewisse Merkmale gemein haben, wie z. B. die Bildung von Exanthemen, die Beteiligung bestimmter Organe oder Gewebe (Nervensystem, Respirationstrakt, drüsige Organe, Lymphknoten) oder das Vorherrschen der Blutinfektion (Virämie). Analoge Gruppierungen kann man jedoch bekanntlich auch bei Infektionskrankheiten vornehmen, welche durch Bakterien oder Protozoen hervorgerufen werden; sie überdecken sich größtenteils mit den Klassifikationen der Viruskrankheiten, da sie auf das gleiche Prinzip (die Lokalisation der Erreger und ihrer pathologischen Auswirkung) aufgebaut sind. Die Grundformen der Gewebsschädigung sind auch bei den Virusinfektionen proliferative und degenerative bzw. nekrobiotische Vorgänge an den Zellen und entzündliche Reaktionen der mesenchymalen Strukturen. Die enge Abhängigkeit der Virusvermehrung vom Leben der Wirtszellen (s. oben) läßt es verständlich erscheinen, daß die pathologischen Prozesse an den Zellen bei manchen Viruskrankheiten vorherrschen und daß die Entzündung in den Hintergrund tritt oder erst sekundär durch Zellschädigung ausgelöst wird. Ein durchgreifender Unterschied gegenüber anderen infektiösen Krankheiten ist aber auch in dieser Beziehung nicht zu konstatieren (R. Doerr).

Die Viruskrankheiten (zu welchen ja auch jene der Tiere und Pflanzen gehören) lassen sich somit zur Zeit bloß dadurch definieren, daß sie durch virusartige Stoffe erzeugt werden. Diese bilden aber keine biologische Einheit (s. oben), sondern sind nur durch die Methoden charakterisiert, durch welche sie infolge ihrer winzigen Dimensionen und der eigenartigen Bedingungen ihrer Züchtung nachgewiesen werden können. Und das ist vorderhand auch die einzige Beziehung, in welcher die Viruskrankheiten des Menschen eine Sonderstellung für den Kliniker wie für den Epidemiologen beanspruchen können. Die Verfahren, welche die ätiologische Diagnose der Malaria, der Recurrens, der Lues, der Tuberkulose, des Typhus abdominalis ermöglichen, sind bei den Viruskrankheiten im allgemeinen nicht anwendbar. In der Regel kommen — abgesehen von epidemiologischen Anhaltspunkten — nur die Symptomatologie der Erkrankungen und in einem gewissen Umfange Tierversuche in Betracht. Doch gilt dies heute nicht mehr ausnahmslos; die Pocken können dank der Arbeiten von Gordon, Tulloch, Craigie und Amies durch serologische Reaktionen (Flockungen, Komplementbindung) diagnostiziert werden, nach K. Herzberg auch durch die färberische Darstellung der Paschenschen Körperchen mit Viktoriablau, für das Gelbfieber hat Theiler eine serologische Reaktion angegeben, die allerdings mit einem Tierversuch verbunden ist (s. S. 133), und für die Feststellung des Lymphogranuloma inguinale gibt es eine brauchbare allergische Reaktion (Intracutanprobe mit erhitztem Eiter aus excidierten Drüsen nach Frei).

Manche Virusarten haben die Eigenschaft, auf rote Blutkörperchen verklumpend (agglutinierend) zu wirken. Diese von F. M. BURNET sowie von G. K. HIRST 1941/1942 beschriebene Reaktion wird in der Literatur als „HIRST-*Test*" bezeichnet und hat besondere Bedeutung für den Nachweis des Virus der epidemischen Influenza erlangt. Die agglutinierende Wirkung des Virus wird durch spezifische virusneutralisierende Immunsera gehemmt, so daß sich die Reaktion in dieser Form auch eignet, um in einem Serum das Vorhandensein von Antikörpern festzustellen.

Für die kausale Krankheitsforschung hat somit die gesonderte Betrachtung der virusartigen Infektionsstoffe und der durch sie erzeugten übertragbaren Prozesse wegen der eigenartigen Problematik und Methodik einen Sinn. Die klinische Medizin dagegen darf die Viruskrankheiten des Menschen nicht als eine Spezialklasse von Infektionen hinstellen; sie würde damit nur wichtige Zusammenhänge lockern und müßte in lehrhafter Darstellung störende Wiederholungen gleicher Aussagen in Kauf nehmen. In diesem Kapitel, welches die *allgemeinen* Gesichtspunkte herauszuarbeiten sucht, werden die Infektionen als ein — trotz aller Differenzierung — einheitlicher Komplex pathologischen Geschehens behandelt.

## C. Die Infektketten.

### a) Die Sonderstellung des Tetanus, des Gasbrandes und des Botulismus.

Die Infektionen beruhen auf dem Übergang der spezifischen Infektionsstoffe (Kontagien) vom infizierten auf einen nichtinfizierten Wirt. Ob der Übergang unmittelbar oder mittelbar geschieht, ist für die allgemeine Gültigkeit des Satzes irrelevant; in beiden Fällen bleibt der Konnex zwischen zwei Wirten als „*Spender*" und „*Empfänger*" des Kontagiums gewahrt.

In der menschlichen Infektionspathologie kennt man nur wenige *Ausnahmen von dieser Regel:* den *Botulismus,* den *Tetanus* und das *Gasödem* (Gasbrand oder Gasphlegmone). Sie treten nicht in Form von Infektketten, sondern als völlig isolierte Fälle auf; wenn ein Mensch an Botulismus, Tetanus oder Gasödem erkrankt, läßt sich erstens nicht nachweisen, daß er den betreffenden Erreger von einem gleichartig infizierten Menschen oder Tier bezogen hat, und zweitens gehen von ihm keine weiteren Ansteckungen aus. Da dieses Verhalten dem Begriffe des Parasitismus zuwiderläuft, erheischt es eine besondere Erklärung; sie kann a priori nur darin bestehen, daß die Erreger der genannten Krankheiten eben keine Parasiten, sondern *pathogene Saprophyten* sind, bei denen die Infektiosität, das wesentliche Kennzeichen jedes Schmarotzers, fehlt oder schwach ausgeprägt ist, die dagegen die Fähigkeit zur Existenz und Vermehrung in der unbelebten Außenwelt in hohem Grade besitzen.

Bei dem Clostridium botulinum tritt der saprophytische Charakter klar zutage. Es vermehrt sich außerhalb des Organismus auf verschiedenen N-haltigen Substraten (Nahrungsmitteln) und sondert dabei ein höchst intensiv wirkendes Gift (das Botulinustoxin) ab, das bei gewissen Tierspezies (Mensch, Affe, Meerschweinchen, Maus, Rind) vom Darmkanal aus resorbiert wird. Verschluckt der Mensch ein Nahrungsmittel, welches bereits Botulinustoxin enthält, so erkrankt er; die Erkrankung beruht aber nicht auf einer Infektion, sondern lediglich auf einer Intoxikation. Werden nämlich Stoffe per os aufgenommen, welche zwar reichlich lebende Clostridien oder ihre Sporen, aber kein Gift enthalten, so treten die Symptome des Botulismus nicht auf; im Darmlumen kommt es offenbar nicht zur Vermehrung der eingeführten Keime und daher auch nicht zur Toxinbildung. An Tieren konnte ferner gezeigt werden, daß sogar die subcutane oder intravenöse Injektion großer Mengen giftfreier Clostridien oder Sporen reaktionslos vertragen wird. *Der Botulismus ist somit keine Infektionskrankheit* und wenn er trotzdem in der Systematik der Krankheitsformen als solche behandelt wird, geschieht dies nur, weil das pathogene Agens ein „*Mikrobengift*" ist und alle Eigenschaften der *Bakterientoxine* aufweist, welche in der Pathogenese einiger echter Infektionskrankheiten (Diphtherie, Dysenterie, Scharlach) eine hervorragende Stellung einnehmen. *Tetanusbacillen* und die verschiedenen Arten der *Gasbrandbacillen* vermögen sich zwar im Gewebe zu vermehren und daselbst auch die spezifischen Gifte zu produzieren, welche die für den Wundstarrkrampf und das Gasödem typischen Erscheinungen hervorrufen. Aber die Ansiedelung dieser Keime ist an eigenartige Bedingungen (Eindringen von Fremdkörpern, Misch- oder Sekundärinfektionen mit aeroben Infektionserregern, Schädigungen der infizierten Gewebe) gebunden, an Bedingungen, welche für das Haften von wahrhaft infektiösen Mikroben bedeutungslos sind und die schon durch ihre Natur beweisen, daß hier eigentlich ein *maskierter, in den Lebensraum eines höheren Organismus verlegter Saprophytismus* vorliegt.

Die Erreger des Botulismus, des Tetanus und des Gasödems sind somit *toxigene Saprophyten,* eine Bezeichnung, die zuerst auf das Cl. botulinum von VAN ERMENGEM angewendet wurde, die aber die ganze Gruppe dieser Anaerobier zutreffend charakterisiert, nicht nur im Hinblick auf den Mechanismus ihrer Pathogenität, sondern auch in Anbetracht ihres Verhaltens in der Außenwelt. *Sie sind nämlich durchwegs in der freien Natur weitverbreitet* und können namentlich im *Erdboden* leicht nachgewiesen werden — in scharfem Gegensatz zu den infektiösen (parasitischen) Mikroorganismen, welche in der Außenwelt überhaupt nicht vorkommen oder nur unter ganz speziellen Umständen, und zwar dann, wenn eine temporäre und örtlich eng begrenzte Ausstreuung durch einen infizierten Wirt stattgefunden hat.

Eine Beziehung zu tierischen Wirten wird allerdings von vielen Autoren auch für die toxigenen Anaerobier angenommen. Sie sollen sich hauptsächlich im Darmlumen des Menschen und verschiedener Tiere etwa nach Art der Colibakterien vermehren und mit den Exkrementen erst sekundär auf den Erdboden gelangen. Die Tatsache, daß z. B. Tetanusbacillen oder ihre Sporen im Kot des Pferdes und Rindes, des Menschen und des Hundes häufig gefunden wurden, und die Beobachtung, daß verunreinigter Boden häufig, Boden, der von Menschen oder Tieren nicht oder wenig betreten wird, nur ausnahmsweise Tetanusbacillen enthält, würden damit übereinstimmen. Anderseits wird nicht ernstlich bestritten, daß die genannten Bakterien auch im Boden selbst proliferieren, und die Sache könnte sich daher so verhalten, daß die Vermehrung eben nur im *verunreinigten* Erdreich vor sich geht, das den Anaerobiern bekanntlich besonders günstige Wachstumsbedingungen bietet; daß sie dann im Kote von Menschen oder Tieren, welche mit Erde beschmutzte Nahrungsmittel verzehren, auftreten, wäre durchaus verständlich. Ob für die Erhaltung der Art mehr der Aufenthalt im tierischen Darm oder die Existenz in der unbelebten Natur in Betracht kommt, ist somit nicht entschieden.

Die „*Infektionsquelle*“ ist für den Tetanus, den Botulismus und den Gasbrand jedenfalls *die unbelebte Außenwelt* und nicht ein „infizierter“ (oder richtiger ausgedrückt ein „die betreffenden Krankheitserscheinungen zeigender“) tierischer Wirt.

## b) Homogene und heterogene Infektketten.

Die natürlichen Infektketten sind in Beziehung auf die Artzugehörigkeit der Wirte entweder *homogen* oder *heterogen.* Eine Übertragung von Mensch zu Mensch ist eine homogene, eine Übertragung von einem tierischen Wirt auf den Menschen eine heterogene Infektkette. Die *heterogenen* Infektketten zerfallen wieder in *zwei voneinander prinzipiell verschiedene Kategorien:*

A. Der tierische Wirt, von dem aus die Übertragung auf den Menschen erfolgt, ist *hoch organisiert* und *homoiotherm,* mit ganz vereinzelten Ausnahmen (Papageienkrankheit, Färöer-Krankheit, Favus) eine Säugetierart.

Die *wichtigsten Infektionskrankheiten, welche von warmblütigen Tieren direkt auf den Menschen übertragen werden können,* sind in der folgenden Übersicht in alphabetischer Reihenfolge aufgezählt; in Klammern wurden jene Tierarten angeführt, welche als „Spender“ des betreffenden Infektionsstoffes (Erregers) für den Menschen hauptsächlich in Betracht kommen:

1. BANGsche Krankheit (Rind, Schwein).
2. Faröer-Krankheit (Sturmvögel, lat. Fulmarus glacialis).
3. *Favus* (Katzen, Hunde, Mäuse, Hühner).
4. Die sog. „*Fleischvergiftungen*“, hervorgerufen durch Bacillen der Paratyphus-B-Gruppe (verschiedene Schlachttiere).
5. *Kuhpocken* (Rind).

6. *Lyssa* (Hunde, Wölfe, Schakale, Füchse, Rinder, Katzen, Pferde, Ziegen u. a.).
7. *Maltafieber* (Ziegen, Schafe).
8. *Maul-* und *Klauenseuche* (Rind).
9. *Milzbrand* (Rinder, Pferde, Schafe, Schweine).
10. *Papageienpest* (Papageien).
11. *Perlsucht* oder *bovine Tuberkulose* (Rind).
12. *Rattenbißkrankheit* (Ratte).
13. *Rotz* (Pferde, Esel).
14. *Schweinerotlauf* (Schwein).
15. *Trichophytien* (verschiedene Haustiere).
16. WEILsche *Krankheit* (Ratte).

Die Liste ist — obschon sie auf Vollständigkeit keinen Anspruch erhebt und nur sichergestellte Tatsachen berücksichtigt — doch größer als man gemeinhin annimmt; sie wird voraussichtlich im Laufe der Zeit noch manche Erweiterung erfahren. Da sie Infektionen umfaßt, welche hinsichtlich der Lokalisation und der Eintrittspforte, durch ihren Übertragungsmodus und durch die biologischen Eigenschaften der Erreger außerordentlich differieren, lassen sich naturgemäß keine *generellen Kriterien* angeben, welche sämtliche Vertreter dieser Kategorie in gleicher Weise auszeichnen.

Es fällt jedoch auf:

a) Daß die meisten hierher gehörigen Erreger ein breites „Infektiositätsspektrum" besitzen, d. h. daß sie für eine größere Zahl „natürlicher" und „experimenteller" Wirte infektiös sind, wie z. B. der Favuspilz (Achorion Schönleini) und seine Varietäten, der Milzbrandbacillus, die Brucella-Arten (Erreger des Maltafiebers und der BANGschen Krankheit), das Vaccine- und das Lyssavirus u. a.

b) Daß die Infektketten in der Regel schon mit der ersten Übertragung auf den Menschen „abreißen", d. h. daß vom erstinfizierten Menschen meist keine Ansteckungen anderer Menschen ausgehen; nur bei wenigen Formen läßt sich außer dem Wirtswechsel hierfür noch ein anderer Umstand verantwortlich machen, wie z. B. ein besonderer Infektionsmodus (Bißverletzung bei der Lyssa und bei der Rattenbißkrankheit). Der Erreger erhält also seine Art durch fortgesetzte Passagen im tierischen Wirt und die Abzweigungen auf den Menschen enden früher oder später blind.

B. Der tierische Wirt ist relativ *niedrig organisiert* und *poikilotherm,* meist ein Insekt, in manchen Fällen eine Milben- oder Zeckenart.

Im poikilothermen Wirt findet meist eine *Ansiedelung* und *Vermehrung* der Erreger statt; er ist also nicht einfach ein *„Überträger"*, wie schon daraus hervorgeht, daß eine bestimmte Infektion nicht durch *beliebige*, sondern nur durch *bestimmte* Insekten, Zecken oder Milben vermittelt werden kann, daß somit zwischen den Erregern und ihren poikilothermen Wirten jene spezifische Wechselbeziehung besteht, die wir als eine fundamentale Eigenschaft des Parasitismus bereits kennengelernt haben. Die Bezeichnungen „Überträger" oder „übertragendes Insekt" sind aber bequem und ersparen längere Umschreibungen.

Heterogene Infektketten dieser Art zeigen in der Regel einen *gesetzmäßig alternierenden Aufbau,* derart, *daß Mensch und poikilothermer Wirt beständig miteinander wechseln.* Die Infektion wird nicht von Mensch zu Mensch und im allgemeinen auch nicht von Insekt zu Insekt übertragen, vielmehr nehmen die Ketten die Gestalt „Mensch → Insekt → Mensch → Insekt" an. Als Korrelat dieser zwangsläufigen Folge ist die Tatsache anzusehen, daß mit dem Wirtswechsel ein *Generationswechsel* einhergehen kann, wie man ihn seit langer Zeit bei höheren tierischen Schmarotzern, z. B. bei den Bandwürmern, kennt.

Bis in alle Einzelheiten festgestellt ist der Generationswechsel allerdings nur bei den *Malariaplasmodien,* die sich im Menschen ungeschlechtlich (durch Schizogonie), in der Anophelesmücke auf geschlechtlichem Wege fortpflanzen; die geschlechtlichen Formen lassen sich als solche erkennen (Makrogameten und Mikrogametocyten), die Befruchtungsvorgänge unter dem Mikroskop beobachten. Bei anderen Erregern dieser Kategorie vermögen wir derzeit noch nicht sicher anzugeben, wodurch sich der Entwicklungsgang im poikilothermen Wirt von der Art der Vermehrung im menschlichen Organismus unterscheidet. Was man aber, von wenigen Ausnahmen abgesehen, immer wieder konstatiert hat, ist, daß das übertragende Insekt nicht unmittelbar nach der Aufnahme des Infektionsstoffes befähigt ist, Menschen zu infizieren, sondern daß — so wie bei den Anophelesmücken — erst eine gewisse, mehrere Tage betragende Zeitspanne verstreichen muß und daß dieser „*Reifungsprozeß*" überdies an bestimmte Bedingungen (Temperatur und Feuchtigkeit der Luft) gebunden ist. Im Insekt findet somit nicht etwa bloß eine *Wanderung der Erreger* (z. B. vom Magen, in den sie zunächst gelangen, bis in die Speicheldrüsen) statt, sondern eine *beträchtliche Vermehrung;* dies läßt sich übrigens sowohl für mikroskopische wie für submikroskopische Keime durch geeignete Untersuchungsmethoden direkt beweisen. Daß aber die „*exogene*" Vermehrung im übertragenden Insekt von der „*endogenen*" Vermehrung im Menschen qualitativ differiert, kann man nicht mit Bestimmtheit behaupten, sondern nur vermuten; der kontinuierliche Wechsel von so außerordentlich verschiedenen Wirten muß wohl mit einer gesetzmäßigen Umwälzung sämtlicher Lebensphänomene der Erreger verknüpft sein.

Daß die Infektion im Überträger einen anderen Charakter annimmt wie im warmblütigen Wirt und daß hier neue Organotropien (s. S. 48) zutage treten, erscheint bis zu einem gewissen Grade selbstverständlich. Nicht selbstverständlich ist es dagegen, *daß die Überträger unter der Infektion auffallend wenig leiden* und daß insbesondere ihre Bewegungsfunktionen, ihre Ernährung, ihre Fortpflanzung keine hochgradigen pathologischen Abweichungen erkennen lassen — auch dann nicht, wenn es zu umfangreichen Veränderungen kommt (Oocystenbildung am Magen der Anophelinen) oder wenn sich die Erreger in den Geschlechtsdrüsen selbst ansiedeln (Recurrensspirochäten im Ovarium von Ornithodorus moubata). Für die Erhaltung der Art der Erreger ist diese Erscheinung von ausschlaggebender Bedeutung; würden die Überträger an der Infektion zugrunde gehen oder würde nur ihr Bedürfnis nach Blutnahrung erlöschen, so könnten sie die Keime nicht auf den Menschen verimpfen, die Infektketten müßten regelmäßig im Insekt abreißen und die betreffenden Krankheitsformen des Menschen würden seltener werden oder ganz verschwinden. In teleologischer Hinsicht lehrt das Phänomen — eindringlicher als irgendein

| *Krankheitsform des Menschen:* | *Bezeichnung des Erregers:* | *Überträger:* |
|---|---|---|
| 1. *Malaria* | Plasmodium vivax (Parasit der F. tertiana); Pl. malariae (Quartanparasit); Pl. immaculatum (P. der Tropica). | Zahlreiche Mückenspezies des Genus Anopheles. |
| 2. *Dengue* | Denguevirus (mikroskopisch unbekannt) | Aedes aegypti (Mückenart aus der Familie der Culiciden). |
| 3. *Gelbfieber* | Gelbfiebervirus (mikroskopisch unbekannt) | Aedes aegypti. |
| 4. *Phlebotomenfieber* | Mikroskopisch unbekannt. Virus | Phlebotomus papatasii Scop., vielleicht auch andere Phlebotomen. |
| 5. *Afrikanische Schlafkrankheit* | Trypanosoma gambiense | Glossina palpalis (Stechfliege). |
| 6. *Chagaskrankheit* | Schizotrypanum cruzi | Triatoma megista s. Conorhinus megistus (eine Raubwanze). |
| 7. *Gruppe der Fleckfieber:* | | |
| a) Das Fleckfieber der alten Welt („Typhus exanthematicus") | Rickettsia prowazeki | Pediculus humanus |
| b) Endemische oder murine Fleckfieber (Amerika, Asien, Afrika) | Rickettsia mooseri s. muricola | Pediculus humanus und Xenopsylla cheopis (Rattenfloh) |
| c) Rocky-Mountain spotted fever (Vereinigte Staaten von Nordamerika) | Rickettsia rickettsi | Dermacentor andersoni, D. variabilis und andere Zecken |
| d) São-Paolo-Fieber | Rickettsia brasiliensis | Amblyomma cayennense (Zecke) |

| | | |
|---|---|---|
| e) Fièvre boutonneuse (Mittelmeerländer) | Rickettsia conori | Rhipicephalus sanguineus |
| f) Südafrikanisches Zekkenfieber | Rickettsia rickettsi(Varietät?) | Amblyomma hebraeum und andere Zecken |
| g) Tsutsugamushi Krankheit (Kedanikrankheit, Japan) | Rickettsia orientalis (nipponica) | Leptus akamushi (Milbe) |
| 8. *Febris quintana* (Fünftagefieber) | Rikettsia quintana | Pediculus humanus |
| 9. *Gruppe der Rückfallfieber:* | | |
| a) Europäisches R. | Spirochaeta obermeieri s. recurrentis | Pediculus humanus |
| b) Mittelafrikanisches R. | Spirochaeta duttoni | Ornithodorus moubata (Zecke) |
| c) Spanisches R. | Spirochaeta hispanica | Ornithodorus hispanicus |
| d) NordamerikanischesR. | Spirochaeta novyi | Làuse, vielleicht auch Zecken |
| 10. CARRIONsche *Krankheit (Oroyafieber) Verruga peruviana* | Bartonella bacilliformis | Phlebotomus verrucarum, vielleicht auch andere Phlebotomenspecies |
| 11. *Die Frühsommerencephalitis (Waldencephalitis, Sowjetunion)* | Virus | Ixodes persulcatus (Zecke) |

anderes — daß die Deutung der Infektion als Kampf zwischen Parasit und Wirt keine naturwissenschaftliche Berechtigung hat (DOERR).

Über die vornehmsten Repräsentanten des vorstehend geschilderten Typus heterogener Infektketten gibt vorstehende Tabelle (S. 69) Auskunft.

Die meisten der in der 2. Vertikalrubrik aufgezählten Erreger sind nicht nur für den Menschen infektiös, sondern können experimentell auf verschiedene Säugetierspezies verimpft werden. Man muß daher mit der Möglichkeit rechnen, *daß der Mensch auch in den natürlichen Infektketten durch andere warmblütige Wirte substituiert werden kann,* mit anderen Worten, daß außer dem Menschen auch Tiere als „*Virusreservoire*" (als sog. *Zwischenträger*) in Betracht kommen, aus welchen die blutsaugenden Überträger die Infektionsstoffe beziehen, um sie dann wieder an Menschen weiterzugeben. Für die Epidemiologie und die Bekämpfung der hierher gehörigen Krankheitsformen besitzen derartige Verhältnisse die größte Tragweite.

Auf Grund der bisherigen Forschungsergebnisse konnten solche Beziehungen nur für relativ wenige Krankheitsformen mit Sicherheit bejaht werden in dem Sinne, daß die tierischen Zwischenträger für die Verbreitung der betreffenden Infektionen unter den Menschen maßgebend sind, d. h. daß die Infektketten in einem epidemiologisch bedeutenden Umfang die Form „tierischer Zwischenträger → Insekt (Zecke, Milbe) → Mensch" annehmen. Es sind dies hauptsächlich:

a) Verschiedene, zum Teil in der vorstehenden Tabelle aufgeführte Formen der Fleckfieber, so das Rocky mountain spotted fever (Überträger: Dermacentor andersoni, D. variabilis und andere Zecken; tierische Zwischenträger: wilde Kaninchen, Ziesel, Schafe und Hunde), das Marseiller Fieber oder fièvre boutonneuse (Überträger: Rhipicephalus sanguineus; Zwischenträger: Hunde, Esel und Maulesel), das São-Paolo-Fieber (Überträger: Amblyomma cayennense; Zwischenträger: Ratten), die endemischen oder murinen Fleckfieber: Überträger: Rattenflöhe; Zwischenträger: Ratten und Mäuse), die Tsutsugamushi-Krankheit (Übersträger: Leptus akamushi; Zwischenträger: Mäuse- und Rattenarten).

b) Die durch das *Bacterium tularense* hervorgerufene *Tularämie* (gemeinsame Überträger: Chrysops discalis [eine Stechfliege], Dermacentorspezies

[Zecken], Flöhe und Läuse der Nager; Zwischenträger: wilde Kaninchen, Hasen, Erdhörnchen, Ratten).

c) Die Beulenpest (Überträger: verschiedene Floharten, besonders der Rattenfloh Xenopsylla cheopis; Zwischenträger: in erster Linie Ratten, dann Erdhörnchen und die zu den Murmeltieren gehörenden sibirischen Tarbaganen).

Die Infektionen dieser letzten Unterabteilung treten unter den Menschen meist nur dann gehäuft auf, wenn sie (als Enzootien oder Epizootien) bei den Zwischenträgern stärkere Verbreitung gewinnen. So zeigt z. B. die Mortalität der Menschen an Beulenpest oft eine deutliche Abhängigkeit von der Peststerblichkeit der Ratten im gleichen Bezirk, nicht nur in quantitativer Hinsicht, sondern auch in zeitlicher Beziehung, indem die Menschenpest 2—3 Wochen später einsetzt als der Anstieg der Mortalitätskurve der Ratten. Die Erreger erhalten sich also offenbar vorwiegend in den Zwischenträgern, die als die natürlichen Wirte im engeren Sinne anzusehen sind, und die Infektionen des Menschen stellen sich als gelegentliche Abzweigungen von Epizootien dar. Das bedeutet in gewissem Sinne eine Annäherung an die Infektionsformen der Gruppe A (siehe S. 67); eine Differenz besteht nur insofern, als die Übertragung von Tier zu Tier ebenso wie die Übertragung vom Tier auf den Menschen nicht direkt, sondern durch Einschaltung eines poikilothermen blutsaugenden Überträgers stattfindet, und selbst diese Regel wird bei der *Tularämie* und bei der *Pest* durchbrochen.

Es liegen gesicherte Beobachtungen vor, daß Menschen an Tularämie erkrankten, wenn sie infizierten Kaninchen das Fell abzogen oder die Tiere zerlegten, wenn sie infizierte Zecken zwischen den Fingern zerdrückten oder wenn sie mit Kulturen des Bacterium tularense manipulierten (Laboratoriumsinfektionen) Ebenso kann die Pest von Ratte zu Ratte, von Mensch zu Mensch (das gilt sowohl für die Beulen- wie ganz besonders für die Lungenpest) und zweifellos auch von Ratte zu Mensch übertragen werden, ohne daß sich Flöhe in die Infektkette als Vermittler einschieben.

### c) Die Übertragung der Infektionsstoffe.

Theoretisch sind *drei Arten der Übertragung eines Infektionsstoffes* denkbar: die *germinative*, die *intrauterine* und die *extrauterine*.

**I. Die germinative oder germinale Übertragung** liegt vor, wenn sich das werdende Individuum aus einer bereits infizierten Zygote entwickelt. Das infektiöse Agens könnte aus dem mütterlichen Organismus in die unbefruchtete oder befruchtete Eizelle eindringen oder vom Vater stammen und bei der Befruchtung durch die Spermien in eine gesunde Eizelle eingeschleppt werden. Weder die Beobachtung noch das Experiment liefern jedoch irgendeinen sicheren Anhaltspunkt, daß dieser Infektionsmodus beim Menschen oder bei Säugetieren jemals vorkommt.

**II. Die intrauterine Übertragung** besteht in der Infektion der heranwachsenden Frucht durch die Mutter. Der Übergang des Infektionsstoffes von der Mutter auf den Fetus wird in diesem Falle durch den *Placentarkreislauf* vermittelt, und zwar entweder so, daß sich die Keime zunächst in der Placenta ansiedeln, dort pathologische Veränderungen hervorrufen und erst sekundär auf die Frucht übergreifen, oder derart, daß sie aus der mütterlichen direkt in die fetale Blutzirkulation übertreten; man bezeichnet daher diese Art der Übertragung auch als *placentare Infektion*. Sie wird tatsächlich beobachtet, relativ häufig bei der Syphilis, weit seltener bei der Tuberkulose, ausnahmsweise auch bei anderen Infektionen (Lepra, Milzbrand, Pneumonie, Typhus, Malaria, Variola, Masern und Rotz); für die Verbreitung der Infektionskrankheiten des Menschen hat sie jedenfalls nur eine ganz untergeordnete Bedeutung.

Wie schon aus diesen Ausführungen erhellt, hängt das Zustandekommen einer intrauterinen Infektion nicht oder nicht ausschließlich von den Dimensionen der Erreger ab. Man hat sich vorgestellt, daß sehr kleine („submikroskopische") Keime das „Placentarfilter" leichter „passieren", und beispielsweise das Vorkommen kongenitaler Tuberkulosen als ein Argument für die Existenz besonderer, filtrierbarer Stadien des Tuberkelbacillus (sog. „Ultravirus der Tuberkulose") gewertet (Calmette, Arloing u. a.). Das ist jedoch unrichtig. Der Vergleich der Placenta mit den Filtern der Laboratorien, welche Bakterien zurückhalten und für invisible Infektionsstoffe permeabel sind, ist unzulässig und die Filtration stellt auch nicht den einzigen Weg dar, auf welchem Keime aus dem mütterlichen in das fetale Gefäßsystem gelangen können (Blutungen, Infektionen der mütterlichen Placenta usw.).

**III. Die extrauterine Übertragung (postuterine Infektion).** Sie beherrscht die Entstehung und Verbreitung der Infektionen des Menschen fast uneingeschränkt und wird entweder durch ein *Trauma* oder durch *reinen Kontakt* vermittelt.

1. Unter *Trauma* ist jede, wenn auch geringfügige Gewebsläsion zu verstehen, welche den Erregern das Eindringen in die Gewebe des Wirtes ermöglicht. Es ist im Prinzip gleichgültig, ob die infektiösen Keime durch das Trauma selbst in das Gewebe geschafft werden („Inokulation") oder ob sie nachträglich auf eine schon vorhandene verletzte Stelle geraten; in beiden Fällen erzeugt das Trauma eine *„künstliche Eintrittspforte"*.

Als Infektionen, *welche unter natürlichen Bedingungen ausschließlich oder fast ausschließlich durch Gewebsverletzungen übertragen werden*, sind zu nennen: Tetanus, Gasödem, Aktinomykose, Lyssa, Rattenbißkrankheit, ferner sämtliche Infektionen, bei welchen der obligate Übertragungsakt im *Biß oder Stich eines blutsaugenden Insektes* (bzw. einer Zecke oder Milbe) besteht, wie z. B. Malaria, Dengue, Gelbfieber, Phlebotomenfieber, afrikanische Schlafkrankheit.

Insekten, namentlich Läuse, Flöhe und Wanzen können Keime, die sie mit dem Blute infizierter Menschen oder Tiere aufgenommen haben, auch auf eine andere Weise an gesunde Menschen weitergeben. Sie setzen infektiöse Exkremente ab oder werden auf der Haut zerdrückt und die deponierten Erreger dringen dann in Kratzwunden der Haut ein, welche sich die mit Ungeziefer behafteten Personen infolge des Juckreizes selbst zufügen. Bei den durch Läuse verbreiteten Formen des Rückfallfiebers (s. S. 70) soll nach der Ansicht mancher Autoren (NICOLLE, BLAIZOT und CONSEIL) dieser Mechanismus, der natürlich ebenfalls als traumatische Übertragung zu betrachten ist, die Regel darstellen. An solche Zusammenhänge muß man insbesondere dann denken, wenn die (mikroskopisch sichtbaren) Erreger in den Speicheldrüsen der übertragenden Arthropoden nicht nachgewiesen werden können, wie das eben bei den Recurrensspirchäten, den Fleckfieberrickettsien und den Leishmanien der Fall ist.

Da die Gewebsläsionen so minimal sein können, daß sie sich der Feststellung entziehen, läßt sich nicht immer mit Sicherheit entscheiden, ob sie für das Zustandekommen einer Infektion notwendig sind, oder ob schon das Auftreffen infektiösen Materials auf unverletzte Oberflächen (Haut oder Schleimhäute) genügt; Experimente, die meist an Tieren und unter forcierten Bedingungen angestellt werden, erlauben keine für die natürlichen Verhältnisse gültigen Schlüsse. Diese Ungewißheit wird naturgemäß besonders dort zutage treten, wo infolge einer speziellen Übertragungsart fast stets nur geringfügige Gewebsläsionen entstehen wie bei den hauptsächlich durch den Geschlechtsakt verbreiteten Krankheiten. Es ist aber doch in hohem Grade wahrscheinlich, daß die Erreger des Ulcus molle und der Syphilis (der DUCREYsche Bacillus und die Spirochaeta pallida) an den regulären Eintrittspforten nur dann haften, wenn eine Kontinuitätstrennung der Epitheldecke den Weg in das darunterliegende Gewebe freigemacht hat; für die Gonorrhöe andererseits trifft diese Aussage sicher nicht zu.

Weit größer ist der Aktionsradius des Traumas als *gelegentlicher (fakultativer) Übertragungsmodus;* es kann sich hierbei sowohl um seltene Ausnahmsereignisse wie auch um häufige, für die Ausbreitung der betreffenden Krankheiten ins Gewicht fallende Vorkommnisse handeln. So sind z. B. bestimmte Infektionen nicht an besondere Eintrittspforten gebunden; soll aber das Eindringen oder die primäre Ansiedelung der Erreger in der Haut stattfinden, so muß eine mechanische Verletzung des epithelialen Schutzwalles intervenieren (Milzbrand, Staphylo- und Streptokokkeninfektionen, Rotz, Tuberkulose, Diphtherie und die Beulenpest, sofern sie direkt von Mensch zu Mensch oder von Ratte zu Mensch übertragen wird). Auch hier sind die Läsionen oft ganz unbedeutend; aus Beobachtungen wie aus Menschen- und Tierversuchen geht hervor, daß schon das bloße Verreiben von infektiösem Material in die Haut Erfolg hat.

Die traumatische Übertragung stellt schließlich wegen der Sicherheit des Resultates und wegen ihrer einfachen Technik die Methode der Wahl für *absichtliche Infektionen* dar. Sie findet daher nicht nur in der experimentellen Erforschung der Infektionsprobleme ausgedehnte Verwendung, sondern wird in größtem Maßstabe benützt, wenn die willkürliche Übertragung prophylaktischen oder kurativen Zwecken dienen soll wie bei den verschiedenen Infektionsimpfungen, z. B. bei der Vaccination oder bei der Infektionstherapie der progressiven Paralyse.

Die Infektiosität der Erreger wurde als Ansiedelungs- und Vermehrungsfähigkeit im Gewebe definiert (s. S. 47); es wurde ferner hervorgehoben, daß diese Fähigkeit graduelle Abstufungen zeigt, und daß sie auf bestimmte Gewebe empfänglicher Wirte beschränkt sein kann („Organotropie", s. S. 48f.). Es ist daher verständlich, daß die infektionsbegünstigende Wirkung des Traumas im allgemeinen nicht durch seine Größe bestimmt wird, sondern von anderen Faktoren abhängt, und zwar a) vom Grade der Infektiosität („Virulenz") der in die verletzten Stellen eindringenden Mikroben, b) von dem Umstande, ob sich diese Mikroben im verletzten Gewebe überhaupt ansiedeln und vermehren können und c) falls die zweite Voraussetzung nicht erfüllt ist, von dem Vorhandensein von Leitungsbahnen, welche die Mikroben benützen, um von der traumatischen Eintrittspforte zu einer für sie geeigneten Ansiedelungsstätte zu gelangen.

Einige Beispiele mögen den Einfluß dieser Faktoren erläutern. Die Erreger der Pocken und der Vaccine, der Varicellen, des Herpes, des Molluscum contagiosum, der Verrucae vulgares u. a. besiedeln die Haut und vermehren sich innerhalb der lebenden Zellen des Epithels (im Stratum germinativum); um die traumatische Haftung dieser Keime zu ermöglichen, muß somit die mechanische Entfernung der obersten, verhornten und bereits abgestorbenen Epithellagen genügen und das ist, wie experimentelle Übertragungsversuche beweisen, de facto der Fall. — Der Stich eines blutsaugenden Insekts repräsentiert gewiß eine sehr kleine Verletzung, wirkt aber, weil er die Mikroben direkt an den „Erfüllungsort" des Infektionsprozesses bringt, nämlich in die Blutzirkulation, wo sie in den Erythrocyten, in den Leukocyten, im Blutplasma oder in den Gefäßendothelien jene Wachstumsbedingungen finden, auf welche sie biologisch eingestellt sind. Spritzt man dagegen Infektionsstoffe, welche normalerweise durch Insektenstiche übertragen werden, *subcutan* ein, so verzeichnet man in der Regel einen relativ hohen Prozentsatz von Versagern, weil es offenbar vom Zufall abhängt, ob die Verletzung des Unterhautzellgewebes mit einer Eröffnung der Blutbahnen verbunden ist oder nicht; die zahllosen Subcutanimpfungen, die mit dem erregerhaltigen Blute von an Malaria, Dengue, Phlebotomenfieber oder Fleckfieber leidenden Patienten ausgeführt wurden, liefern hierfür mehr als ausreichende Belege. — Die Tollwut entsteht fast ausschließlich nach Traumen (Bißverletzungen) der Haut oder zugänglicher Schleimhäute, das Lyssavirus vermehrt sich aber nur im Zentralnervensystem, so daß hier ein Widerspruch vorzuliegen scheint. Der Lyssaerreger vermag jedoch auf der Bahn der peripheren Nerven in zentripetaler Richtung zu wandern und so seine Ansiedelungsstätte zu erreichen; dementsprechend verlaufen Inokulationen von Lyssavirus in nervenfreie bzw. nervenarme Gewebe sowie subcutane Injektionen, bei welchen Verletzungen der Nerven sorgfältig vermieden werden, sehr häufig resultatlos, sie führen nicht zur Infektion (Erkrankung) der nervösen Zentren.

Auf Grund dieser Ausführungen läßt sich die Existenz von Erregern voraussehen, welche durch Traumen der Haut überhaupt nicht übertragbar sind, weil sie sich am Verletzungsort nicht ansiedeln und weil auch kein Transport in Organe, in denen die Ansiedelung erfolgen könnte, stattfindet. Soweit natürliche Verhältnisse ins Auge gefaßt werden, gehören hierher die Choleravibrionen, die Dysenterieamöben und die Dysenteriebacillen, die Meningo- und Gonokokken, die Typhusbacillen und die Bakterien der Paratyphusgruppe einschließlich der sog. „Fleischvergifter". Daraus folgt aber nicht, daß es ganz unbedenklich ist, die genannten Keime (z. B. Choleravibrionen, Typhusbacillen oder Gonokokken) in lebendem Zustande subcutan oder gar intravenös einzuspritzen, wie das früher für Schutzimpfungen vorgeschlagen wurde und noch jetzt geschieht (lebende Gonokokkenvaccine); beim natürlich infizierten Menschen dringen diese Mikroben regelmäßig oder gelegentlich in die Blutzirkulation ein und setzen dann oft in entfernten Organen Metastasen und man muß daher mit dieser Möglichkeit auch bei willkürlichen Impfungen rechnen, um so mehr, als die Zahl der ins Blut gelangenden Erreger unter Umständen sehr groß sein kann. Ich selbst habe einmal bei einem Arzte eine Typhusinfektion beobachtet, als deren Ursache nur eine vor 8 Tagen vorgenommene subcutane „Schutzimpfung" mit lebenden Typhusbacillen in Frage kam.

2. *Reine Kontakte* liegen vor, wenn die Infektion dadurch zustande kommt, daß die Erreger auf die unverletzte Haut, auf unverletzte Schleimhäute oder andere von außen zugängliche Flächen (auf die innere Auskleidung der Lungenalveolen) gelangen. Wie soll man sich aber dann den Penetrationsvorgang, die Verlagerung der infektiösen Keime ins Gewebe vorstellen?

Die *Haut* ist Verletzungen in besonders hohem Grade ausgesetzt, und da für manche hochinfektiöse Mikroben schon minimale Läsionen ausreichen, um eine Eintrittspforte zu schaffen, kann man — wenn auch nicht ohne Willkür — annehmen, daß cutane Kontaktinfektionen im Grunde stets traumatische Übertragungen sind, selbst wenn die Verletzung nicht nachweisbar ist (s. S. 72). Solcher Deutung sind ferner jene Infektionen zugänglich, bei welchen die *Conjunctiva,* die *Mundschleimhaut* und die *Tonsillen* die Orte der primären Invasion darstellen, weil hier gleichfalls *akzidentelle mechanische Verletzungen* (Reiben der Augen, cariöse Zähne, blutendes Zahnfleisch und Erosionen durch harte Nahrungsmittel, Einmassieren der Keime durch den Deglutitionsakt in die Tonsillen) als *häufige* Ereignisse betrachtet werden dürfen. Dagegen läßt sich diese Erklärung auf die *pulmonalen* und auf die *enteralen* Infektionen nicht anwenden. Lunge und Darmschleimhaut sind für zahlreiche Erreger *reguläre Haftstellen,* die Lunge für Milzbrandbacillen, Pestbacillen, Tuberkelbacillen, Keuchhustenbacillen, für die Erreger der Influenza, für Pneumokokken und den Bacillus pneumoniae Friedländer, die Darmschleimhaut für Choleravibrionen, Typhus-, Paratyphus- und Dysenteriebacillen, für Tuberkelbacillen, für die menschenpathogenen Brucellaarten (Br. melitensis und Br. abortus) u. a. Auch liefern Experimente und Unglücksfälle (wie das Lübecker Säuglingssterben, das durch Verschlucken virulenter Tuberkelbacillen verursacht wurde) eindeutige Beweise, wie leicht und regelmäßig Infektionen durch *Inhalation* oder *Verfütterung* bestimmter Infektionsstoffe hervorgerufen werden können. Bedenkt man anderseits die geschützte Lage der Eintrittspforten — insbesondere gilt dies für die Lunge —, so scheiden *zufällige mechanische Insulte* als infektionsvermittelnde Faktoren a limine aus. Es müssen also *physiologische Verhältnisse* maßgebend sein.

Man hat hier offenbar *zwei* Fragen zu beantworten. Erstens ist zu entscheiden, ob physiologische, d. h. präformierte *Wege* existieren, welche die Mikroben benützen können, um von Oberflächen aus in die Tiefe der Gewebe zu gelangen, und zweitens sind die „*treibenden Kräfte*" festzustellen, welche die Zurücklegung dieser Wege ermöglichen.

In der erstgenannten Beziehung lehrt die Histologie, daß sämtliche Oberflächen nicht von impermeablen, festgefügten Membranen, sondern von Zellen bekleidet sind; diese Zellen werden voneinander durch zähflüssige Kittsubstanzen oder Saftspalten geschieden, begrenzen an manchen Stellen normalerweise vorhandene Öffnungen („Stomata") und unterliegen einem beständigen Wechsel, indem sie sich abstoßen und regenerieren. Mit diesen anatomischen Verhältnissen harmoniert die bekannte Beobachtung, daß alle Schleimhäute von beweglichen Zellen durchwandert werden können, und daß dies nicht nur unter pathologischen, sondern schon unter physiologischen Bedingungen stattfindet. Auch die äußere Hautdecke stellt kein Kontinuum dar, sondern wird durch die Ausführungsgänge der Hautdrüsen und die Haarbälge unterbrochen, Kanäle, in denen die Vermehrung und weitere Ausbreitung mancher Mikroben, die sich auf der Hautoberfläche nicht anzusiedeln vermögen, zweifellos erfolgen kann

(Staphylokokkenfurunkel). Mit physiologischen Eintrittspforten — den Ausdruck „physiologische Wunden" halte ich für unpassend — sind somit alle in Betracht kommenden Auftreffsflächen ausgestattet, die Darmschleimhaut, die Auskleidung des ganzen Respirationstraktes, die Schleimhäute der Urethra, des Cervix uteri, der Conjunctiva.

Weniger klar und daher auch mehr umstritten ist die Frage der „*treibenden Kräfte*", die das eigentliche Problem des Penetrationsmechanismus bei reinen Kontakten repräsentiert. Doch verfügen wir auch auf diesem Gebiete über einige zuverlässige Anhaltspunkte, die den Vorgang keineswegs als so durchaus mysteriös erscheinen lassen, wie dies von manchen Autoren hingestellt wird:

a) Zahlreiche Mikroben (Bakterien, Spirochäten, Protozoen) sind eigenbeweglich, daher auch imstande, Widerstände zu überwinden und ohne Beihilfe äußerer mechanischer Kräfte in die Gewebe einzudringen. Unter günstigen Bedingungen kann man die aktive Durchwanderung von Schleimhäuten direkt mikroskopisch sehen, wie bei den Dysenterieamöben, welche den Fundus der LIEBERKÜHNschen Krypten durchsetzend in die Submucosa gelangen. Meist beruht allerdings der Schluß, daß vorhandene Eigenbeweglichkeit mit aktiver Penetrationsfähigkeit verbunden sein muß, auf einer bloßen Annahme, die nicht richtig zu sein braucht. Vor allem aber sagt die Erfahrung, daß Infektionen durch reine Kontakte nicht nur bei eigenbeweglichen Mikroben möglich, ja daß sie nicht einmal häufiger sind als bei sicher unbeweglichen Erregern. Es müssen also hauptsächlich andere Faktoren beteiligt sein.

b) Die Keime können sich zunächst in dem alle Schleimhautflächen überziehenden Sekret epiphytisch vermehren und sekundär in vorhandene Lücken (in die physiologischen Eintrittspforten), welche in die Tiefe führen, einwuchern *(Penetration durch Wachstum)*.

Hierzu ist weder die Eigenbeweglichkeit der Mikroben noch eine äußere mechanische Kraft erforderlich. Unbewegliche Bakterien sind nämlich imstande, feinporige Massen wie die Wände von BERKEFELD- oder CHAMBERLAND-Filtern zu durchwachsen, wenn die Filterwand außen und innen an eine Nährflüssigkeit (Bouillon) grenzt, die natürlich auch die Poren des Filters ausfüllt. Dieses Durchwachsen findet, falls die „wirksame Porenweite" größer ist als das Kaliber der Bakterien, *regelmäßig* statt, und zwar auch dann, *wenn keine Druckdifferenz zwischen Innen- und Außenflüssigkeit die Passage begünstigt*. Die Anwendung dieses Modells auf den Fall der reinen Kontaktinfektionen ergibt sich von selbst.

c) Sowohl vom Darme wie von der Lunge aus können *unbelebte Partikel* (Tusche, Ruß, Metall- oder Steinstaub), welche zum Teil erheblich größer sind als die pathogenen Mikroben, rasch und in größeren Mengen in die Gewebe übertreten. Leider wissen wir trotz des eifrigen experimentellen Studiums dieser Vorgänge bis heute nicht genau, wie die Intussuszeption solcher Teilchen vor sich geht bzw. welche treibenden Kräfte hier intervenieren (vgl. den Artikel von R. STAEHELIN[1] über Staubinhalation). Da es sich aber um unbewegliche und nichtvermehrungsfähige Gebilde handelt, ist jede aktive Beteiligung derselben selbstverständlich ausgeschlossen; die Aufnahme muß also durch die betreffenden Flächen selbst besorgt werden, die Partikel können sich dabei nur passiv verhalten. Die Intussuszeption korpuskulärer Elemente stellt mit anderen Worten eine physiologische Leistung der lebenden Auskleidung des Respirations- und des Darmtraktes dar, die sich offenbar auf sehr verschiedenartige Teilchen und nicht etwa nur auf pathogene Mikroben erstreckt. Damit entfällt die Notwendigkeit, den „Erregern" ein besonderes *Penetrationsvermögen* zuzuschreiben und

[1] STAEHELIN, R.: BETHES Handbuch der normalen und pathologischen Physiologie Bd. 2, S. 520.

diese hypothetische Eigenschaft mit der Infektiosität (der „Virulenz") in Beziehung zu setzen oder schlankweg zu identifizieren. Die Infektiosität ist nicht für die *Aufnahme* der Mikroben durch Lunge oder Darm maßgebend, sie entscheidet nur *über ihr weiteres Schicksal nach erfolgter Aufnahme;* der Parasit vermehrt sich oder kann sich vermehren, der zu parasitischer Lebensweise nicht befähigte Keim geht im Organismus, ohne sich zu vermehren, nach relativ kurzer Zeit zugrunde.

Gelegentliche Befunde von „apathogenen" (nicht infektiösen) Bakterien im Blute des Menschen oder im Blute und in den Organen frischer menschlicher Leichen sind somit nicht befremdend. Sie müssen weder, wie das fast allgemein geschieht, auf eine fehlerhafte Technik des Nachweises (auf „akzidentelle Verunreinigungen") zurückgeführt werden, noch bieten sie Anlaß zu allerlei gewundenen Auseinandersetzungen über Infektiosität, Pathogenität, Virulenz, Nosoparasitismus usw.

Von diesem Standpunkte aus gewinnt man ferner ein zutreffendes Urteil über die Bedeutung des Darmes und der Lunge als Eintrittspforten, nicht nur für die primären Infektionen dieser Organe, sondern auch für die sog. „kryptogenetischen Prozesse", bei welcher die Ansiedelung der Erreger in Organen erfolgt, die von außen nicht direkt zugänglich sind (kryptogenetische Sepsis, Osteomyelitis); es ist sicher nicht gerechtfertigt, die okkulte Penetrationsstelle in allen derartigen Fällen schematisch in die Tonsillen zu verlegen.

Daß sich jedoch nicht *jede* Erscheinung, die uns auf dem Gebiete der reinen Kontaktinfektionen entgegentritt, von den hier entwickelten Gesichtspunkten aus restlos begreifen läßt, muß zugegeben werden. Ist die innere Auskleidung der feinsten Bronchiolen und Alveolen de facto imstande, Partikel aller Art wahllos aufzunehmen, so bedeutet die Schwierigkeit der experimentellen pulmonalen Milzbrandinfektion hochempfänglicher Tiere einen Widerspruch, besonders wenn man ihr die konstanten Ergebnisse der Inhalationsversuche mit Tuberkelbacillen gegenüberstellt. Vermutlich sind hier noch andere unbekannte Faktoren beteiligt, welche entweder die Aufnehmbarkeit inhalierter Keime oder ihr Schicksal auf den aufnahmsbereiten Flächen bestimmen.

### d) Der Infektionsweg.

Das Auftreffen der Keime auf einen gesunden Menschen ist nur *eine*, und zwar die letzte Phase des Übertragungsvorganges; was zeitlich vor diesem Moment liegt, pflegt man als den *Infektionsweg* zu bezeichnen und meint damit jene Folge von Ereignissen, welche die materielle Verbindung zwischen dem Ausgangspunkt des Kontagiums, der „Infektionsquelle", und dem Bestimmungsort, dem neuen Wirt, herstellen.

Von wenigen Ausnahmen abgesehen (aspezifisch provozierter Herpes [s. S. 47], Tetanus, Gasbrand) ist die Infektionsquelle immer ein infizierter Mensch oder ein infiziertes Tier und der Infektionsweg muß daher in erster Linie davon abhängen, *wie die Erreger den infizierten Organismus verlassen.* Es bestehen hier nur zwei Möglichkeiten, nämlich *Traumen* (absichtliche oder zufällige Bloßlegungen infizierter Gewebe, Aufnahme erregerhaltigen Blutes durch blutsaugende Insekten) oder *Ausscheidungen durch physiologische oder pathologische Se- und Exkrete* (Konjunktivalsekret, Nasenrachensekret, Speichel oder Auswurf, Hustentröpfchen, Stuhl, Urin, Sekrete der Genitalorgane, Absonderungen der Haut wie Schuppen, Borken oder Haare, nach außen entleerter Eiter).

Zweitens wird der Infektionsweg durch das *Ziel* bestimmt, ein Verhältnis, das gesetzmäßigen Charakter annimmt, wenn das Zustandekommen der Infektion an besondere Eintrittspforten der Erreger gebunden ist. So erscheint es z. B. verständlich, daß der Weg über Nahrungsmittel oder Trinkwasser führt, wenn die Eintrittspforte der Mikroben in der Darmschleimhaut liegt wie bei der Cholera asiatica, bei den verschiedenen Formen der Dysenterie, beim Typhus und bei den Paratyphen, daß die Gonorrhöe durch den Geschlechtsakt, Influenza und Keuchhusten durch die Luft (Inhalation infektiöser Tröpfchen) verbreitet werden usw. Aus diesen und ähnlichen Beispielen ergibt sich ferner noch eine Beziehung anderer Art. Ist nämlich die Eintrittspforte mit der Ansiedelungs- und Vermehrungsstätte der Erreger identisch, so wird dadurch auch die Art der Ausscheidung festgelegt, Ausgangs- und Endpunkt des Infektionserregers liegen im gleichen Organ (Gewebe); Cholera, Typhus und Dysenterie werden von „Darm zu Darm", Influenza und Keuchhusten von „Lunge zu Lunge" übertragen. Das Gesagte gilt natürlich nicht, wenn verschiedene Eintrittspforten möglich sind (Tuberkel-, Milzbrand-, Pestbacillen, Bact. tularense u. a.) oder wenn die Eintrittspforte mit der Vermehrungsstätte der Erreger und daher auch mit dem ausscheidenden Organ nicht zusammenfällt; bei der Lyssa z. B. besteht der Übertragungsmodus im Biß eines tollwütigen Tieres, das infektiöse Agens vermehrt sich im Zentralnervensystem und die Ausscheidung des Virus erfolgt durch die Speicheldrüsen.

Seit FRACASTORIUS in seinem Buche „De contagione" (1546) diese Begriffe formuliert hat, unterscheidet die Medizin *Übertragungen durch direkte Berührungen* („contagiones per contactum") und *indirekte Übertragungen,* die dadurch charakterisiert sind, daß sich zwischen Spender und Empfänger des Infektionsstoffes irgendein Transportmittel einschaltet („contagiones per fomitem" und „contagiones per distans" im Schema von FRACASTOR). Theoretisch läßt sich diese Einteilung heute kaum aufrechterhalten. Man kennt Übertragungsarten, die man nach Belieben der einen oder der anderen Kategorie zuweisen könnte. Wenn sich ein Mensch in der Weise ansteckt, daß er die von einem in nächster Nähe befindlichen Kranken versprayten Hustentröpfchen einatmet (Lungentuberkulose, Lungenpest, croupöse Pneumonie, Influenza, Keuchhusten, Scharlach, Meningokokkeninfektionen), darf man den Vorgang mit gleichem Rechte als direkte wie als indirekte Übertragung rubrizieren.

Biologisch betrachtet stellt sich der Sachverhalt einfach dar. Übertragungsarten, bei denen die Ausscheidung aus dem infizierten und das Eintreffen in einem empfänglichen Organismus zeitlich und räumlich mehr oder minder weit voneinander getrennt erscheinen, fallen bei Erregern, welche gegen die Einflüsse der Außenwelt sehr empfindlich sind, von vornherein weg. Je widerstandsfähiger die Keime sind, desto mehr werden mittelbare Übertragungen in den Vordergrund des natürlichen Geschehens treten müssen. Diese aprioristischen Schlüsse werden durch die epidemiologische Erfahrung einerseits, durch unsere jetzigen Kenntnisse über die Lebenseigenschaften der infektiösen Mikroben anderseits vollauf bestätigt.

Die durch hämatophage Insekten verbreiteten Mikroben bilden keine Ausnahme. Sie sind zwar sehr hinfällig und halten sich trotzdem außerhalb des Menschen wochen-, ja jahrelang, aber nicht in der „Außenwelt", sondern im poikilothermen Wirt.

Praktisch liegt die Sache so, daß die Mannigfaltigkeit der Infektionswege mit der Verschiedenheit der Transportmittel zunimmt, welche die Verbindung zwischen den einzelnen Gliedern der Infektketten herstellen können. Die Möglichkeiten werden dann unter Umständen zahlreich und da sie überdies je nach den besonderen Qualitäten der Infektionsstoffe variieren, erscheint ihre übersichtliche und gleichzeitig erschöpfende Aufzählung im Rahmen dieses Kapitels undurchführbar; sie werden zudem in den Abschnitten über die spezielle Pathologie der menschlichen Infektionskrankheiten genügende Berücksichtigung finden.

Für die Bekämpfung der Infektionskrankheiten ist es natürlich außerordentlich wichtig, mit Sicherheit festzustellen, welche infizierte Person als Infektionsquelle für einen neu erkrankten und diagnostizierten Fall in Betracht kommt. Geht die Infektion von einem latent infizierten Individuum (einem Ausscheider) aus und sind die Infektionswege mannigfaltig, so führen epidemiologische Erhebungen häufig nicht zu einem positiven Resultat. Das ist die Situation, welche die Eindämmung des Abdominaltyphus und des Paratyphus B auch dort erschwert, wo der sanitäre Apparat gut organisiert ist. Hier hat sich nun eine vielversprechende Wendung vollzogen, deren Verständnis einige Vorbemerkungen erheischt.

F. W. TWORT und namentlich F. D'HERELLE verdankt die Wissenschaft die Entdeckung der sog. *Bakteriophagen* (abgekürzt „*Phagen*"), submikroskopischer Elemente, welche sich kraft einer spezifischen Affinitat an bestimmte Arten oder Rassen von Bakterien anheften, sich auf der Oberflache derselben vermehren und die von ihnen befallenen Bakterien unter geeigneten Bedingungen auflösen. Ihre Natur ist strittig; in allen wichtigen Beziehungen verhalten sie sich aber wie virusartige, fur die Bakterien pathogene Infektionsstoffe. Die Hoffnung, die Phagen in der Individualmedizin zur Verhutung und Heilung bakterieller Infektionen verwenden zu können, hat sich nicht in nennenswertem Ausmaße erfullt. Dagegen konnten sie der Massenmedizin dienstbar gemacht werden.

Es hat sich nämlich gezeigt, daß es Phagenrassen gibt, welche Typhus- oder Paratyphus-B-Stämme nur dann angreifen, wenn diese das sog. Vi-Antigen („Virulenz-Antigen") enthalten. Diese „*Anti-Vi-Phagen*" lassen sich an *bestimmte* Typhus- oder Paratyphus-B-Stämme durch längere Züchtung auf denselben derart enge anpassen, daß sie nurmehr mit dem Stamm, auf welchen sie dressiert sind, und seinen direkten Abkömmlingen reagieren. Ist man im Besitze eines Anti-Vi-Phagen, der auf die Typhusbacillen eines Ausscheiders eingestellt wurde, so kann man mit Hilfe desselben alle Infektionen ermitteln, welche von diesem Ausscheider ausgegangen sind, indem man sich überzeugt, daß die aus diesen Infektionen gezüchteten Typhusbacillen mit dem Testphagen reagieren. Die Testphagen, welche ihre durch Anpassung erworbene Eigenschaft unveränderlich festhalten, müssen zu diesem Zweck in Zentralinstituten gezüchtet und unter genauer Angabe des Falles, auf dessen Typhusbacillen sie eingestellt wurden, vorrätig gehalten werden. Voraussetzung ist, daß man eine hinreichende Anzahl der *verschiedenen* Testphagen, welche für einen Distrikt in Betracht kommen, züchten kann, was beim Typhus, in geringerem Maße beim Paratyphus B der Fall ist. In verschiedenen Ländern (England, Kanada, Südafrika) hat sich die Methode, nach den vorliegenden Berichten zu schließen, bewahrt.

## D. Die Ausbreitung der Infektionsstoffe im menschlichen Organismus.

Ebensowenig wie das bloße Auftreffen infektiöser Keime auf einen empfänglichen Menschen *muß* ihre Verlagerung in die Gewebe des Wirtes eine Infektion, d. h. eine Ansiedlung und Vermehrung der Erreger zur Folge haben. Es wurde schon an anderer Stelle betont, daß absichtliche Inokulationen infektiöser Keime resultatlos bleiben können (S. 54), und man darf mit Sicherheit annehmen, daß dies auch unter natürlichen Bedingungen der Fall ist. An das *Eindringen* muß sich also nicht notwendigerweise ein *Vordringen* (eine Ausbreitung des infektiösen Agens) anschließen. Man sollte daher diese Begriffe auseinanderhalten; das geschieht aber nicht, es wird vielmehr als selbstverständlich vorausgesetzt, daß die Invasion und das Haften des Infektes an völlig identische Bedingungskomplexe gebunden sind, zum mindesten, wenn die Invasion nur durch eine Berührung ohne Trauma vermittelt wird. Ähnlich wie bei der „Virulenz" (S. 48) ergab sich auch hier durch Fusion von „Eindringen" und „Vordringen" der übergeordnete Begriff der „*Invasionsfähigkeit*" (engl. „invasiveness"), der sich nicht definieren läßt und dessen Abgrenzung von der „Virulenz" und von der „Infektiosität" versucht, aber nicht erreicht wurde. Die Beobachtung lehrt in unzweideutiger Weise, daß sich einerseits an die Invasion ohne Intervall eine rapide und unaufhaltsame Ausbreitung der Keime anschließen kann (foudroyant verlaufende Streptokokkensepsis nach oft geringfügigen Verletzungen) und daß andererseits eingedrungene Erreger monate- und jahrelang im Gewebe deponiert bleiben können, bevor die Vermehrung bzw. Ausbreitung einsetzt, wie bei den *schlummernden* Infektionen (S. 89). Auf Grund dieser Tatsachen und Überlegungen wird hier die Ausbreitung der Erreger als eine besondere, von der Invasion abgegrenzte Phase des Infektionsprozesses behandelt.

Die *Arten der Ausbreitung* infektiöser Keime im Organismus empfänglicher Wirte sind außerordentlich verschieden, selbst wenn man nur einen Wirt (z. B. den Menschen) und eine Art infizierender Keime ins Auge faßt. So können die *Rassen oder Typen einer Bakterienart* hinsichtlich ihrer Ausbreitungstendenz im gleichen Wirt außerordentlich stark differieren, wie das für die Typen der Tuberkelbacillen, der Pneumokokken, der Salmonellagruppe und andere analoge Fälle festgestellt ist. Andererseits ist die Ausbreitung im gleichen Wirt von individuellen Einflüssen abhängig; schädigende Einwirkungen (Vitaminmangel, Hungern, Ermüdung, Abkühlung) können das Haften der Infektion begünstigen, was auch durch das Tierexperiment in überzeugender Weise bestätigt wird. Ferner kann die *Eintrittspforte* auf die Art und Intensität der Ausbreitung bestimmend wirken. Die alte Einteilung der Infektionsprozesse in *lokalisierte* und *generalisierte* trägt der bestehenden Mannigfaltigkeit nicht einmal annähernd Rechnung. Sucht man andererseits alle tatsächlich vorkommenden Möglichkeiten in ein *System der Ausbreitungsarten* einzuordnen, so werden die in der Minderzahl vorhandenen typischen Phänomene auf Kosten der vielen Kombinationen einseitig zur Geltung gebracht.

Nun besteht das Wesen jedes Infektionsprozesses in einer *Vermehrung* der eingedrungenen Keime. Die Ausbreitung kann daher nur beruhen 1. *auf einer herdförmigen (örtlich begrenzten) oder mehr diffusen Wucherung in einem Organ oder Gewebe.* Als Beispiel für ein herdförmiges Durchwachsen eines Gewebes kann der Staphylokokkenfurunkel im Bindegewebe der Haut angeführt werden, als diffuse Ausbreitung in einem Organ durch Keimvermehrung die durch Pneumokokken hervorgerufene lobäre (croupöse) Pneumonie; 2. *auf einem gerichteten Wuchern in präformierten Bahnen*, in einem Lymphgefäß (Lymphangoitis) oder in einem Nervenstrang (Lyssa, Poliomyelitis). Die Bahn, in welcher die Infektion fortschreitet, funktioniert als „*Infektionsschiene*" (R. Doerr); 3. *auf einer passiven Verschleppung durch die Blutzirkulation oder die Lymphströmung.* Von einer Ausbreitung der „Infektion" kann man natürlich nur dann sprechen, wenn die Verschleppung der Keime eine Ansiedlung und Vermehrung derselben am entfernten Ort zur Folge hat. Dagegen ist es nicht notwendig, daß die Verschleppung von einer Ansiedlungsstätte aus stattfindet; eingedrungene Keime können verschleppt werden, ohne daß sie sich an der Eintrittspforte vermehren, und sich erst an entfernten Orten ansiedeln. Die Eintrittspforte läßt sich in solchen Fällen nicht oder nur vermutungsweise angeben und man spricht daher von *kryptogenetischen Infektionen* (primäre, durch Staphylokokken verursachte Osteomyelitis, primäre Strepto- oder Pneumokokkeninfektionen des Peritoneums, des Endokards und der weichen Hirnhäute, kryptogenetische Streptokokkensepticämie); 4. *auf einer primären Infektion des Blutes*, das man in dem hier erörterten Zusammenhang figürlich als „bewegliches Gewebe" betrachten kann. Hierher gehören jene Infektionsprozesse, welche durch den Stich oder Biß blutsaugender Arthropoden (Insekten, Zecken, Milben) übertragen werden, gleichgültig, ob die Vermehrung der Erreger auf das Blut beschränkt bleibt oder ob die Infektion auf die Gewebe des Wirtes übergreift.

Alle Varianten der Ausbreitung infekitöser Prozesse lassen sich auf einen der vier eben angeführten Vorgänge oder auf Kombinationen derselben zurückführen.

Auch die sog. *Herdinfektionen* machen keine Ausnahme. Man faßt unter dieser Bezeichnung Fälle zusammen, in welchen eine ursprünglich lokalisierte, an sich meist unbedeutende oder klinisch völlig latente Infektion (der „*Herd*" oder „*Focus*") während eines länger dauernden Bestehens zu krankhaften Störungen in entfernten Organen führt. Die Fernwirkung wird durch schubweise oder mehr kontinuierliche Einschwemmung von Bakterien in die Blutzirkulation vermittelt und in Anbetracht dieser Entstehungsweise, zum Teil auch aus symptomatologischen Gründen als „*septischer Prozeß*“ aufgefaßt. Es handelt sich also einfach um eine Verschleppung durch das Blut, aber nicht um eine besondere Form der Ausbreitung. Die Sonderstellung der fokalen Infektionen läßt sich wohl nur durch das oft auffallende Mißverhältnis zwischen der geringen Bedeutung des primären Herdes und den oft schweren Folgen der Ausbreitung begründen, ein Kontrast, der auch die intensive Bearbeitung durch Kliniker, Zahnärzte und Mikrobiologen erklärt. Leider wurde dieses wichtige Gebiet mit unzulänglich begründeten, ja unwahrscheinlichen Hypothesen belastet und die Beweise für den ursächlichen (genetischen) Zusammenhang zwischen dem „Focus“ und der angeblich sekundären Erkrankung sind meist durchaus ungenügend; die Schaffung sicherer und tragfähiger wissenschaftlicher Grundlagen wird wohl erst in Hinkunft erfolgen. Die Herde können in den Tonsillen, an den Zähnen (Granulome und Cysten an den Spitzen der Zahnwurzeln, Alveolarabscesse, Paradentose) oder in den Nebenhöhlen sitzen, Möglichkeiten, die dem engeren Begriff der „*oralen Sepsis*“ entsprechen; der Herd kann aber auch in der Prostata, im Appendix, in der Gallenblase usw. lokalisiert sein. Als Folgeerkrankungen werden alle möglichen schweren und leichten Prozesse genannt, darunter viele, deren infektiöse Ätiologie mehr als zweifelhaft ist; die meisten Angaben betreffen Arthritiden, Endokarditiden und Nephritiden.

Ist es verhältnismäßig leicht, sich über die Art und die Ursachen der Ausbreitung infektiöser Elementarorganismen in ihren Wirten Rechenschaft abzulegen, so sind unsere Kenntnisse über das *Gegenteil, nämlich über die Gründe, warum eine im Prinzip mögliche Ausbreitung unterbleibt*, außerordentlich dürftig. Wir konstatieren nur, daß häufig in einem Gewebe begrenzte Herde entstehen und daß die Ausbreitung über das ganze Organ oder Gewebe, in welchem der Herd sitzt, nicht stattfindet, daß das Wuchern in Infektionsschienen an irgendeinem Punkte der Bahn Halt macht, daß kein Einbruch in die Blutzirkulation stattfindet oder daß die Infektion trotz erfolgter Invasion nicht haftet, sind aber fast nie imstande, die Natur der Faktoren auszugeben, welche der erfolgten Ausbreitung des infektiösen Agens ein Ziel setzen oder die Vermehrung der eingedrungenen Keime unmöglich machen, sei es dauernd oder zeitweilig. Wohl hat man eine vorzeitig erwachende spezifische Immunität, unspezifische Abwehrreaktionen der Gewebe, eine verminderte Durchlässigkeit der bindegewebigen Strukturen durch den die Infektion begleitenden Entzündungsprozeß (V. Menkin, G. Favilli) oder anatomische Schranken (Impermeabilität der Blut-Hirn-Schranken, Synapsen der Neuronen in den nervösen Leitungsbahnen neurotroper Virusarten) verantwortlich gemacht, aber ohne überzeugende Begründung.

In die Gruppe dieser unaufgeklärten Erscheinungen gehört auch die *antagonistische Beeinflussung verwandter Virusinfektionen*. Sie wurde zuerst von Fl. Magrassi 1935 und im selben Jahre auch von M. Hoskins beobachtet und besteht darin, daß eine Infektion mit einer Virusart die Entwicklung einer Infektion mit einem verwandten Virus verhindert. Dieser Antagonismus wurde nicht nur bei tierpathogenen, sondern auch bei pflanzenpathogenen Virusarten und bei Bakteriophagen beobachtet; er äußert sich auch bei der Züchtung der rivalisierenden Virusarten im bebrüteten Hühnerei oder in der Gewebekultur. Im Schrifttum wird dieser Antagonismus als Phänomen von Magrassi bezeichnet oder als „*Konkurrenz der Infektionen*“, weil er zu der bereits früher entdeckten „*Konkurrenz der Antigene*“ in enger Beziehung steht und das Wesen der Erscheinung zutreffend charakterisiert. Der in der englischen und amerikanischen Literatur gebräuchliche Ausdruck „*Interferenzphänomene*“ ist eine überflüssige und unzweckmäßige Neuerung.

### a) Das Blut als Ansiedelungsstätte und Transportmittel infektiöser Mikroben.

Der Nachweis von Mikroben im strömenden Blute kann 1. *mikroskopisch*, 2. durch das *Kulturverfahren* und 3. *experimentell*, d. h. *durch Verimpfung des Blutes auf empfängliche Versuchstiere* (unter Umständen auch auf Menschen) erbracht werden. Jede dieser drei Methoden hat ihr spezielles Anwendungsgebiet;

alle setzen technisches Können, spezialistische Kenntnisse, eine durch Erfahrung geschulte kritische Beurteilung der Ergebnisse und zum Teile auch die Hilfsmittel gut eingerichteter Laboratorien voraus.

ad 1. Die *mikroskopische Untersuchung* kann am nativen Blutpräparat (im Hellfeld oder Dunkelfeld) oder an gefärbten Ausstrichen (eventuell im „dicken Tropfen“) vorgenommen werden. Sie ist nur für Mikroben brauchbar, welche einerseits im Blute in größerer Zahl auftreten und die sich andererseits durch ihre morphologischen und färberischen Eigenschaften leicht und sicher identifizieren lassen, wie z. B. die Malariaplasmodien, die Trypanosomen und die Spirochäten.

Bei der Untersuchung nativer Blutpräparate hat man zu berücksichtigen, daß im Blute Formelemente vorhanden sein oder erst nach der Entnahme der Blutprobe auftreten können, die eine entfernte Ähnlichkeit mit Mikroorganismen besitzen und de facto bis in die neueste Zeit dafür gehalten wurden. In der mikrobiologischen Literatur stößt man auf zahlreiche Angaben über solche vermeintliche „Erreger“, die sich bei der Nachprüfung als Hämokonien, „Pseudospirochäten“ oder als Derivate von Erythrocyten erwiesen haben.

ad 2. Bei den *Bakterien* versagt die mikroskopische Untersuchung, weil die beiden oben genannten Prämissen fast nie erfüllt sind. Die Methode der Wahl ist hier die Züchtung auf flüssigen oder festen Nährböden. Sie liefert bei manchen Infektionen bis zu 100% positiver Resultate (z. B. im Initialstadium des Abdominaltyphus), läßt sich auf aerobe und anaerobe Bakterien anwenden und gestattet auch quantitative Aussagen über den Keimgehalt der untersuchten Blutproben (SCHOTTMÜLLER, ZDANSKY u. a.). Die kulturelle Blutuntersuchung verfolgt ferner nicht nur den Zweck, die erfolgte Invasion in die Blutbahn festzustellen. Sie erleichtert vielmehr auch die Stellung der ätiologischen Diagnose und kann sie unter Umständen allein ermöglichen, erlaubt zuweilen prognostische Schlüsse (z. B. beim Hautmilzbrand oder Staphylokokkeninfektionen, wo ein positiver Blutbefund in der Regel einen schweren oder letalen Verlauf ankündigt) und beeinflußt schließlich auch das therapeutische Vorgehen.

Von Infektionen, bei denen die kulturelle Untersuchung des Blutes auf Bakterien in der einen oder anderen Richtung praktische Bedeutung hat, seien genannt: der Typhus, die Paratyphen (insbesondere die typhusartigen Verlaufsformen), der Milzbrand, Staphylo- Strepto- und Pneumomykosen, Gono- und Meningokokkeninfektionen, Maltafieber und BANGsche Krankheit, Pest, Tularämie, Infektionen mit den PFEIFFERschen Influenzabacillen und mit den anaeroben Erregern des Gasödems (Gasbrandes). Es besteht ferner kein Zweifel, daß Tuberkelbacillen durch das Blut verschleppt werden können (Miliartuberkulose, Intimatuberkel) und damit ist naturgemäß bei dem jetzigen Stande der bakteriologischen Technik auch die Möglichkeit ihres Nachweises im Blute gegeben. Über die Häufigkeit der positiven Befunde gehen jedoch die Angaben der verschiedenen Autoren geradezu diametral auseinander, so daß vorläufig eine Klärung dieser Widersprüche abgewartet werden muß, die um so dringlicher erscheint, als aus den positiven Befunden weitgehende Folgerungen abgeleitet wurden. Insbesondere behauptet E. LÖWENSTEIN, daß er bei einer Reihe von Krankheiten mit bisher unbekannter Ätiologie (Gelenkrheumatismus, Chorea, sympathische Ophthalmie) Tuberkelbacillen aus dem Blute züchten konnte, und zwar in einem auffallend hohen Prozentsatz der Fälle; er hält sich daher für berechtigt, diese Prozesse als besondere Lokalisationen und Verlaufsarten der Tuberkulose aufzufassen. In zahlreichen Nachprüfungen konnten jedoch die positiven Blutbefunde bei den genannten Krankheitsformen nicht oder nicht einmal annähernd in dem von LÖWENSTEIN angegebenen Ausmaß bestätigt werden.

Auf die Technik der Blutentnahme und der Blutkultur kann hier nicht eingegangen werden. Es sei nur auf zwei prinzipiell wichtige Punkte verwiesen.

Die Blutproben werden in der Regel sofort nach der Entnahme verarbeitet; nur in wenigen Fällen ist ein Transport vom Krankenbett in ein mehr oder weniger weit entferntes Laboratorium ohne Gefährdung eines positiven Resultates möglich, z. B. beim Typhus, wo das Blut in versandfähige Röhrchen mit steriler Rindergalle übertragen werden kann (KAYSER und CONRADI) oder bei Allgemeininfektionen mit Staphylo- und Streptokokken (Auffangen des Blutes in sterilen Eprouvetten, die abgemessene Mengen von Natriumcitratlösung zwecks Verhinderung der Blutgerinnung enthalten). Es ist daher begreiflich, daß die Untersuchung des Blutes auf Bakterien zwar im klinischen Betrieb bzw. in größeren Krankenhäusern (allerdings auch hier nicht in genügendem Umfang) benützt wird, nicht aber oder nur ausnahmsweise in kleinen Spitälern oder vom praktischen Arzte.

Man muß zweitens die Gewißheit haben, daß die auf den blutbeschickten Nährböden wachsenden Keime wirklich aus dem Blute herausgezüchtet wurden und nicht erst nachträglich in das entnommene Blut oder auf die Nährböden als „akzidentelle Verunreinigungen" gelangten. Dies läßt sich erreichen, wenn die Entnahme des Blutes, seine Aussaat auf Nährböden und die weitere Untersuchung *von einem Fachmann, und zwar von ein und derselben Person* ausgeführt werden, die sich dann darüber im klaren ist, ob die Methodik in allen Phasen exakt war oder ob etwaige Fehler unterliefen. Statt dessen werden aber meist die einzelnen Akte des Verfahrens auf verschiedene Personen verteilt und oft genug Dilettanten (Ärzten ohne genügende mikrobiologische Vorbildung, Laborantinnen) überlassen. Daraus resultiert eine Unsicherheit, die man in der Praxis durch folgendes Dilemma erledigt. Entwickeln sich in einer Blutkultur Bakterien, die als „Erreger" legitimiert sind (z. B. Typhusbacillen, Milzbrandbakterien, Tuberkelbacillen usw.), so wird die Beweiskraft eines solchen Ergebnisses nicht angezweifelt, weil man annimmt, daß derartige Mikroben als „Verunreinigungen" nicht in Betracht kommen. Wachsen dagegen Keime, die in der Außenwelt weitverbreitet sind und deren Infektiosität oder Pathogenität für den Menschen (entweder überhaupt oder doch im vorliegenden Krankheitsfall) fraglich erscheint (z. B. ein anhämolytischer Staphylococcus, Bact. coli, Proteusbacillen, Bakterien der aeroben und anaeroben Fäulnis), so wird so gut wie immer eine „zufällige Verunreinigung" konstatiert und das Züchtungsergebnis einfach vernachlässigt. Beide Schlüsse können falsch sein, auch der erste, namentlich dort, wo allzuviel Vertrauen in nichtärztliche Hilfskräfte gesetzt wird. Kann man mit Bestimmtheit behaupten, daß der gezüchtete Keim aus dem Blute des untersuchten Individuums stammt, so bleibt allerdings noch in vielen Fällen die Bewertung des Befundes für das Krankheitsgeschehen offen, und da muß man naturgemäß bei Bakterien, die nicht zu den typischen Erregern gehören, besonders vorsichtig sein.

c) Die tierexperimentelle Blutuntersuchung ist umständlicher als die mikroskopische und kulturelle, erfordert besondere Einrichtungen und beansprucht mehr Zeit. Sie ist daher auch dort, wo sie früher üblich war, durch andere Methoden verdrängt worden (Ersatz des Meerschweinchenexperimentes beim Fleckfieber durch die Reaktion von Weil-Felix). Sie behauptet aber noch immer ein weites Feld, erstens bei den virusartigen Infektionsstoffen, zweitens bei sichtbaren Mikroben (Milzbrandbacillen, Trypanosomen der Schlafkrankheit, Spirochaeta ictero-haemorrhagica, welche den Morbus Weil erzeugt), falls der mikroskopische oder kulturelle Nachweis aus irgendeinem Grunde unzuverlässige Resultate liefert.

Die *Zahl der Mikroben*, die man in der Volumseinheit einer Blutprobe feststellt, kann innerhalb außerordentlich weiter Grenzen schwanken, von Millionen, ja Milliarden pro Kubikzentimeter herab bis zu vereinzelten Exemplaren; es kann auch der Fall eintreten, daß auf mehrere Kubikzentimeter nur ein einziger Keim entfällt oder daß in dem Gesamtblut der untersuchten Person so wenige Mikroben vorhanden sind, daß sich der positive Nachweis als zufälliges Ergebnis darstellt.

Im allgemeinen findet man das erste Extrem bei Infektionen, welche durch hämatophage Insekten übertragen werden, z. B. bei der Malaria, der Febris recurrens, beim Fleckfieber, wo die Anreicherung der Parasiten im Blute die Sicherheit des Übertragungsmodus und damit die Erhaltung der Parasiten in der Natur verbürgt. Das Blutquantum, welches ein Insekt aufzunehmen vermag, ist minimal und wurde beispielsweise für die Kleiderlaus von DA ROCHA-LIMA mit 0,3—0,8 mg bestimmt. Da ferner Beobachtungen und Experimente gezeigt haben, daß ein einziger Saugakt mit großer Regelmäßigkeit zur Infektion des Insektes führt, ergibt sich der Schluß, daß im Blute des infizierten Menschen eine ganz enorme Vermehrung der Erreger erfolgen muß. Der Vermehrungsprozeß läßt sich übrigens bei den Malariaplasmodien, Trypanosomen und Spirochäten direkt durch fortlaufende mikroskopische Untersuchungen des Blutes feststellen, bei den submikroskopischen Erregern (Gelbfieber, Dengue, Phlebotomenfieber) in der Weise, daß man die kleinste Menge Patientenblut ermittelt, durch welche ein gesunder Mensch oder ein empfängliches Versuchstier experimentell infiziert werden kann; beim Gelbfieber z. B. beträgt diese Menge nach J. BAUER nur $10^{-11}$ ccm.

Das zweite Extrem ist bei den bakteriellen Infektionen die Regel; hier gibt SCHOTTMÜLLER als die von ihm festgestellte *Höchstgrenze* 1000 Bakterienzellen je Kubikzentimeter an.

Dieser Gegensatz wird darauf zurückgeführt, daß es sich im ersten Falle um eine Blutinfektion im engeren Sinne, d. h. um eine Vermehrung der Erreger im Blute handelt, im zweiten Falle lediglich um eine Einschwemmung in das Blut ohne Vermehrung im Blute; das Blut soll also hier nur als Transportmittel fungieren, dort die eigentliche Ansiedelungsstätte repräsentieren. H. SCHOTTMÜLLER, der diesen Standpunkt in besonders scharf formulierter Fassung vertrat, lehnte daher *für die bakteriellen Infektionen* die übliche Unterscheidung der *Bakteriämie* (bloße Einschwemmung in die Blutbahn) und der *Septicämie* oder *Sepsis* (Vermehrung der Bakterien im Blute) ab; beide Zustände sind nach seiner Auffassung identisch und differieren nur quantitativ insofern, als das, was der Kliniker Sepsis nennt, durch eine umfangreichere, dauernde oder wiederholte Einschwemmung der Keime ausgezeichnet ist, aber nicht durch eine im Blute erfolgende Proliferation.

Von Extremfällen abgesehen läßt sich jedoch die Alternative „bloße Einschwemmung-Vermehrung im Blute" meist nicht entscheiden, und zwar weder durch die Blutuntersuchung noch durch die klinischen Symptome. Für die Entstehung hämatogener Metastasen genügt eine geringfügige „Bakteriämie" jedenfalls und die Entwicklung des Bildes der septischen Allgemeininfektion kann sehr wohl durch eine reichliche bzw. wiederholte Einschwemmung bedingt sein. Der Arzt hält allerdings an der Unterscheidung von Bakteriämie und Sepsis in der Praxis am Krankenbett fest, aber nicht auf Grund des erörterten theoretischen Kriteriums, sondern indem er auf die Folgen der Blutinvasion bzw. Blutinfektion abstellt. Werden z. B. im Blute eines gesunden Menschen Typhusbacillen oder im Blute einer Wöchnerin bei komplikationsfreiem Verlauf des Wochenbettes Colibacillen nachgewiesen, so fällt es keinem Arzte ein, auf Grund eines solchen Befundes eine Sepsis zu diagnostizieren; treten umgekehrt im Anschluß an eine Streptokokkenphlegmone intermittierende, von Schüttelfrösten begleitete Fieberparoxysmen auf, so wird sich der Kliniker nicht bestimmen lassen, den Prozeß etwa als eine „hochgradige Bakteriämie" zu bezeichnen. Die Sepsis ist, mit anderen Worten, ein *Krankheitsbild,* dessen Aufstellung bekanntlich in die vorbakteriologische Ära zurückdatiert und auf die Beobachtung der *Folgezustände von Wundinfektionen* basiert wurde. Diese Entstehungsgeschichte und der phänologische Inhalt des Begriffes lassen es als verständlich erscheinen, daß man den Ausdruck „Sepsis" nur auf bakterielle Infektionen anwendet; sonst bestünde kein plausibler Grund, warum z. B. das akute Stadium der Malaria im ärztlichen Sprachgebrauch nicht als septischer Zustand gilt.

Die Anwesenheit von infektiösen Mikroben im strömenden Blut muß nicht zu *sekundären Ansiedelungen in vascularisierten Organen* führen. Im Verhältnis zu der außerordentlich häufigen Blutinvasion ist vielmehr die Bildung hämatogener Metastasen als ein *im ganzen seltenes Ereignis* zu betrachten. Einigermaßen konstant ist nur der Milztumor, der wohl in der Regel auf einer hämatogenen metastatischen Infektion des Milzparenchyms beruht.

In den Begriff der Metastase, wie er gewöhnlich definiert wird, geht eine pathologisch-physiologische Komponente ein, d. h. man spricht von einer Metastase nur dann, wenn die sekundäre lokale Ansiedelung Funktionsstörungen und anatomische Veränderungen hervorgerufen hat. Notwendig ist diese Einschränkung nicht, da die metastatische Infektion wie jede andere auch latent verlaufen kann; es besteht kein Zweifel, daß z. B. sekundäre Ansiedelungen der Syphilisspirochäten in verschiedenen Organen, namentlich in den weichen Hirnhäuten erfolgen können, ohne daß der Vorgang klinisch oder anatomisch manifest wird. Die okkulten Metastasen sind jedoch für den Kliniker wie für den Pathologen weniger wichtig und wurden daher noch nicht ausreichend studiert.

Die *metastatisch-hämatogenen Ansiedelungen mit lokaler pathologischer Auswirkung* zeigen ein *außerordentlich mannigfaltiges Verhalten.* „Gesetze", welche für alle Infektionen Gültigkeit haben, lassen sich nicht formulieren; ja selbst bei ein und derselben Infektion treten hinsichtlich der Zahl und der Verteilung der Metastasen große Unterschiede zutage. Offenbar stellt das Kreisen der Erreger im Blute nur eine notwendige, aber keine hinreichende Bedingung für das Zustandekommen sekundärer Ansiedelungen dar; die Faktoren, welche sich zur Blutinfektion hinzugesellen müssen, sind jedoch sicher nicht einheitlich und überdies größtenteils unbekannt.

Man hat natürlich in erster Linie an die Existenz bestimmter *Organotropien* der Erreger gedacht. Es ist in der Tat im allgemeinen richtig, daß Mikroben mit mehr oder weniger universeller Ansiedelungsfähigkeit in den verschiedensten Organen Metastasen setzen können, während bei Keimen mit ausgeprägter Organotropie nur bestimmte Lokalisationen möglich sind. Bei der Staphylokokkensepsis findet man eitrige Metastasen im Myokard, in der Milz, im Knochenmark, in den Nieren, Lungen, Leptomeningen und in den Gelenken; die Gonokokken erzeugen vom Blut aus meist bloß Arthritiden und Endokarditiden, die Meningokokken Meningitis. Das Vorhandensein oder Nichtvorhandensein organotroper Eigenschaften ist aber nicht maßgebend. Vergleicht man nämlich die Häufigkeit positiver Blutbefunde mit der Frequenz der Metastasenbildung, so stellt sich heraus, daß die Staphylokokkämie in 95% der Beobachtungen die Entstehung von Metastasen hervorruft, die Streptokokkämie nur in 35% (Lenhartz), obwohl sich beide Keime in den verschiedensten Geweben zu vermehren vermögen; Pneumokokken sind im Blute bei croupöser Pneumonie so gut wie immer vorhanden, hämatogene Metastasen gehören dagegen zu den Seltenheiten. Diese Beispiele sprechen dafür, daß außer der Organotropie noch eine andere Eigenschaft der Erreger mitwirken muß, für die man einstweilen keine passende Bezeichnung und noch weniger ein mechanistisches Verständnis hat; um „Infektiosität" oder „Virulenz" kann es sich nicht handeln, denn soweit diese Wirkungsqualität meßbar ist, steht ihre Intensität nicht im Verhältnis zur Frequenz der Metastasen. Der Streptococcus, welcher die Endocarditis lenta erzeugt (Streptococcus mitior seu Streptococcus viridans), ist keineswegs durch einen hohen Grad von Infektiosität oder Virulenz ausgezeichnet.

Aus den Eigenschaften der Erreger heraus läßt sich die Phänomenologie der hämatogenen Metastasen überhaupt nicht restlos aufklären. Die Bakteriämie führt ja, mag sie durch diesen oder jenen Keim bedingt sein, fast nie zur Bildung in allen, sondern *nur in einzelnen, für den betreffenden Erreger in Betracht kommenden Organen.* An eine Blutinfektion mit Gonokokken schließt sich einmal eine Arthritis, ein anderes Mal eine Endokarditis an und selbst die Staphylokokken, welche hinsichtlich der Häufigkeit der Metastasen und im Hinblick auf das Fehlen von Prädilektionsstellen ein Extrem darstellen, rufen oft nur *eine einzige metastatische Eiterbildung* in einem Gewebe hervor, dessen Sitz keiner Regel unterworfen ist. Es muß somit der Zufall tätig sein.

Eine grobsinnliche Form gewinnt das Walten des Zufalls bei der *septischen Embolie*. Von infizierten Thromben der Herzklappen oder der Venen (Thrombophlebitis) werden Teile abgelöst, durch den Blutstrom fortgerissen und bleiben als „Emboli" in größeren oder kleineren Gefäßen (meist Arterien) stecken; am Orte ihrer Fixierung kommt es zur Infektion der Gefäßwand und ihrer Umgebung. Ist das embolisierte Gefäß eine „Endarterie" (Lunge, Milz, Niere), so entsteht ein anämischer oder hämorrhagischer Infarkt, der vom infizierten Embolus aus mit Keimen besiedelt wird (pyämischer Infarkt). Der Sitz embolischer Metastasen ist von den Eigenschaften der Erreger natürlich ganz unabhängig; er wird von der Lage des primären Thrombus, der Größe der losgelösten Emboli und der Einschwemmung derselben in dieses oder jenes Gefäß, d. h. von zufälligen Umständen bestimmt.

Die Erkennung des hämatogenen Charakters einer Metastase stößt meist auf keine besonderen Schwierigkeiten; die räumliche Entfernung von einem vorhandenen primären Herd, der Ausschluß anderer Ausbreitungswege (wobei auch die Fortleitung per continuitatem zu berücksichtigen ist), das Bestehen der klinischen Symptome einer Blutinvasion und der Nachweis der letzteren durch eine Blutuntersuchung gestatten einzeln oder im Zusammenhalt ein zutreffendes Urteil. Zunächst muß allerdings auf Grund der schon vorliegenden Forschungsresultate oder mit Hilfe spezieller Untersuchungen festgestellt werden, daß es sich überhaupt um eine Metastase handelt, d. h. daß die fragliche Störung oder pathologische Veränderung auf einer Ansiedelung der Erreger im betroffenen Organ beruht. Die Krämpfe beim Tetanus, die Lähmungen bei der Diphtherie, die Gelenk- und Sehnenscheidenentzündungen bei der bacillären Dysenterie, das Exanthem bei der Scarlatina sind *Fernwirkungen organotroper Gifte* und ebenso darf die toxische Genese für gewisse postinfektiöse Nephritiden und Augenaffektionen als gesichert gelten. Diese Beispiele zeigen, daß sich die Unterscheidung zwischen Metastase und toxischer Fernwirkung keineswegs aus der Art der Symptome und pathologischen Läsionen von selbst ergibt. Ein Exanthem z. B. kann sowohl durch Ansiedelung des Erregers in der Haut wie durch ein an anderer Stelle produziertes Toxin hervorgerufen werden. Unsere Auffassungen haben hier im Laufe der letzten Jahre so manche einschneidende Wandlung durchgemacht (toxischer Ursprung des Scharlachexanthems, metastatische Natur der gonorrhoischen Iridocyclitis) und einige Spezialfalle sind bis heute nicht entschieden, wie die Pathogenese der kleinen Leberabscesse bei der bacillären Dysenterie oder die Entstehung des Masernexanthems. Bei Hauterscheinungen wird man auch an *allergische Reaktionen* (s. S. 107) zu denken haben.

## b) Die Lymphbahn.

Für die Tuberkelbacillen, die Pestbacillen und die Erreger der Tularämie (Bact. tularense), für die Rotzbacillen, den DUCREYschen Bacillus (Erreger des Ulcus molle), für die Syphilisspirochäte und für das Virus des Lymphogranuloma inguinale ist sie der reguläre oder doch einer der regulären Wege, auf welchen die Ausbreitung vor sich geht. Es kommt hier regelmäßig zu beträchtlicher Schwellung der der Eintrittspforte benachbarten (regionären) Lymphknoten, in welchen die Erreger in derartigen Mengen gefunden werden, daß die örtliche Vermehrung evident ist; von den erst befallenen Lymphknoten kann der Prozeß zu den nächsten, in den Lymphstrom eingeschalteten Drüsen fortgeleitet werden und sich dort erneut etablieren, ein etappenweises Fortschreiten, das man z. B. bei der Bubonenpest (sekundäre Pestbubonen) oder bei Inokulationstuberkulosen (wenn die Bacillen z. B. in eine Verletzung der Finger eindringen) deutlich zu beobachten vermag.

Andere Mikroben werden *fakultativ* durch Lymphströmungen verschleppt, zum Teil auf längere Entfernungen, zum Teil und weit häufiger auf kurze Distanzen.

In Anbetracht der engen Beziehungen zwischen Lymph- und Blutzirkulation müssen hämatogene und lymphogene Generalisation vielfach ineinandergreifen. Lymphdrüsen und lymphatische Gewebe können vom Blut aus infiziert werden; umgekehrt und öfter kommt es vor, daß sich die Erreger zunächst in Lymphknoten, in den PEYERschen Plaques, in den Tonsillen ansiedeln und von dort aus sekundär in die Blutbahn einbrechen und die Entstehung hämatogener Metastasen verursachen (Pest, Tularämie, Typhus abdominalis). Die Verflechtung der beiden Vorgänge ist zuweilen so innig, daß sich die zeitliche Aufeinanderfolge und gegenseitige Abhängigkeit kaum feststellen läßt. Die bevorzugte Vermehrungsstätte der Typhusbacillen sind z. B. die lymphatischen Apparate des Verdauungstraktes; sie werden aber von hier aus gesetzmäßig und nicht in einem Schub, sondern kontinuierlich während eines längeren Zeitraumes ins Blut ausgeschwemmt, gelangen durch dieses in verschiedene Organe und setzen Metastasen, die ihrerseits zur Aufrechterhaltung der Bakteriämie beitragen. Lymphogene und hämatogene Ausbreitung schließen sich somit bei dieser Infektion zu einer Art *„Kreisprozeß"* zusammen.

Wie der Übertritt der Mikroben aus den lymphatischen Geweben in das Blut erfolgt entzieht sich größtenteils unserer Einsicht. Nur ein Fall konnte durch die Untersuchungen von JOCHMANN, SCHMORL, BENDA u. a. genauer analysiert werden: der *Einbruch von Tuberkelbacillen in das strömende Blut,* die Ursache der *akuten Miliartuberkulose.* Der Vorgang kann sich hier verschieden gestalten. Einmal so, daß eine Vene eine tuberkulös-erweichte Lymphdrüse durchsetzt oder mit einer benachbarten Drüse verlötet wird; die Venenwand wird arrodiert und der Inhalt des Herdes entleert sich in das Gefäßlumen, wo ihn die Strömung erfaßt. Andere Male führt der Ductus thoracicus bacillenhaltigen Chylus der Vena subclavia zu, sei es, daß seine Wand selbst den Sitz zerfallender tuberkulöser Veränderungen bildet oder daß er Lymphe aus tuberkulös erkrankten Drüsen abtransportiert. Drittens — und dies soll sich am häufigsten ereignen — können sich in der Intima größerer Blutgefäße circumscripte Herde, sog. „Intimatuberkel", entwickeln, die schließlich erweichen und große Bacillenmengen an das vorbeifließende Blut abgeben. Der Weg, auf dem die Infektion der Intima zustande kommt, ist nicht sicher bekannt; es wird angenommen, daß es sich in der Regel um eine lokale Haftung vereinzelter, im Blute kreisender Bacillen handelt.

### c) Die Nervenbahnen.

Daß sich gewisse Infektionsstoffe von der Peripherie her in zentripetaler Richtung *entlang den Nerven* fortbewegen können, erscheint durch eine große Zahl mannigfach variierter Tierexperimente bewiesen. Der Nerv fungiert also hier als *„Leitungskabel"* oder als *„Infektionsschiene"*; die „Empfangsstation" oder das „Eintreffsorgan" ist naturgemäß das *Zentralnervensystem,* in welchem die Ansiedelung und Vermehrung der Erreger stattfindet. Der Vorgang wird als *„Spontanneurotropie"* oder *„Neuroprobasie"* (προβαίνειν = fortschreiten) bezeichnet.

Die experimentelle Begründung der Lehre von der Nervenleitung kann hier nur in den gröbsten Umrissen skizziert werden; wer sich über dieses interessante Thema ausführlich orientieren will, sei auf einen Artikel von DOERR im Handbuch der Virusforschung, II. Teil. 1939: „Die Ausbreitung der Virusarten im Wirtsorganismus" verwiesen. Versuche, die mit Lyssavirus, später namentlich mit Herpesvirus und dem Virus der Poliomyelitis acuta ausgeführt wurden, ergaben, daß man mit großer Regelmäßigkeit eine Infektion des Zentralnervensystems erhält, wenn man das infektiöse Material in den Stamm eines größeren Nerven injiziert oder auch nur auf die proximale Wundfläche eines kleinen verletzten Nervenästchens aufträufelt. Wird dagegen der als Infektionsschiene in Betracht kommende Nervenstamm (z. B. nach Inokulationen der Hinterpfote der Ischiadicus) fest unterbunden oder völlig durchtrennt, so bleibt die Infektion bzw. die Erkrankung des Zentralnervensystems in der Regel aus. Im zuleitenden Nerven läßt sich das Virus zu geeigneter Zeit direkt nachweisen, wenn man die Substanz des Nerven auf empfängliche Tiere verimpft, und bei richtig gewählter Anordnung kann es im zuleitenden Nerven schon festgestellt werden, wenn das Zentralnervensystem noch nicht infektiös ist. Das Herpesvirus hinterläßt ferner auf seinem Wege *„Bahnspuren" d. h. anatomische (histologische) Veränderungen,* die in Rundzelleninfiltrationen der Nerven sowie in Läsionen von Ganglienzellen (falls Ganglien passiert werden) bestehen; sie sind streng auf die nervösen Gebilde beschränkt, greifen nicht auf die Gewebe über, in welche die Nerven eingebettet sind, und geben ein klares mikroskopisches Bild der von der Peripherie bis zum Zentrum zurückgelegten Strecke. Im Zentralnervensystem endlich siedelt sich das infektiöse Agens primär stets an jenen Stellen an, welche den Eintrittsstellen der zuleitenden Nerven entsprechen; durch die Art der Infektionsschiene wird somit die primare Lokalisation im Eintreffsorgan eindeutig bestimmt (*„Prinzip der Hodogenese"* nach MARINESCU und DRAGANESCU) und in Experimenten mit Herpesvirus kann man auf diese Weise nach Belieben Myelitiden oder Encephalitiden erzeugen sowie Infektionen des Trigeminus- oder des Vaguskernes.

Ebensowenig wie vor 47 Jahren, als diese Frage zuerst von DI VESTEA und ZAGARI für die Lyssa aufgeworfen wurde, ist es jedoch entschieden, wie man sich diese Neuroprobasie vorzustellen hat. Es ist vor allem noch nicht sicher klargestellt, ob die Wanderung im Achsenzylinder oder in den Lymphräumen zwischen den Nervenfasern vor sich geht. Dagegen darf man jetzt mit großer Sicherheit annehmen, daß die oft langen Wegstrecken durch Vermehrung, durch Fortwuchern der Infektionsstoffe in den präformierten Bahnen der Nerven zurückgelegt werden; die Möglichkeit eines passiven Transportes ist unwahrscheinlich geworden.

Im *Zentralnervensystem* erfolgt die Ausbreitung der neurotropen Virusarten meist *diffus, aber nicht gleichmäßig*. Bestimmt man den Virusgehalt verschiedener Partien des Gehirnes und des Rückenmarkes quantitativ, so findet man oft erhebliche Differenzen und es kommt auch vor, daß das Virus in manchen Regionen überhaupt nicht nachgewiesen werden kann, während es in anderen Partien in hoher Konzentration vorhanden ist. Demgemäß ist auch die *Verteilung der anatomischen Läsionen* nicht gleichmäßig, sondern zeigt herdförmigen Charakter, wobei bestimmte und für manche Krankheitsformen typische Lokalisationen *(„Prädilektionsstellen")* bevorzugt werden. So sitzen die Veränderungen bei der Encephalitis epidemica vornehmlich in der grauen Substanz des Mittel- und Zwischenhirnes, bei der Poliomyelitis meist in den Vorderhörnern des Lendenmarkes. Treibende Kraft für die Ausbreitung der Virusarten in den nervösen Zentren ist jedenfalls die *Virusvermehrung*, die *Durchwucherung des nervösen Gewebes*.

Die Viruskonzentrationen, welche auf der Höhe der Erkrankungsprozesse durch fortschreitende Vermehrung im Zentralnervensystem erreicht werden können, sind sehr beträchtlich; wie das PASTEUR zuerst für die Lyssa gezeigt hat, kann schließlich das Gehirn und das Rückenmark von ungeheuren Mengen des Infektionsstoffes durchsetzt sein. Überlebt das infizierte Individuum den Infekt, so schließt sich an die Phase der Vermehrung ein — zuweilen kritisch verlaufender — Schwund des Virus aus den nervösen Zentralorganen an, welcher als *„Autosterilisation"* bezeichnet wird. Es ist nicht sicher, ob das Virus bei der Autosterilisation zerstört oder ob es in einen Zustand übergeführt wird, in welchem es sich dem Nachweis (durch Verimpfung von Nervengewebe auf empfindliche Versuchstiere) entzieht. Nach erfolgter Autosterilisation des Zentralnervensystems kann das Virus noch lange Zeit an anderen Orten gefunden werden, bei der Poliomyelitis z. B. in der Nasenrachenschleimhaut und in den Faeces.

Der Vermehrungsprozeß im Zentralnervensystem kann sich in *zentrifugaler* Richtung in verschiedene, vom Gehirn oder Rückenmark abgehende Nervenstämme fortsetzen und dort nachgewiesen werden. Man gewinnt so den Eindruck, daß sämtliche nervöse Gewebsstrukturen für gewisse neurotrope Virusarten ein einziges Kontinuum repräsentieren, in welchem sie sich in beliebiger Direktion fortzupflanzen vermögen, eine Vorstellung, die P. POINCLOUX und S. NICOLAU veranlaßten, den Begriff der *„Septineurie"* oder *„Septineuritis"* in die Infektionspathologie einzuführen und den so bezeichneten Zustand als ein *Analogon der Septicämie* zu betrachten.

Das Phänomen der zentripetalen Leitung in peripheren Nerven ist nicht ausschließlich auf neurotrope Virusarten beschränkt. Auf Grund von Experimenten, aber auch von klinischen Beobachtungen muß vielmehr zugegeben werden, daß sich auch *die Ausbreitung von Bakterien* (Staphylo-, Strepto- und Pneumokokken, Tuberkelbacillen, Leprabacillen) an Nervenstämme halten kann, daß dabei der Weg zum Gehirn und Rückenmark über die zentrifugale Ausbreitungstendenz überwiegt und daß zuweilen die Zentralorgane erreicht werden, in welchem Falle eine von der Eintreffsstelle ausgehende Meningitis mit sekundärer Beteiligung des Gehirn- oder Rückenmarksparenchyms entsteht. Nur sind solche Vorkommnisse unter natürlichen Bedingungen (mit Ausnahme der Lepra) recht selten; im Experiment kann der Vorgang durch Injektionen der Bakterien in die großen Nervenstämme (Ischiadicus, Medianus) mit größerer Regelmäßigkeit erzeugt werden.

Auch unbelebte bzw. nicht-vermehrungsfähige Stoffe sollen in den peripheren Nervenstämmen zentripetal wandern, in welchem Falle es sich natürlich nur um einen passiven Transport (durch Lymphströmungen) handeln könnte. Nach H. HORST-MEYER und RANSOM soll das Tetanustoxin diesen Weg benützen, um von den infizierten Wunden zu seinen Angriffspunkten im Zentralnervensystem zu gelangen. Die Zuleitung kann entweder direkt durch den Nerven erfolgen, welcher die Wunde mit den Zentren verbindet, in welchem Falle die ersten Symptome in den Muskeln des infizierten Körperteiles auftreten *(„lokaler Tetanus“)*; oder das Toxin wird ins Blut resorbiert, kann aber vom Blut aus nicht direkt in das Gehirn oder Rückenmark übertreten (wegen der Undurchlässigkeit der Blut-Hirn-Schranke), sondern muß den Umweg über die Nerven machen, wobei aber beliebige Nerven die zentripetale Leitung übernehmen können *(„generalisierter Tetanus“)*. Diese Theorie, die man auch auf andere Toxine (Diphtherietoxin) auszudehnen suchte, wurde jedoch bald nach ihrer experimentellen Begründung von anderer Seite bestritten (L. ZUPNIK) und in neuerer Zeit durch eine genauere Analyse des lokalen Tetanus (A. M. HARVEY) in ihren Grundfesten erschüttert.

Hat ein pathogenes Agens (Virus, Toxin) Zutritt zum Gehirn oder Rückenmark erlangt oder befindet es sich auf der zentripetalen Wanderung in peripheren Nerven, so ist es der Einwirkung eines Heilserums infolge der relativen Impermeabilität der Blut-Hirn-Schranken zwar nicht ganz, aber doch zum Teile entzogen, da nur eine kleine Quote der im Blut vorhandenen Antikörper die Barriere zu passieren vermag. Damit wird die Unwirksamkeit der Serotherapie bei bereits ausgesprochener Krankheit und die Wirksamkeit der Serophylaxe im Inkubationsstadium in Zusammenhang gebracht.

## E. Die latenten Infektionen.

### a) Wesen und verschiedene Formen der latenten Infektionen.

„Latenz“ ist ein *klinischer* Begriff und bedeutet das Fehlen krankhafter Erscheinungen, welche entweder durch die direkte Beobachtung erfaßt werden können oder im Allgemeinbefinden des infizierten Menschen, im „Gefühle des Krankseins“, zum Ausdruck gelangen.

Anatomische Veränderungen können somit vorhanden sein, falls sie nur der direkten Beobachtung nicht zugänglich und so unbedeutend sind, daß sie den Gesundheitszustand nicht merklich beeinflussen. So gilt ein Mensch als latent infiziert, der in einer Lymphdrüse oder in einer Lunge einen kleinen, abgekapselten tuberkulösen Herd beherbergt, von dessen Vorhandensein man nur durch eine positive Tuberkulinreaktion, durch eine radiologische Untersuchung oder — falls der Tod aus anderer Ursache erfolgt — durch die Autopsie Kenntnis erhält.

Die Intensität und damit natürlich die Sinnfälligkeit der objektiven Krankheitserscheinungen zeigt fast bei allen Infektionen Abstufungen vom typischen Syndrom (dem spezifischen Krankheitsbild) bis zum *„abortiven“* Verlauf und es können einzelne, für die betreffende Infektion sonst charakteristische Zeichen auch gänzlich fehlen (*rudimentäre* Formen), so daß sich Übergänge zu den latenten Infektionen ergeben. Wenn bei einem Träger virulenter Diphtheriebacillen eine geringfügige Entzündung der Rachenschleimhaut beobachtet wird, ließe sich die Bezeichnung „milde Diphtherie" ebenso rechtfertigen wie die Auffassung als latente Infektion. Mit Rücksicht auf den minimalen Grad der Symptome und den Allgemeinzustand solcher Träger entscheidet man die Alternative jedoch allgemein in letzterem Sinne; die Aussage, das Individuum „leide an Diphtherie" oder sei „an Diphtherie erkrankt", widerstrebt der Vorstellung, welche sich die Medizin von der Diphtherie als nosologischer Entität gebildet hat. Von ähnlichen Gesichtspunkten geleitet, betrachten wir den Zustand eines Typhusbacillenausscheiders als eine latente und nicht als eine manifeste chronische Infektion, obwohl sich die Ansiedelung der Typhusbacillen in den Gallenwegen unter Umständen klinisch und anatomisch auszuwirken vermag (Cholecystitis und Cholelithiasis posttyphosa). Der Typhus abdominalis ist eben ein akuter, cyclisch ablaufender Prozeß, welcher mit der definitiven Entfieberung seinen gesetzmäßigen Abschluß erreicht; subjektiv und objektiv beginnt mit diesem Moment die Genesung und das Ausscheidertum gehört nicht mehr zu dem als „Typhus" bezeichneten Krankheitsbild, es stellt klinisch einen differenten Zustand dar, welcher überdies de facto meist latent bleibt und erst auf Grund einer bakteriologischen Untersuchung erkannt wird.

Manifeste Infektionen können sich in latente umwandeln und umgekehrt latente in manifeste. Aus einem Vibrionenträger kann ein Cholerakranker werden, aus einem Cholerakranken ein Ausscheider. Latente Infektionen treten somit sowohl als *selbständige Prozesse* auf wie als *Phasen von Infektionskrankheiten*. Rein phänomenologisch, d. h. ohne Rücksicht auf den Mechanismus der Latenz, lassen sich die möglichen Fälle in folgendes *Schema* einordnen, in welchem die einzelnen Positionen kommentiert und durch Beispiele aus der Infektionspathologie des Menschen belegt sind.

## System der latenten Infektionen.

*1. Selbständige, d. h. während der ganzen Dauer ihres Bestehens latente Infektionen.*

*a) Cyclische Prozesse,* welche innerhalb einer relativ kurzen und gesetzmäßigen Frist mit dem Untergang der Erreger (mit der Autosterilisation des Wirtes) endigen. Hierher gehören die latente Dengue und das latente Fleckfieber des Menschen, die „Masernäquivalente" durchseuchter oder nach DEGKWITZ schutzgeimpfter Kinder, das Diphtheriebacillenträgertum (vgl. S. 57).

*b) Acyclische (chronische) Prozesse.* Sie bleiben häufig unerkannt, wenn sie sich nicht später doch noch in eine manifeste Erkrankung umsetzen; in letzterem Falle verliert natürlich der latente Infekt seinen selbständigen Charakter und wird rein äußerlich betrachtet zur „Inkubation".

Diese Gruppe zerfällt in *zwei Unterabteilungen,* je nachdem sich die Erreger während des Latenzstadiums vermehren und im Wirtsorganismus ausbreiten oder in einem Zustande der Ruhe verharren, in welchem die generativen Funktionen völlig eingestellt sind. Nicht immer lassen sich jedoch diese beiden Formen scharf auseinanderhalten.

Ein sichergestelltes Beispiel der zweiten Art repräsentieren die sog. *„ruhenden"* oder *„schlummernden"* Infektionen mit Eitererregern, Tetanus- oder Gasbrandbacillen. Es ist bekannt, daß durch Traumen, speziell durch Schußverletzungen, Keime der genannten Art in die Gewebe gelangen können, daselbst aber liegenbleiben ohne zu wachsen; wird dann nach Wochen, Monaten oder gar nach Jahren eine aseptische Operation vorgenommen,

z. B. zum Zwecke der Entfernung von Geschoßfragmenten, so entwickelt sich im unmittelbaren Anschluß an den Eingriff ein progredienter, oft zum Tode führender Prozeß. Daß hier zunächst keine Krankheitssymptome in Erscheinung treten, vermag nicht zu befremden; zu erklären wäre lediglich, warum die Vermehrung der Mikroben nicht erfolgt und durch welche Faktoren sie nachträglich in Gang gesetzt wird.

Weniger klar liegen die Verhältnisse bei der ersten Unterabteilung, zu welcher die oft lebenslänglich latenten Tuberkulosen (Nägeli), die noch umstrittene, dauernd latente Lyssainfektion (R. Paltauf) sowie die extrem langen „Inkubationen" der Tuberkulose, der Lepra, der Aktinomykose, der Lyssa und der Malaria gehören. Daß sich die durch den Übertragungsakt in die Gewebe verpflanzten Mikroben überhaupt nicht vermehren, daß also eine komplette Analogie zu den ruhenden Wundinfektionen besteht, darf wohl für alle diese Fälle ausgeschlossen werden. Man muß daher andere Momente heranziehen: den klinisch okkulten Sitz der primären Herde, eine geringe Vermehrungsgeschwindigkeit der Erreger, vor allem aber sekundäre Wachstumsstillstände der Mikroben, über deren Ursachen man aber ebensowenig weiß wie über die primären Wachstumsstillstände, welche den ruhenden Wundinfektionen zugrunde liegen.

*2. Die Latenz als Phase einer Infektionskrankheit,* und zwar:

a) als *Vorläufer der Krankheit,* als sog. *Inkubationsperiode.* Bekanntlich nimmt diese initiale Latenz bei der weitaus überwiegenden Mehrzahl der Infektionen einen bestimmten Wert an. Durch dieses Verhalten verraten die „gesetzmäßigen" und „normierten" Inkubationen (vgl. den folgenden Abschnitt) eine innere Zusammengehörigkeit; sie stehen sicher in einem nicht bloß äußeren Gegensatz zu den extrem langen Inkubationen der Tuberkulose, der Lepra, der Lyssa, der Malaria und der Aktinomykose innerer Organe.

b) als *Folgezustand einer Infektionskrankheit.* Sie wird meist als *Ausscheidertum* bezeichnet, weil die im Organismus wuchernden Keime mit verschiedenen Se- und Exkreten nach außen abgegeben werden (Typhus, Cholera, Dysenterie, epidemische Genickstarre, Scharlach, Lungenpest, Pneumonie, chronisch-latente Gonorrhöe usw.) und kann entweder durch spontane Entkeimung ausheilen oder wie bei manchen Typhusrekonvaleszenten bis zum Tode des Individuums jahrzehntelang fortbestehen.

Zum Unterschiede von den *Ausscheidern,* bei denen sich die Latenz an eine vorausgegangene Krankheit anschließt, pflegt man Personen, bei denen der latente Infekt selbständig (ohne vorausgehende Erkrankung) auftritt, *Keimträger* zu nennen. Die beiden Ausdrücke werden aber vielfach promiscue gebraucht, weil ihre wörtliche Bedeutung a priori ungeeignet ist, das zu charakterisieren, was hier auseinandergehalten werden soll. Die „Träger" scheiden ja die infektiösen Keime meist ebenfalls aus und andererseits kann man einen Menschen, der eine Malaria überstanden hat, in dessen Blut aber noch Gameten kreisen, nicht als „Ausscheider" bezeichnen, obwohl er in diese Kategorie gehören würde, und nennt ihn daher „Gametenträger". Es erscheint daher zweckmäßiger, von „gesunden" und „rekonvaleszenten" Keimträgern („healthy" und „convalescent" carriers im Englischen) zu sprechen. Eine Differenzierung ist jedenfalls nicht überflüssig, da z. B. die gesunden Träger von Diphtheriebacillen in der Regel schon innerhalb von 10 Tagen entkeimt werden, während das Ausscheidertum der Diphtherierekonvaleszenten durchschnittlich weit länger dauert und unter Umständen auch Monate, ja Jahre anhalten kann. Dabei besteht bemerkenswerterweise kein Zusammenhang zwischen der Schwere der vorausgegangenen Erkrankung und der Persistenz der Diphtheriebacillen; eine „spezifische Angina" genügt, um die definitive Entkeimung ganz erheblich hinauszuzögern.

c) als *intermediäres Stadium.* Durch die Zwischenschaltung symptomfreier Intervalle bekommt die Krankheit einen intermittierenden (schub- oder anfallsweisen) Charakter. Die latenten Phasen können einen bis mehrere Tage, aber auch Wochen, Monate und selbst Jahre dauern. Je nach der Länge des symptomfreien Intervalles nennt man den darauffolgenden erneuten Ausbruch der Krankheit einen Anfall, eine Exacerbation, einen *Relaps* oder ein *Rezidiv.* Stets ist natürlich der Nachweis zu führen, daß es sich tatsächlich um einen einheitlichen Infektionsprozeß handelt, der nur in seiner klinischen Kontinuität temporär unterbrochen erscheint, und daß keine *Reinfektion* vorliegt; dauern die Unterbrechungen geraume Zeit und kann die Persistenz der Erreger während derselben nicht festgestellt werden, so läßt sich diese Forderung nicht befriedigen und die Abgrenzung des Rezidivs von der Reinfektion wird dann unsicher (Dengue, Phlebotomenfieber, Dysenterie, Grippe).

Besonderes Interesse beanspruchen jene Infektionen, bei welchen die Aufeinanderfolge und Dauer der latenten und der manifesten Phasen durch ein besonderes Zeitgesetz geregelt erscheint, so daß eine oft sehr präzis funktionierende *Rhythmik* zustande kommt (Malaria, Recurrens, Maltafieber, BANGsche Krankheit, manche septische Prozesse); hier darf man ja am ehesten hoffen, die Ursachen der periodischen Latenz zu ergründen, was bei der Malaria de facto bis zu einem gewissen Grade gelang.

Die malarischen Fieberattacken koinzidieren nämlich mit einem ganz bestimmten Entwicklungsstadium der asexualen Formen der Plasmodien, und zwar mit der Teilung (Schizogonie). Ferner weiß man, daß ein quantitativer Faktor maßgebend ist, indem Fieberparoxysmen erst einsetzen, wenn die Zahl der asexualen Formen im Blute einen gewissen Schwellenwert erreicht bzw. überschreitet, der für die verschiedenen Formen der Malaria (Tertiana, Quartana, Tropica, Impfmalaria der Paralytiker) differiert (140—14000 Parasiten pro Kubikmillimeter Blut). Warum aber die Schizogonie, falls sie einen genügenden Umfang annimmt, einen Fieberparoxysmus auslöst, konnte bis heute nicht entschieden werden. Die bisher aufgestellten Hypothesen (Freiwerden von „Malariatoxinen" oder von artfremdem Parasiteneiweiß beim Zerfall der Schizonten, Freiwerden von pyrogenen Stoffen durch Zerfall von Erythrocyten) sind rein spekulativ. Übrigens existieren noch zwei andere, wenig oder gar nicht diskutierte Möglichkeiten. Die eine wäre die *plötzliche Entstehung von blutfremden Oberflächen* im strömenden Blut beim Zerfall der Schizonten (DOERR), ein Vorgang, von dem es bekannt ist, daß er Temperatursteigerungen hervorzurufen vermag („Paraffinfieber"), vermutlich durch „Giftung" des mit solchen Flächen in Berührung kommenden Blutplasmas. Auf eine zweite Kombination lenken die schon zitierten Studien von W. TALIAFERRO über die Vogel- und Affenmalaria, aus welchen hervorgeht, daß ein bestimmter Prozentsatz der Parasiten bzw. der parasitierten Blutkörperchen von den Reticulocyten aufgenommen und innerhalb derselben zerstört wird; da sich diese Funktion nicht kontinuierlich, sondern — wie TALIAFERRO zeigte — schubweise, und zwar synchron mit der Entstehung jeder neuen Parasitengeneration vollzieht, könnte sie die Ursache der Periodizität des Fiebers sein. — Von den anderen rhythmischen Fieberformen steht bloß fest, daß die Erreger (Recurrens, Spirochäten, Bakterien) im allgemeinen nur während der Fieberanfälle im Blute leicht nachweisbar sind, nicht aber im fieberfreien Intervall.

In den Bemerkungen zu den einzelnen Kategorien des Systems wurde auf die wichtigsten Kenntnisse, welche man über die *Ursachen der Latenz* besitzt, hingewiesen und gezeigt, daß es sich stets um ein bloßes „Daß", nicht um ein „Warum" handelt, daß also nur erste Lösungen des Latenzproblems vorliegen. Summarisch rekapituliert und geordnet ergeben die einschlägigen Tatsachen und Hypothesen ein Schema anderer Art, das naturgemäß nur sehr unvollkommen und lückenhaft sein kann, das aber doch manchem Leser willkommen sein dürfte.

Die Latenz kann bedingt sein:

*I. Durch die Lokalisation des Prozesses.* Ein kleiner, der Untersuchung nicht zugänglicher tuberkulöser, aktinomykotischer oder lepröser Herd braucht natürlich keine Erscheinungen hervorzurufen. Ebenso bleibt der Mensch für den Arzt gesund, solange Meningokokken, Pneumokokken oder die Keime der Poliomyelitis epiphytisch auf den Schleimhäuten des oberen Respirationstraktes wuchern; erst die Ausbreitung auf besondere Organe führt zu den typischen Krankheitsbildern der Cerebrospinalmeningitis, der croupösen Pneumonie, der spinalen Kinderlähmung.

*II. Durch das Verhalten der Erreger,* und zwar:

*1. durch primären, schon im Momente der Übertragung einsetzenden Wachstumsstillstand* (primäre Auxanopause) wie bei den ruhenden oder schlummernden Wundinfektionen.

*2. durch eine zu geringe Mikrobenzahl,* welche den zur Auslösung klinischer Symptome erforderlichen Schwellenwert nicht erreicht (fiebererzeugender Schwellenwert der Malariaplasmodien).

*3. durch sekundäre Wachstumsstillstände der Erreger* (sekundäre Auxanopause) wie z. B. in abgekapselten Abscessen, in vernarbten und verkalkten tuberkulösen Herden.

*4. durch Umwandlung pathogener in nichtpathogene Formen der Erreger,* d. h. durch einen mit Änderungen der Pathogenität einhergehenden Entwicklungszyklus derselben (pyrogene und nichtpyrogene Entwicklungsstadien der Malariaplasmodien). Im neueren Schrifttum wird von dieser Erklärungsmöglichkeit ein ausgedehnter, wissenschaftlich nicht zureichend begründeter Gebrauch gemacht, indem man bei verschiedenen, mikroskopisch sichtbaren und gut charakterisierten Keimen annimmt, daß sie gesetzmäßig oder fakultativ in invisible, nichtpathogene oder minder pathogene Formen übergehen können (sog. Ultravirus der Tuberkulose, der Syphilis). Stichhaltige Einwände werden oft geradezu ignoriert, so daß es dem Fernstehenden unmöglich wird, sich im Widerstreit der Behauptungen ein zutreffendes Urteil zu bilden.

*5. durch Infektionen mit Erregervarietäten (Stämmen) von geringer oder ganz fehlender Pathogenität,* eine Beziehung, die nur dann klar zutage tritt, wenn man das Wesen der Pathogenität (z. B. die Produktion spezifischer Gifte) kennt und infolgedessen den Grad der Pathogenität zu bestimmen vermag. So findet man bei gesunden Trägern auffallend oft avirulente, d. h. nichttoxigene Diphtheriebacillen.

*III. Durch das Verhalten des infizierten Organismus:*

1. *Durch den Besitz von Einrichtungen, welche den pathogenen Faktor der Mikroben unschädlich machen* (Antitoxingehalt des Blutes der Diphtheriebacillenträger).

2. Dadurch, daß frühere Infekte gleicher Ätiologie oder vorausgegangene Stadien eines Infektionsprozesses die Reaktivität des Organismus in dem Sinne ändern, daß trotz erneuter oder fortbestehender Infektion die klinische Latenz zustande kommt: *Immunisatorische Latenz.*

Hierher gehören zunächst die latenten Masern-, Fleckfieber- und Gelbfieberinfektionen durchseuchter oder einer spezifischen Schutzimpfung unterzogener Individuen. Ihr Bestehen wird entweder durch besondere Reaktionen (WEIL-FELIX-Reaktion beim Fleckfieber) oder durch Übertragung auf Versuchstiere oder epidemiologisch, d. h. dadurch festgestellt, daß von den latent Infizierten Ansteckungen anderer Menschen ausgehen.

Ferner sind hier einzuordnen die verschiedenen Formen des Ausscheidertums, d. h. der Erscheinung, daß der Infektionsprozeß die manifesten Krankheitsphasen überdauert. Der Körper wird durch die vorausgegangene manifeste Phase „umgestimmt", es werden früher nicht aktive Abwehrfunktionen mobilisiert, deren reale Existenz bei der Lues latens an der Immunität gegen Superinfektionen (der sog. „Infektionsimmunität") erkennbar ist, und es besteht daher gewiß die Berechtigung, die Latenz in solchen Fällen als einen *Gleichgewichtszustand* aufzufassen, der dadurch charakterisiert erscheint, daß die Infektion vom Wirt in Schranken eingedämmt wird. Das ist indes nicht mehr als ein Gleichnis, und man spinnt dieses Gleichnis nur weiter aus, wenn man das Gleichgewicht als *labil* bezeichnet und erneute klinische Manifestationen auf Störungen des Gleichgewichtes zurückführt.

3. Dadurch, daß eine Erstinfektion infolge einer (ihrem Wesen nach unbekannten) individuellen Beschaffenheit des Wirtes latent abläuft, wie z. B. das latente Fleckfieber des Säuglingsalters, die latente Dengue mancher Menschen, die latente Lyssainfektion, der Befund von Typhusbacillen im Blute gesunder Menschen (ohne Typhusanamnese!).

Der unbefriedigende Stand der Theorie der latenten Infektionen vermag nicht zu befremden. Die Frage nach den Ursachen der Latenz ist zum großen Teile nur die negative Seite des Pathogenitätsproblems, das im folgenden Abschnitt beleuchtet werden soll. Wären wir besser und vollständiger unterrichtet, auf welche Weise die krankhaften Erscheinungen der Infektionskrankheiten zustande kommen, so könnten wir auch eher Rechenschaft darüber ablegen, warum sie in bestimmten Fällen unterbleiben.

## b) Die Inkubationsperiode und ihr Mechanismus.

Die Inkubationsperiode, d. h. die Zeit, welche vom Momente der erfolgreichen Übertragung bis zum Einsetzen manifester Symptome verstreicht, hat große praktische Bedeutung. Nach der maximalen Inkubation richtet sich die Aussage, wie lange man bei einem der Ansteckung ausgesetzt gewesenen Individuum mit dem Ausbruch der Krankheit zu rechnen hat, und die maximale Inkubation bestimmt die Dauer der Absonderungsmaßnahmen, welche man über solche Individuen verhängt, um die Folgen einer zu späten, erst nach dem eigentlichen Krankheitsbeginn angeordneten Isolierung zu verhüten.

Leider sind die Daten über die Dauer der Inkubation bei den verschiedenen Infektionskrankheiten zum Teile *unzuverlässig,* zum Teile *unbestimmt.*

*Unzuverlässig* sind sie, weil der Zeitpunkt der Ansteckung unter natürlichen Verhältnissen nur selten genau angegeben werden kann und weil sich auch das Ende der Inkubationsperiode, d. h. der Beginn der Krankheit nicht immer exakt fixieren läßt (Prodromalsymptome!). Ein Beispiel, welche Irrtümer auf diese Art zustande kommen, ist das Fleckfieber, dem erfahrene Kliniker früher eine Inkubation von einigen Stunden bis zu einem Monat zuschrieben, während es heute feststeht, daß gerade diese Krankheit durch eine ganz ungewöhnlich regelmäßige Latenz von 10 Tagen ausgezeichnet ist. Experimentelle Übertragungen haben zwar so manche falsche Vorstellung berichtigt, gestatten aber keine sicheren Schlüsse, da experimenteller und natürlicher Infektionsmodus in der Regel erheblich differieren.

*Unbestimmt* sind die Daten über die Inkubationsdauer und müssen es sogar sein, weil dieses Intervall bei einer und derselben Infektionskrankheit nie absolut konstant ist, sondern stets innerhalb gewisser Grenzen schwankt. Maximum und Minimum können nahe beieinander liegen und die Inkubation präsentiert sich dann als Ausdruck eines in der Zeit *gesetzmäßig* ablaufenden Prozesses (Pocken, Masern, Fleckfieber); in anderen Fällen besteht zwischen Maximum und Minimum ein beträchtlicher Unterschied, aber die Extreme sind relativ selten und die Streuung um einen häufigsten Mittelwert (die „*normierte*“ Inkubationszeit) tritt in einem genügend großen Beobachtungsmaterial deutlich hervor (Typhus abdominalis, Encephalitis postvaccinalis, Lyssa, Tetanus); oder es läßt sich überhaupt keine Regel feststellen, wie insbesondere bei einigen exquisit chronischen Infektionen (Tuberkulose, Lepra, primäre Lungen- und Darmaktinomykose). Endlich kennt man Infektionen oder einzelne Fälle bestimmter Infektionen, bei denen evidente Symptome bereits wenige Stunden nach dem (genau angebbaren) Moment der Übertragung auftreten, so daß es fraglich erscheint, ob man noch von einer Latenzperiode im gewöhnlichen Sinne des Wortes sprechen darf (manche Cholerafälle, die sog. Fleischvergiftungen [ausschließlich des noch zu erwähnenden Botulismus], manche Infektionen mit Milzbrandbacillen, hochvirulenten Streptokokken).

Die folgende Übersicht (s. w u.) ist nach diesen Kategorien, soweit sich dies durchführen ließ, geordnet. Neben den Durchschnittswerten sind auch die Extreme angegeben.

Durch den Übertragungsakt gelangen unter natürlichen Verhältnissen meist nur wenige, häufig sogar vereinzelte Keime in den Organismus. Solange sie sich nicht vermehren, können sie keine sinnfälligen Reaktionen auslösen, zumal auch ihr Stoffwechsel, falls keine Vermehrung stattfindet, ruht oder auf ein Minimum reduziert ist. Man kann daher die Mikrobenvermehrung als eine *notwendige* Bedingung der pathologischen Auswirkung bezeichnen und die Inkubation demgemäß als die Zeit definieren, welche notwendig ist, damit dieser Vermehrungsprozeß den „*pathogenen Schwellenwert*“ überschreitet.

Die Ermittlung eines solchen rein quantitativen Schwellenwertes, der durch eine bestimmte Mikrobenzahl ausgedrückt werden kann, ist jedoch bisher nur bei der Malaria annähernd gelungen, weil sich hier die Anreicherung der Parasiten an der Stätte der Ansiedelung (im Blute) verfolgen läßt. Bei den anderen Infektionen des Menschen stellen sich derartigen Untersuchungen unüberwindliche Schwierigkeiten entgegen; man kennt nicht die Vermehrungsgeschwindigkeit der Erreger *im infizierten Organismus*, sondern bestenfalls die *Vermehrungsgeschwindigkeit in der Kultur in vitro*, und diese steht meist in keinem Verhältnis zur tatsächlichen Dauer der Inkubationsperiode.

| | Minimum | Durchschnitt | Maximum |
|---|---|---|---|
| | | *A. Gesetzmäßige Inkubationen:* | |
| Pocken | 8 Tage | 10—13 Tage | 15 Tage |
| Masern | 8 „ | 10 „ | 14 „ |
| Varicellen | 10 „ | 14 „ | 21 „ |
| Röteln | — | 12—14 „ | 19—23 „ |
| Kritisches Dreitagefieberexanthem (Exanthema subitum) | — | etwa 8 Tage | — |
| Fleckfieber | 9 „ | 10—12 „ | 14 „ |
| Rückfallfieber | — | 5—7 „ | — |
| WEILsche Krankheit (Icterus infect.) | 5 „ | 7—9 „ | 12 „ |

| | Minimum | Durchschnitt | Maximum |
|---|---|---|---|
| *B. Normierte Inkubationen:* | | | |
| Encephalitis postvaccinalis | 2 Tage | 9—13 Tage | 34 Tage (?) |
| Encephalitis lethargica | — | 9—13 „ | — |
| St. Louis-Encephalitis | 4 „ | 12—14 „ | 21 Tage |
| Typhus abdominalis | 7 „ | 14 „ | 21—31 Tage |
| Paratyphus A | verhält sich wie beim Typhus abdom. | | |
| Gelbfieber | 2 Tage | 4—6 Tage | 13 Tage |
| Dengue | 4 „ | 5—6 „ | 10 „ |
| Phlebotomenfieber | — | $3\frac{1}{2}$—5 „ | $8\frac{1}{2}$ „ |
| Febris quintana | 6 „ | 20—24 „ | 28 „ (?) |
| Mumps | — | 18—22 „ | 36 „ |
| Keuchhusten | 2 „ | 7—14 „ | ? |
| Poliomyelitis acuta | 3—5 „ | 7—12 „ | 14—20 Tage (?) |
| Pest | 2 „ | 3—7 „ | 10 „ |
| Tularämie | 1 „ | 2—3 „ | 9 „ |
| Lyssa | 12 „ | 20—60 „ | 1—2 Jahre |
| Tetanus | 1 „ | 6—14 „ | 40 Tage, ausnahmsweise noch mehr |
| Gasödeme | weniger als 24 Std. | 1—4 „ | 5—23 Tage |
| Syphilis und Frambösie | 7 „ | 21—28 „ | 40—50 Tage |
| Gonorrhöe | 1 „ | 3—5 „ | 14 Tage (?) |
| Lymphogranuloma inguinale (Nicolas-Favresche Krankheit) | 2 „ | 8—21 „ | $6\frac{1}{2}$ Wochen |
| Maladie des porchers (Bouchetsche Krankheit) | 4—5 Tage | 7—8 „ | 12—13 Tage |
| Rattenbißkrankheit | — | 7—21 „ | — |
| Malaria tertiana | — | 10—14 „ | 21—35 Tage, ausnahmsweise länger |
| „ quartana | — | 10—20 „ | |
| „ tropica | — | 5—10 „ | |
| Maul- und Klauenseuche | 2 „ | 3—8 „ (?) | ? |
| Rotz | 3 „ | 4—8 „ | 21 Tage |
| Psittacosis | — | 8—14 „ | ? |
| Maltafieber (Bangsche Krankheit) | 3 „ (?) | 6—20 „ | — |
| Erythema infectiosum (Ringelröteln) | — | 6—14 „ | 17 Tage |
| Diphtherie | — | 2—5 „ | 7 „ (?) |
| Scharlach | 2 „ (?) | 5—7 „ | 8 „ (?) |
| Meningitis cerebrospinalis | 2 „ (?) | 4—5 „ (?) | ? |
| Bacilläre Dysenterie | ? | 2—7 „ | ? |
| Trachom | ? | 8—14 „ | ? |
| Influenza, epidemische | 18 Stunden | 24 Stunden | 4 Tage |
| Schweißfriesel | <24 Stunden | 1—2 Tage | — |
| *C. Krankheiten mit unbestimmbarer Inkubation:* | | | |
| Tuberkulose | — | — | — |
| Aktinomykose innerer Organe | — | — | — |
| Lepra | mehrere Monate | ? | 10—12 Jahre |
| Amöbendysenterie | 7 Tage (?) | 3—4 Wochen | ? |
| Kala-Azar | — | 3—6 Wochen | mehrere Monate |
| Orientbeule (Leishmaniosis furunculosa s. tropica) | 14 Tage | 4—16 Wochen | 5 Monate |
| Molluscum contagiosum | — | 2—6 Monate | — |
| *D. Infektionskrankheiten, bei denen die Inkubation auf Stunden reduziert sein kann:* | | | |
| Cholera asiatica | 3—4 Stunden | 24 Stunden | 5—8 Tage |
| Fleischvergiftung (hervorgerufen durch Bakterien der Paratyphusgruppe) | einige Stunden | 16—24 Stunden | 3—6 „ |
| Streptokokkeninfektionen (einschl. puerperale Sepsis) | „ | — | — |
| Ophthalmoblennorrhoea neonatorum | „ | — | — |
| Ulcus molle | 12 Stunden | 36—48 Stunden | — |

Die Mehrzahl der infektiösen Bakterien vermehrt sich auf unbelebten Nährsubstraten außerordentlich rasch, so daß schon innerhalb von Stunden enorme Zahlen erreicht werden, und zwar auch dann, wenn man große Volumina flüssiger Medien (mehrere Liter Bouillon) mit einigen wenigen oder einem einzigen entwicklungsfähigen Keim beimpft. Diesem Vitromodell würden nur die Minimalinkubationen der Gruppe D in obiger Tabelle entsprechen, aber nicht die relativ langen Latenzperioden des Abdominaltyphus, der Pest, der Diphtherie usw. Da aber die obige Definition der Inkubation im Prinzip richtig sein muß, sieht man sich zu der Annahme genötigt, daß sich die Vermehrung im Wirt nach anderen Gesetzen vollzieht als bei der Züchtung im Reagensglase.

In dieser Hinsicht ist zunächst eine gesicherte Aussage möglich. Die eingedrungenen Mikroben müssen sich nämlich nicht sofort zur Teilung anschicken, sondern können kürzere oder längere Zeit in einem Zustande latenten Lebens verharren. Es kann also ein unter Umständen recht beträchtliches Intervall verfließen, ehe sich die „*Invasion*" oder „*Penetration*" in eine *fortschreitende Infektion* umsetzt. Ein ausgezeichnetes Beispiel dieser Art haben wir in den ruhenden oder schlummernden Wundinfektionen bereits kennengelernt. Auch bei der Malaria hat man analoge Vorgänge beobachtet. SCHÜFFNER, KORTEWEG und SWELLENGREBEL ließen sich und einige Versuchspersonen von mit Tropicaparasiten infizierten Anophelen im Spatherbst stechen; die Fieberanfälle traten aber (in malariafreier Gegend) erst im nächsten Frühjahr auf, weil die fieberauslösende asexuale Vermehrung der Parasiten (die Schizogonie) erst nach so langer Zeit eingesetzt und den erforderlichen Umfang angenommen hatte.

Wichtiger als diese initiale Hemmung ist, daß das Tempo der Zunahme der Parasiten im infizierten Organismus auch dann noch von der Wachstumsgeschwindigkeit in der künstlichen Kultur abweichen kann, wenn der Vermehrungsprozeß bereits in Gang gekommen ist. Für diese Differenz sind einerseits Eigenschaften der Erreger maßgebend, die man als einen integrierenden Bestandteil ihrer „*Infektiositat*" aufzufassen hat; je „infektiöser" („virulenter") der Keim, desto kürzer wird ceteris paribus die Inkubation. Andererseits beeinflußt auch der Wirtsorganismus die zur Erreichung des pathogenen Schwellenwertes notwendige Zeit, zunächst einmal dadurch, daß er eine gewisse Quote der neu entstandenen Mikrobenzellen wieder zerstört. Die antagonistische Parasitenvernichtung kann *humoral* (durch bactericide Antikörper) oder *cellulär* (durch phagocytierende Wirtszellen, insbesondere durch den reticuloendothelialen Apparat) erfolgen; in welchem Umfange dies bei den verschiedenen Infektionsformen stattfindet, ist allerdings ungewiß und es ist wieder nur die Tiermalaria, bei welcher TALIAFERRO zahlenmäßige Angaben zu machen imstande war, die sich übrigens nicht auf die Phase der Inkubation, sondern auf die schon manifest gewordene Erkrankung beziehen. Man darf aber wohl mit großer Wahrscheinlichkeit behaupten, daß die Erreichung des pathogenen Schwellenwertes in vielen Fällen durch eine Zerstörung der Mikroben gebremst, die Inkubation somit verlängert wird. Zweitens ist die Vermehrungsgeschwindigkeit der Erreger an sich oder präzise ausgedrückt ihre *Generationsdauer* (das zwischen den aufeinanderfolgenden Teilungen verstreichende Zeitintervall) keine Konstante, sondern eine variable Größe, die schon in der künstlichen Kultur je nach der Vegetationstemperatur, dem Vorhandensein antiseptischer Substanzen usw. ganz beträchtlichen Schwankungen unterworfen ist. Zahlreiche Beobachtungen und Experimente sprechen dafür, daß die Generationsdauer eines und desselben Mikroben auch im infizierten Organismus verändert und namentlich verlängert werden kann, je nach den besonderen Verhältnissen, welche im Wirtskörper bestehen. Nach neueren Untersuchungen von TALIAFERRO kann man sogar die Zahl der Merozoiten, in welche die Schizonten der Malariaplasmodien zerfallen, willkürlich ändern.

Es erscheint daher nicht unverständlich bzw. mit der Vorstellung des pathogenen Schwellenwertes nicht unvereinbar, daß die Inkubation der bakteriellen Infektionen der Wachstumsgeschwindigkeit der betreffenden Keime in vitro (bei 37° C) nicht entspricht, und daß die Inkubation bei einem und demselben Infektionsprozeß innerhalb gewisser, oft weiter Grenzen variiert.

Es kommt jedoch noch ein anderes Moment hinzu. Wir haben die Vermehrung der Erreger als eine *notwendige* Bedingung der pathogenen Auswirkung bezeichnet. Eine *hinreichende* Bedingung ist sie aber nicht und kann es auch nicht sein, da Infektiosität und Pathogenität wesensverschiedene Qualitäten der Mikroben darstellen, die von differenten Faktoren bestimmt werden (siehe S. 49 und 57). Auch bei der Malaria ist es nicht eigentlich die zunehmende

Parasitenzahl, welche der Inkubation ein Ziel setzt, sondern die mit dieser Zahl wachsende Menge des bei jeder Schizogonie in Aktion tretenden fiebererzeugenden Agens. Der Zusammenhang zwischen Mikrobenvermehrung und Zunahme der von den Mikroben ausgehenden pathogenen Einflüsse ist aber bei jeder Infektion verschieden; er ist so mannigfaltig wie diese pathogenen Einflüsse selbst und ihr Wirkungsmechanismus (vgl. hierzu den Abschnitt über die Pathogenese der klinischen Erscheinungen, S. 103f.). Große Gegensätze sind daher zu erwarten und tatsächlich festgestellt.

Die Masern und andere Infektionskrankheiten sind schon im Inkubationsstadium ansteckend; es muß also eine erhebliche Vermehrung und Ausbreitung der Erreger im Organismus stattgefunden haben, bevor klinisch faßbare Erscheinungen auftreten. Tetanusbacillen breiten sich dagegen nicht aus und brauchen sich auch in der infizierten Wunde nicht besonders stark zu vermehren, damit jene Quanten des spezifischen Giftes entstehen, welche die charakteristischen Muskelkrämpfe hervorrufen. Die Inkubation hängt somit in beiden Fällen in ganz verschiedener Weise von der Proliferation der Mikroben ab und hat überdies eine zum großen Teil differente Bedeutung. Beim Tetanus muß in die Inkubation auch jene Frist eingehen, die das produzierte Gift benötigt, um von der Eintrittspforte zum „Erfolgsorgan" zu gelangen, und gleiches gilt für jene Infektionen, bei welchen die Erreger selbst derartige Wege zurückzulegen haben, um ihre Ansiedelungsstätten zu erreichen (Lyssa, Poliomyelitis acuta).

Es ist schließlich klar, daß alle Faktoren, die man für die Latenzphänomene überhaupt verantwortlich machen kann, auch die Länge der Inkubationsperiode zu beeinflussen vermögen, wie z. B. der Sitz und die Ausbreitung der Infektionsprozesse, die individuelle Reaktionsfähigkeit des infizierten Individuums usw. (vgl. den vorausgehenden Abschnitt).

Die Inkubation muß somit, obgleich sie einheitlich an die Mikrobenvermehrung gebunden ist, doch bei verschiedenen Infektionen einen verschiedenen Mechanismus haben, und jeder Versuch einer für alle Fälle gültigen Erklärung ist infolgedessen als verfehlt zu betrachten. Von diesem Standpunkt aus begreift man aber nur, daß die Inkubation bei verschiedenen Infektionskrankheiten verschiedene Dauer hat und daß sie auch für dieselbe Krankheit nicht konstant ist. Geht man jedoch die Positionen der Tabelle durch, so muß es auffallen, daß die Inkubation bei einer ganzen Reihe von durchaus heterogenen Prozessen (Pocken, Masern, Fleckfieber, Encephalitis postvaccinalis, Keuchhusten, Poliomyelitis acuta, Malaria) *den Durchschnittswert von 10—14 Tagen* aufweist und daß sich bei einer Reihe anderer Formen der Gruppe A und B die durchschnittliche Inkubationsdauer diesem Termin annähert. Worauf diese Übereinstimmung beruht und ob sie überhaupt eine identische Ursache hat, konnte bisher nicht beantwortet werden. Gerade unter diesen Umständen beansprucht die Tatsache besonderes Interesse, daß man „gesetzmäßige" oder „normierte" Inkubationen auch bei nichtinfektiösen Prozessen beobachtet, die aber zu den Infektionen in enger Beziehung stehen, nämlich *bei den Vergiftungen durch Bakterientoxine und bei der Serumkrankheit.*

Im Tierversuch wirken Tetanus-, Diphtherie-, Dysenterie-, Botulinustoxine stets erst nach einer gewissen Latenzzeit, deren Dauer von der einverleibten Giftmenge und vom Applikationsmodus abhängt; unter geeigneten Bedingungen kann man auch Inkubationen von mehreren Tagen erzielen. Bei den korrespondierenden Infektionskrankheiten des Menschen erhebt sich daher die Frage, welche Quote der Inkubation als *latente Infektion* (symptomlose Vermehrung der Erreger) und welcher Anteil als *Latenz der Wirkung des spezifischen Giftes* aufzufassen ist; für den *Botulismus* kommt überhaupt nur der zweite Faktor in Betracht und da sehen wir, daß die Inkubation zwar in der Regel 18—36 Stunden beträgt, daß sie aber ausnahmsweise auch kürzer und — was besonders merkwürdig erscheint — viel länger sein kann. Man hat beim Botulismus Inkubationen von 8—9, ja von 14 Tagen festgestellt, ohne hierfür eine plausible Erklärung zu finden; gerade deshalb muß die Möglichkeit zugegeben werden, daß derartige Latenzperioden von Giftwirkungen auch an der Inkubation anderer Infektionskrankheiten beteiligt sein können, bei denen die Gifte nicht von außen zugeführt werden, sondern im infizierten Organismus entstehen.

Eine normierte Inkubation hat die *Serumkrankheit der Erstinjizierten*. Auch hier spielen die Dosis des Pferdeserums und die Einverleibungsart eine Rolle; als häufigsten Wert kann man jedoch 6—10 Tage betrachten und die extremen Minima und Maxima (3 bzw. 20 Tage) sind selten. Das sind aber gerade jene Verhältnisse, denen man bei vielen Infektionskrankheiten begegnet. Da ferner die Symptome der Serumkrankheit (Fieber, Exantheme, Drüsenschwellungen, Gelenkschmerzen) den klinischen Manifestationen mancher Infektionen sehr ähnlich sind, hat zuerst v. PIRQUET darauf hingewiesen, daß hier ein kausaler Zusammenhang zu bestehen scheint. Über die Pathogenese der Serumkrankheit gehen allerdings die Ansichten auseinander; irgendwie muß aber dieser Prozeß durch den antigenen Charakter der Eiweißstoffe des Pferdeserums bedingt sein, d. h. durch die Tatsache, daß diese Proteine die Produktion spezifischer Antikörper auslösen und man kann nur darüber diskutieren, ob die Reaktion zwischen Eiweißantigen und Antikörper das krankmachende Agens darstellt oder Stoffe, welche aus der Desintegration des Eiweißantigens hervorgehen, oder ob schon die Entstehung der Antikörper an sich ein pathogener Vorgang sei. Die Infektionsstoffe bzw. die Leibessubstanzen der Erreger sind nun ebenfalls Antigene, die durch ihre „parenterale" Anwesenheit, durch ihr Vorhandensein in den Geweben die Produktion von Antikörpern hervorrufen, und es liegt somit nahe, die Inkubation bestimmter Infektionskrankheiten als den *Termin der Antikörperbildung* aufzufassen, sofern ihre gesetzmäßige oder normierte Dauer diese Annahme rechtfertigt und mit der Vermehrung der Mikroben, mit der Produktion von Giften usw. nicht in Einklang gebracht werden kann Da die Antikörper im kreisenden Blut kritisch auftreten oder doch in kurzer Frist hohe Konzentrationen erreichen, würde diese Theorie das oft plötzliche Einsetzen der Symptome verständlich machen, für welches jedoch auch andere Erklärungen denkbar sind.

## F. Klinische und ätiologische Diagnostik der Infektionskrankheiten.

Da die verschiedenen Erreger mit besonderen, für ihre pathogene Auswirkung maßgebenden Eigenschaften ausgestattet sind (Produktion von Giften, Ansiedelungsfähigkeit in bestimmten Zellen oder Geweben, Art der Ausbreitung im Organismus), muß die Spezifität der Ätiologie in der klinischen und pathologisch-anatomischen Eigenart der Krankheitsbilder zum Ausdruck kommen. In der Tat hat man die Spezifität der Infektionskrankheiten schon lange erkannt, bevor sie auf die Spezifität der Erreger zurückgeführt werden konnte; auch heute noch wird meist *dieser* Vorgang heuristisch eingehalten, indem die *Aufstellung neuer infektiöser Einheiten* auf Grund klinischer Kriterien erfolgt und der Beweis für ihre ätiologische Sonderstellung erst auf der so geschaffenen Basis erbracht oder angestrebt wird (HEINE-MEDINsche Krankheit, Fünftagefieber, Encephalitis epidemica).

Auf dieser sachlichen und historischen Grundlage ruht *die klinische Diagnostik der Infektionskrankheiten*. Sie verkörpert das Prinzip, die Ursache der Prozesse *indirekt*, nämlich *aus der Reaktionsweise des infizierten Organismus* zu erschließen, läuft also eigentlich auf eine ätiologische Aussage hinaus. Es ist daher nicht ganz zutreffend, wenn man der „klinischen" die „ätiologische" Diagnose gegenüberstellt und unter der letzteren den direkten Nachweis der Erregers oder spezifischer Reaktionsprodukte versteht, welche der Wirtskörper infolge des Einflusses der Erreger produziert. Beide Verfahren suchen die Frage nach dem Erreger zu beantworten und unterscheiden sich nur durch das *Objekt* und durch die *Methode der Untersuchung*, sowie durch die damit a priori bestimmte *Zuverlässigkeit ihrer Ergebnisse*.

Die Sicherheit der klinischen Diagnose hängt in erster Linie natürlich von der persönlichen Erfahrung des Arztes, von seiner kritischen Urteilsfähigkeit und von der Genauigkeit seiner Untersuchung ab; sie wird aber außerdem noch erheblich durch eine Anzahl von Faktoren eingeschränkt, welche im untersuchten Objekt, d. h. in den zu erkennenden Krankheitsbildern liegen:

1. Manche Erreger erzeugen Krankheitsformen, die auch bei voll ausgeprägtem Verlauf nicht hinreichend typisch bzw. eindeutig sind (epidemische Influenza, Dengue, Phlebotomenfieber, Mittelmeerfieber, BANGsche Krankheit u. a.). Die klinische Diagnose des Einzelfalles wird daher schwer oder unmöglich und gewinnt erst an Sicherheit, wenn solche Krankheiten gehäuft auftreten, weil dann durch den Vergleich zahlreicher, epidemiologisch zusammengehöriger Fälle der an sich mangelhaft bestimmte Krankheitstypus in schärferen Umrissen zutage tritt.

2. Vermag der Erreger ein genügend charakterisiertes Krankheitsbild hervorzurufen (Pocken, Masern, Hautmilzbrand, Typhus, Fleckfieber, Gelbfieber, Poliomyelitis acuta), so existieren daneben so gut wie immer atypische oder rudimentäre Verlaufsformen, welche alle Abstufungen bis zum klinisch latenten Infekt zeigen. Selbst in den typischen Fällen sind ferner die für die richtige klinische Diagnose erforderlichen Erscheinungen nicht gerade im Krankheitsbeginn vorhanden, wo die Erkennung der Ätiologie seuchenprophylaktisch und oft auch therapeutisch die größte Wichtigkeit besitzen kann; die klinische Diagnose wird dann hinsichtlich ihres praktischen Wertes zur „Spätdiagnose“ degradiert.

3. Es kann eine *Mischinfektion* vorliegen, die sich klinisch nicht in ihre Komponenten zerlegen läßt.

4. Ein und derselbe Mikrobe kann sehr verschiedene Krankheitsbilder hervorrufen (der Pestbacillus die Beulen- und die Lungenpest, der Milzbrandbacillus den Haut-, Lungen- und Darmmilzbrand, der Tuberkelbacillus die chronische Lungen- und die akute Miliartuberkulose) und umgekehrt können verschiedene Erreger ähnliche oder identische Erkrankungen erzeugen, indem z. B. eine eitrige Meningitis durch Infektion der weichen Hirnhäute mit Meningokokken, Pneumokokken, Influenzabacillen oder gewisse Virusarten zustande kommen kann, eine croupöse Pneumonie durch Pneumokokken, Streptokokken, FRIEDLÄNDERsche Pneumoniebacillen, ein dysenterischer Prozeß im Dickdarm durch Dysenteriebacillen oder Ruhramöben.

Wo dies also möglich ist, muß der Arzt *die direkten ätiologischen Untersuchungsmethoden* heranziehen, um die der klinischen Diagnose anhaftende Unsicherheit zu kompensieren. Da die Ausführung dieser Verfahren spezialistische Kenntnisse und besondere Einrichtungen voraussetzt, wird sie eigenen Instituten („Bakteriologischen Untersuchungsämtern“, hygienischen Universitätsinstituten, Prosekturen, Laboratorien größerer Krankenanstalten) überlassen, welche die Befunde den einsendenden Ärzten bekanntgeben. Dem Arzte selbst bleiben hierbei folgende wichtige Aufgaben vorbehalten:

### a) Die Entnahme des Materials.

Der Arzt muß die notwendigen Technizismen (Venaepunktion, Lumbalpunktion, Probepunktion der Pleura)[1] beherrschen, muß aber auch wissen, *welches* Material (Harn, Stuhl, Sputum, Liquor, Blut, Eiter, Exsudat, Hautschuppen) er einzuschicken hat. Die Art des Materials richtet sich aber nach der Natur der vorliegenden Infektionskrankheit, bei ein und derselben Infektionskrankheit nach ihrem Stadium; der Arzt hat daher, um die richtige Wahl treffen zu können, eine „Vermutungsdiagnose“ zu stellen (evtl. eine

[1] Vgl. Technik im Abschnitt Allgemeine Therapie in Bd. II.

Alternativdiagnose), und hat diese dem mit der ätiologischen Untersuchung betrauten Laboratorium mitzuteilen.

Die zweite Forderung ist dadurch begründet, daß jeder Erreger besondere Methoden zu seinem Nachweis erfordert. Der Untersuchungsstelle wird ihre Aufgabe daher erleichtert, ja oft geradezu ermöglicht, wenn sie von vornherein orientiert ist, in welcher Richtung die Prüfung des eingeschickten Materials erfolgen soll, und sie beschränkt sich auch in der Regel darauf, die vom Arzte gestellten Fragen durch einen „positiven" oder „negativen" Befund zu beantworten. Der Wunsch, eingesandte Proben „auf pathogene Mikroorganismen" zu untersuchen, ist strenge genommen kaum erfüllbar und verrät, sofern er nicht kommentiert wird, Unkenntnis der mikrobiologischen Arbeitsbedingungen.

Sieht sich somit der Arzt durch einen negativen Bescheid in seiner Erwartung enttäuscht, so hat er sich in erster Linie Rechenschaft abzulegen, ob nicht die unrichtige Wahl des Materials oder die verfehlte Fragestellung Schuld tragen.

### b) Die Verpackung und Einsendung der entnommenen Proben.

Sie werden durch die Art der Proben und durch den Charakter der vorzunehmenden Untersuchung bestimmt. In den Kulturstaaten sind für die häufiger vorkommenden Fälle (Rachenabstriche für Untersuchungen auf Diphtheriebacillen, Sputum- oder Stuhlproben, Blutproben für kulturelle Untersuchungen oder serologische Reaktionen, Liquorproben) besondere *Versandapparate* normiert, welche in bereits sterilisiertem Zustande von den Untersuchungsstellen oder von Apotheken bezogen werden können. Für Blutproben haben sich die sog. „*Venülen*" bewährt, mit welchen auch die Entnahme des Blutes (durch Aspiration aus einer punktierten Vene) erfolgt, so daß das Abfüllen des Blutes in ein zweites Gefäß entfällt und die Möglichkeit von sekundären Verunreinigungen ausgeschaltet wird. Nirgends ist jedoch für *alle* Fälle, welche dem Arzt in der Praxis unterlaufen können, vorgesorgt; der Arzt muß sich dann selbst sachgemäß helfen oder eine benachbarte Untersuchungsstelle zu Rate ziehen.

Die Einsendung hat auf dem *schnellsten* (unter den lokalen Verhältnissen möglichen) Wege zu geschehen, nicht nur weil die *rasche* Entscheidung der Diagnose für den Arzt, den Patienten und die Seuchenbekämpfung außerordentlich wichtig ist, sondern auch weil das Ergebnis der Untersuchung von der Zeit abhängt, welche zwischen der Entnahme und der Verarbeitung der Proben im Laboratorium verstreicht. Zahlreiche pathogene Mikroben gehen zugrunde, wenn die Proben längere Zeit bei Zimmertemperatur stehenbleiben, z. B. Meningokokken in Lumbalpunktaten, Dysenteriebacillen im Stuhle, Influenzabacillen im Sputum, oder sie werden, wenn das Material außer ihnen saprophytische Keime enthält, von diesen überwuchert (Choleravibrionen in Stuhlproben). Ist das Untauglichwerden der Probe während des Transportes zu befürchten, so empfiehlt es sich oft, daß der Arzt aus dem entnommenen Material zwei oder mehrere Ausstrichpräparate anfertigt und diese im unfixierten (lufttrockenen) oder fixierten Zustande der Sendung beischließt; im Laboratorium können solche Präparate entsprechend gefärbt werden, und es läßt sich dann unter Umständen aus dem mikroskopischen Bild, den das Material unmittelbar nach seiner Entnahme geboten hat, noch eine mehr oder minder sichere Diagnose stellen, während die Untersuchung des durch den Transport veränderten Materials negativ ausfallen kann. Dieses Vorgehen ist namentlich bei choleraverdächtigem Material (Stuhl, Darminhalt von Leichen), bei Sputis, welche auf Influenzabacillen untersucht werden sollen, bei gonokokken- oder meningokokkenhaltigen Proben (Eiter, Lumbalpunktaten) angezeigt; gute Objektträgerausstriche sind ferner auf jeden Fall einzusenden, wenn eine Untersuchung von *Blut* auf Malariaplasmodien oder Recurrensspirochäten verlangt wird.

Völlig frisch, d. h. eben entleert oder entnommen muß das Material sein, wenn im Stuhle oder im Eiter von Leberabscessen *Dysenterieamöben* nachgewiesen werden sollen. Ist der Patient mobil, so hat man ihn zur Untersuchungsstelle zu schicken; andernfalls ist die Untersuchung (evtl. durch einen von der Untersuchungsstelle entsendeten Experten) am Krankenbett vorzunehmen. Tut man das nicht, so bleiben solche Fälle unerkannt, werden nicht mit den verfügbaren und wirksamen Mitteln (Emetin, Yatren) behandelt, unnötigen Operationen unterzogen und machen einen jahrelangen Leidensweg durch, den ihnen ein sachkundiger Arzt erspart hätte.

Größere Krankenanstalten verfügen heute über gut eingerichtete und zum Teile von spezialistisch geschulten Ärzten geleitete Laboratorien. Damit sollten die Konsequenzen wegfallen, die sich aus der Versendung von Proben an eine räumlich entfernte Untersuchungsstelle ergeben. Praktisch ist das leider nicht immer der Fall. Die Entnahme der Proben wird, sofern sie nicht besondere Eingriffe erfordert, dem Pflege- oder anderem Hilfspersonal überlassen, welches aus Mangel an Zeit und Verständnis jene Kautelen nicht beachtet, welche für einwandfreie Untersuchungsergebnisse notwendig sind, die Proben bleiben auf den Krankenzimmern stehen, bevor sie in die Laboratoriumsräume geschafft werden, werden dort anderen Dienern übergeben, kurz der Vorgang ist oft weit nachlässiger als bei der Übergabe an selbständige Untersuchungsstellen, weil man von diesen eher Reklamationen zu gewärtigen hat.

Um einen häufig vorkommenden Fall zu erwähnen, sei der Untersuchungen des Auswurfes auf Tuberkelbacillen gedacht, welche auch kleinere Krankenanstalten „in eigener Regie" erledigen. Es wird meist nicht darauf geachtet, daß der Kranke am Morgen ein aus der Tiefe der Bronchien stammendes „Lungensputum" entleert; vielmehr wird der Patient angewiesen, in ein bereitgestelltes Gefäß „hineinzuspucken", so daß die Probe oft aus Mundspeichel oder Nasenschleim besteht, wodurch natürlich in Fällen von beginnender offener Lungentuberkulose ein positives Ergebnis vereitelt werden kann. Oder es wird umgekehrt ein positiver Befund vorgetäuscht, d. h. es werden Tuberkelbacillen gefunden, die aber nicht von dem betreffenden Kranken herrühren, sondern auf irgendeinem anderen Wege in das Speiglas gelangten (Mitbenützung durch Nachbarpatienten, mangelhafte Reinigung der Speigläser); ist es doch nur wenigen Ärzten bekannt, daß Tuberkelbacillen durch bloßes Erhitzen in Wasser zwar abgetötet werden, nach Form und Färbbarkeit jedoch vollkommen erhalten bleiben, so daß solche „gekochte Bacillen", die in den Gefäßen verbleiben, positive Fehldiagnosen verursachen können, weil sich die Untersuchung des Auswurfes häufig nur auf die mikroskopische Durchmusterung gefärbter Ausstriche beschränkt.

### c) Die Bewertung der Befunde.

Die Laboratorien stellen *keine* Krankheitsdiagnose; sie teilen bloß mit, welche Ergebnisse sie in positiver oder negativer Hinsicht bei der Untersuchung der Proben erzielt haben, und die Verwertung der Mitteilungen zum endgültigen Urteil über die Natur des vorliegenden Krankheitsfalles ist Sache des behandelnden Arztes. Der Arzt muß also wissen, was der Laboratoriumsbefund in diagnostischer Beziehung bedeutet. Ein Beispiel aus der Praxis: Von einem Patienten wird a) Liquor zur Untersuchung auf Tuberkelbacillen und b) Blut zur Untersuchung auf Typhusbacillen eingeschickt. Im Liquor werden Tuberkelbacillen gefunden; aus dem Blute können zwar keine Typhusbacillen gezüchtet werden, das Blutserum agglutiniert aber Typhusbacillen noch in 300facher Verdünnung. Die richtige Lösung ergab die Autopsie, bei welcher eine typische akute tuberkulöse Meningitis und im Darme die Residuen eines vor längerer Zeit abgelaufenen Abdominaltyphus festgestellt wurden; eine Lösung, die der Arzt hätte voraussehen können, aber de facto nicht vorausgesehen hat, da er die Erkrankung des Patienten als Abdominaltyphus und die tuberkulöse Infektion des Zentralnervensystems als zufällige Komplikation auffaßte.

Die Laboratoriumsbefunde sind somit auch nur *diagnostische Behelfe* und in jedem Falle mit Kritik zu verwenden, selbst wenn es sich um den Nachweis bestimmter pathogener Mikroben handelt. Typhusbacillen im Stuhl oder

Malariaplasmodien im Blute beweisen nur, daß eine der beiden Infektionen besteht, aber nicht, daß die beobachteten Krankheitserscheinungen durch diese Infektionen ausgelöst werden; es könnten andersartige Prozesse vorliegen, die bei einem Typhusbacillen- bzw. einem Gametenträger aufgetreten sind.

Die klinische Diagnose hat übrigens noch den Vorzug, daß sie — wenn auch oft nur als bloße „Vermutungsdiagnose" — rasch gestellt werden kann und damit die Möglichkeit bietet, therapeutische und seuchenprophylaktische Maßnahmen sofort einzuleiten, während die Ausführung der ätiologischen Untersuchungen häufig längere Zeit, evtl. ein oder zwei Tage und mehr beansprucht. Wo das Zuwarten eine Gefahr für den Patienten oder seine Umgebung bedeuten würde, richtet sich daher das ärztliche Handeln provisorisch nach dem klinischen Verdacht, wobei man jedoch auf eine spätere Richtigstellung, soweit als dies ratsam erscheint, Bedacht zu nehmen hat.

Die klinische Diagnose kann ferner unter Umständen die einzig mögliche sein, sei es, daß ätiologische Untersuchungsmethoden zum Nachweis des Erregers oder seiner Reaktionsprodukte nicht bekannt sind (Varicellen, Masern, Röteln, Ringelröteln, Exanthema subitum, Parotitis epidemica, Encephalitis epidemica), oder daß sie in einem bestimmten Falle versagen oder endlich, daß sie sich ihrer Natur nach nur für wissenschaftliche Forschungen, nicht aber für die Bedürfnisse der ärztlichen Praxis eignen, wie etwa bei der Poliomyelitis acuta oder die Menschenversuche bei der Dengue, dem Phlebotomenfieber, der Febris quintana.

## G. Misch- und Sekundärinfektionen.

Im Organismus eines Menschen können unter Umständen auch zwei oder mehrere pathogene Mikrobenarten gleichzeitig parasitieren. Solche Vorkommnisse bezeichnet man als *Misch- oder Sekundärinfektionen.*

Als Unterschied zwischen Mischinfektion und Sekundärinfektion wird in der Rege angegeben, daß die verschiedenen Erreger im ersten Falle *gleichzeitig* oder annähernd gleichzeitig in die Gewebe des Wirtes eindringen, während die Sekundärinfektion dadurch charakterisiert ist, daß sich zu einem bereits bestehenden, im Gange befindlichen Infektionsprozeß eine zweite erfolgreiche Invasion anderer pathogener Keime *nachträglich* hinzugesellt. Diese Begriffsbestimmung entspricht jedoch nicht dem medizinischen Sprachgebrauch. Wenn ein Individuum, das seit längerer Zeit an einem gutartigen Tertianfieber leidet, mit Tropicaparasiten infiziert wird, konstatiert der Arzt keine „Sekundär-", sondern eine Mischinfektion. Dieses Beispiel zeigt, daß man unter Mischinfektion im allgemeinen *die zufällige Koinzidenz* heterogener Infekte verstehen will, unter Sekundärinfektion dagegen *eine kausale bzw. konditionale Assoziation* in dem Sinne, daß der primäre Infekt die Haftung eines zweiten Kontagiums in irgendeiner Weise ermöglicht oder erleichtert, sei es, daß er die natürliche Resistenz vermindert oder durch Gewebsläsionen (Epitheldesquamation, Nekrose, Geschwürsbildung) pathologische Eintrittspforten schafft.

Im Bereiche der Mischinfektionen sind daher alle *denkbaren* Kombinationen auch *möglich* und zum größten Teil tatsächlich beobachtet worden; die Kasuistik des Abdominaltyphus beispielsweise bringt Berichte über Komplikationen mit Paratyphus, bacillärer Ruhr, Amöbendysenterie, Cholera asiatica, Diphtherie, Scharlach, Masern, Milzbrand, Maltafieber, Recurrens, Malaria, progredienter Tuberkulose. Bei den Sekundärinfektionen dagegen dominieren bestimmte Assoziationen oder — richtiger ausgedrückt — *es sind in der Regel bestimmte Mikroben, welche die Sekundärinfektionen verursachen:* ob die primäre Infektion eine Lungentuberkulose, eine Grippe (Influenza), eine Diphtherie, ein Scharlach, ein Abdominaltyphus, eine Variola ist, immer wieder sind es pathogene Streptokokken, Staphylokokken oder Pneumokokken, seltener Colibacillen, welche sich sekundär ansiedeln (sei es im primär erkrankten oder in einem anderen Organ), und die sich gelegentlich auch septisch im ganzen Organismus ausbreiten.

Im Einzelfalle ist es allerdings nicht leicht, zuweilen sogar nicht möglich zu entscheiden, ob eine Misch- oder eine Sekundärinfektion vorliegt, gleichgültig, ob man das zeitliche oder das kausale Verhältnis der assoziierten heterogenen Infekte der Beurteilung zugrunde legt; das ist wohl der Grund, warum viele Kliniker die beiden Begriffe überhaupt nicht auseinanderhalten.

Misch- und Sekundärinfektionen besitzen für den Arzt eine diagnostische, therapeutische und prognostische, für die ätiologische Forschung eine erkenntnistheoretische Bedeutung.

Ist die Misch- oder Sekundärinfektion intensiv genug, um eine starke Reaktion des Organismus auszulösen, so muß das im Krankheitsbild zum Ausdruck kommen; es können also Verlaufsformen entstehen, die vom Typus der ätiologisch einheitlichen Infektionskrankheiten ganz erheblich abweichen und sich klinisch nirgends einreihen lassen. Meist bringt dann erst der Nachweis der verschiedenen Erreger oder die serologische Untersuchung Aufklärung; auch die Resultate dieser Methoden sind übrigens nicht immer eindeutig und ihre Verwertung erfordert Kenntnisse und Kritik.

Werden z. B. im Stuhl eines Patienten Typhusbacillen, im Blute Recurrensspirochäten festgestellt, so kann es sich um einen Dauerausscheider handeln, dessen latente Infektion mit Typhuskeimen für den Ablauf der bestehenden Erkrankung ganz irrelevant ist; vom mikrobiologischen wie vom seuchenprophylaktischen Standpunkt wäre ein solcher Fall als Mischinfektion aufzufassen, nicht aber vom klinischen (therapeutischen und prognostischen). — Das Vorhandensein von Staphylokokken, Streptokokken, Pneumokokken in Rachenabstrichen oder im Auswurf beweist nicht, daß diese Keime bei dem untersuchten Patienten eine Misch- oder Sekundärinfektion unterhalten; sie können sich im Schleimhautsekret epiphytisch vermehrt haben und müssen, wenn sie im Sputum gefunden werden, nicht aus dem erkrankten Organ (aus der Lunge) stammen. — Das Auftreten von spezifischen Antikörpern (Agglutininen, komplementbindenden Amboceptoren) im Serum darf zwar im allgemeinen als ein Zeichen betrachtet werden, daß die korrespondierenden Mikroben in die Gewebe eingedrungen sind und eine Reaktion des invadierten Organismus bewirkt haben. Die Invasion kann aber schon vor längerer Zeit erfolgt sein und der positive Ausfall der serologischen Probe beweist daher noch nicht, daß der fragliche Keim in der vorliegenden Erkrankung als Erreger einer Misch- oder Sekundärinfektion fungiert. — Zu hüten hat man sich ferner vor einer irrigen Deutung der sog. *Verwandtschafts- oder Gruppenreaktionen.* Das Serum eines Kranken, der nur mit Typhusbacillen infiziert ist, kann in bedeutenden Verdünnungen Paratyphusbacillen agglutinieren; aber diese „Partialagglutinine" für Paratyphusbacillen sind dann nicht selbständig, sie lassen sich aus dem Serum auch durch Adsorption an Typhusbacillen entfernen. Das Serum eines Menschen, der mit Typhus- und mit Paratyphusbacillen infiziert ist, bei dem somit tatsächlich eine Mischinfektion besteht, enthält zwei voneinander unabhängige Agglutinine, von denen jedes nur durch die homologe Bakterienart gebunden wird (CASTELLANIscher Absättigungsversuch). Diese Hinweise mögen genügen.

Wie wichtig es für eine richtige Therapie sein kann, eine bestehende Mischinfektion zu erkennen, braucht nicht erläutert zu werden. In prognostischer Hinsicht gilt als generelle Regel, daß Misch- und Sekundärinfektionen den Krankheitsverlauf erschweren, indem sie entweder den primären Infekt ungünstig beeinflussen oder selbst durch den letzteren verstärkt werden; schließlich kann ja auch der Organismus der einfachen Summation der infektiösen Insulte erliegen. Daß eine Infektion auf eine andere, heterogene, im gleichen Wirt abrollende antagonistisch, also unter Umständen heilend einzuwirken vermag, scheint aus Tierexperimenten hervorzugehen; die Beobachtungen an Menschen, welche für diese Möglichkeit sprechen sollen, sind nicht genügend gesichert. Die Infektionstherapie der progressiven Paralyse (WAGNER-JAUREGG) könnte man als Ausnahme anführen, wenn es sich hier wirklich um einen Antagonismus der Infektionen handeln würde und nicht — was wahrscheinlich ist — um einen kurativen Einfluß eines Symptoms, des Fiebers.

Die ätiologische Forschung kann in Zweifel geraten, ob ein Mikroorganismus, der bei einer Infektionskrankheit gefunden wird, als der Erreger aufzufassen oder lediglich auf eine besonders konstante Misch- bzw. Sekundärinfektion zu beziehen ist. Beim Scharlach debattierte man lange Zeit über die Rolle, welche den hämolytischen und toxigenen Streptokokken zukommt, und hielt es für möglich, daß sie nur eine Mischinfektion verursachen, die sich zu den primären Wirkungen eines invisiblen Scarlatinakeimes hinzugesellt; in analoger Situation befindet sich derzeit das Problem der Grippeätiologie.

## H. Pathogenese der klinischen Erscheinungen.

Die Pathogenese der Symptome infektiöser Erkrankungen führt man ganz allgemein auf *Giftwirkungen* zurück, auch wenn man die Gifte nicht kennt bzw. nicht nachzuweisen vermag. Es existiert eben keine andere Vorstellung, welche die schweren *Allgemeinerscheinungen* erklärt, die zur Zahl und Größe (Masse) der infektiösen Keime in auffallendem Mißverhältnis stehen, und welche es verständlich machen würde, daß Störungen in Organen auftreten, in welchen die Mikroben gar nicht vorhanden sind *(Fernwirkungen)*. Selbst wenn der Sitz der pathologischen Veränderungen mit den Ansiedelungsstätten der Erreger räumlich zusammenfällt, wie etwa beim Staphylokokkenfurunkel, bei der Milzbrandpustel, der Pneumokokkenpneumonie, kommt man ohne die Annahme von Giften nicht aus. Eine Ausnahme bilden nur die obligaten Zellschmarotzer; daß sich ein Erythrocyt verändert, in welchem ein Malariaplasmodium wächst, eine Ganglienzelle, in der sich der Lyssakeim vermehrt, erscheint uns auch ohne die vermittelnde Aktion eines Giftes begreiflich, weil sich das Leben des Parasiten „im kleinsten Raum“ abspielt, so daß hier andere Faktoren (Aufzehrung der Substanz der Wirtszelle, Entzug von Stoffen, welche sie für Funktion und Leben benötigt) zur Auswirkung kommen können. Diese Deutung läßt sich jedoch nur auf die krankhaften Reaktionen der parasitierten Wirtszellen anwenden, die in der Regel nicht ausreichen, um alle Symptome der betreffenden Infektion zu erklären (z. B. das Fieber bei der Malaria); die meisten Erreger wachsen und vermehren sich ferner nicht in bestimmten *Zellen* des Wirtes, sondern *extracellulär* im Blute und in den Gewebssäften und dann braucht man das „Gift“ (oder allgemeiner ausgedrückt eine gelöste Substanz), um die dynamische Beziehung zwischen Erregerzelle und lokal geschädigtem Gewebe herzustellen.

Einige Bakterien produzieren in Kulturen auf künstlichen Nährböden *lösliche Gifte,* welche beim Menschen und bei geeigneten Versuchstieren dieselben Wirkungen entfalten, die man bei den betreffenden Infektionskrankheiten als wesentliche, wenn auch nicht immer als ausschließliche Symptome beobachtet [Clostridium botulinum, Bacillus s. Clostridium tetani, Gasbranderreger (Clostridium welchii, Clostridium oedematiens, Clostridium septicum), Corynebaterium diphtheriae, Shigella dysenteriae (Shigascher Dysenteriebacillus), Scharlachstreptokokken (sog. erythrogenes Toxin), manche Stämme des Staphylococcus aureus und nach neueren Untersuchungen auch die Fleckfieber-Rickettsien]. Die Beteiligung dieser Gifte, die man *Toxine* oder *Exotoxine* nennt, an der Pathogenese der zugehörigen Krankheiten steht wohl im allgemeinen außer Zweifel, ist aber bei der Dysenterie, beim Scharlach, ja sogar bei der Diphtherie noch nicht in allen Punkten aufgeklärt. Man hat diese Stoffe als *Sekretionsprodukte der* lebenden Bakterien aufgefaßt (daher die Bezeichnung „*Exotoxine*“), was aber mit der Tatsache in Widerspruch zu stehen schien, daß sie in flüssigen Kulturen meist erst dann in höherer Konzentration auftreten, wenn der Höhepunkt der Bakterienvermehrung längst überschritten ist und die absterbenden und der Auflösung verfallenden Keime überwiegen (Diphtherie-, Tetanus- und Shigasches Dysenterietoxin). Es gibt jedoch Ausnahmen wie die Toxine des Clostridium welchii, welche im flüssigen Kulturmedium zur Zeit der stärksten Bakterienproliferation in maximaler Konzentration nachweisbar sind. Ferner ist zu bedenken, daß die Bildung der Toxine in den Bakterienzellen und ihr Austritt aus denselben nicht zeitlich zusammenfallen müssen; in der Tat konnten MORTON und GONZALEZ zeigen, daß die Konzentration des Toxins in den aus einer Bouillonkultur abgesonderten Diphtheriebacillen viel höher ist als im flüssigen Anteil der Kultur zur selben Zeit. Da die Exotoxine bei der Züchtung in flüssigen Medien in Lösung gehen, können sie von den Bakterien durch einfache Methoden (keimfreie Filtration, Auszentrifugieren) abgesondert werden.

Mit Ausnahme des erythrogenen (hautrötenden) Scharlachtoxins, dessen chemischer Charakter noch nicht festgestellt ist, sind die Exotoxine der Bakterien *hochmolekulare Eiweißstoffe* (das Molekulargewicht des Diphtherietoxins beträgt 72000); sie konnten in weitgehend gereinigtem Zustande, in neuester Zeit sogar zum Teil in krystallinischer Form aus den Bouillonkulturfiltraten isoliert werden und sind biochemisch (mit Ausnahme des Scharlachtoxins) dadurch ausgezeichnet, daß sie durch die Behandlung mit Formalin in atoxische, aber noch immunisierende, d. h. Antikörper bildende Derivate *(Toxoide)* übergeführt werden können (vgl. S. 123f). Die bakteriellen Exotoxine rufen charakteristische Vergiftungserscheinungen hervor, durch welche sie sich voneinander unterscheiden, und erzeugen spezifische Antikörper *(Antitoxine)*, welche ihre Toxizität nach dem „Gesetz der multiplen Proportionen" neutralisieren, d. h. so, daß für eine n-fache Menge Toxin eine n-fache Menge antitoxischen Serums erforderlich ist, um die Giftwirkung aufzuheben. Die Intensität der Giftwirkung ist bei einigen Exotoxinen außerordentlich groß. Das gereinigte Diphtherietoxin enthält im Milligramm Trockensubstanz 14000 tödliche Minimaldosen für Meerschweinchen von 250 g Körpergewicht und im Milligramm Trockensubstanz des krystallisierbaren Toxins des Clostridium botulinum sind 32mal $10^9$ letale Dosen für Mäuse enthalten. Der Wirkungsmechanismus der Exotoxine ist nicht bekannt. Nur für das sog. α-Toxin des Clostridium welchii (eines Gasbranderregers) konnte gezeigt werden, daß die Giftwirkung auf dem hohen Gehalt an Lecithinase beruht, welche die Lipoide der Erythrocyten und anderer Körperzellen fermentativ spaltet und dadurch den Untergang der Zellen herbeiführt. — In chemischer und immunologischer Beziehung stehen die Exotoxine den Toxalbuminen tierischer Herkunft (den Giften der Schlangen, Skorpione, Bienen) und den Toxalbuminen aus den Samen höherer Pflanzen (Ricin, Abrin, Crotin) nahe; auch diese sind höhermolekuare Proteine und lassen sich durch Formaldehyd in Formoltoxoide umsetzen.

Ferner wissen wir, daß toxische Erscheinungen bei Menschen und Tieren auftreten, wenn wir ihnen *abgetötete Bakterien* injizieren. Die Symptome, welche man auf diese Weise erzielt, sind nicht in dem Sinne pathognomonisch, daß man aus ihnen auf die Bakterienart schließen kann, um welche es sich im vorliegenden Falle handelt; sie entsprechen mehr den *allgemeinen* und daher *vieldeutigen Manifestationen infektiöser Prozesse* (Fieber, lokale Entzündungen, Schwellungen der regionären Lymphdrüsen). Man faßt diese, offenbar dem Bakterienplasma anhaftenden Gifte unter dem Namen der *„Endotoxine"* zusammen. Bei der Vermehrung der Bakterien in flüssigen Nährböden werden sie nicht an diese abgegeben, so daß die Filtration von Bouillonkulturen für ihre Darstellung nicht in Betracht kommt. Um sie in Lösung überzuführen, müssen die Bakterienleiber durch mechanische Zertrümmerung, durch Autolyse oder durch Behandlung mit Fermenten aufgeschlossen oder durch geeignete Lösungsmittel (Trichloressigsäure, Diäthylenglykol, Pyridin) extrahiert werden. Chemisch haben sie sich als *Komplexe erwiesen, welche* sich *aus drei, relativ leicht dissoziierbaren Komponenten zusammensetzen*, nämlich aus *Phosphatiden (Phospholipinen)*, *Polysacchariden* und aus einem *Protein*. Das Protein ist für die immunisierende Wirkung, d. h. für die Fähigkeit des Komplexes, Antikörper zu bilden, notwendig, und die Polysaccharide, die sich im isolierten Zustand wie Haptene (Halbantigene) verhalten, bestimmen die Spezifität des ganzen Komplexes; die Phospholipine sind weder für die produktive Antigenfunktion noch für ihre Spezifität von Bedeutung. Der chemische Träger der im allgemeinen nur schwachen Toxizität konnte bisher nicht als selbständige Substanz von den drei bekannten Komponenten losgelöst werden. Die Endotoxine können (im Gegensatz zu den Exotoxinen) durch Formalin nicht in Toxoide umgewandelt werden, d. h. in völlig atoxische Derivate, welche noch dieselben spezifischen Antikörper erzeugen wie die Endotoxine im unveränderten Zustande. Die Immunisierung mit Endotoxinen liefert antikörperhaltige Antisera, welche auf die Endotoxine präcipitierend wirken oder mit Vollbakterien in Reaktion gebracht diese agglutinieren; die Giftwirkung der Endotoxine wird durch solche Antisera nur in sehr beschränktem Ausmaße (etwa bis zur 2—4fach tödlichen Minimaldosis) neutralisiert, so daß es eine recht zweifelhafte Analogie ist, wenn man sie als „*Antiendotoxine*“ bezeichnet hat (A. Boivin, W. W. C. Topley, W. T. J. Morgan, R. Prigge, R. Haas u. a.). Durch diese Eigenschaften ihrer Antikörper entsprechen die Endotoxine den Begriffen der „*Präcipitinogene*“ oder „*Agglutinogene*“ der älteren Bakteriologie; in der Tat sind sie nichts anderes als die *somatischen* oder *Leibesantigene (O-Antigene)* gramnegativer Bakterien und die Toxizität ist ein akzidenteller Charakter. — Die Endotoxine sind gegen Erhitzen resistenter als die meist thermolabilen Exotoxine.

Die Einreihung eines Bakteriengiftes in eine der beiden Gruppen — Exo- oder Endotoxine — ist nur in typischen Fällen auf Grund der angeführten Kriterien mit Sicherheit durchführbar. So kennt man z. B. Gifte, welche in den wichtigsten Beziehungen wohl den klassischen Exotoxinen gleichen, die aber auffallend thermoresistent sind (Botulinustoxin) oder erst in höheren Dosesn toxisch wirken (Toxin der Shighaschen Ruhrbacillen). Kompliziert wird ferner die Sachlage dadurch, daß ein und dieselbe Bakterienart zwei verschiedene Gifte liefern kann, von denen sich das eine wie ein Exotoxin, das andere wie eine Endotoxin verhält, wie dies für die Shighaschen Ruhrbacillen zutrifft, und daß ein bestimmte Bakterienart mehrere, voneinander verschiedene und abtrennbare Exotoxine zu produzieren vermag, wie das Clostridium welchii, das in Bouillonkulturen 7 Exotoxine erzeugt.

Die Methoden der Isolierung von Endotoxinen aus Bakterien wurden in den letzten Jahren von A. Boivin und seinen Mitarbeitern, von H. Raistrick und W. Topley, W. Morgan, E. Grasset u. a. vervollkommnet und die gewonnenen Präparate in mehrfacher Hinsicht, vor allem auch auf ihre immunisatorischen Eigenschaften geprüft, welche gewisse Überlegenheiten gegenüber abgetöteten Vollbakterien oder anderen Derivaten derselben erkennen ließen (s. S. 129).

Daß im infizierten Organismus große Mengen von Erregerzellen zugrunde gehen, und zwar schon in den ersten Stadien des Infektionsprozesses, ist nicht zu bezweifeln; man kann annehmen, daß solche abgestorbene Exemplare in den Körpersäften gelöst werden und ihre giftigen Leibessubstanzen freigeben, nicht anders als zerfallende Kulturbakterien in einem flüssigen Medium. Gegen die Beteiligung der Endotoxine am Krankheitsgeschehen läßt sich sonach kein prinzipieller Einwand erheben. Über den Umfang und die spezielle Art dieser Beteiligung sind dagegen bestimmte Aussagen kaum möglich, um so weniger als die Giftwirkungen der Endotoxine im allgemeinen nicht charakteristisch und untereinander vielfach ähnlich sind. Es existieren wohl quantitative und auch qualitative Unterschiede. Die Reaktionen des Menschen auf die subcutane Injektion abgetöteter Typhusbacillen, die man als „Typhus en miniature“ bezeichnet hat, stehen in lebhaftem Kontrast zu den minimalen Wirkungen abgetöteter Choleravibrionen. Aber solche Differenzen genügen nicht, um die Eigenart der Krankheitsbilder aus ihnen abzuleiten.

Endotoxine wurden bisher nur aus gramnegativen Bakterienarten gewonnen und genauer studiert, so aus Spezies der Salmonellagruppe (B. aertrycke, Typhusbacillen, Dysenterie- und Paradysenteriebacillen, Escherichia coli), aus Bakterien der Friedländergruppe, aus Proteusbakterien, aus Brucellaarten (Br. melitensis und Br. abortus), aus Vibrionen. Addiert man zu den entsprechenden Infektionen des Menschen jene spärlichen Prozesse hinzu, bei welchem ein Exotoxin mit charakteristischer Dynamik den wesentlichsten pathogenen Faktor darstellt, so bleibt eine gewaltige Mehrzahl von Krankheiten als Rest übrig, bei welchen wir über die toxigenen Eigenschaften der Erreger gar nichts wissen, obwohl der toxische Charakter einzelner Symptome schon auf Grund der bloßen Beobachtung zur unmittelbaren Gewißheit wird. Die Spekulation hat in solchen Fällen naturgemäß einen sehr weiten Spielraum, der auch in der verschiedensten Weise ausgenutzt wurde; die folgende Zusammenstellung soll einen Überblick über die Richtungen geben, in welchen sich die Hypothesenbildung bewegte.

I. An erster Stelle seien die Versuche genannt, Krankheit und Tod des Wirtes *ohne Zuhilfenahme von Giftwirkungen* zu erklären.

1. So hat man sich in früherer Zeit vorgestellt, daß die pathogenen Mikroben Nährstoffe, welche der Organismus des Wirtes benötigt, für ihr eigenes Wachstum und ihre Vermehrung verbrauchen. Da aber die Masse der Erreger selbst im Falle einer intensiven Proliferation nur sehr gering sein kann, wurde diese sog. *Erschöpfungshypothese,* für welche exakte Beweise nicht beigebracht werden konnten, aufgegeben. Wenn sich aber Mikroorganismen im Inneren von Wirtszellen mit wichtigen Funktionen vermehren, wie das bei einer Reihe von Virusarten festgestellt werden konnte, wäre es doch möglich, daß die krankhafte Störung oder Sistierung dieser Funktionen einfach auf einer Beeinträchtigung des Stoffwechsels der parasitierten Zellen beruht (s. S. 103).

2. Auch *mechanischen Faktoren* kann unter Umständen eine Bedeutung zugestanden werden. Wenn man z. B. bei Menschen, welche im Malariakoma gestorben sind, die Hirncapillaren mit Tropicaschizonten vollgepfropft findet, kann man sich vorstellen, daß die Funktionen lebenswichtiger Nervenzentren geschädigt oder ganz unterbrochen werden, weil der Mangel von zirkulierenden, O-übertragenden normalen Erythrocyten die innere Gewebsatmung in den betreffenden Gefäßbezirken unter das erforderliche Ausmaß herabdrückt. Sonst kommen Verstopfungen von Capillaren durch eingeschwemmte und im Capillarlumen gewucherte Mikroben wohl nur insofern in Betracht als sie die Entstehung lokaler Veränderungen begünstigen.

Es ist ferner bekannt, daß Gebilde von sehr geringer Größenordnung *örtlich begren . (herdförmige) proliferative Entzündungen* erzeugen können, und zwar auch dann, wenn eine chemische Reizung des umliegenden Gewebes durch die Natur der eingelagerten Partikel sicher auszuschließen oder unwahrscheinlich ist (Paraffintröpfchen, winzige Glas- oder Steinsplitter, Fragmente von Haaren oder von Baumwoll- und Seidenfasern); es scheinen also mechanische Momente für die Gewebsreaktion maßgebend zu sein. Der histologische Bau dieser *Fremdkörpergranulome* (epitheloide Zellen, Riesenzellen) zeigt eine auffallende Ähnlichkeit mit der Struktur der *infektiösen Granulome,* vor allem des Tuberkels. Es wäre daher möglich, daß auch Mikroben lediglich als Fremdkörper wirken können, eine Auffassung, die ihre Stütze in der Tatsache findet, daß man beim gesunden (nichttuberkulösen) Tier durch die Einspritzung abgetöteter Tuberkelbacillen die Bildung typischer Tuberkel hervorrufen kann. Inwiefern dies auch für *lebende Mikroben* angenommen werden darf, läßt sich derzeit nicht entscheiden; die Ansicht von Carl Sternberg, daß die proliferativen Stadien der infektiösen Granulome (Syphilis, Tuberkulose, rheumatische Affektionen) Fremdkörperwirkungen darstellen, scheint daher nicht hinreichend begründet.

3. Tuberkulös infizierte Menschen reagieren im Gegensatz zu normalen auf die intracutane Injektion minimaler Tuberkulinmengen, und der reagierende Gewebsbezirk zeigt bei der histologischen Untersuchung eine tuberkuloide Struktur, d. h. den Aufbau eines infektiösen Granuloms. Die Natur der eingespritzten Substanz und das negative Verhalten normaler Individuen beweisen, daß weder eine Fremdkörperwirkung noch eine direkte Toxizität in Frage kommt; daß eine Reaktion auftritt und daß sie einen granulomartigen Charakter annimmt, kann also nur so erklärt werden, daß die tuberkulöse Infektion die normale Reaktivität des Organismus ändert. Man bezeichnet solche Änderungen der Reaktionsfähigkeit mit dem von Clemens von Pirquet 1906 eingeführten Ausdruck als „*Allergien*". Die gleiche Menge Tuberkulin kann bei einem Menschen eine schwache, bei einem anderen eine intensive, zu zentraler Nekrose führende Reaktion hervorrufen; die allergische Umstimmung des Organismus ist somit dem Grade nach variabel.

So wie die tuberkulöse Infektion können auch infektiöse Prozesse anderer Ätiologie die Reaktionen der Gewebe auf die von den Erregern ausgehenden Reize ändern, zumeist *quantitativ* im Sinne einer Beschleunigung und Verstärkung („*Hyperergie*" nach der von R. Rössle vorgeschlagenen Bezeichnung) oder auch *qualitativ,* wie dies beim Granulom der Fall ist, der „Reaktionsform des spezifisch sensibilisierten Mesenchyms". Die Verschiebung der Reaktionslage wirkt sich in ihren unmittelbaren Manifestationen pathogen aus, der infizierte Organismus wird zu Leistungen von äußerlich krankhaftem Gepräge befähigt (die „Pathergien" Rössles).

Der Mechanismus der allergischen Reaktionen ist noch nicht im vollen Umfange aufgeklärt (vgl. hierzu S.134ff.). In Anbetracht der spezifischen Beziehungen zum infektiösen Agens ist es am wahrscheinlichsten, daß es sich stets um Antigen-Antikörper-Reaktionen handelt, welche reizend und schädigend auf die Gewebe wirken, in welchen sie ablaufen. Dafür spricht ja auch die Tatsache, daß sich in einem bestimmten Typus des anaphylaktischen Experiments, in der „*lokalen Anaphylaxie*" oder dem sog. Arthusschen Phänomen der Begriff der hyperergischen Entzündung am reinsten widerspiegelt: wiederholte subcutane Injektionen von Eiweißantigen (z. B. von Pferdeserum) führen bei verschiedenen Tierarten wie auch beim Menschen zu einer außerordentlich intensiven Verstärkung der lokalen Reaktion. Es konnte ferner durch F. Klinge, Bieling u. a. gezeigt werden, daß man bei Tieren durch wiederholte Injektionen anaphylaktischer Antigene (Pferdeserum, Bakterien) in verschiedenen Organen Granulombildung hervorrufen kann, so daß auch die qualitative Änderung der infektionsallergischen Reaktivität in experimentelle Beziehung zur Anaphylaxie gebracht erscheint.

Da man aber keineswegs bei allen Entzündungen, welche auf einer spezifischen Sensibilisierung beruhen, Granulombildung beobachtet, muß die Entstehung dieser Herde auf besonderen und vorläufig noch unbekannten Bedingungen beruhen. Unentschieden ist auch, wie man sich den Zusammenhang zwischen pathogener Antigen-Antikörper-Reaktion und der Entstehung der Granulome zu denken hat. Der anaphylaktische Shock (s. S. 135) konnte auf das Freiwerden von Giften (Histamin, Acetylcholin) aus den reagierenden Geweben zurückgeführt werden; und da es anderseits gelingt, durch Injektion von Histamin (W. Berger) oder von Allylamin und Allylformiat (H. Eppinger) Gewebsveränderungen zu erzeugen, welche den infektionsallergischen Manifestationen ähnlich sind, wäre ein toxischer, sekundär ausgelöster Vorgang anzunehmen. Granulome bilden sich aber, wie schon betont, um oft sehr kleine und völlig unlösliche Fremdkörper; eine Sensibilisierung ist in diesem Falle wohl ausgeschlossen und es erscheint daher prinzipiell fraglich, ob man alle derartigen Veränderungen speziell wenn ihre Ätiologie noch unbekannt ist — wie bei den von Aschoff 1904 beschriebenen Rheumatismusknötchen — ohne weiteres als Ausdruck einer allergischen Umstimmung ansehen darf.

II. Eine andere Richtung nimmt zwar Gifte als Ursache der Krankheitserscheinungen an, aber nicht Gifte, welche in den Erregerzellen bereits präformiert sind, sondern toxische Stoffe, *welche im infizierten Organismus neu entstehen.* Solche Substanzen könnten sich auf verschiedene Art bilden, und zwar:

1. Indem an sich unschädliche Leibessubstanzen der Mikroben zu giftigen Derivaten abgebaut werden.

2. Durch Veränderungen, welche das körpereigene Material des Organismus erleidet.

a) Experimente beweisen, daß körpereigenes Blutplasma toxische und namentlich fiebererzeugende Eigenschaften annehmen kann, wenn es mit fremden Flächen in Berührung kommt und wenn sich infolgedessen Gerinnungsvorgänge in demselben abspielen; die Giftung des Plasmas kann auch eintreten, wenn es nicht zur Endphase der Gerinnung, zur Abscheidung von festem Fibrin kommt. Bei Infektionsprozessen können ins Blut übertretende Mikroben, erkrankte Endothelzellen der Gefäße oder pathologisch veränderte Blutzellen (Erythrocyten, Leukocyten) die „fremden" d. h. koagulationserregenden Flächen bilden.

b) Giftig und zwar speziell wieder pyrogen (fiebererzeugend) wirken ferner Stoffe, welche durch Auflösung von Erythrocyten oder Leukocyten in das Blutplasma gelangen.

Auch hierzu ist bei manchen Infektionsprozessen Gelegenheit gegeben, wenn die betreffenden Erreger stark wirkende Hämolysine (Hämotoxine) oder Leukocidine produzieren (Strepto- und Staphylokokken u. a.).

c) Auf normale Gewebselemente schädigend wirkende Substanzen können von bereits erkrankten Zellen abgegeben werden, sowohl wenn letztere noch leben und morphologisch intakt sind als auch — und ganz besonders dann — wenn sie bereits abgestorben sind und dem proteolytischen Abbau verfallen. Daß aus körpereigenem Eiweiß durch fermentative Zersetzung giftige Spaltprodukte hervorgehen können, welche sowohl die lokalen Erscheinungen infektiöser Prozesse (Entzündung, Nekrose) als auch die Allgemeinsymptome, insbesondere Fieber hervorzurufen vermögen, ist durch zahlreiche Versuche sichergestellt (KREHL und MATTHES, SCHITTENHELM und WEICHARDT, RÖSSLE u. a.). In neuerer Zeit konnte V. MENKIN aus dem Exsudat von akut entzündlichen Prozessen durch Fällung mit 30% Ammonsulfat eine Substanz isolieren, welche sich chemisch wie ein antigenes Euglobulin verhielt und fiebererregend sowie cytotoxisch wirkte; sie wurde als *Nekrosin* wegen ihrer zellzerstörenden Wirksamkeit bezeichnet. Außerdem stellte derselbe Autor aus dem gleichen Material einen Stoff dar, welcher Leukocytose hervorrief. Wir dürfen daher mit großer Bestimmtheit annehmen, daß auch bei den Infektionen ein Zusammenhang von folgender Art in Aktion tritt: Zuerst werden Zellen lokal oder am entfernten Ort durch die Mikroben (bzw. durch Gifte, welche von den Mikroben abstammen) geschädigt oder zerstört und dann liefern diese primär geschädigten Elemente toxische Substanzen, welche neue Gewebsbezirke in Mitleidenschaft ziehen, ohne daß hierbei die unmittelbare Mitwirkung der Mikroben selbst intervenieren würde. RÖSSLE hat diesen Vorgang im Hinblick auf das räumliche und zeitliche Fortschreiten der Entzündung als das „fortzeugende Gebären der Entzündungsreize" bezeichnet; allgemeiner ausgedrückt handelt es sich um ein „Autonomwerden" der durch die Erreger eingeleiteten pathologischen Prozesse, das natürlich besonders dann klar wird, wenn diese Prozesse den Schwund der Erreger aus dem Organismus erheblich überdauern (Meningitis meningococcica, Encephalitis postvaccinalis, Encephalitis epidemica, Poliomyelitis acuta).

d) Wenn die allergischen Manifestationen tatsächlich auf der Wirkung von Giften beruhen, welche aus den Geweben durch Antigen-Antikörper-Reaktionen freigemacht werden s. S. 107), würden sie gleichfalls in diese Gruppe gehören.

3. Schließlich könnten die Mikroben durch abgesonderte proteolytische Fermente aus dem körpereigenen Eiweiß des Wirtes toxische Substanzen abspalten, eine Möglichkeit, die man namentlich dann berücksichtigen wird, wenn die betreffenden Erreger schon in der künstlichen Kultur ähnliche Enzyme produzieren (Proteasen der Milzbrandbacillen, der Staphylokokken).

Bei der Bewertung der Theorien über die Pathogenese der klinischen Symptome der Infektionskrankheiten hat man sich vor Augen zu halten, daß über die Gifte der Erreger, wie bereits betont, nicht viel bekannt ist, und daß sich die gesicherten Kenntnisse fast ausschließlich auf Bakterien beziehen, weil hier die Möglichkeit der Züchtung auf künstlichen Nährböden der Forschung einen besonderen technischen Vorteil bot. Toxine der pathogenen Protozoen, Spirochäten oder der Virusarten konnten bisher nicht dargestellt werden; daß sie aber existieren, darf man, abgesehen von anderen Gründen (s. S. 103), auch aus den neueren Angaben von GILDEMEISTER und HAAGEN sowie von KLIGLER und OLEINIK schließen, daß bei der Kultur von Fleckfieberrickettsien im bebrüteten Hühnerei Giftstoffe auftreten.

Vermutlich sind auch die Giftwirkungen selbst komplizierter als man bisher anzunehmen geneigt war. Es ist möglich, daß die Einteilung in lokale und Fernwirkungen nicht alle Kombinationen erschöpft. Injiziert man einem Kaninchen subcutan Colibakterien und etwa 12 Stunden nachher Extrakte aus Colibakterien oder Filtrate von Bouillonkulturen des Bact. coli intravenös, so verläuft die Lokalreaktion im Subcutangewebe weit stürmischer und intensiver als bei Kontrolltieren, die nur eine subcutane Einspritzung erhalten, sie dehnt sich über einen größeren Hautbezirk aus und führt zu umfangreichen Blutungen, ja zu Nekrosen, so daß ein Bild resultiert, das in jeder Hinsicht einer starken lokalen anaphylaktischen Reaktion, dem sog. ARTHUSschen Phänomen, gleicht. Der Mechanismus dieser Erscheinung, die im neueren Schrifttum als das *Phänomen von* SHWARTZMANN bezeichnet wird, konnte bisher nicht klargestellt werden; wichtig ist, daß zwischen subcutaner und intravenöser Injektion keine streng spezifische Beziehung besteht, indem z. B. die subcutane Wirkung von Colibakterien auch durch die intravenöse Injektion von

Bakteriensubstanzen anderer Provenienz gesteigert werden kann. Die dem Experiment zugrunde liegende Konstellation, daß sich lokale Ansiedelungen der Mikroben mit dem Kreisen von Mikrobenstoffen in der Blutbahn kombinieren, muß bei den natürlichen Infektionsprozessen ebenfalls und zwar häufig eintreten; welche Bedeutung sie aber für die Entwicklung der lokalen Herde hat, ist im allgemeinen wie im besonderen noch fraglich.

Die pathogenen Faktoren sind also zweifellos sehr mannigfaltig. Der Versuch von FRIEDBERGER, das gesamte pathologische Geschehen im infizierten Organismus auf einen gemeinsamen Nenner zu bringen d. h. auf ein *Einheitsgift* (das anaphylaktische Gift oder „Anaphylatoxin") zurückzuführen, ist daher in der Konzeption als verfehlt zu betrachten und besitzt heute, obwohl er seinerzeit viel Anklang fand, nur mehr historisches Interesse. Dadurch wird jedoch die Bedeutung der Tatsache nicht aufgehoben, daß gewisse pathologische Erscheinungen bei einer sehr großen Zahl von Infektionskrankheiten beobachtet werden. Ihr Vorhandensein spricht daher — wenn auch nicht mit absoluter Sicherheit, so doch mit großer Wahrscheinlichkeit — für einen infektiösen Prozeß und schon diese allgemeine Feststellung ist wichtig und für das weitere Verhalten des Arztes maßgebend, wenn die spezifisch ätiologische Diagnose aus irgendeinem Grunde nicht oder nicht sofort möglich ist. Von diesen allgemeinen Symptomen der Infektionskrankheiten soll hier nur das Fieber besprochen werden.

## Das Fieber.

Der Mensch gehört zu den homoiothermen Organismen. Die für die Spezies Mensch charakteristische *Durchschnittstemperatur* beträgt in allen Altersklassen 37,0—37,1° C; die unter normalen Verhältnissen beobachteten Abweichungen von diesem Mittelwert, insbesondere die *regelmäßigen täglichen Temperaturschwankungen* sind relativ gering und überschreiten nicht $\pm$ 0,6° C.

Dieses Verhalten setzt notwendigerweise einen geregelten *Wärmehaushalt* voraus. Am Wärmehaushalt beteiligen sich zwei entgegengesetzt wirkende Faktorengruppen: die *Wärmeproduktion* und die *Wärmeabgabe*. Beide sind innerhalb weiter Grenzen variabel; sie können zum Teil willkürlich geändert werden, zum Teil hängen sie von Einflüssen ab, welche unserem Willen nicht unterworfen sind. Da die Körperwärme annähernd konstant bleibt, müssen somit prompt funktionierende *Regulationsmechanismen* existieren, welche die Aufrechterhaltung einer stets identischen *Wärmebilanz* ermöglichen und für die a priori 4 Wirkungsrichtungen vorgezeichnet sind:

1. Die Steigerung und die Einschränkung der *Wärmebildung*.
2. Die Erhöhung und die Verminderung der *Wärmeabgabe*.

Die Anpassung der *Wärmebildung* an die wechselnden Bedürfnisse des Wärmehaushaltes bezeichnet man nach dem Vorschlage von RUBNER als die *chemische*, die Vorgänge, welche die *Wärmeabgabe* regeln, als die *physikalische Wärmeregulation*. Wie bereits erwähnt, kann sowohl die Wärmebildung (durch Ernährung und Muskelarbeit) wie die Wärmeabgabe (durch die Kleidung, durch Beheizung der Wohnungen, Bäder) willkürlich geändert werden und diese Fähigkeit läßt natürlich auch eine Ausnützung im Sinne einer *bewußt-zweckmäßigen Regulierung des Wärmehaushaltes* zu. Es ist aber klar, daß die willkürliche Wärmeregulation nicht genügt, um die Körpertemperatur konstant zu erhalten, sondern daß sie bloß günstigere Verhältnisse zu schaffen vermag, welche das Funktionieren der *automatischen (unwillkürlichen) Regulationsmechanismen* erleichtern bzw. ein Versagen derselben verhindern.

Hauptsächlich auf Grund experimenteller Untersuchungen wird gegenwärtig allgemein angenommen, daß die automatische Wärmeregulation von einem Zentrum beherrscht wird, das zu beiden Seiten der Medianlinie im Zwischenhirn ventral vom Thalamus opticus im Tuber cinereum und seiner nächsten Umgebung liegt und den

Namen „*Wärmeregulationszentrum*“ (die häufig gebrauchte Bezeichnung „Wärmezentrum“ ist unrichtig) führt. Von den *normalen Funktionen des Wärmeregulationszentrums* kennen wir mit Sicherheit nur den Endeffekt, die konstante Körperwärme. Weniger bestimmt sind die Vorstellungen über die Art und Weise, wie dieser Endeffekt zustande kommt. Dem Zentrum müssen natürlich *Reize* von der Peripherie her zufließen, auf welche es mit *Impulsen* antwortet, die in zentrifugaler Richtung zu den *Erfolgsorganen* fortgeleitet werden, d. h. zu jenen Organen, deren Tätigkeit oder Zustand die Intensität der Wärmebildung und der Wärmeabgabe bestimmt. Für die Reize sowohl als für die durch dieselben ausgelösten Impulse kommen in erster Linie *nervöse Bahnen*, und zwar das *sympathische* und *parasympathische System* in Betracht, und für den zentrifugalen Teil des gesamten Regulationsmechanismus ist es sogar wahrscheinlich, daß der nervöse Weg der einzige ist, welcher die Übertragung der Vorgänge im Zentrum auf die peripheren Erfolgsorgane zu vermitteln vermag. Die Reize dagegen, auf welche das Zentrum reagiert, sind nur zum Teile nervöser Natur (fortgeleitete Erregungen der Temperaturnerven der Haut) und nur in diesem Falle besteht ein *kompletter Reflexbogen* im neurologischen Sinne, der auch einen zentripetalen Schenkel hat und in welchem das Zentrum die Rolle einer Schaltstelle übernimmt. Außer diesen nervösen Reizen wirkt auf das Zentrum auch die *Beschaffenheit des Blutes*, welches seine Gefäße durchströmt, vor allem die *Eigenwärme des Blutes*. Empfindlich ist das Zentrum ferner gegen *chemische Stoffe*, welche im Blute kreisen; in der Norm handelt es sich wohl hauptsächlich um Produkte der endokrinen Organe (Hormone), welche von der Hypophyse, den Nebennieren, der Schilddrüse, vermutlich auch von anderen endokrinen Drüsen an das Blut abgegeben werden. Die Einordnung der hormonalen Faktoren in den Wärmeregulationsapparat bedarf indes in vielen Beziehungen noch der weiteren Aufklärung.

*Erfolgsorgane* sind für die chemische Wärmeregulation (Wärmeproduktion) hauptsächlich die Muskeln und die großen Drüsen des Abdomens (vor allem die Leber), für die physikalische Wärmeregulation (Wärmeabgabe) die Hautgefäße, die Schweißdrüsen und die Lunge; vielleicht gehören auch endokrine Drüsen zu den Erfolgsorganen, insofern als ihre Funktion vom Zentrum aus beeinflußt werden kann. Die Zahl der Erfolgsorgane ist also jedenfalls groß. Bedenkt man ferner, daß die Auswirkungen der verschiedenen Erfolgsorgane sowohl *synergischen* wie *antagonistischen* Charakter haben können, ja daß jedes einzelne Erfolgsorgan durch entsprechende Änderung seiner Tätigkeit die bestehende Körperwärme steigern oder herabsetzen kann, so ergibt sich daraus von selbst die Schwierigkeit, von den Vorgängen im Wärmeregulationszentrum ein klares Bild zu gewinnen, d. h. diese Vorgänge auf die wechselnden Erregungszustände eines *einheitlichen* Zentrums zurückzuführen. Das ist letzten Endes der Grund, warum man versucht hat, die Idee der scharfen anatomischen Lokalisation der Wärmeregulierung in einem einzigen Zentrum durch andere, weniger widerspruchsvolle Auffassungen zu ersetzen.

Eine der einfachsten und bekanntesten Lösungen dieser Art stellt die Hypothese von H. Horst-Meyer dar, welcher annimmt, daß sich das Zentrum im Tuber cinereum aus zwei wenn auch nicht anatomisch getrennten, so doch funktionell verschiedenen Anteilen zusammensetzt: dem sympathisch innervierten „*Wärmzentrum*“ und dem parasympathischen „*Kühlzentrum*“. Die Existenz zweier Zentren, von denen das eine die Erwärmung, das andere die Abkühlung besorgt, würde es wenigstens verständlich machen, daß ein und derselbe Vorgang, die Reizung oder Erregung nervöser Elemente den entgegengesetzten Effekt hat, da eben die Angriffspunkte der Reize wie auch die Reize selbst und die Art ihrer Zuleitung verschieden wären. Die gegenseitige Korrelation der beiden antagonistischen Zentren, ihr Zusammenwirken zu einem identischen Endeffekt ließe sich gleichfalls begreifen. Dagegen bleibt die Komplikation bestehen, daß sowohl das „Wärmzentrum“ wie das „Kühlzentrum“ zahlreiche Partialfunktionen auszuüben hätte, welche sowohl die chemische wie die physikalische Wärmeregulierung betreffen und von denen jede imstande sein müßte die anderen — sei es im gleichen oder im antagonistischen Zentrum — zu beeinflussen.

Diese Kompliation, die in der Fülle möglicher und notwendiger Beziehungen gegeben ist, wird natürlich nicht beseitigt, wenn man außer dem Zentrum im Tuber cinereum andere koordinierte oder subordinierte Zentren innerhalb des Zentralnervensystems annimmt (in der Großhirnrinde, im Corpus striatum, Vaguskerne und Vasomotorenzentrum in der Medulla oblongata) oder wenn der Regulierungsvorgang derart in Etappen zerlegt wird, daß die vom Wärmeregulierungszentrum ausgehenden Impulse nicht direkt zu den Erfolgsorganen, sondern zunächst zu anderen Zentren gehen, welche den empfangenen Impuls in die regulierende Änderung der Funktion des Erfolgsorgans umsetzen. Wenn KREHL die Leistung des Wärmeregulierungszentrums als eine „übermaschinelle" bezeichnet und H. FREUND konstatiert, daß wir „keine Vorstellung haben, wie dieses Wunderwerk eines Präzisionsinstrumentes arbeitet", ist damit nur der von einer mechanistischen Erfassung weit entfernte Stand des Problems charakterisiert.

Die mangelhaften Kenntnisse über die Regulierung des normalen Wärmehaushaltes machen sich naturgemäß geltend, wenn für die pathologischen Abweichungen eine befriedigende Erklärung gegeben werden soll. Je nach der Richtung, nach welcher die Körperwärme von der Norm abweicht, unterscheidet man *Hyperthermien* und *Hypothermien*. Von den Hyperthermien soll hier nur eine, und zwar die medizinisch wichtigste Form besprochen werden: *das Fieber bei den Infektionskrankheiten*.

Betrachtet man als relativ einfachen Fall zunächst eine längere Zeit anhaltende *Febris continua bzw. continua remittens*, z. B. die typische Fieberkurve des Abdominaltyphus oder des Fleckfiebers, so hat man offenbar zwei Phasen auseinanderzuhalten: den *Temperaturanstieg* und die *Fieberhöhe* (Acme), d. h. die dauernde Einstellung der Körperwärme auf ein gegenüber der Norm erhöhtes Niveau. In beiden Phasen muß das normale Gleichgewicht zwischen Wärmebildung und Wärmeabgabe verschoben sein, und da die Körpertemperatur steigt bzw. erhöht ist, kommen nur 4 Vorgänge in Frage: a) die Steigerung der Wärmeproduktion, b) die Einschränkung der Wärmeabgabe, c) die Kombination von a) und b) und endlich d) eine erhöhte Wärmeabgabe, die aber durch die vermehrte Wärmebildung überkompensiert wird.

Die Wärmeabgabe im *Fieberanstieg* ist — soweit die vorliegenden, nicht ganz übereinstimmenden Messungen eine Aussage erlauben — nicht immer vermindert, sondern oft unverändert oder sogar erhöht. Die Zunahme der Temperatur muß somit auf eine *gesteigerte Wärmebildung* bezogen werden. Der normale Organismus vermag eine gesteigerte Wärmebildung sofort oder in kurzer Zeit auszugleichen; im Fieberanstieg erfolgt dieser Ausgleich nicht, woraus sich der weitere Schluß ergibt, *daß der Regulierungsmechanismus während dieser Phase in irgendeiner Weise gestört oder — völlig unpräjudizierlich ausgedrückt — geändert sein muß.*

Auf der *Höhe des Fiebers* ist die *Wärmeabgabe* durch Leitung, Strahlung und Wasserverdunstung gegenüber der Norm sicher *erhöht;* nur beteiligt sich die Wasserverdampfung, speziell in Form der Schweißsekretion, an dem gesamten Wärmeverlust in der Regel nicht in so hohem Grade und nicht so gesetzmäßig, wie das z. B. bei starker Muskelarbeit gesunder Menschen der Fall ist. Da die Entwärmung gesteigert ist, die Körperwärme aber trotzdem auf dem erhöhten Niveau verharrt, muß der Wärmeabgabe *eine im Verhältnis zur Norm vermehrte Wärmeproduktion* entgegenwirken.

Im Fieberanstieg wie auf der Höhe des Fiebers muß also der *chemische Anteil des Wärmehaushaltes* geändert sein, und zwar im Sinne einer *Leistungssteigerung*. Muskelarbeit spielt als Wärmequelle nur im Fieberanstieg eine nennenswerte Rolle (initialer Schüttelfrost); auf der Höhe des Fiebers fällt dieser Faktor ganz oder fast ganz weg und das Plus an Wärme kann daher in dieser Phase nur auf eine Steigerung des Grundumsatzes zurückgeführt werden. Diese Folgerung konnte durch Untersuchungen über den

*Stoffwechsel im Fieber*

im allgemeinen bestätigt werden. Trotz des enormen Arbeitsaufwandes, dessen Ergebnisse in vielen Einzelarbeiten und zusammenfassenden Darstellungen niedergelegt sind, ist es allerdings schwer, sich ein zutreffendes Bild zu machen, da selbst in wichtigen und rein tatsächlichen Punkten keine Übereinstimmung herrscht und da auch gegen maßgebende Autoren der Einwand erhoben wurde, daß die von ihnen angewendete Methodik einer strengen Kritik nicht standhalte oder gar auf irrigen Voraussetzungen beruhe. Mit dem durch diese Sachlage gebotenen Vorbehalt läßt sich jedoch immerhin folgendes sagen:

1. Sowohl beim experimentell erzeugten Fieber der Versuchstiere wie beim natürlichen infektiösen Fieber des Menschen konnte eine *Stoffwechselsteigerung* festgestellt werden. Sie beträgt (auf den normalen Umsatz bezogen) 20—30% im Mittel. Doch wurden auch niedrigere und vor allem höhere Werte (bis zu 100%) gefunden. Die Stoffwechselzunahme schwankt also innerhalb weiter Grenzen und scheint vom Alter und vom Kräftezustand der Kranken, sowie von der Natur und der Dauer des Infektionsprozesses abzuhängen (KREHL, GRAFE), ceteris paribus natürlich auch von der Höhe des Fiebers; die Umsatzsteigerungen betragen bei Fieber von 38° bis zu 20%, bei 39° bis zu 40%, bei 40° bis zu 60%, bei 41° bis zu 80% und darüber.

2. Dementsprechend ist der *O-Verbrauch*, die *$CO_2$-Abgabe* und die *N-Ausfuhr im Harne* erhöht. Der *respiratorische Quotient* (das Verhältnis der abgegebenen $CO_2$ zum aufgenommenen O) erscheint gegenüber der Norm *nicht* verändert.

3. Im fiebernden Organismus beteiligen sich am Umsatz die gleichen Stoffe wie im gesunden: *Eiweißkörper, Fette* und *Kohlehydrate*, Fette und Kohlehydrate oft in stärkerem Ausmaße wie die Eiweißkörper.

4. Wie schon aus der oft sehr beträchtlichen und rapiden Gewichtsabnahme hervorgeht, ist die *Stoffwechselbilanz im Fieber* negativ, d. h. es werden in erheblichem Ausmaße *körpereigene Substanzen* abgebaut. Das Fett schwindet aus seinen Depots, das Glykogen aus der Leber und der Blutzuckerspiegel ist erhöht; die Störung des Eiweißgleichgewichtes findet im Überwiegen der N-Ausfuhr über die N-Zufuhr einen meßbaren Ausdruck. Die vermehrte N-Ausfuhr durch den Harn erfolgt nicht nur in der Form von Harnstoff, sondern auch von Harnsäure und Kreatinin (E. KRAUSS).

5. Der Abbau körpereigener Substanzen läßt sich zunächst darauf zurückführen, daß der Fiebernde nur wenig Nahrung aufnimmt, die überdies meist noch relativ eiweißarm ist. In der Regel genügt die Zufuhr sowohl hinsichtlich der Gesamtcalorien als auch mit Beziehung auf den Eiweißgehalt auch nicht annähernd, um einen normalen Grundumsatz, geschweige denn die Erfordernisse des gesteigerten Stoffwechsels im Fieber zu decken.

6. Mit Rücksicht auf Punkt 5 erhebt sich die Frage, ob man die Verluste, die der Organismus im infektiösen Fieber erleidet, verhindern kann, wenn man die Kranken in quantitativ und qualitativ entsprechender Weise ernährt. Versuche von J. COLEMANN, COLEMANN und SCHAFFER, A. ROLLAND ergaben positive Resultate, d. h. es gelang, die Patienten trotz schweren Fiebers im Körper- und vor allem im N-Gleichgewicht zu erhalten; ob man aber daraus den generellen Schluß ziehen darf, daß der Fiebernde nur deshalb körpereigene Bestände angreift, weil er hungert, daß er sich also mit anderen Worten ebenso verhält wie ein hungernder Gesunder, muß als zweifelhaft bezeichnet werden, solange das Problem des *febrilen Eiweißumsatzes* nicht restlos abgeklärt ist.

7. Fast alle Autoren (FRIEDRICH MÜLLER, KOCHER, E. KRAUSS u. a.) konnten nämlich feststellen, daß der Eiweißumsatz im infektiösen Fieber *über das Maß hinaus erhöht ist, das man in Anbetracht der Steigerung des Gesamtstoffwechsels erwarten würde*. Die Steigerung des Gesamtstoffwechsels beträgt im Mittel

20—30%, manchmal auch mehr, aber höchstens 100%; die *Abnützungsquote* oder das *Eiweißminimum* im Fieber kann dagegen nicht nur das Doppelte, sondern ein Vielfaches des normalen Wertes erreichen (E. KRAUSS). Die Beweiskraft gegenteiliger Angaben (GRAFE) wurde bestritten (E. KRAUSS). Man gewinnt somit den Eindruck, daß die Eiweißeinschmelzung im Fieber *„endogene“, von der Nahrungsaufnahme unabhängige Ursachen* haben muß, und daß sich der Fiebernde eben doch nicht einfach so verhält wie ein hungernder Gesunder. Eine Stütze dieser Auffassung kann man auch darin erblicken, daß es bei schwer fiebernden Individuen nicht immer gelingt, die N-Ausfuhr durch reichliche Ernährung mit Kohlehydraten zu reduzieren. In einem Versuche von KOCHER z. B. erhielt ein Typhuskranker neben 3 g N (in Form von Eiweiß) 80 Kohlehydratcalorien pro Kilogramm Körpergewicht und schied trotzdem 13—22 g N pro Tag im Harne aus. Die *„eiweißsparende Wirkung“* der Kohlehydrate, die beim gesunden, mit eiweißarmer Kost genährten Menschen so regelmäßig zu konstatieren ist, *kann* also im Fieber ausbleiben; doch *muß* dies, wie mehrfache andere Beobachtungen lehren, durchaus nicht immer der Fall sein, so daß die Versager vielleicht speziellen Momenten (Leberschädigung) zur Last zu legen sind.

8. So wie die Zunahme des Gesamtstoffwechsels ist auch die Übersteigerung des Eiweißumsatzes (und damit die Größe der Eiweißverluste des Organismus) *dem Grade nach variabel.* Ein durchgängiger Parallelismus zwischen der Höhe des Fiebers und der Eiweißeinschmelzung konnte nicht festgestellt werden. Dagegen darf der Dauer des Fiebers, der Krankheitsphase und namentlich der Natur (Ätiologie) des Infektionsprozesses (LOENING) ein maßgebender Einfluß zuerkannt werden. Untersuchungen an Typhuskranken, Malariapatienten, fiebernden Tuberkulösen können daher differente Ergebnisse liefern, ein Umstand, der zweifellos für einen Teil der Widersprüche im einschlägigen Schrifttum verantwortlich zu machen ist.

9. Der *Wasserhaushalt,* das *Säure-Basengleichgewicht* und der *Mineralstoffwechsel* können im fieberhaften Infekt verändert sein. Doch haben diese Veränderungen nichts mit dem Fieber als solchem zu schaffen und treten auch nur bei bestimmten Infektionen oder gar nur bei bestimmten Fällen einer und derselben Infektion auf; sie gehören daher in das Gebiet der speziellen Infektionspathologie.

So kommt es zuweilen zu einer erheblichen *Wasserretention* in den Geweben, die unter Umständen sogar zu einer Erhöhung des Körpergewichtes (E. LEYDEN) führen kann. Der Harn kann *hyperacid* sein oder in Beziehung auf den pH, den Säureüberschuß und die $NH_3$-Zahl im Laufe desselben Infektionsprozesses ein stark wechselndes Verhalten zeigen, so daß Störungen der Regulationsmechanismen des Säure-Basenhaushaltes anzunehmen sind (SATKE und BARTHOLOMEY). Auf Kochsalzretention in den Geweben dürfte — wenigstens der Hauptsache nach — die *Abnahme der Chloride im Harne* beruhen, die besonders bei der croupösen Pneumonie und bei der Influenza extreme Grade erreicht; im Malariaanfall soll dagegen die Chlorausscheidung durch den Harn erhöht sein. Der Harn Masernkranker zeigt eine eigenartige Toxizität für Versuchstiere (ARONSON, SOMMERFELD), die nach den Untersuchungen von H. MAUTNER, STEFFEN u. a. dem *vermehrten Gehalt an giftigen Kaliumsalzen* (KCl) zuzuschreiben ist.

Die *praktischen Konsequenzen,* die sich aus diesen Erkenntnissen für die Ernährung fiebernder Patienten ableiten lassen, werden in mancher Hinsicht erheblich eingeschränkt. Der Standpunkt, *jeden* fiebernden Kranken ohne Ausnahme auf strikte Hungerdiät zu setzen und bloß Flüssigkeit zuzuführen, erscheint allerdings verfehlt, um so mehr als die Befürchtung, daß die Nahrungsaufnahme als solche infolge ihrer *spezifisch-dynamischen Wirkung* eine weitere starke Erhöhung der Körpertemperatur bewirken könnte, nicht oder nicht in dem früher angenommenen Ausmaß zutrifft. Andererseits verbietet sich eine reichliche Nahrungszufuhr, speziell auch eine ausgesprochen eiweißreiche Kost, schon durch die Rücksicht auf den Zustand der Kranken, und zwar häufig gerade in jenen Fällen, die mit einer besonders schnellen und hochgradigen Konsumption des Körperbestandes einhergehen. Abgesehen davon, daß oft ein Widerwille gegen die Nahrungsaufnahme, ja Brechneigung und Erbrechen besteht, daß die Verdauungsorgane (Leber, Darm) krankhaft verändert sein können, daß die Patienten manchmal tagelang benommen sind, bedeutet die Aufarbeitung größerer Nahrungsquanten eine Arbeitsleistung, die einem schwer Kranken nicht zugemutet werden darf, zumal wenn schon Störungen der Zirkulation bestehen oder infolge der Natur des infektiösen Prozesses zu gewärtigen sind. Ein allgemein gültiges Schema der optimalen Fieberdiät gibt es daher nicht; doch sind übermäßige Belastungen sowie die Zufuhr großer Eiweißmengen jedenfalls zu vermeiden, Kohlehydrate (auch wegen der möglichen eiweißsparenden Wirkung) zu bevorzugen. Im übrigen hat das Bestreben, die febrile Konsumption zu verhindern oder zu bremsen, eine sehr verschiedene Berechtigung, je nachdem es sich um Krankheiten mit gesetzmäßiger und relativ kurzer Dauer (Fleckfieber, Variola) oder um ausgesprochen chronische Prozesse (undulierende Fieber, Tuberkulose, lenteszierende Sepsis) handelt; im ersten Falle wird das Leben durch andere und wichtigere Gefahren bedroht.

In der Rekonvaleszenz tritt freilich die Aufgabe, den Status quo wiederherzustellen, in den Vordergrund, um so mehr als der Eiweißzerfall das Fieber überdauern kann. Die oft fortbestehende Kreislaufschwäche, die häufig noch labile Temperaturregulierung, vorhandene Störungen der Verdauungstätigkeit, die Möglichkeit von Rezidiven (Typhus) mahnen indes auch hier zur Zurückhaltung, selbst wenn sich die Appetenz bereits wieder eingestellt hat. Forcierte „Auffütterungen“ und systematische Eiweißmast sind nicht ratsam; der „Gewebshunger“ sorgt für eine gute Ausnützung der Nahrung und der Wiederersatz der Verluste erfolgt erfahrungsgemäß auch ohne Gewaltmaßnahmen in überraschend kurzer Frist.

In *theoretischer Hinsicht* bereitet die kausale Zuordnung der Stoffwechselsteigerung zur Erhöhung der Körpertemperatur Schwierigkeiten, zunächst aus dem Grunde, *weil sich die beiden Vorgänge zeitlich nicht überdecken.*

Schon 1866 fand Naunyn, daß die erhöhte N-Ausfuhr durch den Harn auch nach erfolgter Entfieberung noch andauert. Später vermochte Grafe bei afebriler Tuberkulose eine 20—30%ige Stoffwechselsteigerung festzustellen. Schließlich bot die zu therapeutischen Zwecken vorgenommene künstliche Malariainfektion Gelegenheit, Untersuchungen schon im *fieberfreien Inkubationsstadium* auszuführen, und es ergab sich, daß der Gesamtstoffwechsel ebenso wie der Eiweißumsatz bereits in dieser Phase deutlich erhöht sind (Strieck und Wilson, Bahn und Langhans).

Aus diesen Angaben muß man wohl den Schluß ziehen, daß die Stoffwechselsteigerung allein nicht genügt, um die Körperwärme hochzutreiben und auf dem erhöhten Niveau, wie das beim kontinuierlichen Fieber der Fall ist, für längere Zeit zu erhalten. Immerhin kann man bei den kontinuierlichen Fieberformen, auf welche die Stoffwechseltheorie des Fiebers hauptsächlich zugeschnitten ist, die Vorstellung von Liebermeister zu Hilfe rufen, daß zur erhöhten Wärmeproduktion noch ein anderer Faktor, die *„Einstellung der Wärmeregulierung auf einen höheren Temperaturgrad“* hinzukommen muß, dessen Aktivierung an besondere Bedingungen geknüpft sein könnte. Es gibt jedoch Infektionskrankheiten, bei welchen das Fieber einen *diskontinuierlichen* (paroxysmalen) Charakter hat (Malaria, Recurrens, intermittierende septische Fieber) und bei denen die einzelnen Fieberanfälle gesetzmäßige Dauer haben und durch reguläre Intervalle getrennt sein können. Die Temperaturbewegung wird hier ganz eindeutig von Reizen beherrscht, die durch Vermehrung und Ausbreitung der Erreger im infizierten Organismus bedingt sind. Von der Malaria weiß man ja mit Bestimmtheit, daß das Fieber prompt einsetzt, wenn die Teilungsformen der Parasiten in genügender Zahl im Blute auftreten, und daß es binnen kurzer (mehrstündiger) Frist wieder aufhört, sobald die neue Plasmodiengeneration in Erythrocyten geborgen ist. Die Zuordnung des Wirtsstoffwechsels zu diesen Vorgängen ist dagegen vorderhand noch nicht klar. Kann man den Temperaturanstieg noch auf eine plötzlich gesteigerte Wärmeproduktion beziehen, so begreift man doch nicht ohne weiters, warum die „Einregulierung auf den höheren Temperaturgrad" ausbleibt, d. h. warum das Fieber bei der Malaria nach einigen Stunden, bei der Recurrens nach einigen Tagen rhythmisch aussetzt, obwohl der Infektionsprozeß fortdauert.

Ebenso erscheint auch der *Eiweißzerfall,* der nach der allgemeinen Auffassung eine Sonderstellung im Rahmen des febrilen Stoffwechsels beansprucht, vorläufig problematisch.

NAUNYN nahm seinerzeit an, daß im Infekt eine Vergiftung der Zellen erfolge, welche den Abbau von körpereigenem Eiweiß direkt hervorruft (Theorie des „toxogenen Eiweißzerfalles"), eine Vorstellung, die implizite zu der Folgerung hinleitet, daß Fieber und Eiweißumsatz nicht *subordiniert* sein müssen, sondern *voneinander unabhängige Auswirkungen der Infektionsprozesse* darstellen können. Neuere Autoren haben dieses Prinzip schärfer formuliert und mit der inzwischen begründeten Lehre vom Fieber als einer zentral bedingten Störung (s. w. u.) in Einklang gebracht. FREUND und GRAFE halten es für wahrscheinlich, daß außer dem bereits erwähnten „Wärmeregulationszentrum" noch besondere Zentren für den Stoffwechsel und speziell für den Eiweißumsatz im Zwischenhirn vorhanden sind, die zwar gleichzeitig und gleichsinnig mit dem Wärmeregulationszentrum auf die infektiösen Noxen reagieren, die aber auch unabhängig von letzterem beeinflußbar sind. Die am Menschen beobachteten und bereits erörterten Dissoziationen von Stoffwechselsteigerung bzw. Eiweißabbau und Fieber sowie Tierexperimente werden als Beweise für diese Hypothese herangezogen. Erkenntnistheoretisch interessant ist es, daß hier mit der Annahme neuer Zentren der gleiche Weg eingeschlagen wird, auf den schon die Kompliziertheit des normalen Wärmehaushaltes geführt hat (s. S. 111). Schließlich hat man auch noch ein umgekehrtes Kausalitätsverhältnis erwogen in dem Sinne, daß das Fieber, d. h. die erhöhte Körpertemperatur der primäre, die Eiweißeinschmelzung (einschließlich der allgemeinen Stoffwechselsteigerung) der sekundäre Vorgang sein könnte. Diese Kombination ist indes abzulehnen, weil die Stoffwechseländerungen auch im afebrilen Infekt festgestellt werden konnten, und weil die Höhe des Fiebers für die Größe der N-Ausfuhr durch den Harn weit weniger maßgebend ist als die Natur des Infektes.

### *Der nervöse Mechanismus des Fiebers.*

Das Fieber wird derzeit fast allgemein als eine hauptsächlich *zentral bedingte Störung,* d. h. als die *Folge einer Schädigung des im Gehirn liegenden Wärmeregulationszentrums* aufgefaßt. Diese Lehre stützt sich:

1. auf den sog. „*Wärmestich*", d. h. auf die Möglichkeit, im Tierexperimente durch Verletzungen der Gegend des Tuber cinereum eine unter Umständen starke und 1—2 Tage (selten länger) anhaltende Fieberbewegung hervorzurufen;

2. auf das Verhalten von künstlich „poikilotherm" gemachten Tieren. Durchtrennt man nämlich den Hirnstamm zwischen dem vorderen und hinteren Vierhügelpaar, so wird die Verbindung des Zentrums mit den Erfolgsorganen unterbrochen und die Wärmeregulierung ausgeschaltet. Die Körperwärme solcher Tiere ist vollständig von der Umgebungstemperatur abhängig; nur bei einer bestimmten Lufttemperatur zeigen sie normale Körpertemperatur, reagieren aber nicht mehr auf fiebererregende Einflüsse (Wärmestich oder Infektion);

3. auf klinische Beobachtungen, aus denen hervorgeht, daß nichtinfektiöse Erkrankungen im Gebiete der Stammganglien (Tumoren, Traumen usw.) Fieber hervorrufen. Doch muß betont werden, daß man zentrale Hyperthermie häufig auch nach Veränderungen und Eingriffen beobachtet, welche nicht die Region des Hypothalamus, sondern andere Partien des Gehirnes und des Rückenmarkes oder das Liquorsystem betreffen (Zusammenstellung bei H. P. KUTTNER[1]).

[1] KUTTNER, H. P: Verh. dtsch. Ges. inn. Med., 43. Kongr. 1931, S. 55.

Diese Experimente und Beobachtungen beweisen einerseits die zentrale Auslösbarkeit des Fiebers, andererseits die Unfähigkeit zu fieberhaften Reaktionen, wenn die zentrale Wärmeregulierung eliminiert wird, in Summa also die Auffassung des Fiebers als eines zentralen Regulierungsvorganges, der nur im Vergleich zur Norm verändert ist.

Daß beide Komponenten der Wärmeregulierung im Fieber funktionieren, lehrt schon die klinische Beobachtung. Von einem Versagen der *physikalischen Regulierung* (der automatischen Entwärmung) kann nicht die Rede sein. Der Fiebernde kann schwitzen trotz anhaltenden Fiebers, bei manchen Infekten sogar sehr stark (Maltafieber, Polyarthritis, nach meiner eigenen Erfahrung auch beim Typhus) und er kann frieren, ja er friert sogar leichter, d. h. bei höherer Umgebungstemperatur, als ein Gesunder; in gleichem Sinne spricht die schweißtreibende Wirkung der Nahrungsaufnahme und die Reaktion auf willkürliche Abkühlung. Desgleichen muß die *chemische Wärmeregulation* fortbestehen, sonst wäre es nicht möglich, daß die erhöhte Temperatur trotz gesteigerter Wärmeabgabe tage- und wochenlang auf gleichem Niveau verharrt (Typhus, Fleckfieber). Schließlich liefern die periodischen Fieberformen einen besonders sinnfälligen Beweis für die Erhaltung der Leistungsfähigkeit der automatischen Wärmeregulierung; denn hier kehrt ja die Temperatur nach jeder Attacke wieder zum normalen Verhalten zurück, oft für mehrere Tage (Malaria tertiana und quartana, Recurrens).

Gerade diese Tatsache, daß ein komplizierter Mechanismus zwar „gestört" ist, aber doch planmäßig fortarbeitet, ja daß seine normale Funktionsfähigkeit so gut erhalten bleibt, daß sie *trotz wiederholter Störungen* immer wieder in Erscheinung tritt (periodische oder diskontinuierliche Fieberformen), erschwert die Lösung des Problems. Denn die Schwierigkeit liegt in der Frage, wie man sich unter solchen Umständen die Störung (Schädigung) des Zentrums vorzustellen hat, als Erregung, als Schwächung (partielle Lähmung), als gesteigerte oder als herabgesetzte Erregbarkeit. Für jede dieser Deutungen sprechen bestimmte Partialphänomene, für die Erregung die erhöhte Wärmeproduktion, für die Schwächung die Unfähigkeit, diese Steigerung physikalisch auszugleichen, für die gesteigerte Erregbarkeit die leichte Unterkühlbarkeit des Fiebernden (wenn man mit H. Horst-Meyer ein besonderes Kühlzentrum annimmt), für eine herabgesetzte Erregbarkeit die Tatsache, daß die Regulierung erst nach beendetem Fieberanstieg wirksam einsetzt, d. h. wenn der Reiz, der den Regulierungsmechanismus in Gang setzt (die erhöhte Körpertemperatur), bereits einen die Norm weit übersteigenden Grad erreicht hat. Die Widersprüche durch eine befriedigende einheitliche Hypothese zu beseitigen, ist bisher noch nicht gelungen.

*Erfolgsorgane* sind für das Fieber die Organe, in welchen sich der Stoffwechsel abspielt (die großen Unterleibsdrüsen, vornehmlich die Leber und das Pankreas, wahrscheinlich auch die Muskeln, die übrigens auch durch vermehrte Arbeit in den Mechanismus eingreifen können wie beim Schüttelfrost), die endokrinen Drüsen und der vasomotorische Apparat.

Als *fiebererregende Noxen* gelten, soweit das Infektionsfieber in Betracht kommt, ausschließlich *toxische Substanzen* („pyrogene" oder „pyretische" Gifte), welche in gelöster Form in die Zirkulation übertreten oder in der Blutbahn entstehen und durch den Kreislauf zu ihrem zentralen Angriffspunkt (dem Wärmeregulierungszentrum im Zwischenhirn) gelangen. Ihre chemische Konstitution ist unbekannt. Über ihre Provenienz und Entstehungsweise wurden dieselben Hypothesen aufgestellt wie über die Matrix und die Genese anderer, am Infektionsprozeß beteiligter pathogener Faktoren (s. S. 107f.), und es ist in der Tat durchaus möglich, daß zumindest ein Teil der Substanzen, welche lokale Entzündungen hervorrufen, auch Fieber zu erzeugen vermag. Auch für die pyrogenen Stoffe wurde und wird die Alternative diskutiert, ob sie substantiell von den Mikroben stammen oder vom infizierten Organismus geliefert werden, und wie man sich in beiden Fällen die Wechselwirkung zwischen Mikroben und Wirt, welche zur Bildung der pyretischen Gifte führt, zu denken hat. Sicher ist, daß Fieber durch parenterale Injektionen *abgetöteter* Bakterien ausgelöst werden kann, daß es schon nach kurzer Zeit einsetzt, selbst wenn die Einspritzung subcutan erfolgt, und daß sich verschiedene Bakterien hinsichtlich ihrer pyrogenen Wirkung sehr beträchtlich voneinander unterscheiden können; wie die Erfahrungen bei Schutzimpfungen lehren, erzeugen z. B. abgetötete Typhusbacillen oft starke Fieberreaktionen, Choleravibrionen nicht. Das alles spricht für die Existenz präformierter, in den Bakterienleibern enthaltener Fiebergifte. Andererseits können pyrogene Stoffe auch vom Wirtsorganismus produziert werden, sei es durch abnorm funktionierende Zellen (endokrine Organe, Reticuloendothelien), sei es durch Gewebszerfall (die pyrogene Wirkung hochmolekularer Eiweißabbauprodukte ist experimentell festgestellt), sei es durch Einwirkung der Mikroben auf das Blutplasma. Für die Möglichkeit einer „Giftung" des Blutplasmas lassen sich *die intermittierenden Fieberformen* anführen, bei welchen der Temperaturanstieg nachweislich immer dann einsetzt, wenn die Oberflächen der Mikrobenzellen direkt mit dem Blutplasma in Kontakt geraten, was bei der Malaria durch eine besondere Entwicklungsphase der Plasmodien (Freiwerden und Zerfall der Schizonten) vermittelt wird.

Aus diesen Betrachtungen ergibt sich gleichzeitig der Schluß, daß die fiebererregenden Stoffe bei verschiedenen Infektionen verschieden sein und daß sie unter Umständen auch im Laufe desselben Infektionsprozesses wechseln können.

Unter „*Entfieberung*" (Deferveszenz) versteht man im klinischen Sprachgebrauch die Rückkehr des Wärmehaushaltes zur Norm. Sie kann definitiv sein und kündigt dann die Heilung der Infektionskrankheit an oder den Charakter einer zeitweiligen (periodischen) Unterbrechung annehmen (Malaria, Recurrens, septische Prozesse). Die Umstellung kann nur erfolgen, wenn die gesteigerte Wärmebildung wieder absinkt, und die Geschwindigkeit der Umstellung muß von dem Ausmaße bestimmt werden, in welchem eine erhöhte Wärmeabgabe (z. B. durch Schweißausbruch) eingreift. Wodurch aber die Umstellung hervorgerufen wird, ist nicht klar. Meist wird hierfür nach dem Prinzip „cessante causa cessat effectus" das Schwinden der pyrogenen Gifte aus der Blutbahn verantwortlich gemacht und dieses Moment hat zweifellos großen Einfluß. Es erklärt aber nicht, warum der Typhuskranke entfiebert wird, obwohl noch ausgedehnte Infektionsherde in den Gallenwegen, im Knochenmark, in der Niere (Bakteriurie der Rekonvaleszenten) fortbestehen, die pyrogene Stoffe an das Blut abgeben können. Die Entfieberung vollzieht sich ferner oft kritisch innerhalb weniger Stunden und die Wärmeregulierung zeigt dann sofort wieder die Tendenz, die normale Körpertemperatur festzuhalten; beide Erscheinungen sind mit der Vorstellung einer „Schädigung" des Regulierungszentrums im Fieber schwer vereinbar, speziell wenn man die Schädigung als eine durch Vergiftung bedingte *Schwächung* und nicht als Erregung auffaßt (H. FREUND), da man in solchem Falle einen allmählichen Ausgleich erwarten würde. Man hat demgegenüber darauf hingewiesen, daß die Wärmeregulierung in der ersten Zeit nach der Entfieberung noch unsicher sein kann, namentlich wenn die Fieberbewegung lange gedauert hat; diese postfebrile Labilität muß aber nicht immer vorhanden sein, beruht wahrscheinlich nicht mehr auf einem geänderten Zustand des Wärmeregulierungszentrums, sondern auf den Nachwirkungen der Vergiftung im Vasomotorenapparat und ändert nichts an der unleugbaren Tatsache, daß die Regulierung der Körperwärme auf das normale Niveau eingestellt ist.

Von der Entfieberung sind die willkürlichen *Unterkühlungen* des fiebernden Menschen durch kühle Bäder oder andere Abkühlungen der Haut sowie durch Antipyretica zu unterscheiden. Wie schon erwähnt, wirken diese Agenzien auf den Fiebernden weit stärker ein als auf Individuen mit normaler Wärmeregulierung, ein gemeinsames Kriterium, das trotz der Verschiedenheit der Einflüsse (Abkühlung der Haut, pharmakodynamische Effekte) eine einheitliche Erklärung zu fordern scheint; die bisherigen Lösungsversuche bewegen sich jedoch nur in den Grenzen der allgemeinen Aussage, daß im Fieber die Koordination der physikalischen und der chemischen Wärmeregulierung irgendwie gestört ist. Die Antipyretica sollen nach Schmiedeberg und Gottlieb auf das Wärmeregulierungszentrum narkotisierend (lähmend oder erregbarkeitsherabsetzend) einwirken, womit jedoch die hohe Empfindlichkeit des Fiebernden gegen solche Arzneigifte nicht übereinstimmt.

Die als *„Kollaps"* bezeichnete Hypothermie, die bei schweren Infektionen sowohl während des Fiebers wie als Abschluß desselben spontan auftreten kann, die man aber auch nach großen Dosen antipyretischer Medikamente und umgekehrt nach Einspritzungen pyrogener Stoffe (tödlich verlaufender Kollaps bei Typhuspatienten nach intravenösen Injektionen von Typhusbacillen!) beobachtet, beruht hauptsächlich auf einer Schädigung des gesamten *Kreislaufapparates* sowohl in seinen zentralen wie in den peripheren Teilen (Vasomotorenzentrum, Herz und Gefäße); das geht aus den Kollapssymptomen (blasse und kühle Haut, Absinken des Blutdruckes, gesteigerte und arhythmische Schlagfrequenz und vermindertes Schlagvolum des Herzens) hervor. Außer dem Vasomotorenzentrum sind jedoch auch andere vegetative Zentren des Zwischenhirns im Sinne einer partiellen Lähmung in Mitleidenschaft gezogen, so vor allem das Wärmeregulierungszentrum, das sowohl in seiner chemischen (verminderte Wärmebildung) wie in seiner physikalischen Auswirkung bzw. in der Koordination beider Funktionen gestört erscheint.

Die *teleologische Deutung des Infektionsfiebers* als zweckmäßige Abwehrreaktion des Wirtsorganismus ist, nachdem sie eine Zeitlang das ärztliche Denken beherrschte, mangels zureichender Beweise wieder in den Hintergrund getreten. Die Temperaturen, bei welchen sich die Erreger in vivo oder in vitro noch zu vermehren vermögen, überschreiten die Wärme der Gewebe und des Blutes, die man selbst bei hohem Fieber feststellen kann (39,5—40,5° C); wenn auch die Differenz nicht groß ist, kann doch von einer thermischen Entwicklungshemmung nur in Ausnahmsfällen (vielleicht bei den Gonokokken) die Rede sein, von einer Abtötung („thermischen Autosterilisation") überhaupt nicht. Auch ein indirekter Zusammenhang konnte nicht ermittelt werden. In neuerer Zeit erhielt die teleologische Auffassung des Fiebers frische Impulse durch die Erfolge der Fiebertherapie bestimmter infektiöser Prozesse, insbesondere der progressiven Paralyse; das Verfahren ruht jedoch vorläufig auf rein empirischer Grundlage und gestattet keine allgemein gültigen Schlüsse auf die Bedeutung des Fiebers bei Infektionskrankheiten anderer Art.

Zum Schlusse noch eine Bemerkung. Der Arzt urteilt im allgemeinen richtig, wenn er das Fieber als ein sehr zuverlässiges Zeichen einer bestehenden Infektion betrachtet. Es gibt jedoch Hyperthermien, welche keine infektiöse Ursache haben: die Temperatursteigerungen nach intensiver Muskelarbeit, das Fieber beim Hitzschlag, das aseptische Resorptionsfieber, die Temperatursteigerungen bei der Sklerodermie (Fehlen der Schweißdrüsen) und nach parenteralen Injektionen verschiedener, nicht mikrobiell verunreinigter Substanzen, das Fieber nach Hirntraumen und Hirnerkrankungen mit bestimmter Lokalisation und das rein psychogene („hysterische") Fieber, dessen Vorkommen durch die Beobachtungen von Eichelberg, Isenschmid, Mosso u. a. außer Zweifel gestellt ist. Dazu kommen noch einige, durch höhere tierische Parasiten hervorgerufene Erkrankungen (Trichiniasis, Ascaridiosis, Filariosis usw.). Daß andererseits dauernd oder gar nur vorübergehend normale Temperaturen das Bestehen eines infektiösen Prozesses nicht ausschließen, braucht nicht weiter ausgeführt zu werden.

## Die Immunitätserscheinungen.

### A. Die erworbene Immunität.

Unter „Immunität" im weiteren Sinne versteht man die Unempfänglichkeit für Infektionen. Je nach den genetischen Bedingungen, unter denen das refraktäre Verhalten in Erscheinung tritt, will man eine *natürliche* oder angeborene und eine *erworbene* Immunität unterscheiden. Diese Ausdrücke entsprechen jedoch in keiner Weise den Begriffen, die man mit ihnen verbindet.

Was die sog. „erworbene“ Immunität auszeichnet, ist nicht der Erwerb an sich, sondern der *Erwerb auf spezifischem Wege*, d. h. durch Einwirkung der Erreger auf den Organismus; die spezifische Entstehungsursache bewirkt auch einen spezifischen Effekt, d. h. die erworbene Immunität richtet sich stets nur gegen eine bestimmte Infektion und ist immer ein individueller, von dem Verhalten der Wirtspezies abweichender Zustand.

Was man dagegen als *„natürliche Immunität“*, wohl auch als *„physiologische Immunität“* oder als *„natürliche Resistenz“* zu bezeichnen pflegt, entsteht nicht durch die Einwirkung des Erregers auf das Individuum, kann also schon aus diesem Grunde der erworbenen Immunität überhaupt nicht gegenübergestellt werden. Die Aussage, daß die erworbene Immunität *spezifisch* ist, die „natürliche Immunität“ *nicht*, hat keinen Sinn. Denn die erworbene Immunität ist spezifisch in Beziehung auf ein Ereignis in der Lebensgeschichte des Individuums und ist ebendeshalb ein individueller Ausnahmezustand; für die „natürliche Immunität“ existiert kein solches Bezugsobjekt, sie ist auch nicht in erster Linie ein individueller Ausnahmszustand, sondern eine durch die Artzugehörigkeit bedingte und wie andere Artmerkmale unveränderlich vererbbare Eigenschaft (s. S. 53). Die Ursachen der „natürlichen Resistenz“ sind so gut wie unbekannt, sie sind aber zweifellos nicht einheitlicher, sondern mannigfaltiger Art. Daß keine Tierspezies mit Ausnahme des Menschen, anthropoider Affen und der Anophelinen durch das Plasmodium malariae infiziert werden kann, wird niemand damit erklären wollen, daß die unübersehbare Schar refraktärer Arten über einen identischen Abwehrmechanismus verfügt; was die refraktären Arten miteinander gemein haben, ist lediglich die „historische Tatsache“, *daß eine Anpassung des Plasmodium malariae an dieselben nicht stattgefunden hat.* Daß sich sehr viele und verschiedenartige Parasiten an eine bestimmte Wirtsspezies nicht angepaßt haben bzw. nicht angepaßt sind, erscheint als selbstverständlich; und nichts anderes als diese Selbstverständlichkeit steckt hinter der Behauptung, die „natürliche Speziesresistenz“ habe einen unspezifischen Charakter. Wie verfehlt diese Ausdrucksweise ist, welche sich aus der vermeintlichen Analogie mit der erworbenen Immunität herleitet, geht schon daraus hervor, daß ein und dieselbe Wirtsspezies, z. B. der Mensch, für eine große Zahl der verschiedenartigsten Parasiten *empfänglich* ist, und daß man daher hier in logischer Konsequenz von dem *unspezifischen Charakter der Disposition* sprechen müßte.

Da die Probleme der natürlichen Empfänglichkeit schon an anderer Stelle abgehandelt wurden (s. S. 51 ff.), beziehen sich die folgenden Ausführungen ausschließlich auf die *erworbene* Immunität.

Die historische und sachliche Grundlage der Lehre von der erworbenen Immunität bildet die Beobachtung, daß das Überstehen gewisser Infektionskrankheiten einen zuverlässigen und dauerhaften Schutz gegen eine zweite Erkrankung gleicher Ätiologie gewährt. Dieses Verhalten konnte mit Sicherheit festgestellt werden für:

| | | |
|---|---|---|
| Variola | Fleckfieber | Erythema infectiosum |
| Varicellen | Gelbfieber | Tularämie |
| Zona (Herpes zoster) | Dengue | Milzbrand |
| Masern | Phlebotomusfieber | Pest |
| Röteln | Rift-Valley-Fieber | Parotitis epidemica |
| Scharlach | Maladie des porchers (BOUCHETs Krankheit) | Pertussis |
| Poliomyelitis | | |
| Typhus abdominalis | Verruga peruviana und Oroyafieber | |

Bei einer *zweiten Gruppe* hinterläßt das Überstehen der Krankheit keine Immunität, sondern steigert oft im Gegenteil die Disposition zur Wiedererkrankung in erheblichem Grade. Hierher gehören die Infektionen mit Staphylokokken, mit Streptokokken (sog. „habituelles Erysipel"), mit Pneumokokken (croupöse Pneumonie), der akute Gelenkrheumatismus, die Gonorrhöe, das Ulcus molle, der Herpes febrilis und der Rotz.

Ferner existiert eine *dritte Gruppe*, für welche diese so außerordentlich wichtige Frage bisher nicht oder nicht eindeutig entschieden werden konnte; sie umfaßt die Cholera asiatica, die bacilläre Ruhr, die Diphtherie, die epidemische Influenza, die Febris recurrens, die Malaria, das Fünftagefieber, das Maltafieber, die Bangsche Krankheit, den Morbus Weil (Icterus infectiosus), die Psittakose u. a.

Die zunächst befremdende Tatsache, daß die ärztliche Erfahrung nicht immer ausreicht, um zu einem präzisen Resultat zu gelangen, findet ihre Begründung in folgenden Umständen: 1. Bei Infektionskrankheiten mit unbestimmter Symptomatologie und unbekanntem Erreger wie bei der Influenza kann die Diagnose unzuverlässig werden; erkrankt ein Individuum zwei- oder mehrmals unter ähnlichen Erscheinungen, so kann es sich daher um Infektionen verschiedener Ätiologie handeln, die nur mit demselben Namen bezeichnet wurden. 2. Ein und derselbe Erreger kann in mehreren *gruppenspezifischen Varietäten* vorkommen, die sich durch ihre immunisatorischen Wirkungen voneinander unterscheiden. So gibt es z. B. mehrere Typen der Pneumokokken, der Dysenteriebacillen, der Recurrensspirochäten, des Virus der Maul- und Klauenseuche und es konnte de facto in manchen Fällen festgestellt werden, daß eine vorausgegangene Infektion mit einer bestimmten Type zwar gegen eine nochmalige Infektion mit der gleichen Type, nicht aber gegen Infektionen mit anderen Typen desselben Erregers schützt *(monovalente Immunität)*. Menschen, die ein durch die Spirochaeta obermeieri hervorgerufenes Rückfallfieber überstanden haben, sind nicht immun gegen Infektionen durch die Spirochaeta duttoni oder durch die Spirochaeta novyi; mehrmalige Erkrankungen desselben Individuums an Recurrens beweisen somit noch nicht, daß überhaupt keine Recurrensimmunität existiert. 3. Es läßt sich oft nicht entscheiden, ob eine „zweite Erkrankung" auf einer Reinfektion beruht oder ob sie bloß ein Rezidiv bzw. eine Exacerbation darstellt (bacilläre Dysenterie). 4. Die betreffende Krankheit kann überhaupt oder im späteren Alter so selten sein, daß die Möglichkeit einer zweiten Erkrankung (auch ohne Immunität) unwahrscheinlich wird (Bangsche Krankheit, Diphtherie, Psittacosis). 5. Es ist möglich, daß das Überstehen der Krankheit nur in einem gewissen Prozentsatz der Fälle eine Immunität hinterläßt oder daß die Immunität nur eine zeitlich begrenzte Dauer hat. Beides konnte bei der Dengue durch experimentelle Reinfektionen von Dengue-Rekonvaleszenten sicher konstatiert werden, und man muß daher mit solchen Eventualitäten auch bei anderen Infektionen rechnen. Je nachdem man unter solchen Umständen das Hauptgewicht auf mehrmalige Erkrankungen oder auf einmalige Attacken (trotz wiederholter Infektionsmöglichkeit) legt, kann die Aussage über die immunisierende Wirkung der betreffenden Infektion kontradiktorisch lauten. Die tatsächlichen Verhältnisse durch Menschenexperimente so weitgehend klarzustellen, wie dies bei der Dengue geschehen ist, erscheint wohl nur ausnahmsweise zulässig, und die Ergebnisse von Tierversuchen, soweit solche überhaupt ausführbar sind, erlauben in der Regel nur sehr bedingte Rückschlüsse auf das Verhalten des Menschen.

Die durch das Überstehen einer Infektionskrankheit erworbene spezifische Immunität ist *ein dem Grade nach variabler Zustand*. Sie kann *absolut* oder auch bloß *relativ (partiell)* sein; im zweiten Falle kann es zu einer Erkrankung kommen, die aber im Vergleich zu einer Erstinfektion einen abgeschwächten (abortiven oder rudimentären) Verlauf zeigt.

Die Erfahrung gibt uns Aufschluß über die Faktoren, von welchen der Grad der Immunität abhängt:

1. Von der Natur der Krankheit bzw. von den immunisierenden Eigenschaften ihres Erregers. Daß dieses Moment die Hauptrolle spielt, geht schon aus der Tatsache hervor, daß es Infektionskrankheiten gibt, welche eine absolute und lang dauernde, andere, welche nur eine partielle und transitorische, und schließlich auch solche, welche gar keine Immunität hinterlassen (s. oben).

2. Von der Schwere (klinischen Intensität) der Ersterkrankung. Die erworbene Immunität beruht ja auf einer Reaktion des Organismus, die als aktive Leistung

aufgefaßt werden muß, und es ist daher a priori wahrscheinlich, daß sie in quantitativer Hinsicht der Stärke des reaktionsauslösenden Vorganges entspricht.

Der Einfluß dieses Faktors kann indes nur unter Bedingungen zutage treten, welche durch Punkt 1 umschrieben sind. Auch die schwerste croupöse Pneumonie schützt nicht gegen eine neuerliche Pneumokokkeninfektion der Lunge, und andererseits setzen die gutartigen Masern eine solide, meist lebenslängliche Immunität, welche der Pockenimmunität nicht nachsteht. Wenn wir ferner beobachten, daß leichte Masern-, Pocken-, Fleckfieberanfälle ebenso oder fast ebensogut wirken wie schwere Erkrankungen der gleichen Art, kann dies nur in der Beschaffenheit der betreffenden Erreger begründet sein, deren kräftiges Immunisierungsvermögen auch unter minder günstigen Umständen voll zum Ausdruck kommt. Nur bei von Haus aus schwach immunisierenden Infektionen wird daher die Schwere der Ersterkrankung für den Grad der Immunität von Bedeutung sein und wir sehen in der Tat, daß Menschen, die einen einzigen Recurrensanfall durchgemacht haben, in der Regel nicht immun werden, sondern daß zwei oder mehrere Anfälle notwendig sind, um eine (gruppenspezifische d. h. gegen eine bestimmte Type von Recurrensspirochäten gerichtete) Immunität zu erzeugen. Ähnliche Verhältnisse bestehen wahrscheinlich bei der Malariaimmunität der in Malariagegenden ansässigen Bevölkerungen.

3. Von der Rassezugehörigkeit und der Individualität der Menschen. Das bekannteste Beispiel der ersten Art ist die geringe und kurz dauernde Pockenimmunität der Neger, die zu dem Verhalten der weißen Rassen in auffallendem Gegensatze steht. Innerhalb der gleichen Rasse kann die Individualität Einfluß nehmen, und zwar wieder bei Infektionskrankheiten, deren spezifisch schützende Wirkung an sich nicht den maximalen Grad erreicht, wie man ihn etwa bei den Masern, der Variola, oder dem Fleckfieber konstatiert; für die Dengue ist diese individuelle Variabilität der postinfektionellen Immunität experimentell nachgewiesen (s. oben).

4. Von der seit der Ersterkrankung verstrichenen Zeit. Eine absolute Immunität kann sich allmählich in eine partielle umwandeln (Pocken, Fleckfieber, Vaccineimmunität) und sowohl eine absolute wie eine partielle Immunität kann völlig schwinden.

Die Beobachtung sagt nur, daß bestimmte *infektiöse Erkrankungen* gegen nochmalige *Erkrankungen* der gleichen Art Schutz gewähren. Jede darüber hinausgehende Behauptung bedarf daher eines besonderen Beweises.

Das ist schon dann der Fall, wenn man in der obigen Aussage den Ausdruck „infektiöse Erkrankung“ durch das Wort „Infektion“ ersetzen will. Infektionen können symptomlos (latent) verlaufen und es muß somit vorerst untersucht werden, ob *latente Infektionen* gegen homologe *Erkrankungen* Schutz bieten und umgekehrt. Beweisende, an bestimmten Personen angestellte Untersuchungen liegen nicht vor. Man hat also z. B. nicht geprüft, ob Personen, welche ein oder mehrmals Diphtheriebacillenträger waren, Antitoxin im Blute haben und trotz sonst günstiger Gelegenheit nicht an Diphtherie erkranken, oder ob umgekehrt eine von latenten Infektionen freie Vorgeschichte das Fehlen von Antitoxin im Blute und eine relativ erhöhte Krankheitsdisposition zur Folge hat. Die Aussagen über die immunisierende Wirkung latenter Infektionen stützen sich so gut wie ausschließlich auf epidemiologische Beobachtungen, nicht nur bei der Diphtherie, sondern auch bei anderen übertragbaren Krankheiten (über das Prinzip der *latenten Durchseuchung* vgl. den Abschnitt „Epidemiologie“).

Die Substitution der manifesten Ersterkrankung durch eine latente Infektion bedeutet indes erkenntnistheoretisch noch immer den konsequenten Ausbau einer aus der Beobachtung natürlicher Ereignisse erfließenden Idee; schiebt sich doch als Bindeglied die Tatsache ein, daß nicht nur schwere, sondern auch leichte Erkrankungen von einer spezifischen erworbenen Immunität gefolgt sein können, und der Ersatz der leichten Erkrankung durch die symptomlose Infektion ist daher nur der letzte Schritt auf einem vorgezeichneten Weg. Radikaler wird die Abweichung, wenn man auch noch die Infektion zu streichen bzw. wenn man an ihre Stelle einen mit der Infektion organisch verbundenen, aber nicht mehr als Infektion zu bezeichnenden Teilvorgang zu setzen sucht. Dies ist nun de facto geschehen und zwar aus einem zweifachen Grunde, aus einem theoretischen, um zu einem Verständnis des Mechanismus der erworbenen Immunität zu gelangen, aus einem praktischen, um wirksame Schutzimpfungen zu finden, welche die Notwendigkeit einer immunisierenden Infektionskrankheit umgehen. Bevor wir die Bahnen verfolgen, welche die Immunitätsforschung hier eingeschlagen hat, erscheint es unerläßlich, vorerst die Begriffe der *antiinfektionellen* und der *antitoxischen* Immunität zu fixieren.

## a) Die erworbene antitoxische Immunität und die antitoxischen Schutzimpfungen.

### Wesen, Verbrauch und kompensatorische Neubildung der Antikörper.

Wenn ein Mensch trotz erfolgter, sonst wirksamer Übertragung des Infektionsstoffes nicht erkrankt, kann die Ursache darin liegen, daß die in das Gewebe eingedrungenen Erreger sofort (bzw. nach vorübergehender, lokaler und noch nicht pathogener Vermehrung) absterben; oder es kommt zwar zur Ansiedelung und Vermehrung der Keime, aber die Erkrankung bleibt aus, weil der Organismus ein Mittel besitzt, welches den wesentlichen pathogenen Faktor des Infektionsprozesses unschädlich macht. Der erste Fall wird als *antiinfektiöse Immunität* bezeichnet; im zweiten sprechen wir von einer *antitoxischen Immunität,* weil uns nur eine Form dieses Zustandes genau bekannt ist, welche auf der Neutralisation der von den Erregern produzierten Toxine durch spezifische Antitoxine beruht.

Es ist selbstverständlich, daß die antitoxische Immunität nur bei einer kleinen Gruppe von Krankheiten möglich ist, nämlich bei jenen, deren Erreger Toxine bilden, denen spezifische Antitoxine entsprechen (Diphtherie, Tetanus, Gasbrand, Scarlatina, Botulismus, die durch toxische Bacillen hervorgerufenen Formen der bacillären Dysenterie).

Für das Zustandekommen einer antitoxischen Immunität ist *definitionsgemäß die Antigenfunktion des Toxins,* seine Fähigkeit, den Organismus zur Produktion spezifischer Antitoxine anzuregen, der maßgebende Faktor.

Die Antitoxine sind wie alle anders benannten Antikörper nur in einer Form der Untersuchung zugänglich, nämlich als *spezifische Wirkstoffe des Blutserums.* Es darf jetzt als bewiesen gelten, daß diese Wirkstoffe nichts anderes sind als *modifizierte Serumglobuline.* Untersucht man ein antikörperhaltiges Serum mit Hilfe der von A. TISELIUS eingeführten und später verbesserten *Methode der Elektrophorese,* so zeigt es sich, daß die als Antikörper funktionierenden Serumproteine jene Globuline sind, welche im elektrischen Potentialgefälle die kleinste Wanderungsgeschwindigkeit besitzen, d. h. daß sie im elektrophoretischen Diagramm mit den $\gamma$-Globulinen zusammenfallen oder denselben benachbart sind (vgl. hierzu die Abb. 2).

Sind die Antikörper Serumglobuline, *so müssen sie dem Eiweißstoffwechsel wie alle Eiweißkörper unterworfen sein.* Sie müssen sich also aus den Aminosäuren des Nahrungseiweißes aufbauen und im Stoffwechsel verbraucht werden. Sowohl der *Aufbau* wie der *Verbrauch* der Antikörper konnten experimentell durch Fütterung von Tieren, welche sich im Stadium der Antikörperproduktion befanden, mit markierten Aminosäuren nachgewiesen werden, d. h. mit Aminosäuren, welche an Stelle des gewöhnlichen Stickstoffs die isotope Modifikation desselben mit dem Molekulargewicht 15 enthielten. Der markierte N bzw. die markierten Aminosäuren traten in den Antikörpermolekülen (Immunglobulinen) auf und die markierten Antikörper verschwanden nach etwa 4 Wochen aus der Blutzirkulation (R. SCHÖNHEIMER und Mitarbeiter). Daß die Immunglobuline als Antikörper wirken, d. h. daß sie mit der Fähigkeit ausgestattet sind, sich mit den zugehörigen Antigenen spezifisch zu verbinden, kann nur so erklärt werden, daß ihre Synthese in den eiweißproduzierenden Zellen unter dem umgestaltenden Einfluß der Antigene in einer von der Norm abweichenden Art stattfindet.

Unsere Vorstellungen über das Wesen der *antitoxischen Immunität* sind vorwiegend *humoral* orientiert. Nach der herrschenden Auffassung wird ein Mensch gegen eine Erkrankung an Diphtherie gefeit, sobald im zirkulierenden Blut Diphtherieantitoxin in genügender Konzentration auftritt und bleibt geschützt, solange der Antitoxinspiegel im Blute nicht unter ein gewisses Niveau ($^1/_{20}$ A.E. im Kubikzentimeter) absinkt.

Die Antigenfunktion der Toxine ist in hohem Grade von ihrer Giftigkeit unabhängig. Man kann Toxinlösungen durch Behandlung mit Chemikalien, besonders mit Formalin so verändern, daß ihre spezifische Toxizität praktisch ausgelöscht wird; die Derivate nannte man ursprünglich *Toxoide*, später, besonders im französischen Schrifttum nach dem Vorschlage von G. RAMON *Anatoxine*, obwohl der Ausdruck Toxoide die Priorität beanspruchen kann und in der Form *Formoltoxoide* auch den zweckmäßigen Hinweis auf das Agens enthält, welches die Toxoidbildung verursacht hat. Solche Präparate ermöglichen es, den Organismus von Menschen und Tieren in gefahrloser Weise zu kräftiger Antitoxinproduktion anzuregen. Derartige Verfahren sind nach der von P. EHRLICH geschaffenen Terminologie als *aktive antitoxische Immunisierungen* zu qualifizieren. Die Antitoxinproduktion ist aber, sofern diese Methoden als *Schutzimpfungen* angewendet werden, nur ein Mittel zum Endzweck der *Krankheitsverhütung*. Über diese Auswirkung liegt uns schon eine große Zahl von z. T. sehr günstigen Berichten vor, die sich besonders auf die Prophylaxe der Diphtherie, in geringerem Ausmaße auch auf jene des Tetanus beziehen, die aber untereinander nicht in allen Punkten übereinstimmen; es müssen wohl noch weitere Erfahrungen gesammelt werden, bevor eine abschließende Bewertung möglich ist.

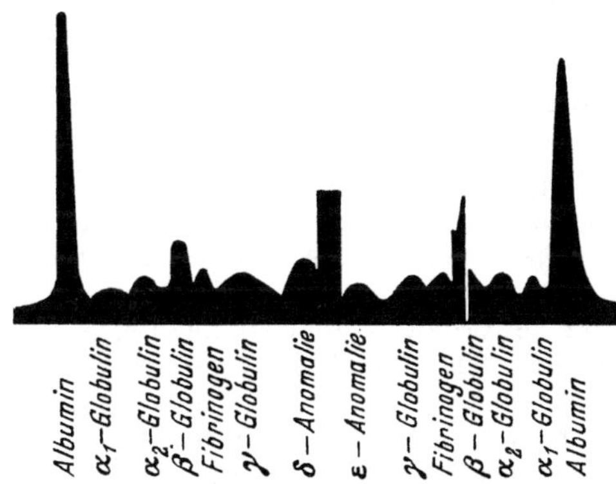


Abb. 2. Diagramm, welches die elektrophoretische Differenzierung des normalen menschlichen Blutplasmas illustriert, links im aufsteigenden, rechts im absteigenden Schenkel der U-förmigen Elektrophoresezelle. Die δ-Anomalie und die ε-Anomalie entsprechen nicht besonderen Proteinfraktionen, sondern sind durch Diffusionen zwischen dem untersuchten Blutplasma und der verwendeten Pufferlösung bedingt.

Übrigens sind die für aktiv antitoxische Impfungen verwendeten Präparate in immunisatorischer Beziehung nicht gleichwertig. So läßt sich beispielsweise die Wirkung von Formoltoxoiden durch Fällung mit Alaun (GLENNY) auf das Hundertfache steigern. Der immunisierende Wert kann jetzt gemessen und in besonderen Maßeinheiten (S.E. = Schutzeinheit) ausgedrückt werden, womit die Möglichkeit exakter Vergleiche gegeben ist (R. PRIGGE). Großen Einfluß besitzt auch die Zahl und Dosierung der Injektionen sowie die eingeschalteten Zeitintervalle. Die Tatsache, daß eine Vielfalt von Faktoren den Endeffekt zu beeinflussen vermag, erschwert und verzögert naturgemäß die endgültige Abklärung des Werturteiles.

Eine antitoxische Immunität kann auch auf *passivem* Wege erzielt werden, indem man dem zu schützenden Individuum den fertigen, in einem anderen Organismus produzierten Antikörper, d. h. also antitoxinhaltiges Serum zuführt. Je nachdem die Zufuhr des antitoxischen Serums schon vor der erfolgten Ansteckung oder erst in der Inkubationsperiode erfolgt, kann man *präinfektionelle* (Diphtherie) und *postinfektionelle* (Tetanus, Botulismus) passiv antitoxische Schutzimpfungen unterscheiden. Für die Diphtherie und den Tetanus ist die krankheitsverhütende Wirkung der passiv antitoxischen Immunisierung erwiesen; sie ist jedoch nicht absolut gesetzmäßig, die Krankheit kann trotz der Impfung zum Ausbruch kommen und zeigt dann zwar häufig (Tetanus), aber nicht immer einen gemilderten (abgeschwächten) Verlauf.

Die Betrachtung der antitoxischen Immunität hat uns dazu geführt, *aktiv* und *passiv* induzierte Zustände dieser Art zu unterscheiden; wie wir später sehen werden, gilt diese Einteilung auch für das Gebiet der antiinfektiösen Immunität. Die *passive* Immunität ist stets von kurzer Dauer, besonders wenn das einverleibte antikörperhaltige Serum artfremd ist *(heterologe passive Immunität)*. Der Schutz gegen die Erkrankung an Diphtherie, den wir einem Kind durch die Injektion von antitoxischem Pferdeserum verleihen, endet durchschnittlich schon nach 7—10 Tagen. Verwendet man artgleiches Serum, beim Menschen also antikörperhaltiges Menschenserum *(homologe passive Immunität)*, so währt die Schutzwirkung wohl meist länger (2 oder mehrere Wochen); ein nachhaltiger Effekt läßt sich aber auf passivem Wege überhaupt nicht erreichen, weil passiv einverleibte Antikörper nachweislich innerhalb kurzer Frist aus dem Organismus verschwinden. Ganz anders verhält sich die *aktive Immunität:* sie kann monate-, jahre-, ja jahrzehntelang unverändert fortbestehen.

So bleibt die SCHICKsche Reaktion (s. unter „Diphtherie"), wenn sie infolge einer aktiv antitoxischen Schutzimpfung gegen Diphtherie negativ geworden ist, in der Regel dauernd negativ, und ihr anhaltend negativer Ausfall ist nach dem jetzigen Stande unseres Wissens an das Vorhandensein des spezifischen Antitoxins in der Blutbahn gebunden.

Die Ursache der Differenz zwischen dem transitorischen Charakter der passiven und der Beständigkeit der aktiven Immunität ist erst in letzter Zeit klar geworden. Zunächst begnügte man sich mit der Feststellung, daß passiv zugeführter Antikörper zerstört wird, während der aktiv produzierte in der Blutbahn verharrt ohne dem Grund dieses offensichtlichen Widerspruches nachzugehen. Die Lösung des Problems ergab sich erst aus der Auffassung, daß die Antikörper Eiweißstoffe sind, welche dem Verbrauch ebenso unterliegen wie alle Proteine des Organismus. Der passiv zugeführte Antikörper kann nur abgebaut werden, schneller, wenn er artfremd, etwas langsamer, wenn er arteigen ist. *Bei der aktiven Antikörperproduktion wirkt aber das Antigen als Reiz und der Reizeffekt, d. h. die Antikörperbildung (die Synthese von Immunglobulinen) kann,* wie das R. DOERR am Modell der aktiven Anaphylaxie des Meerschweinchens (s. S. 135) nachwies, *vom Reiz unabhängig werden, sie kann, wenn sie einmal in Gang gesetzt ist, den Reiz sehr lange überdauern* („autonom" werden). Der *aktiv produzierte Antikörper* (das Immunglobulin) *wird ebenso zerstört wie der passiv einverleibte: aber der Verbrauch wird durch kontinuierliche Neubildung überkompensiert und darauf beruht das, was man als das „Verharren"* oder *die „Persistenz" der aktiv produzierten Antikörper im strömenden Blute bezeichnet hatte.*

Man hat die „Persistenz der Antikörper" auch darauf zurückführen wollen, daß *latente Infektionen* ihre Neubildung beständig neu anfachen, wozu in endemisch verseuchten Gegenden reichliche Gelegenheit geboten sei (s. S. 147). Da es aber erwiesen ist, daß auch arteigene Antikörper binnen längstens 2 Monaten zerstört werden, müßten diese latenten Immunisierungen in raschem und regelmäßigem Rhythmus aufeinanderfolgen, wenn im Blute ein bestimmtes Antikörperniveau aufrechterhalten werden soll; das ist selbstverständlich ausgeschlossen. Außerdem verfügen wir über Beobachtungen, welche eine solche Annahme via facti widerlegen.

Von 1781—1846 war die Inselbevölkerung der Färöer von den Masern vollkommen verschont. Nach der durch einen kranken Tischler erfolgten Wiedereinschleppung erkrankten jedoch von 8000 Bewohnern mehr als 6000, und Erwachsene wurden ebenso ergriffen wie Kinder, mit Ausnahme der alten Leute, welche vor 1781 erkrankt waren (PANUM); diese Personen waren also im Besitz ihres Antikörpers durch 65 Jahre verblieben, obwohl während dieser Zeit latente Infektionen ausgeschlossen waren. — Ferner hat W. A. SAWYER 1931 gezeigt, daß sich im Serum von Personen, welche 30—78 Jahre vorher eine Gelbfieberinfektion durchgemacht und das versuchte Gebiet vor sehr langer Zeit verlassen hatten, virusneutralisierende Antikörper nachweisen lassen. Auch hier kann die außerordentlich lange Persistenz des Antikörpers nicht auf die wiederholte Anfachung der Antikörperbildung durch latente Infektionen bezogen werden.

Mit diesen epidemiologischen Beobachtungen stimmt die klinische Erfahrung überein, daß die Masernschutzimpfung (s. w. u. und das Kapitel „Masern") nicht nur mit Rekonvaleszentenserum, sondern auch mit dem Serum von gesunden Erwachsenen vorgenommen werden kann. Während des zweiten Weltkrieges wurden unter der Leitung von E. J. COHN in den Vereinigten Staaten von Nordamerika umfangreiche Untersuchungen über die zweckmäßigsten Verfahren des Blutersatzes angestellt, welche die Frage zu beantworten hatten, ob in jedem Falle Transfusionen von Vollblut notwendig sind, oder ob nicht unter bestimmten Bedingungen die Zufuhr von Fraktionen des Blutplasmas genügt. Durch Fraktionierung der Mischsera von Erwachsenen wurden unter anderem auch die $\gamma$-Globuline isoliert und konzentriert; diese *$\gamma$-Globulinkonzentrate* vermochten noch in einer Menge von 0,1 ccm je Pfund Körpergewicht Kinder gegen Masern in den ersten 5 Tagen nach erfolgter Ansteckung komplett zu schützen und in ein Viertel dieser Dosis den Krankheitsverlauf abzuschwächen.

Kehren wir nun wieder zur antitoxischen Immunität zurück, so ist hervorzuheben, daß sich *antitoxische Schutzimpfungen* definitionsgemäß nur gegen einen pathogenen Faktor der Infektion (das Toxin) richten, aber nicht gegen die Infektion als solche. Wenn also die aktiv immunisierten Individuen auch Jahre oder das ganze Leben hindurch von der Krankheit verschont bleiben, können sie doch latent infiziert werden und der Erreger kann sich daher dauernd in Infektketten erhalten. Da die erworbene Immunität nicht erblich ist, müßte somit die Krankheit wieder auftreten, sobald die Durchimpfung der Bevölkerung wieder ausgesetzt wird. Ein Aussterben des Erregers und eine Ausrottung der durch ihn hervorgerufenen Seuche wäre nur von antiinfektiösen Schutzimpfungen zu erhoffen, weil sie die empfänglichen Wirte in unmögliche Wirte verwandeln (R. DOERR).

### b) Die antiinfektiöse Immunität und die antiinfektiösen Schutzimpfungen.

Auf die *aktive antiinfektiöse Immunität* läßt sich das Antigen-Antikörperschema nicht ohne weiteres übertragen.

*Eine* Voraussetzung erscheint allerdings erfüllt. Antikörper, welche eine *antiinfektiöse* Immunität bedingen, müßten imstande sein, die Erreger zu vernichten oder in anderer Weise unschädlich zu machen, und solche Antikörper sind in der Tat in Form der Bakteriolysine, der spirochätiziden und virusneutralisierenden Serumstoffe bekannt. Sie können im Blute sowohl im Gefolge von Infektionsprozessen wie auch nach bloßen Antigenwirkungen (z. B. nach der Immunisierung mit abgetöteten Mikroben) auftreten, und ihre krankheitsverhütenden Eigenschaften sind durch die Möglichkeit einer *passiven antiinfektiösen Schutzimpfung* sichergestellt. Man kann Menschen gegen die Erkrankung an Masern (Verfahren von DEGKWITZ), Gelbfieber (MARCHOUX, SALIMBENI und SIMOND), Fleckfieber, Pest, Milzbrand schützen, wenn man ihnen rechtzeitig genügende Mengen mikrobizider Sera injiziert; der Schutz ist zeitlich enge begrenzt — das liegt im Wesen jeder passiven Immunität —, daß er aber besteht, konnte unter anderen auch dadurch bewiesen werden, daß sich die mit Serum vorbehandelten Individuen gegen absichtliche, sonst sicher wirksame Infektionen refraktär verhielten. Durch die Ergebnisse umfangreicher und auf andere Infektionskrankheiten ausgedehnter Tierversuche wurden diese Erkenntnisse bestätigt und erweitert.

Gleichwohl hat sich die generelle Auffassung der *aktiven antiinfektiösen Immunität* als eines rein humoral (d. h. nur durch mikrobizide Antikörper des Blutes) bedingten Zustandes als unhaltbar erwiesen und zwar aus folgenden Gründen:

1. Bei manchen Krankheiten (z. B. bei der Dengue) konnten mikrobizide Antikörper im Serum überhaupt nicht gefunden werden, obwohl sie eine ausgesprochene aktive und streng spezifische Immunität hinterlassen.

2. Treten mikrobizide Antikörper im Blute auf, so schwinden sie meist nach Wochen oder Monaten, während die durch das Überstehen der Infektion erworbene Immunität weit länger, unter Umständen das ganze Leben hindurch andauert (Pocken, Vaccineinfektion, Fleckfieber u. a.). Die befristete Existenz der mikrobiziden Antikörper im Blute entspricht den Erfahrungen, die man an Tieren mit der immunisatorischen Erzeugung anderer Antikörper (Bakterienagglutinine, Präcipitine, hämolytische Amboceptoren) gemacht hat. Die lebenslängliche Persistenz von Antikörpern in der Blutbahn, d. h. die Erscheinung, daß die durch einen einmaligen Impuls ausgelöste Produktion von Immunglobulin nicht aufhört, sondern andauert (s. S. 124), wie das bei den Masern und beim Gelbfieber des Menschen der Fall ist, stellt eine Ausnahme dar, welche in erster Linie durch die Natur des immunisierenden Ereignisses bedingt ist.

3. Das Vorhandensein großer Mengen mikrobizider Antikörper in der Zirkulation schützt nicht immer gegen Rezidive (Typhus) oder erneute (auf Reinfektion beruhende) Erkrankungen (Pneumonie).

Die Unzulänglichkeit rein humoraler Vorstellungen mußte notwendig zu der Annahme führen, daß die aktive antiinfektiöse Immunität wenigstens in jenen Fällen, in welchen zirkulierende Antikörper nicht vorhanden bzw. nicht nachweisbar sind, histogener („cellulärer") Natur sei, d. h. daß sie auf einer geänderten Reaktivität („Umstimmung") sämtlicher oder bestimmter Gewebe beruht. Was hat man sich aber unter dieser Umstimmung zu denken und durch welche Vorgänge wird sie erzeugt? Für die Ideenbildung waren hier drei Umstände maßgebend, nämlich erstens die strenge Spezifität dieser Zustände, zweitens die Notwendigkeit, sie bei gewissen Infektionen, deren Erreger keine obligaten Zellschmarotzer sind, auf einen extracellulären Untergang der eingedrungenen Keime zurückzuführen und drittens die Existenz der passiven antiinfektiösen Immunität (s. oben), eines unzweifelhaft humoralen Phänomens. Auf diesem Boden entstand die Hypothese, daß die aktive antiinfektiöse Immunität, die man nach dem Überstehen bestimmter Infektionskrankheiten beobachtet, der Ausdruck eines nachhaltigen spezifischen Antigenreizes ist; Zellen, welche einmal von diesem Reiz getroffen wurden, erwerben die Fähigkeit, auf eine erneute Einwirkung des gleichen Reizes schneller und intensiver mit der Produktion von Antikörpern zu reagieren, welche die eingedrungenen Mikroben schon an der Eintrittspforte vernichten. Auch der aktiven Immunität wird somit ein humoraler Mechanismus zugeschrieben, dessen Bedingungen aber nicht vorhanden, *sondern nur potentiell in der gesteigerten Reaktionsbereitschaft der Gewebe gegeben sind.* Man erkennt sofort, daß die Erklärung auf Infektionskrankheiten, bei denen Antikörper überhaupt nicht nachweisbar sind, nicht angewendet werden kann.

Die Spezifität der aktiven antiinfektiösen Immunität berücksichtigt noch eine andere, von der eben diskutierten verschiedene Variante, die zwar ebenfalls die Intervention von Antikörpern annimmt, das Zugrundegehen der Erreger an der Eintrittspforte jedoch auf einen vermittelnden pathologischen Gewebsprozeß zurückführt, nämlich auf eine lokale, durch das örtliche Abreagieren von Antigen und Antikörper hervorgerufene entzündliche Reaktion. In konsequenter

Auslegung dieser Theorie hat man also in der Entzündung das infektionsverhütende Moment zu erblicken. Die entzündlichen Vorgänge, die durch lokale Antigen-Antikörperreaktionen bedingt sind, werden im Kapitel „Die Allergien und ihre diagnostische Verwertung" (S. 134f.) ausführlich besprochen, so daß es zweckmäßig erscheint, die Lehre von der Schutzwirkung derartiger Prozesse gegen Reinfektionen und Superinfektionen erst an dieser Stelle (s. S. 137) zu erörtern.

Schließlich kennt man noch eine dritte bzw. vierte Form cellulärer, durch den Ablauf von Infektionen erzeugter Umstimmungen: *die Steigerung der parasitenzerstörenden Funktionen des reticuloendothelialen Apparates*. W. Taliaferro konnte am Modell der Vogelmalaria zeigen, daß die Reticulocyten die plasmodienhaltigen Erythrocyten in erheblichem Prozentsatz aufnehmen und vernichten; er vermochte ferner nachzuweisen, daß diese phagocytäre Tätigkeit von Anfall zu Anfall an Intensität zunimmt, ja daß sich die Reticulocyten durch Teilung vermehren, um die stetig wachsenden Aufgaben zu bewältigen. Ganz besonders wichtig ist aber in dem hier erörterten Zusammenhang die von Taliaferro festgestellte Tatsache, daß die Tiere im Stadium der chronisch-latenten Malaria gegen Superinfektionen durch intravenöse Injektionen großer Mengen parasitenhaltigen Blutes geschützt sind, weil alle neu zugeführten Parasiten von den Reticulocyten quantitativ aufgenommen und zerstört werden. Vermutlich spielt dieses Phänomen der *Einarbeitung des reticuloendothelialen Systems* auch bei der erworbenen antiinfektiösen Immunität des Menschen eine Rolle, namentlich dort, wo es sich um eine bloße „Infektionsimmunität" d. h. um eine Immunität gegen Superinfektionen (s. S. 131) oder gegen Reinfektionen nach kurzer Frist handelt.

Will man die antiinfektiöse Immunität, wie sie der Mensch durch das Überstehen bestimmter Infektionskrankheiten erwirbt, auf Antikörper zurückführen, so erhebt sich automatisch die Frage, *ob man die immunisierende Wirkung solcher Infektionsprozesse durch bloße Antigenwirkungen der betreffenden Erreger restlos ersetzen kann oder nicht*. Um dieses Problem experimentell zu lösen, steht nur eine einzige Versuchsanordnung zu Gebote. Man muß die Infektion ausschalten, indem man normale (nicht durchseuchte) Individuen mit *abgetöteten Erregern* (oder aus solchen hergestellten Präparaten) vorbehandelt, und die auf diesem Wege erzielte antiinfektiöse Immunität prüfen. Lassen sich die Erreger im Reagensglase züchten, so verwendet man zur Impfung *abgetötete Kulturen* oder aus solchen hergestellte Extrakte; wo dies nicht der Fall ist, benützt man *erregerhaltiges, sterilisiertes Blut* von infizierten Menschen oder Tieren, *Emulsionen aus erregerhaltigen tierischen Geweben* (z. B. Hirnemulsionen, wenn sich die Mikroben im Zentralnervensystem ansiedeln), Extrakte aus infizierten, die Krankheit übertragenden Insekten (z. B. aus Kleiderläusen bei der Fleckfieberschutzimpfung nach da Rocha-Lima) oder Kulturen virusartiger Infektionsstoffe in der Allantoisflüssigkeit oder im Dottersack des bebrüteten Hühnereies (Influenzavirus, Fleckfieberrickettsien). Die Abtötung kann *thermisch* (durch 30—60 Minuten langes Erwärmen auf 60° C) oder *chemisch* (durch Zusatz von Äther, Phenol, Formalin) erfolgen, soll aber jedenfalls so vorgenommen werden, daß eine Zerstörung oder Spezifitätsänderung der antigenen Erregersubstanzen vermieden wird. Um den resultierenden Immunitätszustand festzustellen, kann man so vorgehen, daß man das Verhalten der geimpften Individuen gegen *absichtliche (experimentelle) Infektionen* untersucht; wo dieses Verfahren aus irgendeinem Grunde nicht anwendbar ist, muß man sich darauf beschränken, die Widerstandsfähigkeit der Geimpften gegen *natürliche Infektionen* zu ermitteln.

Die zweite Methode ist naturgemäß weit weniger zuverlässig als die erste und erfordert ein bedeutendes Maß kritischer Objektivität. Sie besteht in der Regel in statistischen Erhebungen über die Morbidität und Letalität bei geimpften und nichtgeimpften Individuen. Jeder derartige Vergleich setzt voraus, daß die Erkrankungswahrscheinlichkeit in beiden Gruppen gleich groß ist. Diese Forderung ist jedoch fast immer unerfüllbar, einerseits, weil die Empfänglichkeit *(Disposition)* von individuellen Momenten abhängt, andererseits, weil man fast nie mit Sicherheit behaupten kann, daß die Infektionschancen (der Faktor der *Exposition*) für Geimpfte und Nichtgeimpfte identisch waren. Um diese unvermeidbare Fehlerquelle einigermaßen zu kompensieren, muß man verlangen: 1. Daß die nichtgeimpfte „Kontrollgruppe" und die geimpfte „Versuchsgruppe" *möglichst viele* und *gleich viele* Individuen umfassen; 2. daß die Morbidität in der Kontrollgruppe genügend hoch ist; 3. daß nur große Unterschiede zwischen Kontroll- und Versuchsgruppe als Beweise für eine durch die Impfung erzeugte Immunität bewertet werden, nicht aber unbedeutende prozentuelle Differenzen; 4. daß die Erhebungen am gleichen Ort und zur gleichen Zeit stattfinden und 5. daß das statistische Material einwandfrei ist. Nur durch die Außerachtlassung dieser selbstverständlichen logischen Kriterien sind die kontradiktorischen Urteile über den Wert mancher Schutzimpfungen (z. B. der Impfungen gegen Cholera oder gegen Pest mit abgetöteten Bakterien) zu erklären, Urteile, welche von maßgebenden Fachleuten gefällt wurden und deren Widersprüche dem praktischen Arzt keine persönliche Stellungnahme erlauben.

Soweit die Sachlage abgeklärt erscheint, können die *Erfolge der sog. „Antigenimpfungen"* (Impfungen mit abgetöteten Erregern) durch folgende Sätze präzisiert werden:

1. Es hat sich als unmöglich herausgestellt, durch Injektionen abgetöteter Milzbrandbacillen oder Tularämiebakterien, sowie durch abgetötetes Gelbfiebervirus einen Schutz gegen die betreffenden Erkrankungen zu erzeugen.

2. Bei anderen Infektionen (Cholera, Typhus abdominalis, Pest, Vaccineinfektion, Fleckfieber) ist die krankheitsverhütende Wirkung der Antigenimpfungen umstritten. Auch von jenen Autoren, welche sich in positivem Sinne entschieden haben, wird jedoch übereinstimmend zugegeben, daß nicht alle geimpften Individuen geschützt sind, sondern nur ein gewisser Prozentsatz, daß die gesetzte Immunität oft nur partiell ist (milderer Verlauf der Erkrankung, geringere Letalität) und daß sie nur kurze Zeit anhält; die Schutzwirkung der Impfungen mit abgetöteten Bakterien wird z. B. bei der Cholera und der Pest nur auf mehrere Monate, beim Abdominaltyphus auf 1—2 Jahre taxiert. Das bedeutet in allen Punkten einen Gegensatz zu der konstanten, absoluten und dauerhaften Immunität, die nach dem Überstehen der Pest, des Fleckfiebers oder der Vaccineinfektion eintritt.

3. Eine Sonderstellung scheinen gewisse Infektionen des Zentralnervensystems einzunehmen. Affen lassen sich mit abgetötetem Poliomyelitisvirus aktiv immunisieren und in neuerer Zeit hat man die PASTEURsche Schutzimpfung gegen Lyssa, die ursprünglich als aktive Immunisierung mit *lebenden* Wutmikroben gedacht war, durch die Immunisierung mit *abgetötetem* Wutvirus zu ersetzen versucht, ohne daß die günstigen statistischen Ergebnisse eine erhebliche Änderung erlitten (PUNTONI, SEMPLE, ALIVISATOS, HEMPT). Man hat jedoch hier zu berücksichtigen, daß die Infektionsstoffe nicht als solche, sondern in Form von virushaltigen Organen bzw. Organemulsionen, speziell von virushaltigem Gehirn benützt werden. Vielleicht spielt dieser Umstand eine weit größere Rolle als die Natur der Krankheiten, um welche es sich handelt. Ferner hat es sich gerade auf diesem Gebiete gezeigt, daß die *Art der Abtötung* die immunisierende Wirkung ganz entscheidend beeinflußt und daß besonders

das *Formol* allen anderen Mitteln weit überlegen ist. Daß das Formol nur deshalb bevorzugt ist, weil es den spezifischen Antigencharakter am besten konserviert (s. S. 127), läßt sich nicht begründen. Es ist eher anzunehmen, daß das Formol gar nicht abtötend, sondern bloß „inaktivierend" oder „neutralisierend" auf die Virusarten einwirkt, so daß sich dann der auf der folgenden Seite sub 3 c) besprochene Mechanismus ergeben würde.

4. Bei einzelnen tierischen Infektionen (z. B. beim Mäusetyphus) ist die Verhütung der natürlichen Erkrankung durch die Immunisierung mit abgetöteten Bakterien gelungen. Ferner ist es zweifellos möglich, Tiere durch solche Verfahren gegen gewisse experimentelle Infektionen, z. B. gegen die intraperitoneale Injektion von Choleravibrionen oder von Typhus- und Paratyphusbacillen zu schützen; die experimentelle Infektion zeigt jedoch — das gilt insbesondere für die Infektion des Bauchfells — einen ganz eigenartigen Charakter und die erzielten Resultate lassen sich daher nicht auf die durch dieselben Erreger hervorgerufenen, sonst aber völlig verschiedenen Infektionskrankheiten des Menschen übertragen.

5. Neuere Forschungen von A. Boivin, H. Raistrick und W. Topley, W. T. J. Morgan, E. Grasset, R. Prigge u. a. haben ergeben, daß die immunisatorische Wirkung erhöht werden kann, wenn man nicht abgetötete Vollbakterien, sondern aus denselben dargestellte Präparate (Endotoxine, s. S. 105) als Impfstoffe verwendet und eine etwa vorhandene Toxizität durch Chemikalien (Formalin) abschwächt; die Reduktion der Giftigkeit erlaubt die Schutzimpfung mit größeren Antigenmengen und dadurch eine Verstärkung der immunisierenden Wirkung. Die vorliegenden Untersuchungen erstrecken sich jedoch nur auf wenige pathogene Bakterien, zumeist solche aus der Salmonellagruppe (Typhus-, Paratyphus-, Enteritis-, Dysenteriebacillen), und über die Schutzwirkung liegen mehr tierexperimentelle Ergebnisse als Erfahrungen praktischer Erprobung an Menschen vor.

*Die Infektion ist somit der reinen Antigenwirkung, soweit wir diese zu prüfen imstande sind, hinsichtlich der immunisatorischen Auswirkung jedenfalls weit überlegen,* nicht allein relativ, d. h. mit Rücksicht auf die Intensität und Dauer der erworbenen antiinfektiösen Immunität, sondern oft genug absolut, indem sie einen refraktären Zustand schafft, der sich, falls man die Infektion ausschaltet, überhaupt nicht erzielen läßt.

Das geht übrigens auch daraus hervor, daß bei manchen Infektionen schon eine abgeschwächte (abortive oder rudimentäre) Erkrankung, ja vermutlich ein völlig latent bleibender Prozeß gegen eine zweite Erkrankung festigt. Von dieser Beobachtung sind ja auch die ersten Schutzimpfungen durchwegs ausgegangen. Die uralte Variolation, die Jennersche Vaccination (der noch kein anderes aktives Impfverfahren den Rang abgelaufen hat!), die fundamentalen Versuche von Pasteur über die Immunisierung von Hühnern gegen Hühnercholera (Bac. avisepticus), das Pasteursche Verfahren der Schutzimpfung gegen die Lyssa suchten alle das Prinzip der „*immunisierenden Minimalinfektion*" zu verwirklichen; wenn es nicht immer glückte, die Impfkrankheit im gewünschten Ausmaße abzuschwächen (Variolation), entsprach doch der immunisatorische Erfolg der Erwartung. Als daher später die Impfungen mit abgetöteten Erregern vielfach enttäuschten oder ganz versagten, griff man wieder auf die ursprüngliche Idee zurück. Die zum Teil schon in der ersten Epoche begründeten Methoden, durch welche man die „Virulenz" eines hochinfektiösen und hochpathogenen Keimes soweit zu reduzieren vermag, daß er sich dem Ideal eines *ungefährlichen Impfmikroben* möglichst annähert, wurden genauer erforscht und ausgebaut und es zeigte sich, daß zu diesem Ziele mehrere Wege führen:

1. *Die Wahl der Impfstelle* (ohne Beeinflussung der Infektiosität). Die alten Pockeninokulatoren wußten bereits, daß die Variola nach zufälliger oder absichtlicher Insertion des Virus in die verletzte Haut im allgemeinen milder verläuft als die durch natürliche Ansteckung hervorgerufene Erkrankung. In der Veterinärmedizin sind manche praktisch verwendete Verfahren auf diesen Umstand basiert, so die Impfung von Rindern gegen Lungenseuche durch Inokulation von vollvirulentem Lungensaft in die Schwanzwurzelhaut.

2. *Die Injektion von vollvirulenten Erregern und von mikrobizidem (antikörperhaltigem) Serum.* Erreger und Serum können vorher miteinander gemischt oder getrennt an verschiedenen Körperstellen eingespritzt werden, sei es gleichzeitig (Simultanmethode) oder so, daß zuerst das Serum und später nach Einschaltung eines bestimmten Zeitintervalles die Erreger einverleibt werden (Sero-Vaccination im engeren Sinne). Die durch das zugeführte Serum gesetzte *passive* Immunität hält dann die Impfinfektion in Schranken, die ihrerseits eine *aktive* Immunität erzeugt; man kann daher diese Methoden als „*aktivo-passive*“ oder „*Kombinationsimmunisierungen*“ bezeichnen.

3. *Die Abschwächung der Infektiosität, und zwar:* a) Mit Hilfe der *Passage durch andere Wirte.* Das Variolavirus wandelt sich im Organismus des Kalbes oder des Kaninchens in den für Impfungen von Menschen tauglichen Vaccine- bzw. Lapinekeim um, das Straßenvirus der Lyssa nimmt durch fortgesetzte Kaninchenpassage den Charakter des „Virus fixe“ an, das man bei der Pasteurschen Schutzimpfung benützt, und das viscerotrope Virus des Gelbfiebers wird durch Mäusepassage zu dem für Schutzimpfungen tauglichen neurotropen Mausvirus.

b) Durch fortgesetztes *Wachstum der Erreger auf künstlichen Nährböden, speziell unter ungünstigen Bedingungen* (Temperaturen, welche nahe dem Vegetationsmaximum liegen, Zusatz entwicklungshemmender Stoffe).

c) Durch Abschwächungen, welche nicht in der Generationenfolge der Erreger (phylogenetisch) zustande kommen wie die sub a) und b) angeführten, sondern durch einmalige Einwirkungen auf vorhandene Erregerzellen bewirkt werden, die aber nicht genügen, um diese völlig abzutöten bzw. ihrer Infektiosität zu berauben (Austrocknung, entsprechende Wärmegrade, Zusatz niedriger Konzentrationen antimikrobieller Substanzen).

Natürlich lassen sich diese Methoden mannigfach variieren und miteinander verbinden; man kann z. B. zur Kombinationsimmunisierung auch abgeschwächte Erreger verwenden oder die rein aktive Immunisierung mit abgeschwächten Keimen beginnen und mit vollvirulenten fortsetzen.

Es ist nun in der Tat möglich gewesen, durch derartige *Infektionsimpfungen* zu neuen positiven Resultaten zu gelangen, welche den Impfungen mit abgetöteten Keimen (den „Antigenimpfungen“) versagt blieben. Freilich sind die Infektionsimpfungen im allgemeinen mit dem Nachteil der schwereren und im voraus nicht absolut sicher zu berechnenden Impfreaktionen belastet. Abgeschwächte Erreger können unter Umständen in die hochinfektiösen Ausgangsformen zurückschlagen, und selbst dort, wo die gesetzte Veränderung irreversibel ist (Vaccine, Virus fixe), stellen sich bei manchen Individuen gefährliche Komplikationen ein (Encephalitis postvaccinalis, Landrysche Paralyse nach der Pasteurschen Lyssaschutzimpfung); man erzeugt eben eine Infektion, deren Verlauf nicht nur von den Eigenschaften des Erregers, sondern auch von der besonderen Beschaffenheit des infizierten Organismus abhängt. Noch weniger hat man es in der Hand, bei der Kombinationsimmunisierung stets das richtige Verhältnis zwischen Serum und Erreger zu treffen. Daher haben sich die Infektionsimpfungen in der *Veterinärmedizin* in größerem Umfange eingebürgert (Milzbrand, Lungenseuche, Schweinerotlauf, Maul- und Klauenseuche); hier wird nicht so sehr die absolute Ungefährlichkeit wie die ökonomische Rentabilität der Impfungen verlangt. Wenn z. B. in großen Schafherden alljährlich 10% der Tiere an Milzbrand eingehen und die Impfung diese Verluste auf 1% reduziert, wird der Tierzüchter die Impfung anwenden, selbst dann, wenn die noch verbleibenden Verluste ganz oder zum Teil der Impfung zur Last fallen. In der *humanen Medizin* gilt ein anderer Standpunkt. Die Impfung soll mit keinem Risiko für Gesundheit und Leben verknüpft sein und die Erfahrungen der letzten Jahre lehren, daß diese Forderung sogar höher bewertet wird wie die wichtigere Frage nach den Leistungen des Verfahrens (vgl. die Diskussionen über die CALMETTEsche Schutzimpfung gegen Tuberkulose und die Aufhebung der obligatorischen Kuhpockenimpfung in Holland wegen des vermehrten Auftretens der Encephalitis postvaccinalis). Die Gründe für diese Einstellung sind jedermann geläufig und brauchen daher nicht ausführlich erörtert zu werden.

Die immunisatorische Überlegenheit der Infektion über die Antigenwirkung kommt schließlich auch noch in der sog. *„Infektionsimmunität"* zum Ausdruck. Man versteht darunter die Erscheinung, daß bei einigen chronischen Infektionskrankheiten (Syphilis, Tuberkulose, experimentelle Recurrensinfektionen mancher Laboratoriumstiere) ein spezifisch refraktäres Verhalten gegen erneute Infektionen beobachtet wird, das aber nur so lange andauert, als im Organismus noch lebende Erreger vorhanden sind, und erlischt, sobald die vollständige Heilung im ätiologischen Sinne, die Autosterilisation, erfolgt ist. Die Widerstandsfähigkeit richtet sich mit anderen Worten nur gegen homologe *Superinfektionen,* nicht aber gegen *Reinfektionen.*

Die Bezeichnung „Infektionsimmunität" ist nicht gerade glücklich gewählt; sie paßt auch auf den Zustand eines Individuums, das z. B. die Blattern überstanden hat. Es wäre meines Erachtens besser, von *„infektionsgebundener Immunität"* zu sprechen.

Die anfängliche Tendenz, der Infektionsimmunität eine Sonderstellung zuzuweisen, findet derzeit keinen Anklang. Die Koexistenz von Immunität und Infektion sei ein häufiges Vorkommnis und theoretisch insofern verständlich, als sich oft genug die gleichzeitige Anwesenheit von lebenden Erregern und mikrobiziden Antikörpern in demselben Organismus feststellen läßt. Beides ist richtig. Bei den Pocken z. B. wird die Haut frühzeitig gegen Inokulationen von Variola- oder Vaccinevirus unempfänglich, obwohl Infektion und Krankheit noch fortschreiten, und ein Typhuskranker kann lange nach erfolgter klinischer Heilung infiziert bleiben (als Dauerausscheider) und gegen Neuerkrankungen geschützt sein. Das ist jedoch nur die eine Seite des Problems; charakteristisch für die Infektionsimmunität ist nicht so sehr die Koexistenz, sondern das gleichzeitige Erlöschen von Infektion und Immunität, und für diese Erscheinung fehlt eine befriedigende Erklärung. Zweifellos besteht aber eine enge Verwandtschaft der infektionsgebundenen Immunität zu der auf S. 80 erwähnten *„Konkurrenz der Infektionen"*, nicht nur in phänologischer, sondern auch in kausaler Beziehung.

Worauf die immunisierende Wirkung ablaufender Infektionsprozesse beruht und warum sie sich von reiner Antigenfunktion unterscheidet, ist vorläufig nicht bekannt. Die Hoffnung, einen klaren Zusammenhang zwischen den beiden durch Beobachtung und Experiment gesicherten Erscheinungen herzustellen, einen Zusammenhang, der über das gemeinsame Merkmal der Spezifität hinausgeht, braucht daher nicht aufgegeben zu werden. Von diesem Ziel ist die Forschung jedoch einstweilen noch weit entfernt.

## B. Die Serodiagnostik.

Antikörperhaltige Sera geben mit ihren Antigenen in vitro Reaktionen, die man je nach den im Reaktionsgemisch auftretenden Veränderungen als Toxinneutralisation, Agglutination, Präcipitation, Bakteriolyse, Hämolyse, Virusneutralisation, Komplementbindung bezeichnet. Daß jeder dieser Veränderungen eine besondere Art von Antikörper entspricht, daß also voneinander wesensverschiedene Antitoxine, Agglutinine, Präcipitine, Bakteriolysine, Hämolysine, „Virulizidine“ ‚komplementbindende Amboceptoren existieren, ist eine veraltete Auffassung, welche schon aus dem Grunde abgelehnt werden muß, weil man Präcipitinreaktionen in Agglutinationen und umgekehrt verwandeln kann, ohne das antikörperhaltige Serum zu ändern, und weil die Neutralisierung der Toxine durch ihre Antitoxine im Reagensglase als Niederschlagsbildung (Präcipitation) verläuft (G. RAMON). *Mit Sicherheit kennt man nur eine einzige Eigenschaft der Antikörper, nämlich ihre Fähigkeit, sich mit den Antigenen, denen sie ihre Entstehung verdanken, spezifisch zu verbinden*; unter welchem Bilde diese spezifische Bindung in vitro in Erscheinung tritt, hängt von der Beschaffenheit des Antigens (Bakterienzelle, Blutkörperchen, kolloidal gelöste Substanz), von der Mitwirkung eines normalen Serumstoffes (des Komplementes) und von den Reaktionsbedingungen ab. Die oben angeführten Ausdrücke sind aber in der Werksprache der Laboratorien unentbehrlich, weil sie mit einem Worte die Reaktionsformen angeben, durch welche der Untersucher Kenntnis erhält, daß eine Antigen-Antikörperreaktion stattgefunden hat, und gleichzeitig den Hinweis auf die Technik der Reaktionen enthalten. Die praktische Verwertbarkeit der Reaktionen zu diagnostischen Zwecken beruht aber ausschließlich auf der gemeinsamen Grundlage der spezifischen Bindung der Antikörper durch ihre Antigene. Mit bekannten Antikörpern kann man die zugehörigen Antigene und umgekehrt mit bekannten Antigenen zugehörige Antikörper feststellen. Im Gebiete der Infektionskrankheiten nimmt diese *doppelte Nutzanwendung* spezielle Formen an:

a) Reichen andere Kriterien (morphologische, färberische, kulturelle und biochemische Eigenschaften, Wirkungen im Tierexperiment) nicht aus, um die in einem Untersuchungsmaterial vorhandenen oder aus demselben isolierten Mikroben sicher zu identifizieren, so kann die Reaktionsfähigkeit mit einem antikörperhaltigen Serum von bekannter Spezifität den gewünschten Aufschluß geben. Ob z. B. ein aus Trinkwasser oder Stuhl gezüchteter Vibrio der Choleravibrio ist oder nicht, wird durch sein Verhalten gegen agglutinierendes Choleraimmunserum bestimmt. Von manchen Mikrobenarten existieren mehrere Typen (s. S. 62); verfügt man über typenspezifische Sera, so läßt sich auf serodiagnostischem Wege auch die Typenzugehörigkeit der fraglichen Keime ermitteln (Pneumokokken, Meningokokken).

b) Im Serum (Blutplasma) von Infektionskranken treten spezifische Antikörper auf, die sich durch ihre Reaktionen mit bekannten Erregern oder aus solchen hergestellten Antigenen nachweisen lassen. Der positive Ausfall der Reaktion gestattet mit gewissen Einschränkungen einen Schluß auf die Natur der vorliegenden Erkrankung *(Serodiagnose der Infektionskrankheiten).*

c) Da im infizierten Organismus auch das Antigen (der Erreger) vorhanden ist, ergibt sich die Möglichkeit einer *serodiagnostischen Antigendiagnose der Infektionskrankheiten,* die jedoch keine praktisch-klinische Bedeutung erlangt hat.

Für ausgedehntere Verwendung im Betriebe von Kliniken, Krankenanstalten, Untersuchungsämtern eignen sich besonders jene Immunitätsreaktionen, bei welchen die im Reaktionsgemisch auftretenden Veränderungen sinnfällig sind, d. h. durch bloße Besichtigung mit freiem Auge oder mit einer Lupe konstatiert werden können. Dazu gehören die Flockungs- oder Fällungsreaktionen (Agglutination, Präcipitation) und die Komplementbindungsmethoden, die als Indicator für das Reaktionsgeschehen (für die durch den Antigen-Amboceptorkomplex erfolgende Bindung des Komplementes) das Verhalten nachträglich zugesetzter sensibilisierter Erythrocyten benutzen; bleiben die sensibilisierten Erythrocyten ungelöst, so ist das Komplement verbraucht worden, das Resultat somit positiv.

Einige wichtige serodiagnostische Verfahren konnten bisher nicht mit Sicherheit auf Antigen-Antikörperreaktionen zurückgeführt werden, so die Wa.R. und die verschiedenen Flockungsreaktionen zum Nachweis der luischen Infektion und die von HENRY 1927 entdeckten Fällungsreaktionen, welche das Serum von Malarikern mit Pigmentsuspensionen und mit bestimmten Eisenpräparaten gibt („Melano- und Ferro-Flocculation"). Die serologischen Luesreaktionen sind insofern nicht krankheitsspezifisch, als sie auch bei Infektionen von anderer Ätiologie (Lepra tuberosa, Frambösie, Trypanosen, Scharlach, Malaria) positive Ergebnisse liefern; verschiedene Untersuchungen haben es wahrscheinlich gemacht, daß es sich um Reaktionen von Lipoiden mit Lipoidantikörpern handelt, daß aber die Entstehung der Lipoidantikörper im Serum der Luetiker nur indirekt durch die Wirkung der Syphilisspirochäten verursacht wird.

Die Ausführung der Reaktionen sowie die Beurteilung der Resultate erfordern gründliche serologische Kenntnisse und große Erfahrung, sollten daher spezialistisch geschulten Kräften überlassen werden. In besonderem Grade gilt dies für serologische Diagnose der Lues, bei welcher überdies noch der Umstand zu berücksichtigen ist, daß die Ergebnisse weit zuverlässiger sind, wenn man nicht einige wenige, sondern zahlreiche Serumproben gleichzeitig untersucht; hier empfiehlt es sich daher, mit der Vornahme der Untersuchungen *Zentralinstitute* zu betrauen. Auch sind serologische Reaktionen, deren Technik früher ziemlich einfach war, wie etwa die Agglutinationen, heute wesentlich komplizierter, einerseits wegen der bereits erwähnten Aufspaltung der Mikrobenarten in zahlreiche Typen (s. S. 62 und 120), andererseits infolge der Erkenntnis, daß der Bakterienleib nicht ein einziges, sondern mehrere Antigene von verschiedenen Spezifitätsgraden enthält. Eine ganz exakte Typenbestimmung in der Typhus-Paratyphus-Enteritisgruppe (mit ihren „O-", „H-" und „Vi"-Antigenen) würde beispielsweise eine zeitraubende, zahlreiche Spezialsera erfordernde Antigenanalyse notwendig machen. In manchen Fällen können solche Untersuchungen, welche von geschulten Serologen in gut ausgestatteten Laboratorien durchzuführen sind, besondere Aufschlüsse bringen, die man auf anderen Wegen nicht erhalten kann, speziell auch hinsichtlich epidemiologischer Zusammenhänge. Für klinische oder praktisch-ärztliche Zwecke genügen allerdings vereinfachte Verfahren.

Auf die Technik der verschiedenen serodiagnostischen Methoden kann an dieser Stelle unmöglich eingegangen werden. Es dürfte aber dem Arzt willkommen sein, wenn er in einer Übersicht jene Infektionskrankheiten zusammengestellt findet, bei welchen solche Verfahren anwendbar und für die ätiologische Diagnose wichtig sind. Diesem Zweck soll die nachstehende Tabelle dienen; sie umfaßt also nur jene Fälle, in welchen das Serum von Patienten oder Rekonvaleszenten das Objekt der Untersuchung bildet.

| *Krankheit:* | *Reaktion:* |
|---|---|
| Cholera asiatica: | Nachweis der spezifischen Agglutinationswirkung des Serums auf den Erreger. |
| Typhus abdominalis: | dasselbe |
| Paratyphus und infektiöse Enteritiden: | dasselbe |
| Bacilläre Dysenterie: | dasselbe |
| Maltafieber: (Brucellen-Infektionen) | dasselbe |
| BANGsche Krankheit: (Brucellen-Infektionen) | dasselbe |
| Tularämie: | dasselbe |
| Gonorrhoische Infektionen: | Komplementbindungsreaktion. |
| Pertussis: | Komplementbindungsreaktion. |
| Pocken: | Agglutination der Suspensionen von PASCHENschen Körperchen durch Patientenserum (AMIES, 1932); Komplementbindungsreaktionen mit Kulturvirus als Antigen. |
| Gelbfieber: | Mäuseschutzversuch nach THEILER: das Patientenserum neutralisiert bestimmte Mengen von Gelbfiebervirus, so daß das Gemisch für Mäuse unschädlich wird. |
| Fleckfieber: | Nachweis der agglutinierenden Wirkung des Serums auf bestimmte Stämme ($X_{19}$ und $X_2$) der Proteusbacillen, sog. „WEIL-FELIX-Reaktion". |

| *Krankheit:* | *Reaktion:* |
|---|---|
| Syphilis: | Komplementbindungs- oder Fällungsreaktionen, welche das Serum oder der Liquor der Patienten mit lipoidhaltigen Organextrakten (sog. Luesantigenen) gibt. |
| Drüsenfieber (Mononucleosis infectiosa): | Auftreten von Agglutininen für Hammelblutkörperchen (PAUL-BUNNELLsche Reaktion). |
| Malaria: | Melano- und Ferro-Flocculation (s. oben). |
| Pneumokokken-Infektionen: | NEUFELDsche Quellungsreaktion mit typenspezifischen Testsera zur Feststellung des Pneumokokkentypus. |

## C. Die Allergien und ihre diagnostische Verwertung.

Die durch eine Infektion hervorgerufene Umstimmung des Organismus läßt sich unter Umständen auch in der Weise feststellen, daß man die *veränderte Reaktionsfähigkeit* oder — nach der durch v. PIRQUET eingeführten Bezeichnung — die *Allergie* direkt prüft. Dies geschieht durch Einverleibung von Erregern, aus denselben hergestellten Präparaten oder von den Erregern produzierten spezifischen Substanzen und Vergleichung des Effektes mit den Wirkungen, welche solche Stoffe auf normale Individuen unter sonst gleichen Bedingungen ausüben.

Rein phänomenologisch betrachtet kann sich die veränderte Reaktivität äußern: a) als *Unter- oder Unempfindlichkeit* oder b) als *Überempfindlichkeit.*

ad a) Eine *Unempfindlichkeit* bzw. *herabgesetzte Empfindlichkeit* ist nur möglich, wenn das normale Individuum auf die Einverleibung des Testpräparates mit bestimmten pathologischen Erscheinungen reagiert. Für die Anwendung am Menschen muß ferner verlangt werden, daß die Reaktion harmlos ist, nur in einer lokalen transitorischen Gewebsveränderung besteht und der Beobachtung leicht zugänglich ist. Diesen Anforderungen genügen gewisse, auf die Haut wirkende Toxine (Diphtherie- und Scharlachtoxin), wenn sie in minimalen, den Gesamtorganismus nicht schädigenden Dosen intracutan injiziert werden (SCHICKsche bzw. DICKsche Reaktion). Bleibt die Wirkung des Toxins auf die Haut (in der unmittelbaren Umgebung der Injektionsstelle) aus, so wird das Resultat als negativ bezeichnet und beweist dann, daß im Blute der geprüften Person das korrespondierende Antitoxin vorhanden ist, und zwar zumindest in der die lokale Toxinwirkung gerade noch verhindernden Minimalkonzentration. Negative Ergebnisse liefert jedoch sowohl die SCHICKsche wie die DICKsche Reaktion auch bei einem hohen Prozentsatz der Individuen, welche weder an Diphtherie bzw. Scharlach erkrankt sind noch auch früher eine der beiden Erkrankungen durchgemacht haben; es können eben im Blute solcher Menschen die entsprechenden Antitoxine vorhanden sein, sei es, daß sie sich aus endogenen Ursachen (als „natürliche Antikörper“) entwickeln oder daß sie infolge der immunisierenden Wirkung latenter Infektionen entstehen (s. S. 129). Praktisch hat dieses Verhalten zur Folge, daß sich die genannten Reaktionen *nicht zur Krankheitsdiagnose* eignen, sondern nur zur *Feststellung des Immunitätszustandes.* Man nimmt nämlich an, daß der Besitz von zirkulierendem Antitoxin, der durch den negativen Reaktionsausfall angezeigt wird, *gegen die betreffende Erkrankung schützt,* daß man also mit Hilfe der Reaktionen konstatieren kann, ob eine Empfänglichkeit (Disposition) für die Erkrankung an Diphtherie oder Scharlach besteht oder nicht. Auf ganze Bevölkerungsgruppen, verschiedene Altersstufen usw. angewendet müßten daher diese Verfahren darüber Aufschluß geben: 1. Warum von der Diphtherie oder vom Scharlach erfahrungsgemäß nur ein relativ geringer Prozentsatz der der Ansteckung exponierten Individuen befallen wird (s. S. 55) und 2. wer (es wären das die positiv Reagierenden) eines prophylaktischen Schutzes (einer Impfung) bedürftig ist. Vorläufig gehen indes noch die Ansichten auseinander, in welchem Umfange

(Prozentsatz) die Voraussetzung richtig ist, daß das Ergebnis der Reaktionen als adäquater Ausdruck der Immunität gegen eine Erkrankung betrachtet werden darf, und man ist daher auch vielfach davon abgekommen, die aktiv antitoxische Immunisierung gegen Diphtherie auf die „SCHICK-positiven" Individuen zu beschränken.

Diagnostische Verwertung hat dagegen das von SCHULTZ und CHARLTON 1918 entdeckte *„Auslöschphänomen"* gefunden, das eine Art Umkehrung der DICKschen Reaktion darstellt. Frische Scharlachexantheme blassen in einem Umkreis von 5—10 cm Durchmesser völlig ab, wenn man antitoxisches Serum (Scharlachrekonvaleszentenserum, antitoxische Tiersera) intracutan injiziert, während scarlatiniforme Exantheme anderer Ätiologie (Arzneiexantheme, Serum- und Masernexantheme) unbeeinflußt bleiben. Es handelt sich somit um die lokale Aufhebung der Wirkung des spezifischen Scharlachtoxins auf die Hautcapillaren durch das korrespondierende Antitoxin.

ad b) „Überempfindlichkeit" sollte dem Wortsinne gemäß eine graduelle Steigerung des normalen Reaktionstypus bedeuten.

Wenn z. B. ein mit Tetanustoxin vorbehandeltes Tier schon auf weit kleinere Dosen dieses Toxins mit tödlichem Starrkrampf reagiert wie ein normales von gleicher Art und Größe, liegt zweifellos eine „Toxinüberempfindlichkeit" vor. Normale Reaktivität und Allergie („Hyperergie") sind in diesem Falle voneinander nicht qualitativ, sondern *rein quantitativ* verschieden.

Der Ausdruck „Überempfindlichkeit" wird jedoch in der Immunitätsforschung und in der klinischen Medizin auch dann angewendet, wenn 1. der Reaktion des allergischen Individuums ein *normaler Nulleffekt* gegenübersteht, d. h. wenn nur das allergische, nicht aber das normale Individuum reagiert oder 2. wenn sich allergische und normale Reaktion *qualitativ* weitgehend unterscheiden.

Für die Überempfindlichkeit in dem zuerst präzisierten engeren Sinne besitzen wir keine mechanistische Erklärung. Dagegen kennen wir ein gut analysiertes Phänomen, welches die Erscheinungen der zweiten Gruppe im Prinzip bzw. per analogiam verständlich macht: *die Anaphylaxie.*

Das normale Meerschweinchen reagiert auf die intravenöse Injektion größerer Dosen abgelagerten Pferdeserums nicht mit sinnfälligen Symptomen. Sensibilisiert man aber ein Meerschweinchen durch subcutane Einspritzung minimaler Pferdeserummengen, so wird es nach Ablauf einer bestimmten Frist *aktiv anaphylaktisch,* und die intravenöse Reinjektion von 0,01—0,2 ccm Pferdeserum löst nunmehr einen schweren, innerhalb weniger Minuten letal verlaufenden Shock aus. Mit dem Serum aktiv anaphylaktischer Meerschweinchen vermag man normale *passiv anaphylaktisch* zu machen. Hier haben wir ein Beispiel für die Umwandlung eines normalen Nulleffektes in eine maximale Reaktion, und wenn der Experimentator statt des Pferdeserums primär toxische Eiweißstoffe wählt, resultiert das Paradigma der qualitativen Reaktionsänderung. Hier wissen wir ferner, daß der geänderte Zustand auf dem Vorhandensein eines Antikörpers beruht, der aktiv erzeugt oder passiv zugeführt wird und dessen brüske Vereinigung mit dem bei der Reinjektion einverleibten Antigen die Ursache der anaphylaktischen Symptome ist; dafür spricht ja auch die Spezifität der Anaphylaxie und die wichtige Tatsache, daß die ausgelösten Reaktionen ceteris paribus immer dieselben sind, gleichgültig, welche Antigene man im Versuche verwendet.

Es liegt daher nahe, denselben Mechanismus auch für jene Formen der Überempfindlichkeit anzunehmen, welche mit der Anaphylaxie mehrere fundamentale Eigenschaften gemein haben, nämlich 1. die Spezifität, 2. die qualitative Änderung der Reaktion (wozu man ja auch den Ersatz eines normalen Nulleffektes durch eine positive pathologische Wirkung rechnen darf) und 3. die Unabhängigkeit der beim überempfindlichen Individuum auslösbaren Wirkungen von der Natur der auslösenden Substanzen. Diese *Trias von Merkmalen* weisen nun in erster Linie die Reaktionen auf, welche Menschen oder Tiere, die mit Tuberkelbacillen, Rotzbacillen, Brucella melitensis oder Brucella abortus, Trichophytonpilzen infiziert sind, geben, wenn man auf die Haut oder gewisse

Schleimhäute (Konjunktivalschleimhaut) Präparate einwirken läßt, die aus den betreffenden Erregern hergestellt werden (Tuberkulin, Mallein, Abortin, Trichophytin). Je nachdem die Allergie an der Haut oder an der Bindehaut des Auges geprüft wird, unterscheidet man *Cutan-* und *Ophthalmoreaktionen;* in der humanen Medizin werden nur die erstgenannten zu diagnostischen Zwecken angewendet und haben sich als brauchbare Methoden bewährt. Der Grad der Überempfindlichkeit läßt sich abschätzen, wenn man die Minimaldosis (minimale Konzentration) des Präparates bestimmt, welche bei dem untersuchten Individuum gerade noch eine deutlich positive Reaktion hervorzurufen vermag; allerdings hat dies zur Voraussetzung, daß man über Testpräparate von konstanter Beschaffenheit verfügt, ein Ziel, das man in neuerer Zeit durch die „*Standardisierung der Tuberkuline*" zu erreichen bemüht war.

Am eingehendsten hat sich die Immunitätsforschung mit der *Tuberkulinüberempfindlichkeit* beschäftigt, die wir daher für die folgenden Ausführungen als Repräsentanten dieser Gruppe wählen wollen.

*Die Tuberkulinüberempfindlichkeit ist im Gegensatz zur Anaphylaxie nicht passiv übertragbar,* d. h. es gelingt nicht, tuberkulosefreie Individuen dadurch tuberkulinüberempfindlich zu machen, daß man ihnen das Serum tuberkulös infizierter Individuen injiziert; der Nachweis eines der Tuberkulinüberempfindlichkeit zugrunde liegenden *humoralen Antikörpers* ist somit bisher nicht erbracht worden.

Die Tuberkulinreaktionen unterscheiden sich ferner von den anaphylaktischen. Bei beiden wird allerdings die Reaktionsform von der Art der Einverleibung des auslösenden Agens entscheidend beeinflußt. Der anaphylaktische Organismus reagiert auf eine subcutane Injektion des Antigens mit einer lokalen Entzündung (Arthussches Phänomen), auf eine intravenöse mit akuten oder protrahierten Shocksymptomen, und in gleicher Weise kann man beim tuberkulinüberempfindlichen Menschen bloß *lokale Veränderungen* (wie die schon erwähnten Cutan- und Ophthalmoreaktionen) oder *Allgemeinerscheinungen* (diese auch in Form des Shocks) hervorrufen, je nachdem man durch entsprechende Applikation des Tuberkulins für eine örtlich begrenzte Auswirkung sorgt oder die Aufnahme genügender Tuberkulinmengen in den Blutkreislauf ermöglicht. Der *Tuberkulinshock,* den man begreiflicherweise im Tierexperiment (am Meerschweinchen) untersucht hat, gleicht aber nie dem akut anaphylaktischen der gleichen Tierart und differiert auch von der protrahierten Form der anaphylaktischen Allgemeinreaktion in einigen Punkten. Die *Lokalreaktion* auf eine intracutane Tuberkulineinspritzung entwickelt sich träge (in 24—48 Stunden), stellt morphologisch eine mit Zellproliferation einhergehende *papulöse Efflorescenz* dar und bildet sich, selbst wenn es nicht zur zentralen Nekrose kommt, langsam zurück. Die intracutan ausgelöste anaphylaktische Reaktion ist eine rasch aufschießende *Urticariaquaddel,* die ebenso schnell verschwindet, wie sie entsteht. Man pflegt daher die allergischen Lokalreaktionen in „*verzögerte*" und „*sofortige*" („*delayed and immediate reactions*" im Englischen) einzuteilen; die Tuberkulinreaktion gehört zur ersten, die Reaktionen, bei denen die Mitwirkung eines Antikörpers nachweisbar ist (Hautreaktionen von Echinokokkenträgern auf Hydatidenflüssigkeit, von Idiosynkrasikern auf Allergene, anaphylaktische Lokalreaktionen im engeren Wortsinn) zur zweiten Gruppe, so daß also der differenten Reaktionsform auch ein verschiedener Entstehungsmechanismus (fehlende oder vorhandene Beteiligung von Antikörpern) zu entsprechen scheint. In der letzten Zeit haben sich jedoch diese Grenzen verwischt, und zwar hauptsächlich in dem Sinne, daß man dort, wo nach der Natur des auslösenden Stoffes (artfremdes Serum, eine sofortige Reaktion zu erwarten war, den verzögerten Typus beobachten konnte.

Als eine besondere Form der Tuberkulinwirkungen hat man die sog. *Herdreaktionen* bezeichnet, worunter man das akut-entzündliche Aufflammen bestehender tuberkulöser Gewebsveränderungen versteht, welches durch resorbiertes, in das zirkulierende Blut gelangtes Tuberkulin hervorgerufen wird. Wie BESSAU mit Recht betont, ist das bekannte Aufflammen früherer Cutanreaktionen nach erneuter Ausführung der Tuberkulinprobe an entfernten Hautstellen gleichfalls als eine willkürlich provozierte „Herdreaktion" aufzufassen. Dieses Wiederaufflammen der entzündlichen Prozesse am Orte vorausgegangener Einwirkung konnte jedoch auch in mannigfacher Variierung nach Injektion artfremder Sera festgestellt werden, ist also kein ausschließliches Attribut des Tuberkulins und der ihm verwandten Substanzen.

Wie man sieht, haben sich dort, wo man prinzipielle Unterschiede erblicken wollte, zahlreiche Analogien und Beziehungen ergeben. Aber die Unmöglichkeit der passiven Übertragung blieb schließlich doch aufrecht und stützt die Auffassung, daß die Tuberkulinüberempfindlichkeit sowie die mit ihr auf gleicher Stufe stehenden Überempfindlichkeiten gegen Mallein, Abortin, Trichophytin usw. nicht zu den anaphylaktischen, auf Antigen-Antikörperreaktionen beruhenden Phänomenen gehören, sondern allergische Zustände anderer, wenn auch vorläufig nicht bekannter Art darstellen — Zustände nichtbekannter Art, weil eine plausible Hypothese über die Wirkungsweise des Tuberkulins, welche sich von der Analogie mit der Anaphylaxie völlig emanzipiert, nicht aufgestellt werden konnte. Das Wesen dieser Allergien wird somit nicht definiert und der Allergiebegriff gewinnt die unbestimmte Bedeutung der „geänderten Reaktionsfähigkeit" schlechtweg, in welcher Form er natürlich auf sehr viele, miteinander sicher nicht verwandte Erscheinungen angewendet werden kann; die Spezifität der infektiösen Allergien, die sich auf Grund umfangreicher Erfahrungen nicht bezweifeln läßt, bleibt unaufgeklärt.

Viel umstritten sind die Versuche, die infektiösen Allergien als *zweckmäßige Zustände* zu deuten, welche die Heilungstendenz chronischer Infektionen begünstigen oder einen Schutz gegen Re- und Superinfektionen gewähren. Sie geraten in Kollision mit jener anderen Denkrichtung, welche die Überempfindlichkeit als einen pathogenen Faktor betrachtet, der beim Zustandekommen der krankhaften Symptome vieler Infektionskrankheiten eine wichtige Rolle spielen soll, ein Widerstreit der Ansichten, der eine spekulative Lösung in der Annahme findet, daß ein an sich unzweckmäßiges, weil pathologisches Geschehen einem für den Gesamtorganismus günstigen Ziele (Abgrenzung von Infektionsherden durch Zellproliferation, Abtötung eingedrungener Erreger) zustreben kann.

Diese Annahme ist speziell von der Tuberkuloseforschung adoptiert und in weitestem Umfange verwertet worden (K. E. RANKEs Allergiestadien der Lungentuberkulose), seit R. KOCH gezeigt hatte, daß das tuberkulöse und gegen Tuberkulin überempfindliche Meerschweinchen gegen eine subcutane Superinfektion in gewissem Sinne geschützt ist, und daß sich an der Superinfektionsstelle (im Gegensatze zur subcutanen Erstinfektion) eine rasch einsetzende, intensive und schnell abheilende Entzündung entwickelt. Dazu kamen die Untersuchungen v. PIRQUETs über das Verhalten geimpfter Menschen gegen Revaccinationen; auch die Revaccine kann als stark beschleunigte, gleichzeitig aber abortive Reaktion verlaufen. In beiden Fällen scheinen Überempfindlichkeit und antiinfektionelle Immunität miteinander verbunden zu sein, so daß es naheliegt, die erste als Ursache der zweiten zu betrachten; die Überempfindlichkeitsreaktionen werden als Mehrleistungen („Hyperergien") aufgefaßt, die der infizierte oder spezifisch vorbehandelte Organismus aufbringt, um erneute exogene oder endogene Reinfektionen zu verhindern bzw. abzuschwächen. Es existieren jedoch sowohl für die Tuberkulose wie für andere Infektionen (Rotz, Vaccine, Variola, Pneumomykosen) Beobachtungen und experimentelle Untersuchungen in großer Zahl, aus denen hervorgeht, daß Allergie (gemessen an der Reaktivität der Haut) und antiinfektiöse Immunität keineswegs parallel gehen, ja daß Allergie ohne Immunität und Immunität ohne Allergie sehr wohl bestehen kann. Wenn in die Gewebe eines spezifisch vorbehandelten oder infizierten Organismus lebende Infektionskeime eindringen und an der Eintrittspforte zugrunde gehen, so daß die Reinfektion nicht haftet, und wenn gleichzeitig die in Lösung gehenden Erregersubstanzen an der gleichen Stelle eine allergische Reaktion auslösen, so muß also der erste Vorgang nicht notwendig eine Folge des zweiten sein; es kann sich ebensogut um einen zufälligen Koeffekt handeln (DOERR). Die bestbekannte Form der sog. „Überempfindlichkeit", die aktive Anaphylaxie, beruht endlich sicher nicht auf einer Mehrleistung (Hyperergie) des durch die Sensibilisierung „umgestimmten" Organismus; der normale Organismus reagiert genau in derselben Weise wie der aktiv sensibilisierte, wenn man durch die Zufuhr von Antikörpern den Ablauf der pathogenen Reaktion ermöglicht (passive Anaphylaxie).

# Epidemiologie.

## A. Statistische Epidemiologie.

Unter *„Epidemie"* versteht man nach dem herrschenden Sprachgebrauch das gehäufte Auftreten einer Infektionskrankheit in einer bestimmten Bevölkerungsgruppe innerhalb eines begrenzten Zeitintervalles. Die Bevölkerungsgruppe kann klein oder groß sein, d. h. eine sehr verschiedene Zahl von Individuen umfassen, z. B. die Mitglieder eine Familie, die Zöglinge einer Schule, die Arbeiter einer Fabrik, die Einwohner einer Stadt, eines Landes; erstreckt sich die Ausbreitung der Seuche auf mehrere Kontinente, so spricht man von einer *Pandemie.* Das Zeitintervall kann ebenfalls variieren, die Epidemie kann nach mehreren Wochen oder erst nach mehreren Monaten, unter Umständen auch nach Jahresfrist erlöschen; stets ist jedoch für den Begriff der Epidemie die doppelseitige zeitliche Begrenzung (Anfang und Ende des „Seuchenausbruches") erforderlich.

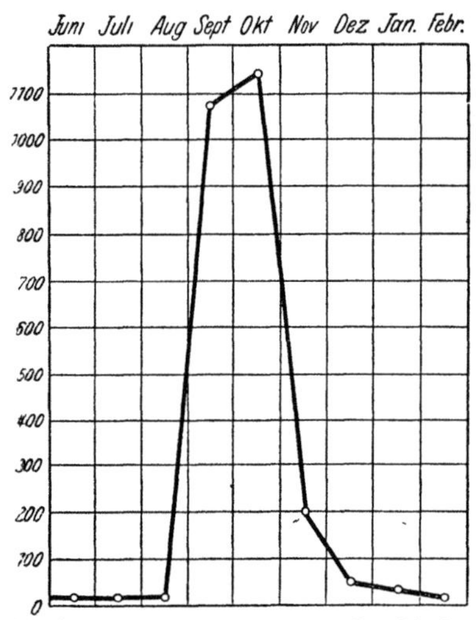


Abb. 3. Typhusepidemie in Gelsenkirchen (1901). Die absoluten Zahlen der auf die einzelnen Monate entfallenden Erkrankungen sind als Ordinaten (in der Mitte des jedem Monat entsprechenden Abszissenabschnittes) aufgetragen und die Scheitelpunkte der Ordinaten durch eine gebrochene Linie verbunden. Die absoluten Erkrankungszahlen haben eine relative Bedeutung, da sie auf die annähernd konstant gebliebene Bevölkerungsziffer des verseuchten Bezirkes zu beziehen sind.

In größeren Bevölkerungsgruppen beobachtet man noch ein anderes Verhalten. Manche Infektionskrankheiten erlöschen überhaupt nicht von selbst, sondern bestehen durch Jahrzehnte und Jahrhunderte fort, und es läßt sich oft auch nicht konstatieren, wann sie zuerst ihren Einzug in das betroffene Siedelungsgebiet gehalten haben (Tuberkulose, Lepra, Diphtherie, Masern, Syphilis, Malaria). Solche perennierende Verseuchungen werden als *„Endemien"* bezeichnet.

Als drittes Phänomen ist endlich die *Sporadizität* bekannt, d. h. das Auftreten eines einzigen Falles (oder einiger weniger Fälle, die untereinander keine Beziehungen aufweisen) in einem scheinbar unverseuchten Milieu; die Erkrankungen bleiben isoliert, sie haben keine weiteren Erkrankungen zur Folge (Meningitis cerebrospinalis epidemica).

Epidemische oder endemische Ausbreitung sind keine speziellen Attribute *bestimmter* Infektionskrankheiten. Im allgemeinen ist es allerdings richtig, daß *chronische Infektionen* (Tuberkulose, Lepra, Malaria, Syphilis) zu endemischer Einnistung neigen, weil die infizierten Individuen während langer Zeiträume als Infektionsquellen fungieren; dadurch wird einerseits das Abreißen der Infektketten, das Erlöschen des Verseuchungszustandes verhindert, anderseits muß es infolge der (im Verhältnis zur durchschnittlichen Lebensdauer des Menschen) langen Erkrankungsdauer notwendigerweise zu einer prozentuellen Häufung der Fälle kommen. Ähnliche Gesichtspunkte gelten für Infektionskrankheiten, die zwar akut ablaufen, an die sich aber häufig ein langes oder gar unbegrenztes Stadium latenter Infektion (das Dauerausscheidertum) anschließt wie z. B. beim Typhus abdominalis oder bei der Diphtherie. Es existieren jedoch Ausnahmen; die Masern gehören zu den akuten Infektionen, Dauerausscheider oder Keimträger sind nicht bekannt und doch herrscht diese Krankheit in vielen Ländern in ausgesprochen endemischer Form, wenn auch mit stark wechselnder Frequenz.

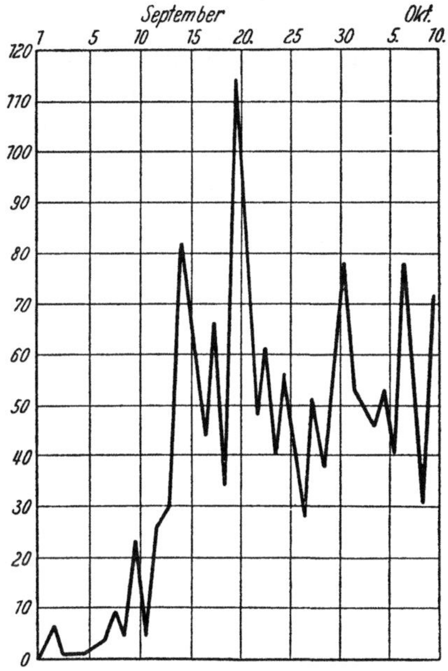


Abb. 4. Ein Abschnitt der in Abb. 3 dargestellten Typhusepidemie; Registrierung der auf jeden Tag entfallenden Erkrankungen.

Ferner kann ein und dieselbe Infektionskrankheit in bestimmten Bevölkerungsgruppen nur als Epidemie auftreten, in anderen Jahrhunderte und Jahrtausende hindurch endemischen Charakter bewahren. Die Cholera ist in Vorderindien (Gangesdelta), die Pest in einigen asiatischen und afrikanischen Distrikten (chinesische Provinz Yünnan, Abhänge des Himalaya, Assir, Uganda) endemisch, in Europa nehmen beide, wenn es nach erfolgter Einschleppung zur Ausbreitung kommt, den epidemischen Typus an, sie erlöschen nach relativ kurzer Frist ihres Bestehens.

Schließlich kann sich an einen epidemischen Ausbruch ein endemischer Verseuchungszustand anschließen (Bildung von endemischen Choleraherden in Südrußland nach dem ersten Weltkriege) und sehr häufig beobachtet man, daß sich in den regulären Gang von Endemien vorübergehende starke Frequenzsteigerungen einschalten, die man in Anbetracht ihres plötzlichen Beginnes und ihres befristeten Bestehens mit Recht als epidemische Phasen oder kurz als Epidemien bezeichnet.

Die *Epidemiologie* beschäftigt sich mit *allen* Formen des Auftretens der Infektionskrankheiten in den verschiedenen Bevölkerungsgruppen und berücksichtigt außer der örtlichen und zeitlichen Verteilung der Fälle auch jene allgemeinen Änderungen im klinischen Charakter der Infektionen, welche als Folgen der Ausbreitung zu betrachten sind. Sie ist demnach — abweichend von der etymologischen Bedeutung des Wortes — nicht bloß die „Lehre von den Epidemien", sondern muß als jener spezielle Wissenszweig definiert werden, *welcher die Infektionszustände von Menschenkomplexen quantitativ, zeitlich und qualitativ erfassen und auf ihre Ursachen zurückführen will.*

Um diese Aufgaben zu lösen, kann die Epidemiologie nur so vorgehen, daß sie zunächst das Objekt ihrer Untersuchungen fixiert. Das Objekt sind die Infektionszustände der Massen; da sich diese Massen stets aus infizierten (erkrankten) und nichtinfizierten (nichterkrankten) Individuen zusammensetzen, lassen sich ihre Infektionszustände nur durch das Verhältnis dieser beiden Gruppen ausdrücken und gleichzeitig messen. Die Basis sämtlicher Fragestellungen der Epidemiologie bilden somit *statistische Erhebungen,* die wenigstens insoweit vollständig und zuverlässig sein müssen, daß die gestellte Frage beantwortet werden kann.

Der Grundbegriff, mit welchem die *statistische Epidemiologie* operiert, ist also die *Morbidität,* eine Verhältniszahl, welche angibt, wie viele Erkrankungen auf die Gesamtzahl der Individuen oder — bei größeren Bevölkerungsgruppen — auf je 100, 1000 oder 10000 Menschen entfallen. Die Morbidität wird (ebenso wie die später zu definierende Mortalität und Letalität) im allgemeinen immer

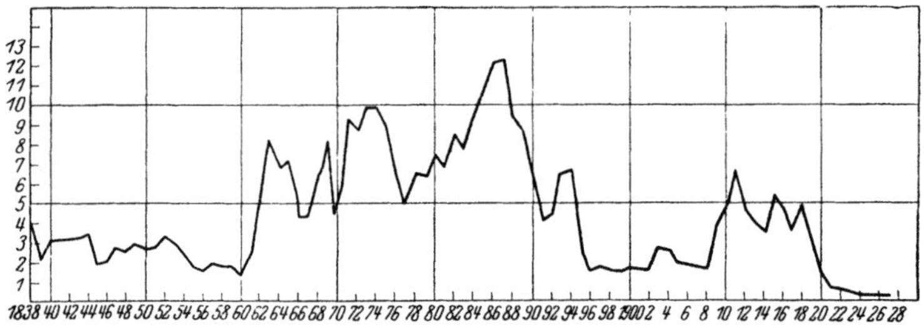

Abb. 5. Todesfälle an Diphtherie in Hamburg 1838—1927 auf 10000 Lebende. (Nach A. GOTTSTEIN.)

*auf bestimmte Infektionskrankheiten* bezogen; auch für die statistische Epidemiologie ist somit das Gesetz der Spezifität der Infektionskrankheiten bzw. der Spezifität der Erreger maßgebend. Die Zusammenfassung der prozentuellen Erkrankungshäufigkeit an verschiedenen Infektionen, welche denselben Infektionsmodus miteinander gemein haben (Geschlechtskrankheiten), oder gar an sämtlichen Infektionen in einer einzigen Ziffer verfolgt lediglich den Zweck, für die ökonomischen und gesundheitswirtschaftlichen Schäden, welche die Seuchen dem Volkskörper zufügen, eine globale Vorstellung zu gewinnen.

Die Morbidität an einer bestimmten Infektion ändert sich in der gleichen Bevölkerungsgruppe *mit der Zeit.* Morbiditätszahlen haben daher nur dann einen Sinn und wissenschaftlichen Wert, wenn das *Beobachtungsintervall* angegeben wird, auf welches sie sich beziehen. Welches Beobachtungsintervall in einem speziellen Falle gewählt wird, hängt von der statistischen Fragestellung ab; man kann die Morbidität für eine ganze Epidemie feststellen oder für bestimmte Zeitabschnitte von kürzerer oder längerer Dauer (Tage, Wochen, Monate, Jahre, Quinquennien). Die zweite Methode gibt, wenn man die erhaltenen Resultate fortlaufend aneinanderreiht, Aufschluß darüber, *wie* sich die Morbidität mit der Zeit ändert, sie registriert *die Morbiditätsschwankungen* (bezogen auf dieselbe Infektion und die gleiche Bevölkerungsgruppe)[1]. Auf

[1] Morbidität und Mortalität gestatten (ähnlich wie in der Bevölkerungslehre) noch eine andere Betrachtungsweise. Sie können nicht nur auf einen bestimmten Zeitabschnitt, sondern auch auf die Lebensdauer bezogen werden. Im ersten Falle stellt man fest, wieviel Individuen während des gewählten Zeitintervalles (Monat, Jahr usw.) erkranken oder sterben (sog. Querschnitts- oder Zustandsberechnung); im zweiten wird ermittelt, wieviel Individuen einer gleichzeitig geborenen Menschengeneration Jahr für Jahr an einer bestimmten Infektion erkranken bzw. sterben und welchen Gesamtwert die Ziffern nach Erreichung des n-ten Lebensjahres annehmen (Längsschnitts- oder Vorgangsberechnung). Durch die Längsschnittberechnung erfährt man somit, in welchem Lebensalter die maximale

diese Weise erhält man ein klares Bild vom Gang (Verlauf) der Epidemien sowie von den rhythmischen (periodischen) Oszillationen der Frequenz bestimmter Infektionskrankheiten innerhalb eines Jahres (jahreszeitliche Schwankungen) oder längerer Perioden (Jahresschwankungen und sog. säkulare Schwankungen). Besonders übersichtlich werden solche Betrachtungen der Morbidität als Funktion der Zeit durch die graphische Darstellung, d. h. durch Eintragung der Morbiditätsziffern in ein Zeitkoordinatensystem, wie dies durch die Abb. 3—7 veranschaulicht wird.

Die Angaben über die Morbidität beruhen, sofern es sich um größere Bevölkerungsgruppen handelt, auf der obligatorischen Anzeigepflicht, welche für die meisten Infektionskrankheiten in allen Kulturstaaten gesetzlich geregelt erscheint. In Anbetracht der begrenzten Leistungsfähigkeit der klinischen und der beschränkten Anwendbarkeit (Inanspruchnahme) der ätiologischen Diagnostik sind die erhaltenen Ziffern daher fast stets zu niedrig; atypische oder abortive Fälle werden von der Statistik in der Regel nicht erfaßt. Ganz unberücksichtigt bleiben die *latenten Infektionen.* Erst in neuerer Zeit wurden Versuche unternommen, auch diese Kategorie zahlenmäßig zu bestimmen, zuerst und mit überraschendem Resultat für die Tuberkulose, später für die Cholera asiatica, den Abdominaltyphus, die Diphtherie, die Meningokokkeninfektionen, die Malaria. Die Ansichten über den *latenten Durchseuchungszustand* erfuhren dadurch eine förmliche Umwälzung; da aber die latent Infizierten nur durch schwer zu organisierende und mühevolle Untersuchungen ermittelt werden können, repräsentieren die erzielten Ergebnisse größtenteils nur *Momentaufnahmen* und geben — im Gegensatz zu der automatisch fortlaufenden Morbiditätsstatistik — keine Auskunft über die zeitlichen Schwankungen des (latenten) Infektionszustandes.

Die Morbidität ist eine Aussage über die *Zahl,* aber nicht über den *Charakter* der Erkrankungen. Als ein statistisch faßbarer Gradmesser der Intensität (Schwere) des Krankheitsverlaufes wird die *Letalität* verwendet, worunter man die Zahl der Todesfälle versteht, welche auf je 100 oder je 1000 *Erkrankungen* entfallen; sie bestimmt also die *Tödlichkeit* der Erkrankungen und setzt daher die Kenntnis der Morbidität voraus. Von der Letalität ist die *Mortalität* (Sterblichkeit an einer Infektionskrankheit) scharf zu unterscheiden, welche die Zahl der Todesfälle *auf die Zahl der Individuen der betreffenden Bevölkerungsgruppe* (bzw. auf 100, 1000 oder 10000 Menschen) bezieht. Die Verschiedenheit der beiden Begriffe läßt sich am besten durch ein Beispiel klarmachen. Wenn in einer Typhusepidemie von je 1000 Menschen 2 erkranken und von je 100 Erkrankten 20 sterben, ist die Mortalität gering (0,4‰), die Letalität groß (20%); erkranken von je 1000 Personen 100 und sterben von je 100 Erkrankten 5, so steigt die Mortalität auf 5‰, die Letalität sinkt auf 5%. Bei gleichbleibender Letalität kann also die Mortalität wachsen oder abnehmen, wenn die Zahl der Erkrankungen (die Morbidität) steigt oder fällt. Kennt man die Morbidität, so kann man aus der Mortalität unschwer die Letalität berechnen und umgekehrt aus der Letalität die Mortalität.

## B. Induktive Epidemiologie.

Die einmalige Feststellung der Morbidität, der latenten Durchseuchung, der Letalität und der Mortalität und in erhöhtem Maße ihre *fortlaufende Registrierung* läßt *Gesetzmäßigkeiten* zutage treten, welche eine Erklärung erheischen.

Durchseuchung erreicht wird (bei den Masern z. B. durch manifeste Erkrankungen im 10. Altersjahr, bei der Tuberkulose vorwiegend durch latente Infektionen mit dem 30. Jahre), und in welchem Tempo und quantitativem Ausmaß eine bestimmte Generation (ein Geburtenjahrgang) durch eine Seuche sukzessive geschädigt oder dezimiert wird.

Sucht die Epidemiologie diese Erklärung zu finden, so streift sie den Charakter einer bloßen Tatsachenforschung ab und wird zur Ursachenforschung (K. Kisskalt). Die Lösung der kausalen Probleme kann zunächst durch kritische Verwertung des Beobachtungsmateriales, d. h. ebenfalls auf statistischem Wege angestrebt werden, so daß sich Tatsachen- und Ursachenforschung — wenigstens hinsichtlich der wissenschaftlichen Methodik — nicht scharf voneinander abgrenzen lassen.

Schon die Betrachtung der Verseuchungszustände als *Funktion der Zeit* schließt gewisse Erklärungsmöglichkeiten regelmäßig wiederkehrender Phänomene in sich. Wenn man beobachtet, daß bestimmte Seuchen wie Fleckfieber und Recurrens vorzugsweise im Winter, andere wie die bacilläre Ruhr oder die Malaria im Spätsommer und Herbst auftreten, muß man dem Wechsel der Jahreszeiten einen dominierenden Einfluß zuerkennen.

Fruchtbarer werden die Ergebnisse des statistischen Verfahrens, wenn man die beiden Bezugskomponenten der epidemiologischen Erscheinungen, die Infektionskrankheiten und die Bevölkerungsgruppen, variiert, d. h. wenn man das Verhalten verschiedener Infektionskrankheiten oder verschiedener Bevölkerungsgruppen miteinander vergleicht.

a) Der Vergleich verschiedener Infektionskrankheiten führt ohne weiteres zur Einsicht, *daß jede Infektion durch besondere epidemiologische Verhältnisse ausgezeichnet ist.* Es ist dies eine selbstverständliche Konsequenz der Spezifität der Erreger, die sich jedoch in der seuchenhaften Ausbreitung der Infektionen nur unvollkommen widerspiegelt, da die Bedingungen für das Zustandekommen der Ansteckung bei mehreren Infektionen identisch oder ähnlich sein können (venerische Infektionen, infektiöse Darmerkrankungen, akute Exantheme). Mit der Feststellung der Verbreitung der *einzelnen* Infektionskrankheiten befaßt sich die *spezielle,* mit der Ermittelung *gemeinsamer* epidemiologischer Erscheinungen die *allgemeine* Epidemiologie.

b) Durch den Vergleich zweier oder mehrerer Bevölkerungsgruppen, welche sich ausschließlich oder doch vorwiegend durch einen Faktor voneinander unterscheiden, läßt sich die Bedeutung dieses Faktors für den Durchseuchungszustand und seine Fluktuationen erkennen. Die Wahl des Faktors wird durch die Fragestellung des Statistikers bestimmt; sie erfolgt im allgemeinen nach demographischen, soziologischen oder geographischen Gesichtspunkten. Die überwiegende Mehrzahl derartiger Untersuchungen erstreckt sich demnach auf die Erforschung des Einflusses folgender Momente:

1. Rassezugehörigkeit;
2. Alter und Geschlecht;
3. Beruf;
4. Siedelungsformen (Land- und Stadtbevölkerung);
5. Wohndichte (einschließlich der temporären oder dauernden Zusammendrängung vieler Individuen in Schulen, Kasernen, Gefangenenanstalten, Irrenanstalten);
6. wirtschaftliche Lage;
7. Kulturzustand (mit spezieller Berücksichtigung der hygienischen Kultur);
8. geographische Lage verseuchter und nichtverseuchter Orte und Länder (Klima, Boden- und Bewässerungsverhältnisse usw.).

Von den aufgezählten „Faktoren“ besitzen nur wenige (Rassezugehörigkeit, Alter, Geschlecht, Beruf) den Charakter *einfacher Bedingungen* und selbst diese können von der Statistik meist nicht völlig rein erfaßt werden. Kinder leben unter anderen Verhältnissen als Erwachsene, beim Beruf spielt nicht nur dieser, sondern die wirtschaftliche Lage und die hygienische Kultur eine Rolle. In noch weit höherem Grade gilt dies für die übrigen Momente, welche ihrer Natur nach *Bedingungskomplexe* darstellen, die sich oft nicht weiter analysieren, in ihre Komponenten zerlegen lassen.

Der statistischen Ursachenforschung sind schon dadurch Schranken gezogen, deren Überschreitung wiederholt zu irrigen Auffassungen geführt hat (die Lehre von den Miasmen, die Boden- und die Wassertheorie der Malaria, die PETTENKOFERsche Hypothese von der Reifung der Typhus- und Cholerakeime in „siechhaftem“ Boden, die Annahme einer infektiösen Ätiologie der Avitaminosen [Skorbut, Beri-Beri, Rachitis]). Es ist ferner nicht zu leugnen, daß diese Methode — die von KISSKALT als *induktive,* von A. GOTTSTEIN als *analytische* Epidemiologie bezeichnet wird — zwar *tatsächliche* Zusammenhänge aufdeckt, die Frage nach der *Kausalität* dieser Zusammenhänge jedoch meist unbeantwortet läßt. Daß die Diphtherie z. B. hauptsächlich im Kindesalter herrscht, daß also Kinder eine ungleich höhere Disposition für diese Krankheitsform besitzen als Erwachsene, kann durch statistische Erhebungen unschwer und zahlenmäßig bewiesen werden (vgl. Abb. 1, S. 55); bis zum Kern des Problems, der Ergründung des Wesens der Diphtheriedisposition, kann man dagegen auf diesem Wege nicht vordringen. Ein anderes Beispiel: einige Infektionskrankheiten zeigen sich meist oder gelegentlich in Form von explosiven Epidemien, sie treten plötzlich und mit großer Massenhaftigkeit auf, um ebenso plötzlich wieder zu verschwinden (Influenza, Dengue, Phlebotomusfieber, Fleckfieber und Malaria im Kriege, explosive Cholera- und Typhusepidemien); wodurch aber dieses Verhalten bedingt ist, vermag die induktiv-analytische Epidemiologie nicht zu entscheiden, und erst von anderer Seite her sind wir zur Erkenntnis gelangt, daß sich hier unter dem gleichen epidemiologischen Bild das Zusammenwirken ganz verschiedenartiger Bedingungskomplexe verbirgt. Der Wert dieser Forschungsrichtung liegt somit darin, daß sie von Tatsachen ausgeht, daß sie durch analytische Zerlegung dieser Tatsachen die epidemiologischen Probleme vereinfacht und daß sie uns Aufschlüsse über die Bedeutung der Disposition und über den in einem bestimmten Fall anzunehmenden Infektionsweg liefert, Aufschlüsse, die mit anderen Mitteln nicht zu gewinnen sind. Daß eine Typhusepidemie durch infiziertes Trinkwasser oder infizierte Milch hervorgerufen wird, stellen wir fast nie durch Untersuchung des Wassers oder der Milch auf Typhusbacillen fest, sondern durch Erhebungen, ob sich die Verbreitung der Krankheit mit der Wasser- bzw. Milchversorgung deckt und ob der Charakter der Epidemie der Annahme einer vielen Individuen zu gleicher Zeit gemeinsamen Infektionsquelle entspricht.

In neuerer Zeit versuchten amerikanische Autoren epidemiologische Phänomene experimentell zu reproduzieren. TOPLEY, FLEXNER, AMOSS und WEBSTER studierten die Ausbreitung des Mäusetyphus in gesunden, nach bestimmten Schemata angeordneten Mäusepopulationen („Mäusedörfern“) nach willkürlichem Import der Krankheit durch infizierte Exemplare. Auf die Resultate kann hier nicht eingegangen werden. Generell sei bemerkt, daß diese *experimentelle Epidemiologie* bisher nur einen Spezialfall untersucht hat, daß sie eigentlich nichts anderes tut als die statistische Epidemiologie, indem sie Beobachtungsmaterial sammelt und sichtet, und daß sich die Erfahrungen nicht einmal auf ähnliche Infektionen des Menschen (Kontaktepidemien des Typhus und Paratyphus) schematisch übertragen lassen, schon aus dem Grunde, weil die gegenseitigen Beziehungen der Individuen im Mäusedorf ganz andere sind als die Beziehungen freilebender Tiere, geschweige denn des Menschen.

## C. Deduktive Epidemiologie.

Die *ätiologische* (*deduktive oder synthetische*) *Epidemiologie* schlägt den umgekehrten Weg ein; sie will die Massenerscheinungen aus den Bedingungen der Einzelinfektion ableiten. Dies setzt voraus, 1. daß man alle Bedingungen der Einzelinfektion kennt und 2. daß man imstande ist festzustellen, wie sich diese Bedingungen in der Masse realisieren. Keine der beiden Prämissen konnte bisher restlos erfüllt werden.

Über die Bedingungen der Einzelinfektion sind wir zwar im allgemeinen gut unterrichtet: Eigenschaften der Erreger, Art der Ausscheidung aus dem infizierten Organismus, Infektionsweg und Übertragungsmodus, Eintrittspforte, Disposition (natürliche Resistenz oder erworbene Immunität) des Empfängers. Wir wissen aber auch, daß diese Faktoren auch für ein und dieselbe Infektionskrankheit nicht einheitlich, sondern mannigfaltig sind (man denke nur an die verschiedenen Infektionswege bei der Verbreitung des Typhus) und daß selbst einfache Faktoren, wie z. B. die Virulenz (Infektiosität und Pathogenität) der Erreger, in der Natur graduell innerhalb weiter Grenzen variieren. Jeden dieser Faktoren zu bestimmen und seine Beteiligung am Endeffekt (der Einzelinfektion) zu ermitteln, ist schwierig, meist sogar unmöglich, weil wir ja höchstens im Experiment, nicht aber unter natürlichen Verhältnissen den Werdegang der Einzelinfektionen vom Ursprung bis zum Ziele verfolgen, sondern bereits der vollzogenen Tatsache, der Erkrankung, gegenüberstehen. Schließlich sind auch nicht alle Bedingungen der Einzelinfektion bekannt oder genau genug erforscht; über die Schicksale der Erreger in der Außenwelt haben wir keine zureichenden Kenntnisse und für die wichtigste Phase des Infektionsprozesses, das Eindringen der Keime in die Gewebe, gilt dasselbe.

Die synthetische Erklärung epidemiologischer Phänomene aus dem Mechanismus der Einzelinfektion hat überdies noch mit dem Umstande zu kämpfen, daß die Einzelinfektionen *zweigliedrige*, die epidemiologischen Erscheinungen in der Regel *mehrgliedrige* und oft verzweigte Infektketten darstellen, wodurch sich die Verhältnisse außerordentlich komplizieren.

Man begreift daher, daß die deduktive Epidemiologie nur einen Teil der Probleme, welche durch die statistische Richtung aufgerollt wurden, zu lösen vermochte, oder — wie man das nicht ganz richtig auszudrücken pflegt — daß die „bakteriologischen und serologischen Methoden" partiell versagten. Dies und der Umstand, daß die deduktive Forschung eine Zeit hindurch über dem Erreger die Disposition fast ganz vernachlässigte, verschafften der induktiv-statistischen Epidemiologie erneut eine stetig wachsende Bedeutung, die sie unter dem Eindruck der großen Entdeckungen von R. KOCH, J. L. PASTEUR und ihrer Nachfolger eingebüßt hatte. Bei dem gegenwärtigen Stande der Wissenschaft ist das richtige Verhältnis der beiden Zweige dahin zu präzisieren, daß sie nur in der Feststellung von Tatsachen autonom, voneinander unabhängig sind, daß sie dagegen in den Erklärungsversuchen gegenseitige Übereinstimmung anzustreben haben. *Das ideale Ziel der Epidemiologie ist jedenfalls die Integration der Einzelinfektionen zum epidemiologischen Phänomen, denn im natürlichen Gang der Seuchen kann nichts geschehen, was nicht schon im Wesen der Einzelinfektion begründet ist.*

Als Ursachenforschung kann sich die deduktive Epidemiologie mit weitaus überragenden Leistungen legitimieren, Leistungen, ohne welche die gesamte Epidemiologie das geblieben wäre, was sie vor KOCH und PASTEUR war: eine deskriptive Wissenschaft. Was von der deduktiven Forschungsrichtung noch in Zukunft zu erwarten ist, läßt sich nicht voraussagen.

KISSKALT meint, es werde niemals gelingen, durch die Eigenschaften der Ruhrbacillen das vorzugsweise Auftreten der bacillären Dysenterie im Sommer und Herbst zu erklären; diese Erklärung hat jedoch auch die induktive Epidemiologie bisher nicht gegeben, und wenn sie sagt, daß jahreszeitliche Dispositionsschwankungen maßgebend sind, bleibt sie den Beweis für die Existenz derselben und die Auskunft über das Wesen der Ruhrdisposition schuldig. Abgesehen davon, daß auch die Disposition zu den Bedingungen der Einzelinfektion gehört und als solche einer deduktiv-experimentellen Untersuchung zugänglich ist, könnte sich daher die obige Prognose als irrig erweisen. Bis vor kurzem konnte man sich den „*Anophelismus ohne Malaria*“ auch nicht zurechtlegen, d. h. die Erscheinung, daß in manchen Gegenden Gametenträger und Anophelenspezies, welche als geeignete Überträger bekannt sind, vorkommen und daß es trotzdem nicht zu einer Ausbreitung der Malaria kommt; jetzt wissen wir, daß die Zugehörigkeit der Anophelen zu einer bestimmten zoologischen Spezies noch nicht ihre Eignung als Malariaüberträger bedingt, sondern daß innerhalb einer sonst geeigneten Anophelenart Varietäten existieren können, in welchen sich die aufgenommenen Gameten nicht weiter entwickeln. Die induktive Epidemiologie müßte eine „Immunität der Örtlichkeit“ konstatieren; die deduktive Forschung zeigt, daß einfach der Infektionsweg, an den die Malariainfektion gebunden ist, durch den Mangel übertragender Insekten zur Unmöglichkeit wird.

## D. Die wichtigsten epidemiologischen Phänomene.

Da die spezielle Epidemiologie den Kapiteln über die einzelnen Infektionskrankheiten vorbehalten bleiben muß, können hier nur die wichtigsten Phänomene der allgemeinen Epidemiologie kurz besprochen werden.

1. Die *Endemien*, worunter man perennierende (nicht erlöschende) Durchseuchungszustände versteht, können verschiedene Ursachen haben, je nachdem die betreffende Krankheit nur von Mensch zu Mensch oder von höheren Tieren auf den Menschen oder durch Vermittelung von Insekten übertragen wird.

Im ersten Falle setzen sich die Endemien aus kontinuierlichen Infektketten („nicht abreißenden Menschenpassagen“) zusammen. Die Infektketten darf man sich allerdings nicht rein linear vorstellen, derart, daß ein infiziertes Individuum immer wieder nur eine einzige Person ansteckt; vielmehr können von einem Menschen mehrere Neuinfektionen ausgehen, die Infektketten können die Gestalt mannigfach verzweigter Stammbäume annehmen und von den Verästelungen endigt dann die Mehrzahl blind, die Kontinuität bleibt aber in anderen Linien gewahrt.

In dieser Gruppe wird das endemische Verhalten begünstigt bzw. bedingt: a) durch die lange Dauer des infektiösen Stadiums (chronischer Verlauf der Krankheit, Dauerausscheidertum); b) durch die latente Durchseuchung (Keimträger); c) durch das stete Vorhandensein oder den Zufluß empfänglicher Individuen (Geburten, Einwanderung); d) durch eine allgemeine Disposition der gesunden Menschen für die betreffende Infektion; e) durch den Tiefstand hygienischer Kultur, welcher die Chancen für direkte und indirekte Kontakte steigert. Natürlich können auch mehrere dieser Momente kooperieren, wie z. B. bei der Tuberkulose oder der Cholera asiatica.

Bei den Zoonosen (Lyssa, Rotz, Milzbrand, Morbus Weil, Maltafieber, BANGsche Krankheit, Tularämie, Psittacose, bei der Pest, sofern sie von Ratten oder Tarbaganen auf den Menschen übertragen wird) handelt es sich, wenn sie unter der Bevölkerung bestimmter Gegenden nicht erlöschen, nicht um Endemien im eigentlichen Wortsinne, sondern um stets erneute (fallweise) Abzweigungen bestehender Enzootien.

Krankheiten, welche nur durch Insekten übertragen werden, nehmen besonders leicht endemischen Charakter an, und zwar wieder aus mehrfachen Gründen. Bei manchen dauert das Stadium, während dessen der Mensch für das Insekt infektiös ist, sehr lange (Malaria, afrikanische Schlafkrankheit), bei anderen halten sich die Erreger im Insekt oder seinen Entwicklungsstadien geraume Zeit (Gelbfieber, Dengue, Phlebotomenfieber), können im Insekt überwintern und so seuchefreie Perioden überbrücken und sogar vom weiblichen Insekt auf seine Nachkommenschaft übergehen (wie die Spirochäten der afrikanischen Recurrens bei der übertragenden Zecke Ornithodorus moubata). Ferner können nicht nur Menschen, sondern auch höhere Tiere empfänglich sein und als beständige „Virusreservoirs“ fungieren, aus denen die Insekten den Ansteckungsstoff schöpfen (s. S. 70). Endlich spielt die Zahl der übertragenden Insekten eine Rolle (Endemizität des Fleckfiebers und gewisser Recurrensformen in hochgradig verlausten Bevölkerungsgruppen), die Erfullung klimatischer Bedingungen für die exogene Entwicklung der Erreger im Organismus des Insekts (Malaria, afrikanische Schlafkrankheit, Dengue, Gelbfieber) u. a. m.

Es wurde bereits an anderer Stelle (s. S. 58) der Angaben gedacht, daß bestimmte Seuchen im endemischen Verbreitungsgebiet allmählich einen milderen Charakter angenommen haben (Pocken, Masern, Pest, Tuberkulose, Syphilis), und zwar, was nicht bestritten wird, ohne daß die Empfänglichkeit für die Infektion als solche herabgesetzt wurde. Würden solche Erscheinungen darauf beruhen, daß die erbliche Reaktionsfähigkeit der Menschen auf die pathogenen Auswirkungen der Infekte infolge der beständigen Durchseuchung allmählich abnimmt, so müßten schließlich an die Stelle der Infektionskrankheiten latente Infektionen treten. Wir verfügen über keine geschichtlichen Daten, denen zufolge eine derartige Substitution tatsächlich stattgefunden hat, was aber dadurch verschuldet sein könnte, daß Begriff und Nachweisbarkeit der latenten Infektion erst einige Jahrzehnte zurückdatieren. Wohl aber steht fest, daß manche Infektionen des Menschen ihren malignen Charakter nicht eingebüßt haben während einer Beobachtungszeit, die sicher größer ist als die Frist, welche für die endemischen Abschwächtungen als erforderlich bezeichnet wird; weiters, daß jede der in Betracht kommenden Seuchen auch im endemischen Gebiet jederzeit und sprunghaft einen bösartigen Charakter annehmen kann, was mit einer *erblichen* Veränderung der Reaktivität der Bevölkerung völlig unvereinbar ist. Die Ursachen für die durch Endemizität bedingten Änderungen des klinischen Verlaufes der Infektionskrankheiten müssen daher anderer Natur sein; in Ermangelung exakter Untersuchungen

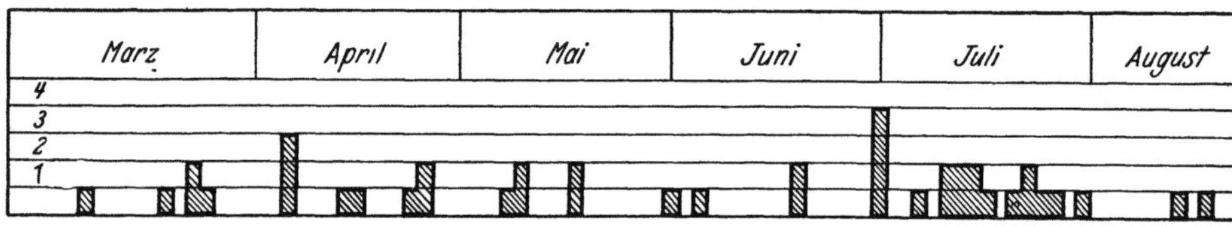


Abb. 6. Pockenepidemie in Basel (1921) zeigt das typische Verhalten einer Tardiv- (Kontakt-) Epidemie. Gezeichnet nach den Angaben von HUNZIKER und REESE.

können sie aber nicht anders als spekulativ erörtert werden (Variabilität der Erreger, zeitweiliges Überwiegen bestimmter Erregertypen, spezifische Durchseuchung, Milieueinflüsse unspezifischer Art usw.).

2. An der endemischen Verseuchung partizipieren, wie bereits erwähnt, nicht nur die manifesten Erkrankungen, sondern auch die *latenten (stummen) Infektionen,* die bei manchen Prozessen (Diphtherie, Poliomyelitis, Cholera asiatica, Meningokokkeninfektionen, Fleckfieber, Gelbfieber, Tuberkulose) durch ihre Frequenz Bedeutung gewinnen, und zwar in doppelter Hinsicht: erstens, indem sie die Zahl der Infektionsquellen in einer bestimmten Bevölkerungsgruppe und damit natürlich auch die Zahl der Erkrankungen erheblich vermehren, zweitens, indem sie eine erworbene Immunität hinterlassen können, welche, da sie sich auf einen großen Prozentsatz der Individuen erstreckt, die Morbidität und die Letalität entscheidend beeinflußt. Diese beiden Auswirkungen der latenten Durchseuchung sollten nicht miteinander verquickt werden.

a) Daß von latent infizierten Individuen Erkrankungen ausgehen können, ist erwiesen; doch gilt dies nicht ausnahmslos, da der mit latenter (geschlossener) Tuberkulose oder Lues latens behaftete Mensch für die Verbreitung der Tuberkulose bzw. Syphilis nicht in Betracht kommt.

b) Die *Masern* werden in unseren Gegenden, in welchen sie endemisch herrschen, zur „Kinderkrankheit". Da die Disposition für diese Infektion allgemein, die Kontagiosität sehr groß und die Möglichkeit der Ansteckung beständig vorhanden ist, erkrankt die weitaus überwiegende Zahl der Individuen (etwa 90%) in den ersten Lebensjahren und wird dann — meist für die ganze Lebensdauer — immun. Zahlreiche Beobachtungen beweisen, daß Erwachsene, falls sie die Masern früher nicht durchgemacht haben, ebenso empfänglich sind wie Kinder. Die Verschiebung der Morbidität auf das Kindesalter (die sog. „*Präzession*") ist also in diesem Falle die Folge einer hochprozentigen Durchseuchung. Latente oder abortive Maserninfektionen beteiligen sich an dem herrschenden Zustand nicht in nennenswertem Grade, da die Empfänglichkeit der Erwachsenen, welche von einer früheren Maserninfektion nichts wissen, sonst nicht verständlich wäre; vielleicht liegt dies daran, daß abortive oder latente Infektionen bei den Masern unter natürlichen Verhältnissen zu den Seltenheiten gehören.

Auch für das *Fleckfieber* und für das *Gelbfieber* bestehen in ihren endemischen Verbreitungsbezirken ganz analoge Verhältnisse; der Unterschied gegenüber den Masern liegt nur in der Tatsache, daß die beiden erstgenannten Infektionen im frühen Kindesalter häufig, ja fast gesetzmäßig abortiv oder ganz latent verlaufen. Der Effekt dieser mehr latenten Durchseuchung ist ähnlich wie bei den Masern: der autochthone Erwachsene erkrankt, auch wenn er der Ansteckung in hohem Grade ausgesetzt ist, meist gar nicht oder nur in milder Form; der zugewanderte infiziert sich außerordentlich leicht und erkrankt schwer. Die latente Gelbfieberdurchseuchung läßt sich sogar objektiv nachweisen: Individuen aus gelbfieberverseuchten Gebieten haben in ihrem Blutserum spezifische virusneutralisierende Antikörper, Menschen, die dauernd in gelbfieberfreien Ländern wohnen, nicht (HUGHES und SAWYER).

Bei der *Poliomyelitis* hat man wieder mehrfach die Beobachtung gemacht, daß Orte, in welchen die Krankheit aufgetreten war, bei einem späteren Ausbruch im gleichen Distrikt verschont bleiben; da eine Immunisierung durch Erkrankungen naturgemäß nicht in Frage kommt, wird auch hier eine latente Durchseuchung angenommen. Auch die Poliomyelitis gehört übrigens zu den Infektionen, welche das kindliche bzw. jugendliche Alter bevorzugen, was in analogem Sinne gedeutet werden kann wie bei den schon besprochenen Seuchen; doch ist die Beweisführung bei der Poliomyelitis schon weit weniger überzeugend, da sie auf nicht eindeutiger, statistisch-epidemiologischer Grundlage aufgebaut ist.

Noch zweifelhafter erscheint es, ob man auch alle anderen Infektionskrankheiten des Kindesalters (Diphtherie, Scharlach, Pertussis) ohne weiters nach diesem Schema erklären darf. Man kennt die „*spezifische Infektionsvorgeschichte*" weder bei den Erkrankenden noch bei den Individuen, welche trotz großer Ansteckungsmöglichkeit nicht erkranken, d. h. man weiß nicht, ob sie vorher latent infiziert waren oder nicht; der Mangel oder das Vorhandensein von Antitoxin im Blute gestattet keinen Schluß, ob das untersuchte Individuum eine latente Infektion mit Diphtheriebacillen oder Scharlachstreptokokken durchgemacht hat, um so weniger als das Antitoxin auch nach einer klinisch manifesten Erkrankung fehlen kann. Man weiß ferner nicht, ob die latenten Infektionen so allgemein verbreitet sind, um eine durchgreifende Änderung der Immunitätslage ganzer Bevölkerungen zu bewirken; für den Scharlach und den Keuchhusten trifft das sicher nicht zu. Schließlich ist es — besonders für die Diphtherie — durchaus nicht bewiesen, daß die latente Infektion eine dauernde Immunität hinterläßt, da dies nicht einmal für die manifeste Erkrankung festgestellt ist; zwei- und sogar mehrmalige Erkrankungen desselben Individuums an Diphtherie sind in auffallend großer Zahl beobachtet worden. Was man tatsächlich konstatiert hat, ist bloß 1. daß die Morbidität eine gesetzmäßige Beziehung zum Alter hat (s. Abb. 1), wobei es aber noch fraglich ist, ob diese Beziehung im anhaltend seuchefreien Gebiet nicht ebenso vorhanden ist wie im endemisch verseuchten; 2. daß die Erkrankungsbereitschaft in keiner Altersklasse allgemein ist, sondern, daß auch in der Periode der maximalen Anfälligkeit nur ein relativ kleiner Prozentsatz der exponierten Individuen erkrankt, was natürlich dagegen spricht, daß die latente Durchseuchung der maßgebende Faktor sein kann.

c) Den latenten Infektionen wird ferner auch ein Einfluß auf die *Aufrechterhaltung der Immunität* zugewiesen, welche ein Individuum durch Überstehen einer klinisch manifesten Erkrankung erwirbt. Es wird angenommen, daß von solchen latenten Infekten, denen die Menschen in verseuchten Ländern immer wieder ausgesetzt werden, immunisatorische Reize ausgehen, welche das allzu rasche Erlöschen des erworbenen Schutzes verhindern. Man sucht auf diese Art die oft lebenslängliche Dauer der Immunität nach Pocken, Varicellen, Masern, Fleckfieber zu erklären, die sich weder auf einen humoralen Mechanismus noch auf Veränderungen der Zellen (Gewebe) in befriedigender Weise zurückführen läßt (s. S. 126). Unter den sub b) gemachten Vorbehalten kann auch die Möglichkeit ins Auge gefaßt werden, daß der immunisatorische Effekt einer erstmaligen latenten Infektion durch wiederholte latente Infektionen gleicher Ätiologie verstärkt und vor dem Erlöschen bewahrt wird.

3. Die *Epidemien.* Man unterscheidet zwei Extremtypen: die *Explosivepidemien* und die *Kontaktepidemien*; wie Kisskalt richtig bemerkt, sollte man die zweite Bezeichnung durch „*Tardivepidemien*" ersetzen, weil die beiden Ausdrücke den zeitlichen Ablauf der Epidemien charakterisieren wollen und nicht die besondere Art des Übertragungsmodus. In der Tat ist der explosive und protrahierte Verlauf der Epidemien vom Übertragungsmodus weitgehend unabhängig.

Die *Explosivepidemien* sind durch ihren steilen Anstieg und Abfall ausgezeichnet, sowie durch eine kurz dauernde, scharf ausgeprägte Acme; die *Tardivepidemien* erreichen ihren Höhepunkt langsam, verharren auf dem erhöhten Niveau oft geraume Zeit und flauen auch wieder in verzögertem Tempo ab. Das gegensätzliche Verhalten wird durch die Abb. 3 und 6 illustriert.

Explosivepidemien beobachtet man bei Masern, Cholera asiatica, Typhus abdominalis, bacillärer Dysenterie, Influenza, Dengue, Phlebotomenfieber, unter besonderen Verhältnissen (z. B. im Kriege oder infolge der Anhäufung großer Massen von Arbeitern in endemisch verseuchten Gebieten) auch bei der Malaria und beim Fleckfieber, selten beim Scharlach. Schon diese „bunte Reihe" lehrt, daß der Übertragungsmodus allein nicht maßgebend sein kann. Wesentlich ist eben nur, daß innerhalb einer kurzen Zeitspanne zahlreiche Individuen infiziert werden, und dies kann auf verschiedenen Wegen geschehen, vorausgesetzt, daß eine genügende Zahl empfänglicher Menschen vorhanden ist; eine allgemeine (hundertprozentige) Disposition der nicht durchseuchten Individuen, wie sie für die meisten der obengenannten Krankheiten de facto besteht, muß jedenfalls die Entstehung von Explosivepidemien fördern. Die rapide Vervielfältigung der Erkrankungen kann sich dagegen auf mehrfache Weise vollziehen.

Bei Infektionen, welche nur durch Kontakt übertragen werden (Masern, Influenza), erfolgt der rasche Anstieg dadurch, daß von jedem Erkrankten nicht eine, sondern mehrere Neuansteckungen ausgehen. Bezeichnet man die Anzahl der Personen, die ein Kranker durchschnittlich infiziert, mit n, so wird die Infektkette zur geometrischen Reihe 1, n, $n^2$, $n^3$, $n^4$ usw. (Gottstein), wobei man noch zu berücksichtigen hat, daß sich die Epidemien in der Regel nicht aus einem einzigen eingeschleppten Fall entwickeln, oder (um im mathematischen Bilde zu bleiben), daß die geometrische Progression (bezogen auf eine Bevölkerungsgruppe) nicht mit 1, sondern schon mit einer hohen Ziffer beginnt. Je größer n, desto stärker muß die „*Durchseuchungsgeschwindigkeit*" wachsen; sie wird ferner durch das Zeitintervall bestimmt, welches vom Moment des Kontaktes bis zu dem Zeitpunkt verstreicht, in welchem der Infizierte fähig wird, die Krankheit zu übertragen; je kürzer diese sog. *Keimzeit* ist, in desto schnellerem Tempo werden die Glieder der Progression aufeinanderfolgen. In anderen Fällen übernimmt der *Infektionsweg* die Rolle des Vervielfältigungsmittels. Wenn Cholera-, Typhus-, Paratyphuskeime in Nahrungsmittel gelangen, in welchen sie sich unter Umständen sogar noch zu vermehren vermögen (Trinkwasser, Milch, Fleisch) und wenn die infizierten Nahrungsmittel von vielen Menschen genossen werden, ist der explosive Charakter der resultierenden Epidemie leicht verständlich. Ähnliche Verhältnisse können bei den durch Insekten übertragbaren Infektionen eintreten. Ein Gametenträger kann von zahlreichen Anophelen binnen kurzer Frist gestochen werden und jede dieser Anophelen kann im Prinzip eine neue Erkrankung vermitteln; ist die Zahl der Gametenträger und jene der Anophelen groß, sind viele noch nicht infizierte Individuen vorhanden und auf engem Raum zusammengedrängt, so wird der zur geeigneten Jahreszeit erfolgende Malariaausbruch den explosiven Typus annehmen (Kriegsmalaria in Oberitalien und am Balkan). Ungewöhnliche Pferchung der Menschen kombiniert mit hochgradiger Verlausung haben ferner das explosive Fleckfieber in den Lagern der Gefangenen während der Weltkriege verschuldet.

Aus diesen Ausführungen ergibt sich gleichzeitig die Konstruktion des Werdeganges der *Tardivepidemien.* Sie können entstehen durch lange Keimzeiten (s. oben), durch Infektionswege, welche in der Regel nur zur Ansteckung eines einzigen Individuums führen, durch eine geringe Disposition der nichtdurchseuchten Personen, durch prozentuelle Häufung der Menschen, welche infolge einer früher durchgemachten latenten oder manifesten Infektion immun geworden sind, durch das Wandern der Seuchen über dünn besiedelte und verkehrsarme Gebiete, durch eine geringe Zahl der übertragenden Insekten oder durch das Zusammenwirken mehrerer der genannten Faktoren.

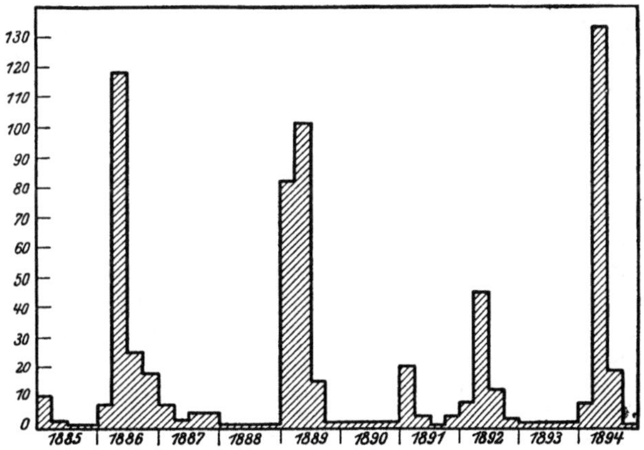


Abb. 7. Sterblichkeit an Masern in Nürnberg; vierteljährliche absolute Zahlen. Beispiel für cyclische Jahresschwankungen. (Nach A. GOTTSTEIN.)

Nicht immer ist es möglich, den explosiven oder tardiven Charakter der Epidemien in befriedigender Weise zu erklären (z. B. das explosive Auftreten der Dengue, der Influenza und der bacillären Dysenterie, die Tardivepidemien der Diphtherie u. a. m.). Der explosive Typus wird übrigens oft genug nur durch Registrierungsfehler vorgetäuscht, und zwar gerade bei der Dengue, der Influenza und bei der Ruhr. Solange die Erkrankungen nicht sehr zahlreich sind, werden sie nicht erkannt (als Sommerfieber, Bronchitiden, Enteritis diagnostiziert) oder nicht angezeigt, bis ein stärkeres Einsetzen der Seuche ihre wahre Natur enthüllt und den Meldeapparat verspätet in Funktion setzt; häufig wird dann noch der fehler gemacht, daß frühere Fälle nachträglich angezeigt, von der Statistik aber nicht mit dem Erkrankungstag, sondern mit dem Meldetag verbucht werden, wodurch natürlich gleichfalls ein plötzlicher Anstieg als rein statistisches Artefakt zustande kommen kann.

Zwischen dem explosiven und dem tardiven Extremtypus existieren Übergänge; auch können sich beide miteinander kombinieren. An die explosiven Trinkwasserepidemien des Typhus und der Cholera schließt sich in der Regel eine tardive Phase an, indem von den Trinkwasserinfektionen Ansteckungen durch Kontakt ausgehen; oder es schieben sich zwischen mehrere Ausbrüche derselben Seuche Tardivperioden ein (Pocken in früheren Jahrhunderten), ein Verhalten, das dem epidemischen Aufflammen endemischer Infektionskrankheiten nahesteht.

Warum Epidemien entstehen und erlöschen, ist noch in vielen Beziehungen unklar. Die *Entstehung* ist begreiflich, wenn sie auf eine Einschleppung in ein völlig unverseuchtes Gebiet zurückgeführt werden kann oder wenn die Infektion als endemische Krankheit beständig herrscht; daß im zweiten Falle die Seuche epidemisch aufflackert, statt sich auf annähernd konstantem Niveau zu halten, kann man durch das Heranwachsen neuer empfänglicher Generationen, vielleicht auch durch Virulenzsteigerungen der Erreger erklären. Wenn aber manche Seuchen in der gleichen Gegend in Intervallen auftreten, welche durch seuchefreie Zeiten ausgefüllt sind (Influenza, Dengue, bacilläre Dysenterie), versagen diese Argumente, da keine Verbindungsbrücken zwischen den einzelnen Ausbrüchen (Keimträger, erneute Importe von außen) nachzuweisen sind. Noch schwerer verständlich ist das *Erlöschen* der Epidemien, das bekanntlich stets erfolgt, bevor die mögliche Höhe der Durchseuchung erreicht ist, auch bei Krankheiten, für welche eine allgemeine Disposition besteht. Die Zunahme der Individuen mit erworbener Immunität kann also nicht allein maßgebend sein, die Annahme eines Virulenzverlustes der Erreger wäre willkürlich und wird von mehreren modernen Epidemiologen entschieden abgelehnt, und das *zufällige Abreißen* sämtlicher Infektketten kann nicht verantwortlich gemacht werden, da bestimmte Epidemien (Influenza, Dysenterie, die Cholera im westlichen Europa) *regelmäßig* und *vollständig* erlöschen. Daß die Cholera in Europa, so oft sie auch eingeschleppt wurde, immer wieder rasch verschwand, während sich der Typhus lange hinzieht und endemisch einnistet, pflegt man so zu erklären, daß bei der Cholera die langfristigen Dauerausscheider fehlen, die beim Typhus relativ häufig sind; auf andere Seuchen (Masern, Influenza, Dysenterie) kann jedoch diese Begründung nach dem derzeitigen Stand unserer Kenntnisse nicht angewendet werden.

4. *Jahreszeitliche Verteilung*. Die meisten Seuchen bevorzugen bestimmte Jahreszeiten bzw. bestimmte Monate des Jahres. Ruhr, Cholera, Typhus, Paratyphus, Poliomyelitis treten in der Regel im Spätsommer (August und September) auf und nehmen im Spätherbst und Winter ab, im Winter und Vorfrühling steigen Diphtherie, Masern, Pocken, Fleckfieber, Recurrens, Mumps, Tuberkulose, Pneumonie, Influenza, im Frühling und Frühsommer die Masern (der Kulminationspunkt fällt oft auf den Mai).

Als Ursachen werden angegeben: vermehrte Exposition durch Zusammendrängen der Bevölkerung in den Wintermonaten, erhöhte Disposition im Winter infolge von Erkältungskrankheiten (Pneumonie, Influenza), im Sommer infolge von Darmstörungen (Ruhr, Cholera, Typhus und Paratyphus), Überhandnehmen der Verlausung in der kalten Jahreszeit (Fleckfieber, Recurrens), der Schulbeginn bei den Infektionskrankheiten des Kindesalters, vermehrte Gelegenheit zu alimentären Infektionen (Wasser, Milch, rohes Obst und Gemüse) beim Typhus und bei der Ruhr, Zunahme der Fliegen bei der Ruhr.

5. *Rhythmische Schwankungen (Periodizität der Seuchen)*. Die Periodizität kann entweder in der Weise zum Ausdruck kommen, daß endemische Seuchen in gesetzmäßigen Intervallen aufflammen, oder so, daß sich zwischen die wiederkehrenden Ausbrüche seuchefreie Zeiten von mehr oder minder gleicher Dauer einschalten. Die *Länge der Periode*, d. h. der Zeitabstand zwischen den Kulminationspunkten je zweier aufeinanderfolgender Epidemien, variiert je nach der Natur der Infektionskrankheit und bei derselben Infektion je nach der Örtlichkeit; im allgemeinen hat man folgende Fälle zu unterscheiden:

a) Der Ausbruch (die epidemische Exacerbation einer Endemie) wiederholt sich Jahr für Jahr, und zwar meist zur gleichen Jahreszeit. Typische Beispiele für diese „*jahreszeitliche Rhythmik*“ sind die Malaria, das Gelbfieber, das Phlebotomenfieber und die Pest.

Bei den drei erstgenannten Krankheiten hängt diese Form der Periodizität mit der Biologie der übertragenden Insekten und mit den Entwickelungsbedingungen des Erregers im Insekt zusammen. Anophelen, Aedes aegypti (Stegomyia calopus) und Phlebotomen treten zu gewissen Jahreszeiten in großen Massen auf und die Malariaplasmodien sowie die Virusformen des Gelb- und Phlebotomenfiebers reifen in den Insekten nur, wenn die durchschnittliche Lufttemperatur nicht unter ein bestimmtes Minimum sinkt. Natürlich deckt sich das Erscheinen der Insekten nicht völlig mit der Zunahme der Erkrankungen, da die Entwickelung im Insekt Zeit beansprucht, und da die Erkrankung bei den von infizierten Insekten gestochenen Menschen erst nach Ablauf der Inkubationsperiode einsetzt; der Anstieg der Morbiditätskurve wird dadurch um 2—4 Wochen nach rechts verschoben. Bei der Malaria kann die Morbiditätskurve alljährlich 2, beim Phlebotomenfieber 2 oder 3 Maxima aufweisen, weil innerhalb der günstigen warmen Monate 2 bzw. 3 Generationen geflügelter Imagines aufeinanderfolgen. Bei der Pest ist das alljährliche Aufflackern im Frühling als Konsequenz des gleichartigen Verhaltens der Pestepizootien unter den Ratten gedeutet worden.

b) *Die Periode erstreckt sich über mehrere Jahre* (cyclische Jahresschwankungen). Die Dauer der Periode wird für verschiedene Gegenden verschieden angegeben.

Bei den Blattern will man Perioden von 3—6, aber auch von 7, ja von 16 Jahren beobachtet haben, bei der Cholera von 6, bei den Masern (bei welchen die cyclischen Jahresschwankungen besonders ausgeprägt sind) von 2—5, beim Scharlach von 8 bis 15 Jahren. Die bacilläre Dysenterie zeigt sich nach eigenen Beobachtungen am gleichen Ort mit großer Regelmäßigkeit alle 3 Jahre, womit auch die Erfahrungen auf den östlichen Schauplätzen des ersten Weltkrieges übereinstimmen (1914 und 1917).

c) Die Periodizität tritt erst beim Überblicken sehr langer Zeiträume zutage (säkularer Rhythmus der Diphtherie).

Wie schon zum Teile angedeutet wurde, hat man sich (in der letzten Zeit in steigendem Maße) bemüht, die Gesetzmäßigkeiten, welche sich aus der Beobachtung der Seuchen ergeben, in mathematische Formeln einzukleiden, in denen die zahlenmäßig bestimmbaren Faktoren als Rechungsgrößen figurieren („Rechnende Epidemiologie"). Die bisher erzielten Ergebnisse sind jedoch nach dem Urteile GOTTSTEINs, eines der besten Kenner dieses Gebietes, nur als „vielversprechende Anfänge" zu bewerten und eignen sich daher nicht zur Besprechung in einem Lehrbuch.

## Literatur.

DOERR, R.: Allergische Phänomene. Handbuch der normalen und pathologischen Physiologie, Bd. 13. Berlin: Springer 1929. — Z. Hyg. **119**, 635 (1937). — Arch. Virusforsch. **2**, 87 (1941). — DOERR u. HALLAUER: Handbuch der Virusforschung. Berlin: Springer 1938/39. — DUBOS, R. J.: The bacterial cell, Harvard University Press 1945. — DURAN-REYNALS, F.: Bacteriol. Rev. **6**, 197 (1942).

FELIX, A.: Brit. med. Bull. **1944**, S. 269. — FREUND, H.: Pathologie und Pharmakologie der Wärmeregulierung. Handbuch der normalen und pathologischen Physiologie, Bd. 17. Berlin: Springer 1926.

GOTTSCHLICH, E.: Allgemeine Morphologie und Biologie der pathogenen Mikroorganismen, Handbuch der pathogenen Mikroorganismen, 3. Aufl., Bd. 1. 1927. — GOTTSTEIN, A.: Epidemiologie, Grundbegriffe und Ergebnisse. Wien: Franz Deuticke 1937. — Die ansteckenden Krankheiten, herausgeg. von M. GUNDEL. Leipzig: Georg Thieme 1935. — GRATIA, A. et R. LINZ: Ann. Inst. Pasteur, Par. **49** (1932.)

ISENSCHMIDT, R.: Physiologie der Wärmeregulierung. Handbuch der normalen und pathologischen Physiologie, Bd. 17. Berlin: Springer 1926.

KISSKALT, K.: Allgemeine Epidemiologie. Handbuch der pathogenen Mikroorganismen, 3. Aufl., Bd. 3. 1928. — KOLLE u. HETSCH: Die experimentelle Bakteriologie und die Infektionskrankheiten, 8. Aufl. Berlin u. Wien: Urban & Schwarzenberg 1938. — KREHL, L.: (a) Die Störungen der Wärmeregulation und das Fieber. Handbuch der allgemeinen Pathologie, herausgeg. von KREHL und MARCHAND, Bd. 4. 1924. (b) Entstehung, Erkennung und Behandlung innerer Krankheiten, Bd. 1. Pathologische Physiologie. Berlin 1932.

MARTINI, E.: Wege der Seuchen. Stuttgart: Ferdinand Enke 1936.

SCHMIDT, H.: Erg. Hyg. usw. **24**, 365 (1941). — SEITZ, A.: Wesen der Infektion und Misch- und Sekundärinfektionen. Handbuch der pathogenen Mikroorganismen, 3. Aufl., Bd. 1. 1927. — SCHLOSSBERGER, H.: Immunität. Handbuch der normalen und pathologischen Physiologie, Bd. 13. Berlin: Springer 1929.

THANNHAUSER, S. J.: Lehrbuch des Stoffwechsels und der Stoffwechselkrankheiten. München 1929. — TOPLEY and WILSON's: Principles of Bacteriology and Immunity. Third Edition. London: Ed. Arnold 1946.

# Allgemeine Therapie der Infektionskrankheiten.

Von

F. O. Höring.

Im vorhergehenden Kapitel wurden die Pathogenese der klinischen Erscheinungen der Infektionskrankheiten sowie die Immunitätserscheinungen mit den aus ihrer Kenntnis abgeleiteten prophylaktischen Schutzimpfungen in allgemeiner Darstellung besprochen. Auch für die *Hygiogenese*, die Heilung der Infektionskrankheiten, und die auf der Kenntnis der Immunitätserscheinungen beruhenden therapeutischen Maßnahmen lassen sich bis zu einem gewissen Grade allgemeine Regeln aufstellen, die in diesem Kapitel besprochen werden sollen.

## 1. Spezifische Therapie.

E. von Behring und seiner Zeit schwebte das Ideal vor, bei allen Infektionskrankheiten den Erwerb einer spezifischen Immunität, wie sie bei manchen Krankheiten durch Überstehen derselben aktiv erworben wird (vgl. S. 119), künstlich auch noch nach Ausbruch der Krankheit möglichst rasch herzustellen, da die schnelle Erreichung einer solchen Immunität ja auch die Heilung der Krankheit herbeiführen müsse. Diesem Ideal konnte freilich auf dem von ihm beschrittenen Weg nur in ganz wenigen Fällen näher gekommen werden, die aber gerade deshalb theoretisch und praktisch um so wichtiger und lehrreicher sind; denn es zeigt sich an ihnen stets deutlich, von wie entscheidender Wichtigkeit die Beachtung des *Zeitfaktors* im Krankheitsgeschehen für den Arzt ist. Auf S. 124 wurde ausgeführt, daß die passive Immunität stets von kurzer Dauer ist, die aktive aber lange fortbesteht. Es kommt noch hinzu, daß wir umgekehrt bei passiver Immunisierung eine sofortige Wirkung erreichen, während wir bei künstlicher aktiver Immunisierung immer mit einem mehrtägigen bis zu mehrwöchigen Zeitraum rechnen müssen, bis die volle Wirkung eintritt. Zu therapeutischen Zwecken ist daher von den künstlichen Immunisierungsverfahren — im Gegensatz zur Prophylaxe — vor allem die passive Immunität (Heilserumbehandlung) von Wichtigkeit.

### a) Passive Immunbehandlung.

Passive Immunisierung kann sowohl in homologer (Rekonvaleszentenserum) als auch in heterologer (Tierserum) Form ausgeführt werden.

Sie ist, wie sich immer gezeigt hat, nur wirksam, wenn sie möglichst frühzeitig vorgenommen wird, dies aber auch schon nicht mehr im selben Maße, wie wenn sie *vor* Krankheitsbeginn, also prophylaktisch (prä- oder postinfektionell, S. 123) ausgeführt wurde. Dies rührt daher, daß die übertragenen Antikörper nur dann zur vollen Wirkung kommen können, wenn sie die zugehörigen Antigene noch vor ihrer Bindung an die empfänglichen Zellen abfassen. Schon vom 2.—4. Krankheitstag an kann man sich allgemein von Serumbehandlung kaum noch durchgreifende Erfolge versprechen.

Aus der auf S. 126 ausgeführten Tatsache, daß die antiinfektiöse Immunität nicht generell als humoraler Natur aufgefaßt werden kann, geht weiter hervor, daß für die Therapie, welche rascheste Wirkung verlangt, wie sie eben nur durch passive Immunisierung auf humoralem Wege erreichbar ist, im wesentlichen nur die künstliche Erzielung einer *antitoxischen* Immunität aussichtsreich ist, während sich die Übertragung antiinfektiöser Immunität auf passivem humoralem Wege — wenn auch in zahllosen Bemühungen immer wieder versucht — bisher stets als für die Praxis ungenügend oder mindestens unbefriedigend erwiesen hat. Unter „spezifischer Therapie der Infektionskrankheiten" hat man daher gemeinhin heute eigentlich nur noch die antitoxische Heilserumbehandlung zu verstehen, der gegenüber alle anderen therapeutischen Versuche auf immunbiologischer Basis ganz in den Hintergrund treten.

Von allgemein anerkannter Wirksamkeit einer antitoxischen Heilserumbehandlung kann heute nur noch in *dem* Fall gesprochen werden, von dem E. VON BEHRING ausging, nämlich der Diphtherie, während schon beim Scharlach, noch mehr bei Ruhr, Tetanus, Botulismus, Gasbrand, Milzbrand, ferner erst recht bei den antiinfektiösen Rekonvaleszentenserumbehandlungen bei Fleckfieber und den Viruskrankheiten die Auffassungen der Kliniker über die Wirksamkeit von Heilseren sehr geteilt sind. Viele mit großer Mühe unternommene Versuche antiinfektiöser Heilserumverfahren, so gegen Pneumo-, Meningokokken, erst recht gegen Staphylokokken und Streptokokken, sind inzwischen durch die Chemotherapie verdrängt worden.

Heilseren werden dem Kranken gewöhnlich *intramuskulär* injiziert, und zwar am besten entweder in den äußeren oberen Quadranten der Gesäßbacke oder auch in den Oberschenkel lateral außen, an der Grenze von oberem und mittlerem Drittel, welch letzteres den Vorteil hat, daß man bei Bedarf die Resorption durch Anlegung einer Staubinde oberhalb der Injektionsstelle verzögern kann. *Intravenöse* und *intralumbale* Anwendung von Heilseren kommt nur ausnahmsweise bei besonderer Indikation in Frage. — Die *Dosierung* antitoxischer Sera richtet sich nach Antitoxin-Einheiten, nicht nach Kubikzentimeter. Diese Einheit ist für jede Heilserumart besonders definiert. — Eine Seruminjektion soll immer langsam ausgeführt werden.

Heterologe (tierische) Heilseren werden hergestellt durch Immunisierung von Tieren, meist Pferden, auch Rindern und Ziegen, mittels Einspritzung steigender Mengen des betreffenden Antigens (Toxin oder Bakterien). Wie auf S. 122 ausgeführt, sind die dabei entstehenden Antikörper in der $\gamma$-Globulinfraktion enthalten. Spritzt man ein solches vom Tier gewonnenes Serum dem Menschen ein, so verabfolgt man also artfremdes Eiweiß parenteral, was zum Ausbruch anaphylaktisch-allergischer Symptome (vgl. S. 135) führen kann. Die Häufigkeit dieser unerwünschten *Nebenwirkungen* kann durch den Gebrauch sog. gereinigter (eiweißarmer und konzentrierter), d. h. von den nicht Antikörper führenden Eiweißfraktionen zum Teil befreiter Seren gemindert, aber bis heute noch nicht vermieden werden. Wieweit Präparationen reiner $\gamma$-Globulinlösungen, wie sie heute schon bei Masern, Mumps u. a. angewandt werden, dies vermögen, ist noch nicht übersehbar.

### *Serumkrankheit und andere Serumnebenwirkungen.*

Zu unterscheiden sind die unerwünschten Nebenwirkungen nach Seruminjektionen in folgender Hinsicht:

1. Reaktionen bei Erstinjektion eines Heilserums:
   a) Sofortreaktion, beruhend auf angeborener Idiosynkrasie gegen Pferdeeiweiß, vielleicht auch auf in unbekannter Weise (Inhalation von Pferdehaaren u. ä.) erworbener Allergie, nur bei intravenöser Injektion; sehr selten; unter dem klinischen Bild des Serumschocks.
   b) *Serumkrankheit,* meist beginnend nach 8—12 Tagen.
2. Reaktionen bei Reinjektion von Heilserum, besonders wenn die Erstinjektion erst kürzere Zeit (mindestens 5 Tage bis mehrere Monate) zurückliegt:
   a) Sofortreaktion, besonders bei intravenöser Injektion unter dem Bild des Serumschocks, oder selten bei intramuskulärer Injektion lokal als ARTHUS-Phänomen (Hautnekrose) (vgl. S. 107).
   b) Serumkrankheit als sog. beschleunigte Reaktion (nach 3—6 Tagen).

3. Serumpolyneuritis mit prognostisch ungünstigen schlaffen Lähmungen, besonders des Schultergürtels und meist nach Tetanusseruminjektion.

Die *Sofortreaktionen* verlaufen vorwiegend unter dem klinischen Bild eines Kreislaufshocks, der Sekunden bis höchstens einige Stunden nach der Injektion einsetzt, auch mit Lungenblähung, Fieber, Hautödemen, Urticaria und Leukocytensturz einhergehen und in schweren Fällen rasch tödlich enden kann. Das Bild hat also mit dem klassischen *anaphylaktischen Versuch* am Meerschweinchen eine gewisse Ähnlichkeit. Sein Vorkommen ist glücklicherweise sehr selten und weitgehend abhängig von der Aufmerksamkeit des Arztes.

Das Mittel der Wahl zur *Behandlung aller Sofortreaktionen* ist das Adrenalin, im Shock bis zu 1 mg intravenös oder sogar intrakardial. Zur Verlängerung der Wirkung wird anschließend Ephetonin oder Sympatol gegeben. $O_2$-Darreichung, eventuell zusammen mit $CO_2$, und hypertonische Traubenzuckerlösung intravenös, können unterstützend wirken. Auch die neuen Histaminzerstörenden Mittel ergeben, besonders prophylaktisch, gute Ergebnisse.

Die gewöhnliche Form der Serumreaktion ist die *Serumkrankheit*, die nach verschiedener Inkubation (s. oben) meist mit einer Urticaria, oft an der Injektionsstelle beginnend, auftritt, auch von starken Quinckeschen Ödemen, ja Glottisödem, begleitet ist und in einem Teil der Fälle Gelenkschmerzen, auch -schwellungen und -ergüsse, immer multipler Lokalisation aufweist. Meist besteht mehr oder weniger hohes Fieber, eine beträchtliche Störung des Allgemeinbefindens, Leukopenie mit Eosinophilie. Seltener sind morbilliforme und skarlatinöse Exantheme, Muskelschmerzen, Drüsen- und Milzschwellung, Asthma, Leibschmerzen, stärkere Kreislaufsymptome, wie Tachykardie, Cyanose, Stenokardie, Kollaps. Die Serumkrankheit dauert meist nur einige Stunden bis Tage, kann sich aber, besonders mit Gelenkerscheinungen, auch länger hinziehen, ja in Schüben auftreten.

Ihre *Pathogenese* erklärt sich aus der Bildung von Antikörpern gegen das injizierte artfremde (Pferde-) Eiweiß, die, sobald sie in genügender Menge ins Blut gelangt sind, mit den Resten des noch nicht abgebauten Antigens (Serums) in Reaktion treten. Unmittelbar nach einer Seruminjektion mit oder ohne Reaktion sind zunächst alle etwa vorhanden gewesenen Antikörper abgebunden, d. h. es besteht eine „*Antianaphylaxie*“, und man kann daher Seruminjektionen in bis zu 4tägigen Abständen beliebig oft wiederholen, nicht aber nach längeren Pausen. Die Pferdeantikörper sind im Patientenserum mit der *heterogenetischen Antikörperreaktion* (Deicher-Hanganatziu, vgl. auch S. 223, identisch mit der Reaktion von Paul-Bunnel, S. 134), oft noch jahrelang in vitro nachweisbar.

Die *Häufigkeit* der Serumkrankheit hängt vor allem von der Menge des injizierten Serums ab und schwankt meist zwischen 20 und 50% der Injizierten. Auch scheint sie bei subcutaner Injektion höher als bei intramuskulärer. Mit gereinigten Seren ließ sie sich wesentlich herabsetzen (s. oben).

*Prophylaxe.* Vor jeder Heilserumbehandlung ist es Pflicht des Arztes, sich aufs Genaueste beim Kranken oder seiner Umgebung nach früheren Serumeinspritzungen, Impfungen und eigener oder familiärer Veranlagung zu Asthma, Heufieber, Migräne, Ekzem u. ä. zu erkundigen. Ist die Vorgeschichte verdächtig, so sollte der Injektion eine Empfindlichkeitsprüfung (intracutan 0,2 ccm des Serums 1:10 verdünnt), eventuell eine Desensibilisierung vorausgeschickt und keinesfalls Serum intravenös gegeben werden. Steht statt Pferdeserum, das im Zweifelsfall bei einer vorausgegangenen Injektion ja immer benützt worden war, Rinder- oder ein anderes Serum zur Verfügung, so muß dieses genommen werden. Auch die Anwendung eines homologen (= Rekonvaleszenten-) Serums kann in Betracht gezogen werden. Die Desensibilisierung führt man nach Besredka durch fraktionierte Gabe des Serums aus, indem man zuerst nur $^1/_2$—1 ccm Serum subcutan injiziert und frühestens 4, besser erst 12 Stunden später dem Patienten die Serumdosis ebenfalls subcutan einspritzt. 24 Stunden später kann man dann ruhig eine intravenöse Injektion folgen lassen. Bei ganz besonderer Gefahr (Pferdeasthma, früher überstandene Serumkrankheit) muß man noch vorsichtiger vorgehen. Man spritzt zuerst 0,1 ccm Pferdeserum intracutan ein. Entsteht innerhalb einer Stunde an der Injektionsstelle eine Rötung (die bis handtellergroß werden kann), so injiziere man subcutan 0,01 ccm und wiederhole die subcutanen Injektionen alle 2 Stunden mit verdoppelter Dosis, bis man die Gesamtmenge einverleibt hat.

Trotz all dieser prophylaktischen Maßnahmen ist man nie vor Überraschungen sicher. Deshalb ist bei allen Serumgaben größte Aufmerksamkeit und stetige Bereitschaft zum Eingreifen (Adrenalin!) nötig.

Zur *Behandlung der Serumkrankheit* bedient man sich zur raschen, aber immer leider nur kurzfristigen Beseitigung der Beschwerden der intravenösen Calciumgaben. Die Wirkung läßt sich durch Hypophysin- und Ephetoningaben verlängern. Gute Erfolge erzielt man neuerdings in einem Teil der Fälle mit den Antihistaminkörpern (Antistin). Bei Urticaria auch reichlich Hautpuder. Sedativa bis zum Morphium können zuweilen nötig sein.

### b) Aktive Immunbehandlung.

Nach Sachlage der zeitlichen Verhältnisse bietet, wie schon oben ausgeführt, eine *künstliche aktive Immunisierung* nach Ausbruch der Krankheit meist keine Erfolgsaussichten mehr, besonders nicht bei akuten Infektionskrankheiten. Trotzdem hat man z. B. bei Typhus und Brucellosen die intravenöse Vaccinebehandlung befürwortet, ist aber wegen ihrer Gefahren heute wieder von ihr ab- und auf unspezifische Verfahren gekommen. Man hat sich oft die Frage vorgelegt, ob man nicht die celluläre Immunität, die sich künstlich ja nur auf aktivem Wege, nie humoral erzeugen läßt und die, wie auf S. 126 ausgeführt, an allen antiinfektiösen Immunitäten sicher zu erheblichem Grade beteiligt ist, in der Therapie ausnützen, d. h. künstlich steigern könne. Diese Vorstellung spielt auch bei der neuen Toxoidbehandlung der Diphtherie mit. Auch bei örtlichen Infektionsprozessen der Haut, der Luft- und Harnwege usw. hat man schon seit langem Vaccine, besonders Autovaccine (d. h. solche, die aus den vom Kranken selbst gezüchteten Erregern hergestellt werden) empfohlen. Die Erfolge sind jedoch klinisch nicht überzeugend und heute durch die moderne Chemotherapie überholt.

Bei chronischen Infektionskrankheiten spielt eine Vaccinierung auch heute noch z. B. in Form der Tuberkulinbehandlung bei Tuberkulosekranken eine gewisse Rolle, hier aber im allgemeinen nur unter der Indikation einer *Desensibilisierung* in einem hyperergischen Stadium (vgl. Therapie der Lungentuberkulose). Es ist klar, daß hier die zeitlichen Verhältnisse eher von aktiver Therapie etwas erwarten lassen, wo nicht Steigerung, sondern Abschwächung der spezifischen Reaktionsbereitschaft des Wirtes bezweckt wird. Dementsprechend müssen aber Dosierung und Darreichung (meist nur intracutan) auch viel vorsichtiger durchgeführt werden. Auch hier zeigt sich die Bedeutung des Zeitfaktors: je nachdem in welcher Zeitphase des Infektionsvorganges die aktive Immunisierung erfolgt, ist ihr Zweck bzw. ihre Wirkung eine ganz verschiedene.

Im ganzen darf gesagt werden, daß, so groß und wichtig die Erfolge des aktiven Immunisierungsverfahrens auf dem Felde der Prophylaxe bzw. der Seuchenhygiene sind (vgl. S. 128ff.), so wenig sie auf dem Gebiet der Therapie in der Klinik überzeugen konnten.

## 2. Chemotherapie.

Immun- und Chemotherapie gleichen sich darin, daß sie eine kausale Behandlung bezwecken, d. h. durch Schädigung bzw. Abtötung des Erregers die Vorbedingung zur Heilung schaffen wollen. Auch die Chemotherapie setzt sich daher zum Ziel, durch möglichst starke Einwirkung nur auf den Erreger, d. h. durch möglichst große Parasitotropie ihrer Mittel, die größtmögliche Wirkung zu erreichen, mit anderen Worten: sie versucht, ihren Präparaten eine möglichst große Spezifität zu verleihen.

Während sich aber die spezifische Immuntherapie gewissermaßen „natürlicher" Stoffe bedient oder einen „natürlichen" Vorgang zu intensivieren trachtet, führt die Chemotherapie dem Wirtsorganismus körperfremde Stoffe zu, die, mit Ausnahme der neuesten Gruppe von Stoffen (Antibiotica), in chemischen Laboratorien synthetisiert und dann im Tierversuch („experimentelle Therapie") erprobt worden waren.

Diese Substanzen greifen im Stoffwechsel der Parasiten chemisch an und stören diesen. Der anfängliche Wunsch, parasitentötende (desinfizierende, bactericide) Stoffe zu finden, die bei innerlichem Gebrauch für den Wirtsorganismus unschädlich seien („Therapia sterilisans magna"), ist nirgends in Erfüllung gegangen. Stets handelt es sich nur um Störungen des Parasitenstoffwechsels, damit um Hemmung von dessen Wachstum und Vermehrung (Bakteriostase) und somit auch seiner Infektiosität (vgl. S. 48). Wird dieser Erfolg erreicht, dann ist für den Wirt eine wesentliche Verbesserung der Bedingungen zur Heilung gegeben. Es geht aber daraus hervor, daß in der ganzen Chemotherapie Heilung nur bei aktiver Mithilfe des Wirts stattfinden kann, und daß bei einem durch die Infektion zu sehr geschwächten Organismus auch die Chemotherapie versagen muß.

Weiter geht daraus hervor, daß die Wirkung chemotherapeutischer Mittel in vitro nicht auf die in vivo-Verhältnisse übertragen werden kann, d. h. daß ein in vitro gut wirksames Mittel in vivo versagen, aber auch umgekehrt, daß ein in vitro un- oder schwach wirksames Mittel (wie z. B. das Salvarsan) in vivo gute Erfolge aufweisen kann. Jener erste Fall ist zunächst abhängig von den Konzentrationsverhältnissen, ob das Mittel nämlich im Organismus in der notwendigen Menge an den Parasiten herangebracht werden kann, sodann von der Frage, ob es in dieser Konzentration von den Geweben des Organismus noch, ohne diese zu sehr zu schädigen, ertragen wird. Die wirksame Dosis muß also einen genügenden Abstand von der schädigenden haben, d. h. der Quotient Dosis efficax: Dosis toxica muß groß genug sein. In der Chemotherapie spielt also die Frage nach der Schädlichkeit des Mittels begreiflicherweise eine noch größere Rolle als in der Immuntherapie, Hand in Hand damit aber auch diejenige nach der Verteilung des Mittels im Organismus, d. h. seinem Transport durch das Blut und seiner Avidität zum Parasiten bzw. zum Wirtsgewebe. Im allgemeinen wird es wünschenswert sein, daß ein Mittel hohe Parasito- und geringe Histotropie aufweise und seine Bindung an die Vehikel des Bluteiweißes leicht reversibel sei. Die Erreichung einer genügenden Konzentration im Organismus wird naturgemäß um so leichter möglich sein, in je höherer Verdünnung das betreffende Mittel schon in vitro wirksam ist. Durch die Erfüllung aller dieser Bedingungen zeichnen sich insbesondere die modernen Antibiotica aus, wobei freilich zu bemerken ist, daß diese in so hoher Verdünnung wirksamen Körper keine synthetischen Chemotherapeutica im bisherigen Sinne sind, sondern Naturprodukte, wie sie auch spontan unter anderem im menschlichen Organismus in ähnlicher Art vorkommen, z. B. als Lysozyme (Fleming).

Die Chemotherapie richtet sich also gegen die Erreger und ihre Vermehrung bzw. Infektiosität, nicht aber gegen deren Toxine. Sie ist also gerade da wirksam, wo sich die Immuntherapie als ungenügend wirksam erwiesen hat, bei der Steigerung der antiinfektiösen Immunität. Der *Zeitfaktor* ist also hier auch anders zu beurteilen: Während die Heilserumbehandlungen nur ganz zu Anfang der Krankheit Erfolg versprechen, kann die Chemotherapie auch dort noch ihre Wirkung entfalten, wo ein lokaler infektiöser Prozeß sich späterhin zu entwickeln oder auszubreiten droht. Gegen reine Toxinwirkungen und gegen Überempfindlichkeitsreaktionen, die vom Wirt ausgehen, vermag dagegen Chemotherapie nichts auszurichten.

Es ist nun freilich im Laufe der Entwicklung der Chemotherapie immer wieder die Frage aufgeworfen worden, ob ihre Wirkung wirklich ausschließlich auf den *Angriff am Erreger* beschränkt ist, ob sie nicht mehr oder weniger stark doch auch oder vielleicht sogar nur am Wirt angreife, besonders an dessen die Infektionsabwehr überwiegend tragenden Geweben, dem Mesenchym, speziell dem reticuloendothelialen System. Daß ein solcher Angriffspunkt zum Teil mitspielt, kann nicht absolut verneint werden (im Sinne einer Reizkörperbehandlung, vgl. S. 163). Außer der wiederholt nachgewiesenen bevorzugten chemischen Bindung des Mittels im Erreger sprechen aber noch für den Angriff am Erreger vor allem: die große Schnelligkeit der Wirkung der meisten Chemotherapeutica auf die Erregervermehrung, die bei indirekter Wirkung nicht zu erwarten wäre, die regelmäßige quantitative Beziehung zwischen der Wirkung auf die Infektion und der Menge des Mittels, schließlich die Erscheinung der sog. Arzneifestigkeit.

Viele Erregerarten erwerben nämlich unter der Einwirkung zu schwacher Konzentration eines Chemotherapeuticums, die ihre Vermehrung nicht zum völligen Stillstand brachte, durch die ihnen eigene Variabilität die schon auf S. 61 behandelte *Arzneifestigkeit*, die für die Praxis der Chemotherapie so verhängnisvoll ist und Veranlassung gibt, vor Unterdosierung ebenso zu warnen, wie vor einer in den Bereich der Toxizität für den Kranken führenden Überdosierung des Chemotherapeuticums.

In einer Anzahl von Fällen freilich (z. B. beim Salvarsan) ist auch heute noch nichts Sicheres über die Wirkungsweise zu sagen, schon deshalb nicht, weil die Chemotherapeutica zum Teil im Körper in einen anderen, erst biologisch wirksamen Stoff chemisch umgebaut werden, und Parasito- bzw. Histotropie aus diesen und anderen Gründen schwer zu trennen sind, man schließlich viele Beispiele (besonders bei der Chemotherapie der Plasmodien) dafür kennt, daß ein chemischer Körper sich bei manchen Tierarten gegen einen Erreger oder eine Erregerklasse als hochwirksam erweist, während er beim Menschen versagt, so daß also auch in der Chemotherapie die weitgehend ungelösten Probleme der Empfänglichkeiten der Wirte und von deren Abhängigkeit von Disposition und Artzugehörigkeit (S. 53ff.) eine wichtige Rolle spielen.

Klinisch brauchbare chemotherapeutische Mittel haben sich, historisch betrachtet, zuerst gegen Spirochäten finden lassen (Salvarsan, P. Ehrlich 1909), dann gegen Würmer und Protozoen, also vor allem für die Tropenmedizin, und erst neuerdings gegen Bakterien (Sulfonamide und Penicillin u. a.), während auf dem Gebiet der Viruskrankheiten erst geringe praktische Erfolge vorliegen.

## a) Chemotherapeutische Wirkung von Metallen.

Von Beginn der modernen Chemotherapie an ergaben zunächst Metall-, speziell arsenhaltige Körper, die besten praktischen Erfolge. Sie knüpften an die spirochätozide Wirkung des zum Teil in der Tropenmedizin heute noch angewandten *Atoxyls* gegen Recurrens- und Syphilisspirochäten an. Aber erst die richtige Erkenntnis der chemischen Formel des Atoxyls durch P. Ehrlich und Bertheim zusammen mit der Schaffung eines brauchbaren *Testverfahrens* durch Uhlenhuth und Mulzer (Kaninchensyphilis) ermöglichte den planmäßigen Ausbau. Dieser hat immer wieder gezeigt, daß nur die enge Zusammenarbeit des Chemikers, der die Synthesen ausarbeitet, mit dem Biologen, der die Präparate in einem geeigneten Testverfahren (tierische Krankheiten mit einem verwandten Erreger) erprobt, den Erfolg zeitigt. Dabei müssen der Einfluß des „Milieus", Resorption, Verteilung, Wirkung, Nebenwirkungen und Exkretion aufgeklärt werden.

*Arsen*präparate haben sich nicht nur gegen Spirochätosen, besonders Recurrens, Lues, Frambösie (Salvarsan, Stovarsol-Spirocid), sondern auch gegen Trypanosomiasen (Tryparsamid) als hoch wirksam erwiesen. — *Wismut*- und *Quecksilber*präparate zeigen ähnliche Wirkungsbereiche, besonders bei Lues.

Aus der Brechweinsteintherapie gingen die 3- und 5wertigen *Antimon*präparate gegen Bilharziosen und Leishmaniosen sowie Lymphogranulomatosis inguinalis hervor (Antimosan, Fuadin, Neostibosan).

Inwieweit die Wirkungen der *Gold*präparate bei Tuberkulose und Lepra auf einem Angriff am Erreger beruhen, ist fraglich (Sanocrysin, Lopion, Solganal u. a.). Die Toxizität dieser Präparate ist beträchtlich. Ihre Anwendung beim chronischen Rheumatismus zeigt, daß die klinische Empirie sich weitgehend ihrer unspezifischen Wirkung bedient. Sehr leicht führen sie interessanterweise besonders zu Exanthemen, Hautreaktionen also, die eine starke Histo- bzw. Organotropie beweisen.

Weniger stark sind diese Nebenwirkungen bei Silberpräparaten, die besonders in Form kolloidalen *Silbers* (Kollargol, Argochrom, Elektrokollargol u. a.) früher viel bei allen möglichen Infektionen allgemeiner (Sepsis) und lokaler Art angewandt wurden, heute aber wegen der unklaren Indikation und vielfacher anderweitiger Nebenwirkungen (besonders Schüttelfrost bei intravenöser Anwendung) verlassen sind. Von einer spezifischen, gezielten Wirkung kann bei ihnen nicht gesprochen werden.

Bei all diesen Metallpräparaten ist die Dosierungsfrage besonders heikel!

### b) Chemotherapeutische Wirkung von Farbstoffen.

Eine zweite historische Wurzel der Chemotherapie ist die Beobachtung, daß sich manche Farbstoffe stark parasitotrop verhalten und dabei auch auf den Erreger schädigend einwirken. So hatte schon EHRLICH vor dem Salvarsan gefunden, daß „*Trypanrot*" Trypanosomen in der Maus abzutöten vermag. *Methylenblau* ist ein altes Mittel gegen Diphtherie und andere Bakterienkrankheiten.

Gegen Coli- und andere bakterielle Infektionen benützt man zum Teil auch heute noch das *Trypaflavin* (0,1—2,0 in 20—50 ccm $H_2O$), ohne daß hier eine sichere Spezifität vorliegen dürfte.

Von solcher muß aber doch wohl bei der Wirkung des *Rivanols* auf die Erreger der Amöbenruhr gesprochen werden.

Eine Spezifität, die nur bestimmte Entwicklungsstadien des Erregers betrifft, liegt bei der Wirkung des *Atebrins* auf die Plasmodien vor, das ja, wie einige andere Malariamittel (Resochin), auch zu den Azofarbstoffen gehört.

Auch die Sulfonamide sind historisch mit dem *Prontosil* aus der Reihe der Farbstoffe hervorgegangen.

### c) Chemotherapeutische Wirkung verschiedenartigster anderer Substanzen.

Die Wirkung des *Chinins* bei der Malaria ist seit 400 Jahren bekannt. In der Chemotherapie spielte eine Zeitlang die starke Wirkung chininähnlicher Stoffe (besonders Optochin) auf Pneumokokken eine große Rolle. Wegen ihrer Toxizität mußte ihre Anwendung in der Praxis aufgegeben werden. Dagegen sind *Plasmochin* und einige ähnliche malariawirksame Körper wiederum Abkömmlinge des Chinins.

Dem Chinin nahe stehen auch die jodhaltigen *Chinolin*körper, deren wichtigstes das deutsche *Yatren* ist, das sich vor allem bei Amöbeninfektion bewährt.

Wie im Falle des Chinins, so hat die Chemotherapie schließlich aus der alten Pflanzenapotheke ihre Wurzeln gezogen, so etwa beim *Emetin* (gegen Amöben), das der wirksame Bestandteil der Ipecacuanhawurzel, oder beim *Ascaridol*, das der des Semen Chenopodii ist.

Darüber hinaus aber hat sie auch ganz neue Klassen von Körpern erschlossen bzw. deren spezifisch-parasitotrope Wirkung gezeigt und der Klinik damit äußerst wirksame Mittel in die Hand gegeben, so etwa im *Tetrachlorkohlenstoff* ($CCl_4$) gegen Ankylostomiasis oder im Falle des *Harnstoffabkömmlings Bayer 205* (Germanin) gegen die Schlafkrankheit oder der neuen *Pentamidine* gegen die Kalaazar. Welche Möglichkeiten hier noch bestehen, ist nicht abzusehen.

### d) Die Sulfonamide.

Den großartigsten Erfolg erzielte die neuere Chemotherapie durch die Einführung der *Sulfonamide* in die Therapie der bakteriellen Infektion (DOMAGK). Die Farbstoffgrundlage des Prontosils konnte dabei rasch verlassen werden, weil man das Prinzip der Wirksamkeit aller Sulfonamide in einer charakteristischen Parastellung der eigentlichen Sulfonamidgruppe ($SO_2NH_2$) an einem Benzolring zu irgendeiner N-haltigen Gruppe, z. B. $NH_2$, erkannte.

Trotzdem gilt auch für die Sulfonamide, daß ihre Wirksamkeit in vitro keineswegs der in vivo parallel zu gehen braucht, schon deshalb, weil auch sie vielfach erst noch im Organismus zu ihrer eigentlich wirksamen Form umgebaut werden, weil weiter Resorption, Verteilung, Speicherung und Exkretion von einem Präparat zum anderen sehr verschieden verlaufen. Die Verfolgung des Sulfonamidspiegels im Blut, die methodisch jetzt mit relativ einfachen Testverfahren durchgeführt werden kann, gibt einen gewissen Einblick in diese Verhältnisse.

Die *Wirkungsweise* der Sulfonamide konnte zum Teil dahin geklärt werden, daß sie das für das Keimwachstum notwendige Vitamin H′ (Paraminobenzoesäure) verdrängen und sich im Bakterienleib an dessen Stelle setzen, wodurch die Vermehrung zum Stillstand kommt. Ein reichlicheres Angebot von Paraminobenzoesäure (= „Antisulfonamide") hebt die Sulfonamidwirkung rasch auf. Dieser Mechanismus trifft aber nicht für alle Keimarten und Sulfonamidpräparate zu und erklärt die Wirkung daher nur teilweise.

*Indikation* zur peroralen oder intramuskulären Sulfonamidbehandlung sind in der inneren Medizin vor allem die „akut eitrigen" Entzündungen, Pneumonien einschließlich Lungenabsceß, Meningitiden, ferner das Erysipel, die Bacillenruhr und andere Diarrhöen, sowie alle akut entzündlichen Gallen- und Harnwegsaffektionen. Beim Pleuraempyem kommt auch intrapleurale Anwendung in Frage. Daraus geht schon hervor, daß es sich weniger um eine Wirksamkeit gegen bestimmte Erregerarten als vielmehr um eine solche bei leukocytär-eitrigen Gewebsprozessen handelt.

Das „Spektrum" der gegen Sulfonamide empfindlichen Erreger bzw. Krankheiten ist sehr breit und umfaßt nicht nur die verschiedenen Eiterkokken, die Coli- und Ruhrbacillen, sondern auch Cholera und Pest. Manche Streptokokkenkrankheiten, wie Angina, Scharlach, Sepsis lenta dagegen reagieren auf Sulfonamide nur schlecht oder gar nicht. Keine oder nur geringe Wirkung ist auch bei Toxinwirkungen (Diphtherie, Tetanus) oder Krankheitsprozessen zu erwarten, die auf hyperergischer Reaktion des Wirtsorganismus beruhen (Polyarthritis rheumatica!).

Die bei den ersten Präparaten nicht seltenen *Nebenwirkungen*, wie Dermatitis, Innenkörperanämie, Agranulocytose, Leberschädigung mit Ikterus, Nierenparenchymschädigung, sind mit den neueren selten geworden. Dagegen muß auch bei diesen zum Teil noch mit der Nierenschädigung durch Auskrystallisieren in den Harnkanälchen gerechnet werden. Ihr wird vorgebeugt durch Trinkenlassen reichlicher Flüssigkeitsmengen und Verabreichung von 2—4mal täglich 1 Teelöffel Natrium bicarbonicum, um den Harn zu alkalisieren. Das ist besonders nötig, wenn dieser durch hohes Fieber, starken Schweiß, eventuell noch Herzinsuffizienz angesäuert und konzentriert wird. Das Ausfallen der Sulfonamide in den Harnkanälchen kann rasch zu Urämie und Tod führen; da es vermeidbar ist, darf es aber doch nie Anlaß zu verzettelter Dosierung sein.

Die *Dosierung* soll — fast für alle Präparate gleich — im allgemeinen am 1. Tag 7 bis 10 g (= 14—20 Tabletten) betragen, dann etwa 3 Tage 6 g täglich, schließlich, besonders nach eingetretener Entfieberung noch einige Tage je 4 g. Am besten läßt man nach einer Anfangsdosis von 2—4 g alle 4 bis 6 Stunden je 1 g nehmen, auch nachts, um den Blutspiegel nie abfallen zu lassen. Injektionen sind höchstens zu Beginn der Behandlung oder bei Erbrechen des Kranken und ähnlichem nötig, da die Sulfonamide auch peroral gut resorbiert werden. — *Unterdosierungen* sind nicht nur wegen ihrer Fruchtlosigkeit, sondern auch wegen der Hervorrufung einer Sulfonamidfestigkeit der Erreger, und weil auch sie vor den Nebenwirkungen keineswegs sichern können, unbedingt zu vermeiden.

*Präparate.* Das einfache Sulfanilamid einschließlich Prontosil, Eubasin u. a. ist heute wegen zu schwacher Wirkung bzw. Unbekömmlichkeit verlassen. Dagegen sind die Sulfathiazole (Eleudron, Cibazol) und Sulfadiazine (= Sulfapyrimidine, nämlich Debenal, Pyrimal), dazu das Thiodiazin (Glubocid), zur Zeit in der inneren Medizin die geläufigsten und besten Präparate. Sie haben zugleich das breiteste „Keimspektrum". Sulfaguanidine (Ruocid, Resulfon) eignen sich wegen ihrer schweren Löslichkeit besonders für Diarrhöebehandlung. Im Supronal (Dema) liegt ein Mischpräparat (Methyldebenal = Sulfamerin + Marbadal) vor, dem eine bessere Wirkung gegen Anaerobier nachgesagt wird.

### e) Die Antibiotica.

*Penicillin und Streptomycin* (aus Penicillium- bzw. Streptothrixpilzen gewonnen) sind zur Zeit die Hauptvertreter dieser Klasse, in der man jedoch schon eine größere Zahl anderer Körper für den klinischen Gebrauch vorgeschlagen hat. Allen ist Wirksamkeit schon in hochgradigen Verdünnungen (1:1 Million und mehr) eigen. Ihre Wirkungsweise ist bakteriostatisch wie die der echten Chemotherapeutica, jedoch meist auf ein kleineres „Keimspektrum" beschränkt als bei den Sulfonamiden. So ist Penicillin z. B. auf die Coli-Typhus-Ruhrgruppe unwirksam, ebenso auf Tuberkel- und Influenzabacillen, auf welch letztere aber Streptomycin wirkt. Man darf wohl hoffen, daß sich wirksame Antibiotica gegen alle praktisch wichtigen Erreger in der Natur auffinden lassen; jedoch fehlen vorläufig noch wirksame Antibiotica z. B. gegen Diphtheriebacillen und Enterokokken. Im übrigen gelten aber auch für diese Stoffe die Einschränkungen jedes chemotherapeutischen Handelns bei Intoxikationen und Überempfindlichkeitskrankheiten.

Die *Resorption und Verteilung* (Diffusion) der Antibiotica im Gewebe ist viel größer als die der Sulfonamide, so daß ihre Wirksamkeit auch bei Lösung in Serum, Eiter usw. kaum verändert wird. Die Blutliquorschranke überschreitet Penicillin beim Gesunden nicht, es kann aber schadlos intralumbal verabreicht werden. Paraminobenzoesäure hebt die Wirkung der Antibiotica nicht auf, so daß sie einen anderen Wirkungsmechanismus als die Sulfonamide haben müssen; wohl aber kann auch bei Penicillin und Streptomycin eine Resistenz der Bakterienstämme entstehen, bei letzterem sogar sehr leicht; sie beruht bei jenem darauf, daß die Keime ein das Penicillin zerstörendes Ferment, die Penicillinase, zu bilden erlernen. Antibioticaresistente Stämme sind aber nie zugleich sulfonamidfest und umgekehrt, so daß sich beide Gruppen von Mitteln trefflich ergänzen.

Die großen Nachteile der meisten Antibiotica für die Praxis sind bis jetzt ihre rasche Inaktivierung durch die Magensäure und ihre *rasche Ausscheidung* durch die Nieren. Aus beiden folgt, daß sie im allgemeinen injiziert werden müssen — wo sie nicht lokal angewandt werden können —, und das in kurzen Zeitabständen, um einen einigermaßen konstanten Blutspiegel aufrecht zu erhalten. Letzterer läßt sich heute relativ leicht im Laboratorium verfolgen. Die beste Durchführung jeder antibiotischen Therapie verlangt heute: vor Beginn die Prüfung des Erregerstammes des Kranken in vitro auf Empfindlichkeit gegenüber dem anzuwendenden Präparat, dann die fortlaufende Kontrolle des Blutspiegels des letzteren.

Der *Indikationsbereich* der Antibiotica in der inneren Medizin erweitert sich noch ständig. Er deckt sich zunächst weitgehend mit dem der Sulfonamide, nur daß diese bei Meningitis epidemica zweifellos mindestens gleich wirksam, bei Diarrhöen aller Art einschließlich Bakterienruhr und Cystopyelitiden zweifellos überlegen sind. Hingegen hat man bei Sepsis-, besonders Sepsis-lenta-Fällen Erfolge eher von Penicillin, bei tuberkulöser und Influenzabacillenmeningitis nur vom Streptomycin gesehen, ebenso bei Tularämie. Die Dinge befinden sich noch stark im Fluß.

*Nebenwirkungen* spielen keine große Rolle, da Dosis efficax und Dosis toxica weit voneinander abliegen. Selten sind gewisse Überempfindlichkeitssymptome gegen die Mittel (Dermatitiden) oder auch anfängliche Symptome im Sinne der Herxheimer-Reaktion bei Salvarsananbehandlung der Lues.

*Dosierung* und *Anwendbarkeit* verschiedener Präparate müssen nach Lage des Falles und des Mittels individualisiert werden. Im ganzen zeigen sich heute folgende Tendenzen: einmal die Zahl der „Einheiten" (die zur Zeit noch biologisch für jedes Mittel gesondert standardisiert werden müssen, da man sie noch nicht in reiner Substanz besitzt, also auch nicht nach Gewicht dosieren kann) immer mehr zu steigern (so begnügte man sich beim Penicillin in vielen Fällen anfangs mit 100—200 000 OE, wo man heute schon 1 Million und mehr je Tag gibt), sodann das Mittel möglichst konzentriert an den Infektionsherd heranzubringen, wozu neben der intramuskulären Injektion (die intravenöse führt zu einer zu raschen Wiederausscheidung der Mittel) intralumbale, -pleurale, -artikuläre usw., Inhalations- und andere Applikationsarten dienen.

## 3. Unspezifische Therapie.

Während Immun- und Chemotherapie aus der so überaus fruchtbaren Idee der kausalen Bekämpfung der Infektion, aus ihrer Pathogenese also, erwachsen sind, und dabei den eigentlichen Heilungsprozeß des Wirtsorganismus bewußt weitgehend außer acht lassen, nimmt eine unspezifische Therapie vorwiegend die Hygiogenese, die Gesundungsvorgänge des Wirts, zum Ausgangspunkt ihres Eingreifens und erwartet, daß aus deren ärztlicher Unterstützung dann auch der kausale Faktor der Erkrankung überwunden werden kann. Um sie sinnvoll anzuwenden, muß man also von den „natürlichen" Heilungsvorgängen des Organismus bei Infektionskrankheiten ausgehen und sie zu unterstützen trachten im Sinne des „Natura sanat, medicus curat".

Nun ist freilich bei den meisten Infektionskrankheiten, besonders den akuten, die natürliche Heilkraft so groß, daß sie in den meisten Fällen, wo Komplikationen ausbleiben, allein ausreicht. In einer weiteren großen Zahl von Fällen erreicht der Arzt heute mit den ihm zur Verfügung stehenden kausalen Behandlungsmethoden so Ausgezeichnetes, daß sich auch dort Weiteres erübrigt. Es kann kein Zweifel sein, daß im ganzen genommen die spezifische und die Chemotherapie bei der Behandlung der Infektionskrankheiten heute im Vordergrund des ärztlichen Handelns stehen.

Es bleiben jedoch besonders bei den länger dauernden, vor allen den typhösen und den chronischen Infektionskrankheiten, weiterhin in den Fällen schwerster Verläufe und bei den verschiedensten Komplikationen der akuten Infektionskrankheiten immer noch Indikationen genug, wo ärztliches Eingreifen über die kausale Therapie hinaus unbedingt nötig wird. Und dazu lassen sich auch in vielen anderen Fällen das subjektive Leiden des Kranken, seine Schmerzen, die Schwere seines Krankheitsgefühls und seine Hinfälligkeit, Störungen einzelner seiner Funktionen, wie des Stuhlgangs, des Appetits, des Kreislaufs usw. lindern bzw. beheben im Sinne einer symptomatischen Therapie, die zur unspezifischen hinzugerechnet werden muß.

Bei der Ausübung der meisten über das rein Symptomatische hinausgehenden unspezifisch-therapeutischen Eingriffe geht man am besten von dem Symptom aus, das bei den Infektionskrankheiten so im Vordergrund steht und deshalb auf S. 109—118 schon eingehend behandelt wurde, dem Fieber. Es wurde dort ausgeführt, daß es Ausdruck und Resultante der verschiedenartigsten im Körper ablaufenden Einzelmechanismen ist, die der nervösen Regulation unterliegen. In schematisierender Zusammenfassung kann man nach HOFF die Pathogenese des Fieberanstiegs als sympathikotonische Phase, die Hygiogenese des Fieberabfalls als parasympathische betrachten (vgl. Tabelle 1). In diesen Regulations-

Tabelle 1. Gesetzmäßige Änderungen der vegetativen Regulationsvorgänge bei kurzdauerndem infektiösem Fieber (nach HOFF).

| 1. Phase: | 2. Phase: |
|---|---|
| Fieberanstieg, Fieberhöhe | Fieberabfall |
| Anstieg des Gesamtstoffwechsels | Abfall des Gesamtstoffwechsels |
| Vermehrter Eiweißzerfall | Geringerer Eiweißzerfall |
| Anstieg des Blutzuckers | Abfall des Blutzuckers |
| Abfall des Blutcholesterins | Anstieg des Blutcholesterins |
| Abfall der Alkalireserve (Acidose) | Anstieg der Alkalireserve |
| Leukocytenanstieg mit myeloischer Tendenz | Leukocytenabfall mit lymphatischer Tendenz |
| Übergewicht des Sympathicus | Übergewicht des Parasympathicus |

mechanismus, der natürlich in Einzelheiten bei verschiedenen Infektionskrankheiten und auch bei der gleichen Krankheit von Fall zu Fall verschieden abläuft, der mit verschiedener Intensität, mit verschiedener zeitlicher Phasen- und Rhythmenbildung usw. einhergeht, soll die unspezifische Therapie fördernd eingreifen. Daß hierbei wieder der Zeitfaktor eine entscheidende Rolle spielt, liegt auf der Hand: die Auswirkungen solcher unspezifischer Eingriffe müssen ganz verschieden sein, je nachdem in welcher Phase der Krankheit sie ausgeführt werden.

### a) Blut-, Serum-, Plasmainjektionen.

*Transfusionen* gruppengleichen Vollblutes sind oft bei schwerster Prostration, z. B. bei toxischer Diphtherie, auch bei typhösen Krankheiten oder Sepsis, von vorzüglicher Wirkung oder können den durch kausale Behandlung erzielten Erfolg sichern. Wenn sie reaktionslos vertragen werden, so dürfte ihre Wirkung zum Teil auf reiner Substitution im einzelnen nicht übersehbarer mangelnder Substanzen beruhen, zu denen sicher Serumeiweiße (besonders $\gamma$-Globulin), Serumeisen, Normalantikörper mikrobicider Art (S. **53**), bei Anhydrämie, besonders im Kollaps, auch die reine Flüssigkeitsmenge, vielleicht auch noch andere Stoffe, wie Cholesterin, Komplement, Hormone, Vitamine und sonstige Stoffe fermentativen Charakters gehören. Wenn verfügbar, kann die Transfusion von gruppengleichen Rekonvaleszenten derselben Krankheit vorgenommen werden, wobei man sich noch vom Gehalt an spezifischen Antikörpern in deren Serum eine zusätzliche Wirkung verspricht; eine sichere Überlegenheit dieser *Rekonvaleszentenbluttransfusionen* hat sich nicht beweisen lassen. Man gibt 300—500 ccm Blut, eventuell in 2—3tägigen Abständen mehrfach; auch noch kleinere Mengen können oft schon Erfolge aufweisen, die freilich meist nur kurze Zeit vorhalten. Zuweilen wird dem Schwangeren- oder *Retroplacentaserum* („Homoseran“) eine besonders gute Wirkung zugesprochen, z. B. bei Masern; hier mögen hormonale Einflüsse im Spiele sein.

Die Frage, inwieweit Einspritzungen *artfremder Normalseren* einen Einfluß auf den Verlauf von Infektionskrankheiten haben, ist deshalb wichtig, weil man vielfach die Heilerfolge der spezifischen Heilserumbehandlungen zum Teil oder auch ganz auf eine solche unspezifische Wirkung beziehen wollte. Daß durch parenterale Gabe artfremden Eiweißes ein „unspezifischer“ Sensibilisierungsvorgang in Gang gebracht wird, wurde bei der Serumkrankheit erörtert. Man hat zuweilen bei Ausbruch einer solchen plötzliche Besserungen der Grundkrankheit, z. B. bei Meningitis epidemica, gesehen, offenbar eine Folge dieser unspezifischen hyperergischen Reaktion, die auch als „parallergisch“ bezeichnet werden kann. Bei chronischen Colitiden sieht man Ähnliches, zuweilen aber auch schon bei enteraler oder gar peroraler Darreichung von Pferde- oder Rindernormalserum, und das ohne vorausgegangene Sensibilisierung örtlicher oder allgemeiner Art, wobei also dann wohl höchstens eine Art von Substitutionstherapie vorliegt, ähnlich wie es oben bei der Bluttransfusion besprochen wurde.

Besonders bewährt hat sich in neuester Zeit die Zufuhr von menschlichem *Plasma* (in USA. in Form der Plasmakonserve üblich), dies hauptsächlich bei schweren kindlichen Durchfällen (epidemic diarrhoea of newborn), auch bei chronischer Ruhr und anderen Infektionskrankheiten mit starker Auszehrung. Auch hier dürfte es sich um eine erfolgreiche Substitution handeln. — Eine bestimmte Plasmafraktion, das *$\gamma$-Globulin*, ist es ja auch, wie wir heute wissen (S. 122), die der Träger spezifischer Antikörper ist und deren Zufuhr, auch ohne vorausgegangene spezifische Immunisierung der Spender, sich bei Masern, Mumps, Hepatitis epidemica u. a. sehr bewährt, dies allerdings zum Teil wohl auch deshalb, weil die $\gamma$-Globulinfraktion Erwachsener meist spezifische Antikörper gegen diese Viruskrankheiten in mehr oder minder großer Menge erhält.

Die parenterale Gabe von *Eigenblut* oder *Eigenserum*, die für leichte Infektionen (Schnupfen, Angina) und bei Rekonvaleszenten empfohlen wird (20—50 ccm Blut oder 2—10 ccm Serum intraglutaeal, ein- oder mehrmals), muß wohl schon mehr zur Reizkörpertherapie (s. unten) in leichter Form gezählt werden.

## b) Reizkörpertherapie.

Ziel einer jeden Reizkörperbehandlung kann sein 1. eine Allgemeinreaktion des Organismus, 2. eine Lokalreaktion am Krankheitsherd, 3. in mildester Form nur eine Lokalreaktion am Applikationsort des Reizmittels (Stichreaktion). Wenn diese Reaktionsarten im Einzelfall oft auch nicht scharf voneinander getrennt zu erreichen sind, so muß sich der Arzt der Klarheit der therapeutischen Indikation wegen doch bemühen, diese Unterschiede zu machen. Je nach der gewünschten Reaktion ist also der ,,Reizkörper", seine Dosierung und Applikationsart, d. h. besonders bei wiederholter Gabe die zeitlichen Intervalle der Injektionen, zu richten. Bei der Behandlung von Infektionskrankheiten benützt man heute in der Praxis vorwiegend die Allgemeinreaktion, während die Lokalreaktionen mehr für die Therapie rheumatischer und anderer chronischer lokaler Prozesse in Frage kommen.

Die *Allgemeinreaktion* wird am Kranken am deutlichsten durch das Symptom des künstlichen Fiebers. Dabei wird also der nervöse Regulationsapparat in Tätigkeit gesetzt, von dem ausführlich die Rede war (S. 115—118 und S. 161). Der Zustand, in dem sich der Kranke befindet, bedingt weitgehend die Art der Reaktion; er hängt vom Stadium seiner Krankheit, also vom Zeitfaktor ab; weiter ist natürlich die Art des infektiösen Krankheitsprozesses entscheidend. Die Erfahrung hat gezeigt, daß das Hinzutreten einer 2. Infektionskrankheit zu einer bestehenden nicht immer einen ungünstigen Einfluß haben muß, sondern daß durch parallergische, ,,unspezifische" Beeinflussung sogar die Heilung der ersten durch die andere beschleunigt werden kann. Das gilt insbesondere für das Hinzutreten einer hochfieberhaften Malaria zu chronischen Prozessen des Zentralnervensystems. Dabei wird der spontane Ablauf ,,umgestimmt", ein chronisch-lokaler in einen akuten Allgemeinprozeß überführt und so eine Ausheilung, ein ,,Stationärwerden", angebahnt. Daraus ist die Malariatherapie der Metalues (WAGNER-JAUREGG) hervorgegangen.

Bei anderen infektiösen und toxischen Lokalprozessen hat ebenfalls die künstliche Setzung von Fieber, meist mit mehrfachen Schüttelfrösten, sei es mittels Malaria-tertiana-Inokulation, sei es mittels verschiedener Präparate aus abgetöteten Bakterien (z. B. Pyrifer) oder anderen pyrogenen Stoffen (z. B. Pepton, s. S. 116), zu Erfolgen geführt, so bei der Gonorrhöe- und der Behandlung progredienter postdiphtherischer Lähmungen.

Auch beim fiebernden Kranken kann eine zusätzlich künstlich ausgelöste Fieberreaktion mit Schüttelfrost zu einer derartigen Umstimmung der nervösen Regulationen führen, daß dadurch eine vorzeitige Entfieberung herbeigeführt wird, so beim Erysipel, bei den Brucellosen und den typhösen Krankheiten. Die Geschwindigkeit dieses Erfolges hängt von der Phase der Grundkrankheit ab, in der der künstliche Schüttelfrost, etwa durch Pyrifer, herbeigeführt wird. Die Anwendung solchen Verfahrens bedarf also besonderen Eingehens auf die Reaktionslage sowie die allgemeine Widerstandskraft des einzelnen Kranken. Im Prinzip ist aber die Möglichkeit solcher Reizkörpertherapie mit Allgemeinreaktion auch bei akut bzw. subakut fieberhaft Kranken erwiesen, wenn auch in der Durchführung schwierig und sehr verantwortungsvoll. Sie zeigt besonders deutlich, wie unspezifisch in die Hygiogenese auch ohne kausal gerichtete Maßnahmen eingegriffen werden kann.

Diese unspezifischen Reizkörper mit der Wirkung einer Allgemeinreaktion führen also hauptsächlich zu einer Beeinflussung der vegetativen Regulationen. Ihre Wirkungsdauer ist wesentlich kürzer als die der spezifischen Maßnahmen und beträgt meist nur 1—2 Tage, was auch vermuten läßt, daß unspezifische Schnellschutzreaktionen des Körpers im Sinne des auf S. 108 beschriebenen SHWARTZMAN-Phänomens in einer abgeschwächten Form am Mechanismus ihrer Wirkung beteiligt sind.

Schwächere unspezifische Reizkörper, wie sie nur zu *Lokalreaktionen* führen, können auch nachweislich zu einer kurzfristigen Steigerung spezifischer humoraler und cellulärer Abwehrmechanismen, z. B. des Antikörpertiters im Serum, bzw. zu vermehrter Phagocytose, besonders im reticuloendothelialen System, führen. Man hat solche deshalb hauptsächlich zur rascheren Beseitigung leichter Infekte, etwa bei Katarrhen, sowie in der Rekonvaleszenz empfohlen, ohne daß ihre Wirkung klinisch einwandfrei erhärtet wäre (vgl. auch oben: Eigenblut).

Von den *Verfahren* seien hier im einzelnen folgende genannt:

1. *Pyriferbehandlung,* beginnend mit 50 E intravenös und bei kurzen Intervallen (bis zu 3 Tagen) steigend entsprechend Dosis I, II usw., bei längeren ohne Erhöhung der Dosis.

2. *Milch und Milchpräparate.* Die stärksten Fieberreaktionen erreicht man mit frisch abgekochter Handelsmilch. Man injiziert zuerst $^1/_2$ ccm intramuskulär. Wenn in den nächsten 2 Tagen keine Reaktion aufgetreten ist, verdoppelt man die Dosis und fährt so fort bis zu einer Gesamtdosis von 8—10 ccm. Präparate: Aolan, Caseosan u. a.

3. *Eiweißpräparate.* Novoprotin 0,2—1,0 ccm intravenös oder 0,3—2,0 ccm intramuskulär und andere Peptonlösungen erzeugen leicht heftige Reaktionen, wenn sie intravenös gegeben werden.

4. *Bakterienpräparate.* Omnadin 1—2 ccm intramuskulär, Yatrenvaccinen u. a.

5. *Erzeugung eines „Fixationsabscesses“.* Man injiziert subcutan 1—2 ccm alten Terpentinöls. Nach mehrtägigem hohem Fieber bildet sich ein Absceß, der eröffnet werden muß. Diese Methode ist hauptsächlich für die Behandlung der epidemischen Encephalitis empfohlen worden. Das gereinigte Terpentinöl, in der 10fachen Menge Olivenöl gelöst, ist als Olobintin im Handel. Seine intramuskuläre Injektion erzeugt keine Abscesse, sondern nur Infiltrate. Sie kann mit steigenden Dosen von 0,5—1, bis höchstens 3—5 ccm in 3tägigen Abständen wiederholt werden.

6. *Chemische Substanzen,* wie Ameisensäure 0,001‰ 0,2 —0,5 ccm intramuskulär, auch äußerlich zum Einreiben (Forapin u. a.), Schwefel, z. B. als Sufrogel (0,1—0,4 $cm^3$ intramuskulär) u. a.

### c) Medikamentöse Antipyrese und andere zentralnervöse Maßnahmen.

Daß die medikamentöse Antipyrese vorwiegend als eine die Wärmezentren beruhigende Maßnahme aufgefaßt wird, wurde auf S. 118 erwähnt. Sie kommt besonders bei länger dauerndem Fieber (Typhus, Tuberkulose) oder als kräftige Stoßbehandlung, verbunden mit Schwitzpackung, bei banalen Infekten in Frage.

Bei längerem Fieber erzeugen die wirksamen Dosen der Antipyretica oft einen unangenehmen Schweißausbruch, und nachher kann die Temperatur wieder mit Schüttelfrost ansteigen. Sie können auch die Zirkulation schädigen und Kollaps erzeugen. Es ist deshalb zweckmäßig, zuerst kleine Dosen zu geben. Diese sind auch in den Fällen angezeigt, in denen es nicht auf die Antipyrese, sondern nur auf die Beseitigung von Kopfschmerz und anderen unangenehmen Sensationen ankommt. Zu diesem Zweck sind von Acetylsalicylsäure oder Antipyrin 0,3, von Phenacetin oder Lactophenin 0,25, von Pyramidon 0,2—0,3 zu geben. Für die Dosierung sollen die subjektiven Empfindungen des Patienten wegleitend sein. Wenn sich der Kranke wohler fühlt, so befindet er sich in einem Zustand, der für den Ablauf der Infektion günstiger ist; wenn er durch Schweißausbrüche oder Schüttelfröste geplagt wird, so ist das sicher ungünstig. Oft gelingt es, durch regelmäßige Verteilung kleiner Dosen (z. B. 0,05 Pyramidon) über den ganzen Tag die Temperatur dauernd niedriger zu halten. Besonders bei Tuberkulose ist diese Behandlung oft vorteilhaft. Auch 2—3mal 0,5 Chinin wirkt oft gut.

Auch die häufig vorzunehmenden Lumbalpunktionen bei Überdruck im Liquorraum bei Encephalitiden und Meningitiden, ja auch bei bloßem Meningismus, sind wichtige beruhigende Eingriffe am Zentralnervensystem. Für einzelne

Symptome, etwa bei Olig- oder gar Anurie bei WEILscher Krankheit u. a., haben sich Grenzstranganästhesien bewährt.

Ob sich derartige Maßnahmen, wie russische Autoren z. B. fürs Fleckfieber angeben, auch sonst in der Behandlung akuter Infektionskrankheiten einbürgern werden, muß die Zukunft zeigen. Es erscheint aber für die unspezifische Therapie auch schon theoretisch wichtig, daß durch mancherlei zentralnervöse Eingriffe unspezifischer Art günstige Wirkungen auf den Ablauf der Infektionskrankheiten zu erreichen sind.

### d) Physikalische, besonders Hydrotherapie.

Hydrotherapeutische Maßnahmen erweisen sich subjektiv und objektiv bei allen hochfieberhaften Zuständen als nützlich, besonders auch wieder bei den typhösen Krankheiten. Ihre Wirkungsweise beruht ebenfalls auf einer Beeinflussung der vegetativen Regulationen, besonders auch der nervösen Regulation des Fiebers (vgl. S. 117).

Die *Bäderbehandlung* bezweckt nicht unter allen Umständen die Temperatur tief herunterzudrücken. Die Kranken empfinden sowohl eine starke Abkühlung als den späteren Wiederanstieg der Temperatur sehr unangenehm. Man wählt deshalb eine Anfangstemperatur des Bades, die für den Fiebernden angenehm kühl ist, etwa 32—33° C, und kühlt im Verlauf von 15 Min. das Wasser auf etwa 24° C oder noch tiefer ab. Zweckmäßigerweise übergießt man den Oberkörper des Patienten mehrmals mit dem Badewasser, weil dadurch Hustenreiz erzeugt und das Sensorium angeregt wird. Dann wird der Kranke gut abgetrocknet, entweder auf einem besonderen Lager oder im Bett auf einer Unterlage, die nachher entfernt wird. Der Kranke muß von geübtem Personal ins Bad und zurück ins Bett getragen werden.

Statt kühlender Bäder hat sich auch das *Überwärmungsbad*, z. B. bei Fleckfieber und Pneumonien, bewährt, bei dem man die Wassertemperatur langsam auf 41° C steigen läßt, woraufhin nicht selten eine lytische Entfieberung und subjektive Besserung einsetzt.

*Dreiviertelpackungen* mit kalten Tüchern, die mehrfach am Tage gegeben werden können, ebenso *Priessnitz-Umschläge* (Rumpf, Brust oder Bauch) werden oft sehr wohltuend empfunden. Am mildesten sind die *Wadenwickel*, die Hochfieberhaften allein schon subjektiv helfen, meist ohne freilich objektive Wirkung zu zeitigen.

*Hautpflege, Mundpflege (Soor!), Stuhlregelung* (Klysmen!) sind bei allen Infektionskrankheiten von größter Wichtigkeit.

*Freiluftbehandlung* bei Pneumonien hat sich insbesondere in der Kinderheilkunde, weil vorzüglich wirksam, eingebürgert.

### e) Diätetische Behandlung.

Auf S. 112—115 wurden bereits die Hauptgesichtspunkte für die Krankenernährung im Fieber und in der Rekonvaleszenz erörtert.

Als Richtlinie kann gelten, daß man, ohne den Kranken zu sehr zu belästigen, und unter Berücksichtigung des Zustandes seiner Verdauungsfunktion, bei allen länger dauernden Fieberzuständen reichlich Flüssigkeit zuführen und dem Kräfteverfall vorbeugen muß. Eine direkte Heilwirkung der gewählten Kost, wie man sie bei Wundheilungsprozessen, z. B. mit saurer Diät, erzielen kann, kommt bei Infektionskrankheiten weniger in Betracht; auch die einseitigen Kostformen bei der Lungentuberkulose haben sich nicht durchgesetzt. Außer Kohlehydraten müssen bei längerer Krankheit auch reichlicher Eiweiß und vitaminhaltige Nahrungsmittel zugeführt werden. Die oft starken Kochsalzverluste werden bei Austrocknungserscheinungen am besten durch Infusionen ausgeglichen; häufiger, als man früher damit rechnete, besteht bei Infektionskrankheiten, auch ohne Durchfall, eine Hypochlorämie, deren Beseitigung den Zustand rasch bessert. In schweren Fällen kommen auch Traubenzuckerinfusionen und Nährklysmen als Tropfklistier in Betracht.

Gut verträgliche Nahrungsmittel und Getränke sind vor allem Milch, auch Magermilch, in Mengen von 200—300 ccm, Fleischbrühe (ohne Fett), Frucht- und Gemüsepreßsäfte, auch Tee, Kaffee, Kakao. Oft werden kleine Kochsalzzusätze gern genommen. Bewährt sind Hafer-, Gersten-, Reisschleim- und andere -Suppen oder -Breie. Die Magenverweildauer ist schon etwas größer bei weichen Eiern, Weißbrot, Keks, Kartoffelpüree. An Gemüsen sind erlaubt: Karotten, Spinat, Blumenkohl, dazu gehacktes Fleisch, alles abwechselnd kalt oder heiß genommen. Die Nahrung soll 2—3stündlich in dem Appetit entsprechenden Portionen gereicht werden. Außer der psychischen Ermunterung können kleine Mengen von Salzsäurepepsin und Darmfermentpräparaten den darniederliegenden Eßwillen heben.

### f) Kreislaufbehandlung.

Kreislaufschäden bei Infektionskrankheiten treten gewöhnlich erst einige Zeit nach Beginn in Erscheinung und können dann leicht das klinische Bild beherrschen, so daß ihre Behandlung die Hauptaufgabe des Arztes wird. Sie können mehr allmählich entstehen oder ganz plötzlich auftreten bzw. etwa eine Fieberkrise oder dergleichen begleiten. Bei allen schweren Infektionskrankheiten kann es auch einmal zum plötzlichen Herzstillstand (Sekundenherztod) kommen. Von den manche Infektionskrankheiten begleitenden Herzaffektionen, Myo- und Endokarditiden und ihrer Behandlung soll hier nicht die Rede sein (s. Kapitel Myokarditis). Leichtere Myokardschäden, die oft auch im Ekg an ST-Senkungen u. a. erkennbar, aber anatomisch ohne Befund sind, gehören zu jedem schweren Infektionszustand. Die Peripherie kann vorwiegend durch Insuffizienz der zentralen Steuerung oder Capillarschädigung oder Austrocknung geschädigt sein. Die Behebung der Kreislaufstörungen bringt oft erst die Voraussetzung zur Überwindung des schweren Infektionszustandes.

Hämodynamisch steht bei reiner Herzinsuffizienz das Bild der Stauung mit Leberschwellung, Cyanose, Lungenstauung bis zu Ödemen, besonders am Steiß, im Vordergrund; dabei ist die zirkulierende Blutmenge vermehrt, der Venendruck erhöht. Bei dem häufigeren Versagen der Peripherie kommt es mehr zum Bild des „protrahierten Kollaps“ mit Hypotonie, Blässe, kleinem schnellem Puls, kühlen Extremitäten, manchmal Benommenheit; dabei ist die zirkulierende Blutmenge verringert, der Venendruck herabgesetzt. Es kann jederzeit plötzlich zum akuten Kollaps kommen, ja zum Exitus (s. Kapitel Kollaps **im Abschnitt Kreislaufkrankheiten**).

Für die Behandlung der Herzinsuffizienz ist Strophanthin intravenös das Mittel der Wahl; die Digitalispräparate sind schon wegen ihrer Magenwirkung weniger günstig und in ihrer Wirkung beim sonst gesunden Herzen fraglich. Man muß dabei höher als gewöhnlich dosieren, da das Herz Fieberhafter mehr Umsatz hat, Strophanthin bis zu 0,5 mg täglich, natürlich nur so lange als unbedingt nötig. Auch soll mit dieser Behandlung nicht aus Überängstlichkeit zu früh begonnen oder sie gar schematisch bei jedem Hochfieberhaften angeordnet werden.

Für die Insuffizienz der Peripherie ist in schweren Fällen und kritischen Lagen, z. B. bei einer Krise, Polypragmasie durchaus am Platze. Man gebe im Wechsel 1—2 ccm Cardiazol oder Coramin, 0,001 g Strychnin, 1—2 ccm

Sympatol, 0,2—0,3 g Coffein u. ä. Im Kollaps kommen auch Adrenalin, Hypophysin, $O_2$-Inhalation usw. hinzu.

Bei Austrocknungserscheinungen müssen auch im Hinblick auf den Kreislauf Trans- und Infusionen, besonders auch 5%ige Traubenzucker-, auch Periston-infusionen zu Hilfe genommen werden.

## Literatur.

DOMAGK u. HEGLER: Chemotherapie bakterieller Infektionen, 3. Aufl. Leipzig 1944. — HÖRING: Klinische Infektionslehre, 2. Aufl. Berlin-Göttingen-Heidelberg: Springer 1948. — HOFF: Unspezifische Therapie und natürliche Abwehrvorgänge. Berlin: Springer 1930. — SCHMIDT: Grundlagen der spezifischen Therapie. Berlin 1940. — SCHÖNFELD u. KIMMIG: Sulfonamide und Penicilline. Stuttgart 1948. — WEICHHARDT: Die Grundlagen der unspezifischen Therapie. Berlin: Springer 1936.

# Spezielle Pathologie und Therapie der Infektionskrankheiten.

Von

**F. O. HÖRING.**

**Mit 16 Abbildungen.**

Die in diesem Kapitel besprochenen Krankheitseinheiten sind zumeist ursprünglich rein klinisch aufgestellt bzw. unterschieden worden; das haftet ihnen zum Teil auch heute noch an, so besonders im Falle der Sepsis (vgl. S. 83). Die Erregerforschung hat sie aber nachträglich zumeist auch als ätiologische Einheiten anerkennen, bzw. bei klinisch ähnlichen Fällen, wie z. B. Fleckfieber — Typhus — Paratyphus abdominalis, die ätiologischen Einheiten abgrenzen lassen.

Wir legen daher hier für die Einteilung der nosologischen Einheiten trotz mancher pathogenetisch-klinischer Schwierigkeiten, die dadurch entstehen (vgl. Febris quintana, Botulismus u. a.), die grobe Erregersystematik zugrunde. Ein Teil dieser nosologischen Einheiten betrifft klinisch ganz vorwiegend einzelne Organe und wird daher in anderen Kapiteln ausführlich besprochen (z. B. Meningitiden, Encephalitiden), oder sie sind als chronische Infektionskrankheiten in der Organpathologie der inneren Medizin so weithin bedeutungsvoll, daß ihre Besprechung jeweils in den betreffenden Kapiteln erfolgen muß (Tuberkulose, Syphilis). Ein anderer Teil von spezifischen Infektionskrankheiten ist mehr nur für andere Fachdisziplinen von Bedeutung und bleibt daher hier im Rahmen der inneren Medizin unbesprochen (Geschlechtskrankheiten, Hautmykosen, spezifische Conjunctividen, Sklerom).

Die Fragen der Übertragungsweise, der Seuchenbekämpfung und der prophylaktischen Maßnahmen sind in erster Linie das Interessengebiet der Hygiene und werden daher hier nur insoweit berücksichtigt, als der Arzt bei der Krankenbehandlung darauf zu achten hat. Aus Gründen der Raumersparnis sind auch die Krankheiten, die in den Lehrbüchern der Kinderkrankheiten ausführlich behandelt werden, kürzer gefaßt und das für die Erkrankungen der Erwachsenen Wichtige hervorgehoben, sowie auch die Besprechung der pathologischen Anatomie auf das Notwendigste beschränkt.

## I. Sepsis.

**Definition.** Im Gegensatz zu den ätiologisch definierten Infektionskrankheiten sprechen wir von Sepsis bei klinisch ähnlichen Krankheitszuständen mit den verschiedensten Erregern, jedoch immer nur solchen aus dem Bakterienreich, worin also doch eine gewisse Kongruenz der klinisch-nosologischen Einheit „Sepsis" mit einer ätiologischen besteht, wenn auch nur, was die Erregerklasse, nicht die -art betrifft. Erreger aus der Klasse der Viren machen keine Sepsiserkrankung, und bei Protozoen und Würmern pflegt man trotz pathogenetischer Beziehungen den Ausdruck Sepsis nicht anzuwenden (vgl.

S. 83). Virus- und Protozoenkrankheiten können aber durch bakterielle Sekundärinfektion in Sepsis übergehen bzw. auslaufen.

Im Mittelpunkt des Begriffs Sepsis steht die Tatsache, daß sich bei ihr Erreger im strömenden Blut aufhalten, und zwar dies nicht nur während eines Teils bzw. eines Stadiums der Krankheit, sondern während der ganzen Zeit, sei es dauernd, sei es periodisch. Gelingt es diese Bakteriämie zu beseitigen, so ist auch die Sepsis beseitigt. Einmalige oder auch wiederholte kurzfristige Bakteriämien machen noch keine Sepsis. Der Beweis solcher dauernden oder periodischen Bakteriämien läßt sich nur intra vitam führen, nicht mehr an der Leiche; der Leichenbefund kann daher nicht über die Diagnose Sepsis entscheiden.

Nicht jede andauernde Bakteriämie ist eine Sepsis. Wir finden den Erreger bei sehr vielen, nämlich allen sog. cyclischen Infektionskrankheiten, z. B. dem Typhus, zeitweise, d. h. in bestimmten Krankheitsstadien im Blut. Sie beruhen auf dem Zyklus: Inkubation, Generalisation, Organmanifestation. Bei ihnen gehört es also zum typischen Verlauf, daß die Generalisation bzw. Bakteriämie vom Körper nach einiger Zeit gesetzmäßig überwunden wird, die Krankheit selbst dabei aber in typischer Weise weiter abläuft bis zu Heilung oder Tod. Bei der Sepsis ist im Moment, wo die Bakteriämie überwunden wird, auch die Sepsis beseitigt; wird sie nicht überwunden, führt sie über kurz oder lang immer zum Tode.

Außer der Bakteriämie gehört zur Sepsis stets ein lokaler Infektionsprozeß, von dem aus der Einbruch der Keime in die Blutbahn erfolgt, der Sepsisherd. Wird dessen Verbindung zur Blutbahn wieder abgedichtet, bleibt nur dieser lokale Infektionsprozeß, die Sepsis ist beendet. Bei den Bakteriämien im Generalisationsstadium der cyclischen Infektionskrankheiten ist über einen solchen Herd nichts Sicheres bekannt.

Der Verlauf einer Sepsis ändert fernerhin nichts an der schon zuvor bestandenen Empfänglichkeit des Körpers gegen den betreffenden Keim, während alle cyclischen Infektionskrankheiten im Prinzip zum Erwerb einer Immunität führen, also die Empfänglichkeit verändern. Zu Sepsis mit dem gleichen Erreger kann es also wiederholt kommen, auch in kurzen Abständen. Demnach kann Sepsis aber nur in einem Organismus entstehen, der nicht (bzw. nicht mehr) zum Erwerb einer Immunität gegen den betreffenden Keim fähig ist, also z. B. Staphylokokkensepsis bei jedem Menschen, da der Mensch allgemein nicht fähig ist, eine Immunität gegen Staphylokokken zu erwerben, Typhusbacillensepsis aber nur bei einem Typhusimmunen, der infolge der vorher erworbenen Typhusimmunität nun auch nicht mehr in der Lage ist, seinen Empfänglichkeitszustand gegen Typhusbacillen zu ändern. Typhusbacillensepsis kommt deshalb nur nach überstandenem Typhus abdominalis vor.

„Sepsis liegt also dann vor, wenn sich innerhalb des Körpers ein Herd gebildet hat, von dem aus konstant oder periodisch Bakterien in den Kreislauf gelangen derart, daß durch diese Invasion subjektive und objektive Krankheitserscheinungen ausgelöst werden" (SCHOTTMÜLLER); und Voraussetzung dazu ist die oben gekennzeichnete Empfänglichkeitslage.

In der pathologischen Anatomie wird vielfach, je nach dem Leichenbefund von Metastasen, der Milzschwellung u. a. Pyämie und Sepsis unterschieden. Klinisch ist die Frage, ob Metastasen vorhanden sind oder nicht, sekundärer Art. Sie hängt auch weitgehend vom Erreger ab. In der Chirurgie wird oft Septicämie, Pyämie, Septikopyämie, Toxämie u. a. voneinander zu unterscheiden versucht, ebenfalls teils wegen der Frage der Metastasenbildung, teils auch nach der Schwere des Krankheitsbildes. Auch diese Einteilung läßt die Pathogenese außer acht. Die nach deren Gesichtspunkten gegebene, obige Definition der Sepsis — unter Vermeidung der verwirrenden übrigen Namen für pathogenetisch gleichartige Zustände — hat sich heute, wenigstens in der inneren Medizin, ziemlich allgemein durchgesetzt.

„Septisch“ werden vielfach Krankheitsbilder genannt, die durch die Schwere der Beeinträchtigung des Befindens an eine Sepsis erinnern (septischer Scharlach usw.). Diese Bezeichnung sollte vermieden werden, da sie zu Verwirrung führt. Richtiger ist wie bei der „toxischen Diphtherie“ von toxischen Bildern oder, wo Toxine fehlen, einfach von schweren Verlaufsformen zu sprechen.

**Pathogenese.** Zerlegt man den pathogenetischen Vorgang der Sepsis in seine einzelnen Teile, so sind zu unterscheiden: der Sepsisherd — die Art seiner Verbindung mit der Blutbahn — die Bakteriämie — die Frage der Keimvermehrung im Blut und das Schicksal der in die Blutbahn gelangenden Keime — daraus entstehende Folgen allgemeiner (akut-chronisch) und örtlicher (metastasierend ?) Art für den Organismus. Letztere hängen besonders von der Art des Erregers ab. Jeder einzelne von diesen Gesichtspunkten ist auch klinisch-therapeutisch von großer Wichtigkeit, und dadurch ergeben sich auch verschiedene Unterlagen für eine klinische Einteilung der Sepsis, die hier zunächst besprochen seien.

*Der Sepsisherd.* Er ist stets ein lokaler Infektionsprozeß, der freilich sehr verschiedene Ausdehnung haben kann. Zum Sepsisherd wird er dadurch qualifiziert, daß er in irgendeiner Weise eine Verbindung zur Blutbahn eingeht und daß in ihm fortlaufend eine so reichliche Keimvermehrung stattfindet, daß die Einsaat von Keimen dadurch konstant oder periodisch unterhalten wird.

Nur in einem Teil der Fälle wird die *Eintrittspforte* der Infektion unmittelbar zum Sepsisherd, so besonders bei der Wund- und der Puerperalsepsis, die laienhaft gerne auch heute noch als „Blutvergiftung“ bezeichnet wird. Die Eintrittspforte der Infektion kann aber auch nur zu einer vorübergehenden Keimaussaat mit dem Erfolg einer Keimansiedlung an entfernter Stelle, z. B. am Rand der Herzklappen, führen, so daß der Sepsisherd dann den Ort der Eintrittspforte gar nicht mehr erkennen zu lassen braucht.

Nach dem *anatomischen Sitz des Sepsisherdes* unterscheidet man folgende *häufigste Sepsisformen:*

| *Sitz des Herdes* | *Bezeichnung der Sepsis* |
|---|---|
| Wunden | Wundsepsis |
| Uterus | Puerperalsepsis |
| Tonsillen | tonsillogene Sepsis |
| Zähne | odontogene Sepsis |
| Ohren | otogene Sepsis |
| Herzklappen | endokarditische Sepsis |
| Gallenwege | cholangitische Sepsis |
| Darm | enterogene Sepsis |
| Harnwege | urogenitale Sepsis |

Im Prinzip kann natürlich jede Stelle des Organismus zum Sepsisherd werden. Die genannten sind nur vom klinischen Gesichtspunkt aus die häufigsten Sitze des Sepsisherdes.

Im Laufe einer bereits ausgebrochenen Sepsis kann es zur Bildung neuer, sog. *sekundärer Sepsisherde* kommen, obgleich das nicht häufig ist und meist erst agonal stattfindet, so z. B. im Lungen- oder Leberparenchym, auch im Knochenmark, durch Entstehung von Metastasen dort, die ihrerseits dann Keime in die Blutbahn ausschwemmen. Selten beobachtet man, daß ein solcher sekundärer Herd schon zuvor bei Abheilung des ersten in der Keimeinschwemmung die Führung übernimmt, das insbesondere dann, wenn etwa von einer tonsillogenen Sepsis aus eine Absiedlung am Endokard stattgefunden hat, die Keimeinschwemmung vom primären Herd aus operativ unterbunden und die Sepsis von den Herzklappen aus nun weiter unterhalten wird. Die Fälle solcher klarer sekundärer Herde sind aber wie gesagt selten.

*Die Entstehung der Bakteriämie.* Nach der Art der Verbindung des Sepsisherds zur Blutbahn kann man folgende vier Arten von Sepsis unterscheiden: die thrombophlebitische, die lymphangitische, die endokarditische und die von unter Eiterdruck stehenden Hohlorganen ausgehende Sepsis.

Bei der *thrombophlebitischen Sepsis* kommt es von einem eitrigen Herd aus zur infizierten Thrombosierung und eitrigen Erweichung des Thrombus in einer benachbarten Vene, und damit ist die dauernde Verbindung zur Blutbahn hergestellt. Gewöhnlich finden sich bei ihr sehr reichlich Keime im Blut, oft massenhaft. Der Verlauf ist entsprechend bösartig und geht meist mit heftigen, täglichen, zuweilen täglich mehrfachen schweren Schüttelfrösten einher. Diese Form der Sepsis findet sich besonders bei eitrigen Wunden, eitrigen Infektionen der puerperalen Uteruswände mit ihrem stark entwickelten Venenplexus, otogener eitriger Sinusitis, Furunkeln an Weichteilen (Lippen!), postanginös und von einer Pylephlebitis (Pfortaderthrombose) aus.

Eine *lymphangitische Sepsis* kommt derart zustande, daß der Herd Abfluß in die Lymphwege hat und in sie Keime eingestreut werden, von wo aus sie über den Ductus thoracicus schließlich in die Blutbahn gelangen. Dabei geht diese Einsaat meist in kleinen Mengen und gleichmäßig fortlaufend vor sich, so daß der lymphangitischen Sepsis meist der Fiebertyp der hohen Continua ohne Schüttelfröste entspricht. Sie geht aus besonders von Wundeiterungen phlegmonöser Art (auch bei Milzbrandkarbunkel, Gasbrand!) oder solchen mit „Lymphangitis" (den ominösen roten Streifen), von puerperalen Infektionen des Parametriums, aber auch von den Tonsillen, infizierten Lymphdrüsen u. a.

Ist es ohne vorausgegangene thrombophlebitische oder lymphangitische Sepsis primär zur Ansiedlung von Keimen an den Herzklappenrändern gekommen, was durch akzidentelle Bakteriämien (s. unten) zu erklären ist, und kommt es nun von hier aus zur dauernden Einsaat, so haben wir eine (primär-) *endokarditische Sepsis* vor uns. Sie ist besonders häufig in Form der Sepsis lenta, für die in einem erheblichen Teil der Fälle vorausgegangene rheumatische Endokarditiden an den Klappen eine Prädisposition geschaffen haben. Bei den akuten Fällen von endokarditischer Sepsis, handelt es sich meist um einen sekundären Sepsisherd am Endokard (vgl. oben).

Eine seltenere Form der Sepsis ist diejenige, bei der *unter Druck stehende Eitersäcke,* z. B. ein durch faulende Eireste infiziertes Cavum uteri, ein Gallenblasenempyem, eine Pyonephrose, ein Nasennebenhöhlenempyem zu unregelmäßigen Einsaaten in die Blutbahn führen, oft ausgelöst durch äußere Einwirkung. Es kommt dann zu unregelmäßigen Schüttelfrösten und Fieber. Das volle Bild einer Sepsis kann fehlen oder nur sehr periodisch, auch rezidivierend mit längeren Intervallen, auftreten.

Diese letzte Sepsisform leitet über zu den „sporadischen" *Bakteriämien,* die zweifellos etwas Banales, und daher von der Sepsis zu trennen sind. Hierher gehört z. B. das „Katheterfieber" nach erschwertem Katheterismus, nach Wundtoilette auftretende Fieberzacken, eintägiges Fieber post partum oder abortum, manche Fieberzacken, die nach Infusionen nicht steriler Lösungen auftreten usw., seien sie mit oder ohne Schüttelfrost. Bei geringer Keimzahl brauchen solche Bakteriämien klinisch überhaupt keine Erscheinungen zu machen. Der Organismus verträgt eine ganze Menge Keime äußerlich reaktionslos. Doch hängt dies von seiner Abwehrlage und der Keimart ab. Von letzterer hängt es insbesondere auch ab, ob eine solche (manifeste oder reaktionslose) Bakteriämie zur Entwicklung von Metastasen führt (z. B. Osteomyelitis!) oder nicht. Andere Ausdrücke solcher akzidenteller Bakteriämien, die aber auch als echt septische Metastasen vorkommen, sind z. B. Hirnabscesse bei Bronchiektasen, paranephritische, subphrenische und Leberabscesse, sowie die oben schon genannte primäre endokarditische Sepsis.

*Das Schicksal der in die Blutbahn eingedrungenen Keime.* Da ist zunächst die Frage zu klären, ob sie sich im strömenden Blut noch weiterhin wie im

Sepsisherd vermehren. Es wurde schon auf S. 83 ausgeführt, daß man heute nicht mehr an der Vorstellung festhält, daß eine Keimvermehrung im strömenden Blut das Kennzeichen der Sepsis sei. Ja, es kann so viel sicher gesagt werden, daß eine solche bei der Sepsis nur agonal eine merkbare Rolle spielt. Die im Blut nachweisbaren Keime also sind sicher überwiegend aus dem Sepsisherd in dasselbe eingeschwemmt.

Solange nämlich die Funktionen des Organismus noch einigermaßen in Wirkung sind, werden, wie man aus Tierexperimenten weiß, in die Blutbahn injizierte Bakterien durch die „Selbstreinigung des Blutes" sehr rasch, d. h. in wenigen Minuten bis zu etwa 1 Stunde wieder entfernt. Dies ist eine wichtige Aufgabe der Blutuferzellen (des retikuloendothelialen Systems) besonders in den Capillargebieten der Lungen, Leber, Nieren und des Knochenmarks, beim Erwachsenen besonders desjenigen der Wirbelkörper. Die Keime werden zum Teil von den Phagocyten aufgenommen und verdaut, zum Teil in den exkretorischen Organen, Leber, Niere, auch Lungen mit deren Ausscheidungen, Galle, Harn, Sputum, noch lebend ausgeschieden. Zur *Metastasenbildung* kommt es, wenn solches nicht gelingt und irgendwo erneute örtliche Keimvermehrung einsetzt. Meist spricht eine Keimausscheidung in den Exkreten wohl schon dafür, daß es zu mikroskopischen Läsionen, d. h. zu kleinsten „Absiedlungen" gekommen ist. Keimart und Keimzahl sind dabei von ausschlaggebender Bedeutung. Solche kleinste Herde bezeichnet man klinisch noch nicht als Metastasen.

*Art der Erreger.* Nicht nur für diese lokalen Folgen der spetischen Bakteriämie, besonders für die klinische Metastasenbildung, sondern auch für die Schwere der Allgemeininfektion, d. h. das ganze Krankheitsbild, ist die *Keimart* entscheidend. Es kommt dazu, daß ihr auch weitgehend jeweils bestimmte Sitze der Sepsisherde und Einbruchsarten in die Blutbahn entsprechen. So liegt es schon auf der Hand, daß die pyogenen Staphylokokken gewöhnlich zu Phlebitiden und damit zu thrombophlebitischer Sepsis führen, wobei sie auf ihrem Blutwege von einer Eiterung der Extremitäten od. dgl. zunächst ins Lungencapillarsystem gelangen, hier aufgehalten werden und nun wieder eitrige Metastasen bilden (miliare Lungenabscesse). Die pyogenen Streptokokken dagegen neigen örtlich bekanntlich weniger zu Absceß- als zu Phlegmonenbildung, gelangen so über den Lymphweg in kleinen Mengen ins Blut und neigen nicht so stark zu eitrigen Metastasen, eher zur Bildung von endokarditischen Sekundärherden. Prinzipiell ist, wie wir sahen, jedes Bacterium, das in dem betreffenden Organismus keine cyclische Infektionskrankheit zu erzeugen vermag, in der Lage, Herdbildner und damit Sepsiserreger zu werden. Dabei hängt aber der Verlauf, seine Schwere und Geschwindigkeit mit der Pathogenität des Erregers zusammen, so daß wir hier die *akute* und die *subakute* bzw. sogar *chronische Sepsis* unterscheiden müssen.

Die *häufigsten Erreger der akuten Sepsis* sind: Staphylococcus pyogenes aureus, Streptococcus pyogenes haemolyticus und Streptococcus putridus, Pneumococcus mucosus, sowie Colibacillen. *Seltener* sind ihnen gegenüber: Pneumo-, Gono-, Meningokokken, Typhus-, Paratyphus-, Proteus-, Gasbrand- und Pestbacillen. Dazu kommen noch als ausgesprochen *seltene Erreger:* der Bacillus funduliformis, Friedländer-, Pyocyaneus-, Milzbrand- und Rotzbacillen.

Die häufigsten *Erreger einer subakuten Sepsis* sind: der Streptococcus viridans, seltener der Enterococcus, selten Influenza- und Bang-Bacillen u. a.

Aus dieser Aufzählung geht schon hervor, daß die banalsten Keime im ganzen auch die häufigsten Sepsiserreger sind. Halten wir an der Trennung der akuten und subakuten Sepsis fest, so sind auch die Krankheitsbilder, die sie hervorrufen, klinisch einander ähnlich und deshalb im Ausdruck „Sepsis" schlechtweg zusammengefaßt, während die selteneren Erreger meist schon klinisch durch die der Sepsis vorausgegangene andere „spezifische" Krankheit (Lobärpneumonie, Gonorrhöe, Typhus, Gasbrand, Morbus Bang usw.) gewissermaßen markiert sind und deshalb als „Sepsis nach Pneumonie" usw. nicht eigentlich selbständige Krankheitsbilder darstellen, sondern Komplikationen anderer Krankheiten.

Vorübergehend bietet oft ein der Sepsis durchaus ähnliches Bild auch die *Miliartuberkulose*. Sie wird auch von vielen als tuberkulöse Sepsis aufgefaßt, obgleich dies umstritten ist, jedenfalls sicher eher noch für die sog. *Sepsis tuberculosa acutissima* (LANDOUZY) oder CALMETTEsche Prägranulämie zutrifft. Beide Krankheitsbilder werden an anderen Orten abgehandelt.

Wie eingangs betont, ist „Sepsis" keine einheitliche Infektionskrankheit; sie ist vielmehr, wie wir jetzt sehen, ein von den verschiedensten Erregern hervorgerufener gleichartiger pathogenetischer Vorgang mit ähnlichem klinischem Bilde. Trotzdem gibt schon dieses, noch mehr aber eine kunstgerechte, insbesondere die bakteriologische Blutuntersuchung dem Arzt die Möglichkeit, diagnostisch weiterzukommen als der bloße Ausdruck „Sepsis". Man sollte sich jedenfalls immer bemühen, diesen Ausdruck zu ergänzen durch Hinzufügung 1. der Verlaufsart (akut — subakut), 2. der Erregerart, 3. der Art des Einbruchs in die Blutbahn, 4. des Sitzes des Sepsisherdes bzw. evtl. vorausgegangener Vorkrankheiten, also z. B. akute puerperale Staphylokokkensepsis, oder akute urogenitale Colisepsis oder postpneumonische Pneumokokkensepsis oder subakute endokarditische Viridanssepsis (= **Endocarditis** lenta).

Bei der Besprechung der Klinik der Sepsis sollen die akute und die subakute bzw. chronische Form gesondert betrachtet werden.

**Allgemeines Krankheitsbild der akuten Sepsis.** Bei der Entstehung des Krankheitsbildes der akuten Sepsis wirken die pathogenetischen Faktoren: Vorkrankheiten, Lokalerkrankung am Sepsisherd, die Allgemeininfektion und evtl. Absiedlungen zusammen und ergeben, je nach Erregerart, ein wechselndes Bild, bei dem aber im allgemeinen die Folgen der Allgemeininfektion in den Vordergrund treten. Es gibt freilich bei blanderem Erreger auch akute Sepsisfälle mit leichterem Bilde, die besonders schwer zu erkennen sein können, z. B. die Pyocyaneussepsis.

Das wichtigste Symptom der Allgemeininfektion ist das *Fieber*. An ihm ist gewöhnlich auch der Beginn der Sepsis zu erkennen, wenn sie nicht mit kontinuierlichem Fieberverlauf aus einer Vorkrankheit hervorgeht. Besonders charakteristisch ist das Auftreten eines schweren *Schüttelfrostes*, der sich täglich, ja mehrfach täglich mit dazwischen liegendem re- oder intermittierendem Fieber wiederholen kann. Wie erwähnt, begleitet er meist die thrombophlebitische Sepsis und markiert deutlich deren Beginn als alarmierendes Ereignis. Er kann aber vollständig fehlen, besonders bei der lymphangitischen Sepsis. Dann verläuft das Fieber, plötzlich oder im Verlauf weniger Tage ansteigend, in Form einer unregelmäßigen *Continua* oder auch mit mehrminder remittierenden Temperaturen. Mischformen von kontinuierlichem Fieber mit einzelnen Schüttelfrösten kommen vor. Bei älteren Patienten kann selbst bei tödlicher Sepsis das Fieber niedrig bleiben.

Auch die *subjektiven* Symptome können sich verschieden schnell entwickeln; gewöhnlich entsteht ziemlich rasch ein schwerer Allgemeinzustand mit großer Mattigkeit, Schwäche, Appetitlosigkeit, Kopf-, Kreuz- und Gliederschmerzen. Das Aussehen ist blaß, oft livide. Apathie und Somnolenz können hinzutreten.

Das wichtigste objektive Symptom der Allgemeininfektion ist bei der Sepsis der weiche *Milztumor*, der allerdings schwer tastbar und mehr nur perkutorisch feststellbar sein kann. Auch Milzinfarkte und -abscesse kommen vor.

Die *Zunge* pflegt dick borkig belegt zu sein. Der *Puls* ist gewöhnlich sehr frequent, weich und klein. *Herpes labialis* folgt bald dem ersten Schüttelfrost.

Die *Leukocytenzahlen* liegen hoch; seltener ist Umschlag in Leukopenie bis zur Agranulocytose, wobei dann freilich immer zu fragen ist, ob sich die Sepsis nicht sekundär auf eine schwere Knochenmarkshemmung aus anderen Gründen aufgepfropft hat. Im Ausstrich findet man starke Linksverschiebung, toxische Granulationen, Aneosinophilie in mehr-minder starker Ausprägung und Regelmäßigkeit. Bald pflegt eine „toxische" Anämie hinzuzutreten.

Der *Harn* ist konzentriert, dunkel, zeigt Urobilinogenvermehrung, bisweilen auch Diazoreaktion, fast regelmäßig Eiweiß, freilich oft nur in geringer Menge. Erythrocyten und Formbestandteile treten meist im Verlauf hinzu. Bisweilen gelingt auch in ihm der Erregernachweis direkt oder mittels bakterieller Untersuchung.

Alle diese Symptome sind Zeichen der Allgemeininfektion und ergeben auch kein irgendwie charakteristisches Bild. Kennzeichnend für die Sepsis ist vielmehr zunächst stets der *Zustand einer schweren Allgemeininfektion ohne führendes Organsymptom.*

Der *Verlauf* führt unter zunehmendem Verfall zum Tode, wenn nicht auf künstliche oder — sehr selten — natürliche Weise eine Abdichtung der Einschwemmung aus dem Sepsisherd erfolgt. Der Tod kann, je nach Schwere und Erreger, schon in 1—2 Tagen eintreten (Sepsis acutissima); die Sepsis dauert aber meist länger. Die Patienten werden elender, zuweilen delirant oder auch euphorisch, dann meist komatös, die Cyanose wird deutlicher, die Extremitäten kühl, die Haut von zähem Schweiß bedeckt, Ikterus kann hinzukommen; schließlich tritt oft bei immer mehr nachlassendem Kreislauf ein agonales Lungenödem auf.

**Einzelne Organsymptome.** Im Verlauf der Sepsis werden eine Reihe von Organen zuweilen in typischer Weise sekundär in Mitleidenschaft gezogen, was von den primären, durch den Sitz des Sepsisherdes hervorgerufenen Organsymptomen pathogenetisch streng zu trennen, klinisch freilich oft schwer zu unterscheiden ist.

1. Kreislauf. Regelmäßig tritt eine *Vasomotorenschwäche* der Peripherie im Verlauf hinzu. Das Blut versackt ins Splanchnicusgebiet, und die Ohren und Extremitäten werden blaß, cyanotisch und kühl. Der Blutdruck hält sich oft zunächst gut, bis auch er absackt. Kollapse sind nicht ganz selten. — Venenwände und -klappen können auch metastatisch von Thrombophlebitis befallen und so zum sekundären Sepsisherd werden. Die septische Thrombose der Extremitäten zeichnet sich durch Blässe und Schmerzhaftigkeit aus (Phlegmasia alba dolens). Es kann auch auf Grund von Endarteriitis zur Bildung aneurysmatischer Erweiterungen der Arterien in der Peripherie mit septischer Thrombose und Herdbildung kommen.

Die *Herzaktion* leidet stets, was sich in der Pulsveränderung (s. oben) bemerkbar macht und pathologisch-anatomisch auf fettiger Degeneration des Herzmuskels, zuweilen auch Herzwandabscessen zu beruhen pflegt. Dilatation, akzidentelle Geräusche, Irregularitäten können hinzutreten, und das Herzversagen ist die gewöhnliche Todesursache. — Bei allen Streptokokken, seltener auch bei Staphylokokken und anderen akuten Sepsisarten kommt es fast immer zu sekundären Absiedlungen an den Herzklappen und damit zur *akuten septischen Endokarditis*, einem akuten, immer sehr stürmischen Bilde, das dann auch von der primären akuten endokarditischen Sepsis, bei der es nur durch irgendeine vorausgegangene einmalige Bakteriämie zur Herdbildung an den Klappen kam, kaum zu unterscheiden ist. Die Keime erzeugen an den Klappen schwerste Zerstörungen in Form von ulceröser Endokarditis mit zerfallenden aufgelagerten und stark Keime streuenden Thromben. Schüttelfröste pflegen auch dieses Bild zu begleiten. Es treten Geräusche entsprechend der vorwiegenden Lokalisation an Aorta oder Mitralis auf, hinzu kommen septische Embolien in den verschiedensten Organen (besonders Gehirn, Retina usw.). Die Kranken verfallen rasch und sterben meist in weniger als 1—2 Wochen.

2. Respirationsorgane. Kleine Schleimhautblutungen sind häufig, stärkeres Nasenbluten nicht selten.

Die Untersuchung der Lungen ergibt bisweilen eine Bronchitis, bisweilen Dämpfungen, Knisterrasseln und klingendes Rasseln, Veränderung des Atemgeräusches bis zum bronchialen, an verschiedenen Stellen, meistens in begrenztem Umfang. Bisweilen ist das der Ausdruck von Hypostasen oder Pneumonien, viel häufiger von Infarkten und Abscessen. Diese können auch auf dem Sektionstisch nachgewiesen werden, ohne daß die Untersuchung intra vitam Zeichen davon ergeben hätte. Selten führt ein größerer Absceß zur Expektoration großer, evtl. jauchiger Eitermassen. Durch Übergreifen der Infektion auf das Brustfell kann eitrige oder jauchige Pleuritis entstehen.

3. Nervensystem und Sinnesorgane. Im Laufe der Krankheit können Metastasen hervortreten, besonders Meningitis, seltener Embolien oder Abscesse in Gehirn oder Rückenmark.

Häufig sind Metastasen in den Augen, die selten in Form einer Panophthalmie schwere Störungen hervorrufen, sondern in der Regel mit dem Augenspiegel gesucht werden müssen, weil sie für die Diagnose wichtig werden können. Vor allem sind es Blutungen in die Retina, aber auch in andere Teile des Auges, auch in die Konjunktiven — bisweilen mit zentraler Nekrose — und weiße, oft bald wieder verschwindende Herde im Augenhintergrund (ROTHsche Flecke).

4. Haut. Die Haut ist an der Sepsis in mannigfacher Form beteiligt, und ihre immer wiederholte genaue Betrachtung ist diagnostisch außerordentlich wichtig.

Zunächst kommen masern-, roseolen-, urticaria- und namentlich scharlachähnliche Exantheme vor, die differentialdiagnostische Schwierigkeiten bereiten können. Diagnostisch bedeutungsvoller sind diskrete Eruptionen, die durch Bakterienembolien in kleine Hautgefäße entstehen. Oft sind es einfachste kleinste Blutungen, oft aber läßt sich, was besonders wichtig ist, im Zentrum eine kleine Nekrose nachweisen, oder man sieht acne- oder Erythema nodosumartige Efflorescenzen, Pustelchen, kleinere oder größere Blasen mit serösem, eitrigem oder hämorrhagischem Inhalt. Manche Patienten verspüren einen vorübergehenden stechenden oder brennenden Schmerz in den Fingern, Händen oder Füßen, und die genaue Betrachtung zeigt an der schmerzhaften Stelle eine cirkumscripte Schwellung oder eine kleine Blutung. Man muß die Kranken nach solchen Schmerzen, die sie oft nicht angeben, fragen und kann so mit einem Schlage die Diagnose einer Sepsis sichern.

Auch ausgedehntere Hautblutungen kommen vor, ebenso Herpes (besonders bei Colisepsis), ferner Nekrosen und Geschwüre der Haut, oft decubitusartig an Stellen stärkeren Druckes.

5. Urogenitalorgane. Häufig finden sich in den *Nieren* bei der Sepsis durch Eiterkokken, durch Bakterienembolien entstandene Glomerulitiden bzw. miliare Absceßchen. Diffuse Glomerulonephritis oder nur Nephrose begleiten mehr andere Sepsisformen. Nierenabscesse verraten sich bisweilen durch Pyurie. — Auch die *ableitenden Harnwege* können sich infizieren (Pyelocystitis). Bei schwerer Sepsis (besonders bei Gasbrandsepsis) beobachtet man bisweilen Hämoglobinurie. — In den männlichen und weiblichen *Genitalien* kommen metastatische Abscesse vor.

6. Leber. Sie ist meist geschwollen, ohne daß die schwere Degeneration, die sie bei der Sektion aufweist, intra vitam erkennbar ist. Auch die Abscesse, die öfter in geringer Größe, aber in großer Zahl, seltener als große Solitärabscesse vorhanden sind, entziehen sich meistens der Diagnose. Ikterus ist häufig. Meist ist er durch Parenchymstörung zu erklären, selten als Stauungsikterus infolge von Cholangitis.

7. Darm. Mehr-minder profuse Durchfälle begleiten viele Sepsisfälle.

8. Bewegungsorgane. Die *Gelenke* sind recht häufig der Sitz von Schmerzen und Schwellungen. Die Untersuchung zeigt Erguß ins Gelenk oder nur periartikuläre Infiltration. In der leicht getrübten Synovialflüssigkeit lassen sich nicht selten Erreger nachweisen. Befallen sind am häufigsten die großen Gelenke, meistens in der Mehrzahl, oft nur flüchtig. Nicht selten tritt aber Vereiterung ein, besonders bei Staphylokokkensepsis.

In den *Knochen* kann eine Osteomyelitis nicht nur als ursprünglicher Sepsisherd, sondern auch als spätere Metastase entstehen. Diese Knochenherde machen oft merkwürdig wenig subjektive Symptome.

Die *Muskeln* sind recht häufig, besonders im Beginn der Sepsis schmerzhaft. Später bilden sich oft in ihnen Abscesse, die zahlreicher und ausgedehnter sind, als man nach dem Ergebnis der Palpation erwartet hätte.

**Klinische Eigentümlichkeiten der akuten Sepsisarten je nach dem Erreger.** Vielfach läßt sich schon aus dem klinischen Bild, auch ohne Kenntnis von Vorkrankheiten oder des bakteriellen Befundes, ein Schluß auf die Erregerart ziehen.

Daß der *Staphylococcus pyogenes aureus* ganz besonders zu metastatischer Absceßbildung in Lungen, auch Leber, Nieren, Gehirn, Haut und Knochenmark neigt, wurde bereits erwähnt. Er findet sich ja auch besonders häufig als Erreger thrombophlebitischer Sepsis. Besonders bei sekundärem Endokardbefall ist die Prognose infaust.

Der *Streptococcus pyogenes haemolyticus* ist der häufigste Sepsiserreger. Er verursacht weniger eitrige Metastasen, dagegen vielfach Hautblutungen und Gelenkaffektionen. Es kommt fast regelmäßig in Kürze zur Absiedlung am Endokard.

Ähnliches gilt auch für den anaeroben *Streptococcus putridus* oder putrificus, der ein ziemlich häufiger Erreger von Puerperal- und postanginöser Sepsis ist. Er neigt besonders zu Lungen- und Pleurakomplikationen sowie zur Erzeugung von Ikterus.

Der *Pneumococcus* findet sich besonders bei postpneumonischer Sepsis, wo es vom befallenen Lappen aus zur thrombophlebitischen Herdbildung kommt, aber auch, besonders als Pneumo- sive Streptococcus mucosus bei otogener Sepsis bzw. Sinusthrombose. Endokarditis und Meningitis sind häufige Begleiterscheinungen einer Pneumokokkensepsis.

*Anhämolytische Streptokokken und Enterokokken* ergeben mehr das Bild der subakuten, meist primär endokarditischen Sepsis.

Die *Gonokokkensepsis* wird heute seltener. Sie führt meist zu Gelenkaffektionen, Ex- und Enanthemen, auch zu Endokarditis.

Bei der *Meningokokkensepsis* gibt es eine gutartige, oft mehr subakute und gelegentlich spontan heilende Form und die äußerst maligne, die unter dem Bilde des Marchand-Waterhouse-Friderichsen-Syndroms mit rasch einsetzendem Koma und schwersten Hauterscheinungen, mit oder ohne begleitende Meningitis, zum Tode führt.

*Coli- oder Proteusbacillen*, meist von einer Pylephlebitis oder urogenital eingedrungen, führen gewöhnlich zu gehäuften Schüttelfrösten und starken Herpeseruptionen ohne stärkere Neigung zu Absiedlung, kaum je zu Endokarditis. Die Prognose ist trotz des heftigen Verlaufs weniger schlecht, auch der Allgemeinzustand nicht so schwer beeinträchtigt. — Ähnliches gilt auch für *Typhus- und Paratyphusbacillensepsis*, die sich nach überstandener typhöser Krankheit meist von einem Gallenblasenempyem aus entwickeln können.

*Bacillus funduliformis* (anaerob) findet sich besonders als Erreger postanginöser Sepsis und hat ebenfalls eine nicht so ungünstige Prognose wie die der tonsillogenen Kokkensepsis.

Die anderen Anaerobier dagegen aus der Gruppe des *Gasbrands* machen zwar auch kaum Metastasen, kommen außer posttraumatisch auch puerperal und bei Injektionsspritzeninfektionen vor, sind aber von infauster Prognose.

**Prognose.** Ohne Behandlung hängt die Prognose der Sepsis ausschließlich davon ab, ob der Sepsisherd von der Blutbahn abgeschaltet wird oder nicht, was in den meisten Fällen künstlich, d. h. operativ angestrebt werden muß, da mit spontaner Abdichtung nie gerechnet werden kann. Im übrigen hatte sich die Prognose der Sepsis durch die Einführung der Sulfonamide zwar schon etwas gebessert, ein entscheidender Wandel ist aber erst durch die Antibiotica eingetreten. Beide Mittel wirken aber nicht nur auf die Blutinfektion, beschleunigen vielmehr die Beendigung der Keimeinschwemmung vom Herd aus durch dessen Beeinflussung. Daß die Prognose im übrigen weitgehend von der Art des Sepsiserregers abhängt, wurde oben im einzelnen beschrieben.

**Diagnose.** Die *klinische* Diagnose einer Sepsis beruht auf dem schweren Allgemeinzustand, meist mit Milztumor, oft mit Schüttelfrösten und dem anamnestischen oder direkten Nachweis eines Sepsisherdes, der freilich nicht immer möglich ist. Vorkrankheiten, wie ein Furunkel, ein Abort, eine Angina, Otitis, Pneumonie usw., und der Nachweis eitriger Affektionen, auch kleinster Wunden mit regionärer Lymphangitis und Lymphadenitis, eine Druckschmerzhaftigkeit im Venenverlauf etwa am Hals bei vorangegangener Angina oder am Warzenfortsatz nach Otitis u. dgl. erlauben oft klinisch den Herd zu vermuten oder festzustellen. Verstecktere Herde an Gallenblase, Nierenbecken usw. werden ebenfalls oft aus Anamnese und Befund zu ermitteln sein. Der Nachweis von Metastasen, besonders paranephritischen, subphrenischen Abscessen, Gelenkbeteiligung usw. an fortgeschritteneren Fällen kann die Diagnose sicherstellen.

Bei jeder Sepsis sollte der Nachweis der Bakteriämie durch *bakteriologische Blutuntersuchung* erbracht werden. Es ist nicht nur wichtig, jene zu objektivieren, sondern auch Art und Menge der Bakterien zu kennen, da davon Prognose und Therapie stark abhängen, da heutzutage auch die Empfindlichkeit der Erreger gegen Penicillin usw. jeweils getestet werden sollte. Zur Technik der Blutkultur sei auf S. 81 verwiesen. Die bakteriologische Blutuntersuchung ist bei der Sepsis nur ergiebig, wenn mit dem Blut Agarplatten direkt am Krankenbett gegossen werden. Die flüssigen Nährböden (Bouillon, Liquoid) sind nur Notbehelfe, verunreinigen zudem noch leichter. Bewährt ist dagegen die SCHOTTMÜLLERsche Peptonbouillon, die nachträglich zu einem festen Nährboden erstarrt. Oft muß die Untersuchung mehrmals angestellt werden, um zu einem positiven Ergebnis zu führen. Am günstigsten für die Blutentnahme ist die Zeit vor und zu Beginn eines Schüttelfrostes; deshalb sollte man es sich zur Gewohnheit machen, bei jedem Frost sofort Blut zur Kultur zu entnehmen. Spezielle Techniken, besonders für Anaerobier, müssen oft ergänzend hinzugezogen werden. Die Durchführung der speziellen bakteriologischen Diagnostik und die Auswertung der Ergebnisse müssen in enger Zusammenarbeit von bakteriologischem Labor und behandelndem Arzt erfolgen.

*Differentialdiagno tisch* muß jeder schwere Allgemeininfektionszustand ohne führendes Organsymptom zunächst an die *Trias: Sepsis-Typhus-Miliartuberkulose* denken lassen. Auch akute Leukämien sind zu bedenken, die wie die Agranulocytose ja wohl auch pathogenetisch Beziehungen zur Sepsis haben. Der Milztumor hat freilich bei diesen Blutkrankheiten, auch schon bei Typhus, Paratyphus und BANGscher Krankheit eine festere Konsistenz und erlaubt dadurch die Abgrenzung. Lymphogranulome, auch eine schwere Grippe, Fleckfieber, sogar Lungentuberkulose können in gewissen Stadien sepsisähnlich erscheinen; die Schüttelfröste bei Malaria, Recurrens, Pyelitis und initialer Lappenpneumonie sind durch Blut-, Harn- bzw. Lungen(Röntgen)untersuchung gegen Sepsis abzugrenzen. Schwierig kann auch die Differentialdiagnose gegen Leberabscesse, fieberhafte Cholangitis und manche malignen Tumoren sein. Oft geben die Untersuchung des Augenhintergrundes und die Hauterscheinungen gute diagnostische Hinweise.

**Subakute und chronische Sepsis.** Eine scharfe Abgrenzung von der akuten Sepsis ist unmöglich, da alle Übergänge vorkommen.

Eine Anzahl von selteneren Sepsiserregern pflegt solche blanderen und länger dauernden Verläufe, zuweilen mit eingeschalteten symptomfreien Zeiten hervorzurufen, so etwa die Meningokokken, Pyocyaneus- und Influenzabacillen, Metastasen fehlen meist. Immer wiederholte sorgfältige Untersuchung ist nötig, da gerade bei solchen Fällen der Herd meist besonders schwer auffindbar ist. Zu denken ist daran, daß er verborgen in den Gallenwegen (cholangitische Sepsis), in der Prostata, im Nierenbecken, im Knochenmark liegen kann. Mehreren leichten Schüben in über Jahre hinreichenden Abständen kann plötzlich ein schwerer folgen, der zum Tode führt.

Diesen Krankheitsbildern gegenüber bietet die subakute oder chronische endokarditische Sepsis mit anhämolytischen Strepto- und Enterokokken, aber gelegentlich auch Influenza-, BANG- und anderen Bacillen ein besonderes Bild, das im Kapitel über die Erkrankungen der Kreislauforgane behandelt wird. In seinem Mittelpunkt steht als häufigste Form die *Endocarditis lenta* mit dem Streptococcus viridans (SCHOTTMÜLLER) als Erreger; jedoch sind die eben genannten anderen Formen klinisch nicht von ihr abzutrennen.

**Therapie.** Auch heute noch ist die rationellste Behandlung der Sepsis, wenn irgend möglich, das chirurgische Angehen des Sepsisherdes. Die Besprechung der einzelnen Maßnahmen, der Eröffnung zugänglicher Abscesse, der Entfernung oder Drainierung von Sepsisherden, der Venenunterbindung bei thrombophlebitischer Sepsis usw. gehört in die chirurgischen Lehrbücher. Es bleiben aber genug Fälle übrig, in denen der Sepsisherd nicht gefunden wird oder seine Behandlung keinen Erfolg hatte und nur die interne Therapie möglich ist.

In allen Sepsisfällen, besonders wenn der Erreger bekannt ist, ist aber außerdem die *Chemotherapie* mit Sulfonamiden und Antibiotica anzuwenden, wobei man sich in der Wahl der Mittel nach der Empfindlichkeit der Erreger für dieselben zu richten hat. Dabei steht das Penicillin heute ganz im Vordergrund. Die Dosierung ist von Anfang an kräftig zu wählen. Bezüglich Einzelheiten sei auf das Kapitel über Allgemeine Therapie der Infektionskrankheiten S. 160 verwiesen.

*Bluttransfusionen* sind sehr zweckmäßig (vgl. auch S. 162). Im übrigen muß man versuchen, die Widerstandskraft des Körpers zu heben und solange als möglich zu erhalten. Die Ernährung soll so reichlich sein, wie es mit der Aufnahmefähigkeit des Kranken verträglich ist. Möglichst konzentrierte flüssige Nahrung ist in der Mehrzahl der Fälle angezeigt. Bei Neigung zu Durchfällen soll man mit Milch, Fruchtsäften usw. zurückhaltend sein. Doch gelingt es in der Regel weder durch Diät noch durch Medikamente, selbst durch große Dosen von Opiaten nicht, die Durchfälle ganz zu beseitigen.

Für genügende Flüssigkeitszufuhr ist zu sorgen, wenn nötig durch Tropfklistiere, am besten mit 5%iger Traubenzuckerlösung oder durch subcutane oder intravenöse Infusionen von Kochsalz- oder Traubenzuckerlösung.

Alkohol, der früher als Specificum galt, hat nur einen Wert als Hilfsmittel für die Einführung von Getränken und Nahrung (Eierkognak) oder als calorische Zusatzration.

Besonders wichtig ist die Aufrechterhaltung des Kreislaufs. Prophylaktische Digitalisbehandlung ist zwecklos, dagegen müssen bei sinkender Herzkraft Mittel zu deren Hebung gegeben werden. Sie sind, wenn die Pulsfrequenz hoch ist, täglich anzuwenden. Bei plötzlichem Nachlassen der Herzkraft oder bei Kollaps sind außerdem noch sofortige intravenöse Injektionen angezeigt.

Schmerzen, Schlaflosigkeit und andere Beschwerden sind mit den üblichen Mitteln zu behandeln.

Wichtig ist eine gute Krankenpflege. Besonders auf gute Lagerung ist zu achten.

Der Patient muß immer wieder darauf untersucht werden, ob irgendwo neue Metastasen, namentlich Abscesse auftreten, die einen besonderen, evtl. chirurgischen Eingriff erfordern. Auch bei ausheilender Sepsis ist hierauf zu achten. Ein übersehener Muskelabsceß kann, wenn alles abgeheilt ist, zu einem neuen Sepsisherd werden.

**Verhältnis der chronischen Sepsis zur Herdinfektion.** Im Prinzip sind beide Begriffe streng zu trennen, sowohl pathogenetisch wie klinisch. Der früher für die Herdinfektion auch gebrauchte Ausdruck „Oralsepsis" sollte auf die Fälle beschränkt werden, bei denen es zu einer Sepsisherdbildung an den Zähnen kommt (odontogene Sepsis), die recht selten sind. Daß aber gelegentlich Bakteriämien von chronischen Zahnspitzenherden ausgehen und zu fernab gelegenen Absiedlungen der virulenzgedrosselten Keime, meist anhämolytischer, nur anaerob züchtbarer Streptokokken, führen können, darf wohl als erwiesen gelten. Der Nachweis solcher Erreger gelingt aber nur in einem kleinen Teil der zur Fokalinfektion gerechneten Absiedlungen. Es muß wohl daraus geschlossen werden, daß ihre Anwesenheit nicht nötig ist („Fokalintoxikation"), daß aber solche Fernsymptome auf einer bestimmten hyperergischen Abwehrlage, einer Sensibilisierung gegen die Keime des Fokus beruhen. Dafür sprechen auch die histologischen Befunde, die als gemeinsames Merkmal die mesenchymale Reaktion („Bindegewebsverquellung") aufweisen, ein Befund der auch der allergisch-serösen Entzündung nahesteht.

Für die klinische Annahme des Vorliegens einer Herdinfektion ist der Nachweis eines noch bakteriell besiedelten und weiter bestehenden *Herdes* Voraussetzung. Er findet sich meist in Form von „Kopfherden" an Zähnen, Tonsillen, Ohren oder Nebenhöhlen. Aber auch chronische Cholecystitiden, Pyelitiden, Appendicitiden, Prostatiden und Adnexitiden kommen durchaus als solche in Frage, ebenso chronisch-osteomyelitische Herde.

Der Kreis der auf Infektionsherde bezogenen *Fernsymptome* wird sehr verschieden gezogen. Im Vordergrund stehen chronische bzw. chronisch rezidivierende Rheumatismen der Muskeln und Gelenke, sowie Neuritiden und Neuralgien. Hinzu kommen schleichende Endokarditiden verruköser Art und Nephritiden. Manche Autoren beziehen aber auch Krankheiten des Magens (Ulcus) und Darms, der Haut, des hämatopoietischen Apparats u. a. hier ein. Allgemeinbeschwerden, wie Kopfschmerzen, subfebrile Temperaturen, Müdigkeit, psychische Verstimmung, Wetterfühligkeit kommen hinzu. Auch manche Erkrankungen des Auges werden als Fokalinfektion aufgefaßt.

Im Gegensatz zur echten Polyarthritis rheumatica fehlt den sog. Fokalinfektionen histologisch das für den echten Rheumatismus kennzeichnende ASCHOFFsche Knötchen. Es finden sich nur die eben genannten mesenchymalen Veränderungen.

Den Beweis für den Zusammenhang der Fernsymptome mit dem Herd kann man bis heute nur klinisch ex juvantibus erbringen, d. h. damit, daß erstere durch die Entfernung des letzteren zu raschem Verschwinden kommen. Dieser Beweis genügt selbstverständlich für klinische Zwecke, eine wissenschaftlich bindende Kraft hat er nicht (vgl. S. 79), da die chirurgischen Eingriffe, die zur Sanierung nötig sind, ja stets auch eine „unspezifische Reizkörpertherapie" (vgl. S. 163) bedeuten, die sich bei Herdinfektion auch allein erfolgreich zeigen kann. Herde aller Art werden ja so häufig angetroffen, auch ohne daß es zur Entstehung von Fernsymptomen kommt, daß der Nachweis ihrer „Streuung“ oder Intoxikationswirkung immer an die klinischen Symptome gebunden bleibt. Ihre chirurgische bzw. zahnärztliche Entfernung ist daher auch nur dann gerechtfertigt, wenn das Risiko des Eingriffs in einem ärztlich tragbaren Verhältnis zu den Beschwerden des Kranken steht.

# II. Spezifische Infektionskrankheiten.

## A. Akute Virus- und Rickettsienkrankheiten.

### a) Exanthemkrankheiten.

#### 1. Masern.

Die Masern (lat. morbilli, engl. measles, franz. rougeole, ital. morbillo) sind die wichtigste Zivilisationsseuche insofern, als von dieser Infektionskrankheit fast alle Menschen im Laufe ihres Lebens befallen werden, und dies gerade in den zivilisierten, dichter bewohnten Ländern. Trotzdem wurden sie erst in der Mitte des 17. Jahrhunderts von anderen Exanthemkrankheiten, besonders dem Scharlach, getrennt (SYDENHAM), von denen man sie vorher nicht unterschieden hatte.

**Ätiologie.** Das *Masernvirus* kann heute in Eierkultur in Passagen fortgezüchtet werden. Ein empfängliches Versuchstier besitzen wir aber nur im Schimpansen. Deshalb bereitete seine Erforschung große Schwierigkeiten.

Die *Empfänglichkeit* des Menschen ist allgemein. Nur wenige Menschen erweisen sich, ohne masernkrank gewesen zu sein, als unempfänglich. Gewöhnlich besteht aber in den ersten 3—5 Lebensmonaten eine angeborene diaplacentare Immunität mit Ausnahme von Kindern ungemaserter Mütter.

Überstehen der Krankheit überläßt gewöhnlich lebenslängliche *Immunität*. Die Fälle, in denen jemand nachgewiesenermaßen 2mal im Leben Masern durchmacht, sind sehr selten. Wenn ein Masernkranker erzählt, er hätte schon früher einmal an der Krankheit gelitten, so sind meistens Zweifel an der früheren Diagnose berechtigt.

Das Virus wird durch *Tröpfcheninfektion* übertragen. Da es außerhalb des Körpers wenig resistent ist, wird es durch Gegenstände kaum und über größere Strecken überhaupt nicht übertragen. Das einmalige kurze Zusammensein des Empfänglichen mit einer Infektionsquelle genügt aber fast immer dafür, daß die Infektion haftet.

Die *Inkubationszeit* beträgt 10—11 Tage bis zum Beginn des sog. Prodromalstadiums. In den letzten Inkubationstagen und in diesem letzteren kreist das *Virus im Blut* und gelangt von da auf die Schleimhäute der Luftwege, von wo es verstäubt werden kann. Bald nach dem Exanthemausbruch ist es im Blute nicht mehr zu finden. Der Kranke ist also von den letzten Inkubations- bis zu den ersten Exanthemtagen *ansteckungsfähig*. Dauerausscheider gibt es nicht.

Aus diesem Verhalten erklärt sich auch die *Epidemiologie* der Masern. In einer städtischen Bevölkerung finden sich fast immer einige empfängliche Individuen, vor allem Kleinkinder, und so kann hier die Krankheit fast gleichmäßig oder mit Verdichtungszeiten besonders im Frühjahr (vgl. S. 149, Abb. 7) weiterschwelen. War sie in einer Bevölkerung, z. B. unter ländlichen Verhältnissen, einige Jahre erloschen gewesen, so sind in dieser Zeit genug empfängliche Individuen nachgewachsen, um es bei Einschleppung wieder zu einem Ausbruch kommen zu lassen, der meist besonders das Schulalter betrifft.

Auf abgelegenen Inseln, z. B. den Faröern, ist es vorgekommen, daß die Masern jahrzehntelang erloschen gewesen waren und nun durch Neueinschleppung fast 80% der Bevölkerung — mit Ausnahme der noch durchmaserten Greise erkrankten. Die Masern sind also nur infolge dieser epidemiologischen Verhältnisse, nicht an sich eine „Kinderkrankheit".

Bei Kleinkindern ist der Verlauf oft schwer, die Letalität zeitweise hoch, wobei die *Sterblichkeit* vorwiegend durch Sekundärinfektion hervorgerufen ist. Aber auch beim Erwachsenen sieht man nicht selten recht schweren Verlauf, wenn auch nur selten Todesfälle.

**Symptomatologie.** In der *Inkubationszeit* sind ab und zu schon leichte Allgemeinbeschwerden, ja geringe Temperaturen vorhanden. Im übrigen ist das Verhalten der *Temperatur* ungewöhnlich konstant und sehr charakteristisch. Das Fieber steigt zu Beginn auf 39—40°, fällt aber nach 2—3 Tagen vorübergehend wieder ab, ehe es mit dem Exanthemausbruch wieder von neuem ansteigt, es ergibt also die für viele Viruskrankheiten so typische zweigipflige oder „Dromedar"-Kurve.

In dem meist ziemlich plötzlich einsetzenden 2—3tägigen *Prodromal- oder Initialstadium* besteht ein deutlicher bis heftiger Katarrh der Nase, des Rachens und der Bindehäute (Stadium catarrhale). Die Bindehaut wird gerötet, die Lider geschwollen, Tränensekretion und Lichtscheu treten auf. Gleichzeitig besteht Schwellung der Nasenschleimhaut, Niesen, starke Nasensekretion. Der Katarrh erstreckt sich auch auf die Rachen-, Kehlkopf- und Luftröhrenschleimhaut, auch die Tonsillen sind geschwollen und gerötet. Daraus resultieren (gewöhnlich geringe) Schluckschmerzen, Husten von manchmal bellendem Charakter, Heiserkeit. Dazu gesellen sich allgemeine Fiebersymptome, Kopfschmerzen, Appetitlosigkeit, bisweilen Erbrechen, auch Diarrhöen.

Schon vor oder während der Fieberremission sieht man oft ein kleinfleckiges Enanthem, zuerst an der Uvula und am weichen Gaumen, oder eine diffuse Rötung der Schleimhaut. Während aber diese Verfärbungen auch bei anderen Krankheiten vorkommen, z. B. bei Scharlach, Diphtherie, Grippe, sind die sog. KOPLIKschen Flecke für Masern spezifisch. Sie bestehen aus eben sichtbaren bläulichweißen, wenig erhabenen Stippchen von weniger als 1 mm Durchmesser, umgeben von einem schmalen, geröteten Hof. Um sie zu sehen, muß man bei sehr guter Beleuchtung mit dem Spatel die seitliche Wangenschleimhaut und die Innenfläche der Unterlippe bis zur Umschlagstelle der Schleimhaut zum Unterkiefer sichtbar machen, da die Flecke hauptsächlich hier sitzen, mit Vorliebe gegenüber den oberen und unteren Molarzähnen, namentlich gerne in der Umgebung der Einmündung des Ductus stenonianus. Ihre Zahl ist verschieden und wechselt von vereinzelten bis zu mehreren Dutzend. Sie können schon nach einem Tag verschwinden, aber auch 3—5 Tage lang bestehen bleiben. Nach dem Ausbruch des Exanthems ist gewöhnlich nichts mehr davon zu sehen. Ulcerationen hinterlassen sie nicht. Sie können freilich auch fehlen.

Im *Eruptionsstadium* zeigt sich das Exanthem zuerst im Gesicht, auf der behaarten Kopfhaut und hinter den Ohren und verbreitet sich gewöhnlich im Lauf eines Tages über Hals, Rumpf und Extremitäten, meistens ohne jede subjektive Empfindung an der Haut. Es besteht aus wenig erhabenen, erst stecknadelkopfgroßen, dann größer werdenden Flecken, richtiger Papeln, deren Farbe anfangs rosarot, dann intensiver rot ist, bisweilen etwas bläulichrot wird. Die Flecke stehen teilweise isoliert in der im übrigen blassen Haut, teilweise konfluieren sie, besonders am Gesicht, am Rücken und am Gesäß. Dadurch kann ein scharlachähnlicher Anblick entstehen; aber am Rand solcher Stellen sieht man immer die Zusammensetzung aus den einzelnen Flecken, die größer sind als die Scharlachefflorescenzen. Es entstehen girlanden- und landkartenartige Begrenzungen, und in der Nachbarschaft befinden sich einzelstehende Flecke. Am wenigsten dicht sind sie an den Extremitäten. Nicht selten sieht man bei stark schwitzenden Patienten in der Mitte der Papeln feinste Bläschen mit wasserklarem Inhalt (Miliaria crystallina).

Variationen des Exanthems, entweder mehr kleinfleckig, auch urticariell, ja hämorrhagisch kommen vor. Die Erscheinungen gehen in 4—5 Tagen zurück, und es folgt dann oft eine kleienförmige Abschuppung, die nach 3 bis 8 Tagen beendet ist.

Das Gesicht ist von dem Exanthem besonders stark befallen. Rhinitis und Conjunctivitis erreichen jetzt erst ihren Höhepunkt bis zur Anschwellung und Borkenbildung an Nase und Lidern. Das dadurch bedingte charakteristische Aussehen des Gesichtes läßt die Diagnose oft mit einem Blick stellen. Dazu kommen Heiserkeit infolge *Laryngitis* und Husten durch die begleitende *Bronchitis*.

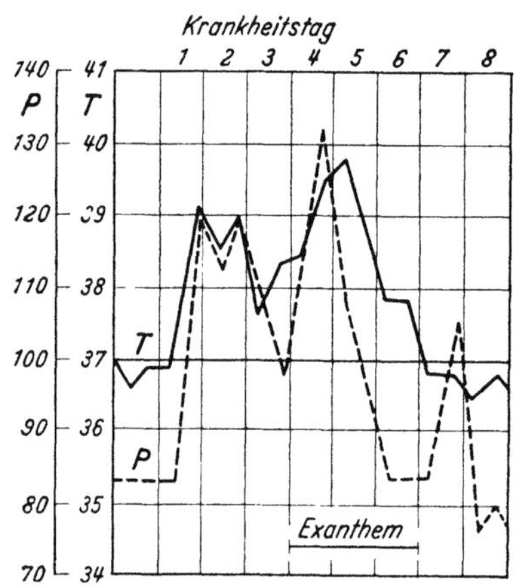

Abb. 1. Typische Temperaturkurve bei Masern.

Die *Zunge* ist stark belegt, *Puls* und *Atmung* sind dem Fieber entsprechend beschleunigt; Kopfschmerzen, Appetitlosigkeit, Bewußtseinstrübungen, Verdauungsanomalien (Durchfälle oder Verstopfung) begleiten das Krankheitsbild.

Im *Harn* finden sich meist eine febrile Albuminurie und ziemlich regelmäßig von der Eruption ab eine positive Diazoreaktion.

*Milz* und *Lymphdrüsen* sind meist etwas geschwollen. Im *Blut* zeigt sich nach anfänglicher kurzer Leukocytose schon mit Fieberbeginn eine zunehmende Leukopenie, die Leuko- und Lymphocyten betrifft. Dabei besteht Aneosinophilie und Monocytose. Später, besonders bei Komplikationen steigen die Leukocyten rasch wieder an und die Eosinophilen erscheinen wieder. Es kommt dann zu postinfektiöser Lymphocytose und Eosinophilie. Fehlen eines Leukocytenanstiegs bei vorhandener Masernpneumonie ist ein signum mali ominis.

Bei *schwerem Verlauf* kann das Fieber schon zu Anfang einen hohen unregelmäßigen Verlauf nehmen, oder nach anfänglich unauffälligem Verlauf ändert sich am 2. Eruptionstag plötzlich das Bild: Die Patienten sehen schlecht und verfallen aus, der Hautausschlag wird weniger auffallend, die Flecke sind blasser, aber bläulich, alle Zeichen gestörter Zirkulation und schwerer Störung der nervösen Funktionen stellen sich ein. Trotzdem ist noch Heilung möglich.

*Abortive Fälle* dagegen zeigen meist weder ausgesprochenes Fieber noch katarrhalische Zeichen noch ein deutlich generalisiertes, sondern ein nur sehr spärliches Exanthem, oft nur am Hals und am Stamm. Fälle ohne jedes Exanthem sind sehr selten.

**Komplikationen.** Weitaus die wichtigsten Komplikationen sind die von seiten des Respirationsapparates. Da eine starke Entzündung der Luftwege zu dem gewöhnlichen Krankheitsbild gehört, kann es sehr leicht zu einer Weiterleitung der Entzündung kommen. Eigentümlicherweise pflanzt sich die Erkrankung selten von der Nasenschleimhaut auf die Nebenhöhlen fort, häufiger durch die Tuba Eustachii auf das Mittelohr. Nicht selten kommt es so zur *Mastoiditis*. Im Kehlkopf kann die Entzündung so heftig werden, daß die Schleimhautschwellung, namentlich an den Taschenbändern, ein Atemhindernis bildet. Es entsteht dann richtiger *Pseudocroup*. Doch dauert dieser gewöhnlich nicht lange; er wird sehr selten so heftig, daß eine Tracheotomie in Frage käme. Weitaus am häufigsten und am gefährlichsten ist die Fortsetzung des Katarrhs in die feineren Bronchien und auf das Lungengewebe. *Bronchitis capillaris* und *Bronchopneumonie* sind die gefürchtetsten Komplikationen. Sie kommen vorzugsweise bei kleinen Kindern vor, namentlich bei solchen mit Rachitis und Skrofulose; sie sind entschieden auch viel häufiger bei schlechter Pflege. Beide Krankheiten führen zu ungenügender Arterialisation des Blutes und dadurch zur Cyanose. Dazu kommt eine infektiös-toxische Schädigung des Kreislaufes, die die Cyanose noch verstärkt, gleichzeitig aber die Durchblutung der Haut herabsetzt. Daraus resultiert eine blaßbläuliche Verfärbung, wobei die Exanthemflecke ihre rote Farbe verlieren und mehr oder weniger stark livide, bisweilen auch weniger sichtbar werden und selbst ganz verschwinden können. Dabei werden die Kinder elender, die Atmung dyspnoisch, die Temperatur steigt, wenn sie vorher im Absinken begriffen war, wieder höher oder geht wenigstens nicht herunter. Diese Allgemeinstörungen sind für die Diagnose häufig noch wichtiger als der Lungenbefund, da die Masernpneumonie oft in zahlreichen kleinen Herden auftritt, die bei der Sektion sogar den Eindruck einer Miliartuberkulose machen können und naturgemäß weder Dämpfung noch Bronchialatmen hervorrufen. Seltenere Komplikationen sind schwere *Diarrhöen*, die bei Kleinkindern den Tod herbeiführen können, die *postinfektiöse Encephalitis*, die in einzelnen Epidemien häufiger auftritt, noch während oder erst nach dem Exanthem einsetzt und sehr verschieden schwer verläuft (vgl. Bd. II, Nervenkrankheiten), selten auch einmal in der Rekonvaleszenz eine *Nephritis*.

*Kombination* mit Diphtherie ist gefürchtet, mit Scharlach weniger. Sie erschwert aber oft die richtige Diagnose.

Masernkranke neigen zu *Aktivierung tuberkulöser Herde*. Im Verlauf der Krankheit wird die Tuberkulinhautprobe auch fast immer negativ. Als *Nachkrankheiten* sind daher Bronchialdrüsentuberkulose, Skrofulose, ja sogar Miliartuberkulose und Meningitis tuberculosa nicht ganz selten.

Ist eine Puerpera an Masern erkrankt, so kann auch das Neugeborene solche aufweisen.

**Diagnose.** Wenn man den Patienten mit voll ausgebildetem Ausschlag und hohem Fieber sieht, ist die Diagnose in der Regel nicht schwer. Schwieriger ist sie, wenn das Exanthem nur schwach ausgebildet ist, und namentlich, wenn es noch gar nicht vorhanden ist. Erkrankt jemand in der Umgebung eines Masernkranken mit Fieber, Schnupfen und Bindehautkatarrh, so muß man natürlich in erster Linie an Masern denken. Ist dagegen nichts von Masernfällen in der Umgebung bekannt, so kann die Diagnose unmöglich sein, bis das Exanthem eintritt, und nur wenn die KOPLIKschen Flecken während des Initialstadiums sichtbar sind, ist die Diagnose sicher. Gegenüber den *Röteln* ist das Exanthem röter und grobfleckiger, die katarrhalischen Erscheinungen fehlen bei diesen, einschließlich der KOPLIKschen Flecken, während die Lymphdrüsenschwellung besonders am Nacken deutlicher ist. — Das Masernexanthem kann anfangs dem des *Scharlachs* stark ähneln, aber bald werden die Flecke größer, und selbst wenn an einzelnen Stellen die Haut durch Konfluenz der Flecke gleichmäßig rot wird, so wird man doch immer an anderen Stellen isolierte Masernflecke und landkartenartige Begrenzungen finden. Besonders der Anblick des Gesichtes, das Befallensein der Gegend unterhalb des Mundes, die Conjunctivitis usw. entscheiden die Diagnose in der Regel in kurzer Zeit. Auch die Untersuchung des Blutes und Urins (Diazo!) kann die Differentialdiagnose erleichtern. *Arzneiexantheme* pflegen sich durch ihre Polymorphie, ihre unregelmäßige Verteilung und durch mehr urticariaähnliche Beschaffenheit von Masernexanthemen zu unterscheiden. Wenn kein Fieber vorhanden ist und wenn ein Medikament gegeben wurde, selbst ein solches, das nicht als Ursache von Exanthemen bekannt ist, so wird man sich für ein Arzneimittelexanthem entscheiden, sogar wenn das Medikament früher schon eingenommen wurde, ohne einen Ausschlag zu erzeugen. Wenn aber gleichzeitig Fieber vorhanden ist, so kann die Entscheidung viel schwieriger werden. Bisweilen führt der anamnestische Nachweis von Überempfindlichkeit auf die richtige Spur.

**Prognose.** Die Prognose der unkomplizierten Masern ist durchaus günstig. Gefährlich werden die Masern nur durch Komplikationen, vor allem die Pneumonie. Diese Pneumonien sind besonders bei schwächlichen und schlecht gepflegten Kindern unter 6 Jahren zu fürchten, und zwar um so mehr, je jünger das Kind ist. Todesfälle Erwachsener sind (außer in schweren Epidemien) Seltenheiten. Da aber die Masern eine Kinderkrankheit sind, ist in vielen Städten die Maserns terblichkeit während langer Zeitperioden größer als die des Scharlachs. Die Prognose der Masern wechselt stark mit dem „Genius epidemicus". Namentlich in früheren Zeiten gab es an vielen Orten lange Perioden mit sehr hoher Masernsterblichkeit, während zur Zeit die meisten Epidemien gutartig sind. Doch kann jederzeit eine Epidemie mit bösartigem Charakter ausbrechen. Von anderen Gefahren ist namentlich der Ausbruch einer Tuberkulose zu erwähnen, der gelegentlich durch Masern ausgelöst wird.

**Prophylaxe.** Isolierung kommt wegen der hohen Infektiosität fast immer zu spät und hat daher kaum praktischen Wert. Nur Kinder unter 8 Jahren und schwächliche oder kränkliche Kinder sollten geschützt werden, wozu man den Kontakt nicht nur mit dem Kranken selbst, sondern auch mit allen noch ungemaserten Personen, die mit dem Kranken in Berührung waren, durch Isolierung verhindern muß. Solche Angehörigen sind $2^1/_2$ Wochen vom Beginn der Erkrankung des Patienten an zu isolieren. Die Isolierung des Kranken selbst muß bis 1 Woche nach der Eruption durchgeführt werden. Schulbesuch ist meist 3—4 Wochen unmöglich. Zur Desinfektion des Krankenzimmers genügt gründliche Lüftung für 2mal 24 Stunden.

*Die Prophylaxe mit Rekonvaleszentenserum* erlaubt heute, Maserninfizierte noch vor dem Ausbruch der Krankheit zu schützen, dies mit Sicherheit aber nur bis zum 5. oder 6. Inkubationstag. Am wirksamsten ist Serum, das von unkomplizierten Masernfällen am 7.—9. Tage nach der Entfieberung gewonnen wurde und, steril aufbewahrt, seine Wirksamkeit monatelang behält. Davon werden mindestens 4 ccm intramuskulär injiziert (10—20 ccm, wenn eine Berührung mit Masernkranken schon vor 5—6 Tagen stattgefunden hat). In Ermangelung von Rekonvaleszentenserum kann man auch Serum von irgend jemand versuchen, der früher einmal Masern durchgemacht hat, oder 10—30 ccm Elternblut. Weniger zuverlässig ist Benützung von handelsfertigem Placentarblut oder -extrakt. Neuerdings kann man mit $\gamma$-Globulin, das aus antikörperhaltigen Seren gewonnen wurde, 0,2 ccm je Kilogramm Körpergewicht, denselben Erfolg erzielen. Waren Dosis und Zeitpunkt der prophylaktischen Injektion ungenügend, dann kommt es doch noch zu mitigierten Masern; das ist insofern sogar erwünscht, als auch durch solche volle aktive Immunität erworben wird.

**Therapie.** Bei unkomplizierten Fällen genügt Bettruhe. Diese ist 6—8 Tage nach Entfieberung einzuhalten. Auf gute Zimmerlüftung, besonders während der Heizperiode, ist zu achten. Der Raum soll wegen der Lichtscheu des Kranken höchstens leicht abgeblendet, nicht verdunkelt werden, was die Luftzufuhr nicht behindern darf. Sonst entspricht die Pflege den allgemeinen Richtlinien (s. Kapitel „Allgemeine Therapie").

Wegen des Katarrhs der Luftwege sind schleimlösende Mittel angezeigt (Mixt. solvens, Liquor Ammonii anisatus), bei Hustenreiz Zusatz von Codein. Wenn die Conjunctivitis stärkere Grade erreicht, ist sie mit den gleichen Mitteln zu behandeln, wie jeder andere akute Bindehautkatarrh. Empfehlenswert ist das Einschmieren der Nasenlöcher mit Bor- oder Mentholsalben. Herz- und Gefäßmittel sind bei unkomplizierten Masernfällen in der Regel nicht notwendig, sondern nur in den seltenen Fällen mit bedrohlicher Zirkulationsschwäche. Dagegen soll bei Bronchitis capillaris und namentlich bei Pneumonie ihre Anwendung frühzeitig erfolgen. Im übrigen sind die Komplikationen nach den für diese geltenden Regeln zu behandeln.

## 2. Scharlach.

Der Scharlach (lat. scarlatina, engl. scarlet fever, franz. scarlatine) ist eine Zivilisationsseuche, die zwar nicht so viele Menschen befällt wie die Masern, in höherem Anteil aber auch Erwachsene, und die in der Schwere des Verlaufs außerordentlich stark wechselt und durch die zahlreichen Nachkrankheiten und Spätfolgen für die gesamte innere Medizin von großer Bedeutung ist.

**Ätiologie.** Wenn der Scharlach hier unter den Viruskrankheiten behandelt wird, so muß betont werden, daß die Berechtigung dessen heute noch immer bestritten werden kann, da über seine Ätiologie noch keine Klarheit erreicht ist. Diese und seine gesamte Pathogenese gehören aber heute zu den interessantesten und aktuellsten Problemen der Infektionslehre.

Der typische Scharlach ist, wie die Diphtherie, zusammengesetzt aus einer lokalen Racheninfektion, einer Angina also und einem Komplex von Allgemeinsymptomen, voran dem Exanthem, die als Folgen der Intoxikation aufgefaßt werden. Daneben kennt man aber auch den Wundscharlach (und die Wunddiphtherie), bei dem die Angina durch eine Wundeiterung ersetzt ist. Wie bei der gewöhnlichen Angina findet man beim Scharlach regelmäßig *hämolysierende Streptokokken* auf den Tonsillen (oder in der Wunde), und zwar solche der verschiedensten Typen der menschenpathogenen Gruppe A (nach LANCEFIELD), derselben Typen also, die bei anderen menschlichen Streptokokkenkrankheiten gefunden werden, sei es Angina, Wundinfektion, Erysipel, Puerperalfieber o. a. Von einem einheitlichen Scharlachstreptococcus als Scharlacherreger kann also nicht gesprochen werden, um so weniger als vereinzelt sogar ein typischer Scharlach mit Reinkulturen von Staphylococcus pyogenes aureus haemolyticus auf den Tonsillen beobachtet wird. In seltenen, besonders schweren Fällen können solche Streptokokken beim frischen Scharlach auch aus dem Blut, ja sogar dem Exanthem gezüchtet werden.

Alle von Scharlachkranken gezüchteten Streptokokken weisen in mehr oder minder starkem Grade ein Toxinbildungsvermögen auf. Dabei handelt es sich um das sog. erythrogene oder Scharlachtoxin, das in seinem wesentlichen (thermolabilen) Anteil auch einheitlicher Natur zu sein scheint, von welchem Streptokokkentyp immer es isoliert wird. Dieses Toxinbildungsvermögen haben nun aber in schwächerem oder gleichem Maße sehr oft auch Streptokokken, die nicht von Scharlachkranken, sondern von anderen Krankheitsprozessen gezüchtet wurden, so auch von vielen Anginen. Daß solche Patienten nicht an Scharlach erkranken, wird darauf bezogen, daß sie eine Immunität gegen dieses Toxin aufweisen, und diese Immunität ist, wenn sie durch Überstehen eines Scharlachs erworben worden war, meist von lebenslänglicher Dauer. Darin unterscheidet sie sich aber von allen anderen Fällen von antitoxischer Immunität, die sonst stets wenigstens teilweise im Laufe der Zeit wieder zurückgeht. Auch hinterläßt keine andere Streptokokkenerkrankung eine Immunität. Lebenslängliche Immunität findet man dagegen bei Viruskrankheiten, und aus diesem Grunde ist immer wieder die Frage aufgeworfen worden, ob nicht doch ein Virus der eigentliche Scharlacherreger sei. Dafür oder für die Annahme, daß es sich beim Scharlach um ein Zusammenwirken eines spezifischen Virus mit den Streptokokken handle, ähnlich wie das heute vom Grippevirus mit Streptokokken oder Hämophilusbacillen bekannt ist, konnten aber trotz eifriger Suche bisher keine Beweise beigebracht werden. Nun besteht aber weiterhin die merkwürdige Tatsache, daß Streptokokken, auch in vitro, dieses Toxinbildungsvermögen verlieren, zurückgewinnen oder, wenn sie es noch nicht gehabt hatten, künstlich neu erwerben können. Es kann ihnen durch Züchten in bakterienfreien, toxinhaltigen Nährböden „induziert" werden, so daß sie das Toxin in weiteren Passagen selbst produzieren, d. h. das Toxinbildungsvermögen ist gewissermaßen übertragbar. Und dies ist ein Vorgang, der vereinzelt dasteht und dringend weiterer Klärung bedarf. Dieses Toxinbildungsvermögen verhält sich also wie eine Infektionskrankheit der Streptokokken, und deshalb wird vermutet, daß es sich bei ihm um die Folge einer Infektion nicht so sehr des Menschen als der Streptokokken desselben durch ein *virusartiges Agens* handelt. Zwar ist es gelungen, mit Reinkulturen der von Scharlachkranken gezüchteten hämolytischen Streptokokken die Krankheit auf empfängliche Menschen zu übertragen, aber eine solche experimentell hervorgerufene Erkrankung scheint nicht mehr kontagiös zu sein. Ein für das vollständige Scharlachsyndrom empfängliches Versuchstier gibt es nicht.

Das *erythrogene Toxin*, ein echtes Exotoxin, das von dem Forscherpaar DICK 1932 gefunden wurde, ist für Mensch, Schwein und Kaninchen giftig und hat — wiederum als einziges bekanntes Toxin — die Fähigkeit, im Experiment bei genügender Dosierung ein Exanthem hervorzurufen. In kleinen Dosen, intracutan gegeben (0,1 ccm einer 1000-fachen Verdünnung des Filtrats von Bouillonkulturen kräftig toxinbildender Scharlachstreptokokken), erzeugt es beim Scharlachempfänglichen eine typische Hautrötung, die beim Immunen ausbleibt (DICK-Test). Die Reaktion beginnt nach 4—6 Stunden, wird allmählich größer und erreicht nach 20—24 Stunden ihre größte Ausdehnung von 1—5 cm Durchmesser, um dann wieder abzuklingen. Diese Reaktion bleibt auch noch 2—3 Wochen nach Beginn einer Scharlacherkrankung positiv, um erst dann negativ zu werden. Da die Scharlachtoxine aber nie frei von anderen giftigen, besonders endotoxischen Beimischungen und daher nicht einheitlich sind, so ist die Reaktion nur für Reihenuntersuchungen zur Feststellung der Scharlachempfänglichkeit brauchbar, im Einzelfalle jedoch nicht zuverlässig für deren sichere Erkennung.

Das Toxin löst ferner im Körper die Bildung eines Antitoxins aus. Mit diesem läßt sich bei intracutaner Injektion in ein vorhandenes Scharlachexanthem dieses auslöschen (SCHULTZ-CHARLTON-*Phänomen*, vgl. unten) und ein *antitoxisches Serum* gewinnen, das zur Therapie gebraucht wird. Aus dem Toxin wird ferner *Impfstoff* für die prophylaktische Schutzimpfung gewonnen, ohne daß man mit dieser einen sicheren Schutz vor Erkrankung erreichen könnte (s. unten).

Die *Empfänglichkeit* für Scharlach ist zunächst abhängig vom Lebensalter: sie ist vom 2.—10. Jahr am stärksten und nimmt nach dem 20.—25. Lebensjahr rasch ab. Säuglinge unter 1 Jahr werden sehr selten und dann meist nur bei schweren Epidemien befallen. Etwa $^1/_5$ der Erkrankungen fallen auf Erwachsene. Im ganzen rechnet man damit, daß nur 30—40% der Bevölkerungen in gemäßigtem Klima von Scharlach befallen werden (Kontagionsindex 0,3 bis 0,4). So erkrankten 1873 auf den Faröern, wo die Krankheit seit mehr als 30 Jahren gefehlt hatte, 38,3%. In warmen Ländern ist die Erkrankungszahl viel geringer, was zum Teil rassisch bedingt zu sein scheint, aber auch einen Klimaeinfluß auf die Empfänglichkeit zeigt. Auch besteht eine gewisse familiäre Disposition. Eigenartig ist, daß nicht selten einzelne Personen, z. B. Ärzte, häufig exponiert waren, ohne zu erkranken, um dann nach Jahren plötzlich doch einen Scharlach zu erwerben. Dies zeigt, daß die Empfänglichkeit auch im Lauf des Individuallebens schwankt, was übrigens auch die Verwertung des DICK-Test im Einzelfall erschwert. Zu Epidemiezeiten, besonders bei bösartigerem „Genius epidemicus", ist die Empfänglichkeit höher.

Das Überstehen eines Scharlachs hinterläßt meist lebenslängliche *Immunität*; jedoch sind Scharlachrückfälle — innerhalb 2—6 Wochen — sowie Zweiterkrankungen nach Jahren nicht ganz selten (je 1—2%). Beide weisen meist andere Streptokokkentypen auf als die Ersterkrankungen, scheinen also durch exogene Reinfektion hervorgerufen zu sein. Scharlachimmune können sich auch bei Scharlachkranken mit einer Angina ohne Exanthem anstecken und dabei wieder zum Scharlachüberträger werden. Ob es bei einer Infektion mit Scharlachstreptokokken zum kompletten Bild des Scharlachs mit Ausschlag kommt, ist also von den Empfänglichkeitsverhältnissen des infizierten Individuums abhängig. Die bleibende Immunität bezieht sich stets nur auf die toxische Komponente des Scharlachsyndroms.

Die *Übertragung* des Scharlachs erfolgt in erster Linie durch Kontakt (Tröpfcheninfektion); doch ist der Erreger relativ resistent und kann daher auch durch Gegenstände (Bücher, Briefe, Spielsachen, Wäsche usw.) übertragen werden. Auch Nahrungsmittel-, besonders Milchepidemien, bei denen die Nahrungsmittel von Bacillenträgern infiziert waren, sind sicher beobachtet. Räume, in denen Scharlachkranke gelegen haben, bleiben wochenlang infektiös.

Der Erreger wird während der Inkubation noch kaum, nach der Krankheit aber meist noch wenigstens 4—6 Wochen, oft noch länger bis zu mehreren Monaten ausgeschieden. Dadurch kommt es zum Auftreten der sog. *Heimkehrfälle*, d. h. zur Erkrankung Angehöriger von Patienten, die nach scheinbar genügend langer Isolierung aus dem Krankenhaus entlassen werden. Die Dauer der Schuppung ist kein Maßstab für die Infektiosität. Sicher gibt es viele gesunde Träger, besonders auch Pflegepersonen. Wahrscheinlich ist die Ansteckung durch solche Träger viel häufiger als vom Kranken direkt, weshalb die Verfolgung der Infektketten so oft unmöglich ist.

Die *Epidemiologie* zeigt regelmäßig eine gewisse Winter- und Frühjahrshäufung und verläuft sonst in mehrjährigen Epidemiewellen, die in den letzten 20 Jahren einen leichten Charakter zeigten. Der Genius epidemicus kann aber zeitweise zu mörderischen Epidemien anschwellen. Die *Sterblichkeit*, in gewöhnlichen Zeiten unter 1%, kann dann 10% überschreiten.

Die *Inkubationszeit* beträgt meist 3—7 Tage, kann aber auch bis auf nur 2 zurückgehen und soll bis zu 10 Tagen dauern können.

**Symptomatologie.** Das klinische Bild ist beherrscht durch den Rachenprozeß einerseits, an den sich leicht durch Streptokokkeninvasion des Gewebes Komplikationen wie eitrige Lymphadenitis, Sinusitis und Otitis media anschließen, durch die toxischen Symptome andererseits, voran das Exanthem, ferner Erbrechen, Kopfschmerzen, Myokarditis, Albuminurie.

Die Krankheit setzt gewöhnlich plötzlich mit raschem Fieberanstieg ein, oft mit Frösteln. Initialer Schüttelfrost ist von übler Vorbedeutung. Fast immer ist der Fieberanstieg von Erbrechen, mindestens Brechreiz begleitet. Nach wenigen Stunden kommen Halsschmerzen hinzu. Die Kombination rasch einsetzender Schluckbeschwerden mit Erbrechen muß immer an Scharlach denken lassen. Seltener sind initiale Durchfälle, regelmäßig dagegen Allgemeinsymptome, wie Abgeschlagenheit, Kopf-, Gliederschmerzen, Unruhe bis zu Delirien.

Die *Temperatur* erhebt sich oft am 2. Tag noch höher, kann noch 1—2 Tage auf der Höhe bleiben, beginnt aber meistens schon am 3. Tag staffelförmig herunterzugehen und erreicht mit dem Verschwinden des Exanthems, meistens etwa 1 Woche nach Beginn der Krankheit, normale Werte. Doch können subfebrile Temperaturen noch einige Tage länger bestehen bleiben oder in der Rekonvaleszenz vorübergehend wieder auftreten.

Der *Puls* ist anfangs meist auffallend stark beschleunigt, später oft noch lange sehr labil. Postinfektiöse Bradykardie ist nicht selten.

Die *Angina* fällt gewöhnlich von Beginn an durch die düstere Rötung des gesamten Rachens auf. Tonsillen und Gaumenbögen sind geschwollen und gerötet, in den Krypten bilden sich bald Pfröpfe, oder die ganze Tonsille überzieht sich mit einem weißen oder gelblichweißen Belag: aus der Angina catarrhalis wird eine Angina lacunaris oder pseudomembranacea. Die Beläge können auch über den Rand der Mandeln hinausgreifen und einen Teil des weichen Gaumens oder die Uvula bedecken, so daß ein Bild entsteht, wie wir es sonst bei der Diphtherie zu sehen gewohnt sind. Die Schluckbeschwerden sind meist heftig, die Kieferwinkeldrüsen deutlich geschwollen und sehr empfindlich.

Am Gaumen sieht man oft auch eine fleckige Rötung *(Enanthem)*. Frühzeitig besteht auch eine starke Rhinitis.

Die *Zunge* ist anfangs mit einem dicken, weißen Belag bedeckt, läßt aber schon jetzt an der Spitze und am Rand die geschwollenen Follikel hervortreten. Diese werden immer deutlicher, in den nächsten Tagen löst sich der Belag ab, die Zunge wird rot, und es entsteht das Bild der „Himbeerzunge". Der Vergleich ist insofern nicht ganz zutreffend, als die geschwollenen Follikel viel kleiner und spitzer sind als die einzelnen Kügelchen der Himbeere.

Schon am 1. Tag, bisweilen aber auch erst am 2. oder 3., ja 4 Tag erscheint das typische *Exanthem.* Es beginnt zuerst an Hals und Rumpf und geht dann auf die Extremitäten über. Am wenigsten betroffen wird das Gesicht, und besonders die Gegend um Mund und Kinn bleibt blaß, während das übrige Gesicht den Eindruck einer gewöhnlichen fieberhaften Rötung macht. Das Hervortreten dieses blassen Dreiecks, das um das Kinn seine Basis und längs der Nasolabialfalten seine zwei übrigen Schenkel hat, ist für Scharlach außerordentlich charakteristisch und steht im Gegensatz zu den Masern, bei denen diese Gesichtsteile auch von Flecken bedeckt sind. Beim Betrachten des Körpers ist der erste Eindruck der einer gleichmäßigen „scharlachfarbigen" Röte, die an den Flanken, an der Innenseite der Oberschenkel, an den Ellbeugen und Kniekehlen besonders hervortritt. Bei genauer Betrachtung erkennt man, daß die roten Flächen aus zahllosen kleinen roten Tüpfelchen zusammengesetzt sind, die von einem blässeren, mit der Nachbarschaft zusammenfließenden Hof umgeben werden und bisweilen in der Mitte ein blasses erhabenes Zentrum erkennen lassen. Druck mit dem Glasspatel läßt die Röte gewöhnlich vollkommen verschwinden, als Zeichen dafür, daß die Rötung nur durch eine Erweiterung der Capillaren bedingt ist. Nicht selten erkennt man aber unter dem Glasspatel an der Stelle der roten Tüpfelchen kleinste rote oder gelbliche Pünktchen als Ausdruck geringfügiger Hämorrhagien. Diese capillare Hyperämie beruht nicht auf einer vollkommenen Lähmung der Capillaren, denn wenn man mit dem Fingernagel einen Strich über die Haut zieht, so entsteht nach kurzer Zeit ein blasser Streifen: weißer Dermographismus. Das Exanthem ist anfangs blaß, nimmt aber sehr rasch die charakteristische Farbe an und erreicht schon innerhalb einiger Stunden, meistens etwa nach einem Tag die stärkste Intensität, bleibt verschieden lange, in mittelschweren Fällen etwa 3—4 Tage, auf der Höhe und blaßt dann allmählich ab. Im Stadium der Abblassung verschwindet zuerst der rote Hof, so daß das Exanthem jetzt fleckiger aussieht. Solange das Exanthem besteht, erzeugt das Anlegen einer Staubinde am Oberarm kleine Blutungen in der Ellbeuge (RUMPEL-LEEDE-Phänomen).

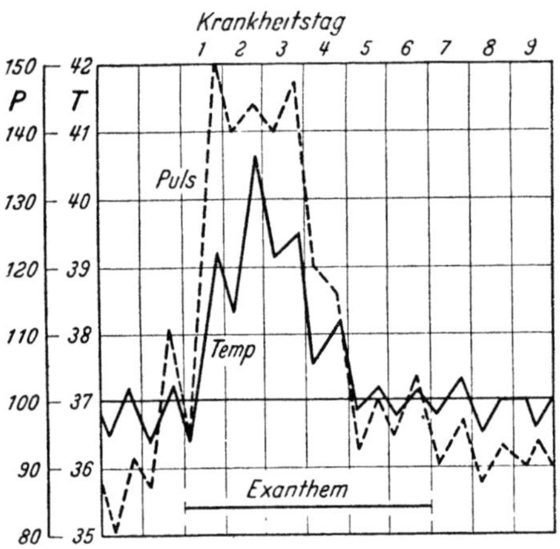

Abb. 2. Temperaturkurve bei mittelschwerem Scharlach.

Die *Schuppung* der Haut beginnt bisweilen am Rumpf, schon während das Exanthem an den Extremitäten noch zu sehen ist, häufiger erst, wenn dieses schon verschwunden ist, oder erst nachträglich in der 2., 3. oder 4. Woche. Am Rumpf, wo sie oft in der Nähe der Achselhöhlen zuerst zu sehen ist, sieht man nur feine Schüppchen. An den Extremitäten, besonders an den Händen und Füßen nimmt die Schuppung eine charakteristische, lamellöse Form an, die sich von der kleienförmigen Abschuppung der Masern ganz wesentlich unterscheidet und gelegentlich für die nachträgliche Diagnose des Scharlachs sehr wichtig ist. Die Schuppung dauert verschieden lange, bisweilen nur einige Tage, bisweilen bis zu 6 Wochen und länger, ganz besonders an den Füßen. Die Schuppung kann recht verschieden stark sein. Selten fehlt sie ganz.

Der *Urin* hat alle Eigenschaften des Fieberurins, doch ist im Gegensatz zu den Masern wichtig, daß die Diazoreaktion fehlt.

Im *Blut* findet man in der Regel vom Beginn der Krankheit an eine Leukocytose, die oft nur gering ist, aber auch bis über 20000 steigen kann und oft sehr langsam während der Rekonvaleszenz abnimmt. Die Vermehrung betrifft hauptsächlich die Neutrophilen, die zu einem großen Prozentsatz stabkernig sind und oft toxische Veränderungen im Protoplasma aufweisen, namentlich Verklumpungen basophiler Substanz, die sog. DÖHLEschen Körperchen. Charakteristisch ist eine Vermehrung der eosinophilen Zellen, die am 2. oder 3. Tag des Exanthems auftritt und oft mehr als 10% erreicht. Die Eosinophilie, die verschieden lange andauert, fehlt nicht nur in sehr schweren Fällen, in denen die Eosinophilen vermindert sein und ganz verschwinden können, sondern bisweilen auch bei leichteren Fällen.

**Verlaufsformen.** In der Regel dauert das Fieber knapp eine Woche. Mit ihm klingen das Exanthem und die anderen Symptome ab. Aber der Scharlachkranke ist damit noch nicht als geheilt zu betrachten, da um den 21. Krankheitstag noch eine kritische und an Komplikationen reiche Zeit bevorsteht, die bei genauer Aufsicht und meist bei Bettruhe abgewartet werden muß („zweites Kranksein").

Ziemlich häufig sind *leichte Formen*, in denen das Fieber nicht hoch steigt und nur wenige Tage andauert, Angina und allgemeine Beschwerden gering sind und das Exanthem nur flüchtig und schwach auftritt. Von da gibt es alle Übergänge bis zu abortiven Formen, in denen sich das ganze Krankheitsbild auf vorübergehende Halsschmerzen beschränkt und das Exanthem vom Patienten gar nicht bemerkt wird. Leichte Anginen, die als Scharlachinfektion aufgefaßt werden müssen, treten häufig in der Umgebung Kranker auf (Begleitepidemien). Sie scheinen einen dauernden Schutz gegen Ansteckung zu verleihen. Es ist wahrscheinlich, daß auch eine Infektion ohne alle Krankheitssymptome vorkommt und immun macht (stumme Feiung).

Unter den *schweren Formen* kann man solche unterscheiden, die durch Komplikationen gefährlich werden, und solche, die ohne den Eintritt von Komplikationen, offenbar durch Vergiftung mit Scharlachgift selbst das Leben bedrohen. Diese Fälle mit primärer starker Toxizität verlaufen sehr selten perakut und führen innerhalb 1—2 Tagen, noch seltener innerhalb weniger Stunden unter rasch eintretender Benommenheit, Delirien und Konvulsionen, Durchfall und Zirkulationsschwäche zum Tode. Sehr viel häufiger sind die Fälle, die wie ein gewöhnlicher Scharlach, allerdings mit auffallend hoher Pulsfrequenz, beginnen und in den ersten 2—4 Tagen das Bild eines typischen Scharlachs mit schwerer Angina und intensivem Exanthem darbieten, dann aber plötzlich schlechten Puls und eine schwere Affektion des Nervensystems zeigen, während das Exanthem blasser und livide wird, und 1—2 Tage später mit dem Tode endigen. In dieser Weise verläuft auch gewöhnlich der hämorrhagische Scharlach, bei dem es nach den ersten 2 Tagen zu Blutungen an verschiedenen Stellen der Haut kommt, die punktförmig sind, sich dann aber rasch vergrößern, bisweilen zu größeren, flächenhaften Suffusionen.

Als besonders seltene Formen des Exanthems sind das nur auf einzelne Abschnitte beschränkte, partielle Exanthem, das Auftreten von kleinen Papeln statt Flecken (Scarlatina papulosa) und die Entstehung von masernartigen, größeren, unregelmäßig konfluierenden Flecken (Scarlatina variegata) zu erwähnen. Viel häufiger ist die Scarlatina miliaris, bei der die Efflorescenzen kleinste wasserhelle Bläschen (Miliaria crystallina) tragen. Das Auftreten dieser Bläschen hat keinerlei prognostische Bedeutung.

Zu den atypischen Fällen kann auch die sog. „*Scarlatina sine exanthemate*" gezählt werden, die als schwere Angina beim Scharlachimmunen zur Beobachtung kommt und wohl eine „spezifische Infektion", aber klinisch kein eigentlicher Scharlach ist.

Der *Wundscharlach* ist gewöhnlich nicht so akut und verläuft leichter als der gewöhnliche Scharlach. Das Exanthem beginnt meist in der Gegend um die Wunde. Angina tritt oft sekundär hinzu. — Eine besondere Form desselben ist der *Scharlach der Wöchnerinnen*, der gefährlich zu sein pflegt und meist mit mehr oder weniger schwerem Wochenbettfieber verbunden ist. — Nicht ganz selten kommt es im Anschluß an Nasen- oder Rachenoperationen, besonders nach Tonsillektomie, zum Ausbruch eines leichten Scharlachs.

**Komplikationen und Nachkrankheiten.** Die Erscheinungen, die als *Frühkomplikationen* zum Scharlach hinzutreten, gehen in ihrer Mehrzahl vom Befall der Schleimhäute von Nase und Rachen aus und beruhen auf der Bösartigkeit des Streptokokkenprozesses.

Die Scharlachangina kann bei malignem Verlauf nekrotisierend werden und das umliegende Gewebe, weichen Gaumen, Uvula, Rachenhinterwand, ja Teile der Kieferknochen einbeziehen; Tonsillar- und Retropharyngealabsceß, Angina Ludovici, Glottisödem können hinzutreten, kurz alle Komplikationen, die sich seltener auch an eine gewöhnliche Angina anschließen. Manchmal finden sich bei bakteriologischer Untersuchung auch Diphtheriebacillen. Seltener ist, daß sich das Bild einer Diphtherie mit fest auf der Unterlage aufsitzenden Membranen und Tendenz zum Absteigen zum Kehlkopf hinunter mit dem Scharlach kombiniert. Diese sog. *Scharlachdiphtherie* ist in bösartigen Scharlachepidemien häufiger, besonders dann, wenn eine solche in Zeiten gehäuften Diphtherieauftretens fällt, und bietet eine stets ernste Prognose. Man soll jedoch bei jeder schwereren Scharlachangina bakteriologisch auf Diphtheriebacillen untersuchen.

Häufig ist eine Ausbreitung der Streptokokken auf dem Lymphwege, die zu regionärer *Lymphadenitis* mit eitriger Einschmelzungstendenz führt. Dabei können schon nach wenigen Tagen Abscesse nicht nur der Kieferwinkel-, sondern auch der tieferen Hals-, ja Nackendrüsen entstehen, die von starken Schmerzen und Schwellungen begleitet sind. Die Drüsen erweichen und brechen, wenn sie nicht vorher eröffnet werden, durch die Haut durch.

Von allen diesen Prozessen ausgehend, kann es zur postscarlatinösen *Sepsis* kommen, einer Spezialform also der thrombophlebitischen oder lymphangitischen postanginösen Sepsis.

Die fast stets vorhandene eitrige Rhinitis führt besonders oft zu schwerer und auch das knöcherne Mastoid beteiligender *Otitis media.* Man muß deshalb von Anfang an auf die Ohren achten, speziell auch auf Druckempfindlichkeit des Processus mastoideus, um die Otitis rechtzeitig zu behandeln (evtl. Parazentese des Trommelfelles), damit weder eine Fortleitung der Entzündung nach dem Felsenbein, Sinusthrombose usw. entsteht, noch Schwerhörigkeit zurückbleibt. — Eitrige *Nebenhöhlenentzündungen* finden sich ebenfalls nicht selten. — Dagegen sind stärkere *Bronchitiden* oder gar Pneumonien nur bei Angina scarlatinosa maligna zu befürchten. — Auch für andere eitrige Komplikationen, wie Panaritien, besteht eine Neigung. Besonders in Krankenhäusern ist *die Kombination mit anderen Infektionskrankheiten,* wie Masern, Windpocken u. a. nicht ungewöhnlich und meist prognostisch unangenehm.

Frühfolgen der Toxinvergiftung sind vor allem neben den zentralnervösen Zeichen (Kopfschmerzen, Meningismus, Konvulsionen, Delirien und Koma) *Myokardaffektionen* in verschiedenster Stärke und Ausbildung. Sie führen — im Gegensatz zur diphtherischen Myokarditis — leicht zu bleibender Narbenbildung im Herzmuskel mit funktionellen und Rhythmusstörungen (totaler Block u. a.). *Pericarditis exsudativa* kommt öfters hinzu. — Auch *Endokarditiden* können sich, wie an jede Angina, anschließen, die zur Ausbildung von Klappenfehlern Veranlassung geben, sei es ohne, sei es auch mit gleichzeitigen polyarthritischen Zeichen *(Scarlatina rheumatica)*. Frühzeitig auftretende Gelenkschmerzen und -schwellungen beim Scharlach sind meist „rheumatische" Arthritiden, während späterhin mehr das salicylrefraktäre und oft hartnäckige *Scharlachrheumatoid* vorwiegt. — Selten stellt sich bald nach Abklingen des Fiebers ein toxischer *Ikterus* ein. Dagegen ist eine primäre *Nierenschädigung* im Sinne der febrilen Nephrose oder der Herdnephritis mit Albuminurie und Erythrocyturie ein gewöhnliches Begleitsymptom.

Die Zeit um den 20. Krankheitstag, also die 2.—3. Woche, ist die beim Scharlach gefürchtete, wenn auch ebenso, nur schwächer auch bei jeder gewöhnlichen Angina zu beachtende Zeit der Nachkrankheiten *(„zweites Kranksein")*. Auch die eitrigen Komplikationen, wie Lymphadenitis, Otitis media purulenta usw. treten oft erst um diese Zeit klinisch in Erscheinung und verlaufen dann benigner denn als Frühkomplikation. Es kann zu Spätangina, Tonsillarabsceß usw. kommen, Myo- und Endokarditiden entwickeln sich oft jetzt erst zu voller Stärke.

Die wichtigste und gefürchtetste Nachkrankheit ist aber die *Scharlachnephritis*, die meistens in der 2. oder 3. Woche entsteht. Selten kommt es schon vorher zu einer richtigen Nephritis (außer in tödlich verlaufenden Fällen mit Angina maligna usw.). Die richtige Scharlachnephritis kommt zum Glück nur bei einem kleinen, je nach den Epidemien wechselnden Prozentsatz der Fälle, vor und setzt eine besondere Disposition voraus. Sie zeigt sich häufig zuerst durch eine leichte Temperatursteigerung an, dann treten die Ödeme auf, und nach kurzer Zeit entwickelt sich mehr oder weniger ausgesprochen das Bild der akuten hämorrhagischen Nephritis mit Ödemen, Kopfschmerzen, Erbrechen usw. Die Neigung zu Krämpfen ist besonders stark. Die Urinuntersuchung zeigt, wenn sie fortlaufend durchgeführt wird, durch das Auftreten von Eiweiß und Cylindern, die Blutdruckmessung durch Anstieg der Werte die herannahende Nephritis an. Sie heilt in der Regel aus, führt jedoch nicht selten zum Tode oder kann in eine Schrumpfniere übergehen.

**Diagnose.** Die Diagnose Scharlach muß stets rein klinisch gestellt werden. Dabei ist das Exanthem das führende Symptom. Neben seiner Lokalisation (Innenseite der Oberschenkel, periorale Blässe), seiner Wegdrückbarkeit mit dem Glasspatel, der weißen Hautschrift und dem positivem RUMPEL-LEEDE-Phänomen dient zu seiner Erkennung das SCHULTZ-CHARLTONsche *Auslöschphänomen* (S. 135 und 186).

Wenn man einem Scharlachkranken 3—8 ccm Serum eines Scharlachrekonvaleszenten oder Antischarlachstreptokokkenserum intracutan injiziert, so verschwindet das Scharlachexanthem im Umkreis von etwa 5—10 cm Durchmesser im Verlaufe einiger Stunden vollständig, und es entsteht ein blasser Kreis innerhalb des Exanthems. Diese Eigenschaft, das Scharlachexanthem auszulöschen, gewinnt das Serum erst in der Rekonvaleszenz vom 14.—19. Krankheitstag ab. Auch Scharlachstreptokokkenantitoxin löscht das Exanthem aus. Bei Menschen, die Scharlach uberstanden haben, bleibt diese Eigenschaft des Serums oft dauernd bestehen. Gegenüber Masernexanthem ist es nicht wirksam. Am 1. Exanthemtag ausgeführt, ist das Phänomen für die Diagnose sehr zuverlässig, vom 3. Tag ab aber pflegt es meist schon negativ zu sein. — Auch das Negativwerden des DICK-*Tests* nach 2—3 Wochen bei vorher positivem Ausfall kann zur Diagnose herangezogen werden.

Außer den oben genannten klinischen Symptomen gibt die Eosinophilie trotz Linksverschiebung und eine negative Diazoreaktion im Harn weitere diagnostische Hinweise. Nicht ganz selten freilich klärt erst das Auftreten einer Schuppung die Diagnose. Bei atypischem oder rudimentärem Scharlach kann sie so schwierig sein, daß sie nur aus dem Zusammenhang mit anderen Scharlachfällen zu erschließen ist.

Ähnliche Exantheme wie bei Scharlach sehen wir nicht selten nach dem Einnehmen von Mitteln, wie Antipyrin, Phenacetin, Morphium und anderen Medikamenten, auch nach dem Genuß bestimmter Nahrungsmittel, Berührung mit bestimmten Pflanzen (Primeln) oder der Einspritzung von Heilserum. Allerdings unterscheiden sich diese Exantheme in der Regel vom Scharlachexanthem dadurch, daß der Ausschlag nur an einzelnen Stellen die gleichmäßige Rötung mit den kleinen dunkelroten Punkten zeigt wie beim Scharlach, und daß an anderen Stellen mehr masernähnliche oder urticarielle Efflorescenzen vorhanden sind. Sie können aber wie ein atypischer oder sogar wie ein typischer Scharlach aussehen, Fieber pflegt jedoch zu fehlen.

Gegenüber *Masern* und *Röteln* ist auf das Konfluieren des Exanthems, die deutliche Angina, den Blut- und Harnbefund zu achten. Auch andere Infektionskrankheiten, wie Variola, Grippe zeigen manchmal einen initialen Ausschlag, der für Scharlach gehalten werden kann. Der Verlauf zeigt dann den Irrtum. Besondere Schwierigkeiten bereiten bisweilen septische Exantheme. Bei Streptokokkensepsis können Ausschläge auftreten, die einem Scharlach recht ähnlich sehen. Besonders bei Wundscharlach, bei dem das Exanthem sich von der Wunde aus verbreitert, kann die Entscheidung recht schwierig werden, ebenso beim Scharlach der Wöchnerinnen.

**Prognose.** Auch der Scharlach ist bei kleinen Kindern am gefährlichsten, aber seine Gefährlichkeit nimmt mit dem Ende der frühen Kindheit lange nicht so rasch und so stark ab wie die der Masern. Vom 40. Jahr an nimmt die Sterblichkeit der Erkrankten wieder zu. Diese ist aber außerordentlich großen Schwankungen unterworfen. Auch ist zu berücksichtigen, daß nicht selten Schwerhörigkeit oder selbst Taubheit infolge einer Scharlachotitis zurückbleibt und eine chronische Nephritis oder ein Herzleiden entstehen kann.

**Prophylaxe.** Wegen der Gefährlichkeit des Scharlachs muß alles getan werden, um die Übertragung auf Gesunde zu verhüten. Deshalb müssen die Isolierungsmaßnahmen streng durchgeführt werden. Da der Scharlacherreger auch durch Personen und Gegenstände auf andere übertragen werden kann, muß das Krankenzimmer gut von der Außenwelt abgeschlossen sein. Alles, was herauskommt, muß desinfiziert werden, und jeder, der das Krankenzimmer betritt, muß Überkleider tragen und nach dem Verlassen des Zimmers die Hände desinfizieren. Wo diese Maßregeln nicht durchgeführt werden können, ist Krankenhausbehandlung notwendig, und nach dem Abtransport des Patienten muß dessen Zimmer desinfiziert werden. Zimmerdesinfektion ist auch nach Abschluß der Behandlung notwendig. An vielen Orten ist es gesetzliche Vorschrift, die Isolierung 6 Wochen nach Beginn des Exanthems durchzuführen. Es ist aber fraglich, ob nicht in den Fällen, in denen der Patient nach kurzer Zeit vollkommen gesund ist und keine Temperaturerhebung mehr zeigt, 4 oder selbst 3 Wochen genügen würden. Fraglich ist es auch, ob es notwendig ist, die Isolierung bis zur Beendigung der Schuppung fortzusetzen, da die Hautschuppen sicher nicht immer infektiös sind. Um die Entstehung von *Heimkehrfällen* zu verhüten, empfiehlt es sich, Rekonvaleszenten von der 4. Woche an von den frischen Fällen zu trennen und „auszuschleusen“ („fraktionierte Absonderung“).

Für die *aktive Schutzimpfung* sind verschiedene Impfstoffe, teils aus Toxin, teils aus Streptokokken gewonnen, erprobt worden. Ihrer Anwendung als Massenimpfung steht die Häufigkeit stärkerer Lokal- und Allgemeinreaktionen, die Notwendigkeit dreimaliger Injektion in 8tägigem Abstand, der nicht 100%ige Schutz durch diese Verfahren, die wahrscheinlich nur etwa 1jährige Dauer ihrer Wirkung und schließlich der in den letzten Jahren milde Genius epidemicus im Wege. *Passive Immunisierung* mit antitoxischem (halbe therapeutische Dosis) oder Rekonvaleszentenserum (10—20 ccm) empfiehlt sich bei exponiert Gewesenen in der Inkubationszeit. Sie vermag jedenfalls den Verlauf zu mildern. In solchen Fällen kommt auch *Chemoprophylaxe* mit Sulfonamiden oder Penicillin in Frage.

**Behandlung.** In schweren Fällen hat das unter Verwendung von Scharlachstreptokokken hergestellte *Heilserum* ganz entschieden Erfolge. Man sieht oft in unmittelbarem Anschluß an die Einspritzung das Exanthem abblassen und den ganzen Zustand sich plötzlich bessern. Scheinbar hoffnungslose Fälle können einen plötzlichen Umschwung zum Bessern zeigen. Es ist deshalb anzuwenden, wenn ein Fall von vornherein Zeichen schwerer Intoxikation, Bewußtseinsstörung und Zirkulationsschwäche zeigt, oder wenn nach den ersten Tagen das Krankheitsbild sich verschlechtert und bedrohlich wird. Bei Wöchnerinnen wird man das Serum schon geben, bevor man seiner Diagnose sicher ist, ebenso bei Verdacht auf Wundscharlach. Gibt man das Serum am 1. Tag des Exanthems, so sieht man auffallend oft einen abgekürzten Verlauf des Scharlachs. Nichtkonzentrierte Sera sollen in Dosen von 50 (bis 100) ccm subcutan oder intramuskulär, in verzweifelten Fällen intravenös gegeben werden. Serum von Scharlachrekonvaleszenten wirkt ähnlich, noch besser die Transfusion von Rekonvaleszentenblut. Doch sollte man nur Blut verwenden, das frühestens am Ende der 3. Woche entnommen wurde. Auf das Auftreten und den Verlauf von Komplikationen scheint das Serum dagegen keinen Einfluß zu haben. In Fällen ohne toxische Allgemeinerscheinungen ist deshalb seine Anwendung unnötig.

Über die *Sulfonamid*therapie bestehen getrennte Meinungen. Auf Fieberdauer und Frühkomplikationen dürfte sie einen günstigen Einfluß haben, Spätkomplikationen und Nachkrankheiten werden aber nicht verhütet. Man wird ihrer oder der *Antibiotica* aber heutzutage bei schon eingetretenen Komplikationen nicht entraten wollen.

Bettruhe soll in der Regel 3 Wochen lang durchgeführt werden, bis die Gefahr der Nachkrankheiten vorüber ist, obschon wir nicht sicher sind, dadurch ihr Auftreten zu verhüten. Dagegen ist die früher übliche Milchdiät bis zum Ablauf der 3. Woche unnötig. Solange Angina besteht, muß man freilich flüssige Diät geben, nachher ist aber eine reichliche und abwechslungsreichere Diät zweckmäßiger. Gewöhnlich gibt man in den ersten 3 Wochen kein Fleisch und wenig Kochsalz. Allerdings ist es nicht sicher, ob dadurch die Entstehung einer Nephritis verhütet wird; es ist aber möglich, daß die geringe Belastung der Niere günstig wirkt. Besondere Sorgfalt ist auf die Pflege des Mundes zu verwenden, um den Verlauf der Angina zu mildern und die von ihr ausgehenden Komplikationen zu verhüten. Häufiges Spülen des Mundes und Gurgeln mit Wasserstoffsuperoxyd, verdünnter essigsaurer Tonerde oder Alaunlösung ist notwendig, in schweren Fällen Einatmen feuchter Luft (sog. Bronchitiskessel). Zweckmäßig ist auch die Reinhaltung der Nase mittels Sprays. Bei hohem Fieber sind Antipyretica angezeigt, bei Herzschwäche Herz- und Gefäßmittel notwendig. Ganz besonders ist auf die ersten Zeichen irgendwelcher Komplikationen zu achten, damit sie rechtzeitig sachgemäß behandelt werden können.

### 3. Röteln.

Die Röteln (lat. rubeola, engl. German measles, franz. roseole, ital. rosolio) wurden erst spät als Krankheit sui generis anerkannt, obwohl schon 1740 beschrieben. Sie sind eine Zivilisationsseuche mit niedrigem Kontagionsindex, deren Harmlosigkeit erst neuerdings in Frage gestellt ist (s. unten). Sie zählen zu den Exanthemkrankheiten, zeigen daneben aber einen Organotropismus zum lymphatischen System, der sie zum Drüsenfieber in nahe Beziehung setzt.

**Ätiologie.** Röteln wurden auf empfängliche Menschen sowohl mit Rachenschleimultrafiltraten als auch mit Blut übertragen, auch Affen sollen empfänglich sein. Der Erreger ist also ein *Virus*. Seine kulturelle Isolierung scheint noch nicht gelungen. Er kreist in den letzten Inkubations- und während den ersten Exanthemtagen im Blut und wird während dieser Zeit in den Rachen ausgeschieden, so daß sich die Kontagiosität auch nur auf sie beschränkt. Ansteckung erfolgt durch Kontakt (Tröpfcheninfektion), selten durch gesunde Dritte.

*Disposition* besteht vom 2.—10. Lebensjahr; doch erkranken auch noch jugendliche Erwachsene.

Röteln hinterlassen meist lebenslängliche *Immunität*, die von derjenigen gegen Masern und Scharlach streng spezifisch getrennt ist.

Sie treten meist in kleinen, sich lang hinziehenden *Epidemien* auf, mit Häufung in der kühlen Jahreszeit. Die *Letalität* ist ganz unbedeutend.

Die *Inkubationszeit* beträgt 14—21, durchschnittlich 17 Tage.

**Symptome.** Das *Exanthem* bricht entweder ohne Vorboten aus, oder es geht ihm ein Prodromalstadium mit mehr oder weniger starker Temperaturerhöhung, Katarrh der oberen Luftwege und der Bindehaut voraus, bisweilen auch eine Angina. Auch die Lymphdrüsen können schon vor dem Auftreten des Ausschlages vergrößert sein. Ein Enanthem am weichen Gaumen, bestehend aus blaßroten Fleckchen, kann schon vor dem Hautausschlag entstehen. Während alle diese Symptome sich verstärken oder auch erst entstehen, bildet sich gewöhnlich zuerst im Gesicht, hinter den Ohren und an der behaarten Kopfhaut der Ausschlag aus und breitet sich rasch über den Rumpf und die Extremitäten aus. Er besteht aus blaßroten, nicht oder kaum erhabenen Flecken, die größer sind als beim Scharlach, gewöhnlich aber kleiner als bei den Masern. Sie stehen in der Regel isoliert und selten so dicht, daß sie einander berühren. Richtige Konfluenz wie bei Masern und Scharlach (Rubeola morbillosa, scarlatinosa) beobachtet man selten. Vor den anderen Exanthemen zeichnet sich der Rötelnausschlag durch seine große Flüchtigkeit aus. Er dauert im ganzen gewöhnlich nur 1—3 Tage. Oft geht er schubweise weiter, so daß man an einzelnen Stellen ein beginnendes, an anderen Stellen ein abblassendes Exanthem sieht. Nach dessen Verschwinden beobachtet man eine kleienförmige Abschuppung der Haut. Das Fieber ist meistens gering und braucht 38° nicht zu überschreiten, ja es kann sogar vollkommen fehlen. Nur in seltenen Fällen steigt es auf 39° und darüber. Die Störung des Allgemeinbefindens ist dementsprechend gering, und auch die katarrhalischen Erscheinungen sind meistens nicht stark ausgesprochen. Der Lymphotropismus zeigt sich einerseits im regelmäßigen Vorhandensein einer harten, druckempfindlichen *Lymphdrüsenschwellung*, besonders der Nuchal-, Auricular- und Cervical-, zuweilen auch der Axillar- und Inguinaldrüsen, zu der ein harter Milztumor hinzutreten kann, andererseits im Blutbild durch Leukopenie und Aneosinophilie mit relativer *Lymphocytose* bei zahlreichen unausgereiften Lymphocyten und Lymphoblasten, besonders solchen plasmacellulärer Art, die 10% überschreiten können.

*Rezidive* sind selten, ebenso *Komplikationen*, wie Pneumonien, Otitis media, Encephalitis. Sie kommen besonders bei den seltenen Erkrankungen von Kleinkindern vor. Neuerdings ist aber erwiesen, daß frühzeitig intrauterin durchgemachte Röteln, retrospektiv feststellbar an einer Rötelnerkrankung der Mutter in den ersten 3—4 Monaten der Schwangerschaft, mit Vorliebe schwere Mißbildungen veranlassen (Mikrocephalie, Taubstummheit, kongenitaler Star, Herzfehler und multiple Mißbildungen). Deshalb ist den Rötelnerkrankungen Schwangerer besondere Aufmerksamkeit zuzuwenden.

Die **Diagnose** ist nicht immer leicht; Verwechslungen betreffen hauptsächlich leichte Scharlachfälle (Angina, Leukocytose!), weniger Masern (Koplikсche Flecken, stärkere katarrhalische Zeichen, keine Drüsenschwellung!). Man frage stets nach den schon früher durchgemachten Exanthemkrankheiten und den Kontaktmöglichkeiten.

Die **Behandlung** beschränkt sich im allgemeinen auf Bettruhe in den ersten Exanthemtagen, leichte Kost mit reichlicher Flüssigkeitszufuhr. Bei Schwangeren kommt heute Immun-$\gamma$-Globulingabe in Frage. Isolierung ist nur gegen andere empfängliche Kinder und Schwangere nötig, Schulbesuch nach 8 bis 10 Tagen wieder zu erlauben.

## 4. Weitere, vorwiegend kindliche Exanthemkrankheiten.

**Rubeola scarlatinosa:** Diese von Filatow und Dukes abgegrenzte sog. vierte Krankheit trat vor allem in den Zeiten schwerer Scharlachepidemien in Form leicht verlaufender Gruppenerkrankungen mit scharlachähnlichem Exanthem und nur 1—3tägiger Dauer auf. Sie wird heute meist als abgeschwächter Scharlach, nicht mehr als Krankheit sui generis angesehen.

**Erythema infectiosum** (Megalerythema epidemicum): Dieses, auch als fünfte Krankheit bezeichnet, ist eine früher meist mit Röteln verwechselte harmlose Infektionskrankheit, die in kleinen Epidemien auftritt und vorwiegend Kleinkinder befällt. Nach einer Inkubation von 6—14 Tagen tritt, oft begleitet von geringfügigem Unwohlsein, im Gesicht ein kleinfleckiger Ausschlag auf, der rasch zu einer gleichmäßigen, erst rot, dann bläulich werdenden Fläche von „Schmetterlingsform" konfluiert. Nach 1—3 Tagen erscheinen am übrigen Körper ebenfalls kleine, erhabene rote Flecke, die bald größer werden und zusammenfließen, besonders an der Streckseite der Vorderarme und Unterschenkel und am Gesäß. Durch zentrale Rückbildung und peripheres Weiterschreiten entstehen charakristische girlanden- und landkartenartige Figuren. Fieber besteht höchstens in den ersten 1—2 Tagen. Das Exanthem blaßt bald ab, und der Patient ist in der Regel nach 6 bis 10 Tagen geheilt.

**Exanthema subitum:** Dem Ausbruch des Exanthems geht bei dieser, nur bei Säuglingen und Kleinkindern beobachteten Krankheit, ein 3—4tägiges katarrhalisches grippeartiges Fieber mit kritischem Abfall voraus. Der masern- oder rötelnartige Ausschlag betrifft nur Rumpf und Extremitäten und läßt den Kopf und die Schleimhäute frei, er dauert 2—3 Tage; dabei besteht oft hochgradige Leukopenie und Lymphocytose. Behandlung wie bei Grippe.

## 5. Windpocken.

Die Varicellen (Wasser-, Spitzpocken, Schafsblattern, engl. chicken pox, franz. varicelle) verhalten sich wie eine Zivilisationsseuche mit hohem Kontagionsindex, betreffen vorwiegend Kinder, verlaufen aber gerade bei jugendlichen Erwachsenen besonders schwer und machen dann differentialdiagnostische Schwierigkeiten gegenüber den echten Pocken, von denen sie ätiologisch und immunologisch streng spezifisch getrennt sind. Sie haben aber ätio- und epidemiologisch Beziehungen zum Zoster.

**Ätiologie.** Das *Varicellenvirus* ist in Form punktförmiger, vorwiegend im Zellprotoplasma liegender Elementarkörperchen in den Bläschen färberisch darstellbar. Es ist auf Kaninchen und Affen intratesticulär übertragbar und führt hier zu lokaler Entzündung; es ist auch in Eihautkultur züchtbar. Im Gegensatz zum Pockenvirus erzeugt es aber in der Kaninchencornea keine

Guarneri-Körperchen und läßt auch den Paulschen Versuch negativ ausfallen. Es verbreitet sich auf dem Blutwege und wird in der Mundschleimhaut ausgeschieden (Tröpfcheninfektion auch auf größere Distanzen). Übertragung durch Gegenstände oder Virusausscheider ist nicht erwiesen. In den Bläschen scheint es nicht oder kaum mehr infektiös zu sein. Kontagiosität besteht so lange, als noch neue Bläschen aufschießen; danach nimmt sie rasch ab.

Die *Empfänglichkeit* des Menschen ist vom 6. Lebensmonat an allgemein, aber bis zum 10. Jahr besonders stark. Zur Infektion genügt ein kurzes Zusammensein.

Das Überstehen der Krankheit läßt eine dauernde *Immunität* zurück, wenn auch wiederholte Erkrankung vereinzelt beobachtet ist.

*Epidemiologisch* sind die Varicellen in größeren Städten meist endemisch mit epidemischen Steigerungen.

Ihre *Inkubationszeit* beträgt 13—21, ja bis 28 Tage, durchschnittlich 17. Der genaue Krankheitsbeginn ist oft schwer feststellbar.

**Symptome.** Gewöhnlich tritt das *Exanthem* ohne deutliche vorausgehende Allgemeinerscheinungen, oft unter starkem Jucken, zuerst im Gesicht und an der behaarten Kopfhaut oder am Rumpf auf und verbreitet sich von da nach den Extremitäten, aber wenig nach deren peripheren Teilen. An den Fußsohlen und Handtellern finden sich Bläschen im Gegensatz zu den Pocken nur äußerst selten. Zuerst sieht man nur kleine rote Flecke, aber bald bilden sich diese zu Knötchen und meistens innerhalb weniger Stunden zu Bläschen um, die in der Regel nur in dem oberflächlichen Teil der Haut sitzen. Die größere Zahl der Bläschen ist einkammerig, doch kommen auch mehrkammerige vor, die eine zentrale Vertiefung, einen „Pockennabel", aufweisen. Der Inhalt kann wasserartig bleiben und dann zu einer dunklen Kruste eintrocknen, er kann sich aber auch eitrig umwandeln. Nach kurzer Zeit entstehen Nachschübe. Zwischen den spärlichen älteren Efflorescenzen erscheinen neue Knötchen, die sich rasch zu Bläschen, teilweise auch zu Pusteln umwandeln. Man sieht deshalb schon vom 2. oder 3. Tage an nebeneinander frische Knötchen, Bläschen, Pustelchen, eingetrocknete Schorfe und bräunliche Krusten, die sich nach wenigen Tagen abstoßen. Die Gesamtzahl der Efflorescenzen ist selten groß. Sie beträgt meistens 100—200. Am dichtesten sitzen sie am Rumpf, weniger zahlreich im Gesicht und namentlich an den Extremitäten („zentripetale" Ausbreitung). Nach wenigen Tagen hört die Bildung neuer Knötchen auf, und die Krusten der alten Efflorescenzen fallen ab. Die Gesamtdauer beträgt 2—3 Wochen.

Auch an den Schleimhäuten können Bläschen auftreten *(Enanthem)*, die nach kurzer Zeit unter Hinterlassung oberflächlicher Geschwüre wieder verschwinden. Die Geschwüre können lebhafte Beschwerden verursachen, heilen aber nach wenigen Tagen aus. Sie kommen am häufigsten in der Mundschleimhaut und am Rachen, seltener an der Vulva, an der Harnröhre, an der Conjunctiva, selbst an der Cornea zur Beobachtung.

Da die Windpockenbläschen meistens nur oberflächlich in der Haut sitzen, pflegen sie keine Narben zu hinterlassen. Doch kommen recht häufig vereinzelte tiefer greifende Pusteln vor, und bei manchen Menschen bleiben ein oder zwei kleine vertiefte Narben im Gesicht zurück und verschwinden während des ganzen Lebens nicht mehr.

Die *Allgemeinerscheinungen* sind meistens gering. Die Temperatur ist in der Regel in den ersten 1—3 Tagen erhöht, erreicht aber selten 39 oder gar 40°. Im Blutbild zeigt sich eine Leukopenie mit relativer Lymphocytose, gelegentlich auch Eosinopenie.

*Verlaufsarten.* Viele Kinder machen die Windpocken ambulant durch. Das Exanthem kann auf dem Stadium der flachen Knötchen stehen bleiben und sich dann zurückbilden (Roseola varicellosa). Bisweilen macht nur das Jucken auf die Bläschen aufmerksam, ja es kann sogar vorkommen, daß man sie bei den Geschwistern oder den Kameraden erkrankter Kinder entdeckt, ohne daß irgendwelche Klagen geäußert werden.

Ein schwerer Verlauf kommt am häufigsten bei Erwachsenen zur Beobachtung, bei denen die Krankheit selten ist. Bei diesen können heftige Kopfschmerzen, Übelkeit, Gliederschmerzen usw. auftreten, und das Fieber kann eine Woche lang hoch sein. In solchen Fällen ist oft die Zahl der Efflorescenzen ungewöhnlich groß, und sie erleiden alle eine Umwandlung in Pusteln (Varicella pustulosa). Selbst ein initiales Exanthem, wie bei den Pocken kann vorkommen. In schweren Fällen sieht man auch die Entstehung größerer Blasen (Varicella bullosa oder pemphigosa) sowie deren blutige oder nekrotische Umwandlung (Varicella haemorhagica und gangraenosa). Das ist besonders bei hinfälligen oder schlecht gepflegten Kindern der Fall, bei denen auch eitrige Komplikationen (impetiginöse Umwandlung, Abscesse und Phlegmonen, Erysipel und Sepsis) hinzutreten können. Das gilt auch, wenn sich Varicellen an Scharlach unmittelbar anschließen oder Masern zu ihnen hinzutreten.

Auch gleichzeitige oder kurz nacheinander folgende Erkrankungen an Zoster kommen beim gleichen Individuum vor. Häufiger ist Auftreten von *Varicellen und Zoster* in derselben Familie oder im gleichen Krankensaal in kurzen Abständen.

Postinfektiöse *Encephalitiden* sind beobachtet.

**Diagnose.** In der Mehrzahl der Fälle sind die Varicellen leicht zu erkennen. Schwierigkeiten können gelegentlich entstehen, wenn nur wenige Bläschen vorhanden sind. Dann kann differentialdiagnostisch ein Herpes zoster in Betracht kommen, doch schützt in der Regel eine genauere Untersuchung des ganzen Körpers vor Verwechslungen. Auch die Unterscheidungen von Acnepusteln oder von papulo-nekrotischen Tuberkuliden ist fast immer leicht, ebenso die von Impetigo, Scabies u. a. Dermatitiden. Gegenüber der Variola sind differentialdiagnostisch maßgebend: 1. das gleichzeitige Vorkommen von Efflorescenzen verschiedenen Alters an der gleichen Körperstelle; 2. das Fehlen eines ausgesprochenen Initialfiebers und, sofern überhaupt richtiges Fieber vorhanden ist, das Hochbleiben der Temperatur beim Ausbruch des Exanthems, während bei Variolois die Temperatur beim Aufschießen der Knötchen sinkt; 3. die rasche Entwicklung der Papeln zu Bläschen im Verlauf einiger Stunden; 4. die geringere Dicke der Epidermisdecke bei den Varicellenbläschen, die den Inhalt viel besser durchscheinen läßt, und das Fehlen der charakteristischen Härte beim Streichen mit dem Finger über die Haut; 5. der Zusammenhang der Erkrankung mit sicheren Varicellenfällen, wenn keine Variola in der Gegend herrscht; 6. das Fehlen einer Leukocytose. In zweifelhaften Fällen darf man sich nicht auf die klinischen Symptome allein verlassen, da sie alle täuschen können, sondern muß, besonders bei Erwachsenen und in Ländern mit ungenügendem Impfschutz, Material zur Anstellung des PAULschen Versuchs auf Pocken entnehmen.

**Prognose.** Das Vorkommen gefährlicher Komplikationen, die zum Tode führen können, ist etwas so Seltenes, daß die Prognose gut gestellt werden kann, außer wenn es sich um sehr elende kleine Kinder handelt.

**Prophylaxe.** Meist kommt die Isolierung zu spät. In Krankenhäusern ist sie aber dringend notwendig. Man muß aber dann bedenken, daß alle exponiert gewesenen Kinder bis über 3 Wochen lang zur Infektionsquelle werden können. Bei besonders elenden Kindern kann man sich in der ersten Woche der Inkubationszeit von 10—15 ccm Rekonvaleszentenserum einen guten Erfolg versprechen.

**Therapie.** Bettruhe ist nötig, solange noch neue Efflorescenzen auftreten. Bei starkem Juckreiz muß man Puder geben oder mit 10%igem Kalium permanganicum pinseln, bei Kindern das Aufkratzen der Pusteln verhindern. Bei Enanthem ist Mundpflege, evtl. Einlegen eines Wattebausches mit essigsaurer Tonerde zwischen die Labien angezeigt. Nur bei Sekundärinfektionen kommen Sulfonamide oder gar Penicillin in Frage, bei schwächlichen Kindern auch schon vorbeugend.

## 6. Pocken.

Die Pocken (Blattern, Variola vera, engl. smallpox, franz. petite vérole, ital. vaiuolo) forderten in früheren Zeiten in den europäischen Ländern alljährlich Tausende von Opfern, treten aber heutzutage in Ländern mit gutem Impfschutz nur noch vereinzelt, in solchen ohne Impfzwang aber immer wieder in größeren und kleineren Epidemien (vgl. S. 146, Abb. 6) auf. Trotzdem sie heute in den hochentwickelten Ländern zumeist unterdrückt, in den primitiven aber immer noch sehr verbreitet und bei Dunkelhäutigen besonders gefährlich sind, sind sie nach ihrer Eigenart zu den Zivilisationsseuchen mit höchster Kontagiosität — wie die Masern — zu rechnen. Dem steht auch nicht entgegen, daß wir heute leicht verlaufende, zum Teil vielleicht wie die Vaccine mit Tierpockenerkrankungen zusammenhängende Abarten der Pocken beim Menschen kennen.

**Ätiologie.** Erreger ist ein *Virus*, das als sog. Paschensche Elementarkörperchen (0,15—0,2 $\mu$ Größe) im Pustelinhalt und aus Gewebskulturen durch Färbung sichtba gemacht werden kann. Die Guarnerischen Einschlußkörperchen, die in den Zellen der Kaninchencornea nach dem Einimpfen von Pockenpustelinhalt mit großer Regelmäßigkeit anzutreffen sind, sind spezifische Reaktionsprodukte der Zellen. Sie sind für die Diagnostik in zweifelhaften Fällen praktisch wichtig. Das Virus findet sich im Inhalt der Pockenbläschen, wahrscheinlich auch sonst auf der Haut Pockenkranker, und gelangt durch Berührung, durch vom Patienten berührte Gegenstände oder durch den Staub, der eingetrockneten Bläscheninhalt enthält, auf andere Menschen, so daß auch Gesunde als Virusträger dienen können. Außerdem ist das Virus auch im Sekret der oberen Luftwege vorhanden und wird schon im ersten Stadium der Erkrankung durch die Tröpfchen der Atemluft verbreitet. Während des Initialstadiums kreist es im Blut. Das Virus ist in der Dunkelheit, selbst bei Austrocknung, fast unbegrenzt haltbar; nur im Sonnenlicht verliert es rasch seine Wirksamkeit. Es ist deshalb begreiflich, daß Gegenstände, die mit Pockenkranken in Berührung gekommen sind, selbst noch nach langer Zeit und nach dem Transport in entfernte Gegenden Erkrankungen hervorrufen können. Außerdem beobachtet man aber bisweilen auch in der unmittelbaren oder weiteren Nachbarschaft von Zimmern, in denen Pockenkranke gepflegt wurden, neue Erkrankungen, so daß eine Übertragung durch den Luftstaub oder durch Fliegen angenommen werden muß.

Die *Empfänglichkeit* ist eine allgemeine und besteht während des ganzen Lebens. Allerdings nimmt sie nach dem 40. Jahr etwas ab und ist während der Schwangerschaft und im Wochenbett besonders stark.

Das Überstehen der Pocken hinterläßt dauernde *Immunität.* Nach einer abgeschwächten Erkrankung, wie sie die Impfung darstellt, entsteht ebenfalls eine Immunität, die aber nach einiger Zeit abnimmt und nach etwa 10 Jahren so weit herabgesetzt ist, daß viele Geimpfte an Pocken erkranken können, wenn auch meistens in leichterer Form. Eine Wiederholung der Impfung nach 10 Jahren erzeugt bei den meisten Menschen dauernde Unempfänglichkeit.

In ungeimpften, dicht gesiedelten Bevölkerungen verhält sich die Variola *epidemiologisch* wie die Masern, d. h. als endemisch-epidemische Kinderkrankheit. Die Letalität beträgt gewöhnlich um 40—50% ; nur bei den abgeschwächten Formen ist sie geringer, bei schwerem Genius epidemicus auch höher.

Die *Inkubationszeit* beträgt ziemlich genau 13 (10—15) Tage.

**Symptomatologie.** Das *Initialstadium* beginnt gewöhnlich plötzlich mit starken Kopf- und Kreuzschmerzen und Fieber, oft mit Frösteln. Auch Erbrechen ist nicht selten, und am 2. und 3. Tag steigt die Temperatur oft noch höher, meistens bis 40⁰ und darüber. Puls und Respiration sind stark beschleunigt. Es besteht starkes Krankheitsgefühl, und namentlich die Kreuzschmerzen sind heftig. Oft ist auch etwas Pharyngitis und Angina, auch Laryngitis und geringe Bronchitis vorhanden. Die Zunge ist stark belegt. Im Blut findet sich eine geringe Leukopenie. Die Milz ist oft palpabel. Die Haut ist am Anfang stark fieberhaft gerötet. Am 2. oder 3. Tag tritt in einem Teil der Fälle das sog. Initial- oder *Prodromalexanthem* auf. Es ist scharlach- oder masernähnlich, betrifft oft vorwiegend den Unterbauch und das Schenkeldreieck und dauert nur Stunden bis höchstens 3 Tage, um dann mit dem Fieberrückgang wieder zu verschwinden. Nur in schweren Fällen wird es hämorrhagisch; in schwersten entsteht direkt daraus die sog. *Purpura variolosa*, die noch vor Ausbruch des Pockenausschlags in 2—3 Tagen unter hohem Fieber und schwersten Allgemeinsymptomen zum Tode führt.

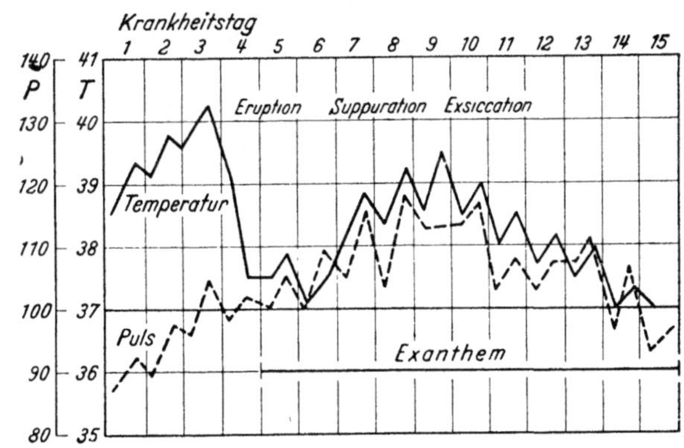


Abb. 3. Typische Fieberkurve bei Variola vera.

Das *Stadium eruptionis* beginnt am 3. oder 4. Tage der Krankheit nach 1 bis 2tägiger Fieberremission mit dem Aufschießen kleinster, juckender, blaßroter Pünktchen und erneutem Fieberanstieg. Wenn man sie bemerkt, sind sie gewöhnlich schon etwas erhaben und fühlen sich derb an. Innerhalb von 1—2 Tagen werden sie dunkler und größer bis zu Linsen- oder Erbsengröße. Am 3. Tag (also am 6. Tag der Erkrankung) zeigt sich auf der Höhe der Knötchen ein kleines, zunächst wasserhelles Bläschen. Es wird sehr rasch größer, und der durchscheinende Inhalt wird immer trüber. Gleichzeitig bildet sich in der Mitte des Bläschens eine Einsenkung („Pockennabel"). Um das immer trüber werdende Bläschen herum entsteht ein roter Hof (Halo). Diese Entwicklung vollzieht sich im Laufe von 1—2 Tagen, und am 8.—9. Krankheitstage ist das Bild voll entwickelt. Man sieht jetzt den Körper übersät mit mehr oder weniger dichtstehenden Efflorescenzen. Da, wo sie am dichtesten sind, also namentlich am Kopf, entstehen sie am frühesten und sind dementsprechend am meisten entwickelt. Doch bleiben sie auch an den Extremitäten nie weit hinter den zuerst befallenen Partien zurück, und namentlich zeigen alle Efflorescenzen der gleichen Region den gleichen Entwicklungsgrad.

Außer an der Haut sieht man auch an den Schleimhäuten Pusteln, namentlich am Mund, an der Nase, im Rachen, am Zungengrund, seltener am Kehlkopf und in der Trachea *(Enanthem)*. Auch der obere Teil des Oesophagus, das Rectum, die Vulva und die Vagina können betroffen sein. In der Umgebung der Pusteln ist die Schleimhaut gerötet und geschwollen.

Das *Stadium suppurationis* oder pustulosum dauert gewöhnlich etwa 5 Tage, bisweilen auch länger. Während dieser Zeit sind nicht nur die Bläschen am stärksten mit Eiter gefüllt, sondern auch der Halo ist am stärksten entwickelt, die ganze Haut, namentlich im Gesicht ödematös geschwollen.

Etwa am 12. Tage, bisweilen auch später, beginnt das *Stadium exsiccationis*. Der eitrige Inhalt verschwindet, und an Stelle der milchig getrübten Bläschendecke bildet sich eine braune Borke. Allmählich stoßen sich die Borken ab, es entstehen Narben und, wenn die Pusteln dicht gestanden haben, so bleibt eine dauernde schwere Entstellung, namentlich im Gesicht zurück.

In den leichteren und mittelschweren Fällen bleiben die einzelnen Bläschen voneinander getrennt: *Variola discreta*. Stehen sie dagegen dicht, so fließen sie in mehr oder weniger ausgedehnten Bezirken, namentlich im Gesicht ineinander über: *Variola confluens*. Dann sind auch die Allgemeinerscheinungen besonders schwer, und die Prognose ist ungünstiger. Noch schlimmer sind die *hämorrhagischen Pocken*, bei denen sich die Pocken mit blutigem Inhalt füllen (schwarze Blattern).

Das *Fieber* richtet sich während der Suppuration in Höhe und Dauer nach deren Schwere und ist dabei remittierend. Auch die subjektiven Beschwerden entsprechen dem. In schweren Fällen klagen die Kranken immer mehr über Hitze und Brennen in der Haut und in den Schleimhäuten. Halsschmerzen und Schmerzen in der Nase plagen sie, und das Schlucken wird zur Qual. Auch Heiserkeit und Husten können auftreten. Die Kranken werden unruhig, oft benommen oder delirieren. Der Puls wird schlechter, die Respiration beschleunigt, und die Krankheit kann im Stadium suppurationis durch Zirkulationsschwäche auch ohne Komplikationen zum Tode führen. Man findet im *Blutbild* ebenfalls der Eiterung entsprechend Leukocytose mit Monocytose und erhaltenen Eosinophilen.

*Komplikationen*, die von der *Haut* ausgehen, sind Abscesse und Phlegmonen, die in die Tiefe wandern und zu Muskelabscessen, Lymphdrüsenvereiterung, Decubitus, Sepsis führen können. Auch Erysipele werden beobachtet.

Auch von den Efflorescenzen der *Mund- und Rachenschleimhaut* aus können Geschwürsbildungen und Nekrosen, sowie abscedierende Entzündungen der Speicheldrüsen oder Lymphknoten, Hals- und Rachenphlegmonen entstehen. Glottisödem und Perichondritis laryngea werden beobachtet. In der *Nase* können Geschwürsbildungen zu Perforation der Scheidewand, Verwachsungen der Nasenlöcher usw. führen.

*Otitis media* ist recht häufig. Sie entsteht meistens durch Fortleitung der Entzündung vom Rachen durch die Tuben.

Komplikationen von seiten der *Augen* sind ziemlich häufig. Regelmäßig besteht Conjunctivitis, und auf der Conjunctiva können Pockenpusteln auftreten. Sekundär kommt es bisweilen zu geschwürigen Erkrankungen der Hornhaut, Iritis, Hypopyon und Panophthalmie.

In *Gehirn und Rückenmark* werden lokalisierte Entzündungen beobachtet, die die verschiedenartigsten Bilder einer Meningo-Encephalomyelitis hervorrufen können.

Von selteneren Komplikationen sind eitrige Gelenkentzündungen, Osteomyelitis und Orchitis zu erwähnen.

Häufig ist *Myokarditis*, seltener Endokarditis und Perikarditis. Entzündungen der *Niere* kommen hauptsächlich bei septischen Komplikationen vor. Albuminurie besteht fast regelmäßig.

Bei Schwangeren erfolgt oft *Abort* und Frühgeburt mit Tod des Fetus. Nicht selten resultiert daraus eine Infektion des Uterus.

Außerdem entstehen häufig *Bronchopneumonien*. Eine Bronchitis ist die Regel, und nicht selten wandert sie in die Tiefe und greift auf das Lungengewebe über. Auch Pleuritis und Empyem können auftreten. Die Pneumonien geben eine schlechte Prognose.

Als *Variolois* bezeichnet man die Pockenerkrankung Pockenschutzgeimpfter. Sie verläuft, je nach dem Grad der noch vorhandenen Immunität, abgeschwächt. Das Initialfieber kann ebenso hoch sein wie bei Variola vera, ist aber meist weniger schwer. Das Fehlen des Suppurationsfiebers ist dadurch bedingt, daß sich weniger Bläschen entwickeln. Auf den Schleimhäuten sind gar keine oder nur vereinzelte Efflorescenzen, die kaum Beschwerden verursachen. Der Ausschlag kann recht variieren und auch nur kleine und kleinste Bläschen aufweisen. Dabei sind Verwechslungen mit Windpocken möglich. Wenn Pocken in eine durchgeimpfte Bevölkerung eingeschleppt werden, so können sie sich in Form von Variolois unerkannt langsam weiter verbreiten, bis ein Fall diagnostiziert wird oder eine Variola vera auftritt, die zur Stellung der richtigen Diagnose Veranlassung gibt. Auch das Vorkommen von *Variola sine exanthemate* gibt zu solcher Verbreitung Anlaß; dabei liegt klinisch nur eine „Grippe“ vor.

**Atypische Pocken.** In Amerika, Afrika und Europa sind Epidemien beobachtet worden, die sich nicht nur durch ihren gutartigen Charakter, sondern auch in der Art des Exanthems vielfach von Pocken unterscheiden und deshalb teilweise als besondere Krankheiten („*Alastrim*“, „Samoapocken“, „weiße Pocken“ usw.) bezeichnet wurden. Die Erfahrung hat aber gezeigt, daß es sich dabei um echte Pocken handelt. Man spricht deshalb auch von *Variola mitigata* usw.

Die Inkubation ist die gleiche wie bei Variola. Auch die Symptome des Initialstadiums können die gleichen sein; doch ist das Fieber oft nur gering und kann sogar fehlen. Initialexantheme sind außerordentlich selten. Nach 3—4 Tagen beginnen die Knötchen aufzuschießen, sind aber viel spärlicher als bei Variola vera. Bisweilen ist das Krankheitsbild wie das einer Variolois mit regulärer Entwicklung der Knötchen zu Pusteln. Recht häufig bleibt aber ein Teil der Efflorescenzen auf dem Knötchenstadium stehen und bildet sich bald wieder zurück. Vielfach sieht man auch neben älteren Bläschen frische auftreten, wie das bei Varicellen die Regel ist. Von den Varicellen unterscheidet sich das Krankheitsbild in der Regel dadurch, daß die Bläschen im Gesicht und dann wieder an den Extremitäten am frühesten auftreten und am dichtesten stehen, während der Rumpf verhältnismäßig weniger bedeckt ist.

**Diagnose.** Im Prodromalstadium ist die Diagnose kaum mit Sicherheit zu stellen. Wenn allerdings während einer herrschenden Pockenepidemie jemand plötzlich an hohem Fieber und heftigen Kreuzschmerzen erkrankt, so wird es sich wahrscheinlich um Pocken handeln, und wenn man bei genauer Beobachtung ein Initialexanthem entdeckt, so wird die Diagnose so gut wie sicher. Bei sporadischen Fällen wird man höchstens die Vermutung äußern können, wenn sie aus pockenverseuchten Gegenden kommen oder mit Material aus solchen Ländern zu tun haben. Es ist wichtig, in solchen Fällen an die Möglichkeit von Pocken zu denken und sie bis zum 4. oder 5. Krankheitstag zu isolieren, um festzustellen, ob Knötchen auftreten oder nicht, weil man dadurch unter Umständen den Ausbruch einer Epidemie verhindern kann.

Ein ausgebildetes Pockenexanthem ist leicht zu erkennen. Die mehrkammerigen, eingedellten Pusteln mit gerötetem Hof, mit dem dichtesten Sitz am Kopf und dann wieder an den Extremitäten sind charakteristisch.

Schwieriger wird die Diagnose, wenn die Efflorescenzen nur spärlich sind. Dann sind Verwechslungen mit pustulösen Syphiliden oder Acnepusteln möglich, wenn man nur das Aussehen der Efflorescenzen berücksichtigt. Impetigo contagiosa ist durch die Einkammerigkeit der Blasen und das rasche Entstehen gelber Borken leicht zu unterscheiden. Bei allen diesen Krankheiten schützt die Berücksichtigung des bisherigen Verlaufs, vor allem das Prodromalstadium mit seinen typischen Symptomen vor Verwechslungen.

Am häufigsten kommen die *Varicellen* differentialdiagnostisch in Frage. Diesen gegenüber ist für Pocken charakteristisch: 1. die gleichzeitige Entwicklung der Einzelefflorescenzen; 2. die Verteilung des Exanthems, die man wegen der Bevorzugung des Gesichtes und der distaleren Teile der Extremitäten

(Handteller, Fußrücken!) „zentrifugal“ genannt hat; 3. die charakteristische Härte der Knötchen, die sich beim Darüberstreichen wie Schrotkörner in der Haut anfühlen. In einzelnen Epidemien von milden Pocken können aber, wenigstens in einzelnen Fällen, alle diese Unterscheidungsmerkmale im Stich lassen. Dann ist eine sichere Diagnose nur durch den Nachweis der Paschenschen Körperchen im Pustelinhalt oder dessen Einimpfung auf die Kaninchencornea möglich (*Paulscher Versuch*).

Da die Einimpfung auch mit eingetrocknetem Material gelingt, ist es möglich, dieses auch in entfernte Institute zur Anstellung des Versuches zu versenden. Die Pusteln müssen, da sie sich wegen ihrer Mehrkammerigkeit nicht ausdrücken lassen, mit einem Messerchen oder scharfen Löffel eröffnet werden. Ihr Inhalt wird auf einem gereinigten Objektträger verstrichen und der Objektträger nach dem Vertrocknen versandt, wobei darauf zu achten ist, daß der äußere Teil der Verpackung ja nicht infiziert wird (also Verpackung außerhalb des Krankenzimmers ohne Berührung des Inhalts!) und daß der Empfänger vor der Eröffnung des Paketes über seinen Inhalt orientiert ist. Die Paulsche Reaktion (milchweiße Trübung der Impfstellen auf der Kaninchencornea nach Einlegen des Bulbus in Sublimatalkohol) in Verbindung mit der Färbung der Guarnierischen Körperchen ergibt bei den allermeisten Fällen ein positives Resultat, bei anderem Material als Pocken immer ein negatives. Auch durch Flockungs- und Komplementbindungsreaktionen kann die Diagnose gestellt werden, wenn es möglich ist, das Pockenblut in ein Institut zu schicken, das diese Reaktion ausführt.

Eine nachträgliche Diagnose erlaubt in der Regel auch die Einimpfung von Pockenvaccine. Diese Impfung geht schon 2 Tage vor dem Auftreten des Exanthems nicht mehr an und bleibt von da an erfolglos. Wenn sie also positiv, selbst nur abortiv verläuft, so kann es sich nicht um Pocken gehandelt haben. Allerdings dauert es einige Tage, bis das Resultat festgestellt werden kann, aber auch eine solche retrospektive Diagnose kann aus seuchenpolizeilichen Gründen außerordentlich wichtig sein.

**Prognose.** Die Prognose der echten Pocken ist sehr ernst. Vor der Einführung der Impfung war die Variola die Infektionskrankheit, die am meisten Opfer forderte. 7—16% aller Todesfälle waren durch sie verursacht. Die Prognose ist aber sehr verschieden nach der Form der Erkrankung (vgl. oben).

**Prophylaxe.** Den besten Schutz bietet ausreichende (Erst- und Wieder-) Impfung. Sie ist in Deutschland durch das Reichsimpfgesetz von 1874 obligatorisch. Als Impfstoff dient Kuhpockenlymphe (vgl. S. 129), die eine Allgemeininfektion mit dem Vaccinevirus verursacht. Bei einem Pockenausbruch sind alle gefährdeten Personen wiederzuimpfen. Auch solche, die bereits sicher exponiert waren, sollen in den nächsten 3 Tagen geimpft werden, da ein Schutz schon nach 8 Tagen eintritt, die Inkubationszeit der Pocken aber 13 Tage beträgt.

Die Isolierung der Kranken muß äußerst streng durchgeführt werden. Die Fenster des Krankenzimmers müssen mit Fliegengitter versehen sein, und die Vorsichtsmaßregeln zur Verhütung des Verschleppens von irgendwelchem Material aus dem Krankenzimmer müssen aufs peinlichste genau durchgeführt werden. Wenn ein Pockenkranker in ein Krankenhaus gebracht wird, so muß das bisher von ihm innegehabte Zimmer desinfiziert werden. Eine Desinfektion hat auch nach Abschluß der Behandlung zu geschehen. Der Kranke darf erst dann aus der Isolierung entlassen werden, wenn alle Komplikationen geheilt und die Pockenefflorescenzen neu epithelisiert sind.

**Therapie.** In der Behandlung ist besonderer Wert auf allgemeinhygienische Maßregeln zu legen: Sauberkeit, Zufuhr frischer Luft, Mundpflege, Nasensalbe, flüssige leicht verdauliche Kost. Im Initialstadium kann man Antipyretika in kleinen Dosen zwecks Schmerzbekämpfung geben. Delirien erfordern stärkere Sedativa (Chloralhydrat, Morphium), auch lauwarme Bäder können zweckmäßig sein. Der Kreislauf verlangt oft medikamentöse Stützung. Auf reichliche Flüssigkeitszufuhr ist zu achten.

Besondere Aufmerksamkeit ist der Hautpflege zuzuwenden: gegen die Schmerzen bei Exanthemausbruch am behaarten Kopf, Händen und Füßen gibt man häufig gewechselte kühle Umschläge, zur Linderung des Juckens und Brennens pinselt man den Körper mit 10%iger Kaliumpermanganatlösung, mit Olivenöl oder Glycerin ein, das den Vorteil hat, auch der bakteriellen Sekundärinfektion entgegenzuwirken. Für die Bindehaut gibt man Borsäurekompressen. Einpuderung mit Zinkpuder kommt besonders im Abtrocknungsstadium in Frage. Kindern müssen oft die Hände verbunden werden, um sie am Kratzen zu verhindern. Die Narbenbildung kann man durch Massage und Sonnenbestrahlung während der Rekonvaleszenz abschwächen.

Sulfonamide und Antibiotica sind im Initialstadium wirkungslos. Erst im Exanthemstadium können sie die Suppuration hintanhalten. Sulfonamide sind dann aber schon von der Zeit der Blasenbildung an in kräftiger Dosierung laufend zu geben. Penicillin (30000 E alle 3 Stunden) wird man sich für eitrige Komplikationen vorbehalten.

## 7. Infektiöse Stomatitiden.

**Stomatitis aphthosa.** Es ist zwar nicht sichergestellt, daß diese Krankheit eine einheitliche Ätiologie besitzt; doch ist für einen Teil der beobachteten Krankheitshäufungen die Virusätiologie sichergestellt; und zwar handelt es sich um einen dem Herpesvirus nahe verwandten Erreger. Bezüglich des Krankheitsbildes sei auf das Kapitel „Krankheiten der Verdauungsorgane“ verwiesen.

**Stomatitis epidemica.** Diese bei Wiederkäuern und Schweinen auftretende (Maul- und Klauen-) Seuche wird nur sehr selten auf den Menschen übertragen. Die Ansteckung geschieht durch direkten Kontakt bei Menschen, die mit krankem Vieh zu tun haben. Auch der Genuß von infizierter ungekochter Milch und deren Produkten (Butter, Käse) kann zur Infektion führen. Eine Übertragung von Mensch zu Mensch ist nicht bekannt. Die Krankheit breitet sich sehr leicht im Tierbestand ganzer Gehöfte aus und wird oft von Gehöft zu Gehöft und von Ort zu Ort verschleppt.

Der *Erreger* ist ein gegen Erhitzung und Desinfektionsmittel sehr empfindliches, gegen Austrocknung und Kälte verhältnismäßig widerstandsfähiges, in mehreren, serologisch verschiedenen Stämmen auftretendes Virus. Es ist in dem Bläscheninhalt der Haut- und Schleimhauteruptionen vorhanden, erzeugt auf der unbehaarten Haut der Füße von Meerschweinchen, cutan oder subcutan verimpft, nach 24 Stunden einen Bläschenausschlag und ist in Meerschweinchenpassage weiterzuzüchten. Außer in den Blasen findet sich das Virus in Speichel, Harn und Kot der kranken Tiere. Die Krankheit hinterläßt eine relative *Immunität.*

Die *Inkubation* beträgt 3—8 Tage. Während dieser Zeit treten Prodromalsymptome allgemeiner Art, oft mit leichtem Fieber auf. Das *Krankheitsbild* beim Menschen ist nicht sicher umschrieben, da bei manchen mitgeteilten Fallen die Zugehörigkeit zur Maul- und Klauensuche nicht einwandfrei ist. Charakteristisch ist die Bildung von Bläschen, die oft konfluieren, auf der Mundschleimhaut, an Zunge, Wangen, Lippen, von hier aus auch auf das äußere Lippenrot übergreifend, auch an der Nasenöffnung, am Rachen, seltener auch an den Fingern und Zehen oder an der Genitalschleimhaut. Nach dem Platzen der Blasen bilden sich oberflächliche, oft sehr schmerzhafte Geschwüre, die gelegentlich tiefer greifen und mit Narbenbildung ausheilen können. Die Mundschleimhaut ist schon vor dem Auftreten der Blasen diffus schwer entzündet und schmerzhaft, und es besteht starker Speichelfluß.

Von Anfang an besteht hohes, oft mit schweren Allgemeinstörungen einhergehendes Fieber. Auf der Haut können flüchtige Erytheme und Blutungen auftreten. Auch Schleimhautblutungen können entstehen. Magenbeschwerden, Erbrechen, Diarrhöe können vorhanden sein. Orchitis, Nephritis, starke Blutdruckerniedrigung werden beschrieben.

Die Krankheit, die durch die lokalen Beschwerden und die erschwerte Nahrungsaufnahme die Patienten sehr schwächen kann, heilt in der Regel in 2—4 Wochen aus. Todesfälle bei Erwachsenen sind sehr selten. Stärker gefährdet sind Säuglinge und Kleinkinder.

Die *Diagnose* muß den Kontakt mit aphthenkrankem Vieh oder den Genuß infizierter Milchprodukte klären. Stets ist der Meerschweinchenversuch für sie heranzuziehen. Die häufigste Fehldiagnose ist die Verwechslung mit schweren Fällen des Erythema exsudativum multiforme, die auch Stomatitis und Blasen an den Extremitäten aufweisen. Die anderen Stomatitisformen sind durch die Beteiligung der Haut und des Magendarmkanals leicht auszuschließen. Auch an Skorbut ist zu denken.

Als *Behandlung* werden Salvarsaninjektionen empfohlen. Wichtig ist die lokale Behandlung der Schleimhautaffektion durch Spülungen und Betupfen mit Wasserstoffsuperoxydlösung, Borwasser usw. Schmerzhafte Geschwüre werden nach Betupfen mit Silbernitrat oft weniger empfindlich. Blasen auf der Haut werden wie ein akutes Ekzem behandelt. Oft sind Infusionen von Ringer- oder Traubenzuckerlösungen zur Bekämpfung der Austrocknung nötig.

## 8. Die exanthematischen Fieber.

### α) Klassisches Fleckfieber.

Das Fleckfieber (Typhus exanthematicus, auch Hunger- oder Flecktyphus genannt, engl. typhus, franz. typhus, ital. tifo) ist eine schwere „Seuche der Unkultur" und als solche hauptsächlich in Kriegs-, Elends- und Hungerzeiten verbreitet, überall dort, wo seine Überträger, die Kleiderläuse, günstige Bedingungen vorfinden. In früheren Jahrhunderten war es in ganz Europa endemisch; es hat oft in Krisenzeiten die Entvölkerung ganzer Länder (z. B. Irland) hervorgerufen. Seine Trennung vom Typhus abdominalis wurde erst im 19. Jahrhundert (Gerhard), seine Läuseübertragung erst 1910 von Nicolle erkannt.

Das klassische Fleckfieber ist der für uns wichtigste Vertreter der exanthematischen Fieber, die mit dem Fünftage- und dem Q-Fieber zusammen die wichtigsten menschenpathogenen Rickettsiosen darstellen. Entwicklungsgeschichtlich gesehen, sind Rickettsien wohl ursprünglich Parasiten von Milben und Zecken, die sich dann auch an deren Wirte, besonders Nagetiere, angepaßt haben, später auch von Insekten (Flöhen und Läusen) als Überträger übernommen und schließlich auch menschenpathogen wurden. Die exanthematischen Fieber sind also zunächst Tierkrankheiten gewesen, und das klassische Fleckfieber ist die jüngste Form, die sich unter Verlust eines tierischen Wirts als Reservoir an die Verhältnisse angepaßt hat, wie sie durch das enge Zusammenleben großer Menschenmengen unter schlechten hygienischen Umständen entstanden sind. So ist es auch erklärlich, daß man exanthematische Fieber noch sicher tierischen Ursprungs in verschiedenen Abarten lokaler Art über die ganze Welt verbreitet gefunden hat. Sie stellen im Grunde alle eine Krankheit mit verschiedenem, lokalem und zeitlichem Genius epidemicus dar, und daraus wird auch die große klinische Variabilität dieses Krankheitsbildes verständlich. Sie findet sich auch beim klassischen Fleckfieber selbst.

**Ätiologie.** Die *Rickettsia Provazeki* ist zwar mikroskopisch darstellbar (aber nicht sicher genug, um zu diagnostischen Zwecken zu dienen), verhält sich aber insofern wie ein Virus, als sie auf toten Nährböden nicht gedeiht und im Mensch wie in der Laus ausschließlich intracellulär lebt (die R. wolhynica lebt dagegen extracellulär). In der Laus ist sie im Epithel des Magen-Darmkanals, im Menschen im Gefäßendothel, in histiocytären Zellen, zuweilen auch in Leukocyten enthalten. Gegen Austrocknung ist sie recht resistent, während sie im feuchten Milieu in der Außenwelt rasch abstirbt. Damit hängt die Gefahr der Übertragung durch getrockneten und verstaubenden Läusekot zusammen. Die Laus infiziert den Menschen überhaupt wahrscheinlich weniger mit den Mundwerkzeugen beim Stechakt als durch die Kotablage auf die Haut während desselben.

*Empfänglichkeit* des Menschen für Fleckfieber ist zwar allgemein vorhanden, die Verlaufsschwere aber stark abhängig vom Lebensalter, und zwar verläuft es beim Kind unter 10 Jahren leicht, und nimmt in Schwere mit dem Alter zu. Oberhalb von 40 Jahren wird die Letalität rasch immer größer.

Überstehen eines deutlich ausgeprägten Fleckfiebers hinterläßt fast immer lebenslängliche *Immunität.* Doch ist ihre Stärke deutlich von der Schwere der Krankheit abhängig, und so erklärt es sich, daß die leichten kindlichen Verläufe nur eine Teilimmunität hinterlassen, die spätere Wiedererkrankung nicht unmöglich macht, dann aber zu abgemilderten, oft atypischen und klinisch schwer erkennbaren Verläufen führt, wie sie in Endemiegegenden (z. B. Polen) oft angetroffen werden.

Die *Inkubationszeit* beträgt meist 12 (5—21) Tage. In ihren letzten Tagen sind die Erreger oft schon im Blut enthalten und sie bleiben es, wenn auch in abnehmender Menge, bis zur Entfieberung, so daß die Laus sich während dieser ganzen Zeit am Kranken infizieren kann. Eine Ausscheidung infektionstüchtiger Erreger findet beim Menschen nicht statt, so daß der sicher läusefreie Kranke für seine Umgebung nicht ansteckend ist.

**Symptomatologie.** Das Fieber beginnt meist plötzlich, manchmal auch mit Schüttelfrost, fällt oft am 2. oder 3. Tag nochmals ab, um dann 10—14 Tage

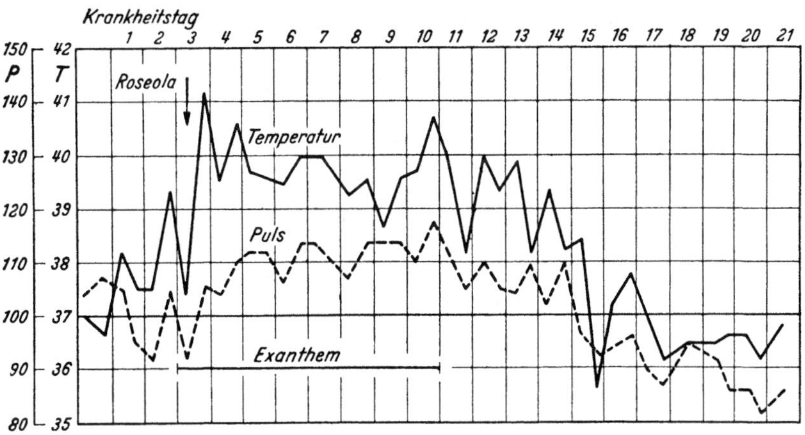


Abb. 4. Typische Fieberkurve bei unkompliziertem Fleckfieber.

hoch zu bleiben bis zu einer im Verlauf weniger Tage stattfindenden Entfieberung. Pseudokrisen und Perturbatio critica kommen wie bei Pneumonie vor. Die uncharakteristischen *Zeichen der Allgemeininfektion* der ersten Tage gehen sehr bald über in Frühsymptome der beginnenden Encephalitis. Wir finden Pulserhöhung entsprechend dem Fieber, Kreuz- und Gliederschmerzen, Schlaflosigkeit und große Mattigkeit, Inappetenz, Übelkeit, oft Erbrechen und Obstipation. Der Bauch ist nicht oder nur wenig schmerzhaft. Die Milz ist in der ersten Woche perkutorisch, seltener palpatorisch vergrößert. Es besteht Conjunctivitis mit Lichtscheu, oft auch Tracheobronchitis. Das *Blut* zeigt eine Leukocytose (10—15000) mit Linksverschiebung. Das Serum ist meistens hämolytisch. Irgendwelche spezifische beweisende *Frühsymptome* gibt es nicht; doch können uncharakteristische, auffallend heftige Symptome wie Meningismus, mangelhafter Konnex mit der Umgebung, psychische und Bewegungsunruhe, ein „Rash" der Haut oder livide Marmorierung derselben, auch der Befund zahlreicher Doehle-Körperchen in den Leukocyten den Verdacht bestärken.

Das *Exanthem* beginnt etwa am 4. Tag als feine Roseola, kann aber auch leicht papulös (röteln-ähnlich) erscheinen. Die Roseolen sind ungleich in Größe und Farbe, da der ihnen zugrunde liegende Prozeß in verschiedenen Gewebsschichten der Unterhaut liegt. Das Exanthem beginnt meist am Bauch und befällt außer den Extremitäten, besonders deren Beugeseiten in Gelenknähe, auch Hand- und Fußflächen, unter Schonung von Gesicht und Nacken. Es erscheint innerhalb weniger Tage in einer Eruption und nicht schubweise wie die Typhusroseolen. Nach 2—3 Tagen tritt bei den schwerer verlaufenden Formen infolge des Capillarschadens eine petechiale Umwandlung ein, die sich besonders auf druckausgesetzte Hautteile (Rücken) bezieht und durch Kneifen der Haut leicht provoziert werden kann. Der RUMPEL-LEEDEsche Stauungsversuch ist stark positiv. Die Haut ist im ganzen gerötet und sehr empfänglich für Sekundärinfektionen, die bis zur Nekrose gehen können. Während nun bei anderen Exanthemkrankheiten meist bald nach Ausbruch des Exanthems die Besserung einsetzt, ist dem beim Fleckfieber nicht so, da sich inzwischen die nervösen Erscheinungen mehr und mehr entwickelt haben; ja, nicht selten ist das Exanthem sehr spärlich oder fehlt sogar völlig, so daß nur die cerebralen Symptome das Bild beherrschen.

Bei den durch die cerebrale Lokalisation, die Fleckfieber-*Encephalitis*, hervorgerufenen Symptomen können wir unterscheiden zwischen solchen, die vor allem die Psyche betreffen, solchen, die auf bestimmte cortical- und subcortical-motorische Zonen hinweisen, und der großen Menge der Symptome, die aufs Stammhirn mit seinen lebenswichtigen regulativen Zentren deuten. Rückenmarkssymptome sind bei Fleckfieber atypisch; dagegen sind immer, wie die Liquoruntersuchung zeigt — außer bei ganz leichten Fällen —, die Hirnhäute in den Prozeß mit einbezogen. *Psychomotorisch* finden sich Störungen des Sensoriums, Delirien, Bewegungsunruhe mit Neigung zum Umherlaufen, ja zu Suicidversuchen, später Teilnahmslosigkeit, katatonische Bilder, Perseveration beim Sprechen, Desorientiertheit, *cortical-motorisch* allgemeine Innervationsschwäche (Zungensymptom: diese kann nicht mehr über die Zahnreihe hinaus vorgestreckt werden), muskuläre Dyspnoe, Miktionsstörungen, später auch Hirnnervenlähmungen, Hemi- und Monoplegien, bulbäre Störungen beim Schlucken und Atmen und epileptiforme Anfälle, *sensorisch* besonders Schwerhörigkeit (Acusticusschädigung) und Neuritis optica, *subcortical-motorisch* Muskelflimmern, Lippenzittern, mimische Unruhe, Reflexanomalien, deutlicher idiomuskulärer Wulst beim Beklopfen, athetotische und choreiforme Bewegungen, später Muskelrigor und Trismus, Flexibilitas cerea,' *zentral-regulativ* vor allem schwere Schlafstörungen, Hypotonie des Gefäßsystems, oft krisenhaft (Kollapsneigung), paroxysmale Tachykardie, Schweißausbrüche, pulmonale Kongestion, „hypophysäre" Störungen (Diabetes-insipidusähnliche Zustände), plötzliche Gewichtsstürze, Nebennierenrindensymptome (Störungen des Mineralhaushalts, besonders von Kochsalz und Calcium, also Hypochlorämie mit Rest-N-Steigerung, Hypocalcämie mit manifester Tetanie u. ä.), *meningeal* Meningismus, Empfindlichkeit aller großen Nervenstämme, Eiweiß- und auch mäßige Zellvermehrung und Druckerhöhung im Liquor, der sich auch im Tierversuch als infektiös erweisen kann.

Mit dieser Reichhaltigkeit der zentralnervösen Störungen hängt das charakteristische Bild zusammen, das man in ausgebildeten Krankheitsfällen antrifft. Die größte Gefahr ist aber dabei stets das Nachlassen der Kreislaufregulation, die zu schwerer Hypotonie (bis zu 60 mm Hg systolisch) führt (sog. *protrahierter Kollaps*). Der rasche Kräfteverfall und Gewichtsverlust bedeutet demgegenüber weniger. Die Fieberdauer beträgt meist 10—15 Tage. Die meisten Todesfälle ereignen sich erst in der zweiten Krankheitswoche.

Im *Harn* findet sich fast regelmäßig Eiweiß, Urobilin und ein positiver Diazo, häufig auch Formelemente. Das *Blut* zeigt Leukocytose mit Linksverschiebung und Lymphopenie bei meist noch spärlich vorhandenen Eosinophilen. Die Blutsenkung ist schon frühzeitig — im Gegensatz zum Typhus — stark beschleunigt.

Allen diesen Störungen liegt letzten Endes die charakteristische Capillarschädigung durch das Fleckfieber zugrunde, die sich *histologisch* in lymphocytären Gefäßwandinfiltraten (perivasculären Infiltrationen, „Fleckfieberknötchen") zeigt.

Das gilt auch für die Mehrzahl der *Komplikationen*, so vor allem die *Herzmuskelsymptome* (Ekg-Veränderungen sind fast immer bis zu 6 Wochen nach der Krankheit vorhanden), die Tracheobronchitis und *hypostatische Pneumonie*, die *Albuminurie*, die sich manchmal bis zum Bild der Nephritis steigern kann. Hierzu kommt die allgemeine *Anfälligkeit für eitrige Prozesse*, Stomatitis, Parotitis, Rachendiphtherie, Muskel- und Spritzenabscesse, Decubitus, weiter die Neigung zu *Thrombophlebitiden.*

In der beginnenden Rekonvaleszenz treten nicht selten *Nachkrankheiten* meist nur leichter Art (vorübergehendes Nachfieber von 1—2tägiger Dauer mit Kopfschmerzen, Pulsbeschleunigung, Inappetenz), nur selten gefährlicher Natur (Spätlähmungen, Kollapse, zuweilen Spättodesfälle) hinzu. — Nach der Krankheit kann sich aber noch als Ausdruck der Zwischenhirnstörung gelegentlich ein bleibender Hochdruck oder ein thyreotoxischer Zustand entwickeln. Überhaupt ist die *Rekonvaleszenz* meist langwierig und durch langdauernde Ermüdbarkeit, Gedächtnisschwäche, Schlafstörungen, auch Ohrensausen, Schwerhörigkeit, ataktische Störungen u. a. gekennzeichnet.

**Diagnose.** Differentialdiagnostisch ist das beginnende Fleckfieber abzugrenzen gegen alle akuten schwereren Allgemeininfektionsstadien, wie sie besonders bei Grippe, Masern, Pocken usw. (bei all diesen meist auch Conjunctivitis!) auftreten, weiter bei heftigem Einsetzen gegen Pneumonie oder Meningitis epidemica, auch gegen plötzliche Allergien (z. B. Jodüberempfindlichkeit!) oder akute Trichinose, später gegen die Virusencephalitiden und gegen Typhus abdominalis. Außer den genannten Frühsymptomen sind die Leukocytose, die Diazoreaktion oft von Wert. Die Entscheidung geben die serologischen Reaktionen.

Im Serum findet man Schutzstoffe, die gegen Rickettsien gerichtet sind (nicht aber gegen Proteusstämme). An Agglutininen findet man schon vom 4.—5. Tage an solche, die auf Rickettsien, nur wenig später solche, die auf Proteusbacillen wirken. Die WEIL-FELIX*sche Reaktion* mit Proteusbacillen ist immer noch zur Sicherstellung der Diagnose unentbehrlich (auch als Trockenblutreaktion), wenn auch ihre Spezifität nicht überschätzt werden darf (positiv ungefähr vom 4. Tag ab, verdächtig bei 1:100, sicher erst bei über 1:200). Auch Komplementbindung hat sich neuerdings bewährt.

**Prognose.** Sie ist abhängig vom Lebensalter, Vorbelastungen körperlicher und seelischer Art und dem Genius epidemicus (s. oben). Im Einzelfall hängt sie von der Ausbildung der cerebralen und vasomotorischen Schädigung ab. Frühzeitiges Auftreten psychischer Störungen ist ungünstig. Doch erholen sich zuweilen noch Schwerkranke überraschend gut. Dauerschäden sind selten.

**Prophylaxe.** Im Vordergrund der persönlichen Vorbeugung steht die Sauberkeit, bzw. bei trotzdem eingetretener Verlausung die rechtzeitige Entlausung bzw. der Läuseschutz mit Gesarol, DDT u. ä.

Große Fortschritte sind in den Kriegsjahren in der Entwicklung wirksamer *Impfstoffe* für die Massenprophylaxe gemacht worden. Wenn sie auch nicht sicher vor Erkrankung schützen, so ist doch der Verlauf bei Geimpften wesentlich abgemildert. Der Schutz nimmt dabei mit der Zahl der Wiederimpfungen, die spätestens nach einem Jahr vorzunehmen sind, zu. Die Lokal- und Allgemeinreaktionen sind gering.

**Behandlung.** Rekonvaleszentenserum und Chemotherapie ergeben keine Erfolge. Ob die neuerdings in USA empfohlene Behandlung mit Paraminobenzoesäure intravenös mehr leistet, muß sich erst erweisen.

Die Behandlung Fleckfieberkranker ist vor allem eine Frage sorgfältiger Pflege. Der Kranke bedarf dauernder Überwachung. Dem Durchliegen muß mit Wasserkissen und Luftringen vorgebeugt werden. Sorge für Sauberkeit, ganz besonders der Mundhöhle ist nötig. Man achte auf die Harnentleerung wegen der Neigung zu Harnverhaltung. Mit hydrotherapeutischen Maßnahmen ist man heute zurückhaltend; doch wirken Ganzpackungen bei Exzitation beruhigend.

Von Antipyretica ist im ganzen wegen der Kreislaufgefahr Abstand zu nehmen. Sedativa erweisen sich in den meisten Fällen als nötig. Außer Mixtura nervina und Barbitursäurepräparaten wird oft Pantopon oder Morphium, ja Scopolamin notwendig werden. Chloralhydrat ist wegen der Kreislaufgefahr kontraindiziert.

Der Kreislauf erfordert ganz besondere Aufmerksamkeit. Meist droht die Gefahr nur vom Vasomotorenapparat und nur seltener vom Herzmuskel. Die Dosierung der Kreislaufmittel soll sich ganz nach Puls und Blutdruck richten, jener nicht 140 Schläge über-, dieser 100 mm Hg unterschreiten. Im Gefahrenfalle gibt man die Gefäßtonica intravenös. Strophanthin ist nur bei Myokardschaden indiziert. Zur Kreislaufauffüllung gibt man Infusionen, auch in Form von Dauertropfinfusion (bis zu 5 Liter täglich). — Von ausgezeichneter Wirkung ist oft die Bluttransfusion. Gut wirkt oft auch rechtzeitige intravenöse Zufuhr von Kochsalz und Calcium. In der Indikation, um eitrige Komplikationen (Angina, Parotitis usw.) zu verhüten, sind Sulfonamide im späteren Verlauf bei drohenden Infektionen angezeigt. Große Dosen sind nötig.

Die Diät sei so leicht als möglich. Milch und Milchpräparate leisten oft gute Dienste (Joghurt). Reichliche Flüssigkeitszufuhr in Form von Fruchtsäften, kaltem Tee, auch je nach Gewöhnung Alcoholica in vernünftigen Mengen ist sehr wichtig.

### β) Die übrigen exanthematischen Fieber.

Die anderen Krankheiten dieser Gruppe unterscheiden sich weniger klinisch als epidemio-, sero- und immunologisch voneinander. Man unterscheidet die *läuse- und flöheübertragenen* (klassisches und Rattenfleckfieber, BRILLsche Krankheit) von den *zecken-* (Rocky mountain- und São Paulo-Fieber in Amerika, Knopf- oder Mittelmeer-, das südafrikanische Zeckenbißfieber im Mittelmeerraum bzw. Afrika und Indien) *und milbenübertragenen Formen* (nur in Ostasien: Tsutsugamushifieber oder scrub typhus) (vgl. S. 69/70). In ihrem *klinischen Bilde* tritt bald mehr der Dermo-, bald der Neurotropismus der Rickettsien in den Vordergrund. Die zecken- und milbenübertragenen Formen lassen außerdem meist noch zu Fieberbeginn den „*Primäraffekt*“, d. h. einen ulcerierten Stich des Überträgers oft mit regionaler Drüsenschwellung, erkennen. Sie treten alle nur *endemisch* und bei menschlichem Kontakt mit ihrem Überträger auf, ohne sich von Mensch zu Mensch fortzupflanzen, wie es die Kleiderlaus erreicht. *Serologisch* agglutinieren sie fast alle mit Proteusstämmen, zum Teil aber solchen, die nur das gruppenspezifische O-Antigen mit dem OX 19 gemein und außer diesem andere typenspezifische Receptoren besitzen (X 2, K u. a.). *Immunologisch* geben sie nur zum Teil Kreuzimmunität.

Die **BRILLsche Krankheit** ist eine ebenfalls läuseübertragene, leichte Abart des klassischen Fleckfiebers, die besonders in nordamerikanischen Städten beobachtet wird und wohl mit dem mexikanischen *Tabardillofieber* identisch ist.

Das **murine Fleckfieber** wird durch Rattenflöhe von Ratten auf den Menschen übertragen und ist besonders eine Krankheit von Hafenstädten und Schiffsbesatzungen. Es verläuft leichter als das klassische Fleckfieber. — Ähnliches gilt vom **Knopffieber** (Fièvre boutonneuse), das durch ein papulöses kräftiges Exanthem bei geringem Neurotropismus auffällt. Für dieses dienen besonders Hunde als Reservoir.

**Rocky mountain-** und **São Paulo-Fieber** in Nord- bzw. Südamerika dagegen zeigen starke Neurotropie und hohe Letalität.

Der **Scrub typhus** (Tsutsugamushi-, Kedani-Krankheit. japanisches Flußfieber) ist ebenfalls meist eine recht schwere Erkrankung, die während der ostasiatischen Feldzüge im 2. Weltkrieg eine bedeutende Rolle für die Armeen gespielt hat, sonst mehr nur als Landarbeiterkrankheit bekannt ist. Auch hier bestehen noch mehrere endemische Unterarten mit wechselndem Verlaufstypus.

## Anhang.

### Fünftagefieber.

Das Fünftage- oder Wolhynische Fieber (Febris quintana aut wolhynica, Synonyma: HISsches oder neuralgisches Fieber, engl. trench fever, franz. fièvre des tranchées ou de la Meuse) ist eine läuseübertragene, in Osteuropa wohl endemische Krankheit, die sich vor allem in den beiden Weltkriegen in Massenausbrüchen bei Soldaten gezeigt hat, im 1. Weltkrieg sich auch nach Süd- und Westeuropa ausgebreitet hatte.

**Ätiologie.** Die *Rickettsia quintana*, ein Darmparasit der Laus, lebt in ihr extracellulär, besonders auf dem Magenepithel. Ihre Darstellbarkeit im Menschen ist für die praktische Diagnostik nicht zuverlässig genug. Übertragung erfolgt

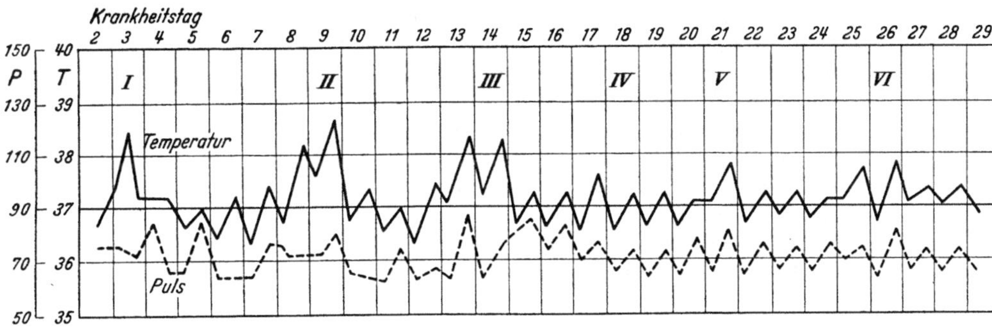


Abb. 5. Fieberkurve bei Febris quintana.

nur durch die Laus; infektiös ist am Menschen nur das Patientenblut, dies freilich nicht nur während des Fiebers, sondern auch im Intervall und noch lange (sicher oft bis zu 2 Jahren und mehr) nach Genesung. — Eine sichere Laboratoriumsdiagnose ist nur mit dem WERNERschen Versuch möglich, bei dem man steril gezüchtete Läuse am Patienten saugen läßt und dann nach 5 Tagen in ihnen den Erreger färberisch nachweist.

Die *Empfänglichkeit* ist wohl allgemein. Ob die Krankheit eine *Immunität* hinterläßt, ist fraglich; sie geht vielmehr in eine lang dauernde latente Infektion über, die von Infektionsimmunität (s. S. 131) begleitet ist.

Die *Inkubationszeit* beträgt im allgemeinen 6—26 Tage.

**Symptome.** Das *Fieber* zeigt von Fall zu Fall, ja im Verlauf der Krankheit auch beim gleichen Fall, recht wechselnden Typus: bald weist es ausgeprägten Anfallscharakter auf, wobei der einzelne Anfall 24—48 Stunden zu dauern pflegt, mit Frösteln (nicht mit Schüttelfrost) beginnt und 39° selten übersteigt, bald zeigt es sich als undulierendes Fieber mit ineinander übergehenden Relapsen. Die Fiebererhebung erfolgt durchschnittlich mit 4tägigem Intervall; doch ist ein Abweichen von dieser Zeit, besonders Verlängerung, nichts Ungewöhnliches. Die Zahl der Anfälle, bzw. Relapse beträgt bis zum Erlöschen oft ein Dutzend und mehr. Auch können sie nach mehrwöchiger bis mehrmonatiger Pause wieder neu auftreten (Rezidive!). Der Grad der Störung des Allgemeinbefindens ist ganz verschieden: die Mehrzahl der Fälle ist leicht, oft so leicht, daß ausgesprochenes Krankheitsgefühl überhaupt fehlt; doch steigert sich das Krankheitsgefühl mit dem Erscheinen von Organstörungen. Todesfälle kommen so gut wie gar nicht vor.

Mit dem Fieber schwillt die *Milz* an, treten mäßige Kopf- und Gliederschmerzen auf, entsteht eine vorübergehende Leukocytose mit Linksverschiebung bei immer vorhandenen Eosinophilen. Im Krankheitsbeginn sieht man in etwa $^1/_5$ der Fälle ein roseola- oder masernartiges Ex- und Enanthem. Das zuverlässigste Symptom des Fünftagefiebers sind die heftigen *Schienbeinschmerzen*, die oft von Anfang an, manchmal erst später vorhanden sein, aber auch ganz fehlen können. Ihre Genese ist unklar; man findet sie gelegentlich auch bei anderen Krankheiten (Recurrens, Tularämie usw.); eine Periostitis ist nicht nachweisbar. Statt ihrer können auch Schmerzen beliebiger anderer Lokalisation auftreten („periodisch-neuralgisches Fieber"). Im Intervall gehen die Symptome meist zurück, das Blutbild zeigt eine Lympho-Monocytose, die Senkung ist nur mäßig beschleunigt. Zuweilen treten nur „Anfallsäquivalente" in rhythmischen Abständen mit Beschwerden ohne Fieber auf.

Durchwegs nur leichte, gewissermaßen abortive *Organlokalisationen* können auftreten von seiten des Nervensystems (Trigeminus-, Intercostalneuralgien, Ischias, Parästhesien, auch leichte encephalitische Störungen), des Herzens (Myokardschäden, Tachykardien, Dyspnoe, Cyanose), der Lungen (Bronchitis, feine diffuse Infiltrationen), der Nieren (Sedimentbefunde, auch Cystitis), manchmal auch des Magens und Darms (Erbrechen, Durchfälle). Die *Rekonvaleszenz* kann viele Wochen, ja Monate in Anspruch nehmen.

**Diagnose.** Bei dem Mangel einer leicht handzuhabenden beweisenden diagnostischen Methode ist eine sorgfältige Abwägung der klinischen Symptome und der Ausschluß aller in Frage kommenden, ätiologisch nachweisbaren Krankheiten besonders wichtig; leicht besteht sonst die Gefahr, sich mit der Diagnose des harmlosen Fünftagefiebers auch bei gefährlichen Prozessen zu beruhigen.

Beim Verlauf in Fieberanfällen ist der heftiger verlaufende Malariaanfall mit seinen kürzeren Intervallen und der länger anhaltende Rückfallfieberanfall leicht auszuschließen. Schwieriger ist die klinische Abgrenzung bei undulierendem Fieberverlauf gegen Brucellosen (Leukopenie, positiver Diazo), Hodgkin (Drüsenschwellung, Anämie), Sepsis lenta (Herzbefund), Tularämie (Drüsenschwellung, länger anhaltende Continua), Fleckfieber (Exanthem, stärkere zentralnervöse Zeichen), Trichinose, Pneumonie, Grippe u. a. Gar nicht selten wird eine mit nur geringem Fieber verlaufende Quintana, je nach den örtlichen Beschwerden, zunächst verkannt und für irgendein nicht infektiöses internes Leiden (Rheumatismus, Pleuritis, Nierenstein, Gallenblasenaffektion usw.) gehalten. Oft klärt sich dann erst das Bild durch Auftreten höheren Fiebers mit erkennbarer Rhythmik.

**Prognose.** Abgesehen von der oft langen Dauer von Beschwerden und der Möglichkeit von Spätrückfällen ist die Prognose immer gut.

**Prophylaxe.** Vorbeugung ist nur durch Vermeidung der Verlausung möglich.

**Therapie.** Die Chemotherapeutica, wie Salvarsan, Chinin und Sulfonamide, sind wirkungslos. Pyriferbehandlung kann die Krankheit nicht verkürzen. Größere Dosen von Pyramidon (1—2 g) werden gern, auch zur Schmerzlinderung, angewandt; doch wird man der heftigen Schienbeinschmerzen mit Antineuralgica oft nicht Herr. Opiumtropfen leisten dabei Gutes. Bei heftigen Kopfschmerzen kann eine Suboccipital- oder Lumbalpunktion Erleichterung bringen. Im übrigen müssen die vorhandenen Organerscheinungen symptomatisch behandelt werden. In der Rekonvaleszenz werden Heißluft, Massage u. dgl. oft angenehm empfunden.

## b) Neurotrope Viruskrankheiten.

Neuere Forschungen haben auf dem Gebiet der akuten Encephalomyelomeningitiden durch Isolierung verschiedener Viren als Erreger eine ganze Anzahl von ätiologischen Krankheitseinheiten unterscheiden gelehrt, deren Zahl sich weiterhin vermehren dürfte, ohne daß wir in allen ätiologischen Fragen, so z. B. bei den post- oder parainfektiösen, durch Markscheidenzerfall gekennzeichneten Encephalitiden heute schon klar sehen würden. Als ätiologisch wohl abgrenzbare Einheiten heben sich die Encephalomyelitiden der grauen Substanz, *Encephalitis lethargica*, *Poliomyelitis anterior acuta* und *Lyssa* heraus. Auch die Panencephalitiden lassen heute viele solche erkennen, besonders die sog. *Gruppe der Spätsommer-Herbstencephalitiden* (E. japonica, St. Louis-, australische, russische Encephalitiden) und die der *Frühjahr-Sommerencephalitiden* russischer Autoren. Zum Teil sind sie Zoonosen, also Krankheiten, die nur gelegentlich von Tieren auf den Menschen übergehen. Das gilt auch für einige ätiologisch geklärte Arten der *serösen Meningitiden* (lymphocytäre Choriomeningitis). Rein klinisch sind diese Krankheiten nicht zu unterscheiden. Hinsichtlich der klinischen Darstellung der neurotropen Viruskrankheiten sei auf Bd. II, Nervenkrankheiten, verwiesen.

## c) Pneumotrope Viruskrankheiten.

### 1. Grippe.

Die Grippe (Influenza, engl. influenza, franz. grippe, ital. influenza) ist heute als ätiologisch wohl definierte Krankheitseinheit zu betrachten mit endemischer Verbreitung in allen Ländern, die zeitweise in kleineren oder größeren Epidemien gehäuft auftritt und in längeren Abständen pandemischen, schwer seuchenhaften Charakter annimmt. Dabei ist freilich zu berücksichtigen, daß der Erreger in verschiedenen Typen auftritt, was von anderen bakteriellen und Viruskrankheiten ja auch zur Genüge bekannt ist. In den Pandemiezeiten (zuletzt 1889—1894 und 1918—1922) pflegt sie mit bösartigerem Genius epidemicus aufzutreten als in deren Intervallen. So erforderte die letzte große Pandemie mehr als 20 Millionen Menschenleben auf der Erde. Die Armut der Grippe an klinisch leicht erkennbaren führenden Symptomen hat von jeher dazu geführt, daß auch viele symptomarme sporadische Infekte anderer Ätiologie als solche diagnostiziert wurden. Es ist zu hoffen, daß sich dies nun, nachdem brauchbare Methoden für eine routinemäßige ätiologische Diagnostik gefunden sind, bald ändern wird. Aber deshalb bleiben doch die klinisch von ihr nicht unterscheidbaren zahlreichen Fälle als ätiologisches und klinischdiagnostisches Problem bestehen; ein differentialdiagnostisches sind sie insofern eigentlich nicht, als die klinische Diagnostik hier vor eine unlösbare Aufgabe gestellt wird und eben nur die ätiologische Laboratoriumsdiagnose diese in Zusammenarbeit mit der Klinik lösen kann. Im Abschnitt Diagnose wird hier daher näher einzugehen sein auf diese klinisch nicht unterscheidbaren, aber ätiologisch zum Teil heute schon identifizierbaren, zum Teil aber auch noch nicht genügend erforschten, symptomarmen Krankheitsbilder, die vom klinischen Standpunkt aus als „grippeartig" zusammengefaßt werden können.

**Ätiologie.** Smith, Andrewes und Laidlaw isolierten in England 1933 zuerst ein *Grippevirus*, das schon bald, da es sich nur bei einem Teil der damals beobachteten Grippeepidemien beobachten ließ, in der Annahme, daß es noch andere Virustypen geben müsse, als Typ A bezeichnet wurde. Tatsächlich konnten dann Francis und Magill 1940 in USA. ein neues Grippevirus, Typ B, isolieren, das in seiner Antigenstruktur vom Typ A verschieden, wenn auch in anderen Eigenschaften diesem ähnlich ist. Zwischen verschiedenen Stämmen innerhalb desselben Typs sind freilich außerdem noch Antigenunterschiede, und vor allem variieren sie erheblich in ihrer Pathogenität, sowohl im Tierexperiment als auch klinisch-epidemiologisch. Auch beide Typen sind für Frettchen und Mäuse pathogen und im Hühnerembryo bzw. -ei gut züchtbar. Die Gegenwart des Virus im sich entwickelnden Hühnerembryo kann an seiner Fähigkeit, Erythrocyten verschiedener Tierarten, besonders des Huhns selbst zu agglutinieren erkannt werden. Dabei entwickelt also das Antigen „Grippevirus" eine agglutinierende Kraft, wie sie sonst nur Antikörpern, Agglutininen zukommt. Mit dieser Agglutination, die typenspezifisch für A und B ist, bzw. mit ihrer Hemmung durch das Serum von Grippekranken, ließ sich eine praktisch brauchbare diagnostische Laboratoriumsmethode (Hirst-Test) entwickeln, die allerdings nur beweisend ist, wenn der typenspezifische Serumtiter bei Wiederholung der Reaktion nach 8 Tagen deutlich angestiegen ist.

Das Virus findet sich beim Menschen besonders auf den Schleimhäuten der Atemwege und wird durch Tröpfcheninfektion (Kontakt, Husten, Niesen) verbreitet, und zwar sicher schon in der Inkubationszeit. Es dringt zweifellos auch ins Blut ein. Parenteral verabfolgt, setzt es aber keine klinisch wahrnehmbare Reaktion, führt dagegen zur Immunisierung. — Es bestehen enge Beziehungen des menschlichen zu tierischen Grippeviren, besonders zu dem der Schweineinfluenza, die auf einer Kombination eines Virus mit einem Hämophiluskeim beruht (Shope).

*Bakterien,* wie sie bei Sputumuntersuchungen Grippekranker, besonders bei Komplikationen fast regelmäßig gefunden werden (hämolytische Strepto- und Staphylokokken, Pneumokokken), sind beim Menschen als sekundäre Mischinfektionen aufzufassen. Das gilt auch für den sog. Pfeifferschen *Influenzabacillus,* besser Haemophilus influenzae, der in manchen Epidemien bei einem hohen Prozentsatz der Kranken, in anderen aber überhaupt nicht angetroffen wird.

Die *Empfänglichkeit* für Grippe dürfte allgemein sein, doch steigert sie sich offenbar zu Pandemiezeiten. Da die Infektionen mit Typ A und B keine Kreuzimmunität hinterlassen, so ist bei mehrfachen Grippeerkrankungen des gleichen Individuums in kurzem Zeitraum die Möglichkeit typenverschiedener Infektionen zu bedenken. Da auch sicher stille Feiung vorkommt, vielleicht sogar häufig ist, so ist es vorläufig unmöglich zu beurteilen, wieweit eine still oder durch Krankheit erworbene *Immunität* vorhält und damit nicht nur auf die Schwere des Verlaufs im Einzelfall, sondern auch auf die Empfänglichkeit ganzer Bevölkerungen für das Zustandekommen von Epidemien von Einfluß ist.

Die *Epidemiologie* zeigt in den letzten Jahren häufig, etwa alle 3 Jahre wiederkehrende kleine Gruppenerkrankungen und Epidemien mit Typ A, etwas seltener mit Typ B. Typ A neigt dabei zu größeren Ausbrüchen und schwererem Verlauf. Oft bereiten scheinbar kleine B-Epidemien größere und schwerere Ausbrüche vor, meist in der kalten Jahreszeit. Sichere sporadische Grippeviruserkrankungen sind zu allen Jahreszeiten beobachtet. Auch die Pandemien zeigten sich von dieser unabhängig und waren durch ihre besonders große Neigung zu bakteriellen Mischinfektionen gekennzeichnet, die in den sporadisch-endemisch-epidemischen Zeiten viel seltener sind.

Dementsprechend ist die *Letalität* sehr wechselnd; meist unter 1%, wurde sie 1918—1922 mit 7—29% angegeben.

Die *Inkubationszeit* ist kurz und beträgt nur 1—3 Tage.

**Symptomatologie.** Auch in kleinen epidemischen Ausbrüchen variiert die Schwere des Verlaufs schon so stark, daß neben klinisch wohl erkennbaren Fällen noch mehr solche stehen, die nur eine „Erkältung" oder trotz nachgewiesener Virusinfektion überhaupt keine Symptome aufweisen. Jene klinisch erkennbaren, unkomplizierten Fälle beginnen mit raschem *Temperatur*anstieg, manchmal unter Frösteln und mehr oder weniger starkem, oft aber sofort *schwerem Krankheitsgefühl.* Die Kopf-, Glieder-, Rücken-, besonders Kreuzschmerzen können sehr heftig werden. Die Temperatur steigt auf 39 oder 40°, bleibt aber nicht lange auf der Höhe, sondern beginnt schon am 2. oder 3. Tag nachzulassen und geht meistens in 1—3 Tagen auf die Norm zurück.

Die subjektiven Krankheitserscheinungen können sich auf diese Schmerzen reduzieren, und der *objektive Befund* kann sozusagen negativ sein. In der Regel ist aber leichte Conjunctivitis, besonders eine ausgesprochene Rötung des Gaumens, des Rachens und der Tonsillen, Belag auf dem Zungenrücken festzustellen, und die Kranken klagen über Kratzen im Hals, Schmerzen unter dem Sternum, selten über stärkere Halsschmerzen. Gewöhnlich ist auch etwas trockener Husten vorhanden, häufig Schnupfen. Gelegentlich lassen sich auch bronchitische Geräusche über den Lungen nachweisen. Herpes labialis ist häufig. Gastrointestinale Symptome gehören nicht ins Bild der Grippe. Dagegen kann eine Röntgenuntersuchung der Lungen bisweilen Rundherde, pleuropulmonale und interstitielle Verdichtungen, kurz das Bild der „*Viruspneumonie*" aufdecken.

Der *Puls* ist in der Regel weniger frequent, als der Höhe des Fiebers entspricht, oft stark verlangsamt, bis auf 40 Schläge herunter. Eine *Milz*schwellung ist selten nachweisbar.

Der *Blutbefund* wechselt. Häufig besteht initial eine neutrophile Leukocytose, die sehr rasch zurückgeht und einer oft sehr hochgradigen Leukopenie Platz macht. Meistens gehen die Lymphocyten stärker zurück als die Neutrophilen, so daß die relative Zahl der (oft stark toxisch veränderten) Neutrophilen erhöht bleibt. Die Eosinophilen verschwinden häufig ganz. In der 2. Woche gehen die Veränderungen zurück, und in der Rekonvaleszenz beobachtet man nicht selten reaktive Lymphocytose und Eosinophilie. Diese Blutveränderungen sind aber nur etwa in einem Drittel der Fälle typisch.

Sehr selten tritt die Krankheit von Anfang an so heftig auf, daß auch ohne Komplikationen innerhalb der ersten Tage die Zirkulation versagt und der Tod eintritt. In der großen Mehrzahl heilt die Grippe im Laufe einer Woche ab, hinterläßt aber für 1—2 Wochen, bisweilen auch noch viel länger, ein auffallendes Müdigkeitsgefühl. Oder es treten nun Komplikationen auf und beherrschen das Krankheitsbild.

**Komplikationen.** Erneuter Fieberanstieg am 3. Tag und später weist auf das Haften einer bakteriellen Mischinfektion meist in den Atemwegen. *Sinusitiden* und *Otitis media* sind nicht selten. *Tracheobronchitiden* mit quälendem Hustenreiz und öfters blutig tingiertem, schleimigem, später eitrigem Auswurf können unter schwerer Allgemeinstörung und Atemnot in die bei Kindern und Greisen gefürchtete *Bronchiolitis* übergehen, aus der sich dann oft (in 1—3% der Fälle) die *Grippepneumonie* entwickelt. Gewöhnlich handelt es sich um Bronchopneumonien mit sehr verschiedener Zahl und Größe der Herde und mannigfaltiger anatomischer Veränderung (fibrinös, schlaff, hämorrhagisch, nekrotisierend, sog. bunte Pneumonien). Sehr viel seltener sind lobäre Entzündungen. Man entdeckt zuerst an der Lungenbasis oder an anderen Stellen feines Knistern. Dieses dehnt sich rasch aus, Dämpfungen und Bronchialatmen treten auf, Puls und Allgemeinzustand werden schlechter. Das Gesicht wird cyanotisch, dunkelblau oder blaß livid. Eigentümlich ist oft eine mit dem Aussehen und der Schwäche des Patienten nicht übereinstimmende Euphorie. Das Blut zeigt oft eine starke Leukocytose, doch kann diese auch ausbleiben. Weiterbestehen oder Zunahme einer Leukopenie trotz des Auftretens der Pneumonie ist ein schlechtes Zeichen. Wenn die Pneumonie günstig verläuft, so beginnt nach einigen Tagen die Temperatur herunterzugehen oder fällt nach 8—10 Tagen kritisch ab. Doch kann sich die Krankheit auch länger als 2—3 Wochen hinziehen. Die Influenzapneumonie ist ganz besonders gefährlich und führte in den letzten Epidemiewellen in 30—50% zum Tode, bisweilen auch noch nach mehr als 2 Wochen.

Nicht selten entsteht im Laufe der Pneumonie oder erst nachträglich ein *Empyem*, das recht oft abgekapselt ist und bei rechtzeitiger Erkennung eine verhältnismäßig günstige Prognose gibt. Die Empyeme sind nicht selten doppelseitig. Brustfelleiterungen können auch auftreten, ohne daß vorher eine Pneumonie nachweisbar war.

Wegen der Häufigkeit der Nekrose bei der Grippepneumonie ist es nicht verwunderlich, daß bisweilen chronisch pneumonische Prozesse, Abscesse und Bronchiektasen entstehen.

Todesursache bei der Grippe ist fast ausschließlich das *Versagen des Kreislaufes*. Trotzdem sieht man verhältnismäßig wenig anatomische Veränderungen am Herzen, und Endokarditis, Myokarditis und Perikarditis sind äußerst selten. Dagegen bleibt nach der Abheilung der Grippe nicht selten eine funktionelle Kreislaufschwäche zurück, die sich in Herzklopfen, Dyspnoe bei

Anstrengungen, Extrasystolie und abnormen Sensationen in der Herzgegend äußern kann, in der Regel jedoch nach einigen Monaten verschwindet. Wenn ein Herzkranker von Grippe befallen wird, so führt diese besonders leicht zum Tode. Bisweilen entstehen Thrombosen der Venen und Embolien.

Im Beginn der Krankheit beobachtet man bisweilen scharlachähnliche, sehr viel seltener masernähnliche oder andersartige *Ausschläge*, besonders in einzelnen Epidemien.

Febrile *Albuminurie* ist die Regel. Dagegen sind richtige Nephrosen und Nephritiden selten, ebenso Cystitis, Pyelitis und Pyelonephritis. Bei Frauen löst die Grippe recht häufig vorzeitige Menses, bei Gravidität Abort aus. Toxischer *Ikterus* kommt vor. Leibschmerzen können eine Perityphlitis vortäuschen. *Enterocolitische Bilder* dagegen müssen immer Veranlassung geben, nach Sekundärinfektion mit Ruhr- und anderen Bacillen zu suchen. Eine „Darmgrippe" kann heute nicht mehr anerkannt werden. Knochen- und Gelenkkomplikationen sind selten, *Muskelschmerzen* beruhen nicht selten auf wachsiger Muskeldegeneration, die zu Abscessen führen kann.

Wichtig sind die Komplikationen von seiten des *Nervensystems*. Schon im Fieberstadium können Apathie und Delirien auf die schweren toxischen Schädigungen der Hirngefäße (Encephalitis mit zahlreichen Flohstichblutungen) hinweisen. Ihr klinisches Bild ist von dem der epidemischen Encephalitis kaum zu trennen. Ätiologisch hat sie jedoch keine Beziehungen zu letzterer. Daneben findet man Neuritiden der Hirn- und der spinalen Nerven, wobei die Nn. ulnares und peronei besonders oft betroffen werden. Auch Neuralgien (Ischias, Trigeminusneuralgie) kommen nicht selten zur Beobachtung. Meningismen sind eine häufige Begleiterscheinung der hochfieberhaften Anfangsstadien. Echte Meningitiden, oft im Verlauf von Pneumonien oder als Folge von Nebenhöhlen- und Ohraffektionen geben der Erkrankung eine ungünstige Wendung.

Immer bedenklich sind *Kombinationen* der Grippe mit anderen akuten (Exanthem-) und besonders auch chronischen Krankheiten (Tuberkulose, Herzleiden usw.).

**Prognose.** Diese hängt einerseits von den Komplikationen, andererseits aber auch vom Lebensalter ab. Sie ist bei Kleinkindern, die besonders foudroyant erkranken können, und bei Greisen, bei denen man mehr einen sich hinschleppenden malignen Verlauf sieht, ernst. In manchen Pandemien, so 1918—1922, ist aber auch die Sterblichkeit der Grippepneumonien gerade auch bei jungen Erwachsenen besonders hoch.

**Diagnose.** In Epidemiezeiten nicht schwierig, kann sie in Einzelfällen ohne Laboratoriumshilfe unmöglich sein. Man erinnere sich bei allen frischen Fällen des schnellen Fieberanstiegs, der starken Kreuzschmerzen, der katarrhalischen Symptome, der relativen Bradykardie und der Lymphopenie, um nicht andere wohl definierte Infektionskrankheiten als „Grippe" zu verkennen. Gegen Typhus entscheidet der meist fehlende Milztumor, das Ausbleiben der Roseolen und der Agglutination des Serums; Meningitis ist durch die Pleocytose des Liquors und die Blutleukocytose, durch diese auch die Miliartuberkulose abzugrenzen. Die Differentialdiagnose gegenüber Encephalitis kann bei hochtoxischen und cerebralen Formen Schwierigkeiten bereiten. Für Grippe sprechen stets die katarrhalischen Erscheinungen der oberen Luftwege.

Wo immer es möglich ist, sollte heutzutage der Hirst-Test (s. oben) zur sicheren Erhärtung der Grippediagnose ausgeführt werden.

Unkomplizierte Grippefälle sind, wie mehrfach erwähnt, oft so arm an charakteristischen Symptomen, daß sie, auch retrospektiv nach Kenntnis des ganzen Verlaufs, von *vielen anderen, besonders banalen Infekten* klinisch nicht abzutrennen sind. Es galt deshalb früher als wohl begründete Regel, daß man überhaupt die *Diagnose „Grippe" nur in Epidemien, nie am Einzelfall stellen solle.* Das wird in Zukunft dort nicht mehr nötig sein, wo der HIRST-Test durchführbar ist. Jedoch wird auch fernerhin in der Praxis die Beachtung der jeweiligen epidemiologischen Lage für die Diagnose von großer Wichtigkeit sein. Von diesem Gesichtspunkt ausgehend, hat man für die Differentialdiagnose der grippeartigen Infekte drei Gruppen zu unterscheiden: die sporadischen bzw. Einzelfälle, grippeartige Infekte, die als Begleiterscheinung anderer epidemischer Infektionskrankheiten zur Beobachtung kommen, schließlich Gruppenerkrankungen.

Die *diagnostischen Überlegungen bei Einzelfällen* mit grippeähnlichem Bild haben zunächst zu beachten, daß wir heute auch schon eine ganze Reihe mehr oder weniger gut umschriebener Viren kennen, die leichte und schwere Erkältungen und Katarrhe hervorrufen, so insbesondere das *gemeine Schnupfenvirus.* Daneben gibt es zweifellos eine große Zahl *bakterieller Infekte,* die ähnliche Bilder erzeugen können, besonders wenn beim Kranken eine entsprechende Allergielage gegen bakterielle (Pneumokokken!) und auch unbelebte Allergene (Heufieber!) vorhanden ist. Solche grippeartigen Zustände können auch von einer einfachen Sinusitis ausgehen. Besonders sollte man sich hüten, bei den auf der typischen altersbedingten Abwehrlage beruhenden *Bronchopneumonien* der Kleinkinder und im Greisenalter von Grippe zu sprechen, während freilich Bronchopneumonien in den übrigen mittleren Altersklassen, wenn sie sich nicht aus anderen Krankheitszuständen heraus entwickeln, auf Virusgenese, damit auch auf echte Grippeinfektion, immer verdächtig sind. Zu denken ist auch daran, daß einmal ein *tuberkulöses Frühinfiltrat,* ja ein eosinophiles Ascarideninfiltrat der Lungen unter grippeähnlichen Allgemeinerscheinungen auftreten kann. Auch akute Organerkrankungen, besonders im *Bauchraum* (Cystopyelitis, Cholangitis, enteritische Prozesse) können gelegentlich örtlich so wenig Erscheinungen machen, daß nur eine genaue Untersuchung sie aufdeckt. Aus alledem geht hervor, daß man im sporadischen Einzelfall stets erst per exclusionem alles andere bedenken soll, ehe man sich mit der Diagnose Grippe zufrieden gibt.

Wir wissen heute auf Grund der Ergebnisse der ätiologischen Laboratoriumsdiagnostik, daß *eine große Anzahl von Infektions-, besonders Viruskrankheiten abortiv unter dem Bilde einer bloßen Grippe verlaufen kann.* Solche Fälle stehen epidemiologisch in Zusammenhang mit dem Auftreten von solchen mit typischer Verlaufsform. Sie sind also nur epidemiologisch vermutbar, klinisch bieten sie nichts Besonderes, ätiologisch kann es bei rechtzeitiger Untersuchung gelingen, sie zu klären. Das gilt z. B. für die „Hepatitis sine ictero", die abortive Poliomyelitis anterior acuta, die Variola sine exanthemate, vielleicht auch Masernfälle bei Teilimmunen, in warmen Ländern besonders für Gelbfieber und Dengue. Sogar das röntgenologische Bild der *Viruspneumonie* kann von solchen abortiven Infekten ausgehen, was für Masern, Kuhpocken (Pockenschutzimpfung), Drüsenfieber erwiesen ist; auch abortive spezifische bakterielle Infektionen können solches vortäuschen, wie man im Rahmen von Keuchhusten-, Tularämie- und anderen Epidemien beobachtet hat. Daß abortive Typhus-, Leptospirose-, Brucellose- und andere Fälle einen bloß grippeartigen Verlauf nehmen können, ist offensichtlich. Man muß sich aus alldem die Lehre ziehen, daß man bei der Diagnose Grippe im Einzelfall immer die jeweilige epidemiologische Gesamtlage berücksichtigen soll.

Schließlich wird die klinische Diagnostik der Grippe sogar innerhalb von gehäuften *Gruppenerkrankungen* dadurch erschwert, daß man heute eine Anzahl von spezifischen Erregern kennt, die Krankheitsbilder hervorrufen, die sich klinisch nicht von einer Grippe unterscheiden lassen und wo nur die ätiologische Laboratoriumsdiagnostik die Entscheidung treffen kann. Auf solche wird im einzelnen unten einzugehen sein, so besonders auf die „*primäre atypische Pneumonie*", das *Q-Fieber*, auch die abgeschwächten Formen der Psittakose, jetzt als *Ornithose* bezeichnet; an exotischen Krankheiten wären hier weiter das *Pappatacifieber* und die *Coccidioidomykose* zu nennen. Diese Krankheiten treten meist in kleinerer oder größerer epidemischer, die exotischen in endemischer Häufung auf. Ehe man also bei einer Gruppenerkrankung die Diagnose „Grippe" stellt, sind auch sie zu bedenken und durch entsprechende Untersuchungen auszuschließen.

**Prophylaxe.** Hustendisziplin sollte, besonders in Grippezeiten, das Produkt früh einsetzender allgemeiner Erziehung sein. Isolierung von Kranken verspricht wenig Erfolg, vor allem weil in Epidemiezeiten infizierte Gesunde weit gefährlichere Verbreiter sind. Intranasale Instillation kleiner Mengen tierischer Grippeseren scheint Schutz für einige Tage zu erzielen. Noch wirksamer ist die Durchführung der *Schutzimpfung* mit lebendem Virus, subcutan injiziert. Solche Impfstoffe stehen jetzt im Handel zur Verfügung. Freilich ist ihre Wirksamkeit einmal durch die große Zahl der Virustypen beschränkt, die Anwendung jeweils frisch gezüchteter epidemieeigener Stämme wünschenswert erscheinen läßt; sodann beträgt die Dauer der so erzeugten Immunität offenbar nur einige Monate. Aber Verlauf und Dauer der Krankheit scheinen doch durch sie gut beeinflußt zu werden. Immer noch umstritten ist der Wert einer *Chemoprophylaxe*, besonders der mit kleinen Chinindosen (0,2—0,3 g Chinin. muriat. täglich); ihre Wirksamkeit ist unbewiesen. Sulfonamidprophylaxe kommt höchstens nach Ausbruch der Grippe zur Vermeidung bakterieller Komplikationen in Frage.

**Therapie.** Bettruhe ist schon im Hinblick auf den Schutz der Umgebung, solange Fieber vorhanden, immer angezeigt. Die einfache, richtig durchgeführte *Schwitzkur* hat noch immer ihre volle Berechtigung, sicher überall dort, wo Kreislauf und Allgemeinzustand gut sind. Sonst muß man sich auf leichtere hydrotherapeutische Maßnahmen, wie Wadenwickel, beschränken. Auf gute Lüftung des Krankenzimmers muß im Hinblick auf die Pflege der Intaktheit der Luftwege besonders geachtet werden. *Nasenpflege* (Adrianolinstillation usw.) ist subjektiv und im Hinblick auf die neueren Erkenntnisse über die Bedeutung der Nasenschleimhaut (s. oben) auch objektiv wertvoll. Auch die Mundpflege gehört dazu. Der Gebrauch von *Schlaf- und Hustenmitteln* ist zwecks Beruhigung des gesamten Nervensystems gerechtfertigt. Dem Kreislauf ist große Aufmerksamkeit zuzuwenden.

Von *Antipyretica* soll nur sparsam Gebrauch gemacht werden. Sie sind bei unkomplizierter Grippe nur bei unerwünscht starken Allgemeinreaktionen indiziert und zur Bekämpfung starker Kopfschmerzen. Das gilt auch für die therapeutische Anwendung des Chinins. Anders ist das freilich bei bakteriellen Komplikationen. Aber auch hier ist das Chinin, wie bei der Pneumokokkenpneumonie, durch die *Sulfonamide* und *Antibiotica* verdrängt. Daß letztere freilich bei allen reinen „Viruspneumonien" wirkungslos bleiben, ist zur Genüge bekannt. Zeigt sich eine bakterielle Grippepneumonie sulfonamidresistent, so wird zunächst Penicillin zu versuchen sein. Sind Hämophilusbacillen nachgewiesen, so wird man sich auch von diesem nicht viel versprechen dürfen, da es auf solche nur schwache Wirkung besitzt. Streptomycin dagegen hat sich überlegen gezeigt, wenn auch selbst dieses in manchen Fällen versagt.

Bei sich länger hinziehenden Fällen mit geringer Allgemeinreaktion ist an *Reizkörpertherapie* zu denken, besonders bei schlecht lösenden Grippepneumonien.

Bei schweren Verläufen wird man auch *Bluttransfusionen* oder Plasmainfusionen heranziehen. Von Rekonvaleszentenserum oder sonstigen Heilseruminjektionen kann man heute nichts besonderes mehr erwarten.

Von der Behandlung der Grippekomplikationen soll hier sonst nur noch darauf verwiesen werden, daß Grippeempyeme nicht operativ angegangen werden sollen, heute bei der Möglichkeit intrapleuraler Chemotherapie schon gar nicht mehr. BÜLAU-Drainage genügt fast immer.

Überwachung in der Rekonvaleszenz, besonders des Kreislaufs ist wichtig.

## 2. Primäre atypische Pneumonie.

Diese Krankheit läßt sich zwar heute theoretisch sicher von den klinisch nicht unterscheidbaren, ätiologisch bekannten Krankheitseinheiten (Influenza A und B, Q-Fieber, Ornithose), die alle als „Viruspneumonien" im weiteren Sinne gelten können, abgrenzen; aber über ihren Erreger bestehen noch manche Unklarheiten, und es mag durchaus sein, daß es sich nicht um einen einzigen, sondern um mehrere handelt, die man noch nicht unterscheiden kann. Über Beziehungen des Virus zu Haustierkrankheiten ist nichts bekannt. Wohl aber ergeben unspezifische serologische Reaktionen eine gewisse Möglichkeit der Zusammenfassung dieser neuen Krankheit als serologische Einheit, wenn sie auch leider am Einzelfall oft versagen. Viren, die als ihre Erreger bezeichnet wurden, sind mehrfach von amerikanischen Autoren beschrieben worden. Der Virusnachweis läßt sich aber bis heute diagnostisch nicht benützen.

Zur Diagnose einer Epidemie muß die sog. *Kälteagglutinationsreaktion* herangezogen werden, bei der in absteigenden Verdünnungen des Patientenserums im Eisschrank nach 4—15 Stunden Menschenblutkörperchen der Blutgruppe 0 (1%ige Aufschwemmung) bis zu Titern von 1:40—128, ja manchmal noch viel höher agglutiniert werden. Diese Reaktion ist aber nur in etwa 50% der Fälle positiv, und man muß dazu immer mindestens zwei Untersuchungen machen, die erste sofort, die zweite nach 8 Tagen, und nur der einwandfreie Anstieg des Serumtiters beweist Vorliegen der Krankheit. Ausbleiben eines solchen spricht im Einzelfall nicht degegen; bei Untersuchung mehrerer Fälle einer Epidemie müssen sich aber positive Ergebnisse einstellen, soll man diese Krankheit annehmen. Die Stärke der Reaktion zeigt gewisse Parallelität zur Schwere der betreffenden Erkrankung. Sie steht wohl auch mit der Pathogenese einiger schwerer postinfektiöser Anämien im Anschluß an diese Krankheit in unmittelbarem Zusammenhang, indem sich, besonders wenn die Extremitäten kalt werden, auch intravasale Agglutinate bilden können, die dann leicht einer intravasalen Hämolyse verfallen.

Das *klinische Bild* entspricht dem anderer Viruspneumonien; es sei dazu auf S. 212 verwiesen. Die Inkubationszeit beträgt 1—2 Wochen. Ob die Behauptung, daß katarrhalische Zeichen hier zwar mehr in den Vordergrund treten als beim Q-Fieber, aber weniger als bei echter Influenza, irgendeinen diagnostischen Wert hat, bleibe dahingestellt. Herpes kommt vor, Milztumoren werden nicht beschrieben. Die Röntgenbefunde ergeben in schweren Fällen zuweilen auch das Bild einer miliaren Pneumonie. Dabei kann es zu ausgesprochener Cyanose und Dyspnoe mit starkem Reizhusten und Tachykardie, schließlich sogar zum Exitus kommen. Sulfonamide und Penicillin sind erfolglos.

## 3. Q-Fieber.

Das Q-Fieber scheint derzeit in allen Erdteilen in epidemischen Ausbrüchen vorzukommen und hat deshalb, besonders seit seiner einwandfreien Identifizierbarkeit im Laboratorium, größeres praktisches Interesse gewonnen. Der Name stammt von der ersten Entdeckung des Erregers 1936 durch BURNET in Queensland (Australien).

**Ätiologie.** Der Erreger wird heute allgemein zu den Rickettsien gerechnet, obwohl er sich von den bisher so bezeichneten Erregern in mancher Hinsicht unterscheidet und den großen Viren nahesteht. Trotz der genauen Kenntnis des Erregers bleibt zur Zeit immer noch der epidemiologische Gang unklar: für den Zusammenhang seiner Verschleppung mit dem Rindvieh liegen genügend Indizienbeweise vor (isolierte Ausbrüche bei Schlachthauspersonal, einzelne positive Serumreaktionen bei Kühen, ja sogar in Milch, Ausbruch bei Personen, die in Ställen oder in Stroh geschlafen hatten, das aus solchen stammte, Nachweis des Erregers in Rinderzecken). Man kennt jedoch weder eine Q-Fiebererkrankung bei Rindern, noch könnte man behaupten, daß Zecken die regelmäßigen Überträger seien oder gar Milch. Alles spricht vielmehr für überwiegende Inhalationsinfektion.

Die *Inkubationszeit* beträgt um 12 Tage.

**Symptome.** Die Krankheit beginnt ziemlich rasch, ohne Schüttelfrost, höchstens mit Frösteln. Das Fieber dauert 4—14 Tage, neigt zu Remissionen und weicht schließlich lytisch. Der Puls ist eher relativ langsam. Die Störungen des Allgemeinbefindens sind meist stark und können bis zum Status typhosus reichen. Die klinischen Lungenerscheinungen sind oft nur gering. Milztumor ist nur selten nachweisbar. Im Blut besteht meist Leukopenie, später relative Lympho-Monocytose. Der Husten ist zunächst trocken, der Auswurf später schleimig, auch manchmal blutfaserhaltig. Die Durchleuchtung bietet das Bild der Viruspneumonie. Komplikationen sind selten (vor allem Pleuraerguß, Thrombophlebitis).

**Diagnose.** Entscheidend für die Differentialdiagnose, insbesondere gegenüber echter Grippe und anderen Viruspneumonien ist allein die Komplementablenkungsreaktion auf Q-Fieber, die sich, mit den in USA geschaffenen Antigenen ausgeführt, vorzüglich bewährt hat (positiv etwa ab 12. Krankheitstag, mindestens mehrere Wochen anhaltend). Der Erregernachweis durch Übertragung auf Meerschweinchen (auch Mäuse) dient zur Isolierung des Keims, ist aber für die Routinediagnostik zu umständlich.

Die **Prognose** ist gut, wenn auch die Rekonvaleszenz sich über Wochen hinziehen kann. Todesfälle kommen außer durch Lungenembolie nur bei älteren Menschen durch Komplikationen vor. Kinder scheinen höchstens leicht zu erkranken.

**Therapie.** Sie entspricht der bei der Grippe, d. h. sie ist symptomatischer Art und hat durch gute Pflege Komplikationen vorzubeugen, die im übrigen selten sind.

## 4. Ornithosis.

Ornithosis ist die neuere Bezeichnung für die bisher als Psittacosis bezeichnete Krankheit. Neuere Untersuchungen in USA. haben den Beweis erbracht, daß keineswegs nur Papageien (besonders Wellensittiche) und andere Wildvögel, z. B. die möwenartigen Sturmvögel der Nord- und Ostsee, an der Krankheit leiden und den Erreger verbreiten können, sondern daß dieser auch für eine große Zahl anderer Vögel (Kanarienvögel, Finken) und, was besonders wichtig ist, auch für Hausgeflügel (Enten, Tauben, ja sogar junge Hühner) pathogen ist. Nicht alle infizierten Vögel zeigen deutliche Krankheitszeichen; zum Teil scheinen sie bloße Virusausscheider sein zu können. Als Psittakose ist die Krankheit schon seit 1880 bekannt (RITTER) und erfuhr um 1930 eine weite Verbreitung in Europa, offenbar bedingt durch Epizootien unter den wilden Papageien in Brasilien, von denen durch gefangene und exportierte Vögel die Verschleppung ausging. Dabei handelte es sich meist um recht schwere menschliche Erkrankungen. Daneben kommen aber, wie es scheint, viel zahlreicher klinisch abortive Fälle vor, die unerkannt bleiben, wenn nicht darauf serologisch untersucht und auf Zusammenhänge mit Geflügelkrankheiten geachtet wird. Inwieweit das auch für Deutschland gilt, ist noch unsicher.

**Ätiologie.** Das Ornithosevirus gehört zu den größten Viren und ist trotz seiner Ultrafiltrierbarkeit in Form der LEVINTHAL-COLES-LILLYschen Körperchen (250—300 m$\mu$) intracellulär im Lichtmikroskop darstellbar. Es ist im Hühnerei kultivierbar, auch auf Mäuse übertragbar und verhältnismäßig resistent gegen Trocknung und Wärme. Bei Vögeln läßt es sich gewöhnlich in den Organen, Nasensekret und Kot, bei Menschen in Speichel, Lungen und in den ersten Krankheitstagen auch im Blut auffinden. Die Infektion geschieht durch enge Berührung mit virusausscheidenden Vögeln, weniger durch Tröpfcheninfektion.

Bei Menschenpassagen nimmt die Infektiosität des Virus rasch ab, so daß es selten zu mehr als zwei Gliedern einer Infektkette kommt, weshalb es auch meist bei Familieninfektionen, einschließlich Pflegepersonen, bleibt.

Die Krankheit hinterläßt offenbar eine langdauernde *Immunität*, die allerdings offenbar lange Zeit auch nur als Infektionsimmunität (S. 131) auftreten und damit Ausscheidertum begünstigen kann.

Die *Inkubationszeit* beträgt 8—14 Tage, scheint aber auch länger dauern zu können.

**Symptomatologie.** In den schwereren Fällen beginnt die Krankheit meist ziemlich plötzlich, manchmal auch erst allmählich mit Fieber und starken Allgemeinsymptomen wie Kopf-, Glieder- und Kreuzschmerzen, Frösteln, Appetitlosigkeit, oft Brechreiz. Photophobie, Epistaxis und starkes Durstgefühl können diese begleiten. Bald treten starke cerebrale Zeichen, Unruhe, Schlaflosigkeit, Delirien, ja Koma hinzu. Flüchtige Erytheme und Bauchschmerzen können die Diagnose schwierig gestalten.

Am Ende der 1. Woche tritt Husten auf, die Atmung wird beschleunigt, und bald lassen sich die Zeichen lobulärer Pneumonie nachweisen. Das Röntgenbild zeigt ausgeprägte viruspneumonische Bilder, oft keilförmige Schatten. Es stellt sich schleimiger oder schleimig-eitriger Auswurf ein, oft mit Blut, oder nur bräunlich gefärbt. Milztumor kommt vor. Schon in der 1. Woche zeigt sich oft deutliche Cyanose, und der Puls, der anfangs langsam war, wird frequenter und weich. Der Blutdruck ist meistens schon früh erniedrigt. Das Aussehen wird blaß, und recht oft, meistens am 10.—14. Krankheitstag, tritt ein schwerer Kreislaufkollaps auf, der unter Lungenödem zum Tode führen kann. Das Blut zeigt im Beginn häufig Leukopenie mit Linksverschiebung und Aneosinophilie, die Lymphocyten gehen zurück. Mit dem Eintreten der Pneumonie pflegt die Zahl der Leukocyten zu steigen.

Wenn die Krankheit nicht zum Tode führt, sinkt die Temperatur nach etwa 2 Wochen lytisch zur Norm, doch kommen bisweilen Rezidive vor. Manche Fälle verlaufen unter dem Bild eines Typhus abdominalis mit schwerer Beeinträchtigung des Bewußtseins, während die pneumonischen Erscheinungen stark in den Hintergrund treten. An Komplikationen können sich Pleuritis und Empyem, häufiger Venenthrombosen, auch Parotitis, Nephritis, Otitis, Myokarditis und cerebrale Herdsymptome einstellen.

Leichte Fälle, besonders solche, die sich nicht direkt von Vögeln, sondern von Menschen infiziert haben, verlaufen grippeartig und bieten das Bild einer einfachen Viruspneumonie. Wieweit epidemische Häufungen von Krankheiten dieser Art, ohne gleichzeitiges Vorkommen schwerer Fälle, als Ornithose zu erklären sind, kann nur serologische und Virusuntersuchung zeigen.

**Diagnose.** Das Krankheitsbild hat in schweren Fällen am meisten Ähnlichkeit mit einer ungewöhnlich schweren, atypischen Pneumonie. Von einer solchen unterscheidet es sich durch die schwere Beteiligung des Nervensystems und des Kreislaufs und durch die Geringfügigkeit der physikalischen Symptome. Gegenüber Abdominaltyphus oder Fleckfieber fehlen deutliche

Hautsymptome, und die bakteriologischen und serologischen Proben, die für diese Krankheiten spezifisch sind, fallen negativ aus.

Wenn mehrere solche Fälle im gleichen Haushalt auftreten, soll man sich nach dem Vorhandensein von Papageien und anderem Geflügel erkundigen, und wenn man von einem kranken oder verstorbenen Tier in der Umgebung erfährt, ist die Diagnose so gut wie sicher. Auch bei einzelnen Fällen dieser Art muß man an die Möglichkeit einer Ornithosis denken und nach dem Kontakt mit Papageien usw. fragen. Mit Sicherheit kann die Diagnose durch Einimpfen des Blutes auf Mäuse gestellt werden; für die Routineuntersuchung hat sich aber auch die Komplementbindung in USA. bestens bewährt, besonders bei mehrmaliger Anstellung. Für die Sicherstellung der ätiologischen Diagnose ist es am besten, mit dem nächsten bakteriologischen Untersuchungsamt Fühlung aufzunehmen und die Sputum-Untersuchung zu veranlassen.

**Prognose.** Bei den bisher in Europa beobachteten schwereren Psittakosefällen war die Letalität hoch, 20—40%. Ältere Leute sind besonders gefährdet, Jugendliche erkranken gewöhnlich leichter, Kinder fast nie. Die leichten Fälle ergeben kaum eine Sterblichkeit.

**Prophylaxe.** Durch Einfuhrverbote zur Zeit von Epidemien unter den Papageien kann die Einführung erkrankter Vögel verhindert werden. Wenn frisch gekaufte Papageien krank werden, ist die Gesundheitsbehörde zu benachrichtigen, selbstverständlich erst recht, wenn bei einem Menschen Psittacosis auftritt. Bei der Pflege Ornithosiskranker wird das Tragen von Schutzkleidern und von Masken für Nase und Mund empfohlen. In Deutschland ist die Prophylaxe durch das Gesetz zur Bekämpfung der Papageienkrankheit vom 3. 7. 34 geregelt. Laufende und Schlußdesinfektion sind erforderlich.

**Therapie.** Reichliche Flüssigkeitszufuhr, sorgfältige Überwachung und Stützung des Kreislaufs sind vor allem wichtig. Bluttransfusionen, bevorzugt solche von Rekonvaleszenten, werden empfohlen. Die Behandlung mit Seren von solchen hat jedoch keinen sicheren Erfolg. Obwohl im Experiment eine gewisse Wirksamkeit von Sulfonamiden beobachtet wurde, hat man klinisch bislang nichts Überzeugendes von ihnen gesehen. Ähnlich ist auch die Lage beim Penicillin. In schweren Fällen wird man jedoch beide Mittel zur Unterstützung und Hintanhaltung bakterieller Sekundärinfektionen heranziehen.

## d) Andere Viruskrankheiten.

### 1. Mumps.

Die Mumps (Parotitis epidemica, Ziegenpeter, engl. mumps, branks, franz. oreillons, fièvre ourlienne, ital. orecchioni, gotoni) ist eine Zivilisationsseuche, die, seit dem Altertum bekannt, früher in größeren Epidemien auftrat und jetzt in Deutschland endemisch ist mit kleineren, meist lang hingezogenen Epidemien. Auf dem Lande entstehen, wenn lange keine Erkrankungen mehr vorgekommen waren, zuweilen auch größere Epidemien. Als Soldatenkrankheit ist die Mumps in manchen Armeen die häufigste Krankheit; auch auf Schiffen, in Lagern kommen nicht selten Häufungen unter jugendlichen Erwachsenen zustande.

**Ätiologie.** *Erreger* ist ein in Gewebskultur züchtbares Virus, das während der 6 ersten Krankheitstage im Speichel und im Patientenblut nachweisbar ist und durch Einbringung in den Ductus Stenonis von Katzen und Affen auch die Krankheit auf diese überträgt. Ansteckung erfolgt in der Regel durch Tröpfcheninfektion, seltener durch Gegenstände über weitere Entfernungen. Die Infektiosität beginnt wohl schon in der 2. Hälfte der

Inkubationszeit und dauert 10—12 Tage, in einzelnen Fällen offenbar auch länger, bis zu 6 Wochen.

Die *Empfänglichkeit* ist eine allgemeine, aber weitaus am größten im Schulalter. Auch im Erwachsenenalter ist sie noch ziemlich groß, nimmt aber vom 25. Jahr an stark ab. Unter dem 4. und über dem 40. Jahr sind die Erkrankungen selten.

Die *Immunität* ist meist lebenslänglich. Doch kommen selten Zweiterkrankungen bei solchen Individuen vor, bei denen nur eine Parotis befallen war, und zwar dann auf der anderen Seite oder in den übrigen Speicheldrüsen oder Hoden. Daraus ist der Einfluß einer gewissen Organimmunität ersichtlich. Wie neuere serologische Studien zeigten, kommt auch stille Feiung nicht selten vor (wahrscheinlich in etwa $^1/_3$ aller Infektionen).

*Epidemiologisch* ist die Parotitis epidemica in allen zivilisierten Ländern endemisch mit epidemischen Häufungen.

Die *Inkubationszeit* ist bei ihr besonders lang und beträgt 18 Tage mit Schwankungen zwischen 8 und 30 Tagen.

**Symptomatologie.** Die Krankheit setzt meist allmählich mit geringen Allgemeinbeschwerden, wie Kopfweh, Inappetenz, Frostgefühl und Ziehen in der Parotis ein. Die *Schwellung der Ohrspeicheldrüse* beginnt in der Regel auf einer Seite, selten beidseitig, bleibt aber nur in $^1/_4$ der Fälle einseitig. Gewöhnlich geht die Schwellung erst nach dem Rückgang auf der einen Seite auf die andere über. Im Anfang läßt sich die vergrößerte Parotis gut abtasten. Dann wird auch das umliegende Gewebe ödematös. Immer aber ist ein für Schwellung der Drüse charakteristisches Abheben des Ohrläppchens erkennbar. Das Maximum der Schwellung wird gewöhnlich nach 2—3 Tagen erreicht. Sie ist außerordentlich schmerzhaft, der Mund kann kaum geöffnet werden. Durch Kompression des Gehörganges können heftige Ohrenschmerzen und Schwerhörigkeit entstehen.

In einem Teil der Fälle erkranken gleichzeitig mit der Parotisschwellung oder erst nachher die Unterkieferspeicheldrüsen, seltener die Sublingualdrüsen. Auch isolierte Erkrankungen dieser Drüsen ohne Beteiligung der Ohrspeicheldrüsen kommen vor, sind aber sehr selten.

Der *Fieberverlauf* ist sehr verschieden. Bei Kindern ist es meistens nur mäßig und remittierend und dauert bisweilen nur 2 Tage, gewöhnlich etwas länger bis zu 7 Tagen, kann aber auch vollständig fehlen. Bei Erwachsenen ist es in der Regel höher: eine hohe Kontinua von einer Woche und länger ist nicht selten. Der Abfall erfolgt lytisch innerhalb einiger Tage. Die *Pulsfrequenz* entspricht meistens der Höhe des Fiebers, doch wird häufig auch Bradykardie beobachtet. Die *Milz* ist regelmäßig leicht geschwollen. Recht oft treten Durchfälle auf, bisweilen schon im Prodromalstadium.

Die Angaben über das *Blutbild* lauten verschieden. Meistens soll im Beginn Leukopenie mit relativer Lymphocytose, später Leukocytose mit absoluter Lymphocytose, oft mit hoher Eosinophilie vorkommen.

Die wichtigste *Komplikation* ist die *Orchitis*, die fast nur bei geschlechtsreifen Individuen auftritt und vor dem 10. Jahre eine außerordentliche Seltenheit ist. Bei Soldaten fand man sie in bis zu 30% der Fälle, in einzelnen Epidemien noch viel häufiger. In der Regel bleibt sie einseitig. Während Epidemiezeiten sind auch schon Fälle von reiner Hodenentzündung ohne Beteiligung der Speicheldrüse gefunden worden. Die Schwellung der Hoden tritt in der Regel etwa eine Woche nach dem Beginn der Erkrankung auf, wenn die Speicheldrüsen schon wieder abgeschwollen sind. Gleichzeitig setzt hohes Fieber ein, oft mit Frösteln. Das Allgemeinbefinden ist oft schwer gestört, der Hoden sehr schmerzhaft. Nach einigen Tagen, bisweilen erst nach einer Woche, heilt die Krankheit aus, gelegentlich unter Atrophie des Organs, so daß nach doppelseitiger Erkrankung Sterilität zurückbleiben kann.

Bei Mädchen kommt zweifellos auch *Oophoritis* vor, die sich in mehr oder weniger heftigen Unterbauchschmerzen bemerkbar macht. Sie ist aber viel seltener als die Orchitis.

Fast regelmäßig kommt es zu einer Beteiligung des Zentralnervensystems, meist in Form einer nur leichten *meningealen Reizung*. Die Lumbalpunktion ergibt recht oft leichte Druckerhöhung, Globulinvermehrung und Lymphocytose des Liquors. Die subjektiven Erscheinungen können fehlen oder sehr gering sein und nur in Kopfschmerzen oder auch geringer Nackenstarre mit schwachem KERNIGschem Symptom bestehen; selten sind stärkere meningitische Erscheinungen, Lähmungen von Gehirnnerven oder gar das ausgesprochene Bild einer *Encephalitis* mit schwerer Bewußtseinsstörung, Paresen und Monoplegien der Extremitäten, Ataxie, Aphasie usw. Alle diese Lokalsymptome können selten auch ohne wesentliche allgemeine cerebrale Störungen auftreten.

Am meisten Bedeutung hat die Erkrankung des *Hörnervs*, die wohl in erster Linie auf meningitische Prozesse zu beziehen ist. Einige Tage (bis 2 Wochen) nach dem Beginn der Speicheldrüsenschwellung klagen die Patienten über Ohrenschmerzen, Geräuschempfindungen, Hörstörungen. Der Trommelfellbefund ist negativ. Dann kann sich Schwerhörigkeit bis zur Ertaubung entwickeln und dauernd zurückbleiben.

Merkwürdig ist, daß gelegentlich auch leichte *Erkrankungen von Drüsen mit äußerer oder innerer Sekretion* im Verlauf der Parotitis epidemica vorkommen, so Beteiligungen des Pankreas, der Tränendrüsen, der Schilddrüse, der Thymusdrüse, der Prostata und der Brustdrüsen.

*Atypische Fälle.* Abgesehen von der erwähnten isolierten Erkrankung der Kiefer- oder Speicheldrüsen können auch alle anderen, sonst als Komplikation beobachteten Erkrankungen isoliert auftreten, mit oder ohne Fieber. Ihre Zugehörigkeit zur Parotitis epidemica wird durch den Zusammenhang mit typischen Mumpserkrankungen im Verlauf einer Epidemie bewiesen. Häufiger kommt es vor, daß nachträglich doch noch eine Schwellung der Speicheldrüse auftritt und die Ätiologie des Leidens erkennen läßt.

**Prognose.** Todesfälle an Parotitis epidemica sind außerordentlich selten, in größeren Statistiken etwa 0,1%. Auch das Zurückbleiben einer Schwerhörigkeit oder gar Taubheit ist sehr selten.

**Diagnose.** Bei ausgesprochenen Fällen ist die Diagnose leicht. Im Beginn der Erkrankung können die RILLIET*schen Druckpunkte* auf die Erkrankung der Speicheldrüsen hindeuten: 1. Das Kiefergelenk, 2. hinter dem Unterkieferwinkel und unter dem Warzenfortsatz, 3. die Gegend der Glandula submaxillaris. Rötung und Schwellung der Einmündungsstelle des Ductus stenonianus ist deshalb diagnostisch wenig verwertbar, weil sie auch bei Affektionen der Mundhöhle vorkommt.

Verwechslungen mit Parulis oder Lymphdrüsenschwellung sind bei genauer Untersuchung kaum möglich. Schwieriger kann die Unterscheidung von nicht epidemischer Parotitis werden. In der Regel tritt diese aber nur im Verlauf anderer Infektionskrankheiten und bei kachektischen Individuen auf, ist meistens nur einseitig und führt häufig zu Vereiterung, was bei Parotitis epidemica kaum vorkommt. Verwechslungen mit der Parotitis, z. B. beim HEERFORDTschen Syndrom der BOECKschen Krankheit, kommen selten in Frage und werden nach Verlauf einiger Zeit leicht erkannt.

Neuerdings kann eine spezifische *Komplementbindungsreaktion* zu Hilfe gezogen werden. Manchmal ist auch die *Diastase im Blut* erhöht (Pankreasbeteiligung!).

**Prophylaxe.** Eine Isolierung der Kranken wird nur bei Anwesenheit besonders Gefährdeter, in Krankenhäusern, Kinderanstalten usw. durchgeführt, da die empfänglichen Menschen ja doch meistens die Krankheit durchmachen müssen und diese fast vollkommen ungefährlich ist. Meistens kommt man mit der Isolierung eines kranken Familienmitgliedes doch zu spät. Die Parotitis epidemica ist deshalb in Deutschland und in den meisten anderen Ländern nicht anzeigepflichtig. 10—20 ccm Rekonvaleszentenserum während der ersten 5—7 Tage nach Exposition pflegen vor Ausbruch der Krankheit zu schützen; die Methode kommt vor allem für schwächliche Kleinkinder in Frage.

**Therapie.** Da die Parotitis epidemica sozusagen immer von selbst heilt, müssen nur die Symptome bekämpft werden, die dem Patienten lästig sind. Gegen die Spannung der Haut ist Einreiben mit Öl oder indifferenten Salben zweckmäßig. Die Schmerzen werden durch feuchte Umschläge, namentlich aber durch warmes Einpacken gemildert. Nur wenige Patienten empfinden im Beginn Kälteapplikationen angenehm. Auch Salicylpräparate, Pyramidon und andere Antineuralgica werden versucht.

Sorgfältige Mundpflege durch Spülungen ist notwendig, aber oft durch die Kiefersperre erschwert. Wegen der Schluckbeschwerden ist häufig nur flüssige Ernährung möglich.

Bei Auftreten von Schmerzen in der Hodengegend soll das Scrotum sofort mit Hilfe einer Schiene, einer Watteunterlage oder eines Suspensoriums hochgelagert und ruhig gestellt werden. Ist die Orchitis eingetreten, so wirkt Wärme meistens besser als Kühle. Eisbeutel darf wegen Nekrosegefahr nie angewandt werden.

Ob bei beginnender Acusticusaffektion eine Lumbalpunktion durch Herabsetzung des auf dem Hörnerv lastenden Drucks Erfolg haben kann, ist zweifelhaft. Man sollte sie aber jedenfalls versuchen.

## 2. PFEIFFERsches Drüsenfieber.

Das Drüsenfieber (Mononucleosis infectiosa), das besonders bei Kindern, auch bei jugendlichen Erwachsenen, z. B. als Soldatenkrankheit, epidemisch gehäuft auftreten kann, darf heute auch zu den Viruskrankheiten gerechnet werden, obwohl die mehrfach behauptete Isolierung des Erregers noch nicht einwandfrei bestätigt ist. Für dessen Virusnatur spricht vor allem die enge Verwandtschaft dieses Krankheitsbildes mit dem der Röteln und die Art der Komplikationen, die gelegentlich auftreten (Meningoencephalitis, Orchitis, Parotitis, Ikterus) und stets ohne bakterielle Eiterung verlaufen. Auf das stark wechselnde klinische Krankheitsbild wird an anderer Stelle eingegangen (Blutkrankheiten). Über die Dispositions- und Immunitätsverhältnisse ist nur wenig bekannt. Für die Diagnose ist aber die *heterophile Antikörperreaktion* nach PAUL und BUNNELL wichtig, die ähnlich wie der HIRST-Test bei Grippe durch Zufall aufgefunden wurde.

Das Patientenserum enthält in frühen Krankheitsphasen oft hohe Titer (bis zu 1:64000 und mehr) von Agglutininen gegen Hammelblutkörperchen und Zellen gewisser anderer Tierarten, ohne daß man die Ursache des Auftretens dieser Antikörper kennen würde. Die Reaktion ist auch positiv, wenn durch vorausgegangene Injektion irgendeines Heilserums vom Pferd eine Immunisierung gegen dessen heterophiles Antigen eingetreten ist (Reaktion von DEICHER-HANGANATZIU, vgl. auch S. 154); doch kann man diese Agglutinine durch Meerschweinchennierenzellen absättigen, was beim Drüsenfieber nie der Fall ist.

## 3. Hepatitis epidemica.

Die große Häufigkeit, mit der dieses zumeist als Kinderkrankheit auftretende Krankheitsbild im 2. Weltkrieg, wie übrigens auch schon in früheren Kriegszeiten bei Erwachsenen auftrat, und die sich daran anschließenden Untersuchungen haben die letzten Zweifel darüber, daß es sich auch hier um eine Viruskrankheit handelt, beseitigt. Ikterogene Viren existieren aber wohl in mehreren antigen verschiedenen, wenn auch verwandten Stämmen, so außer dem häufigsten Hepatitiserreger mindestens noch der des durch homologe Serum- und Blutinjektionen übertragenen Ikterus. Bezüglich Einzelheiten, besonders der Klinik der Hepatitis epidemica, sei auf das Kapitel „Krankheiten der Leber und Gallenwege“ verwiesen.

### 4. Myalgia acuta epidemica.

Die als *Bornholmer Krankheit* bekannte, leichte Erkrankung wurde seit der Zeit um 1895 hauptsächlich in Nordeuropa (Skandinavien, Dänemark, Island) in kleineren und größeren epidemischen Ausbrüchen beobachtet, vereinzelt auch in Deutschland und in der Schweiz, ist aber in den letzten Jahren auch in anderen Erdteilen aufgetreten. Sie läuft auch unter dem Namen Teufelsgrippe, Lungenstich, „benigne epidemische Pleuritis" u. a.

Als *Erreger* wird ein Virus angenommen, für das ein empfängliches Versuchstier allerdings noch fehlt. Es wird offenbar bis zu 4 Wochen nach der Krankheit noch ausgeschieden. Die *Immunität* scheint nicht ganz zuverlässig. Befallen werden vor allem Kinder unter 15 Jahren, nicht selten aber auch jugendliche Erwachsene.

Nach einer *Inkubationszeit* von 2—4 Tagen entstehen plötzlich mit mäßigem oder auch ohne Fieber äußerst heftige Schmerzanfälle der Intercostal-, Zwerchfell- oder oberen Bauchmuskeln, die jede Bewegung zur Qual machen. Diese dauern mehrere Stunden und wiederholen sich öfters. Dyspnoe, Singultus, Nasenbluten, Lymphocytose können sie begleiten. Bei abdominellem Sitz erwecken die Schmerzen oft Verdacht auf akute Peritonismen, so daß man sich vor übereilter Laparotomie hüten muß. Das Fieber kann mehrere Erhebungen aufweisen, dauert im ganzen aber selten mehr als eine Woche. Orchitis als Komplikation ist beobachtet. Auch scheinen gewisse, besonders epidemiologische Beziehungen zur lymphocytären Choriomeningitis zu bestehen.

Die *Therapie* ist rein symptomatisch.

### 5. Virusenteritiden.

Neuerdings wird einer Gruppe von akut enteritischen oder gastroenteritischen Krankheitsbildern eine selbständige Rolle zugeschrieben, die durch hochgradige Infektiosität bei negativen bakteriologischen Befunden gekennzeichnet sind. Als *„epidemische Diarrhöe der Neugeborenen"* ist das Bild eine Geißel auch bestens geführter und eingerichteter Entbindungsanstalten in neuester Zeit sowohl in USA. als auch in England, während es bei älteren Kindern und Erwachsenen zwar in großen Explosionsepidemien auftreten kann, aber im ganzen harmlos verläuft. Besonders aus Dänemark, aber auch aus Deutschland wurde über ähnliche, gehäuft auftretende und sehr ansteckende Diarrhöen berichtet. Aus den negativen Bakterienbefunden glaubt man auf eine Virusgenese schließen zu können.

Die Inkubationszeit wird meist mit etwa 6—7 (2—21) Tagen angegeben. Gewöhnlich geht bei älteren Kindern und Erwachsenen nur kurzes Fieber von 1—2tägiger Dauer, das meist von heftigem Erbrechen begleitet ist, dem Durchfall voraus. Es können ganze Schulklassen, aber auch Familien- und Hausgemeinschaften befallen werden; in einem Ort ist dabei meist in wenigen Tagen eine hohe Morbidität der gesamten Bevölkerung erreicht. Der Gang der Epidemien spricht daher am ehesten für Inhalationsinfektion.

## e) Exotische Viruskrankheiten.

### 1. Gelbfieber.

Das Gelbfieber (yellow fever, fièvre jaune) ist in seiner Verbreitung an das Vorkommen der geeigneten übertragenden Stechmücken, vor allem der Stegomyia fasciata (= Aëdes aegypti), gebunden. Da diese Tropenklima bedürfen, so kommt die Krankheit im wesentlichen in Afrika und Südamerika vor. Sie ist aber nicht — wie früher angenommen — an die Küsten des Südatlantik in epidemischem Auftreten gebunden, sondern, wie man heute weiß, als sog. *Dschungelfieber* in beiden Kontinenten endemisch weit verbreitet. Virusreservoir sind vor allem die Urwaldaffen, von denen die Krankheit durch Stechmücken auf den Menschen übertragen und unter Umständen von solchen in die Städte eingeschleppt wird, wo sie dann durch die Stegomyia rasch in verheerendem Ausmaß auf empfängliche Individuen übertragen werden kann, die sich vor allem unter den hier Zugewanderten finden: daher ihre große Bedeutung als Seuche in Hafenstädten, auf Schiffen und als Militärkrankheit. Mit der Gelbfiebermücke kann sie aber auch durch Schiffe, Flugzeuge usw. leicht über weite Strecken verschleppt werden.

**Ätiologie.** Das Gelbfieber*virus* ist in Gewebskultur züchtbar und auf Affen und Mäuse übertragbar. Es findet sich im 1. Krankheitsstadium im Blut

(Infektiosität für die Mücke!) und kann hier durch den Mäuseversuch nachgewiesen werden. Gelbfiebererkrankung hinterläßt lebenslängliche *Immunität*; im Serum bleiben auch spezifische Schutzstoffe lebenslänglich nachweisbar (Mäuseschutzversuch).

**Symptome.** Nach einer *Inkubation* von 3—6 Tagen setzt das Gelbfieber plötzlich ein *(Periode der Infektion)*. Auffallend sind außer den üblichen Zeichen einer akuten grippeartigen Erkrankung die besondere Stärke der Beschwerden, vor allem der Kreuzschmerzen, weiter Lichtscheu, leichter Bindehautkatarrh, epigastrische Schmerzen und Brechreiz, oft schon vom 2. Tag ab eine relative Bradykardie, deutliche Albuminurie und Leukopenie. Die Milz ist nicht tastbar. Dieses Stadium dauert nur 2—4 Tage.

Am 3.—5. Tag folgt die charakteristische *Remission* bis zu mäßig erhöhten Fieberwerten, oder bei leichten Fällen bereits eine endgültige Entfieberung. In den schweren typischen Fällen kommt es zu erneutem Anstieg eines nunmehr meist remittierenden unregelmäßigen Fiebers von 5—7tägiger Dauer. Erst in dieser „*Periode der Organschädigung*" treten die charakteristischen Schäden auf, die in der Neigung zu hämorrhagischer Diathese und der parenchymatösen Degeneration von Leber und Nieren bestehen. Klinisch kommt es als Signum mali ominis besonders zu dem gefürchteten Kaffeesatzerbrechen (Vomito negro). Die Albuminurie nimmt rasch zu bis auf Werte von 12—15%, die Harnmenge ab. Meist erst später kommt es zur Gelbsucht, die nur in tödlich verlaufenden Fällen stark ausgeprägt ist. Im Blut finden sich in dieser Zeit eine Leukocytose mit Linksverschiebung und Reststickstoffsteigerung. Das Harnsediment zeigt reichlich Epithelien und Leukocyten, spärlich Erythrocyten und massenhaft Zylinder. Unter zunehmender Kreislaufschwäche erfolgt der Tod zwischen dem 5. und 8. Krankheitstag. Hat der Kranke den 10. Krankheitstag überstanden, so setzt mit einer Harnflut rasch die Besserung ein, er befindet sich außer Gefahr. Nur selten treten noch encephalitische und myokarditische Erscheinungen hinzu, die die Rekonvaleszenz verzögern bzw. gefährden.

Das Gelbfieber kann *histologisch* an charakteristischen degenerativen Veränderungen des Leberparenchyms erkannt werden.

*Differentialdiagnostisch* kommen — neben Grippe, Dengue und anderen akuten Infektionen, die vom Gelbfieber im Anfangsstadium, bzw. bei leichtem Verlauf vorgetäuscht werden können, — hauptsächlich Schwarzwasserfieber, auch Malaria tropica und Weilsche Krankheit in Betracht. In Gelbfieberländern muß man immer daran denken, daß sich hinter jedem leichten oder schweren grippeartigen Krankheitsbild ein Gelbfieberfall verstecken kann. Der Mäuseschutzversuch ist erst etwa 6 Wochen nach Krankheitsbeginn sicher positiv, kann aber oft die Diagnose noch retrospektiv klären.

**Prophylaxe.** Die Mückensanierung hat in den Küstenstädten ausgezeichnete Erfolge ergeben. Für die Individualprophylaxe steht heute ein wirksamer *Impfstoff* mit abgeschwächtem lebendem Virus zur Verfügung. Für die Bekämpfung sind in den bedrohten Ländern eigene Gesetze erlassen.

**Therapie.** Die Behandlung ist symptomatisch und hat vor allem auf reichliche Durchspülung des Körpers, auf den Kreislauf und Darm Rücksicht zu nehmen.

## 2. Dengue.

Die Dengue tritt in epidemischen Ausbrüchen in allen Ländern des Erdgürtels auf, in denen ihr Hauptüberträger, die Stegomyia fasciata (Aëdes aegypti) vorkommt. Da dies nur in tropischen und subtropischen Gegenden der Fall ist, die Stegomyia außerdem in freier Wildnis kaum vorhanden, in menschlichen Siedlungen wasserreicher Gegenden aber zahlreich zu sein pflegt, so treten Dengueepidemien besonders in Hafenstädten warmer Länder, meist explosionsartig auf (z. B. Athen mit Piräus 1928 650000 Fälle innerhalb eines Vierteljahrs!). Die Diagnose Dengue wird in warmen Ländern gern auch bei sporadischen grippeartigen Fällen gestellt; da eine diagnostische Laboratoriumsmethode fehlt, ist das immer zweifelhaft.

**Ätiologie.** Für das *Virus* ist kein empfängliches Versuchstier bekannt, von Mensch zu Mensch läßt es sich aber leicht mit dem Patientenblut der 3—4 ersten Tage künstlich übertragen. Natürliche Ansteckung erfolgt nur durch den Mückenstich.

Bei Kindern verläuft die Krankheit nur leicht. Stille Feiung scheint vorzukommen. Die durch Krankheit erworbene *Immunität* pflegt nach etwa 10 Jahren wieder abzuklingen, wodurch auch der etwa 10jährige Seuchenrhythmus bedingt ist.

Die *Inkubationszeit* beträgt etwa 5 (3—10) Tage.

**Symptome.** Nach geringen Prodromen beginnt die Dengue meist ziemlich plötzlich mit starkem Krankheitsgefühl. Mit dem recht hohen Fieber setzen Glieder- und Gelenkschmerzen ein, besonders in den Knie-, Schulter- und Handgelenken, fast immer ohne jede Schwellung. Auch schmerzhafte Steifigkeit in Kreuz, Rücken oder Genick ist vorhanden. Wegen der Schmerzen sind die Patienten fast unbeweglich und liegen in gekrümmter Stellung hilflos da. Am 1. Tag sieht man oft eine diffuse Rötung der Haut. Das Fieber fällt meistens nach $1—1^1/_2$ Tagen kritisch ab, steigt aber am 3. oder 4. Tag wieder unter Ausbruch eines freilich meist nur schwachen, roseolen-, masern- oder scharlachartigen Exanthems an. Im Blut findet man starke Leukopenie mit relativer Lymphocytose und Monocytose. Am 6. oder 7. Krankheitstag geht das Fieber endgültig herunter, das Exanthem wird blaß und hinterläßt eine kleienförmige Abschuppung. Der Kranke ist oft noch längere Zeit durch Schwäche und Schlaflosigkeit geplagt.

*Komplikationen* sind je nach Epidemiecharakter häufig, aber meist nicht gefährlich. Als Ausdruck einer Lokalisation in den großen Drüsen findet man nicht selten eine Vergrößerung der Leber, manchmal mit Subikterus, eine leichte Albuminurie, Schmerzen und Schwellung der Parotis und des Hodens. Als Zeichen einer Lokalisation im Nervensystem kommt es gelegentlich zu Myelitis und peripheren Neuritiden. Darm- und Lungensymptome, Blutungsneigung u. a. können hinzutreten.

**Diagnose.** Man soll Dengue nur bei epidemischem Auftreten diagnostizieren. Die starke Leukopenie und Bradykardie unterscheiden sie von Malaria, Exanthemkrankheiten u. a.

**Prognose.** Nur bei alten und kranken Menschen besteht Lebensgefahr. Die Letalität beträgt unter $2^0/_{00}$.

Die **Prophylaxe** besteht ausschließlich im persönlichen Schutz gegen die Stechmücken und deren Bekämpfung im großen.

In der **Therapie** muß man öfters zu starken Schmerz- und Schlafmitteln greifen und sich im übrigen nach den vorhandenen Symptomen und Komplikationen richten.

### 3. Pappatacifieber.

Das Pappatacifieber (Phlebotomenfieber, sandfly fever, fièvre de trois jours) ist vor allem in den Mittelmeerländern, aber auch in warmen Ländern anderer Erdteile, eine besonders für die Neuankömmlinge recht lästige, wenn auch nicht gefährliche Krankheit, die, wie DOERR gezeigt hat, von kleinen

Stechmücken, den Phlebotomen, besonders Phlebotomus pappatacii, übertragen wird. Sie brüten in und bei menschlichen Wohnungen besonders auf dem Lande, weniger in Städten, vor allem in Flußniederungen und längs der Küsten. Ihre Stiche sind recht unangenehm und lange auf der Haut sichtbar. Die Erkrankungen treten nur in der warmen Jahreszeit auf, je nach der geographischen Lage und je nach klimatischen und meteorologischen Bedingungen früher oder später im Sommer. Zuerst entstehen leichtere, dann schwerere Erkrankungen. Eigentümlich ist, daß vorwiegend die Zugewanderten erkranken und die Eingeborenen meistens, bisweilen völlig verschont bleiben. Man hat das durch Immunität infolge früher durchgemachter Krankheit erklärt, aber wiederholte Erkrankungen bei Menschen (selbst durch wiederholte künstliche Einimpfung) sind schon öfters beobachtet worden.

**Ätiologie.** Das *Virus* ist nur für den Menschen pathogen und kreist während der ersten 1—2 Krankheitstage im Blut.

Die *Inkubationszeit* beträgt 5 (4—10) Tage.

**Symptome.** Die Krankheit beginnt plötzlich mit Fieber, das im Verlauf von etwa 6 Stunden bis gegen 40⁰ oder darüber steigt, mit heftigen Kopfschmerzen und starkem Krankheitsgefühl. Mehr oder weniger ausgesprochene Bewußtseinsstörungen können auftreten. Besonders auffallend ist heftiges Brennen in den Augen, Schmerzen bei Druck und Bewegung des Bulbus und eine deutliche Bindehautinjektion. Das Gesicht ist stark gerötet. Recht häufig sind Erbrechen und Darmstörungen, oft schleimige und blutige Durchfälle. Die Pulsfrequenz ist im Verhältnis zur Fieberhöhe niedrig. Die Milz ist gewöhnlich nicht fühlbar. Die Temperatur bleibt einen Tag auf der Höhe und sinkt dann im Lauf von 1—2 Tagen auf die Norm, kann aber am 3. oder 4. Tag wieder für kurze Zeit hoch steigen. Nicht selten sind Rückfälle, die wie der erste Anfall verlaufen. Sie treten besonders nach 2 Wochen, bisweilen aber erst später auf. Bei den erst nach längerer Zeit entstehenden Rückfällen kann man im Zweifel sein, ob eine Neuinfektion vorliegt.

**Diagnose.** Die Unterscheidung von einem Malariaanfall und anderen beginnenden Infektionskrankheiten ist oft schwierig, klärt sich aber meist rasch durch den Verlauf. Die starke Conjunctivitis spricht für Pappatacifieber.

**Prognose.** Todesfälle werden nicht beobachtet. Die Rekonvaleszenz kann aber oft lange dauern.

**Therapie.** Außer Schmerzlinderung ist weiteres kaum notwendig.

## B. Akute Bakterien- und Spirochätenkrankheiten.

### a) Enterotrope Bakteriosen.

#### 1. Die typhösen Erkrankungen.

Noch vor 100 Jahren bezeichnete man als Typhus ein „hitziges Fieber" mit starker Trübung oder Benebelung des Bewußtseins (*τῦφος* = Rauch, Dunst). Die gleiche Bedeutung hatte der Ausdruck Nervenfieber. Da man schon damals wußte, daß bei einem Teil dieser fieberhaften Krankheiten mit Hervortreten nervöser Symptome im Krankheitsbild Darmgeschwüre und Schwellung der Mesenterialdrüsen gefunden werden, trennte man diese Gruppe als Typhus abdominalis vom Typhus nervosus, putridus usw. ab. Erst später merkte man, daß man mit dem Typhus abdominalis vielfach eine Krankheit verwechselt hatte, die sich durch Fehlen von Darmgeschwüren und das Auftreten eines bestimmten Exanthems unterscheidet, und nannte diese Typhus exanthematicus. Gegenwärtig ist der Name Typhus nur noch für diese beiden Krankheiten geblieben. Während man aber in den Ländern deutscher

Zunge unter dem einfachen Wort Typhus den Typhus abdominalis versteht, wird dieser Ausdruck im romanischen und englischen Sprachgebiet für den Typhus exanthematicus reserviert und der Typhus abdominalis als typhoid fever, fièvre typhoide, febbre tifoide bezeichnet.

Nach der Abtrennung des Fleckfiebers vom Typhus auf Grund der klinischen und pathologisch-anatomischen Unterschiede entdeckte Eberth 1880 den Erreger des Typhus abdominalis. 1902 zeigte Schottmüller, daß auch ein anderer Keim aus derselben Bakteriengruppe ein sehr ähnliches Krankheitsbild hervorruft, der den Namen Paratyphusbacillus erhielt. In rascher Folge wurden dann weitere diesem ähnliche Keime teils bei typhusähnlichen, teils aber auch bei Krankheitsbildern gefunden, die nur die Symptome eines akuten kurzfristigen Brechdurchfalls aufwiesen, und so wurde lange Zeit der ätiologische Begriff „Paratyphus" für zwei klinisch ganz verschiedene Krankheitsbilder verwendet. Es zeigte sich aber, daß es mit wenigen Ausnahmen serologisch verschiedene Typen dieser sog. *Salmonellagruppe* sind, die ein typhusähnliches Bild einer-, eine Gastroenteritis andererseits machen (Bitter, Schittenhelm). Man hat deshalb jetzt die Bezeichnung „Paratyphus" für die letzteren mit Recht wieder fallen lassen und nennt sie höchstens noch paratyphöse Gastroenteritiden, oder besser nur noch „infektiöse Nahrungsmittelvergiftungen", da sie durch den Genuß von infizierten Speisen erworben werden, während bei den typhösen Erkrankungen Schmier- oder Wasserinfektion die Hauptrolle spielt. Unter „*typhösen Erkrankungen*" sollte man deshalb heute nur noch die durch Salmonellen hervorgerufenen, nicht enteritischen, sondern mit echter Allgemeininfektion einhergehenden Krankheiten zusammenfassen, d. h. außer dem echten Typhus abdominalis den Paratyphus B *Schottmüller*, den klinisch ganz ähnlichen Paratyphus A und manche Verläufe bei Infektion mit Paratyphus-C-Bacillen. Um sich ganz klar auszudrücken, empfiehlt es sich ferner diesen Paratyphen auch noch die Bezeichnung „abdominalis" beizugeben, also etwa von Paratyphus B abdominalis zu sprechen, womit ohne weiteres zum Ausdruck kommt, daß hier die Infektion mit dem Typ *Schottmüller* und nicht etwa mit dem Typ *Breslau* gemeint ist. Übrigens ist die Tatsache sehr bemerkenswert, daß, während es sich bei den Erregern der abdominalen Paratyphen um solche mit reiner Menschenpathogenität handelt, die der Nahrungsmittelvergiftungen nicht nur meist auch bei Tieren, besonders auch Haustieren angetroffen werden, sondern auch für diese sowie Laboratoriumstiere (besonders die Maus) pathogen sind, was also für die Erreger der typhösen Erkrankungen nicht zutrifft. Die Enteritiden sind daher im Grunde Zoonosen, die typhösen Erkrankungen dagegen reine Anthroponosen, für die uns daher auch geeignete Versuchstiere (außer Menschenaffen) mangeln.

Vom bakteriologisch-systematischen Gesichtspunkt aus bilden die ganzen Salmonellen mit den Coli- und den Ruhrbacillen zusammen eine große Gruppe, die gramnegativen, nicht sporenbildenden und Gelatine nicht verflüssigenden Bakterien. Wie gesagt, werden in ihr nur die Typhus- und Paratyphusbakterien als Arten der Gattung Salmonella mit heute schon über 60 verschiedenen Typen zusammengefaßt. Sie unterscheiden sich zunächst durch gewisse kulturelle Eigenschaften (Verhalten auf der „bunten Reihe"!), im einzelnen dann aber nur serologisch, d. h. durch ihren Antigenaufbau, der jeweils durch künstlich zu diesem Zweck hergestellte agglutinierende Tierseren untersucht wird. Diese enthalten die spezifischen Agglutinine, die entweder auf die thermostabilen, in den Bacillenleibern enthaltenen sog. O-Antigene oder auf die thermolabilen, den Geißeln zugeschriebenen H-Antigene wirken. Nach dem Vorhandensein eines oder mehrerer O-Antigene teilt man die Salmonellabakterien in die

Gruppen A—E ein. Innerhalb dieser Gruppen unterscheiden sich die einzelnen Arten durch ihre H-Antigene. Von den häufig bei Menschen gefundenen Krankheitserregern gehören der Erreger des Paratyphus A zur Gruppe A, der SCHOTTMÜLLERsche Paratyphusbacillus B und das Bacterium paratyphi „Breslau" (auch Salmonella Aertrycke oder typhi murium genannt) zur Gruppe B, der Typhusbacillus und die GÄRTNERschen Bacillen zur Gruppe D.

### α) Typhus abdominalis.

Die wichtigste der typhösen Krankheiten ist immer noch der echte Typhus abdominalis. Seine genaue klinische, pathogenetische und bakteriologisch-hygienische Kenntnis ist die Grundlage für die ganze Infektionslehre; er ist gewissermaßen das Schulbeispiel einer Infektionskrankheit!

**Ätiologie.** Das Bacterium typhi ist mikroskopisch nicht von anderen Salmonellen zu unterscheiden, sein kultureller Nachweis aber relativ leicht führbar, wenn man nur weiß, wie, wann und wo man es suchen muß: schon in den Inkubationstagen und während der ganzen Zeit des hohen kontinuierlichen Fiebers im Blut der Kranken (Gallekultur), erst später in Stuhl und Urin (Plattenkulturen). Typhusbacillen kommen bei keinem anderen Lebewesen als Menschen vor und werden also nur in ihm und in seiner Umgebung gefunden. Sie können aber durch Gegenstände, weiter durch Wasser, auch durch infizierte Milch verschleppt werden, wo sie sich gegen Austrocknung geschützt, immerhin einige Tage infektionstüchtig halten können. Sie gelangen mit dem Stuhl, aber auch mit dem Urin von infizierten Menschen in die Außenwelt und erzeugen einerseits Kontaktinfektionen, andererseits durch die Verunreinigung von Abwässern oder durch die Berührung von Milch und anderen Nahrungsmitteln mit beschmutzten Händen größere Epidemien und sporadische Fälle. Dabei spielen neben den Kranken und Rekonvaleszenten auch die Dauerausscheider von Typhusbacillen eine wichtige Rolle. Erfahrungsgemäß werden 1—4% der Kranken zu Dauerausscheidern (vgl. auch S. 138f., Abb. 3 und 4).

Die *Empfänglichkeit* der Menschen für die Typhuserkrankung ist an sich nicht groß: nur zwischen 5 und 20% der Infizierten pflegen zu erkranken. Sie unterliegt aber auch im Laufe des Lebens erheblichen Schwankungen.

Die Krankheit hinterläßt meist eine dauernde *Immunität*; doch kommen Zweiterkrankungen nach jahrelangem Intervall in 2—5% der Fälle vor, je nach Infektionsgelegenheit.

Die *Epidemiologie* des Typhus hängt ganz außerordentlich von den allgemeinen hygienischen Verhältnissen ab. Kriegs- und Notzeiten bringen immer eine Häufung von Typhusfällen mit sich. Er war früher fast überall endemisch verbreitet und herrscht auch jetzt noch in weiten Gegenden so stark, daß die Mehrzahl der Einwohner ihn einmal durchmachen muß. Da, wo die hygienischen Verhältnisse schlecht sind, kommen in den Städten immer zahlreiche Typhusfälle vor, auf dem Lande weniger. Die Besserung der hygienischen Einrichtungen hat in erster Linie einen Rückgang des Typhus abdominalis in den Städten zur Folge, während er auf dem Lande schwerer ausrottbar ist. Aber auch in den Städten kommen immer einzelne Fälle zur Beobachtung, und von Zeit zu Zeit entstehen auch wieder Epidemien durch Trinkwasser, Milch, Speiseeis usw. — Die *Letalität* schwankt je nach dem Epidemiecharakter und liegt meist zwischen 10 und 15%.

Die *Inkubationszeit* wechselt stark, zwischen 5 und 20 Tagen, meist um 2 Wochen. Sie ist bei Kontaktinfektion kürzer als bei Trinkwasserinfektion. Oft kann freilich der Krankheitsbeginn kaum scharf datiert werden.

**Das Krankheitsbild.** Die Krankheit beginnt gewöhnlich ganz allmählich. Der Patient fühlt sich müder als sonst und hat etwas Kopfschmerzen. Im

Verlauf einiger Tage werden die Beschwerden deutlicher, allmählich nimmt die Müdigkeit und die Unlust zur Arbeit zu, das Kopfweh wird stärker, leichtes Frösteln und Hitzegefühl stellt sich ein, und der Patient hat das Gefühl, daß hinter diesem Unwohlsein eine Krankheit stecken müsse. Wenn er die Temperatur mißt, so ist sie erhöht; bisweilen ist man überrascht, daß schon hohes Fieber da ist. Hat man Gelegenheit, die Temperatur von Anfang an zu messen, so erhält man eine allmählich ansteigende Kurve. Dieses *Stadium des „staffelförmigen" Fieberanstiegs* dauert in der Regel etwa eine Woche. Es entspricht der Ausbildung einer markigen Schwellung in den lymphatischen Apparaten des Darms, den Lymphfollikeln und den Peyerschen Platten, vorzugsweise im unteren Ileum. Am Ende dieses Stadiums ist gewöhnlich das volle Krankheitsbild erreicht. Der Patient ist apathisch, müde und liegt teilnahmslos im Bett. Die Kopfschmerzen, die in den ersten Tagen sehr heftig sein konnten,

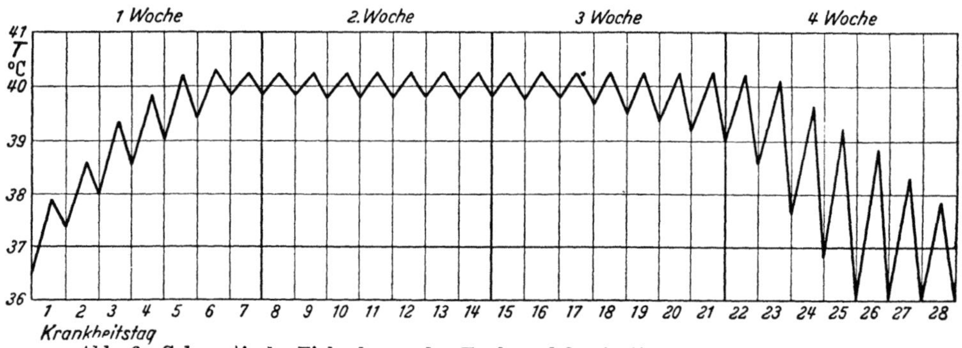


Abb. 6. Schematische Fieberkurve des Typhus abdominalis. (Nach Liebermeister.)

sind zurückgegangen, und auch der Durst hat nachgelassen. Von seiten des Abdomens bestehen gewöhnlich keine oder nur geringe Beschwerden. Der Stuhl ist meistens angehalten. Dagegen ist die Zunge stark bräunlich belegt.

Auch den weiteren Verlauf kann man klinisch gut in Stadien einteilen, in denen die Symptome vor allem durch den charakteristischen Fieberverlauf beherrscht sind, die aber auch sowohl pathogenetisch als auch pathologisch-anatomisch verschiedene, typische Bedeutung bzw. Erscheinungsform haben.

Nach dem staffelförmigen Fieberanstieg (Stadium incrementi) bleibt zunächst die Temperatur je nach Schwere des Falles für längere oder kürzere Zeit (1—3 Wochen) gleichmäßig hoch *(Stadium der Continua)*, die Patienten zeigen immer noch das Bild der typhösen Benommenheit ohne lokale Symptome außer der Milzvergrößerung, die ein wichtiger Ausdruck der Allgemeininfektion ist. Diese ist durch den Bacillenbefund im Blut mit hoher Regelmäßigkeit nachweisbar. Im Blut findet sich ferner Leukopenie mit relativer Lymphocytose und völliger Aneosinophilie, im Urin meist eine positive Diazoprobe. Die markige Schwellung der Peyerschen Plaques im unteren Ileum erreicht ihren Höhepunkt und beginnt durch oberflächliche Nekrose in Schorfbildung überzugehen. Damit entstehen gegen Ende dieses Stadiums nun oft Darmsymptome, die bekannten erbsenbreiartigen Durchfälle. Mit der Beendigung der Allgemeininfektion bekommt der Organismus auch die Fähigkeit, die Keime aus dem Blut abzufiltrieren und im Gewebe festzuhalten, es entstehen „Bakterienembolien", die besonders auf der Bauchhaut in roten wegdrückbaren Fleckchen, der Typhusroseola, schubweise sichtbar werden.

Das Fieber nimmt dann immer stärker remittierenden Charakter an *(Stadium amphibolicum)*, wie es allgemein lokalen Eiterungsprozessen entspricht. Der Infektionsprozeß ist nun im wesentlichen in den geschwürigen

Darmprozessen lokalisiert, die Allgemeininfektion beendet. Jetzt werden die Schorfe abgestoßen, es zeigen sich die typischen Typhusdarmgeschwüre, die sich langsam reinigen, aber auch durch Gefäßarrosion oder durch tiefe Gewebszerstörung Anlaß zu den typischen Komplikationen, der Darmblutung oder -perforation (mit diffuser Peritonitis), werden können. Im Stuhl finden sich jetzt die aus den Geschwüren stammenden Bacillen, aber nicht mehr im Blut. Sie können auch aus in den Nieren entstandenen „Bakterienembolien" jetzt eine Zeitlang im Harn ausgeschieden werden. Langsam bessert sich der Allgemeinzustand.

Das Stadium amphibolicum kann sehr verschieden lange dauern, manchmal fast fehlen (dann erfolgt lytische Entfieberung aus der Continua heraus) oder sich mit mehr oder weniger starken Remissionen wochenlang hinziehen. Das hängt von der Ausdehnung der nun heilenden Darmgeschwüre ab. Schließlich werden aber dann die Abendtemperaturen immer niedriger und ebnen sich mit der Entfieberung völlig ein (Stadium decrementi).

Es beginnt die *Rekonvaleszenz*, in der aber noch bis zu 3, ja 4 Wochen lang echte *Rückfälle* drohen, die das gesamte Bild der Ersterkrankung mit allen Stadien, wenn auch gewöhnlich verkürzt und leichter, noch einmal ablaufen lassen. Selten kommt es sogar 2-, 3-, ja 4mal zu solchen Rückfällen, bis die erworbene Immunität gegen die im Darm evtl. noch verbliebenen Erreger so kräftig ist, daß diese nun für ihren Träger nur noch harmlose Darmsymbionten oder Erreger rein lokaler eitriger Prozesse (in der Gallenblase, auch im Knochenmark, besonders der Wirbelkörper) darstellen.

Vom typischen Verlauf zeigen die einzelnen Fälle vielfach Abweichungen durch verschiedene Intensität des Gesamtbildes und der einzelnen Symptome, durch Verschiedenheiten im zeitlichen Ablauf und durch das Auftreten von Komplikationen.

**Einzelne Symptome.** *1. Fieber.* Bisweilen beginnt die Krankheit mit raschem Temperaturanstieg, ausnahmsweise, besonders bei Schutzgeimpften, sogar mit Schüttelfrost. In der Regel steigt das Fieber so langsam an, daß es am Anfang nicht empfunden und infolgedessen nicht gemessen wird.

Auf der Höhe des Fiebers sind die Schwankungen verhältnismäßig gering und übersteigen nicht die Höhe der normalen Tagesschwankungen. Diese Febris continua bewegt sich meistens zwischen 39—40$^0$ und ist im ganzen bei Kindern und jugendlichen Erwachsenen höher als bei älteren Individuen. Temperaturen über 40,5 sind gewöhnlich ein schlechtes Zeichen.

Seltener verläuft die Temperaturkurve unregelmäßig, remittierend oder selbst intermittierend. Es kommt auch vor, daß nach einer vorübergehenden Senkung die Temperatur wieder steigt und längere Zeit auf der Höhe bleibt. In solchen Fällen findet man, wenn sie tödlich enden, neben alten Geschwüren frische, und man kann annehmen, daß die erneute Temperatursteigerung einem Nachschub von entzündlicher Schwellung der lymphatischen Apparate des Darmes entspricht. Noch ernster ist die Prognose in den Fällen, in denen die Temperatur einige Zeit zwischen 39 und 40$^0$ bleibt, dann aber höher steigt und auf der größeren Höhe kontinuierlich weiter verläuft.

Bisweilen kann sich die Continua ohne Komplikationen mehr als einen Monat hinziehen. Meistens wechseln aber bei diesem protrahierten Verlauf Perioden kontinuierlichen Fiebers mit vorübergehenden Remissionen. Auf der anderen Seite sehen wir auch Fälle von Typhus abdominalis, bei denen die Temperatur nicht hoch steigt und trotzdem den Charakter einer Continua besitzt, namentlich bei alten Leuten. Sehr viel häufiger sind die Fälle, in denen nicht nur die

Höhe, sondern auch die Dauer des Fiebers gering ist und die Krankheit abortiv verläuft (Typhus levis und levissimus). Ganz afebrile Fälle sind sehr selten (Typhus ambulatorius).

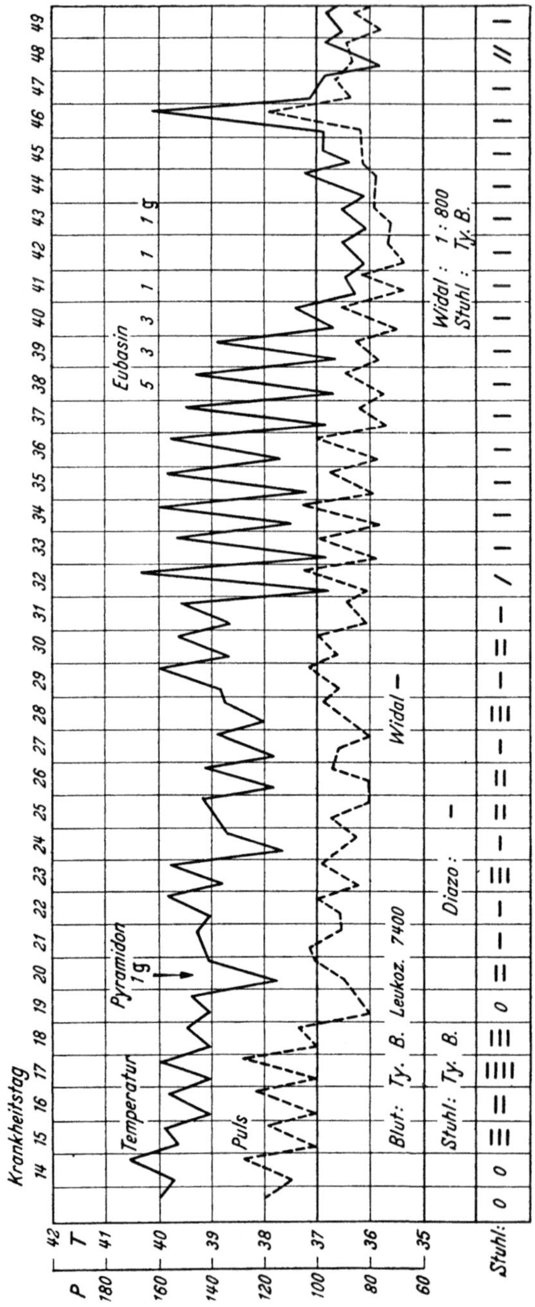


Abb. 7. Fieberkurve bei mittelschwerem Typhus mit eintägigem „Nachfieber"

Die amphibolischen Temperaturen sind in ihrer Ausprägung und Dauer (wenige Tage bis mehrere Wochen) sehr wechselnd.

Nach der Deferveszenz sinkt die Temperatur meist unter die Norm, oft unter 36,0⁰. Es kann aber auch vorkommen, daß sie noch länger leicht erhöht bleibt. Solange diese subfebrilen Temperaturen nicht zur Norm zurückkehren, ist immer ein Rezidiv zu befürchten.

*2. Haut.* Im Beginn des Typhus ist das Gesicht fieberhaft gerötet, und die Haut fühlt sich heiß und trocken an.

Am Ende der ersten oder Anfang der zweiten Woche, oft erst später treten in der großen Mehrzahl der Fälle die *Roseolen* auf. Meistens sind es nur wenige, oft nur 2—3, selten mehr als 10—15, die man gleichzeitig zu sehen bekommt. Man muß daher die Stellen, wo sie aufzutreten pflegen, täglich daraufhin ansehen. Es sind dies vor allem der Bauch und die unteren Brustpartien. Die Roseolen können auch an anderen Stellen, an den Extremitäten und im Gesicht auftreten, sind hier aber um so seltener, je weiter vom Bauch der Körperteil entfernt ist.

Die Roseolen sind anfangs stecknadelkopfgroße, in 3 bis 4 Tagen zu Linsengröße wachsende rote, runde, teilweise leicht erhabene Flecke, die auf Druck fast vollständig verschwinden. Sie entstehen dadurch, daß sich die Typhusbacillen in einigen Papillen des Coriums ansiedeln. Man findet sie hier in Spalträumen, die man als Hautlymphgefäße auffaßt. In den befallenen Papillen selbst sieht man reichliche neugebildete Zellen bindegewebiger Herkunft. Um die wenigen so veränderten Papillen herum entsteht ein hyperämischer Hof.

Nach weiteren 3—4 Tagen pflegen die Roseolen wieder abzublassen und verschwinden spurlos oder hinterlassen eine geringe bräunliche Verfärbung oder eine leichte Abschilferung der Haut. Unterdessen sind aber gewöhnlich neue Roseolen aufgetreten, so daß solche Fleckchen lange Zeit sichtbar sein können.

Wenn man die Roseolen etwas anritzt und abkratzt, so kann man aus der so gewonnenen blutigen Flüssigkeit Typhusbacillen züchten.

Im Verlauf der Krankheit kann sich nicht nur über dem Sacrum, sondern über allen Knochenvorsprüngen *Decubitus* entwickeln, natürlich um so leichter, je länger das Fieber dauert, je mangelhafter die Pflege ist, und je ruhiger der Patient liegt. Die Gefahr ist deshalb besonders groß, wenn der Kranke infolge von Darmblutung, Thrombose oder anderen Komplikationen ruhig liegen muß. Das gleiche gilt von der *Furunkulose*, die bisweilen sich entwickelt und recht lästig werden, aber auch durch Bildung tiefer gehender Abscesse das Leben gefährden kann.

In seltenen Fällen entstehen *purpuraähnliche Blutungen*, bisweilen in großer Ausdehnung. In Kriegszeiten und unter ähnlichen Verhältnissen kann ein skorbutähnliches Bild entstehen, und oft handelt es sich dann um wirklichen Skorbut infolge Vitaminmangel.

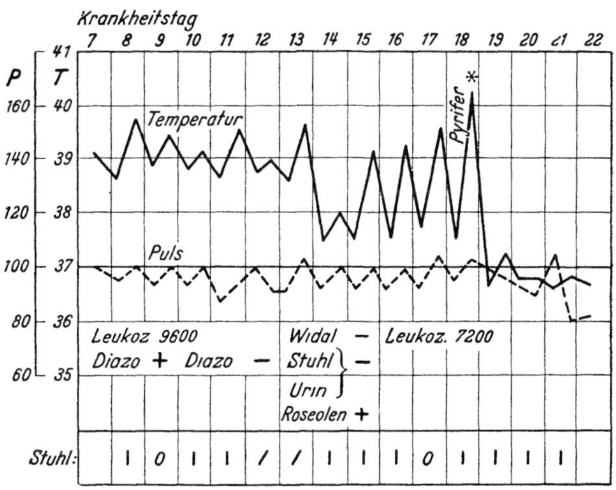


Abb. 8. **Mittelschwerer Typhus abdominalis, mit Fieberschock behandelt.**

*Herpes* ist bei Typhus abdominalis außerordentlich selten, so daß sein Auftreten differentialdiagnostisch gegen Typhus zu verwerten ist.

*3. Verdauungsorgane.* Die *Lippen* sind, wenn das Fieber einige Zeit dauert, trocken, rissig, oft mit Borken belegt.

Die *Zunge* ist am Anfang der Erkrankung auf dem Rücken grauweiß belegt, dagegen am Rand und an der Spitze frei und hochrot („Typhuszunge"). Später wird der Belag dicker, schmutzig gelblichbraun, „fuliginös", wenn nicht durch sorgfältige Mundpflege die Bildung der braunen Auflagerungen verhindert wird.

Auch *Mundschleimhaut* und *Rachen* sind im späteren Verlauf der Krankheit mit abgestoßenen Epithelien, Schleim und Resten von eingegebenen Getränken belegt, wenn der Mund nicht sorgfältig gepflegt wird. Im Beginn der Krankheit besteht in der Regel ein leichter Grad von Pharyngitis mit Rötung der Gaumenbögen und der Tonsillen. Die Mandelschwellung ist oft sehr deutlich ausgeprägt, so daß man von einer *Angina typhosa* sprechen kann.

Nicht selten sieht man am Gaumenrande bei genauerer Betrachtung kleine, *flache Geschwürchen.* Außerdem kommen an der Mundschleimhaut an den Stellen, wo Zahnvorsprünge die Schleimhaut berühren, Decubitalgeschwüre vor. Auch *Soor* kann sich entwickeln.

In schweren Fällen kommt gelegentlich *Parotitis* vor, die nach einigen Tagen zurückgehen oder auch abszedieren kann.

Von seiten des *Magens* bestehen nur geringe Störungen. Appetitmangel ist eines der Frühsymptome, aber Brechreiz und Erbrechen sind selten, außer bei Kindern. Im späteren Verlauf fehlt der Appetit vollständig, und selbst der Durst liegt darnieder, so daß die Patienten oft zu jedem Schluck Flüssigkeit gezwungen werden müssen und die Einführung konsistenterer Speisen von vornherein unmöglich ist. Erbrechen in den späteren Stadien zeigt fast immer eine drohende oder schon erfolgte Perforation an.

Auch Bauchschmerzen sind selten. Sie können (abgesehen von der Peritonitis) gelegentlich die Folge von starker Obstipation sein.

Auftreibung des *Abdomens* ist im Beginn des Typhus recht häufig, in der Regel kann man durch Druck in der Blinddarmgegend hörbares Gurren erzeugen *(Ileocöcalgurren)*. Im Laufe der Krankheit stellt sich in der Regel ein mehr oder weniger starker Meteorismus ein. Wenn er plötzlich zunimmt, so kann das ein Zeichen dafür sein, daß eine Perforation oder Blutung droht.

*Durchfälle* können schon im Beginn der Krankheit vorhanden sein. Bisweilen bleiben sie dauernd bestehen, recht oft machen sie aber nach einigen Tagen einer Obstipation Platz. Häufiger besteht von Anfang an Obstipation, und es gibt Fälle, in denen der Stuhl während der ganzen Dauer der Erkrankung angehalten bleibt. Der durchfällige Typhusstuhl wird zutreffend mit einer schlecht gekochten *Erbsensuppe* verglichen. Doch muß ausdrücklich betont werden, daß solche Faeces gelegentlich auch bei anderen Infektionskrankheiten vorkommen können. Infolge der Benommenheit der Patienten wird der Stuhl oft ins Bett entleert. In der Regel sind die Defäkationen nicht sehr häufig.

Es ist noch zu erwähnen, daß bei einzelnen Trinkwasserepidemien massenhafte, dem Ausbruch des Typhus vorausgehende Durchfälle in der Bevölkerung beobachtet wurden, die als enteritische Vorkrankheit aufzufassen sind.

Eine häufige und gefährliche Komplikation sind die *Darmblutungen*. Diese erfolgen am häufigsten im Stadium amphibolicum, selten schon früher und können sich wiederholen. Selten setzen sie so plötzlich und stark ein, daß der Kranke kollabiert und blaß wird, die Temperatur unter die Norm fällt, der Puls verschwindet und rasch der Tod eintritt. In der Regel sind die Blutungen nicht so abundant und führen nur bei mehrmaliger Wiederholung zum Tode. Oft werden blutige Stühle entleert, ohne daß vorläufig der Zustand des Patienten sichtlich verändert scheint, häufiger geht starker Meteorismus, verbunden mit starken Leibschmerzen voraus, und in der Regel zeigt die Pulskurve einen deutlichen Anstieg, die Temperaturkurve eine mehr oder weniger deutliche Senkung. Durch chemische Untersuchung kann man okkultes Blut im Stuhl häufiger nachweisen.

Eine Komplikation, die noch gefährlicher ist als die Blutung, ist die *Perforation* der Geschwüre. Auch sie tritt am häufigsten im Stadium amphibolicum auf. Bisweilen wird sie durch lebhafte Darmperistaltik, durch Pressen bei der Defäkation, durch starke Körperbewegung ausgelöst. Häufiger zeigt stärkerer Meteorismus mit circumscripter Druckempfindlichkeit am Abdomen an, daß ein Geschwür die Serosa erreicht hat. Die Perforation selbst äußert sich, wenn der Patient nicht zu benommen ist, darin, daß der Kranke einen plötzlichen Schmerz empfindet, dann stellen sich Übelkeit, Erbrechen, Singultus ein, und man findet in einem Teil des Abdomens Druckempfindlichkeit und Muskelspannung. Aber alle diese Symptome können fehlen, weil das allgemeine Darniederliegen der nervösen Funktionen ihre Ausbildung hindert. Dann macht erst die zunehmende Auftreibung des Leibes, der rasche Anstieg des Pulses und der Respiration auf die Möglichkeit einer Perforation aufmerksam, und

Erbrechen, Singultus, Flüssigkeitsansammlung im Abdomen usw. vervollständigen das Bild der Perforationsperitonitis, wenn der Tod nicht schon innerhalb von 1—2 Tagen nach der Perforation eintritt, was nicht selten der Fall ist. Die Perforation eines Typhusgeschwüres ist deshalb fast immer tödlich. Sie macht 5—10% der Typhustodesfälle aus.

Außer der Perforationsperitonitis gibt es auch eine Durchwanderungsperitonitis, bei der Typhusbacillen im Exsudat gefunden werden; sie ist aber außerordentlich selten.

Die *Milz* ist am typhösen Krankheitsprozeß hervorragend beteiligt, und sie schwillt schon sehr früh stark an zu einem großen, blutreichen, deutlich fühlbaren Tumor. Diese Milzschwellung fehlt selten, am ehesten noch bei alten Leuten. Mit dem Abfallen der Temperatur geht sie zurück. Wenn der Milztumor während der Deferveszenz nicht verschwindet, so muß man immer mit der Wahrscheinlichkeit eines Rezidives rechnen. Milzruptur, Milzinfarkte und -abscesse sind seltene Ereignisse.

Die *Leber* zeigt auf dem Sektionstisch die gewöhnlichen Zeichen einer infektiösen Veränderung, außerdem die sog. Typhuslymphome und miliare Nekrosen. Es ist deshalb begreiflich, daß sie gelegentlich vergrößert zu perkutieren oder zu palpieren ist, und daß leichte Druckempfindlichkeit vorkommt. Selten ist Ikterus, noch seltener Leberabscesse, die sich durch Schüttelfröste anzeigen können.

Die *Gallenblase* ist selten in Form einer richtigen Entzündung beteiligt. Bei der Sektion wird sie meistens normal gefunden, sofern sie nicht schon vor dem Typhus verändert war. Dagegen findet man in der Galle regelmäßig Typhusbacillen. Auch nach dem Abheilen des Typhus kann die Gallenblase dauernd Typhusbacillen beherbergen. Das führt zur Ausscheidung von Typhusbacillen im Stuhl, und solche Individuen sind eine dauernde Gefahr für ihre Umgebung. Irgendwelche Beschwerden von seiten der Gallenblase brauchen damit nicht verbunden zu sein. In anderen Fällen entstehen die Zeichen einer Cholecystopathie, da die Typhusbacillen eine Cholecystitis mit oder ohne Steinbildung erzeugen können.

*4. Nervensystem.* Die Beteiligung des Nervensystems am typhösen Prozeß ist so auffallend, daß sie der Krankheit den Namen „Nervenfieber" gegeben hat. In den ersten Tagen sind gewöhnlich *Kopfschmerzen* vorhanden. Diese verschwinden dann aber bald. Charakteristisch ist auch die Klage über *schlechten Schlaf.*

Von der zweiten Krankheitswoche an steht eine allgemeine Herabsetzung der nervös-psychischen Funktionen im Vordergrunde des Krankheitsbildes. Die Patienten werden *apathisch, benommen,* ja somnolent. Erregungszustände, laute Delirien mit Bewegungsdrang sind viel seltener. Beides kann sich auch kombinieren. Die Patienten liegen meistens ruhig, soporös da, sind schwer zum Trinken zu bewegen und murmeln bisweilen unverständliche Worte vor sich hin. In schweren Fällen sieht man oft plötzlich Kontraktion einzelner Muskeln (Sehnenhüpfen), oder die Kranken wiederholen beständig einzelne einfache Bewegungen (Flockenlesen). Auch richtige Psychosen kommen vor, die weit in die Rekonvaleszenz andauern können.

Von organischen Veränderungen des Nervensystems wird ganz regelmäßig eine mehr oder weniger ausgesprochene Meningealreizung beobachtet. Dieser „*Meningismus*" ist namentlich im Beginn der Erkrankung vorhanden und kann zu Verwechslung mit einer beginnenden Hirnhautentzündung Veranlassung geben. Wenn man eine Lumbalpunktion macht, so findet man nicht selten eine leichte Druckerhöhung und eine geringe Zellvermehrung, auch leichte Eiweiß- und Globulinzunahme im Liquor, also die Zeichen einer „Meningitis serosa". Selten ist eine richtige eitrige Meningitis mit Typhusbacillen im Liquor oder eine Pachymeningitis haemorrhagica interna.

Im Gehirn können Encephalitiden, herdförmige Ausfälle, Abscesse, Thrombosen und Embolien auftreten. Alle diese seltenen Komplikationen können auch nach Abauf des eigentlich typhösen Prozesses weiter bestehen oder sogar als Nachkrankheiten auftreten. Auch akute Myelitis und Meningitis spinalis können vorkommen.

Die peripheren Nerven zeigen nicht ganz selten die Symptome einer Mono- oder Polyneuritis, oft als Nachkrankheiten. Etwas häufiger ist die Neuritis optica.

*Schwerhörigkeit* ist eine ganz regelmäßige Erscheinung beim Typhus abdominalis. Sie verschwindet fast immer in der Rekonvaleszenz, kann aber auch dauernd bestehen bleiben. Sie beruht meistens auf einer Neuritis acustica, seltener auf einer Labyrinthitis.

5. *Zirkulationsorgane.* Das Versagen des Zirkulationsapparates ist die häufigste Todesursache beim Typhus. Trotzdem findet man am Herzen gewöhnlich nur geringfügige Veränderungen im Sinne einer geringen Myokarditis. Das Versagen der Gefäßinnervation ist wohl mindestens ebenso wichtig. Doch erfolgt der Tod selten im Kollaps, sondern meistens unter den Zeichen zunehmender Zirkulationsschwäche. Im einzelnen zeigen die Zirkulationsorgane ein recht typisches Verhalten.

Charakteristisch ist vor allem der *Puls.* Seine Frequenz ist im Verhältnis zum Fieber gering *(relative Bradykardie)* und bleibt selbst bei 39° oft dauernd unter 100. Bei Kindern ist die Frequenz höher, aber doch im Vergleich mit andern Krankheiten niedrig. Dagegen nimmt bei körperlichen Bewegungen und bei Aufregung, besonders bei lebhaften Delirien, die Frequenz stark zu. Zunehmen der Pulsfrequenz in der Ruhe ist ein Zeichen gefährlicher Herzschwäche oder von Komplikationen. Auffallend ist eine für die tastenden Finger fühlbare Dikrotie, meistens aber nur im Beginn der Erkrankung.

Der *Blutdruck* ist nur wenig verändert. Stärkeres Sinken ist ein Signum mali ominis.

Die Untersuchung des *Herzens* zeigt gewöhnlich eine mit dem Fortschreiten der Erkrankung deutlicher werdende Abschwächung des Spitzenstoßes, leiser und unreiner werdende Herztöne, bisweilen auch ein systolisches Geräusch und eine Erweiterung des Herzens sowie geringgradige Ekg-Veränderungen. Perikarditis, die auch in der Rekonvaleszenz auftreten kann, ist selten, noch seltener Endokarditis.

Eigentliche Stauungssymptome kommen sehr selten zur Beobachtung. Das Aussehen ist nicht eigentlich cyanotisch, sondern auch bei ausgesprochener Zirkulationsstörung mehr livid, ein Zeichen dafür, daß die Stauung nicht in den größeren Venen, sondern in den gelähmten Capillaren zu suchen ist.

Nicht selten treten *Venenthrombosen* auf. Ihr Sitz ist in der Regel die Vena femoralis, und die Folge ist eine Schwellung eines oder beider Beine, die sich meistens durch ihre Blässe auszeichnet. Nach 4—6 Wochen pflegt die Schwellung zurückzugehen. Die Neigung zu Ödem kann aber noch viel länger bestehen bleiben. Auch Lungenembolien können auftreten und zum Tode führen.

6. *Blut.* Während die roten Blutkörperchen und das Hämoglobin im Lauf der Krankheit meistens nur mäßig abfallen und nur bei Darmblutungen oder bei Milzruptur eine stärkere Anämie entsteht, zeigen die *Leukocyten* charakteristische Veränderungen.

In der ersten halben Woche, während der man allerdings nur selten Gelegenheit hat, das Blut zu untersuchen, ist die *Gesamtzahl* der Leukocyten erhöht. Dann geht sie rasch herunter, in schweren Fällen auf 4000—2000, selbst auf 1000. Im Stadium des Fieberabfalls steigt die Zahl wieder. Die *Neutrophilen* sind in den ersten Tagen vermehrt, dann sinkt ihre Zahl, solange das Fieber andauert, und zwar sowohl ihre Gesamtzahl als auch ihr prozentischer Anteil. Sie zeigen schwere toxische Veränderungen, die Zahl der Stabkernigen nimmt zu, die Granula werden ungleichmäßig, groß und schlecht färbbar, Verklumpungen und Vacuolenbildungen sind sichtbar. In der Rekonvaleszenz vermehren sie sich wieder und werden normal. Die *Lymphocyten* zeigen von Anfang an eine Abnahme ihrer Gesamtzahl, die zunächst noch fortschreitet. Gegen Ende der zweiten Woche beginnt ihre absolute Zahl wieder zuzunehmen. Aber schon vorher nimmt dadurch, daß die Neutrophilen rascher zurückgehen, ihr prozentischer Anteil an der Gesamtleukocytenzahl zu. Die *Eosinophilen* verschwinden in der Regel vollständig aus dem Blut. Ihr Wiedererscheinen oder ihr Wiederanstieg ist ein Zeichen baldiger Entfieberung. Es muß aber betont werden, daß es auch Fälle mit abweichendem Blutbefund gibt.

Beim Auftreten von Rezidiven wiederholen sich diese Veränderungen, aber entsprechend dem gewöhnlichen Ablauf der Rezidive in geringerem Maße und in kürzerer Zeit. Jede Komplikation stört diese Gesetzmäßigkeiten, und eine Pneumonie, eine Eiterung usw. kann neutrophile Leukocyten hervorrufen. Wenn aber die blutbildenden Organe durch die Krankheit erschöpft sind, so bleiben diese Reaktionen aus, und das Fehlen einer Leukocytose bei einer eintretenden Komplikation ist immer ein ernstes Zeichen.

Die *Blutsenkung* ist anfangs, oft bis in die 3. und 4. Woche hinein, nur gering beschleunigt.

*7. Respirationsorgane.* Die *Nasenschleimhaut* ist meistens etwas geschwollen und mehr oder weniger mit Borken bedeckt. Das ist deshalb wichtig, weil die Patienten dadurch veranlaßt werden, durch den Mund zu atmen und den Mundinhalt zu aspirieren. Im Beginn der Krankheit ist Nasenbluten ziemlich häufig.

Der *Kehlkopf* zeigt bisweilen Ulcerationen, von denen aus eine Perichondritis laryngea entstehen kann.

*Bronchitis* ist ein ganz regelmäßiges Symptom des Abdominaltyphus. Sie entwickelt sich meistens im Verlauf der ersten Woche, erreicht aber selten nennenswerte Grade und geht dann wieder zurück. Wenn sie bestehen bleibt oder noch zunimmt, so kann sie durch Übergreifen auf die feineren Bronchien (Bronchiolitis) oder auf das Lungengewebe (Bronchopneumonie) gefährlich werden.

Die *Lungen* werden durch das lange Krankenlager in ihren abhängigen Partien oft atelektatisch. Es entwickeln sich deshalb leicht hypostatische, auch lobäre Pneumonien. Man hat diese Fälle Pneumotyphus genannt. Das Auftreten einer Pneumonie kann sich durch einen stärkeren Anstieg der Temperatur kenntlich machen, und nicht selten bemerkt man eine auffallende Cyanose und beschleunigte Atmung; dann soll man immer an eine Pneumonie denken. Nicht ganz selten entstehen auch Pleuraempyeme. Seltener sind Lungeninfarkte, häufiger terminales Lungenödem.

*8. Urogenitalapparat.* Der Harn zeigt die Veränderungen, die man bei jeder fieberhaften Krankheit antrifft, nämlich Verminderungen der Menge, dunkle Farbe und starke Konzentration, häufig auch Albuminurie und im späteren Verlauf vermehrten Urobilingehalt. Selten sind richtige Nephrose oder Glomerulonephritis (die sogar chronisch werden kann).

Eine besondere Bedeutung hat die *Diazoreaktion.* Sie wird nicht in allen, aber in vielen Fällen etwa vom Ende der ersten Woche an positiv und bleibt es gewöhnlich bis zum Eintritt der Fieberremission. Man soll sie stets mehrmals wiederholen.

Eine *Bakteriurie* mit Typhusbakterien macht gewöhnlich keinerlei Beschwerden. Nur selten kündigt sie sich durch Harndrang an. Daneben kommt aber auch noch richtige (sogar gangräneszierende) Cystitis und Pyelitis vor, die zu Pyelonephritis und Absceßbildung in der Niere führen kann. Auch paranephritische Abscesse werden beobachtet.

Von seiten der *Genitalien* werden als seltene Komplikationen Orchitis, Epididymitis und abszedierende Prostatitis beobachtet. An den weiblichen Genitalien kommen recht selten Geschwüre vor.

Im Beginn der Krankheit setzen die *Menses* häufig zu früh ein, im weiteren Verlauf der Krankheit bleiben sie dagegen in der Regel aus. Wenn eine schwangere Frau an Typhus erkrankt, so wird die Gravidität meistens durch Abort oder Frühgeburt unterbrochen.

*9. Bewegungsorgane.* Häufiger sind die *Muskeln* befallen, und zwar in Form der zuerst von ZENKER beschriebenen wachsartigen Degeneration, oft mit mehr oder weniger ausgedehnten Blutungen. Diese Veränderungen finden sich am häufigsten an den Bauchmuskeln und machen bisweilen circumscripte Schmerzen und Druckempfindlichkeit, sogar schmerzhafte Schwellungen. Sie können auch vereitern. Selten sind Erkrankungen der Gelenke. *Osteomyelitis* und *Periostitis typhosa* mit eitriger Einschmelzung findet sich nicht ganz selten besonders als Spätkomplikation, zuweilen noch nach Jahren, vor allem an den Wirbelkörpern *(Spondylitis typhosa)*. Von solchen Knochenmarksherden, auch von den Gallenwegen aus kann es sogar dann zu einer richtigen *Typhusbacillensepsis* mit Schüttelfrösten kommen, die meist lebensbedrohlich ist.

**Rezidive und Nachschübe.** Der Typhus abdominalis neigt zu *Rückfällen*, die meistens nach einem fieberfreien Intervall von wenigen Tagen bis zu 2 Wochen auftreten und eine verkürzte und abgeschwächte Form des ursprünglichen Verlaufs aufweisen. Sie können aber auch schwer verlaufen und sogar länger andauern als der erste Anfall der Krankheit, besonders wenn dieser leicht gewesen war. Auch tödliche Darmblutungen und Perforationen im Rezidiv sind beobachtet worden.

Erfolgt der Wiederanstieg des Fiebers, bevor dieses ganz zur Norm zurückgekehrt war, so spricht man von einem *Nachschub.* Man findet dann anatomisch frische Schwellungen und Geschwüre der PEYERschen Platten neben alten, noch nicht ausgeheilten, während beim Rezidiv außer den frischen Veränderungen nur ausgeheilte Geschwüre zu finden sind.

*Kombinationen mit anderen Infektionskrankheiten* erschweren nicht selten die Diagnose. Die Beeinflussung des Typhusverlaufs ist dabei ganz verschieden. Ausbruch von Ruhr, Scharlach und anderen in der Inkubationszeit des Typhus provoziert dessen Ausbruch und verschlechtert die Prognose. Auch die Malaria provoziert gerne einen Typhus (vgl. auch bei Paratyphus C abdominalis). Dagegen pflegt ein Malariaanfall im Fieberstadium des Typhus diesen zu verkürzen oder sogar zu coupieren. Diphtherie im Spätstadium des Typhus hingegen ist von übler Vorbedeutung; ebenso das Anhalten dysenterischer Durchfälle. Hepatitis epidemica und Tuberkulose können durch einen Typhus hervorgerufen bzw. aktiviert werden. — Selten sind gleichzeitige Infektionen mit Typhus und Paratyphus abdominalis. Der klinische Verlauf wird durch solche Doppelinfektionen mit Erregern gleichartiger Krankheiten nicht verändert, es erfolgt dabei keine „Summation".

**Die Rekonvaleszenz.** Im Verlauf des Typhus abdominalis kommen die Patienten in einen Zustand von Unterernährung und Schwäche wie bei wenig anderen Krankheiten. Die Rekonvaleszenz beansprucht deshalb ziemlich viel Zeit. Oft ist es aber merkwürdig, wie rasch sich die Patienten erholen und wie rasch sie an Gewicht zunehmen. Sie sind dabei oft ausgesprochen euphorisch. Die Gewichtszunahme ist die Folge eines starken Hungers mit entsprechender Nahrungsaufnahme.

In den ersten Wochen der Rekonvaleszenz kommen gelegentlich einzelne subfebrile Zacken bei Anstrengung oder Aufregung vor. Nicht selten ist die Rekonvaleszenz durch das Weiterbestehen von einzelnen Komplikationen, wie Furunkeln, gestört, während Nachkrankheiten (Muskelabscesse, Osteomyelitis usw.) verhältnismäßig selten sind. Spätmyokarditiden mit Ekg-Veränderungen (Sinustachykardien, Extrasystolien, Reizleitungsstörungen u. a.) zeigen sich manchmal erst beim Aufstehen und äußern sich dann in entsprechenden subjektiven Herzbeschwerden sowie in Cyanose, Dyspnoe, auch Herzdilatation. Die Prognose ist bei Schonung günstig.

**Verschiedener Verlauf des Typhus abdominalis.** In den meisten Fällen dauert die Krankheit etwa 4 Wochen. Nicht selten dauert aber das Fieber auch länger und zieht sich über 5—6 oder gar noch mehr Wochen hin.

Während solche Fälle durch die lange Dauer der Krankheit gefährlich werden können, gibt es solche, die von Anfang an *stürmisch* auftreten, rasch zu hohem Fieber und schwerem Darniederliegen der Kräfte führen und schon innerhalb einer Woche mit dem Tode endigen.

Sehr viel häufiger sind *abgeschwächte* und *rudimentäre* Erkrankungen. Es kommt vor, daß der Kranke so wenige Beschwerden hat, daß er nicht einmal das Bett aufsucht *(Typhus ambulatorius)*. Aber auch in solchen Fällen können Darmblutungen und Perforation oder plötzliche Herzschwäche eintreten, und es kann vorkommen, daß man bei der Sektion eines Menschen, der aus scheinbar voller Gesundheit heraus plötzlich gestorben ist, einen Typhus abdominalis als Todesursache findet.

Der *Typhus abortivus* kann entweder mit voller Kraft einsetzen, um nach wenigen Tagen hohen Fiebers scheinbar auszuheilen. Auch in solchen Fällen kann nachträglich Perforation oder Blutung eintreten. Oder der Typhus verläuft als abgekürzte und gleichzeitig abgeschwächte Krankheit. Die Temperatur steigt im Lauf einiger Tage an, während Kopfschmerzen, Müdigkeit und Appetitlosigkeit sich entwickeln. Aber statt daß das Fieber in eine Continua übergeht, kehrt es im Verlauf einiger Tage zur Norm zurück, und der Patient bleibt dauernd geheilt. Der Stuhl kann obstipiert oder diarrhoisch sein.

Solche leichten und abortiven Fälle wurden auf die Schutzimpfung zurückgeführt. Es muß aber betont werden, daß solche Fälle von jeher in Epidemiezeiten beobachtet wurden, und daß auch bei nicht Geimpften bisweilen Gruppenerkrankungen vorkommen, von denen die meisten Fälle abortiv verlaufen und nur durch das Auftreten von Roseolen oder den Nachweis der Agglutination (seltener durch die Blutkultur) als Typhus erkannt werden, während nur einzelne Fälle wie ein typischer Abdominaltyphus verlaufen.

**Diagnose.** Allmählicher Krankheitsbeginn mit Kopfschmerzen, Appetitlosigkeit, ansteigendem, dann kontinuierlichem Fieber mit Bradykardie, Apathie und Schlaflosigkeit ist stets auf Typhus verdächtig. Herpes labialis spricht dagegen, Schüttelfrost desgleichen. Ileocöcalgurren, auftretender Milztumor, Roseolen sichern die klinische Diagnose, wenn Leukopenie mit relativer Lymphocytose und Abnahme oder gar Schwund der Eosinophilen, Bronchitis und eine positive Diazoreaktion vorhanden sind. Alle Symptome können aber bei leichten Erkrankungen fehlen oder nur rudimentär bzw. vorübergehend entwickelt sein; deshalb ist tägliche Untersuchung daraufhin nötig. Man denke bei jeder Pneumonie und länger bestehender Angina mit Fieber an Typhus, besonders wenn weißliche Beläge und Ulcera an den Gaumenbögen auftreten. In Epidemiezeiten ist auch bei leichten fieberhaften Erkrankungen stets an Typhus zu denken.

In Verdachtsfällen ist stets sofort die bakteriologische Diagnose anzustreben. In den Anfangsstadien steht dabei die Blutuntersuchung *(Gallekultur)*, auch aus Sternalpunktat, im Vordergrund. Bei Verwendung einer genügenden Blutmenge (3—5 ccm) und Ausführung an drei aufeinander folgenden Tagen ist sie in etwa 90% der Fälle positiv. — Die *Züchtung der Bacillen aus dem Stuhl* gelingt weniger regelmäßig und erst in den späteren Stadien der Krankheit. Neben der diagnostischen hat sie auch eine wichtige hygienische Bedeutung, da die Patienten, solange sie Bacillen im Stuhl ausscheiden, für ihre Umgebung gefährlich sind. Die Ausscheidung dauert oft noch längere Zeit in der Rekonvaleszenz an und verschwindet bisweilen überhaupt nicht mehr. Es ist deshalb notwendig, in jedem Falle den Stuhl zu untersuchen, und zwar bei positivem Befund wöchentlich, bis das Ergebnis 3mal hintereinander negativ geworden ist. Auch aus dem *Urin* lassen sich nicht selten Bacillen züchten.

Die *Agglutinationsprobe* mit dem Krankenserum (Gruber-Widalsche Reaktion) wird erst in der 2.—3. Woche, wenn überhaupt, positiv. Ihre Zuverlässigkeit wird gewöhnlich weit überschätzt. Auch im positiven Falle (über 1:100) ist sie nicht beweisend, da unspezifische Agglutinationen und solche nach vorausgegangener Schutzimpfung (bis zu 1:800 und mehr) die Auswertung erschweren. Steigt der Titer bei Wiederholung der Probe nach einigen Tagen deutlich an, so spricht dies für das Vorliegen eines Typhus.

Die Unterscheidung der O- und H-, neuerdings auch noch der Vi-Agglutinine im Patientenblut hat, so wichtig die Unterscheidung der entsprechenden Antigene für die Typendifferenzierung gezüchteter Keime mit Testseren sein kann, für die klinische Diagnostik nur untergeordnete Bedeutung. Als Regeln für ihre Auswertung bei der Typhusdiagnose — von denen aber Einzelfälle sehr oft abweichen — kann folgendes gelten: Höherer H-Titer weist hin auf eine früher überstandene typhöse Erkrankung (beliebiger Art!) oder vorausgegangene Schutzimpfung; er pflegt bei einer Abdominaltyphuserkrankung, wenn zuvor negativ, erst sehr spät in der Rekonvaleszenz anzusteigen. Höherer O-Titer, besonders aber Ansteigen desselben im Fieberverlauf, spricht für Vorliegen einer Erkrankung. Der O-Titer sinkt oft gegen Ende der Krankheit bei ansteigendem H-Titer schon wieder ab. Vi-Agglutinine sind fast nur bei chronischen Bacillenausscheidern vorhanden, und dann sind der O- und H-Titer gewöhnlich niedrig oder negativ (s. im übrigen auch S. 133 u. 228).

**Differentialdiagnostisch** ist besonders im Anfang an die Trias Typhus-Sepsis-Miliartuberkulose zu denken, da alle diese das Bild einer schweren Allgemeininfektion ohne führendes Organsymptom hervorrufen können. Auch eine beginnende Meningitis und eine zentrale Pneumonie kommen oft in Betracht. Zur Ausschließung all dieser Krankheiten ist der Urinbefund (Diazo!), die Leukocytenzahl, die Lungendurchleuchtung und unter Umständen die Lumbalpunktion heranzuziehen. Gegen Paratyphus abdominalis und schwere Verläufe der Bangschen Krankheit ist der Typhus meist nur bakterio- und serologisch abzugrenzen. Je nach der epidemiologischen Lage kommen auch andere Infektionskrankheiten, wie Fleckfieber, Malaria tropica, Leptospirosen, Psittakose, Trichinose u. a. in Betracht. Vom Fleckfieber ist der Typhuskranke durch das geringer echauffierte Aussehen und die Eigenheiten des Exanthems meist klinisch gut zu unterscheiden. Gern wird ein Typhus zunächst als „Grippe" abgetan; doch klärt sich das bald durch den Verlauf, da ein über 5 Tage dauerndes Fieber eine bloße Grippe bereits ausschließt. Die genaue klinische Durchuntersuchung sollte im allgemeinen den Typhus abdominalis schon vor der — freilich trotzdem schon aus seuchenhygienischen Gründen immer notwendigen — bakteriologischen Untersuchung erkennen lassen.

**Prognose.** Während Kinder im allgemeinen einen Typhus leicht überstehen, nimmt die Sterblichkeit mit dem Alter zu und ist jenseits des 40. Lebensjahres groß. Vorhandene Kreislaufschäden, Unterernährung, Darmleiden, Entbehrungen trüben die Prognose; doch verläuft der Typhus oft gerade auch bei kräftigen Personen sehr schwer.

Der Tod erfolgt am häufigsten in der 2.—4. Woche. Doch kann auch später die Krankheit, wenn sie länger dauert, zum Tode führen, und sogar in der Rekonvaleszenz kann, wenn auch sehr selten, eine Nachkrankheit das Leben bedrohen. Am häufigsten ist es die infektiöse Zirkulationsschwäche, die dem Leben ein Ende macht. Wenn die Krankheit von Anfang an sehr heftig einsetzt, so kann sie schon in der 2. Woche unter hohem Fieber, starkem Ansteigen des Pulses und schwerer Benommenheit zum Tode führen. In anderen Fällen nimmt die Störung des Nervensystems und der Zirkulation langsamer zu und wird erst in der 3. oder 4. Woche verhängnisvoll. Seltener ist es die lange *Dauer* der Erkrankung, die schließlich die Kraft bricht. Natürlich werden die Zirkulationsorgane bei sehr langer Dauer des Fiebers stark geschwächt, man sieht aber oft Fälle, die nach vielen Wochen, fast zum Skelet abgemagert, schließlich entfiebern und sich dann verhältnismäßig rasch erholen. Todesursächliche Komplikationen sind besonders die Darmperforation (5—10% der Fälle), starke oder wiederholte Darmblutungen, Pneumonien, seltener sekundäre Sepsis, die meist von Eiterungen der Haut, auch von einer typhösen Cholecystitis ausgeht.

Die Typhusschutzimpfung hat die Schwere der Erkrankung im allgemeinen nicht gemildert.

*Prognostisch ungünstig* sind im Einzelfalle: Allmähliches Heraufgehen der Temperatur im Laufe der Continua, besonders aber plötzliches Einstellen der Kurve auf eine höhere Lage, auch wiederholte, einzelne hohe Fieberzacken, während lange Dauer des Fiebers nicht besonders gefährlich ist; starker Meteorismus, zunehmende Benommenheit, plötzliches Heruntergehen der Temperatur, während der Puls hoch bleibt oder gar noch weiter ansteigt. Das ist entweder das Zeichen einer Blutung oder einer Darmperforation oder der Ausdruck eines Herzkollapses. Wenn dagegen eine vorübergehende Fieberremission von einem Pulsabfall begleitet wird, so ist das in der Regel als gutes Zeichen zu bewerten.

**Prophylaxe.** In jedem Fall ist nach der Quelle der Infektion zu suchen, nach Krankheitsfällen in der Umgebung und früher überstandenem Typhus bei Angehörigen zu fragen; Familienmitglieder, die sich nicht wohl fühlen, sind zu untersuchen usw. Man erleichtert nicht nur dadurch dem beamteten Arzt seine Aufgabe, sondern man kann unter Umständen vor dessen Eingreifen einen Rekonvaleszenten oder Bacillenträger feststellen und das Auftreten neuer Fälle verhüten. Im übrigen besteht *Anzeigepflicht* schon für den Verdacht, weiter für jeden gesicherten Erkrankungs- und Sterbefall.

Zur Verhütung der Ansteckung in der Umgebung muß der Kranke sorgfältig isoliert werden. Am sichersten ist das Einweisen in ein Krankenhaus, aber auch im Hause kann der Patient isoliert werden, wenn ein besonderes Zimmer und die nötige Pflege zur Verfügung steht. Das Zimmer darf nur in besonderen Überkleidern betreten werden, und beim Verlassen sind die Hände sorgfältig zu desinfizieren. Im Krankenhaus ist die Isolierung in besonderen Zimmern nicht erforderlich, sofern Ärzte- und Pflegepersonal am Bett des Patienten besondere Mäntel anziehen und nachher die Hände desinfizieren und alle übrigen Vorsichtsmaßregeln getroffen werden. Bei gehäuften Fällen ist dagegen die Unterbringung in Isolierabteilungen, die später desinfiziert und wieder für den allgemeinen Gebrauch verwendet werden können, unbedingt notwendig. Da alles, was der Patient berührt hat, infiziert sein kann, müssen nicht nur nach jedem Berühren des Patienten oder des Bettes die Hände desinfiziert werden, sondern auch das Eßgeschirr; der Stuhl muß mit

Lysol übergossen oder mit der gleichen Menge Kalkmilch, Kresol od. dgl. versetzt werden, ebenso der Urin. Die Bett- und Leibwäsche und die vom Pflegepersonal benützten Mäntel müssen mindestens 2 Stunden lang in Gefäße mit Sublimat, Lysol- oder Kresollösung gelegt werden. Diese Isolierung ist so lange durchzuführen, bis mindestens 3malige Untersuchung des Stuhls und Urins im Abstand von je einer Woche keine Bacillen mehr ergeben hat. Wenn das zu lange dauert und anzunehmen ist, daß der Patient *Dauerausscheider* bleibt, so darf die Isolierung aufgehoben werden, vorausgesetzt, daß der Patient über die Gefahr, die er für seine Umgebung bildet, aufgeklärt und über die zu beachtenden Vorsichtsmaßregeln (Desinfektion der Hände nach jeder Berührung der Analgegend, Desinfektion der Wäsche) unterrichtet ist. Diese Belehrung kann auch dem Amtsarzt überlassen werden, dem jeder aus der Behandlung entlassene, noch Bacillen ausscheidende Rekonvaleszent zu melden ist.

Für die Krankenpflege sind solche Personen zu verwenden, die schon Typhus durchgemacht haben oder vor weniger als einem Jahr gegen Typhus geimpft worden sind. Die Vaccination des neu zu verwendenden Pflegepersonals hat den Nachteil, daß der Schutz erst nach 2—3 Wochen wirksam wird. Über die Frage der *Typhusschutzimpfung* und der Prophylaxe im großen muß auf die Lehrbücher der Hygiene verwiesen werden.

**Therapie.** Das wichtigste ist eine gute *Krankenpflege.* Deshalb ist auf geübtes und zuverlässiges Pflegepersonal großes Gewicht zu legen. Gute Lagerung im Bett, Sorgfalt bei jeder Umlagerung, Hautpflege und gründliche Reinigung sind zur Vermeidung von Decubitus, Furunkulose usw. notwendig. Von Zeit zu Zeit muß der Patient auf die Seite gelegt werden, damit keine Hypostasen entstehen. Auch Atemübungen, Abklatschen mit nassen Tüchern sind dazu zweckmäßig. Frühzeitig ist ein Wasserkissen unterzulegen. Druckstellen der Haut und Pyodermien sind sogleich zu verbinden. Die Bettruhe muß so lange durchgeführt werden, bis die Gefahr eines Rezidives vorbei ist, bei mittelschweren Fällen etwa 10 Tage nach der Entfieberung. Wenn der Patient wieder aufstehen darf, so hat das schrittweise zu geschehen. Tritt dabei Temperatursteigerung auf, ist wieder Bettruhe erforderlich.

Besondere Bedeutung hat die *Mundpflege.* Zähne, Zunge und Mund müssen sorgfältig gereinigt werden. Zerstäuben von Wasser, Borwasser usw. in die Nase mit Hilfe eines Sprays, mehrmals täglich, hält die Nase durchgängig und vermindert die Gefahr von Aspirationspneumonien. Wenn der Kranke trotzdem durch den Mund atmet, ist die Aufstellung eines Bronchitiskessels empfehlenswert.

Die *Diät* muß sich von der bei anderen Infektionskrankheiten anzuwendenden deshalb unterscheiden, weil der Abdominaltyphus lange dauert und die Gefahr der Unterernährung größer ist als bei einer kurzdauernden Krankheit. Daher muß von Anfang an für möglichst reichliche Calorienzufuhr gesorgt werden. Die früher herrschende Angst vor einer Reizung der Geschwüre durch fette Kost ist unberechtigt, weil der Dünndarminhalt flüssig ist und den Dünndarm rasch verläßt. Natürlich dürfen keine gröberen, im Magen-Darmkanal nicht aufgelösten Pflanzenbestandteile darin vorhanden sein. Man wird deshalb auf Gemüse und Obst verzichten. Solange der Kranke feste Nahrung zu sich nimmt, und wenn er im Stadium des absteigenden Fiebers und in der Rekonvaleszenz wieder Bedürfnis nach festerer Nahrung hat, kann man ruhig gehacktes bindegewebearmes Fleisch, Eierspeisen, Zwieback oder Semmeln, Breie usw. geben. Wenn er feste Nahrung verweigert, so muß man versuchen ihm möglichst viel Calorien in flüssiger Form beizubringen. 1—$1^1/_2$ Liter Milch, $^1/_2$ Liter Sahne, 2—4 Eier im Tage, Schleimsuppen, dünne Breie usw. ergeben oft eine genügende Nahrung, ohne daß sie 2 Liter Flüssigkeit übersteigt. Die Flüssigkeitsmenge soll womöglich nicht unter 2 Liter bleiben, dieses Maß aber auch nicht wesentlich überschreiten. Kohlensäurehaltige Getränke sind zu vermeiden, dagegen sind Fruchtsäfte zweckmäßig, namentlich wenn Obstipation besteht. Häufiger Durchfall, Meteorismus und Darmblutungen machen eine wesentliche Reduktion der Milch notwendig. Nach einer stärkeren Darmblutung ist es am besten, die Nahrungszufuhr für 1—2 Tage ganz einzustellen und nur Eisstückchen, höchstens $^1/_2$ Liter eisgekühlte Milch zu geben. Am 3. Tag kann man die Milchmenge auf $^3/_4$ Liter steigern und 2 Eier zufügen. Dann vermehre man bis zum 6. Tage die Zahl der Eier täglich um eines, die Milchmenge bis auf 1 Liter, um von da an die Nahrung reichlicher zu gestalten.

Die früher sehr viel gepriesene *Bäderbehandlung* wendet man heute seltener an. Sie ist aber bei gutem Kreislauf, Fehlen von Komplikationen gerade bei typhöser Benommenheit sehr zu empfehlen. Sie muß nach den auf S. 165 angegebenen Richtlinien sorgfältig durchgeführt werden. Sie erfordert aber einen recht großen Personalaufwand. Nach dem Bade benützt man die Aufhellung des Sensoriums für die Nahrungszufuhr.

Dem *Kreislauf* ist große Aufmerksamkeit zuzuwenden. Im einzelnen sei auf S. 166 verwiesen.

Bei bedrohlicher Schwächung des Allgemeinzustandes, besonders aber bei Darmblutungen sind *Bluttransfusionen,* auch andere Infusionen oft von vorzüglicher Wirkung, ja lebensrettend (s. S. 162).

Da der Typhuskranke auf *Antipyretica* oft sehr stark reagiert, ist mit ihrer Anwendung größte Vorsicht geboten. Trotzdem wird oft die Dauerbehandlung mit kleinen Pyramidonmengen (vgl. S. 164) empfohlen. Um Schaden zu verhüten, muß sie aber sehr exakt durchgeführt werden (2stündige Messung!).

Die *Obstipation* darf nur im Beginn des Typhus durch Abführmittel bekämpft werden. Später sind Klistiere zweckmäßiger. Bei starkem Meteorismus muß man oft das Darmrohr einlegen; bei sehr starker Blähung auch Prostigmin 0,5 ccm. Bei starkem *Durchfall* kann man Tannigen, Tannalbin, Wismut usw. versuchen. Opium verwende man nur mit großer Vorsicht, da es leicht Meteorismus erzeugt.

Die Behandlung der *Darmblutung* durch Diät wurde oben erwähnt. Als Medikamente kommen in erster Linie Opiate in Frage, um den Darm ruhigzustellen. Dabei tritt freilich Meteorismus auf, der aber keine Bedeutung hat, wenn er nicht allzu stark wird. Wichtig ist vor allem absolute Ruhe. Man gibt eine Eisblase auf den Leib, kann auch bei langdauernder Blutung einen hohen Einlauf (500 ccm, 40°) versuchen.

Die *Chemotherapie* hat beim Abdominaltyphus — ebensowenig wie eine spezifische Serumbehandlung — keine überzeugenden Erfolge gezeitigt. Nur bei Durchfällen ist ein Versuch mit Sulfonamiden angezeigt.

Die Beobachtung, daß auf einen Schüttelfrost, etwa nach Trans- oder Infusionen, plötzliche kritische Entfieberung erfolgt, hat zur *Fieberschockbehandlung* geführt. Erzeugt man einen solchen auf spezifischem Wege durch intravenöse Vaccinegabe, so besteht die Gefahr überstarker Herdreaktionen. Das ist bei unspezifisch erzeugtem Schüttelfrost (Pyrifer) nicht der Fall. Die Methode eignet sich nur für klinische Behandlung und bedarf einer strengen Indikationsstellung bezüglich des Zeitpunkts und der Häufigkeit ihrer Anwendung, der Kreislaufverhältnisse usw.

Die *Behandlung der Bacillenausscheider* ist noch nicht befriedigend gelöst. Besteht eine manifeste Cholecystitis, so wird man sich leichter zur Cholecystektomie entschließen, die meist die Ausscheidung beseitigt. Sulfonamide und Pyriferbehandlung haben hier keine zuverlässigen Erfolge; Penicillin scheint aussichtsreicher (20 Millionen E innerhalb 10 Tagen).

### β) Paratyphus B abdominalis.

Der Paratyphus B ist nächst dem Typhus abdominalis die häufigste der typhösen Krankheiten. Er kommt in allen Erdteilen vor und ist auch in Deutschland dauernd vertreten.

**Ätiologie.** Erreger ist das Bact. paratyphi B Schottmüller, das sich vom Bact. enteritidis Breslau nur serologisch mit Sicherheit unterscheiden läßt, dabei aber nur menschenpathogen ist. Es ist in den ersten Krankheitstagen im Blut, später im Stuhl, auch Harn zu finden. Verbreitungsart, Empfänglichkeits- und Immunitätsverhältnisse, sowie die Epidemiologie entsprechen den Verhältnissen beim Typhus; die Infektion durch Nahrungsmittel ist wohl beim Paratyphus B relativ häufiger als diejenige durch Wasser.

Die *Inkubationszeit* ist im allgemeinen etwas kürzer als beim Typhus, von 3 Tagen ab.

**Symptomatologie.** Der *Krankheitsbeginn* ist meist plötzlicher als beim Typhus, zuweilen sogar mit Schüttelfrost; doch kommt auch langsamer Fieberanstieg vor. Nicht selten geht dem typhösen Bilde ein *gastroenteritisches Stadium* voraus, was wohl mit sehr reichlichem Bacillengehalt der infizierten Nahrungsmittel zusammenhängt. Gerade dann setzt das Fieber plötzlich ein, und der rasche Anstieg provoziert dann auch einen *Herpes labialis*, der beim Typhus kaum vorkommt und deshalb immer für Paratyphus spricht.

Im übrigen besteht kein prinzipieller Unterschied von der Symptomatologie des Typhus; doch ist der *Verlauf* durchschnittlich beim Paratyphus B leichter und kürzer, die *Sterblichkeit* daher geringer (etwa 2%). Das hindert nicht das Vorkommen sehr schwerer und lang dauernder Krankheitsfälle, bei denen die einzelnen *Fieberstadien* deutlich ausgeprägt zu sein pflegen und auch Rezidive auftreten.

Die *Roseola* ist beim Paratyphus oft besonders deutlich, großfleckiger, ungleichmäßiger und dichter als beim Typhus. Sie erscheint dabei meist auch schon früher.

In noch höherem Prozentsatz als beim Typhus findet man auch Cystitis und Cystopyelitis, cholecystitische Erscheinungen und eine Neigung zu Venenthrombosen, während andere *Komplikationen*, besonders Darmblutung und -perforation sowie Pneumonien, seltener sind. Eitrige Infektionen durch Paratyphusbakterien (Abscesse, Appendicitis, Meningitis, Otitis u. a.) als Nachkrankheiten sind an sich selten, aber häufiger als nach Typhus.

Die *histologischen* Veränderungen in Darm und Leber sind prinzipiell die gleichen wie beim Typhus.

**Diagnose.** Die Differentialdiagnose gegenüber dem Typhus kann mit Sicherheit nur bakterio-serologisch gestellt werden und hat dabei die technischen Einzelheiten wie bei diesem zu beachten. Gegenüber anderen Krankheiten entstehen dieselben diagnostischen Aufgaben wie beim Typhus.

*Mischinfektionen* mit Enteritiserregern sind nicht ganz selten, es kann dann in den ersten Tagen schwierig sein zu unterscheiden, ob eine reine Gastroenteritis vorliegt oder eine typhöse Erkrankung. Der Befund von Paratyphusbakterien im Blut läßt eine rein enteritische Erkrankung ausschließen.

**Prognose.** Da der Verlauf so unterschiedlich ist, ist die Prognose in den ersten Tagen mit Vorsicht zu stellen, aber meistens günstig.

**Therapie.** Die Behandlung ist die gleiche wie beim Typhus. Bei Durchfällen kann man sich aber von Sulfonamiden etwas mehr versprechen. Auch die Fiebershockbehandlung führt beim Paratyphus in noch größerer Häufigkeit zur schnellen Entfieberung als beim Typhus.

### γ) Paratyphus A abdominalis.

Die Krankheit ist in Nord- und Mitteleuropa selten und dann meist importiert, in Süd- und Osteuropa, Kleinasien, Ostasien, auch in Zentralafrika ist sie dagegen häufig. Gern häuft sie sich epidemisch zugleich mit dem echten Typhus.

Die *Inkubation* beträgt meist nur etwa 8 Tage. Gleich zu Beginn des *Fiebers* findet sich oft ein Katarrh von Augen-, Mund- und Nasenschleimhäuten; Herpes kommt vor. Die Krankheit *dauert* meist *kürzer*, oft nur 5—10 Tage, macht nur *geringe nervöse Symptome*, die Temperatur neigt stärker zu Remissionen, auch die Letalität ist geringer als beim Typhus. Durch raschen Temperaturanstieg und durch gelegentlich heftige Durchfälle ähnelt der Verlauf manchmal mehr dem Paratyphus B Schottmüller. Die *Roseola* kann auffallend dicht sein. Bezeichnend sind die meist vorhandenen sehr starken Kopfschmerzen. Die Diazoreaktion ist nur vorübergehend positiv.

In der *Therapie* bestehen keine Besonderheiten gegenüber dem Typhus.

### δ) Paratyphus C abdominalis.

Infektionen mit Paratyphus-C-Bakterien (sog. Suipestifergruppe mit einer größeren Anzahl von serologischen Typen und vorwiegend pathogen für Schweine) verlaufen meist als Gastroenteritiden (s. unten). Auf dem Balkan und in Südrußland, auch in tropischen Ländern, und zwar besonders während der beiden Weltkriege sind auch echte typhöse Erkrankungen durch Salmonellen dieser Gruppe (Typ Kunzendorff bzw. nach amerikanischer Nomenklatur Typ Hirschfeld) häufig beobachtet worden, interessanterweise aber immer *nur als Nachkrankheit* bzw. Komplikation anderer fieberhafter Zustände, besonders von Malaria tertiana, seltener von Rückfall-, Fleck-, Pappatacifieber, Ruhr u. a. Diese typhöse Erkrankung bedarf also eines Schrittmachers. Die *Keime* finden sich aber fast *nie im Stuhl*, sondern *nur im Blut*; der Infektionsgang ist daher unklar.

Die Krankheit wird nur bei bakteriologischer Blutuntersuchung (Gallekultur!) erkannt. Sie verläuft derart, daß sich aus der Primärkrankheit heraus oder kurz nach ihr eine *mehrtägige Continua* entwickelt, die bald in ein kurzes Stadium amphibolicum überzugehen pflegt. Fast regelmäßig finden sich dabei *Bronchitiden* oder bronchopneumonische Herde, Milztumor, Leukopenie, flüchtige positive Diazoreaktion im Harn, eine stark beschleunigte Blutsenkung, selten auch Roseolen und Durchfälle. Richtige Darmgeschwüre fehlen, soweit es die spärlichen Obduktionsbefunde zeigten; jedoch sind die für Typhus charakteristischen Granulome in Leber, Portal- und Mesenterialdrüsen nachweisbar. Meist ist der Verlauf nicht allzu schwer. Neben der Blutkultur kann retrospektiv die GRUBER-WIDALsche Reaktion (mit Para-C-Bacillen) manchmal noch die Diagnose klären.

In der *Therapie* ist wie bei Typhus zu verfahren.

## 2. Infektiöse Nahrungsmittelvergiftung.

Klinisch sind die unter dem Bilde einer mehr oder weniger schweren akuten Gastroenteritis auftretenden Nahrungsmittelvergiftungen, seien sie spezifisch-infektiöser Natur oder nur durch „verdorbene“ Nahrungsmittel, „Erkältungen“ usw. ausgelöst, nicht voneinander zu unterscheiden. Schwere Verläufe lassen meist auf infektiöse Genese schließen. Epidemiologisch werden alle Gruppen- und Massenerkrankungen auf infektiöse Genese verdächtig sein. Daß sie die warme Jahreszeit und warme Länder bevorzugen, ist leicht verständlich.

**Ätiologie.** Soweit es sich um bakterielle Darminfektionen handelt, können die Erreger noch immer sehr verschiedener Art sein. Die Forschungen der letzten 20 Jahre haben zur Isolierung der verschiedensten Keimarten und -typen geführt, deren Kenntnis für die Aufklärung epidemiologischer Zusammenhänge von Bedeutung, für die Klinik weniger wichtig ist. In Betracht kommen vor allem die Keime der Paratyphus B-, C- und D-Gruppe, sowie der Staphylococcus pyogenes haemolyticus, weiter auch an sich nicht pathogene Keime, wie Coli-, Paracoli-, Heu-, Proteusbakterien u. a.

Die wichtigsten Erreger der *Paratyphusenteritis* sind: aus der Paratyphus-B-Gruppe das Bact. enteritidis Breslau (= Salmonella typhi murium oder S. aertrycke), aus der Paratyphus-C-suipestifer-Gruppe der Typus orient, aus der sog. D-Gruppe das Bact. enteritidis Gärtner und das Bact. ratin. Die Bakteriologie kennt über 60 weitere Arten bzw. Typen. Fast alle diese Keime sind gelegentlich Erreger von Haustierkrankheiten; sie werden auch häufig bei gesunden Rindern, Schweinen, Geflügel usw. gefunden. Von hier aus kommen sie entweder mit dem Schlachtvieh als sog. „Fleischvergifter" oder mit tierischen Produkten (Milch, Eiern), selten durch menschliche Ausscheidungen in die Nahrung. Der Breslau- und der Ratinbacillus finden sich auch bei Mäusen und Ratten und können von hier aus den Weg in die menschliche Nahrung finden. Nur längeres Kochen oder Braten tötet sie ab, braucht aber giftige Substanzen nicht immer unschädlich zu machen.

Eine übermäßige Durchwucherung verdorbener Speisen durch *Coli-, Proteus- und andere Bacillen* kann sicher nicht selten auch allein zur Auslösung enteritischer Erkrankungen führen. Der Beweis für die ätiologische Rolle solcher „apathogener" Keime ist nur durch bakteriologischen Nachweis des gleichen Stammes im verdorbenen Nahrungsmittel wie im Stuhl des Erkrankten zu führen.

In vielen Fällen von akuter Gastroenteritis, auch in solchen, die gruppenweise auftreten und auf Nahrungsmittel zurückgeführt werden müssen, gelingt es nicht, Erreger in den genossenen Speisen oder im Stuhl der Kranken nachzuweisen oder eine positive Agglutination im Blut festzustellen. Man hat deshalb immer wieder daran gedacht, daß auch chemische Substanzen, die durch Bakterientätigkeit erzeugt werden, solche Krankheiten hervorrufen könnten. Tatsächlich ist es auch gelungen, aus Nahrungsmitteln, die Gruppenvergiftungen hervorriefen, Produkte besonders von *Staphylokokken* zu gewinnen, die beim Menschen schwere gastrointestinale Reizung und Kollaps, jedoch ohne Fieber hervorriefen. Viele solche Gastroenteritiden verlaufen auch ohne oder fast ohne Fieber, ja mit Kollapstemperaturen. Hohes Fieber findet man tatsächlich mehr bei infektiösen Darmkatarrhen; jedoch erlaubt das Merkmal des Fiebers allein auch noch nicht den sicheren Schluß auf infektiöse oder nur toxische Genese.

Die infizierten Nahrungsmittel können äußerlich und geschmacklich ganz einwandfrei erscheinen. Offenbar kann es in solchen, z. B. warm über Nacht gelagertem Frischfleisch oder Kartoffelsalat, so rasch zur Wucherung von Keimen kommen, daß deren Leibessubstanzen ohne eigentliche Ansiedlung und Vermehrung der Keime im Darm zur Auslösung der Enteritis führen. In schweren Fällen erleichtert die Schleimhautschädigung dann Eindringen und Ansiedlung von Bakterien, die bis zum Magen den Darm dann retrograd bevölkern. Erhöhte individuelle Anfälligkeit kann sogar zu cholera- und ruhrähnlichen Bildern führen. Die meisten Infektionen gehen von Fleisch (Schinken,

Hackfleisch), aber auch von infizierter Milch und Milcherzeugnissen, Eiern (besonders Enteneiern), Kartoffelsalat, Speiseeis u. a. aus.

Die Erreger sind beim Menschen nur im Stuhl, höchstens ausnahmsweise im Blut zu finden. Ihre Ausscheidung dauert auch meist nur Stunden bis einige Tage. Zur Dauerausscheidung (Bacillenträgern) kommt es nur selten.

*Immunität* entsteht nicht.

Die *Inkubationszeit* beträgt meist nur einige Stunden bis zu höchstens einem Tage, entsprechend der Genese der Krankheit als Vergiftung und nicht eigentlich als Infektionskrankheit.

**Symptome.** Die Krankheit beginnt gewöhnlich mit Übelkeit, Brechreiz, oft auch Singultus, Leibschmerzen, ja Leibkoliken und führt meistens rasch zu heftigem Erbrechen und Durchfall. Die Temperatur steigt schnell, oft mit Frost, beginnt aber meistens schon am 2. Tag lytisch zu sinken. Trotzdem dauern die Diarrhöen oft noch weiter, und der Allgemeinzustand kann sich noch verschlimmern. Nicht selten entsteht an den Lippen ein Herpes. Auch urticarielle oder scharlachähnliche Ausschläge kommen vor. Durst, Trockenheit im Munde, Erbrechen und profuse wäßrige oder grünliche Durchfälle mit heftigen Tenesmen können die Kranken furchtbar quälen. Der Leib ist gespannt oder eingefallen, die Bauchdecken fühlen sich oft teigig an. Die Milz ist mehr oder weniger geschwollen, aber selten palpabel. Infolge Wasserverlustes kann es zu schwerer Prostration und zu heftigen Wadenschmerzen kommen und das Krankheitsbild einer richtigen Cholera entstehen. Solche Fälle führten früher dazu, neben der epidemischen „Cholera asiatica" eine „Cholera nostras" zu unterscheiden. Innerhalb von 2—3 Tagen kann diese Krankheit unter zunehmender Kreislaufschwäche zum Tode führen.

Doch ist das selten, und in der Regel wird das Krankheitsbild nicht so heftig. Vom 3. oder 4. Tage an tritt Besserung ein, und nach kurzer Zeit befindet sich der Patient in voller Rekonvaleszenz. Recht häufig sind *leichte* Fälle von rasch vorübergehendem Brechdurchfall mit geringem Fieber, die sich aber nach mehr oder weniger heftigen Initialsymptomen über mehrere Wochen hinziehen oder nach scheinbarer Heilung Rezidive zeigen können. — *Sepsis* nach Gastroenteritis sieht man in Europa extrem selten, in den Tropen häufiger.

**Diagnose.** Sie wird dadurch erleichtert, daß es sich meist um Gruppenerkrankungen handelt. Dabei treten gleichzeitig schwere und leichte Verlaufsformen auf. Zur Erhärtung der Diagnose im Einzelfall empfiehlt es sich daher stets, in der Umgebung des Kranken nach weiteren Fällen zu forschen. Die Diagnose läßt sich, besonders im Einzelfall, ohne bakteriologische Untersuchung nur klinisch als Brechdurchfall, nie ätiologisch stellen.

*Agglutinine* können nach einigen Tagen im Serum nachweisbar sein und zur Bestätigung der Diagnose dienen. Der Keimtyp läßt sich daraus meistens nicht mehr feststellen, da es sich im Patientenserum um Gruppenagglutination handelt, die selten höhere Werte als 1:200 erreicht.

Wichtig ist die Unterscheidung der infektiösen Gastroenteritis von den durch unbelebte Gifte hervorgerufenen Formen, die durch Arsen, Phosphor, Quecksilber (Sublimat) sowie giftige Pilze ausgelöst werden können. Ruhr, Cholera, Typhus, auch Malaria, Fleckfieber, Sepsis sowie Meningitis können mit einem enteritischen Erscheinungsbild beginnen oder in ihrem Verlauf enteritische Phasen aufweisen.

**Prognose.** Bei Nahrungsmittelvergiftungen größeren Umfangs stirbt bisweilen ein größerer Teil der Erkrankten, bisweilen kein einziger. Die meisten Einzelerkrankungen verlaufen günstig, aber in den größeren Krankenhäusern kommen fast jedes Jahr einige Todesfälle an Gastroenteritis paratyphosa vor.

Im Einzelfall ist die Prognose um so ernster, je heftiger Durchfall und Erbrechen sind, namentlich je länger sie dauern und je frequenter und kleiner der Puls ist.

**Prophylaxe.** In jedem Falle soll man suchen die Infektionsquelle festzustellen. Da wo der „Paratyphus“ anzeigepflichtig ist, muß selbstverständlich jeder Fall angezeigt werden, sobald die Diagnose sicher ist. Auch wenn nur Verdacht besteht, kann es zweckmäßig sein, solche Fälle möglichst rasch anzuzeigen, nämlich wenn man davon Kenntnis erhält, daß gleichzeitig noch ähnliche Fälle aufgetreten sind, weil nur eine möglichst rasche Untersuchung zur Ermittlung und evtl. Beseitigung der Quelle führen kann. Die Vorbeugung ist im wesentlichen eine Küchenfrage. Besonders ist auf die einwandfreie Behandlung von Fleisch, Fisch, Geflügel, Kartoffelsalat, aber auch Milch und Milchspeisen, Eiern, Gemüsen, Speiseeis zu achten. Da Kontaktinfektionen nicht ganz ausgeschlossen sind, muß man die Umgebung doch auf die Möglichkeit aufmerksam machen und verlangen, daß nach jeder Berührung des Kranken oder seines Bettes die Hände gereinigt und die Dejektionen mit Vorsicht behandelt werden.

**Therapie.** Die Behandlung hat mit sofortigem Abführen, unter Umständen auch Magenspülung zu beginnen, anschließend reichliche Zufuhr von Flüssigkeit (schwarzem Tee) ohne sonstige Nahrung 1—2 Tage lang, Tierkohle, Tannalbin oder andere Resorptionsmittel. Rivanoletten, 9—12 Stück täglich, wirken desinfizierend und durch ihre spasmolytische Wirkung gegen die Leibschmerzen. In schweren Fällen werden Infusionen, Bluttransfusionen, Kreislaufmittel nötig. Lassen die Beschwerden und Durchfälle nach, wird die Kost über Schleimsuppen, Breie, dann pürierte Mischkost zur Vollkost aufgebaut. Auch eine reine Eiweißkost (Quark, Fleisch leicht angebraten ohne Fett, Eier) ist als Zwischenkost statt Schleimsuppen oft von ausgezeichnetem Wert. In der Rekonvaleszenz stellt sich häufig Obstipation ein, die der Behandlung bedarf. Von Sulfonamiden ist besonderer Gewinn bei der reinen Gastroenteritis kaum zu erwarten (im Gegensatz zur akuten Colitis). Nur bei längerer Dauer der Durchfälle ist ein Versuch mit ihnen angezeigt.

## Anhang: Botulismus.

Eine immer wieder in Einzelfällen und Gruppen-, besonders Familienerkrankungen zur Beobachtung kommende Nahrungsmittelvergiftung ist die Vergiftung mit dem Toxin des Bacillus botulinus.

**Ätiologie.** Der Bac. botulinus, ein streng anaerob wachsendes, grampositives, sporenbildendes Stäbchen aus der Gattung der Clostridien, vermehrt sich weder im menschlichen noch im tierischen Organismus, dagegen leicht im Innern von Nahrungsmitteln, wie Würsten, Pasteten, Schinken und in luftdicht verschlossenen Fleisch- und Gemüsekonserven. Sonst wurde er bisher in Hof- und Gartenerde, auch in normalem Tierkot gefunden. Die von ihm befallenen Speisen weisen oft, aber nicht immer, einen ranzigen Geruch oder Fäulniserscheinungen auf. Er bildet ein sehr wirksames Toxin (vgl. S. 66) und dieses wird beim Menschen aus dem Magen-Darmkanal resorbiert und ruft heftige Krankheitserscheinungen hervor. Der Botulismus ist also keine Infektionskrankheit, sondern eine reine Toxinvergiftung. Gutes Kochen zerstört das Toxin mit Sicherheit.

**Symptome.** *12—36* Stunden nach der Aufnahme der infizierten Speise, bisweilen auch später, selten noch früher, tritt unter allgemeinem Krankheitsgefühl, Kopfschmerz und Reißen in den Gliedern Erbrechen auf, bisweilen auch Durchfall, der bald in Obstipation übergeht. Kurz darauf stellen sich charakteristische Störungen des Zentralnervensystems ein. Zuerst klagt der Patient über undeutliches Sehen, dann über Doppelbilder. Die Akkommodation ist gelähmt, die Pupille erweitert, einzelne Bulbusmuskeln gelähmt, besonders Rectus externus und Obliquus superior. Ptosis wird sichtbar. Dann stellt sich Trockenheit der Konjunktiven, der Nasen- und Mundschleimhaut ein, bisweilen versiegen die Speichel- und Schweißsekretion. Das schlimmste ist aber eine Lähmung der Schlund- und Speiseröhrenmuskulatur, manchmal auch des Gaumensegels. Der Kranke kann zuerst nur schwer, dann gar nicht mehr schlucken. Auch Schwerhörigkeit, Facialislähmung, Blasen- und Mastdarmstörungen kommen vor. Selten führt eine Atemlähmung in den ersten Tagen zum Tode; häufiger sterben die Kranken später (bis zu 3 Wochen) an Entkräftung oder an Pneumonie. In diesem Fall kann auch Fieber auftreten, während die Temperatur sonst subnormal ist. Wenn die Krankheit ausheilt, so verschwinden die Symptome in umgekehrter Reihenfolge, wie sie gekommen sind. Rudimentäre Erkrankungen kommen bei den meisten Gruppenerkrankungen vor.

**Die Diagnose** ist in ausgesprochenen Fällen leicht. Gegenüber Atropin- und Hyoscinvergiftung ist das Vorhandensein einer Inkubation und das Fehlen von Delirien und anderen Bewußtseinsstörungen wichtig. Schwieriger ist die Differentialdiagnose gegenüber Methylalkoholvergiftung, die allerdings selten Augenmuskellähmungen, dagegen oft Bewußtlosigkeit und Krämpfe erzeugt. Bulbärparalysen lassen die Akkommodationsstörung und die Sekretionslähmung vermissen, wenn auch oft der Botulismus einen ihnen sehr ähnlichen Verlauf nimmt.

Der *Meerschweinchenversuch* erlaubt die Diagnose zu erhärten. 2 ccm Citratblut des Kranken intraperitoneal genügen regelmäßig, um das Tier zu töten. Der *Erregernachweis* gelingt manchmal im Erbrochenen oder in Resten der verantwortlichen Nahrungsmittel.

**Prognose.** Merkwürdig ist, daß die Schwere des Verlaufs nicht streng der Menge der genossenen Giftspeise parallel geht, ja manche Menschen trotz reichlichen Genusses derselben und im Blut nachweisbaren Giftmengen gesund bleiben. Bei vorhandenen Symptomen richtet sich die Prognose nach der Schnelligkeit, mit der die Symptome auftreten, und ist bei nicht rudimentärem Vergiftungsbild immer ernst. Die Letalität liegt meist zwischen 15 und 30%.

**Therapie.** Bei frühzeitiger Verabreichung am 1. Krankheitstag kann das antitoxische *Botulinusheilserum* noch weitere Giftwirkung verhindern. Man gibt intravenös 50—100 ccm. Dabei sind alle Maßnahmen zur Verhinderung der Serumanaphylaxie (S. 154) zu beachten. Später kann man noch versuchen, mit intralumbaler Serumgabe (20—40 ccm) Erfolge zu erzielen, die aber schon sehr fraglich sind. Noch Gesunden, die von der Giftspeise genossen haben, gebe man sofort Serum!

Die *symptomatische Behandlung* hat mit einer Magenspülung und Darmreinigung (Ricinusöl oder Kalomel 2mal 0,3 g) zu versuchen, noch vorhandene Giftmengen aus dem Körper zu entfernen. Danach gibt man Tierkohle, Adsorgan per os und macht einen Aderlaß mit nachfolgender Kochsalz- bzw. Normosalinfusion. Zur Bekämpfung der Obstipation sind Prostigmin und Pituglandol geeignet. Die Ernährung muß gegebenenfalls mit Magensonde oder Nährklysmen sichergestellt werden. Auch Blut- oder Traubenzuckerinfusionen können notwendig werden. Manchmal kann auf Morphium oder Luminal nicht verzichtet werden. Die Intoxikationssymptome sollen sich durch Narkotica hinausschieben lassen.

## 3. Ruhr (Bacillenruhr).

Die bacilläre Dysenterie (engl. bacillary dysentery, franz. dysenterie bacillaire, ital. disenterie bacillare) kommt sporadisch, endemisch und epidemisch auf der ganzen Welt vor, da sie nicht an Klima, Rasse od. dgl. gebunden, sondern eine ausgesprochene „Krankheit der Unkultur", d. h. an schlechte hygienische Verhältnisse gebunden ist. Dadurch ist sie eine Krankheit nicht nur der armen und der primitiven Bevölkerungen, sondern auch die wichtigste Kriegsseuche. Das hindert nicht, daß sie vorwiegend als Säuglings- und Kleinkinderkrankheit auch in Deutschland in Stadt und Land immer wieder teils sporadisch, teils in kleinen Häufungen auftritt.

„Ruhr" ist zunächst ein rein klinischer Begriff, der auf alle blutig-schleimigen, auch eitrig-schleimigen Durchfälle zutrifft, seien sie toxischer (urämische, Quecksilber- usw. Colitis), allergischer (Colitis gravis ulcerosa) oder infektiöser Entstehung. Im Lauf der neueren Forschung wurde zuerst als ätiologische Einheit die an warme Länder gebundene „Amöbenruhr" erkannt (LÖSCH 1875, ROBERT KOCH und KARTULIS 1883) und erst 1898 durch SHIGA in Japan und 1900 durch KRUSE in Deutschland und FLEXNER in Amerika ein bacillärer Erreger gefunden. Da das „Ruhr"syndrom nur ein Teil der Folgen der Amöbeninvasion ist, während es bei der Ruhrbacilleninfektion ganz im Vordergrund zu stehen pflegt, so geht man heute immer mehr dazu über, den Ausdruck „Amöbenruhr" zugunsten „Amoebiasis" fallen zu lassen und die kurze Bezeichnung „Ruhr" nur noch auf die bacilläre Dysenterie anzuwenden, was sich im Hinblick auf die Vereinfachung der nosologischen Nomenklatur auch sehr empfiehlt.

**Ätiologie.** Die *Ruhrbakterien* sind gramnegative, unbewegliche Stäbchen aus der „Coli-Typhus-Ruhrgruppe", die nur durch die Kultur identifiziert werden können. Man kann unter ihnen wieder nach kulturellen und serologischen Merkmalen eine Anzahl von Typen unterscheiden, von denen nur einer, das SHIGA-KRUSE-Bacterium, ein Exotoxin bildet, das ein thermolabiles Protein und ein reines Neurotoxin ist, während sich bei allen Typen sog. Endotoxine finden, deren antigener Anteil (O-Antigen) ein thermostabiles Glucolipoid mit ausgesprochenem Enterotropismus ist. Diese Leibessubstanzen werden aber erst beim Zerfall der Bakterien frei, der offenbar sehr leicht schon im Dünndarm stattfindet. Erst nach Resorption solcher Substanzen wird die Dickdarmschleimhaut auf hämatogenem Wege geschädigt, und in der so vorbereiteten Schleimhaut kommt es dann zur Ansiedlung und Vermehrung der im Dickdarm gerade befindlichen Keime (Kokken, Colibakterien), unter denen sich nur manchmal noch lebende Ruhrbakterien befinden. Aus diesen Verhältnissen erklärt sich der Umstand, daß lebende Ruhrbacillen so gut wie nie im strömenden Blut von Kranken und nur in einem Teil der Fälle in deren Stuhlausscheidungen gefunden werden.

Von den *Typen* wird der SHIGA-KRUSE-Bacillus hauptsächlich bei schwereren Epidemien gefunden, in denen aber fast immer zu gleicher Zeit auch Fälle vorkommen, die mit anderen Typen infiziert sind. Die verbreitetsten Erreger besonders in Kriegszeiten sind die zahlreichen Typen der FLEXNER-Y-Gruppe, seltener der SCHMITZ-Typ. Auch sie machen oft schwere Verläufe. Der Typ *Kruse-Sonne* oder E-Ruhrbacillus ist der häufigste Erreger der sporadischen Kinder- und Greisenruhr, die meist nicht sehr schwer verläuft.

Der Name „Pseudodysenteriebacillen" sollte ganz vermieden werden, da alle diese so benannten Typen eine echte Ruhr hervorrufen. Deshalb wird jetzt vielfach im Gegensatz zum „echten" SHIGA-KRUSE-Bacterium von Meta- oder Paradysenteriebacillen gesprochen.

Die Übertragung erfolgt vorzugsweise durch Kontakt von Mensch zu Mensch. Doch ist auch eine Infektion durch Wasser und Nahrungsmittel möglich. Auch den Fliegen kommt oft eine wichtige Rolle bei der Übertragung zu. Die Quelle der Infektion sind die Stuhlabgänge dysenteriekranker Menschen oder solcher, die, ohne selbst krank zu sein, Dysenteriebacillen ausscheiden, sei es, daß sie durch eine früher überstandene Ruhr zu Dauerausscheidern geworden sind, oder daß sie Bacillen in sich beherbergen und ausscheiden, ohne selbst jemals zu erkranken. Man beobachtet aber oft Dauerausscheider, ohne daß in ihrer Umgebung Erkrankungen auftreten.

Die *Empfänglichkeit* für Ruhrerkrankungen ist beim Magen- und Darmgesunden gering, wird aber leicht durch unspezifische Störungen der Magen-Darmfunktion gesteigert, wobei Anacidität des Magens, unregelmäßige oder ungenügende Ernährung, körperliche Überanstrengung u. ä. eine wichtige Rolle spielen. Man beobachtet deshalb gewöhnlich schon vor Beginn eines Ruhrausbruchs in der betroffenen Menschengruppe gehäufte unspezifische Durchfälle (sog. *prädysenterische Diarrhöen*), auf deren Boden die Ruhrinfektion dann leicht haftet. Kleinkinder und Greise sind aber, wie die Epidemiologie in normalen Zeiten zeigt, auch ohne das oft empfänglich.

Überstehen einer Ruhrerkrankung hinterläßt keine deutliche *Immunität*. Mehrfache Erkrankungen des gleichen Individuums mit dem gleichen oder auch einem anderen Bakterientyp sind häufig. Es tritt jedoch bei Menschen, die unter primitiven Verhältnissen zu leben gewohnt und dabei wohl häufigerer Infektion ausgesetzt sind, eine gewisse Resistenzsteigerung auf, worauf zu beziehen sein dürfte, daß Epidemien vorwiegend unter frisch in eine durchseuchte Gegend Eingereisten ausbrechen und innerhalb eines mehrjährigen Krieges meist die ersten Jahre die schwersten Epidemien unter Soldaten mit sich bringen. Ob diese Resistenz auf einer „lokalen Immunität" des Darmes (BESREDKA) beruht, ist nicht gesichert.

Bezüglich der *Epidemiologie* ist noch zu erwähnen, daß sporadische Fälle und Epidemien stets vorzugsweise in der warmen Jahreszeit vorkommen, in der der Schmier- und Fliegenübertragung günstigere Verhältnisse gegeben sind. Die *Sterblichkeit* bewegt sich meist zwischen 5 und 10%, ist bei Säuglingsruhr aber wesentlich höher.

Die *Inkubationszeit* ist kurz und beträgt meist nur 1—3, höchstens wohl 7 Tage.

**Symptomatologie.** Nach einem kurzen Prodromalstadium mit Appetitlosigkeit, Mattigkeit und leichten Leibschmerzen, meistens aber ohne solches, beginnt die Krankheit akut mit mehr oder weniger starker Temperaturerhöhung, Leibschmerzen, Durchfällen und Allgemeinstörungen, wie Kopfschmerzen, Übelkeit und Appetitlosigkeit. Erbrechen ist häufig. Die Durchfälle steigern sich rasch, die Stuhlentleerung wird schmerzhaft. Der Verlauf im Einzelfall ist äußerst wechselvoll.

Der weitere *Verlauf des typischen Krankheitsbildes* ist ausgezeichnet durch Leibschmerzen, häufigen Stuhldrang und immer reichlicher werdende Entleerung von eitrigem *Schleim und Blut*. 10—20mal und noch öfter im Tag wird unter lebhaftem *Tenesmus* Stuhl abgesetzt, und in den schweren Fällen empfindet der Kranke fast in jeder Viertelstunde lebhaften Drang und gibt jedesmal nur kleine Mengen von Schleim und Blut, später von Eiter mit Schleim und Blut von sich, in denen die Stuhlbeimengungen schließlich vollständig fehlen. Diese Entleerungen haben einen eigenartig faden, spermaähnlichen Geruch. Erbrechen und Singultus können das Leiden noch qualvoller gestalten. Das Abdomen ist gespannt, bisweilen aufgetrieben und druckempfindlich, besonders im Verlauf des Colon descendens. Dieses ist als harter, sehr druckempfindlicher Strang fühlbar. Die *Temperatur* verläuft sehr unregelmäßig, steigt selten über 39°, zuweilen mit unregelmäßigen Frösten, fällt vorübergehend auf subfebrile oder sogar subnormale Werte oder kann selbst in schweren Fällen dauernd subfebril bleiben. Der *Puls* ist ebenfalls verschieden frequent, kann bis 120 und mehr steigen, aber auch verlangsamt sein und wird in schweren Fällen klein, fadenförmig. Die Hautfarbe ist blaß, nicht cyanotisch. Die Extremitäten werden kühl. Der Blutdruck ist normal oder erniedrigt. Das *Bewußtsein* bleibt meist klar, mit Ausnahme des Kindesalters, in dem oft Benommenheit, selbst mit Krämpfen auftritt, aber nach Einsetzen der Darmentleerungen rasch wieder zurückgeht. Bei zunehmender Schwere des Verlaufs kommt es aber doch zu Apathie, ja Somnolenz, seltener zu erregten Delirien. Auch tetanische Zeichen können sich infolge der Chlorverarmung durch die Diarrhöen einstellen. Die *Zunge* ist immer stark belegt, später trocken.

Die *Milz* ist nicht vergrößert. Das *Blutbild* zeigt eine leichte bis mäßige Leukocytose mit Linksverschiebung und in der Rekonvaleszenz Lymphocytose und Eosinophilie. Die *Blutsenkung* ist durch die Austrocknung eher langsam, später oft sehr beschleunigt. Oft finden sich erhöhte Reststickstoff- und erniedrigte Chlorspiegelwerte. Später besteht oft eine postinfektiöse Anämie.

Die Kranken neigen zu *Sekundärinfektionen*, wie Pneumonie, Soor, Parotitis, Pyodermie u. a. Perforation und Peritonitis sind selten, häufiger schon Sepsis und Nephritis. In schwer kachektischem Zustand verfallen solche Kranke unter dauerndem Stuhlabgang immer mehr.

Bezüglich der *anatomischen* und *histologischen* Darmbefunde muß auf die einschlägigen Lehrbücher verwiesen werden.

Eine schwere Ruhr kann in wenigen Tagen zum Tode führen. Meistens *dauert* sie eine Woche oder länger, selbst eine Reihe von Wochen und kann früher oder später tödlich endigen oder in Genesung übergehen. Gewöhnlich erfolgt die Besserung zuerst langsam, dann aber rasch; Tenesmen und Durchfall gehen zurück. Aber nach scheinbarer Heilung sind *Rezidive* nicht selten, die sich mehrmals wiederholen und schwer, selbst tödlich verlaufen können. Die *Rekonvaleszenz* wird nicht selten durch Komplikationen gestört, deren harmloseste flüchtige Fieberzacken, das sog. *Nachfieber* sind. Endlich geht ein Teil der Fälle in *chronische Ruhr* über.

Recht häufig verläuft aber die Krankheit *milder*. Es gibt alle Übergänge zu Fällen, in denen die Temperatur rasch abfällt oder überhaupt kaum erhöht ist und sich die ganze Krankheit auf das Symptomenbild eines wenige Tage dauernden akuten Darmkatarrhs mit dünnen Stühlen beschränkt, denen mehr oder weniger Schleim, vielleicht einmal auch etwas Blut beigemengt ist.

Häufig sind aber, besonders in Kriegszeiten, *Kombinationen* mit Typhus, Fleckfieber, Malaria, auch mit Amöbiasis des Darms u. a. Sie erfordern besondere Aufmerksamkeit, um trotz ihrer schlechten Prognose überwunden zu werden.

**Nachkrankheiten.** An neurologischen Erscheinungen finden sich, besonders nach Shiga-Kruse-Ruhr, nicht selten *Mono- und Polyneuritiden*, mit vorwiegend sensiblen, weniger mit motorischen Ausfällen, besonders in Form von Akroparästhesien, aber auch als Radialis-, Peroneusparese oder Ischialgie u. ä.

Die wichtigste Nachkrankheit ist das *Ruhrrheumatoid*. Es tritt am häufigsten in den ersten 2 Wochen nach dem Aufhören der Schleim- und Blutstühle auf und befällt meistens 3—4 und mehr Gelenke, zuweilen auch nur ein einzelnes (Monarthritis). Bisweilen sind die Gelenke nur schmerzhaft, aber äußerlich nicht verändert. In der Regel zeigt sich aber eine periartikuläre Schwellung oder ein ausgesprochener Gelenkerguß, der so stark sein kann, daß wiederholte Punktion notwendig wird, der aber nie in Eiterung übergeht. Ein Gelenk nach dem andern kann befallen werden, während die Erkrankung in den schon ergriffenen Gelenken bestehen bleibt, so daß der Patient sich schließlich kaum mehr bewegen kann. Das Rheumatoid kann sich über mehrere Monate, selbst 1—2 Jahre hinziehen, hinterläßt aber keine dauernden Störungen. Es ist meist mit Fieber verbunden, das oft schon 1—2 Tage vor den Gelenkschmerzen beginnt, in der Regel auf 38—39° steigt und mit mehr oder weniger starken Remissionen wochenlang auf dieser Höhe bleibt oder bald auf subfebrile Werte zurückgeht, die dann sehr lange bestehen können. Die Häufigkeit dieses Ruhrrheumatismus wird im allgemeinen auf 0,5—3% angegeben. Oft kombinieren sich mit ihm Zeichen von *Schleimhautstörungen* multipler Art: Tritt es zusammen mit einer flüchtigen oder anhaltenden „Conjunctivitis“ und unspezifischen Urethritis (seröser, oft aber auch eitriger Ausfluß) auf, so spricht man von der „REITERschen *Trias*“. Ähnliches kommt zuweilen auch schon nach ganz leichten, kaum bemerkten Darminfekten vor (Polyarthritis enterica). Charakteristisch für das Rheumatoid ist das refraktäre Verhalten gegenüber Salicyl- und Pyramidonbehandlung.

Als *Spätfolgen* der Ruhr sehr wichtig sind die von ihr am Magen-Darmtrakt hinterlassenen Veränderungen *(postdysenterische Erkrankungen)*, die von der einfachen Anacidität oder Achylie des Magens über die chronische Enteritis bis zum Bilde der Colitis ulcerosa gravis gehen, die dann auch bei mangelndem Bakteriennachweis als *chronische Ruhr* zu bezeichnen ist. Dabei kommen also die verschiedensten chronischen Leidenszustände vor, die teils als Folge der hinterlassenen Darmschleimhautatrophie, teils als Pankreasinsuffizienz, teils als Folge narbiger Dickdarmstenosen aufzufassen sind und sekundär zu schwerster Beeinträchtigung des Gesamtzustandes, zuweilen unter dem Bilde der Sprue oder chronischer Avitaminosen führen. Besonders kennzeichnend ist der rezidivierende Verlauf dieser Verdauungsstörungen. Bei allen Funktionsanomalien von Magen, Dünn- und Dickdarm versäume man daher nie nach einer durchgemachten Bacillenruhr, auch wenn sie nur leicht verlief, nachzuforschen. Über die vielgestaltige Symptomatologie dieser postdysenterischen Verdauungsstörungen muß im Kapitel „Krankheiten der Verdauungsorgane“ nachgelesen werden.

**Diagnose.** Die Diagnose einer typischen Ruhr ist aus dem makroskopischen Stuhl- und dem klinischen Befund leicht zu stellen, namentlich in Zeiten von Epidemien oder in Gegenden, wo die Krankheit endemisch ist. Leichte Fälle mit uncharakteristischen Stühlen werden allerdings leicht verkannt; sie sind klinisch nur im Zusammenhang mit anderen typischen Fällen diagnostizierbar, dann aber im Zweifelsfall immer als solche aufzufassen. Gelegentlich können infektiöse Enteritiden zunächst den Verdacht auf einen Ruhrausbruch aufkommen lassen; doch klärt der Verlauf rasch die Sachlage. In sporadischen Fällen entscheidet freilich nur die bakteriologische Untersuchung und kommen auch urämische, leukämische, toxische (Hg, As, Pilzgift) Colitiden in Betracht. In warmen Ländern ist stets an Amöbiasis zu denken; die Unterscheidung ist meist schon durch den makroskopischen Stuhlbefund möglich. Chronische Ruhrfälle werden meist nur durch eine sorgfältige Anamnese, selten durch die bakteriologische Untersuchung erkannt.

Die *bakteriologische Untersuchung* ist, wie oben erwähnt, auch unter bester Untersuchungstechnik stets nur bei einem Teil der Fälle positiv. Ein negatives Ergebnis beweist also nichts gegen die Diagnose Ruhr. Nur bei der sporadischen E-Ruhr sind die Ergebnisse zuverlässiger. Trotzdem ist die bakteriologische Klärung immer anzustreben, schon als Unterlage für die Anzeigepflicht und die zu treffenden hygienischen Maßnahmen. Wichtig ist auch immer zu wissen, ob der Shiga-Typ vorhanden ist, in sporadischen Fällen, ob es sich um E-Ruhr handelt.

Am besten wird die Untersuchung durch *direkte Entnahme* des frischen Stuhles aus dem Rectum mittels einer Platinnadel oder eines sterilen, auf einem Träger befestigten Wattebausches (Rachenabstrichtupfer) und durch sofortigen Ausstrich auf einer Endoagarplatte vorgenommen. Ruhrbakterien (mit Ausnahme der E-Bakterien) sind sehr empfindlich gegen äußere Einflüsse, so daß die Aussicht, ein bakteriologisch positives Ergebnis zu erhalten, mit der Entfernung der Kranken von der bakteriologischen Untersuchungsstelle sich stark vermindert. Deshalb ist es zwecklos, Untersuchungsmaterial über weite Strecken zu versenden. Die Kultur soll an Ort und Stelle angelegt werden. — Die *Agglutination* des Patientenserums auf Ruhrbakterien wird frühestens am 8.—10. Tag, und auch dann nur in einem Teil der Fälle mit verwertbarem Titer (1:200) positiv. Die Probe ist außerdem oft bei Gesunden auch unspezifisch positiv und kann daher nur im Rahmen des klinischen Bildes gewertet werden. Eine sichere Unterscheidung der Ruhrtypen erlaubt sie nie. Der Titer wird auch nur ausnahmsweise hoch gefunden.

**Prognose.** Im Krankheitsbeginn ist es unmöglich, den Verlauf vorauszusehen, der äußerst stark variiert. Er hängt zum Teil vom Lebensalter, dem Allgemeinzustand des Kranken, auch vom Erregertypus, vor allem aber von den Möglichkeiten ausreichender Ruhe, Pflege und Behandlung ab.

**Prophylaxe.** Eine Isolierung der Ruhrkranken in besonderen Sälen mit besonderen Aborten ist absolut notwendig. Jedermann, der mit Ruhrkranken oder ihren Dejektionen zu tun hat, muß besondere Überkleider anziehen und sich nach jeder Berührung und vor jeder Mahlzeit die Hände sorgfältig desinfizieren. Die Gefahr der Kontaktübertragung ist bei der Ruhr ganz besonders groß. Nach der Heilung muß der Ruhrkranke womöglich so lange isoliert bleiben, bis die dreimal hintereinander vorgenommene Stuhluntersuchung keine Bacillen mehr ergeben hat. Bacillenträger sind dem Amtsarzt anzuzeigen. In Epidemiezeiten ist freilich der Ruhrbakterienbefund auch bei Gesunden so häufig, daß sich diese Maßnahmen erübrigen. Die Vorbeugung beruht dann auf der Schaffung hygienischer Umstände, Fliegenbekämpfung, Ausscheidung von Keimträgern aus der Küche und Nahrungsmittelgewerbe usw. Zum persönlichen Schutz empfiehlt sich das Tragen einer Leibbinde.

Über die Wirksamkeit der *Ruhrimpfstoffe* besteht noch kein einheitliches Urteil.

**Therapie.** Die Grundlage der Behandlung besteht in *Bettruhe, Wärme und Diät.* Transporte, gegen die Ruhrkranke äußerst empfindlich sind, und Abkühlungen durch Aufsuchen des Aborts sind strikt zu vermeiden. Das Bett ist im Bedarfsfall mit Wärmflaschen u. dgl. zu wärmen. Auf Sauberkeit bei der Lagerung ist größter Wert zu legen.

Im Beginn der Ruhrdurchfälle hat sich die *Sulfonamidbehandlung* bestens bewährt. Sie kann die Krankheit oft in 1—2 Tagen beseitigen. Die Dosierung braucht dabei 4—6 g nicht zu überschreiten. Bevorzugt werden schwer lösliche Präparate (Sulfaguanidin); doch ist auch Injektionsbehandlung, wie sie sich bei Erbrechen empfiehlt, wirksam. Im späteren Verlauf ist die Wirkung weniger durchschlagend; meist sind dann wiederholte Sulfonamidstöße notwendig.

Die *Serumbehandlung* wird heute nur noch bei toxischen Verläufen angewandt, besonders bei Shiga-Kruse-Ruhr. Meist ist man aber, da die Typendiagnose Zeit in Anspruch nimmt, auf polyvalentes Ruhrserum angewiesen, um den günstigen frühzeitigen Termin nicht zu versäumen. Das Serum wird am besten intramuskulär eingespritzt, intravenös höchstens in sehr schweren Fällen. Die Mengen sollen je nach der Schwere des Falles 50—80 ccm betragen, und zwar jeweils 2—4 Tage hintereinander. Wenn Besserung eintritt, soll man noch einige Tage mit geringeren Dosen fortfahren. Serumnebenwirkungen sind bei der Ruhr besonders häufig; es ist dabei nach S. 154 zu verfahren. Zuweilen, besonders bei chronischer Ruhr, hat man allerdings gesehen, daß gerade nach solchen anaphylaktischen Erscheinungen deutliche Besserungen eintreten.

Über die *Bakteriophagenbehandlung* sind die Meinungen geteilt. Sie ist zudem schwierig in optimaler Weise durchzuführen.

Man kann in alter Weise mit *Abführen* die Behandlung frischer Fälle beginnen; jedoch ist das bei Sulfonamidtherapie unnötig. Auch auf *Adsorbentien*, wie Tierkohle, Tannin, Dermatol kann heute meist verzichtet werden. In länger dauernden Fällen können aber Yatren (s. bei Amöbiasis) und Rivanoletten zu Hilfe genommen werden.

Sehr wichtig ist die *Diätverordnung*. In frischen Fällen ist nur leichte flüssige Kost zu geben, bestehend aus Tee und dünnen Schleimsuppen, etwa auch Hinzufügen von Rotwein, Rum oder Kognak. Sobald die ersten Tage vorüber sind, soll man zur Vermeidung der Unterernährung etwas nahrhaftere Kost geben, indem man Reis-, Mehl- und Grießbrei, Eier, Milchkakao, bald auch zartes, fein gehacktes Fleisch und Zwieback u. dgl. zufügt. Wenn Besserung eintritt, geht man allmählich zu reichlicherer Kost über. Bisweilen wirkt eine mehrtägige Kur mit ausschließlicher Darreichung roher geschabter Äpfel gut.

Wenn die Wasserverluste bedenklich werden (was an starker Abnahme der Urinmenge zu erkennen ist), so sind subcutane oder intravenöse *Infusionen* von Ringerlösung oder von 5%iger Traubenzuckerlösung notwendig.

In schwereren Fällen empfehlen sich mehrfache *Bluttransfusionen*, bei Hypochlorämie hypertonische NaCl-Lösungen.

Große Aufmerksamkeit ist der *Zirkulationsschwäche* zuzuwenden.

Für die *chronische Ruhr* und die Behandlung der übrigen *Nachkrankheiten* gelten die gleichen Regeln wie für die Therapie der verschiedenen Magen-Darmkrankheiten, unter deren Bilde sie erscheinen, einschließlich Colitis gravis ulcerosa, bzw. für die Therapie anderer Rheumatoide und Neuritiden.

## 4. Cholera.

Die Cholera war 100 Jahre lang, seit sie 1817 zum erstenmal den Weg von Indien nach Europa fand, ein Schrecken, besonders der Hafenstädte. Aber auch heute ist sie, wie die jüngste Vergangenheit (Ausbruch in Ägypten 1947/48) lehrt, trotz der verbesserten hygienischen Verhältnisse selbst für Europa noch eine gewisse Gefahr. Die letzte gefährliche Einschleppung nach Deutschland war 1892 in Hamburg. Im ersten Weltkrieg mehrfach in rasch beherrschten Ausbrüchen beobachtet, ist sie im zweiten auffallenderweise ganz vereinzelt geblieben. Sie ist endemisch im Gangestal (Indien) und tritt von dort aus ihre Wanderungen teils auf dem Seewege zum Mittelmeer hin, teils auf dem Landwege über Südrußland und nach Ostasien hin an.

**Ätiologie.** Der *Vibrio cholerae*, ein gramnegatives Kommabacterium, gedeiht leicht auf Nährböden, besonders im alkalischen Milieu und ist in seiner charakteristischen Lagerung, „fischzugähnlich", auch oft schon im gefärbten Stuhlpräparat zu erkennen. Er hält sich auch leicht in jedem Wasser, das organische Substanz erhält, und die Wasserinfektion bildet daher die Ursache für die Explosivepidemien, in denen Cholera aufzutreten pflegt.

Bei der Pathogenese der Cholera handelt es sich noch deutlicher als bei der Bacillenruhr um einen biphasischen Sensibilisierungsvorgang, der im SHWARTZMAN-SANARELLI-Phänomen (S. 108) sein experimentelles Korrelat hat: kommen Choleravibrionen oder ihre Zerfallsprodukte zur Resorption, so gelangen sie auf dem Blutweg in die Dünndarmschleimhaut und sensibilisieren diese. Die Auslösung des Choleraanfalls erfolgt dann durch erneute Einwirkung der

Bacillen auf die Darmschleimhaut. SANARELLI konnte so am Kaninchen durch intravenöse Injektion einer kleinen, an und für sich verträglichen Menge von Choleravibrionen und erneute intravenöse Injektion einer an sich ebenfalls unschädlichen Menge von Bouillonkulturfiltrat nach 24 Stunden das vollständige Krankheitsbild der Cholera auslösen. Überraschend war dabei die Erkenntnis, daß das zur Reinjektion verwandte Kulturfiltrat nicht einmal von Choleravibrionen selbst stammen muß, sondern auch aus Kulturen verschiedener anderer Keime (Coli-, Paratyphus-, Proteusbacillen, Streptokokken und Staphylokokken) gewonnen werden kann. Die Auslösung des Choleraanfalls kann also nach vorausgegangener spezifischer Sensibilisierung mit Choleravibrionen oder -endotoxin unspezifisch erfolgen. Dieser Hergang erklärt die Erfahrung, daß man zu Epidemiezeiten so viele gesundbleibende Keimträger findet, und daß bei vielen Cholerakranken Vibrionen nicht nachgewiesen werden.

Die *Empfänglichkeit* der Menschen hängt also weitgehend von der unspezifischen Disposition des Darmkanals ab. Kinder werden nur selten befallen.

Ein Exotoxin besitzt der Choleravibrio nicht. Überstehen der Krankheit hinterläßt auch weder eine antitoxische noch eine antiinfektiöse *Immunität*. Zweiterkrankungen, oft schon nach wenigen Wochen, sind nicht selten.

Die *Letalität* liegt in den meisten Epidemien zwischen 50 und 80%.

Da der Sensibilisierungsvorgang im Sinne der unspezifischen Promunitäts- oder Schnellschutzreaktionen — im Gegensatz zu jeder spezifischen Allergisierung — nur sehr kurz dauert, so beträgt auch die *Inkubationszeit* der Cholera nur 1—2 Tage.

**Symptomatologie.** In einem Teil der Fälle schließt sich an die Inkubation zunächst eine Zeit der sog. *prämonitorischen Durchfälle* an, bei der es bewendet bleiben, oder an die sich der eigentliche Anfall, d. h. die zweite Phase erst anschließen kann. Die leichteren Verläufe derselben werden als *Cholerine* bezeichnet, während der typische Choleraanfall mit dem Stadium algidum sich meist über 4—5 Tage ausdehnt, und die akutesten Verläufe als *Cholera siderans* nur Stunden, als Cholera *sicca* gewissermaßen nur Minuten dauern.

Der *typische Choleraanfall* entwickelt sich im Verlauf weniger Stunden. Die Patienten fühlen sich auf einmal furchtbar müde, klagen über Herzklopfen oder eingenommenen Kopf, Frösteln und heftigen Durst. Die Zunge wird trocken, rissig und bedeckt sich mit einem trockenen grauen Belag. Starkes Erbrechen, heftige Leibschmerzen, Schmerzen in den Beinen, seltener in den Armen, sowie die charakteristischen Durchfälle stellen sich ein.

Der *Stuhl* ist anfangs noch fäkulent, reichlich mit Dünndarmschleim vermischt, der sich durch Zerdrücken zwischen zwei Objektträgern leicht erkennen läßt. Sehr bald werden die Stühle immer dünnflüssiger und immer häufiger entleert, bis zu 10mal in der Stunde und noch öfter. Sie verlieren die braune Farbe und werden „reiswasserähnlich“ oder „molkeähnlich“, fast geruchlos. Die Reaktion ist neutral oder alkalisch. Bei der mikroskopischen Untersuchung findet man abgestoßene Darmepithelien, Tripelphosphate und namentlich reichlich Bakterien, vor allem Choleravibrionen. Bisweilen kann auch Blut im Stuhl auftreten.

Das *Erbrechen* fördert anfangs Mageninhalt mit Speiseresten zutage, dauert aber nach der Entleerung des Magens weiter und liefert dann ein wäßriges Transsudat der Magenschleimhaut.

Charakteristisch ist das *Aussehen der Kranken*. Die Haut ist trocken, über den vorspringenden Knochen glänzend dünn, sonst schlaff, welk in Falten abhebbar. Die Augen sind eingesunken, die Hornhaut trocken. Die Patienten fühlen sich kühl an, die Farbe wird zuerst an den Acren, später am übrigen

Körper cyanotisch, schließlich blaugrau. Der Leib ist flach eingezogen, hart, mit schwappenden Därmen. Die Atmung ist mühsam, oberflächlich, die Stimme heiser (vox cholerica).

Die *Temperatur*messung in der Achselhöhle oder im Mund ergibt niedrige Werte, oft bis unter 35°. Die gleichzeitige Rectalmessung kann erhöhte Temperatur, sogar bis über 39° ergeben.

Der *Urin* wird spärlich und enthält etwas Eiweiß und zahlreiche Cylinder (auch in leichteren Fällen). In schweren Fällen kommt es zu Anurie, die erst in der Rekonvaleszenz weicht und selbst mehr als eine Woche dauern und trotzdem ausheilen kann. Bei Anurie steigt der Harnstoff und Reststickstoff des *Blutes* stark an, dagegen steigt der Blutdruck nicht. — Das Blutbild zeigt meist eine mäßige Linksverschiebung. Im Blut besteht Acidose, Azotämie, Hypochlorämie, oft Methämoglobinbildung.

*Pathologisch-anatomisch* findet man schwerste Enteritis mit Abstoßung des Darmepithels, zum Teil in geschlossenen Zellverbänden, die typische pfirsichrote, bzw. hortensienfarbige Verfärbung des ganzen Dünndarms, die schleimige Beschaffenheit des Peritonealüberzugs und die degenerativen Veränderungen an den Glomeruli und Harnkanälchen der Nieren.

Auf den Choleraanfall folgt in fast plötzlichem Übergang mit einer völligen Veränderung der Szenerie das *Reaktionsstadium*. Die Plötzlichkeit dieser Umstellung zeigt am besten, daß es sich beim Choleraanfall nicht um eine bakteriell-entzündliche Erkrankung des Darms, sondern um eine vorübergehende Überempfindlichkeit handelt. Entsprechend pflegt auch die *Rekonvaleszenz* auffallend kurz zu dauern.

Es kann aber im Reaktionsstadium auch zur Entwicklung eines ganz neuen Krankheitsbildes kommen, des sog. *Choleratyphoids*, das dann weitere 4—8 Tage mit hohem Fieber, Benommenheit, kräftigem, wenig beschleunigtem Puls, oft großer Atmung und nur noch mäßigen Diarrhöen zu dauern pflegt. Um den 10. Krankheitstag herum erscheint dabei das Choleraexanthem, dazu die sog. Choleranephritis mit urämischen Erscheinungen und schließlich erneuter Anurie. Im Darm sind Vibrionen meist noch nachweisbar.

Als *Nachkrankheiten* bzw. *Komplikationen* beobachtet man Keratitis, die durch die Austrocknung der Hornhaut im akuten Stadium ausgelöst wird, manchmal im Reaktionsstadium Tetanie, die wohl auf einen Umschlag der Acidose in Alkalose hindeutet und als prognostisch schlimmes Symptom zu werten ist; bei mehr als der Hälfte der Schwangeren tritt Abort ein, wobei auch der Fetus die Zeichen der Cholerainfektion zeigt. Seltener sind Ikterus und Bronchopneumonie. Schädigungen anderer als der Darmschleimhäute durch die sensibilisierenden Toxine können zu Sekundärinfektionen, besonders Otitis media und Cystitis führen. In Epidemiezeiten beobachtet man häufig Doppelinfektionen, etwa Cholera mit Ruhr, mit Paratyphus, Amöbiasis, Fleckfieber u. a.

**Diagnose.** Die Diagnose macht nur im Beginn von Epidemien und bei abortiven Fällen Schwierigkeit. Hauptsache ist, an die Möglichkeit echter Cholera zu denken und die *bakteriologische Untersuchung* zu veranlassen, die freilich keineswegs immer positiv ausfällt (vgl. oben!).

Die einfache mikroskopische Untersuchung führt nicht immer zum Ziel und ist auch deshalb nicht ganz sicher, weil es choleraähnliche Vibrionen gibt. Man soll deshalb immer auch Kulturen anfertigen lassen. Zur Untersuchung schicke man ein mindestens nußgroßes Stück Faeces oder, falls der Stuhl dünn ist, mindestens 2 ccm ein und lege ein lufttrockenes Objektträgerpräparat für die direkte mikroskopische Untersuchung bei. Natürlich ist das Material so zu verpacken, daß keine Gefahr der Übertragung besteht und der Empfänger vor dem Auspacken die Art des Inhalts erkennt. Für die meisten Länder bestehen besondere Vorschriften. Wenn man sie aber nicht zur Hand hat, so soll man mit dem Einsenden des Materials an eine zuverlässige Untersuchungsstelle nicht bis zu ihrem Eintreffen warten (vgl. S. 98/99).

*Differentialdiagnostisch* ist in sporadischen Fällen von wäßrigen Durchfällen mit Kollapserscheinungen in heißen Zeiten oder Ländern zu denken an Wärmestauung, die solches hervorrufen kann (z. B. auf Schiffen die sog. Heizerkrämpfe) und wie sie wohl auch zum Teil den kindlichen Sommerdiarrhöen zugrunde liegt, die unter dem Namen „Cholera nostras" laufen. Die Vorgeschichte wird auch dort, wo eine echte Choleraerkrankung in Frage kommt, die Unterscheidung erlauben. Perakut einsetzende Fälle von Ruhr und Nahrungsmittelvergiftung (Paratyphus-Enteritis) können anfangs choleraähnlich aussehen; jedoch unterscheidet sich hier bald der Stuhl von dem bei Cholera, und nie ist der Flüssigkeitsverlust und der Rückgang der Harnproduktion so stark wie bei Cholera. Ähnliches gilt auch für die choleriformen Durchfälle nach Pilz-, Arsen-, Antimon- und Quecksilbervergiftung und bei Urämie. Auch ein plötzlich einsetzender Ileus kann zu Verwechslungen führen. Zu denken ist stets, besonders bei Kindern, an einen schweren Verlauf einer Malaria tropica, auch an beginnende Trichinose.

**Prognose.** Im Einzelfall richtet sich die Prognose nach der Intensität der vorhandenen Symptome. Verläuft die Krankheit von vornherein unter dem Bild einer einfachen Choleradiarrhöe, so ist in der Regel die Prognose günstig. Man muß aber immer vorsichtig sein, da sich auch an eine anfänglich harmlos erscheinende Choleradiarrhöe das Stadium algidum anschließen kann. Als prognostisch günstig gelten: lange Inkubation, leichte Initialerscheinungen, geringe Leukocytose, geringer Flüssigkeitsverlust mit geringer Bluteindickung, Zeichen guter Nierenfunktion: verhältnismäßig niedrige Werte von Harnstoff und Reststickstoff im Blut (unter 50 mg %), gute Diurese mit reichlichen Cylindern im Urin (bei schwerer Niereninsuffizienz werden die Cylinder nicht ausgeschwemmt).

**Prophylaxe.** Die *Schutzimpfung* ist hier nicht zu besprechen, sondern nur die *Maßnahmen bei der Pflege.* Die Cholerakranken müssen in besonderen Sälen isoliert werden, Eßgeschirr und Wäsche müssen sorgfältig desinfiziert werden. Die Stühle müssen durch Übergießen mit Lysol oder Kalkmilch unschädlich gemacht werden. Zur Pflege und Behandlung Cholerakranker sind Mäntel anzuziehen und die Hände nach jeder Berührung des Cholerakranken oder irgendwelcher Gegenstände im Krankenzimmer zu desinfizieren. Regelmäßige Nahrung und Lebensweise ist für die Pflegenden notwendig, um die Verdauungsstörungen zu vermeiden, die zu Cholera disponieren.

**Therapie.** Nach Ausbruch der Erkrankung wird es stets unmöglich sein, die bereits eingetretene Sensibilisierung der Darmschleimhaut aufzuheben, also ätiologisch zu behandeln. Eine Serumbehandlung hat sich daher auch nicht durchsetzen können.

Die fortlaufende Behandlung mit *Adrenalin* oder ähnlich wirkenden Substanzen, wie sie für die Behandlung des anaphylaktischen Shocks bekannt ist, und wie sie von manchen Autoren bei der Cholera sehr gelobt wird, erscheint des Versuches wert. Man gibt Suprarenin in Dosen von $^1/_2$—1 mg subcutan stündlich oder bei subcutaner Infusion in die Infusionsflüssigkeit. Auch Atropin wurde in gleichem Sinne empfohlen.

Steht ein erwiesenermaßen wirksamer Bakteriophage zur Verfügung, so sollte stets die *Phagentherapie,* die zum mindesten unschädlich ist, versucht werden. Man gibt morgens und abends je ungefähr 10 ccm peroral oder auch 3—5 mg intravenös, gemischt mit hypertonischer Kochsalzlösung. Der Patient bleibt vor und nach der peroralen Medikation noch einige Zeit nüchtern. Die Erfolge dieser Behandlung werden zwar verschieden beurteilt.

Zu Beginn der Erkrankung empfiehlt sich *Abführen* mit Ricinusöl oder Kalomel, um eine Entleerung des Darms und eine Entfernung einer möglichst großen Menge von Keimen zu erreichen. Anschließend kann man durch *resorbierende* Mittel in reichlicher Menge, Tierkohle, Kaffeekohle, Adsorgan u. a.

dieses Bestreben unterstützen. Alle diese Maßnahmen haben nur zu Beginn des Anfalls einen Wert.

Die wichtigste Behandlung des Choleraanfalls besteht in der Verabfolgung warmer *Infusionen*, am besten intravenös, auch subcutan unter die Bauchhaut in Mengen von $1^1/_2$—2 Litern. Die Flüssigkeit soll $43^0$ C haben, da sie sich während der Infusion etwas abkühlt. Außer physiologischer empfiehlt sich auch hypertonische Kochsalzlösung zwecks Ersatz der Chlorverluste, ferner Zusatz von Natrium bicarbonicum zur Behebung der drohenden Acidose. Man nimmt etwa 4 g Kochsalz und 3 g Natrium bicarbonicum auf 1 Liter Wasser. Auch Infusionen mit hypertonischer NaCl- oder Natriumbicarbonatlösung allein sind je nach Lage des Falles in Erwägung zu ziehen. So gut oft die momentane Wirkung der Infusion ist, so wenig darf man sich auf sie allein verlassen.

Neben der intravenösen und subcutanen Flüssigkeitszufuhr kann man sich auch, wenn es der Zustand des Kranken erlaubt, des *Tropfeinlaufs* bedienen. Es muß dazu der Blutdruck allerdings über 70 mm Hg liegen, da sonst erfahrungsgemäß keine Resorption aus dem Dickdarm mehr stattfindet. Auch muß der Patient bei Einläufen dauernd unter Beobachtung sein (Kollapsgefahr!). Der physiologischen Kochsalzlösung setzt man auch hierbei am besten Natriumbicarbonat zu. Bei der Hamburger Choleraepidemie (1892) wurden auch gute Erfolge von der rectalen Verabreichung von $1^1/_2$—2 Liter einer 1%igen Tanninlösung schon in frühen Krankheitsstadien gesehen.

Der Cholerakranke ist gegen Abkühlung sehr empfindlich. Neben sorgfältiger Lagerung mit künstlicher *Wärmezufuhr* bewähren sich daher in geeigneten Fällen heiße Bäder von einer Dauer bis zu $^1/_4$ Stunde und mit bis zu $35^0$ ansteigender Temperatur.

Soweit kein Brechreiz vorhanden ist, wird man weiter mit *heißen Getränken* (Tee, Milch) Wärme zuführen können. Empfohlen werden auch starke Verdünnungen von Kaliumpermanganat (etwa 0,5:1000 per os), wobei diese infolge des Verlustes des Epithels im Darm bereitwillig aufgenommen werden und zur Entgiftung beitragen sollen.

Die *Diät* wird zunächst rein flüssig sein (Schleim- und Reissuppen, Kakao, Tee mit etwas Rotwein). Nach Abklingen der Erscheinungen muß sie wegen der Rückfallgefahr langsam und vorsichtig wieder aufgebaut werden.

Bei starkem Erbrechen, ebenso bei unerträglichen Muskelkrämpfen sind oft kleine Morphiumdosen (nicht über 0,01 g) oder wenigstens *Opiumtropfen* unumgänglich. Gegen *Kreislaufschwäche* muß rechtzeitig medikamentös vorgebeugt werden.

Bei Versagen der *Urinsekretion* kann Hypophysenextrakt versucht werden, ferner heiße Lendenwickel.

Im *Reaktionsstadium* kann man den persistierenden Durchfall mit Gaben von Kohle- und Wismutpulver, evtl. mit Opium zu beheben suchen. Während des *Choleratyphoids* ist besonders auf die Nierensekretion zu achten; unter Umständen muß katheterisiert werden.

Neuerdings wird über Erfolge in der Choleratherapie mit *Sulfonamiden* berichtet, die jedoch von anderer Seite bestritten werden. Hier bleibt weitere Klärung abzuwarten. In Ägypten scheinen die Sulfonamide enttäuscht zu haben.

## b) Andere Bakteriosen.

### 1. Erysipel.

Das Erysipel (Rotlauf, lat., engl., erysipelas, franz. érysipèle) spielt als Wundrose vor allem in der Chirurgie, besonders der Kriegschirurgie, eine wichtige Rolle und war in der vorantiseptischen Zeit eine gefürchtete Spitalseuche, auch in Entbindungsanstalten. Seine Übertragbarkeit ist aber — außer bei Schmierinfektion — nicht groß, und so ist sein Vorkommen heute vorwiegend auf dazu besonders disponierte Individuen beschränkt, so daß es von manchen Autoren, ähnlich der croupösen Pneumonie, gar nicht zu den ansteckenden Krankheiten gezählt wird. Disponierte erkranken aber oft schon bei Eintritt des Erregers durch ganz unscheinbare Kontinuitätstrennungen der Haut, wie sie besonders im Gesicht vorkommen, ja sogar vielleicht ohne solche (hämatogen ?), und so kommt es, daß solche Fälle nicht selten auch auf internistischen Abteilungen gepflegt werden.

**Ätiologie.** *Erreger* sind stark ($\beta$)-hämolytische Streptokokken (Fehleisen 1882) der Gruppe A (nach Lancefield), d. h. also Angehörige verschiedener serologischer Typen (meist Typ 1—4 der etwa 30 Typen der A-Gruppe) wie auch beim Scharlach. In seltenen Fällen werden auch hier andere Streptokokkentypen, ja auch hämolytische Staphylokokken gefunden. Meist zeigen Erysipelstreptokokken auch ein Toxinbildungsvermögen, und dieses erythrogene Toxin ist dem Scharlachtoxin nahe verwandt, wenn nicht sogar mit ihm identisch, was bei der nicht vollständigen Homogenität des Scharlachtoxins (vgl. dort) schwer zu entscheiden ist. Ob dieses Toxin aber in der Pathogenese des Erysipels eine wesentliche Rolle spielt, ist zweifelhaft; wird es doch auch nicht selten bei Angina- und anderen Streptokokken angetroffen. Im Vordergrund der Pathogenese steht jedenfalls der bakterielle, nicht der toxische Anteil. Der Erreger wird, wie bei der Lobärpneumonie, vor und während des initialen Schüttelfrostes im Blut, später nur noch im entzündlichen Herd, also in der befallenen Haut und den regionalen Lymphdrüsen angetroffen, auf die er beschränkt bleibt, wenn es nicht zu Komplikationen, besonders Phlegmonen der tieferen Gewebe oder gar Sepsis, kommt.

Die *Eintrittspforten* sind entweder nachweisliche Kontinuitätstrennungen der Haut, auch der Schleimhäute, wie die Nabelwunde des Neugeborenen, kleine Verletzungen, namentlich in Mund- und Nasengegend, an der behaarten Kopfhaut, varicöse Unterschenkelgeschwüre, Operationswunden; die Gefahr eines Erysipels besteht bei jeder schwer aseptisch zu haltenden Wunde, wie bei Hautdrainagen und Scarifikationen Ödemkranker, nach Operationen an der Nasen- und Mittelohrschleimhaut, an eiternden Fisteln. Oder es handelt sich um Kontinuitätstrennungen, die der Beobachtung entgangen sind, ganz besonders an den Schleimhäuten; so sind Rhagaden der Nasenschleimhaut wohl der häufigste Anlaß.

*Empfänglichkeit* besteht besonders bei Säuglingen und im höheren Lebensalter, vor allem im 6. Lebensjahrzehnt. Im frühen Erwachsenenalter kommen Erysipele fast nur nach größeren Verletzungen vor, und zwar merkwürdigerweise sehr selten bei frischen Verletzungen, vielmehr meist nach 3—4 Wochen während der Heilung. Die Altersdisposition verhält sich also gerade umgekehrt wie die für die croupöse Pneumonie. Die Disposition ist aber keineswegs sehr verbreitet, und der Kontagionsindex liegt zahlenmäßig sicher noch weit unter demjenigen des Scharlachs, etwa wie bei der Lobärpneumonie. Ob dabei eine spezifische Empfänglichkeitslage (Allergie) oder eine besondere angeborene Beschaffenheit der Lymphgefäße und des Bindegewebes der Unterhaut (familiäres Vorkommen, auch bei Zwillingen) den Ausschlag gibt, ist unklar. Daß aber eine bestimmte Allergie ebenso wie bei der Lobärpneumonie eine Voraussetzung für das Zustandekommen eines Erysipels ist, dafür sprechen schon die Ähnlichkeit des Fieberverlaufs und der Allgemeinsymptome bei beiden Krankheiten sowie die Immunitätsverhältnisse.

Eine *Immunität* hinterläßt das Erysipel nur für kurze Zeit, und diese ist weitgehend typenspezifisch. Frührezidive (besser: Relapse) sind schon nach 3—4 Wochen häufig, verlaufen dann aber leichter, wenn sie auf endogener

Reinfektion mit dem gleichen Typ beruhen. Auch Spätrezidive nach Monaten und Jahren sind nicht nur häufig, sondern geradezu als Ausdruck der individuellen Empfänglichkeitslage typisch, d. h. Überstehen eines Erysipels disponiert zu Wiedererkrankung (wie bei der Lobärpneumonie). Rezidive mit einem anderen Streptokokkentyp verlaufen dabei meist wieder heftig, solche mit dem gleichen Typ oft abortiv. Auch die im Serum von Erysipelrekonvaleszenten auftretenden Antikörper (Opsonine, Bakteriotropine, auch Antitoxine) pflegen nach dem 20. Tag sehr rasch wieder zu verschwinden.

Die *Epidemiologie* zeigt Häufung im Frühjahr und Herbst. Örtliche Häufungen sind, abgesehen von Spitalsepidemien, heute sehr selten geworden. Auch die *Letalität* hat, besonders nach Einführung der Sulfonamide, stark abgenommen; sie betrug früher immerhin etwa 7—10%, bei Neugeborenen und bei Greisen aber bis zu 60, ja 90%!

Nach experimentellen Erfahrungen beträgt die *Inkubationszeit* meist nur $^1/_2$—3 Tage, soll aber auch bis zu 10 Tagen dauern können.

**Symptomatologie.** Die Krankheit beginnt meistens mit plötzlichem Fieberanstieg, oft mit Schüttelfrost, mitunter mit anschließendem Schweißausbruch. Bisweilen empfindet der Kranke schon einige Stunden vorher eine gewisse Spannung der Haut; gewöhnlich bemerkt er aber eine solche erst nach dem Fieberanstieg. Dann sieht man an der befallenen Partie, am häufigsten an der Nase oder an der Wange, eine umschriebene Rötung der Haut. Die gerötete Stelle ist erhaben, mehr oder weniger wallartig von der Umgebung abgesetzt, glänzend, fühlt sich heiß an und ist druckempfindlich. In kurzer Zeit breitet sich die Rötung und Schwellung aus, und bildet zungen- und zackenartige Fortsätze, deren Zwischenräume meistens bald ausgefüllt werden. An Stellen, wo die Haut fester an der Unterfläche haftet, wie an den Nasolabialfalten, auch an der Grenze der behaarten Kopfhaut, macht das Erysipel häufig Halt, oft aber nur vorübergehend.

Je nach der Beschaffenheit der Haut zeigt das Erysipel an verschiedenen Stellen ein verschiedenes Aussehen. An der Stirne, an der Nase und an den Wangen wird die Haut hochrot oder bläulichrot, stark gespannt, derb, glänzend. An den Ohren und namentlich an den Augenlidern sieht es aus wie ein gerötetes Ödem, ebenso am Scrotum, Penis und Labien. Auf dem behaarten Kopf und am Hals sieht man nur eine Rötung, und am Hals bleiben die Hautfalten sichtbar. Bei anämischen und kachektischen Individuen, auch beim Nabelerysipel des Säuglings, kann die Rötung sehr gering sein oder ganz fehlen.

Recht oft hebt sich die Hautoberfläche in Form kleinerer oder größerer Blasen ab: *Erysipelas vesiculosum, bullosum.* Einzelne Hautstrecken können nekrotisch werden, besonders leicht an den männlichen und weiblichen Genitalien: *Erysipelas gangraenosum.*

Die Lymphdrüsen im Abflußgebiet des Erysipels sind gewöhnlich etwas geschwollen und schmerzhaft, aber meistens nur in geringem Maße.

Das *Fieber* ist meistens hoch, oft über 40°. Es kann kontinuierlich verlaufen, zeigt aber häufiger mehr oder weniger starke Remissionen. Es dauert typischerweise (wie bei der Lobärpneumonie) 7—9 Tage und fällt dann zuweilen kritisch ab. Häufiger ist der remittierende Verlauf mit lytischer Entfieberung. Abortive Verläufe mit nur 1—3tägiger Fieberdauer sind, besonders bei Rezidiven, häufig, längeres Fieber bei starker Ausbreitung des Hautprozesses seltener. Besonders im Alter sind von Anfang an fieberfreie oder nur subfebrile Verläufe möglich, bei denen offenbar auch die Generalisation der Erreger auf dem Blutwege fehlt.

Entsprechend der Fieberhöhe verhält sich der *Puls.* Auffallend ist die starke Neigung zu *nervösen Störungen*, Apathie, Schlafsucht oder motorischer

Unruhe. Potatoren delirieren fast immer, aber auch ohne Potatorium sind Delirien nicht selten. Kopfschmerzen sind die Regel und können bei Kopferysipel äußerst heftig werden.

Auch Verdauungsbeschwerden, Erbrechen und Durchfälle kommen vor. Im *Blut* findet man eine starke neutrophile Leukocytose.

Nach dem Abheilen eines Erysipels tritt örtliche Hautschuppung auf. — Als Spätfolge, besonders von rezidivierenden Extremitätenerysipelen, kann es zur Lymphstauung (Elephantiasis) kommen.

*Histologisch* finden sich die Streptokokken reichlich in den oberflächlichen Schichten und Lymphgefäßen des Coriums der geröteten Randpartien, spärlich im Zentrum des befallenen Bezirks oder in Hautblasen, dazu starke zellige Infiltration meist mehr mono- als polynucleärer Natur. Nur bei Lymphangitis, Phlegmonen oder Absceßbildungen finden sich die Keime in tieferen Gewebsschichten.

Weitaus am häufigsten ist das Erysipel des *Gesichts* (90% aller Fälle). Die Erysipele der *Extremitäten* und des Rumpfes sind sehr viel seltener, aber auch gefährlicher. Noch seltener sind glücklicherweise die *puerperalen* Erysipele und das *Nabelerysipel* der Neugeborenen geworden.

Das Erysipel der *Schleimhäute* kann durch Fortwanderung der Entzündung von der Haut aus entstehen oder auch die primäre Lokalisation darstellen. Vielleicht gehen viele Gesichtserysipele von der Nasenschleimhaut aus, auf der sich aber dann die Entzündung nicht nach hinten fortzupflanzen pflegt. Bisweilen bleibt das Erysipel auf die Schleimhaut beschränkt. Am Rachen wird es leicht mit einer Angina verwechselt. Der Patient erkrankt mit Halsschmerzen, und die Untersuchung zeigt stark gerötete und geschwollene Tonsillen. Nur bei genauer Betrachtung erkennt man eine von den Tonsillen auf den Rachen übergehende, scharf abgegrenzte Rötung und eine ödematöse Schwellung des Gaumens. Verstopfung der Nase mit lebhaftem Niesreflex kann das Zeichen für das Übergehen auf die Choanen sein. Am gefährlichsten ist das Erysipel der Kehlkopfschleimhaut, das nach wenigen Stunden zur Erstickung führen kann.

Von *Erysipelas migrans* sprechen wir, wenn das Weiterwandern des Erysipels nach dem Erreichen der üblichen Ausdehnung (z. B. Gesicht und Kopfhaut, Gesicht und Hals, ein Teil der Extremitäten) nicht zum Stillstand kommt, sondern wenn das Erysipel auch auf andere Körperteile weiterwandert (vom Hals und vom Arm aus über Brust und Rücken). Schließlich kann ein großer Teil der Körperoberfläche befallen werden. Die früher erkrankten Partien heilen ab, während die Entzündung weiterschreitet; sie können aber auch nachträglich wieder von neuem anfangen. Das Wandererysipel zeichnet sich nicht nur durch die lange Dauer des Fiebers aus, das in der Regel hohe Grade erreicht und sehr unregelmäßig verläuft, sondern auch durch besonders schwere Beteiligung des Nervensystems und des Zirkulationsapparates und durch die Neigung zu allen möglichen Komplikationen, und führt häufig zum Tode.

Auf die große Häufigkeit von *Früh-* und *Spätrezidiven* und ihren meist leichteren Verlauf wurde schon oben hingewiesen. Die Erreger können im Gewebe noch lange lebend liegen bleiben und dann später zu Rückfällen oder auch bei Anginen und anderen Streptokokkeninfektionen zu leichten Mitreaktionen führen.

Auffallend ist die Altersabhängigkeit des Verlaufs: sehr schwer beim Säuglingserysipel ist er leichter beim älteren Kind und in mittleren Jahren und wird bei Greisen wieder gefährlich. Diese Gefährlichkeit geht von den *Komplikationen* aus, von denen Lymphadenitiden, Phlegmonen, auch Abscesse meist weniger zu fürchten sind als Orbitalphlegmonen, auch Neuritis optica, Pneumonie, Osteomyelitis, Gelenkempyeme, Sinusthrombose und eitrige Meningitis, schließlich die glücklicherweise seltene Sepsis nach Erysipel (meist mit schwerem

Ikterus). Auch Nephritis, Myo- und Endokarditis kommen gelegentlich vor. — Oft sieht man Erysipele bei anderen Infektionskrankheiten, ausgehend von Vaccine-, Variola- und Varicellenpusteln, auch von Decubitalgeschwüren bei Typhus, Fleckfieber u. a., ferner bei Hauterkrankungen wie Ekzem, Unterschenkelgeschwüren u. a.

**Diagnose.** Verwechslungen sind namentlich mit Phlegmonen möglich. Diese unterscheiden sich durch die derbere, mehr in die Tiefe greifende Schwellung und die unscharfe Begrenzung, bald auch durch die eintretende Einschmelzung. Die Rötung nach Schutzpockenimpfung kann eine gewisse Ähnlichkeit mit Erysipel haben, ist aber nie so scharf begrenzt und nie so gleichmäßig wie beim Erysipel, sondern nimmt von der Impfstelle nach der Peripherie allmählich ab. Wenn es je zu einem Erysipel nach Impfung kommt, so tritt dieses viel früher auf als die Impfreaktion.

Der Schweinerotlauf des Menschen *(Erysipeloid)*, der hauptsächlich bei Metzgern, Tierärzten, Landwirten usw. beobachtet wird, unterscheidet sich vom Erysipel durch den gutartigen, meist fieberlosen Verlauf, die etwas längere Dauer (etwa 3 Wochen), oft auch durch die Entstehung aus stark juckenden, quaddelähnlichen Flecken, die zu einer erysipelartigen Fläche zusammenfließen.

**Prognose.** Auf den Einfluß des Lebensalters wurde schon hingewiesen. Besonders wenig widerstandsfähig sind Phthisiker. Auch das Erysipel, das von Hautdrainage bei Nieren- und Herzkranken ausgeht, ist sehr gefährlich. Besonders gefürchtet ist das puerperale Erysipel. Außer diesen allgemeinen Anhaltspunkten haben wir für die Prognose im Einzelfall kein Kriterium. Während die meisten Gesichtserysipele in mittlerem Alter trotz hohem Fieber und Delirien in Heilung ausgehen, kann bei einem Patienten, der bisher nichts Besonderes zeigte, während des Krankheitsverlaufes die Zirkulation rasch versagen oder das Erysipel weiterwandern und tödlich endigen.

**Prophylaxe.** Isolierung der Kranken empfiehlt sich; jedenfalls sind sie von anderen Patienten mit Wunden, Wöchnerinnen und Kleinkindern zu trennen. Auf aseptisches Vorgehen in der Pflege ist unbedingt zu achten. Eine wirksame Vorbeugung gegen die Rückfälle ist nicht bekannt.

**Therapie.** Ganz im Vordergrund steht heute die *Sulfonamidtherapie.* Die neueren Präparate, besonders Sulfadiazin und Sulfathiazol, sind dem Prontosil überlegen. Die Dosierung muß kräftig sein (vgl. S. 159), die Verabreichung die Entfieberung um 2—3 Tage überdauern. Besonders das Säuglingserysipel zeigt ausgezeichnete Erfolge. Beim Erwachsenenerysipel imponiert vor allem die Hintanhaltung von eitrigen Komplikationen, die deutliche Abkürzung der durchschnittlichen Dauer und damit die Senkung der Letalität. Es gibt jedoch zweifellos nicht selten Fälle, die nicht ansprechen. — Man wird dann *Penicillin* versuchen, ohne daß darüber schon Abschließendes gesagt werden könnte.

Die Serumbehandlung wird heute nach Einführung der modernen Chemotherapie kaum mehr angewandt; ihre Erfolge waren nie überzeugend. Dagegen kommen *unspezifische Maßnahmen* bei chemoresistenten Fällen auch heute noch in Frage, so *Eigenblutinjektionen,* Höhensonnen- und besonders *Röntgenbestrahlung,* die zuweilen sehr schöne Erfolge ergibt. Auch Fiebershockbehandlung (Pyrifer u. a.) wird für resistente und nicht rasch stillstehende Fälle gelobt.

Bei *schlechtem Allgemeinzustand* sind *Bluttransfusionen* dringend angezeigt. Kreislauf und Atmung bedürfen sorgfältiger Überwachung. Auf reichliche Flüssigkeitszufuhr ist zu achten.

Eine *Lokalbehandlung* kann heute meist ganz unterlassen werden. Man begnüge sich damit, die befallene Hautpartie zur Entspannung und Schmerzlinderung mit einem sterilen Salbenverband, am besten mit sulfonamidhaltiger

Salbe oder bloßer Vaseline zu bedecken. Das gilt natürlich besonders für nässende Stellen. Sind die Augen einbezogen, so müssen sie mit gelber Augensalbe versorgt werden. Kinder sind am Kratzen zu verhindern. Auch die abheilende Haut muß noch fett gehalten werden, am besten mit einem Öl.

## 2. Croupöse Pneumonie.

Die als echte Allgemeininfektion verlaufende lobäre Pneumonie wird heute in praxi nicht als Infektionskrankheit angesehen und ist deshalb auch im Kapitel Lungenkrankheiten abgehandelt. Daß sie aber eine echte Infektionskrankheit, hervorgerufen durch den zu den Streptokokken gehörigen Pneumococcus mit seinen verschiedenen Typen, darstellt, kann keinem Zweifel unterliegen und zeigt sich gelegentlich, besonders in den Tropen, in großen epidemischen Ausbrüchen der Krankheit. Auf die vielen Parallelen in der Pathogenese mit dem Erysipel wurde oben hingewiesen. Ihr niedriger Kontagionsindex weist auf die Notwendigkeit einer bestimmten Allergielage für ihr Zustandekommen, d. h. ihre meist geringe Infektiosität hin.

## 3. Epidemische Meningitis.

Als dritte akute Kokkenerkrankung, ebenfalls mit Schüttelfrost und Generalisation der Keime auf dem Blutwege beginnend und ebenfalls mit meist relativ niedrigem Kontagionsindex, also auf Grund einer bestimmten Disposition zustande kommend, reiht sich die epidemische Genickstarre hier an, die wegen ihrer Organlokalisation im Zentralnervensystem bzw. Lumbalkanal bei den Nervenkrankheiten abgehandelt ist.

## 4. Diphtherie.

Die Diphtherie ist eine Infektionskrankheit, die seit mindestens 2 Jahrtausenden in den Mittelmeerländern heimisch ist und später in Seuchenzügen große Länderstrecken ergriffen hat. BRETONNEAU (1826) grenzte sie gegen Scharlach und andere Anginen ab und gab ihr ihren heutigen Namen. In Deutschland erfolgte die Ausbreitung von der Mitte des 19. Jahrhunderts an. Gegen Ende des Jahrhunderts setzte überall ein Rückgang der Todesfälle ein, an vielen Orten schlagartig mit, zum Teil aber schon kurz vor der Einführung der Serumbehandlung. Seit 1934 ist in Deutschland und in vielen anderen Ländern eine gewaltige Zunahme der Diphtherieerkrankungen und ein beträchtlicher Anstieg der Diphtherietodesfälle mit Anwachsen der Zahlen schwerer toxischer Fälle zu verzeichnen, auf Kosten der Fälle von deszendierender Kehlkopfdiphtherie (Pathomorphose). Die Diphtherie steht jetzt mit Abstand an der Spitze der meldepflichtigen, epidemisch auftretenden Infektionskrankheiten. Die toxischen Formen machen heute etwa 10—20% aller Diphtheriefälle aus. Auch im 2. Weltkrieg hat sie als Soldatenkrankheit eine bedeutende Rolle gespielt, was aus früheren Kriegen ganz unbekannt war. Zeitweise tritt an einzelnen Orten oder in ausgedehnten Gegenden eine epidemieartige Häufung der Fälle auf, manchmal auch eine plötzliche Zunahme der Bösartigkeit (vgl. S. 56). Beim Vergleich der Malignität zu verschiedenen Zeiten ist freilich auch zu berücksichtigen, daß heute viel mehr leichte Fälle erkannt werden als früher.

**Ätiologie.** Der Erreger ist der von LOEFFLER 1884 entdeckte Bacillus, ein unbewegliches, meist gering gekrümmtes, grampositives Stäbchen mit keulenartiger Auftreibung der Enden und charakteristischen Polkörnchen. Auf Grund kultureller Unterschiede lassen sich drei verschiedene Wuchsformen trennen, die Typen Gravis, Mitis und Intermedius. Man findet wohl den Gravistyp mehr bei schweren, den Mitis bei leichten Krankheitsfällen; doch sind Ausnahmen häufig, und weder für die Klinik noch für die Epidemiologie lassen sich bislang aus der Typentrennung klare Schlußfolgerungen ziehen. Bei Rekonvaleszenten und Bacillenträgern findet man dagegen häufig sog. atoxische Diphtheriebacillen, wie überhaupt das Toxinbildungsvermögen der Stämme sehr stark wechselt. Es kann nur jeweils durch den Meerschweinchenversuch erkannt werden (Tod in 4—5 Tagen nach intraperitonealer Injektion, typischer Autopsiebefund). Außer oder mit toxischen und atoxischen Diphtheriebacillen findet man sehr oft im Rachen des Menschen sog. Pseudodiphtheriebacillen, ferner den HOFMANN-Bacillus meist in Ohr und Nase, den Xerosebacillus in der Conjunctiva. Alle diese Keime werden unter dem Namen Corynebakterien zusammengefaßt. Fast bei jeder schweren Diphtherie findet sich außerdem eine Tonsillenflora mit reichlich hämolysierenden Streptokokken.

Die Übertragung erfolgt meist durch Tröpfcheninfektion, aber auch durch Gegenstände, an denen sich der gegen äußere Einflüsse sehr resistente Diphtheriebacillus lange halten kann, selten durch Milch. Infektionsquellen sind Diphtheriekranke und -rekonvaleszenten, außerdem Gesunde, die die Bacillen beherbergen, und zwar besonders solche, die sich in der Umgebung von Kranken frisch infiziert haben, aber auch andere. Im städtischen Milieu beherbergt wohl jeder Mensch mehrmals im Lauf jedes Jahres zeitweise echte Diphtheriebacillen im Rachen. Die Zahl der Diphtheriekeimträger in der Bevölkerung ist also beträchtlich; sie kann 0,5—2,0% und in Epidemiezeiten 7—50% der Untersuchten betragen (vgl. auch S. 140ff.).

Die Krankheit Diphtherie setzt sich — ähnlich dem Scharlach — aus einer lokalen Schleimhauterkrankung und einer Intoxikation in sehr wechselndem Verhältnis zusammen. Der Erreger wird dabei nur örtlich, nicht im strömenden Blute angetroffen. Vielleicht findet allerdings in einem Teil der Fälle sehr frühzeitig, schon vor Beginn der schweren Lokalerscheinungen, doch eine Generalisation statt. Die Gefährlichkeit der Diphtherie liegt aber heute vor allem in ihrem toxischen Anteil. Offenbar ist zwar das Diphtherietoxin einheitlicher Natur, die Intensität und besonders die Schnelligkeit, mit der die Diphtheriebacillen das Toxin bilden, aber verschieden. Dazu kommt, daß das vom Körper gebildete Antitoxin, wie auch das bei Pferden erzeugte, eine sehr verschiedene Bindungsfähigkeit (Avidität) für das Toxin haben kann.

Das *Toxin* hat zunächst eine örtliche Wirkung auf das Schleimhautepithel, das es durch Nekrotisierung für die Invasion der Bacillen vorbereitet. In den Kreislauf eingedrungen, ist es ein vorwiegendes Neurotoxin, das teils am Herznervensystem angreift und so zu schweren Veränderungen (Myolyse) des Myokards führt, teils an den peripheren Nerven (Polyneuritis), zum Teil aber auch an den Ganglienzellen des Nebennierenmarks, was die schweren Kreislaufschäden erklärt. Ob es die Blut-Liquorschranke durchdringt und auch direkt am Zentralnervensystem angreift, ist noch nicht endgültig geklärt. Nicht geklärt ist auch die oft wochenlange Latenz zwischen lokalem Infektionsprozeß und Auftreten der toxischen Erscheinungen an Herz und Nerven; sie mag mit Teilimmunisierung oder einem Wiederfreiwerden von Toxinmengen oder auch Spätfolgen der gestörten Nerventrophik zu erklären sein.

Die *Empfänglichkeit* der Menschen ist sehr unterschiedlich. Bei Säuglingen unter 6 Monaten sah man früher selten, in den letzten Jahren aber öfters Erkrankungen. Über die Hälfte der Erkrankungen erfolgt unter dem 10. Lebensjahr, davon wieder wechselnd viel (etwa die Hälfte) unter 5 Jahren. Auffallend ist aber, daß jugendliche Erwachsene in den letzten Jahren in zunehmendem Anteil ergriffen werden und die Diphtherie auch in höherem

Lebensalter nicht selten vorkommt. Einen gewissen Anhalt für die Empfänglichkeit gibt der *Schicktest*, die Prüfung der Reaktionsfähigkeit der Haut gegen Diphtherietoxin. Mit und ohne Erkrankung wird er mit steigendem Lebensalter in immer höherem Anteil negativ, in Städten durchschnittlich früher als auf dem Lande (vgl. S. 56). Dasselbe gilt auch für den im Tierversuch genau festgestellten Antitoxingehalt des Blutes der Menschen. Da Erwachsene fast immer, sogar in Ländern, wo Diphtherie fehlt (Eskimos!), schicknegativ sind, beruht dies wohl nur zum Teil auf Immunisierung durch latente Infektion, zum Teil auf einer endogenen „Reifung".

Auch bei der *Immunität* ist, ähnlich wie beim Scharlach, zu unterscheiden, daß eine antitoxische Immunität nicht gegen einen lokalen Infektionsprozeß zu schützen braucht. So erklärt sich wohl auch die Tatsache, daß Zweit- und Mehrfacherkrankungen bei Diphtherie nicht selten sind, aber leichter zu verlaufen pflegen. Eine volle Immunität hinterläßt die Krankheit aber nicht.

Die *Epidemiologie* zeigt Frühjahrs- und Herbsthäufung, aber davon unabhängig mehrjährige Wellen (vgl. S. 140). Auf die merkwürdige Pathomorphose wurde schon eingangs hingewiesen. Auch die *Letalität* ist stärksten Schwankungen unterworfen (2—20%), ferner sehr abhängig vom Lebensalter und vom Zeitpunkt der Serumbehandlung.

Die *Inkubationszeit* ist wesentlich von der Geschwindigkeit der Einwirkung des Toxins abhängig, meist kurz, $^1/_2$—3, zuweilen aber auch bis zu 10 Tagen. Meist sind in ihr die Erreger nicht nachweisbar, der Patient auch nicht ansteckend; es kann aber auch ein Bacillenträger plötzlich erkranken.

**Symptomatologie.** Die Krankheit setzt in der Regel nicht akut ein, sondern hat einen mehr schleichenden Beginn. Allgemeines Krankheitsgefühl, mäßiges Fieber, Appetitlosigkeit und Mattigkeit leiten nach 1—2 Tagen zu Halsschmerzen über. Die Gaumenmandeln sind geschwollen, gerötet und zeigen grauweiße Fleckchen, die rasch zu festhaftenden Pseudomembranen mit sammetartig glänzender Oberfläche zusammenfließen und oft auf Gaumenbögen, Rachen und Zäpfchen übergreifen. Die Beläge können anfangs nur einseitig sein; auch können sie primär an einer anderen Stelle als an den Gaumentonsillen auftreten, am häufigsten noch an der Rachenmandel, von der sie sich nach abwärts verbreiten und längs den Gaumenbögen sichtbar werden. Die Umgebung der Membranen ist in leichten Fällen nur wenig gerötet, in schweren Fällen stark geschwollen, hochrot. Beim Abstreifen der Pseudomembran kommt es zu Blutung. Der Mundgeruch ist eigenartig süßlich.

Die *Temperatur* erhebt sich bis auf 38—39°, selten zu höheren Graden. Erbrechen ist selten. Der Kranke sieht meist sehr blaß aus (toxische Gefäßschädigung). Die Nasenschleimhaut beteiligt sich fast immer an der Entzündung und führt zu schleimig-eitrigen oder auch blutig-serösen Absonderungen. Die Halslymphdrüsen sind vergrößert und druckschmerzhaft. Der *Puls* ist oft mehr beschleunigt, als der Fieberhöhe entspricht. Die Milz ist kaum vergrößert. Das *Blutbild* zeigt eine neutrophile Leukocytose mit Verminderung oder Fehlen der eosinophilen Zellen. Eine leichte Albuminurie mit Cylindrurie wird in über der Hälfte der Fälle beobachtet. Bei günstigem Verlauf der Krankheit (lokale Rachen-, Nasen-, Kehlkopfdiphtherie) fällt das Fieber nach einigen Tagen lytisch ab, die Pseudomembranen verkleinern sich und stoßen sich allmählich ab.

In den leichtesten Fällen, die sich klinisch nicht von einer Angina lacunaris unterscheiden, spricht man von *Angina diphtherica* oder „Angina mit Diphtheriebacillen". Sie pflegt nur 3—5 Tage zu dauern.

Greifen die Membranen auf Uvula und die weitere Umgebung der Tonsillen über, so liegt das Bild der *Rachendiphtherie* vor.

Die *Kehlkopfdiphtherie* schließt sich in der Regel nach einer Woche oder noch später an die Rachendiphtherie an. Die Membranbildung kann aber auch schon nach wenigen Tagen rasch auf den Kehlkopf übergreifen, besonders wenn sie im Nasenrachenraum begonnen hat (echter Croup). Selten erkrankt der Kehlkopf primär. Im ganzen sehen wir heutzutage frühzeitiges Übergreifen der Diphtherie auf den Kehlkopf verhältnismäßig häufiger, weil die spätere Kehlkopferkrankung seit der Serumbehandlung seltener geworden ist und fast nur noch bei vernachlässigten Fällen vorkommt. Bellender Husten, der rasch stärker wird, und Heiserkeit sind die ersten Symptome. Bald wird die Atmung angestrengt und stridorös. Einziehungen im Epigastrium, in den Flanken, im Jugulum, in den Schlüsselbeingruben sind der Ausdruck der angestrengten, aber wenig erfolgreichen Inspiration. Diese Einziehungen treten in den ersten 3 Lebensjahren schon bei geringer Stenose auf, später immer mehr nur bei einem stärkeren Hindernis. Wichtiger als die Beobachtung der inspiratorischen Einziehung ist für die Beurteilung der Stenose die Gesichtsfarbe. Sie bleibt zuerst unverändert, wird dann zunehmend cyanotisch, später blaß. Wichtig ist auch die Auskultation der Lunge, die mit zunehmender Stenose eine immer ausgesprochenere Abschwächung des Atemgeräusches ergibt. Während die Atemnot immer heftiger wird, tritt Apathie und Somnolenz ein, die Atmung wird oberflächlicher, schließlich erfolgt der Tod. Kommt es nicht zum Nachlassen der Atmung, so kann immer noch durch Abstoßung und Aushusten der Membranen, namentlich wenn das Serum wirksam wird, Heilung eintreten.

Die Untersuchung mit dem Kehlkopfspiegel ergibt, wenn sie durchgeführt werden kann, eine Rötung des Kehlkopfeinganges und der Stimmbänder und Beläge im Sinus piriformis und auf den falschen Stimmbändern.

Bei Erwachsenen ist eine diphtherische Kehlkopfstenose sehr selten, auch bei älteren Kindern, weil der Kehlkopf weiter ist. Aber auch bei Erwachsenen kann eine im Abstoßen begriffene, flottierende Membran plötzlich die durch Schwellung verengte Stimm- oder Taschenbandritze verlegen und zu plötzlicher Erstickung führen.

Sehr schwierig wird die Erkennung, wenn der lokale Schleimhautprozeß nicht wie üblich im Rachen beginnt und von hier deszendiert, was über den Kehlkopf bis zu den Bronchien und Bronchiolen gehen kann, sondern wenn es sich bei freiem Rachen um eine primäre Kehlkopf- oder gar eine *primäre Bronchialdiphtherie* handelt. Dabei tritt der Tod oft infolge Pneumonie ein.

Neben diesen klinischen Formen der Diphtherie, die durch den örtlichen bacillären Entzündungsprozeß gekennzeichnet sind, ist nun die *toxische oder maligne Diphtherie* durch ihre hohe Letalität besonders wichtig. Die toxischen Symptome können auch die eben geschilderten Formen begleiten, treten aber bei der malignen Diphtherie durch die Geschwindigkeit ihrer Entwicklung gegenüber dem Rachenprozeß in den Vordergrund. Die Schleimhautbeläge entsprechen einem dünnen Schleier, der sich foudroyant über die ganzen Rachenorgane ausbreitet und einen viel durchsichtigeren und lockereren Charakter hat als die weißlichen, festen Beläge der leichteren Diphtherie. Demgegenüber ist die ödematöse Schwellung von Zäpfchen und weichen Gaumen viel ausgeprägter, die regionären Lymphdrüsen sind erheblich vergrößert, das periglanduläre Ödem und die sulzige Schwellung der seitlichen Halspartien viel eindrucksvoller (STOKESscher Kragen). Dazu gesellen sich Allgemeinerscheinungen, Erbrechen, Diarrhöe, Meteorismus und ein erheblich schneller Verfall der Körperkräfte. Die schwere Kreislaufschädigung offenbart sich durch eine schnell zunehmende livide Blässe des Gesichtes, tiefliegende Augen, eingefallene Gesichtszüge und einen kleinen, frequenten Puls. Stirn, Nasenspitze, Hände und Füße fühlen sich kühl an. In anderen Fällen nehmen die Beläge zunehmend eine dunkle bis schwärzliche Färbung an; es treten blutige Sekretionen auf, die Tonsillen bedecken sich mit dunklem, bald in Fäulnis geratendem Blut, und eine allgemeine hämorrhagische Diathese (Purpura) kann sich hinzugesellen. Diese Fälle endigen meistens innerhalb weniger Tage tödlich.

*Diphtherische Kreislaufschäden* bilden bei der malignen Diphtherie als schwerste *Schädigung der Peripherie* im akuten Zustand die Todesursache (Frühtod). Sie können aber jede Rachendiphtherie begleiten und treten dann oft erst später, ja noch in der Rekonvaleszenz in Erscheinung. Es handelt sich dabei vorwiegend um eine Wirkung der Toxine, die die Bacillen abscheiden, und diese Toxinwirkung kann bis zu einem gewissen Grade durch Neutralisation des Toxins mit Hilfe von Serum hintangehalten werden. Daneben kommt sicher auch eine *Schädigung des Herzens* durch Bacillenstoffe vor, die in den Kreislauf gelangen und im Myokard circumscripte echte Entzündungsherde hervorrufen. Weiter und häufiger noch zeigt der Herzmuskel eine diffuse Degeneration oder beides zugleich. Das Auftreten einer solchen *toxischen Myokarditis* äußert sich durch Sinken des Blutdruckes, unbestimmte Mißempfindungen in der Lebergegend, allgemeine Unruhe und häufig in plötzlichem Erbrechen. Der Puls wird klein und frequent, oft ist eine Herzdilatation mit Verstärkung des 2. Pulmonaltones, auch ein systolisches Geräusch nachweisbar. Irregularitäten treten hinzu. In schweren Fällen kommt es zu Dyspnoe, pektanginösen Beschwerden und Atemrhythmusstörungen bis zu CHEYNE-STOKESschen Anfällen. Elektrokardiographisch zeigt sich ein äußerst buntes Bild: anfangs vor allem Veränderungen der Nachschwankung, später Überleitungsverlängerung bis zum Block (Bradykardie!), Störungen der intraventrikulären Reizausbreitung u. a. Sind diese glücklich vorüber, so kann es im weiteren Verlauf noch zu verschiedenen Übererregbarkeiten des Myokards, polytopen Extrasystolen, Vorhof- und Kammerflattern oder sogar -flimmern kommen. Durch letzteres erklärt sich der diphtherische Spättod, der sein Maximum zwischen dem 40. und 51. Krankheitstag hat. Die Gefahr bei manifester postdiphtherischer Myokarditis ist erst um den 56. Tag überwunden. Im Lauf von Wochen oder Monaten ist aber restlose Ausheilung die Regel, und nur selten kommt es zu bleibenden Herzschäden (besonders Verzweigungsblock). Auch die periphere Regulationsstörung, die fast immer die Myokarditis begleitet, behebt sich im Laufe der Zeit wieder völlig. In klinischen Verhältnissen sollte stets zur Kontrolle, insbesondere vor der Entlassung ein Ekg aufgenommen werden.

Die *postdiphtherischen Lähmungen* (s. auch bei Nervenkrankheiten) sind peripherer Natur und betreffen fast ausnahmslos motorische Nerven. Nach leichten Fällen sind sie selten, dagegen treten sie in 10 und selbst mehr Prozent der mittelschweren Fälle auf. Sie beginnen meistens in der 2. Woche, weniger oft schon in der 1., oder dann in der 3.—6. Woche, selten noch später. Weitaus am häufigsten, in mehr als der Hälfte der Fälle, ist das Gaumensegel betroffen. Die Sprache wird näselnd, und beim Schlucken fließt Flüssigkeit aus der Nase heraus. Die Gaumensegellähmung pflegt auch am frühesten aufzutreten. Andere Lähmungen können später dazutreten, aber auch isoliert entstehen. Eine Lähmung der Akkommodationsmuskeln des Auges führt zu Sehstörung beim Blick in die Nähe und kann bei Kindern leicht übersehen werden. Seltener sind Lähmungen der äußeren Augenmuskeln, am häufigsten die des Abducens. Öfter werden bei der Spätlähmung die Muskeln der Extremitäten und des Stammes, auch die Halsmuskeln betroffen. Die Reflexe sind herabgesetzt oder aufgehoben, Entartungsreaktion und Atrophie können sich einstellen. Bisweilen entsteht eine Polyneuritis, die bei Erwachsenen, wenn keine genaue Anamnese aufgenommen wird, mit einer alkoholischen Pseudotabes verwechselt werden kann, weil die diphtherische Rachenerkrankung sehr leicht gewesen sein kann. Gefährlich ist die Lähmung der Schlundmuskulatur, die meistens als Frühlähmung auftritt, oder gar der Atemmuskulatur. Zum Glück ist aber die tödliche Lähmung selten, und die Mehrzahl der Lähmungen geht von selbst zurück. Die Blasen-Mastdarmmuskulatur und die sensiblen Nerven werden sehr selten betroffen.

Die postdiphtherische Lähmung ist im ganzen um so schwerer, je früher sie auftritt. Meistens entwickelt sie sich im Laufe von 3—8 Tagen zu voller Höhe. Wenn sie dann noch zunimmt, so ist immer ein Übergreifen auf die Schlund- und Atemmuskulatur zu befürchten. Die Spätlähmung entwickelt sich aber oft schubweise erst im Verlauf von Wochen. Nachdem die Lähmung kürzere oder längere Zeit gedauert hat, geht sie allmählich in umgekehrter Reihenfolge zurück. Die gesamte Dauer beträgt einige Wochen bis zu vielen Monaten. Namentlich die Polyneuritis der Extremitäten kann monatelang bestehen bleiben, geht aber fast ausnahmslos in völlige Heilung über.

Eine seltene Komplikation ist die *diphtherische Nephrose*, noch seltener eine hämorrhagische Nephritis. Beide treten meist in der 2.—3. Woche auf und haben im ganzen eine gute Prognose.

Die Diphtherie tritt oft *als Sekundärinfektion* bei anderen Infektionskrankheiten wie Scharlach, Masern, Typhus, Fleckfieber, Ruhr usw. auf.

Die *Nasendiphtherie* ist bei kleinen Kindern häufig und stellt beim Säugling überhaupt die einzige Form der Diphtherie dar. Im Säuglingsalter verläuft sie auch bisweilen bösartig (toxisch). Vom 2. Lebensjahr an wird sie immer mehr von der Rachendiphtherie verdrängt, aber erst nach dem 4. Lebensjahr bildet diese die häufigere Erkrankung. Die Nasendiphtherie ist meistens eine harmlose, aber hartnäckige Krankheit. Ihre Symptome bestehen in eitrigem, oft blutigem Schnupfen, Rötung des Naseneinganges und Erschwerung der Nasenatmung. Die rhinoskopische Untersuchung läßt in der Regel Auflagerungen und Geschwüre der Schleimhaut erkennen. Das wichtigste ist die Untersuchung eines Schleimhautabstriches, in dem die Bacillen nachgewiesen werden.

Die *Diphtherie der Konjunktiven, der Vaginalschleimhaut, des äußeren Gehörganges und Mittelohrs, der Haut und die Wunddiphtherie* bildet selten eine Komplikation der Rachendiphtherie, sondern tritt meistens selbständig auf. Für ihre Beschreibung muß auf die spezialistischen Lehrbücher verwiesen werden.

**Diagnose.** Entscheidend für die Diagnose der Diphtherie ist der *Nachweis der Bacillen* im Rachenabstrich durch das Kulturverfahren und die spezifische Färbung der Bacillen. Dieser Nachweis braucht aber, je nach der Nähe des Laboratoriums, an das man das Untersuchungsmaterial einschicken kann, kürzere oder längere Zeit. Außerdem ist ein negativer Ausfall der Untersuchung kein sicherer Beweis, und eine zweite Untersuchung kann ein positives Resultat ergeben. Endlich kann ein Bacillenträger an einer nicht spezifischen Angina erkranken und Bacillen im Rachenabstrich aufweisen. Deshalb soll die Diagnose auch ohne Berücksichtigung des bakteriologischen Befundes gestellt werden, und kann es auch meistens. Das schnell herstellbare gefärbte direkte Abstrichpräparat kann die Diagnose stützen, fällt aber oft negativ aus.

Klinisch charakteristisch ist das Auftreten von zusammenhängenden Belägen, die die Grenzen der Tonsillen überschreiten oder auch an anderen Stellen der Schleimhaut auftreten. Eine Verwechslung ist dann höchstens mit der *Scharlachangina* möglich, bei der aber das Exanthem in der Regel die Diagnose entscheiden wird (vgl. S. 191), oder mit der PLAUT-VINCENT*schen Angina*, die aber in der Regel geringere Allgemeinsymptome macht, einseitig bleibt und deren Beläge sich durch zentrale Einsenkung und das Hinterlassen tiefer Ulcera unterscheiden (vgl. das Kapitel Erkrankungen der Rachenhöhle). Auch die *Monocytenangina* bzw. das *Drüsenfieber* gleicht oft anfangs einer

Diphtherie, ist aber durch die harte Drüsen- und Milzschwellung meist schon klinisch abgrenzbar. Anginen bei *Agranulocytose* und *Leukämie* zeigen oft Membranbildungen, die nicht selten auch Diphtheriebacillen enthalten. Hier handelt es sich aber wieder um eine Sekundärinfektion mit diesen. Schwierig kann die Differentialdiagnose gegenüber *Angina lacunaris* werden, da es Infektionen mit Diphtherie gibt, die unter diesem Bilde verlaufen. Man soll deshalb in irgendwie verdächtigen Fällen einen Abstrich machen.

**Prognose.** Im Einzelfalle ist die Prognose um so besser, je frühzeitiger das Serum gegeben wurde. Die Kehlkopfdiphtherie ist seltener geworden und gibt eine bessere Prognose wie früher. Die von Anfang an schwer auftretende maligne Diphtherie gibt immer noch eine schlechte Prognose und führt in mehr als der Hälfte der Fälle zum Tode.

**Prophylaxe.** Die allgemeine Prophylaxe durch aktive Immunisierung ist hier nicht zu besprechen, sondern nur die Maßnahmen, die der Arzt in der unmittelbaren Umgebung des Kranken zu treffen hat. In erster Linie ist eine Isolierung des Kranken erforderlich, und zwar so lange, bis drei Abstriche in 2—3tägigem Abstand alle ein negatives Resultat ergeben haben. Allerdings ist das kein sicherer Beweis für das vollständige Verschwinden der Bacillen, aber die große Mehrzahl der Fälle wird dadurch richtig beurteilt. Bei $^3/_4$ der Erkrankten verschwinden die Bacillen innerhalb der ersten 5 Wochen, und nach 8 Wochen sind 95% bacillenfrei. Bei dem übrigbleibenden Rest ist Bacillenfreiheit schwer zu erreichen, doch ist oft Tonsillektomie erfolgreich. Man wird solche Dauerausscheider in der Regel nicht mehr länger isolieren können. Kinder, die Geschwister haben, wird man nach Möglichkeit innerhalb der Familie zu isolieren suchen, außer wenn etwa die Geschwister auch schon die Diphtherie durchgemacht haben. Schüler sollen dem Schularzt angezeigt werden, ebenso Lehrer. Bei Lehrern und anderen Personen, die berufsmäßig mit Kindern zu tun haben, sind alle Versuche zur Entfernung der Bacillen angezeigt (vgl. unten).

Da 500—1000 Einheiten Heilserum eine allerdings nur unvollkommene und höchstens 3 Wochen dauernde passive Immunität verleihen, ist eine *prophylaktische Seruminjektion* bei besonders gefährdeten Personen der Umgebung, namentlich Kindern, angezeigt, auch bei Patienten, die irrtümlicherweise auf eine Diphtheriestation aufgenommen werden, ohne an Diphtherie krank zu sein.

**Therapie.** Das *Diphtherieheilserum* ist rein antitoxisch, d. h. es richtet sich nur gegen die Intoxikation, nicht gegen die Bakterien. Wir sehen aber trotzdem, daß oft in unmittelbarem Anschluß an die Serumgabe die Aggressivität der Keime auch örtlich gebrochen ist, die lokale Erkrankung Halt macht, die Beläge sich nicht mehr ausbreiten, sondern sich rasch abstoßen und die Schleimhautschwellung zurückgeht. Von dem in den Körper hineingelangten Toxin kann das Serum nur den Teil neutralisieren, der noch nicht an Zellen gebunden ist, außerdem natürlich dasjenige Toxin, das erst nach der Injektion zur Resorption kommt. Es ist nach allem klar, daß die Serumgabe so früh als nur irgend möglich, d. h. sofort nach Stellung der klinischen Diagnose, auch wenn nur Verdacht besteht, zu geben ist. Alle Statistiken zeigen übereinstimmend, daß die Erfolge am 1. Krankheitstag am besten, am 2. und 3. noch gut, am 4. und 5. schon zweifelhaft und später nicht mehr sicher nachweisbar sind. Auch die Herz- und Nervenkomplikationen sind je frühzeitiger die Serumgabe, um so seltener; sind sie erst ausgebrochen, hilft das Heilserum dagegen nichts mehr.

*Dosierung.* Im allgemeinen genügen 6000—12000 Antitoxineinheiten, bei ausgedehnten Belägen muß die Einspritzung 1—2mal wiederholt werden. Bei schweren Fällen wird man auf 40000—60000 Antitoxineinheiten in der Gesamtdosierung gehen müssen. Die ganz hohen Dosen — bis zu 500000 Antitoxineinheiten — sind mit Recht in den letzten Jahren wieder aufgegeben worden, da sie keinen Rückgang der Sterblichkeit bzw. der Nachkrankheiten gebracht haben. Für Kinder kann man auch nach dem Körpergewicht dosieren: man gibt dann in leichten Fällen 100—200 Einheiten, in mittelschweren 300, in schweren 400 und bei maligner Diphtherie 500 pro kg, also bei 1jährigen Kindern das 10fache, bei 6jährigen das 20fache, bei 11jährigen das 30fache, bei Erwachsenen das 50—70fache dieser Zahlen. Wenn am folgenden Tage noch keine Besserung eingetreten ist, so ist die Dosis zu wiederholen, ebenso an den nächstfolgenden Tagen. Am besten ist die intramuskuläre Einspritzung, in schweren Fällen ist die intravenöse noch wirksamer.

Der Nachteil der Serumbehandlung besteht darin, daß die körperfremden Eiweißsubstanzen des Pferdeserums Überempfindlichkeitserscheinungen auslösen können. Etwa $^1/_4$ der Patienten erkrankt 7—10 Tage nach der Serumeinspritzung an Serumkrankheit (vgl. S. 153). — Da diese in der Regel harmlos verläuft, darf man sich durch die Angst vor ihr nicht von der Serumtherapie abhalten lassen. Nur bei früher schon erfolgter Serumeinspritzung und ganz besonders bei manifester Überempfindlichkeit gegen Pferdedunst können gefährliche Zustände auftreten. Deshalb ist immer danach zu fragen und evtl. die S. 154 erwähnte fraktionierte Injektion durchzuführen.

Von *Sulfonamiden und Antibiotica* kann man sich bei der Diphtherie nicht viel versprechen. Sie sind nur bei eitrigen Komplikationen indiziert, gegen die Intoxikation dagegen wirkungslos. Ob diese Mittel für die Entkeimung der Bacillenträger etwas leisten, ist noch umstritten.

Neben dieser spezifischen Behandlung darf die *unspezifische* nicht vernachlässigt werden. *Bettruhe* soll in der Regel eine Woche nach dem Verschwinden des Belages und dem Heruntergehen des Fiebers durchgeführt werden, bei Komplikationen oder schlechter Zirkulation noch länger. Die *Ernährung* stößt oft wegen der Schluckbeschwerden auf Widerstand. Und doch ist reichliche Zufuhr wenigstens von Flüssigkeiten, die zumindesten etwas Kohlehydrate enthalten sollen, notwendig. Wenn die Kranken nicht zu genügendem Schlucken veranlaßt werden können, sind Tropfklistiere oder Infusionen von 5%iger Traubenzuckerlösung zu verabfolgen. In schweren Fällen lebensrettend können auch ein- oder mehrmalige *Bluttransfusionen* in Mengen von 100—300 ccm sein. Auch Vitamin C in hohen Dosen, sowie Nebennierenrindenpräparate können zur Entgiftung herangezogen werden.

Bei *Kehlkopfstenose* darf nicht zu lange mit der *Tracheotomie*, bei Kindern mit der *Intubation* gewartet werden. Bezüglich der Technik sei auf die Lehrbücher der Chirurgie bzw. Kinderheilkunde verwiesen. Bei Stenose ist ferner auf Feuchthaltung der Zimmerluft zu achten (Bronchitiskessel, Aufhängen von nassen Tüchern).

Die *Kreislaufbehandlung* hat sorgfältig Herz und Peripherie zu beachten. Steht die Schwäche der letzteren im Vordergrund, ist reichlicher Gebrauch von Adrenalin, Hypophysin, auch Sympatol, Ephedrin u. a. zu machen. Die toxische Myokarditis muß mit Strophanthin intravenös, in nicht zu hohen Einzeldosen, am besten 0,1 mg mehrmals täglich, behandelt werden, während Digitalis im allgemeinen abzulehnen ist. Sie ist elektrokardiographisch zu überwachen; Transporte sind aber unbedingt zu vermeiden.

Die *lokale Behandlung* besteht in Spülen des Mundes und Gurgeln mit 3%igem Wasserstoffsuperoxyd, verdünnten Lösungen von essigsaurer Tonerde, Alaun u. dgl. Bei heftigen Schmerzen und starker Schwellung ist eine Eiskrawatte oder ein oft gewechselter Umschlag mit kaltem Wasser vorteilhaft, später lauwarme Umschläge. Schlucken von Eisstückchen lindert oft die Schmerzen. Antiseptische Gurgelungen und Pinselungen können auch bei Bacillenträgern versucht werden, beseitigen aber, wie auch Pyocyanasespray usw., die Bacillen oft nicht. Dann ist immer ein Versuch mit der Tonsillektomie zu empfehlen.

Die *postdiphtherischen Lähmungen* sind in ihrem Ablauf therapeutisch nur wenig zu beeinflussen. Strychnin (3 mg täglich per os oder subcutan) und B-Vitamine können versucht werden, bei drohender Atemlähmung auch Tetrophan (3mal täglich 1 Tablette). Ein Versuch mit der Fiebertherapie (Pyrifer, Impfmalaria) ist heute in bedrohlichen Fällen immer gerechtfertigt und ergibt zuweilen prompte Besserung und Abwendung von Lebensgefahr.

### 5. Tetanus.

Beim Starrkrampf, der primär immer eine Wundinfektion ist, tritt der örtliche Entzündungsprozeß hinter der Intoxikation noch viel mehr als bei der Diphtherie zurück. Wegen seiner rein neurotropen Auswirkungen ist er bei den Nervenkrankheiten besprochen.

### 6. Keuchhusten.

Die Pertussis (engl. whooping cough, franz. coqueluche, ital. tosse canina) ist eine so wohl charakterisierte Infektionskrankheit, daß sie alle möglichen populären Namen hat, so außer Keuchhusten blauer Husten, Stickhusten usw. Sie befällt vorwiegend Kinder, und zwar schon im Säuglingsalter, seltener Erwachsene und selbst Greise.

**Ätiologie.** Als *Erreger* gilt ein kleiner, dem Influenzabacillus ähnlicher Bacillus, der von Bordet und Gengou gefunden wurde. Er findet sich im Sputum und in den Hustentröpfchen während des Stadium catarrhale und in der ersten Zeit des Stadium convulsivum regelmäßig, dann immer seltener bis zum Ende der 4. Krankheitswoche. Er ist dabei veränderlich, in dem anfangs schleimig wachsende Formen (Phase I), später R-Formen mit davon verschiedener antigener Struktur (Phase II—IV) gefunden werden. Auch in Kulturpassagen verändert er sich rasch in ähnlicher Richtung und ist schließlich von anderen Hämophilusbakterien kaum mehr zu unterscheiden. Er wurde bisher stets nur in den respiratorischen Exkreten, nie im Blut aufgefunden, in dem aber schon frühzeitig eine spezifische Antikörperbildung nachweisbar wird, die auch für die Diagnose verwertbar ist (Agglutination, Komplementbindung u. a.).

Die Übertragung erfolgt durch Tröpfcheninfektion und geht vom Kranken aus, auch von Pflegepersonen, bei denen sich die Keime aber nur kurze Zeit infektionstüchtig halten. Die Infektiosität ist während des Stadium catarrhale am stärksten, erlischt aber oft erst in der 12. Krankheitswoche völlig.

Die *Empfänglichkeit* ist eine allgemeine, aber stark nur bis zum 10. Lebensjahr. Bei Erwachsenen ist sowohl Disposition als auch Ansteckungsgelegenheit geringer, doch kommen Erkrankungen bis ins höchste Alter vor.

Nach dem Keuchhusten bleibt in der Regel eine *Immunität* für das ganze Leben zurück, mehrmalige Erkrankungen sind selten.

Zeitweise entstehen größere *Epidemien*, anscheinend oft im Zusammenhang mit Masernepidemien, besonders durch Weiterverbreitung in den Schulen. Die Epidemien erlangen selten großen Umfang, wiederholen sich aber oft, und zwischen den Epidemien werden überall einzelne Fälle oder Gruppen von solchen beobachtet. Die *Letalität* liegt im ganzen unter 1%, ist aber bei Säuglingen viel höher (15—30%).

Die *Inkubation* beträgt meistens 1—2 (bis 3) Wochen, doch ist auch eine kürzere Inkubationszeit, bis zu 2 Tagen herunter, sehr viel seltener eine längere beobachtet worden.

**Symptomatologie.** *Stadium catarrhale oder Prodromalstadium.* Unter geringen Allgemeinsymptomen, bisweilen mit geringfügigem Fieber, beginnt Husten, oft mit Heiserkeit, mit Kratzen im Hals oder mit Schnupfen. Ein uncharakteristischer Husten dauert an oder wird allmählich stärker. Nach 1—2 (selten bis 4) Wochen geht dieses Stadium unter stärkerer Zunahme des Hustens über in das

*Stadium convulsivum oder spasmodicum.* Dieses ist charakterisiert durch das Auftreten der Keuchhustenanfälle. Der Anfall beginnt oft mit einer Art Aura, Kitzel im Hals oder Beengung über der Brust, bisweilen ohne eine solche mit einer tiefen Inspiration und einigen kurzen Hustenstößen. Dann kommt eine rasche, stridoröse Inspiration mit bald mehr pfeifendem oder seufzendem, bald mehr kratzendem Geräusch. Darauf erfolgen wieder einige kurze Hustenstöße, dann ein stridoröses Inspirium, und das wiederholt sich mehrmals bis zur Dauer von $^1/_2$ Min. und länger. Dabei entsteht ein schweres Erstickungsgefühl, das Gesicht wird cyanotisch, die Zunge wird herausgestreckt (wobei es häufig zu einer Verletzung des Frenulum durch die Schneidezähne kommt), die Augen treten vor und füllen sich mit Tränen, das Gesicht wird geschwollen, der Hals dick, die Venen strotzend gefüllt. Endlich wird etwas zäher Schleim herausgewürgt, in der Regel auch etwas Mageninhalt ausgebrochen, und damit ist der Anfall zu Ende.

In den ersten Tagen erfolgen nur wenige, schwächere Anfälle, mit der Zeit nehmen sie zu und werden häufiger, in schweren Fällen 20 und mehr in 24 Stunden. Charakteristisch ist, daß die Anfälle mit Vorliebe in der Nacht auftreten. Am Tage werden sie oft durch Aufregung oder Anstrengung ausgelöst. Wenn ein Kind auf einer Keuchhustenabteilung einen Anfall bekommt, so tritt meistens bei anderen Kindern ebenfalls ein solcher auf („psychische Infektion"). Auch durch Berühren der Rachenwand können Anfälle ausgelöst werden.

Der Anfall führt nicht selten zu Blutungen der Schleimhäute, vor allem in die Bindehaut des Auges und zu Nasenbluten. Bei schwangeren Frauen ist auch Abort beobachtet worden. Eine gefürchtete Komplikation bei kleinen Kindern sind die Konvulsionen. Bei alten Leuten führt der Anfall bisweilen zu kurz dauerndem Bewußtseinsverlust.

Wichtig ist, daß bei Erwachsenen der inspiratorische Stridor oft fehlt oder nur angedeutet ist und am Ende des Anfalls kein Auswurf herausbefördert wird, auch kein Erbrechen auftritt.

Die Häufigkeit und Heftigkeit der Anfälle ist weitgehend abhängig von der nervös-psychischen Konstitution. Neuropathische, ängstliche und energielose Individuen haben viel heftigere Anfälle als robuste und energische Naturen.

Während des Stadium convulsivum bestehen bisweilen geringfügige Temperatursteigerungen und in der Regel leichte bronchitische Symptome. Die Bronchitis kann aber auch stärker werden und in *Bronchopneumonie* übergehen.

Im *Blut* findet sich in der Regel oft schon vor dem Krampfstadium, eine Leukocytose mit ausgesprochener relativer Lymphocytose (bis 85%). Leukocytenwerte über 14000 gleichzeitig mit normaler oder sogar verlangsamter *Blutsenkung* sind ein sehr charakteristisches Syndrom.

Auch der *Röntgenbefund* zeigt schon frühzeitig eine Hilusdrüsenvergrößerung und vermehrte Streifenzeichnung, besonders nach unten, die später so stark werden kann, daß Verwechslungen mit tuberkulösen Prozessen vorkommen. Auch Atelektasen sind häufig, später vorübergehendes Emphysem

*Pathologisch-anatomisch* findet sich zunächst eine Schleimhautentzündung der oberen Luftwege mit starker Schleimentwicklung, die für die Hustenanfälle beschuldigt wird. Wieweit diese nicht auch durch toxische Hirnstörung entstehen, ist noch unklar. Hirnödem und capilläre Hirnblutungen sind jedenfalls bei Todesfällen häufig. Auch ist die *Encephalitis* nach Keuchhusten nicht ganz selten.

Die Dauer des Stadium convulsivum ist sehr wechselnd, im Durchschnitt 4—6 Wochen.

Als *Stadium decrementi* bezeichnet man das allmähliche Zurückgehen der Anfälle. Sie werden immer seltener und schwächer. Im Verlauf von etwa 3—4 Wochen hören sie ganz auf, doch können auch noch länger 2—3 Anfälle im Lauf von 24 Stunden bestehen bleiben. Es gibt auch Kinder, die noch sehr lange rein psychogen bedingte Anfälle beibehalten (sog. Keuchhustentic).

**Diagnose.** Die *bakteriologische Diagnose* gelingt in besonders darauf eingerichteten Laboratorien mit Hilfe von Platten, die mit einem die Unterscheidung von den sehr ähnlichen Influenzabacillen erleichternden Nährboden beschickt sind und während des Hustens etwa 10 cm vom Mund entfernt hingehalten werden. Die Kultur gelingt am häufigsten im Katarrhalstadium. Im Stadium convulsivum nehmen die Bacillen rasch ab.

Die Diagnose muß deshalb in der Regel aus den typischen Anfällen gestellt werden. Wenn man nicht Gelegenheit hat, einen spontanen Anfall zu sehen, so ist es zweckmäßig, durch Kitzeln der Rachenwand mit dem Zungenspatel, die Provokation eines Anfalls zu versuchen, sonst führt oft eine genaue Anamnese, eine Schilderung des Anfalls durch die Angehörigen zum Ziel. Sehr charakteristisch ist ferner das Verhalten von Leukocytenzahl und Blutsenkung.

Schwierig ist die Diagnose beim Erwachsenen. Bei diesem fehlt häufig die stridoröse Inspiration. Meistens ist sie allerdings wenigstens andeutungsweise vorhanden; es ist zweckmäßig, die Patienten auf dieses Symptom aufmerksam zu machen und sie zu genauer Selbstbeobachtung aufzufordern. Dann geben sie bisweilen nachträglich doch sein Auftreten an. Oft kann man die Diagnose auf Grund des Zusammenhanges mit einer kindlichen Keuchhustenerkrankung stellen. Pertussisähnlicher Husten kommt auch bei anderen Erkrankungen vor. Das katarrhalische Stadium ist von *Influenza* und anderen *Bronchitiden* klinisch nicht zu unterscheiden. Ähnliche Hustenanfälle wie im Anfallsstadium kommen aber auch bei *Bronchialdrüsentuberkulose*, *spastischer Bronchitis*, *Fremdkörpern* sowie *psychogen* vor. Oft entscheidet erst der Verlauf.

**Prognose.** Die Gefahren des Keuchhustens bestehen beim Kleinkind in den schweren, mit Konvulsionen einhergehenden Anfällen, die zum Tode führen können; sie sind zum Glück selten. Eine Gefahr stellen ferner die Bronchopneumonien dar. Endlich kann durch den Keuchhusten eine Lungentuberkulose zum Ausbruch gebracht werden.

Die Prognose ist um so ernster, je jünger und elender das Kind ist. Besonders gefährlich ist der Keuchhusten im Säuglingsalter. Überall ist im ganzen die Sterblichkeit in den letzten Jahrzehnten erheblich zurückgegangen.

**Prophylaxe.** Da der Keuchhusten in der Regel eine leichte Krankheit ist, der man doch kaum entgehen kann, und da außerdem das infektiöseste Stadium bei seiner Erkennung vorüber ist, werden in der Regel kranke Kinder nicht isoliert, müssen dagegen vom Schulbesuch und vom sonstigen Kontakt mit fremden Kindern ferngehalten werden, ebenso die Geschwister, die sich im Inkubationsstadium befinden können. Nur wenn Kinder unter 3 Jahren, namentlich Säuglinge im Hause sind, muß man versuchen, diese durch Trennung von den Kranken noch vor der Infektion zu schützen. Erwachsene müssen von der Berührung mit Kindern, namentlich mit Säuglingen, ferngehalten werden. 4 Wochen nach Beginn ist die Krankheit meist kaum mehr ansteckend, aber es ist klüger, die Isolierung bis zum Verschwinden der Anfälle durchzuführen.

In Krankenhäusern müssen die Pertussiskranken isoliert werden. Die Pflegepersonen, die auch mit anderen Kranken in Berührung kommen, müssen beim Betreten und beim Verlassen des Isolierzimmers die üblichen Vorsichtsmaßregeln befolgen und sollen, wenn sie an Husten erkranken, nicht mit anderen Kindern in Berührung kommen.

Die *Schutzimpfung* mit Vaccinen hat sich im ganzen bewährt. Sie setzt offenbar die Zahl der Erkrankungen und die Schwere des Verlaufs herunter. Es sei auf die Hygienelehrbücher verwiesen.

**Therapie.** Ob die Vaccine hier noch Erfolge hat, ist zum mindesten sehr zweifelhaft. Dasselbe gilt von Serumpräparaten. Sulfonamide und Penicillin sind wirkungslos und nur bei eitrigen Komplikationen, besonders Pneumonien indiziert. Streptomycin ist noch im Versuchsstadium.

Wichtig ist vor allem die *Pflege* und die psychische Beeinflussung bzw. Erziehung. Vorzüglich ist *Freiluftbehandlung*, bei der natürlich Erkältungen vorzubeugen ist; sie ist vor allem im Stadium decrementi indiziert, um so mehr, als strenge Bettruhe sich meist erübrigt.

Wegen des Erbrechens im Anfall überwache man die *Ernährung* und gebe kleine Mahlzeiten jeweils etwa 10 Min. nach dem Anfall.

Von den zahlreichen hier und dort empfohlenen Heilverfahren hält im übrigen keines der Kritik stand. Dagegen gelingt es, durch *Beruhigungsmittel* die Anfälle wesentlich zu mindern und die Anfallsbereitschaft herabzusetzen. Bei Kindern hat sich Bromoform immer noch am besten bewährt (4mal täglich 2 plus so viel Tropfen, als das Kind Jahre zählt). Auch bei Erwachsenen wirkt Bromoform oft recht gut, in Dosen von 4mal 15—20 Tropfen, hat jedoch manchmal eine gewisse Schläfrigkeit zur Folge und muß nicht selten wegen Bromacne abgesetzt werden. Sonst gibt man Codein oder Dicodid, muß jedoch bisweilen die üblichen Dosen wesentlich überschreiten. Auch hier muß eine gewisse Schläfrigkeit in Kauf genommen werden. Auch Luminal, Allional usw. leisten oft gute Dienste und erlauben die Codeindosen geringer zu wählen. Die Thymian-, Drosera- und Belladonnapräparate, die bei Kindern vielfach von Nutzen sind, leisten bei Erwachsenen nicht viel. Auch die *psychische Einwirkung*, die bei den Kindern sehr wichtig ist, ist bei Erwachsenen ohne Erfolg; doch sollen diese dazu angeleitet werden, dem Hustenreiz nicht allzu rasch Folge zu leisten.

## 7. Aktinomykose.

Die Erreger, die Actinomyceten, stellen eine große Gruppe von Arten teils aeroben, teils anaeroben Wachstums dar. Sie werden heute meist zu den Bakterien, nicht zu den niederen Pilzen gerechnet. Im tierischen Körper entstehen bisweilen (aber nicht immer) harte Körner, von etwa $^1/_4$ mm Durchmesser, die außen radiär angeordnete kolbige Verdickungen zeigen. Diese Kolben werden als Anpassung an die (an sich ungünstigen) Lebensverhältnisse im tierischen Organismus aufgefaßt. Außerhalb des Tierkörpers kommen viele Actinomycesarten auf zahlreichen Pflanzen, namentlich Getreidearten, als Schmarotzer vor, bilden aber keine Kolben. Aus solchen frei lebenden Arten der Gattung Actinomyces, die auch als Streptothrix bezeichnet werden, wird heute auch das Antibioticum Streptomycin gewonnen. Der Mensch infiziert sich fast immer durch Pflanzenteile, namentlich Grannen von Getreideähren. Diese können durch Verletzung der Haut oder der Schleimhäute in den Körper gelangen, und je nach der Eintrittspforte macht die Aktinomykose verschiedene Symptome.

**Symtomatologie.** Allen Lokalisationen ist ein torpider Verlauf gemeinsam, der mit der Tuberkulose viel Ähnlichkeit hat. In allen Organen entstehen chronische Entzündungen mit Neigung zu eitrigem Zerfall und Bildung langwieriger Fisteln. Die Körpertemperatur verhält sich verschieden. Haut- und Kieferaktinomykose kann fieberlos verlaufen. Bei Erkrankung innerer Organe können lange Zeit subfebrile Temperaturen bestehen, oft sehen wir auch hohes unregelmäßiges Fieber.

Da die Aktinomykose der einzelnen Organe bei den Organkrankheiten besprochen ist, genügt hier eine kurze Übersicht.

1. Die Aktinomykose von *Kopf und Hals* ist am häufigsten (fast $^2/_3$ aller Fälle). Sie beginnt meistens an der Mundschleimhaut und kann auf Submaxillargegend und Kiefer übergreifen. Die Beschreibung dieser Form ist in chirurgischen Lehrbüchern nachzusehen.

2. Die *thorakal-pulmonale* Aktinomykose kann durch Weiterwandern der Infektion von einem Halsabsceß zustande kommen oder durch Schluckinfektion, durch Aspiration in die Lungen, bisweilen wohl auch durch hämatogene Metastasierung. Es entstehen Infiltrationen der Thoraxwand, oder ein lokalisiertes Brustfellempyem oder eine chronische Lungenaffektion.

3. Die *abdominale* Aktinomykose entsteht entweder durch Fortleitung oder metastatisch oder scheinbar primär, offenbar durch direkte Infektion der Darmschleimhaut. Chronische Perityphlitis, chronische Peritonitis, periproktitische und Senkungsabscesse längs des Ileopsoas mit Fistelbildung und brettharter Infiltration der Bauchhaut sind ihre Zeichen.

4. Die Aktinomykose der *Haut* muß meist als direkte Infektion erklärt werden. Sie kann an jeder Körperstelle vorkommen, ist aber selten. Auch das *Mycetoma pedis* der Tropen beruht auf Infektion mit Actinomycesarten.

5. Aktinomykose *anderer Organe* ist noch seltener. Sie kommt im Gehirn vor, wo sie Abscesse machen kann, in den Nieren usw.

6. *Generalisierte Aktinomykose.* Wenn ein reichlicher Einbruch ins Blut erfolgt, so tritt hohes, stark remittierendes Fieber auf, die Kranken verfallen rasch und sterben unter dem Bild einer Sepsis. Bei der Sektion findet man entweder zahlreiche frische Abscesse oder massenhaft kleine Herde in allen Organen, die aussehen wie Miliartuberkel.

**Diagnose.** Nur der Nachweis der Pilze erlaubt eine sichere Diagnose. Bei Erkrankung innerer Organe kann sie deshalb sehr schwierig werden. Oft ist die Erkennung erst möglich, wenn sich Hautfisteln gebildet haben. Im Eiter und Sputum sieht man bisweilen schon mit bloßem Auge die kleinen Körner, die sich nur schwer zerquetschen lassen. Bisweilen ist die von WIDAL gefundene Agglutination und Komplementbindung nützlich. Es handelt sich um eine Gruppenreaktion der verschiedenen Pilzerkrankungen.

**Prognose.** Die Aktinomykose schreitet langsam fort, und sie heilt oft nach längerer Krankheitsdauer spontan aus. Die Prognose richtet sich in erster Linie nach der Lokalisation. Die reine Hautaktinomykose heilt ausnahmslos aus. Bei der Erkrankung an Kopf und Hals beobachtet man eine Sterblichkeit von 10—25%; bei der abdominalen Aktinomykose wird sie auf 60—70%, bei der thorakopulmonalen auf 75—85% angegeben; die cerebrale und die generalisierte sind ausnahmslos tödlich.

**Therapie.** Heute ist Penicillinbehandlung die Methode der Wahl. Ihre Ergebnisse sind freilich wechselnd. Ein Teil der Fälle kann durch Jod geheilt werden. Gewöhnlich gibt man 2—6 g Jodkali täglich, über Wochen hin, doch sind bisweilen größere Dosen nötig. Wenn man damit nicht zum Ziel kommt, muß man chirurgische und Röntgenbehandlung versuchen.

## Anhang: **Coccidioidomycosis acuta.**

Diese in den letzten Jahren näher erforschte Krankheit ist insofern einzig in ihrer Art als es sich bei ihr um einen Erreger aus der Gruppe der höheren Pilze handelt, die wir sonst fast nur bei chronischen Lokal-, besonders Hautinfektionen als Erreger finden, diese Krankheit aber akut fieberhaft verläuft und eine sichere Immunität hinterläßt. Freilich gibt es auch eine chronische Form, die seit langem bekannt ist und entweder unter dem Bild einer Lungentuberkulose oder als chronische Hauterkrankung auftritt. Die akute Form wurde wohl früher als „Grippe“ verkannt und erst in den letzten Jahren geklärt. Sie ist ausgesprochen endemisch, besonders in feuchtwarmen Gebirgstälern („VALLEY-Fieber“) und wurde vor allem in Nord- und Südamerika, aber auch schon in Süd- und Südosteuropa beobachtet. In diesen Gegenden kommt sie auch bei Wild- und Haustieren zur Beobachtung. Zu manifester Erkrankung kommt es nur bei einem Teil der Infizierten, besonders Neuankömmlingen in der betreffenden Gegend.

Der *Erreger* (Coccidioides immitis) zählt zu den Blastomyceten. Die Infektion erfolgt durch verseuchten Staub, Erde und Pflanzen, vorwiegend als Inhalationsinfektion, auch im Laboratorium aus Kulturen. Zur Diagnose dient der Erregernachweis in frischen Sekreten, Lymphknoten, Gewebsstücken, mikroskopisch, kulturell oder durch Tierversuch. Charakteristisch sind die 20—80 $\mu$ großen, runden Sporen, in die 2—3 Endosporen eingelagert sind.

Die *Inkubationszeit* ist wechselnd, 1—3 Wochen.

Die akute pulmonale Form *ähnelt einer Grippe* und führt nach 2—3wöchiger Fieberzeit zu völliger Genesung und Immunität. Auch sie kann manchmal zu Einschmelzungen von Lungengewebe (Kavernenbildung) und zur Entstehung von mehr oder weniger langwierigen Pleuraergüssen führen. — Daneben kommt als akute Erkrankung auch ein *Erythema nodosum-ähnliches Bild* vor. Wird die Lungenerkrankung progressiv, so kommt es zu chronischem Siechtum, nicht unähnlich der Tuberkulose, oft auch mit Hautbeteiligung.

## c) Bakterielle und spirochätäre Zoonosen.

### 1. Brucellosen.

Als Brucellose (undulierendes Fieber) finden sich beim Menschen vor allem Maltafieber und BANGsche Krankheit. Das erste seuchenhafte Auftreten einer Brucellose in größerem Maßstab wurde bei der englischen Marine im Mittelmeer festgestellt und konnte dort auf den Genuß von Milch von Malteser Ziegen zurückgeführt werden (Maltafieber). Heute finden sich Brucellosen über die ganze Erde verbreitet, außer dem Maltafieber in den Mittelmeerländern ist in den gemäßigten Zonen Europas und Nordamerikas seit ungefähr 25 Jahren in zunehmendem Maße die vom Rind auf den Menschen übergehende Brucellose, die BANGsche Krankheit, und in Nordamerika und der Schweiz neuerdings die vom Schwein ausgehende aufgetreten.

**Ätiologie.** Man sieht heute die verschiedenen Brucellenarten (B. melitensis, paramelitensis, abortus Bang, suis und bronchosepticus) als Adaptionen ein und desselben Keimes an verschiedene Wirte an. Das Gemeinsame im Krankheitsverlauf bei diesen (Ziege, Schaf, Rind, Schwein, auch Pferd, Hund und Katze) ist die Affinität der Brucellen zu den männlichen und weiblichen Generationsorganen, einschließlich der Milchdrüsen. Beim Tier tritt im Krankheitsverlauf die fieberhafte Allgemeininfektion hinter dieser Organlokalisation zurück. Der Hauptschaden wird nicht durch den Tod erkrankter Tiere, sondern durch den Ausfall für die Viehzucht infolge Verkalbens und Minderung der Milcherträge bedingt.

Die *Brucellen* sind kleine ovale, gramnegative Stäbchen, die von BRUCE entdeckt und irrtümlich als Mikrokokken bezeichnet wurden. Sie lassen sich nur kulturell und serologisch und auch das nur mit Schwierigkeiten, voneinander trennen. Der Hauptunterschied liegt in der leichten Züchtbarkeit der B. melitensis aus Blut, Harn und gelegentlich auch Stuhl, während B. abortus Bang nur schwer aus dem Blut bei verminderter Sauerstoffspannung gezüchtet werden kann.

Die Übertragung erfolgt vor allem durch den Genuß von Milch und Milchprodukten, aber auch durch die Berührung mit Fleisch und Blut beim Schlachten, sowie im Umgang mit kranken, besonders abortierenden Tieren. Während Maltafieber und Bang meist in der gesamten Bevölkerung sporadisch auftreten, und zwar unerklärterweise mehr in den Städten als auf dem Lande, sind alle drei Formen der menschlichen Brucellosen (die mit der Brucella suis sogar ausschließlich) auch Krankheiten von Tierzüchtern, Schlächtern und Tierärzten. Laboratoriumsinfektionen sind nicht selten.

Die *Empfänglichkeit* des Menschen ist an sich gering, und gerade bei der BANGschen Krankheit kommt es wohl meist nur durch lange fortgesetzte, mehrfache Infektionen zur Krankheit. Eine latente Infektion, besonders bei den Personen, die mit kranken Tieren umgehen, ist sehr häufig und auch durch positive Agglutination nachweisbar. Kinder erkranken äußerst selten, Männer erheblich öfter als Frauen. Kontaktinfektionen von Mensch zu Mensch kommen nie vor.

Eine *Immunität* wird auch nach der Entfieberung nicht immer erreicht, Spätrückfälle sind häufig, und in vielen Fällen kommt es höchstens zu einer Infektionsimmunität, d. h. der Erreger wird nicht abgetötet, sondern bleibt für lange Zeit lebend im Wirt erhalten.

Im Durchschnitt ist der Verlauf bei Infektionen mit B. melitensis und suis akuter und bösartiger als bei der BANGschen Krankheit. Die *Letalität* ist entsprechend bei jenen zwischen 3 und 20% gelegen, während sie bei der BANGschen Krankheit nur 3—5% beträgt.

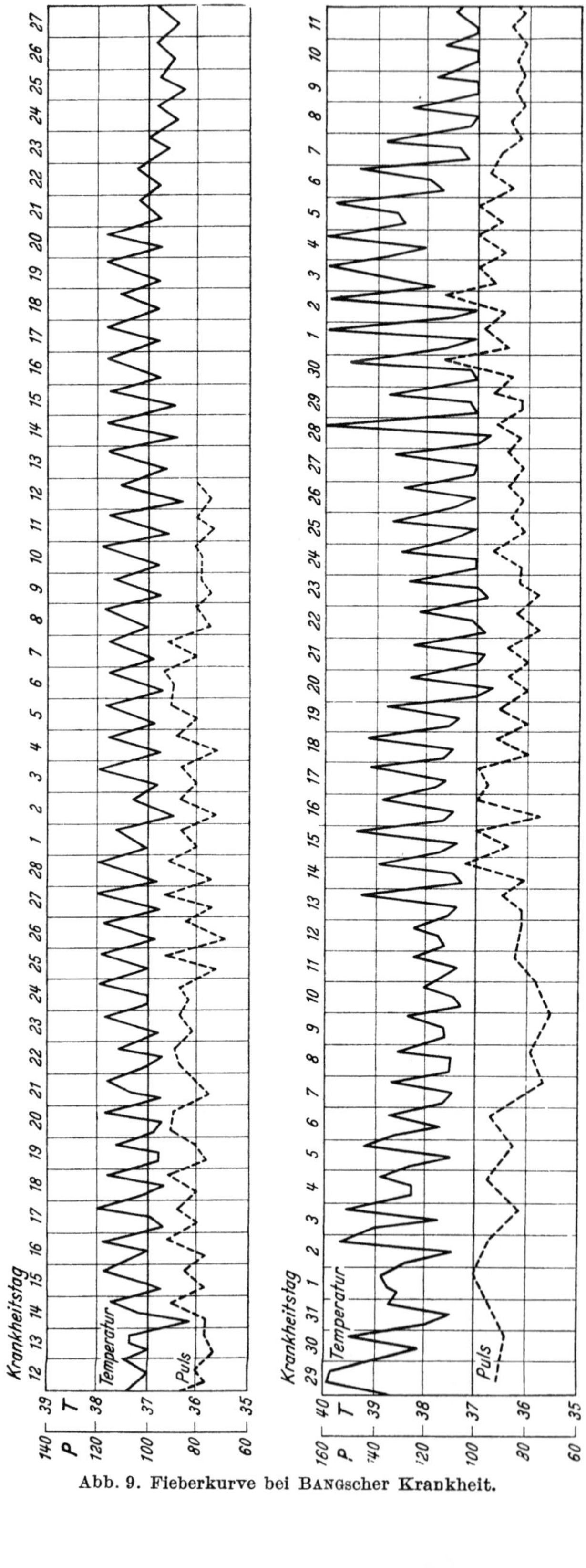

Abb. 9. Fieberkurve bei Bangscher Krankheit.

Die *Inkubationszeit* ist schwer zu fixieren, da einmalige Infektion zur Ansteckung meist nicht genügt, sondern zum mindesten bei peroraler Infektion, gewöhnlich eine längere Exposition stattfinden muß. Durchschnittlich dürften mindestens 1—2 Wochen zwischen Infektion und Krankheitsbeginn liegen.

**Symptomatologie.** Während man früher Maltafieber und Bangsche Krankheit klinisch voneinander trennte, weiß man heute, daß die Symptome klinisch die gleichen sind, wenn auch, wie erwähnt, der Verlauf bei der Bangschen Krankheit im Durchschnitt gutartiger und mit schwächeren Allgemeinsymptomen verbunden ist als bei den anderen Brucellosen.

Die Krankheit beginnt plötzlich oder allmählich mit Temperaturanstieg, meistens mit geringen Beschwerden, gelegentlich auch mit leichten katarrhalischen Erscheinungen. Das Charakteristische ist ein in wiederholten Schüben von einigen Wochen verlaufendes *Fieber*, das starke Morgenremissionen zeigt. Die Temperatur kann jeden Abend auf 39° steigen und unter starkem Schweißausbruch jedesmal wieder auf die Norm heruntergehen. Das Fieber ist aber nicht immer „undulierend“, sondern oft kontinuierlich oder ganz unregelmäßig. Eigentümlich ist, daß die Bang-Kranken durch das Fieber auffallend wenig belästigt werden und auch sonst wenig Beschwerden haben; manche unterbrechen ihre Arbeit nie oder legen sich höchstens während der Fieberhöhe einige Stunden hin. Der Appetit ist kaum gestört, und so kommt es, daß die meisten Patienten trotz der langen Dauer des Fiebers nicht an Gewicht abnehmen. Wenn in solchen Fällen Beschwerden bestehen, so sind es rheumatisch-neuralgische Schmerzen, Schlaflosigkeit oder geringfügige Verdauungsstörungen und Leibschmerzen.

Objektiv findet man eine mehr oder weniger belegte Zunge, sonst oft gar nichts, wenigstens in der ersten Zeit, später fast immer eine *Schwellung der Milz*, die als derber Tumor fühlbar wird und selbst noch nach der Heilung lange Zeit vergrößert bleiben kann. Der *Puls* ist gewöhnlich im Verhältnis zum Fieber wenig beschleunigt. Die Untersuchung des *Blutes* ergibt meistens eine Leukopenie und fast immer eine (oft hochgradige) relative oder absolute Lymphocytose und Mononucleose mit Verminderung, selbst völligem Verschwinden der Eosinophilen. Die Senkungsreaktion der roten Blutkörperchen pflegt verhältnismäßig wenig beschleunigt zu sein.

Dieser Zustand kann monatelang bestehen bleiben, während das Fieber andauert, meistens aber periodenweise höher oder niedriger ist, oft auch während kürzerer oder längerer Zeit vollständig verschwindet, um dann wieder anzuschwellen. Beim Maltafieber ist der erste Anfall meist heftiger und pflegen die späteren mit leichteren Allgemein-, aber oft mit starken Organerscheinungen zu verlaufen, dazu tritt regelmäßig eine *zunehmende Anämie*, die zur Kachexie und schließlich zum Tode führen kann. Die Anämie ist bei der BANGschen Krankheit nur selten hochgradig, auch verlaufen die Fieberschübe bei ihr meist eher noch langwieriger, und bis es zu einer Spontanausheilung kommt, kann es 1 Jahr und mehr dauern.

Die Krankheit kann auch *abortiv verlaufen* und sich sogar auf eintägiges Fieber beschränken. Bei den in verseuchter Umgebung zahlreichen Menschen mit positiver Serumreaktion weiß man deshalb nie, ob sie eine unerkannte rudimentäre BANGsche Krankheit durchgemacht haben oder infiziert worden sind, ohne zu erkranken.

Von den sehr vielseitigen *Organerscheinungen*, die aber nur jeweils einen Teil der Fälle begleiten und auch ganz fehlen können, seien folgende erwähnt: Im Beginn der Erkrankung sieht man oft flüchtige *Erytheme*, urticarielle, roseolaartige oder andere Exantheme. Auch *Lymphdrüsenschwellungen* verschiedener Regionen kommen vor.

Bisweilen entsteht im Lauf der Krankheit eine hämorrhagische Diathese mit *Blutungen* aus Schleimhäuten und Purpura.

Nicht ganz selten ist eine *Thrombophlebitis*, die besonders an der unteren Extremität entsteht und zu Lungenembolie führen kann.

Eine typische Komplikation ist die *Orchitis*, die auch bei rudimentären Fällen, selbst ohne Fieber, auftreten kann oder in seltenen Fällen dem Fieber vorausgeht. Sie heilt immer aus. Bei Frauen kommen *Mastitis*, *Menstruationsstörungen*, Fluor vor, und eine bestehende Schwangerschaft wird fast immer unterbrochen.

Eine weitere verhältnismäßig häufige Lokalisation sind *Gelenkerkrankungen*. Gelenkschmerzen ohne objektiven Befund sind nicht selten, es kommen aber auch richtige Arthritiden vor, die sogar das Fieber überdauern und chronisch werden können. Häufig sind die kleinen Gelenke der Wirbelsäule befallen. Auch *Periostitis* und *Osteomyelitis* ist beschrieben.

Die *Leber* ist oft *geschwollen*. In seltenen Fällen bleibt die Schwellung zusammen mit dem Milztumor bestehen, und es entwickelt sich mit oder ohne Ikterus das Krankheitsbild einer BANTIschen Krankheit oder *Lebercirrhose*.

Was das *Nervensystem* betrifft, so bleibt bei der Bangschen Krankheit das Sensorium meist frei. *Neuritiden* kommen vor, sehr selten *Encephalitis, Myelitis, Meningitis.*

Mehrfach ist die Entstehung einer *ulcerösen Endokarditis* mit fortbestehender Bakteriämie, also die Entwicklung einer Bang-*Bacillensepsis* auf dem Boden einer Bangschen Krankheit, beobachtet worden. Sie verläuft ähnlich dem Bilde der Endocarditis lenta.

Bisweilen gesellen sich starke *Magen-Darmsymptome,* sogar *Peritonitis,* auch *Pleuraempyeme, Pneumonien* und *Parotitis* hinzu, besonders bei alten Leuten, und trüben die Prognose.

Bei Tierärzten, die verwerfende Rinder ausgeräumt haben, wird gelegentlich an den Armen ein allergisches, durch Brucellen bedingtes *Ekzem* beobachtet, ohne daß es dabei zur Allgemeinerkrankung kommt.

*Pathologisch-histologisch* findet man in Leber, Milz, Knochenmark und Lymphdrüsen Knötchen, die den Aschoffschen Knötchen beim Gelenkrheumatismus oder beginnenden Epitheloidzellentuberkeln ähneln und als infektiöse Granulome anzusehen sind, ferner auch geringe exsudative Prozesse und Nekrosen.

**Diagnose.** Die Krankheit kann vermutet werden, wenn lange dauerndes remittierendes Fieber besteht, besonders wenn schon mehrere Anfälle von etwa 3 Wochen Dauer vorausgegangen sind und man keine objektiven Befunde außer etwa Leber- und Milzschwellung erheben kann. Aber auch schon im Beginn einer fieberhaften Krankheit, die den Verdacht auf Typhus erweckt, soll man auch an Febris undulans denken und gleichzeitig mit der Agglutination auf Typhus auch die auf Bang-Bakterien vornehmen. Der Verdacht wird verstärkt, wenn es sich um Menschen handelt, die mit Vieh zu tun haben, das von seuchenhaftem Abort befallen ist. Sicherheit erlaubt aber erst der Nachweis der Bacillen oder die Agglutination. Die Intradermoreaktion fällt bisweilen auch bei anderen Kranken positiv aus.

Die *Kultur des Bacillus* aus dem Blut gelingt bisweilen, ist aber vor allem bei der Bangschen Krankheit mühsam und ergibt oft erst nach 4 Tagen oder noch später ein positives Resultat, weil die Bacillen sehr langsam wachsen. Häufiger ist die Diagnose mit Hilfe der *Agglutination* möglich, freilich meistens erst nach einigen Wochen. Sie gilt als positiv, wenn sie bei Verdünnung von 1:200 oder mehr auftritt. Selbstverständlich beweist sie nicht mit Sicherheit, daß die vorliegende Krankheit eine Infektion mit Bacillen ist, weil offenbar das Überstehen einer abortiven Erkrankung oder eine stille Feiung bei Tierärzten usw. nicht selten ist. Das gleiche gilt von der *Komplementablenkung,* die bisweilen ein positives Resultat ergibt, wenn die Agglutination versagt, aber sonst dieser unterlegen ist. Beliebt ist auch die *Intracutanreaktion* mit abgetöteten Bacillen, bei der es zu einer mehr oder weniger großen Quaddel mit rotem Hof kommt, bisweilenı mit Nekrose; ihre Beurteilung ist aber nicht immer leicht.

*Differentialdiagnostisch* kommen alle Krankheiten mit geringem Lokalbefund in Betracht. Im Beginn wird man hauptsächlich an Typhus denken, später öfter an eine versteckte oder eine Miliartuberkulose, eine Endocarditis lenta, eine Lymphogranulomatose, in verseuchten Gegenden auch an Malaria. Entscheidend ist immer die bakteriologische und serologische Untersuchung. Auch die Berücksichtigung des Blutbildes kann besonders gegenüber Lymphogranulomatose gute Dienste leisten.

**Prognose.** Die Heilungsaussichten sind bei Maltafieber und Schweinebrucellose durch die Schwere des Verlaufs getrübt. Bei der Bangschen Krankheit ist stets an die Möglichkeit bleibender Leberschädigung zu denken, weshalb die Kranken auch nach ihrer Genesung einer jahrelangen Überwachung bedürfen. In manchen Berufen ist die BANGsche Infektion als Berufskrankheit anzusehen. Alle Brucellosen sind meldepflichtig.

**Prophylaxe.** Da die Krankheit von Mensch zu Mensch nicht ansteckend ist, braucht der Patient nicht isoliert zu werden. Selbstverständlich wird man die Angehörigen des Patienten auf die Ursache der Krankheit aufmerksam machen und den Genuß ungekochter Milch aus einem verseuchten Stalle verbieten. Im übrigen sind die Bekämpfungsmaßnahmen im großen vor allem gegen die Durchseuchung der Tierbestände zu richten. Die Erfahrungen mit Schutzimpfungen sind noch nicht abschließend zu beurteilen.

**Therapie.** Die Behandlungserfolge waren lange Zeit sehr unbefriedigend, auch noch mit *Vaccinebehandlung*, solange sie nur subcutan angewandt wurde. Wenn keine Autovaccine angefertigt werden kann, so gibt man von den handelsüblichen Melitensis- oder Abortusvaccinen aufsteigende Mengen in 2—3tägigen Abständen, mit 1—2 Millionen Keimen beginnend. Die Erfolge wurden erst besser, als man zu intravenöser Vaccinebehandlung überging, beginnend mit $^1/_2$ Million Keime in 3tägigen Abständen, rasch steigernd auf 5, 50, bis 500 Millionen Keime. Die Wirkung ist um so besser, je stärker die Fieberreaktion; jedoch darf diese auch nicht zu stark ausfallen, um Kollapse zu verhüten. Es ist daher einfacher, mit *unspezifischen Fiebermitteln* (Pyrifer u. ä.) zu behandeln, wobei sich empfiehlt, mehrere (3—5) Schüttelfröste in 2—3tägigem Abstand zu setzen. Im Fieberstadium angewandt, läßt sich fast regelmäßig das Fieber auf diese Weise beseitigen und die Heilung einleiten.

*Sulfonamid-* und *antibiotische* Behandlung sind in ihrer Wirkung zweifelhaft. Bei Lokalerscheinungen ohne Fieber kann ein Versuch gemacht werden, der aber einer hohen Dosierung über mehrere Wochen bedarf. Von anderen Chemotherapeutica, wie Salvarsan, Solganal, Trypaflavin usw. wird heute nur noch selten Gebrauch gemacht.

Die Behandlung ist im übrigen die gleiche, wie bei anderen fieberhaften Erkrankungen. Bei heftigen Kopf- und Gelenkschmerzen wirkt *Pyramidon* günstig. Bei starkem Schweiß ist sorgfältige *Hautpflege* notwendig. *Bettruhe* ist je nach der Höhe des Fiebers, namentlich aber auch nach den subjektiven Störungen und dem Ernährungszustand zu verordnen.

Lange Nachbehandlung ist nach allen Brucellosen wichtig. Im übrigen ist je nach den vorhandenen Organerscheinungen zu verfahren.

## 2. Tularämie.

Die Tularämie wurde erstmals 1919 beim Menschen in den USA. festgestellt (Tulare ist eine Grafschaft in Kalifornien). Sie ist seither fast in der ganzen Welt, stets aber nur in Gegenden feuchter Niederungen, wie sie kleinen Nagern (Hasen, Kaninchen, Eich- und Erdhörnchen, Ratten) günstige Bedingungen bieten, beobachtet worden, außer in Amerika in Japan, Rußland und in Böhmen und Mähren. Im 2. Weltkrieg ist die Krankheit in Rußland als ausgesprochene Soldatenkrankheit aufgetreten.

**Ätiologie.** Der *Erreger* der Tularämie ist das Bacterium tularense, ein kleines unbewegliches, gramnegatives, kokken- oder stäbchenförmiges Gebilde. Nach seinen kulturellen und serologischen Eigenschaften steht er systematisch zwischen den Brucellen und den Pasteurellen, deren bekannteste das Pestbacterium ist.

Die Infektion der Pflanzenfresser (Hasen, Eichhörnchen usw.) geschieht durch den Stich blutsaugender Insekten (Zecken, Fliegen, Flöhe, auch Wanzen und Läuse), in denen das Bacterium sich in der Darmwand ansiedelt und sogar die Eier infizieren kann. Die Fleischfresser (Füchse usw.) und die Omnivoren (Schweine) können sich auch durch Verzehren erkrankter Tiere infizieren. Auch die Fäkalien tularämiekranker Tiere enthalten die Bakterien. Die Übertragung auf den Menschen ist möglich: 1. durch den Biß infizierter Tiere; 2. durch den Stich infizierter blutsaugender Insekten; 3. durch den Genuß von Fleisch kranker Tiere; 4. durch das Trinken von Wasser, das durch Fäkalien tularämiekranker Tiere verunreinigt ist; 5. durch das Einreiben infizierten Materials auf Hände oder Schleimhäute. Die Bakterien können durch die unverletzte Haut eindringen. Deshalb sind Ansteckungen beim Schlachten und Abbalgen von Hasen besonders häufig.

Die *Empfänglichkeit* für Erkrankung scheint verschieden, jedenfalls ist latente Infektion, feststellbar an positiver Agglutination, noch häufiger als manifeste Erkrankung.

Die von der Krankheit hinterlassene *Immunität* dauert meist lebenslänglich, verhindert aber nicht die Entstehung neuer spezifischer Ulcera bei Reinfektion, die dann ohne Allgemeinerkrankung verlaufen.

Die *Letalität* wird sehr verschieden, teilweise bis zu 7,5% angegeben.

Die *Inkubationszeit* beträgt meist etwa 4 (2—7) Tage.

**Symptomatologie.** Das klinische Bild setzt sich zusammen aus der Allgemeininfektion und dem an der Eintrittsstelle entstandenen Primäraffekt, der aber an verborgener Stelle liegen kann. Die Allgemeininfektion macht sich fast gleichzeitig mit der Entstehung des Primäraffekts bereits bemerkbar und ist sehr verschieden stark, vom leichtesten, fast ambulanten Verlauf bis zu mehrwöchigem, mehrmals rezidivierendem *Fieber*. Dieses beginnt meist mit Frösteln oder Schüttelfrost, Erbrechen und Kopfschmerzen, sinkt oft nach 3—4 Tagen wieder ab und stellt sich dann mit unregelmäßigen Schwankungen über kurze oder längere Zeit hin wieder ein. Der *Puls* ist anfangs oft langsam, später stark beschleunigt. Die *Milz* kann palpabel sein. Im *Blutbild* findet man gewöhnlich eine leichte Leukocytose, stets aber eine relative Lymphocytose. Nicht selten sind flüchtige Exantheme verschiedenen Aussehens. Diazoreaktion im *Harn* ist immer negativ.

Je nach Vorhandensein und Sitz des *Primäraffekts* werden folgende Formen unterschieden: 1. beim *ulceroglandulären Typ* findet sich ein wallartig umrandetes kleines Geschwür, meist an der Hand mit starker regionärer Drüsenschwellung, die der Pustelbildung sogar schon vorangehen kann. 2. Beim *okuloglandulären Typ* erfolgt die Infektion durch Einreiben von Erregern in die Bindehaut und es kommt zu einer ödematösen Schwellung derselben und Knötchen-, evtl. Geschwürsbildung an den Lidrändern, dazu schwellen die präaurikulären und benachbarte Drüsen an (Parinaud*sches Syndrom*). Die Hornhaut wird selten beteiligt. 3. Bei dem *glandulären Typ* findet sich meist kein sichtbarer Primäraffekt, gelegentlich nur eine Aphthe in der Mundschleimhaut, selten entzündliche Veränderungen der Tonsillen. Meist sind die Kieferwinkel-, Nacken- oder seitlichen Halsdrüsen geschwollen. Die Eintrittspforte liegt wahrscheinlich in der Mundschleimhaut 4. Beim sog. typhösen, besser *inneren Typ* ist der Primäraffekt entweder pulmonal oder abdominell. Es kommt dabei oft zu Bronchopneumonien oder zu Bauchschmerzen, Erbrechen, auch Durchfällen, oft auch starken Muskelschmerzen. Eine diffuse Lymphdrüsenschwellung kann auch diese Form begleiten.

Als *Komplikationen* kommen Pneumonie, Myokarditis, Meningitis und encephalitische Bilder vor.

*Pathologisch-anatomisch* finden sich die befallenen Lymphdrüsen verkäst, und in der geschwollenen Milz, manchmal auch in anderen Organen, findet man miliare Knötchen, die auch mikroskopisch nicht von Tuberkeln zu unterscheiden sind. Durch Kultur lassen sich die Bacillen aus den Organen züchten.

**Diagnose.** Bei sichtbarem Primäraffekt ist die Diagnose im Zusammenhang mit Beachtung gegebener Infektionsmöglichkeit leicht. In den anderen Fällen können Verwechslungen mit Grippe, Typhus, Brucellosen, Tuberkulose usw. vorkommen. Die Entscheidung gibt die bakteriologisch-serologische Untersuchung.

Vom 4. Krankheitstag an wird die *Intracutanprobe* mit Tularin, das aus dem Erreger gewonnen wird, positiv (Quaddel mit 0,1 ccm am Unterarm). Da die Reaktion meist lebenslänglich positiv bleibt, beweist sie nicht sicher das Vorliegen einer Tularämieerkrankung, sondern kann von früherer Infektion stammen. — In der 2. Woche wird die *Agglutination* mit dem Krankenserum positiv (beweisend sind Titer von 1:100 an). Paragglutination mit Brucellen ist nicht selten. Aber auch diese Probe kann von latenter Infektion stammen. — Der *Tierversuch* mit Krankenblut, Eiter oder Lymphdrüsenpunktat (Meerschweinchen intraperitoneal) ist beweisend. Nach den in Deutschland bestehenden Vorschriften sind aber zur Arbeit mit Tularämiematerial nur besondere Stellen berechtigt.

**Prognose.** Die meisten Fälle verlaufen leicht; doch kann eine mehrmonatige Rekonvaleszenz notwendig werden.

**Therapie.** Während die Serum- und Sulfonamidbehandlung nicht befriedigt, steht neuerdings im *Streptomycin* ein wirksames Mittel zur Verfügung. Es genügen meist nach einer Anfangsdosis von 100000 Einheiten, 3stündliche Gaben von 30000 Einheiten für 5 oder mehr Tage.

Die geschwollenen Lymphknoten dürfen nicht incidiert werden. Ulcera werden mit feuchten Umschlägen, Conjunctivitis außerdem mit häufigem Auswaschen mit Kochsalzlösung behandelt. Das Verbandmaterial ist infektiös. Eine strenge Isolierung ist jedoch nicht nötig. Die Krankheit ist meldepflichtig.

## 3. Pest.

Die Pest (engl. plague) ist eine heute noch in Asien, Afrika, Nord- und Südamerika herdförmig endemische und gewöhnlich, nur sporadisch auftretende Infektionskrankheit, die aber vor allem in früheren Zeiten zu großen Tardiv- und Explosivepidemien führen konnte. Da sie hygienisch mit modernen Mitteln meist leicht zu beherrschen ist, hat sie an Schrecken verloren, ist aber klinisch oft auch heute noch eine gefährliche Krankheit. In Europa kamen während des Mittelalters und bis zum Ende des 17. Jahrhunderts große Seuchenzüge vor, aber auch noch in unserem Jahrhundert Epidemien in einzelnen Städten, vorzugsweise Hafenstädten (in Paris 1920 über 100 Erkrankungen). Vereinzelte Fälle können auf Schiffen jederzeit eingeschleppt werden.

**Ätiologie.** Der Erreger der Krankheit ist der durch Färbung und Kultur leicht zu identifizierende Pestbacillus, der zu den Pasteurellen rechnet. Er erzeugt in erster Linie Seuchen unter den Nagetieren, hauptsächlich unter den Ratten, aber auch unter Tarbaganen, Steppenhamstern usw. in Asien, unter Spitzmäusen in Westafrika, unter Eichhörnchen, Murmeltieren usw. in Kalifornien. Unter den Ratten ist besonders die schwarze Ratte empfänglich, die in den Tropenländern als Hausratte überwiegt, ferner die ägyptische Ratte (Mus alexandrinus), die auf Schiffen und in vielen Hafenstädten zu finden ist. Die in Europa seit dem Anfang des 18. Jahrhunderts weitaus vorherrschende Wanderratte (Mus decumanus s. norvegicus) ist viel weniger empfänglich. Von den Ratten wird die Krankheit auf den Menschen übertragen, und zwar deshalb besonders leicht, weil die erkrankten Ratten im Fieber herumlaufen und die Scheu vor den Menschen verlieren. Die Übertragung von Ratte zu Ratte und auch von Ratte zu Mensch erfolgt durch Flöhe, hauptsächlich durch Xenopsylla cheopis, den gewöhnlichen Rattenfloh, der von fiebernden und toten Ratten abwandert und sich andere Nahrung sucht, wobei er häufig auf den Menschen gelangt. Auch andere Flöhe können die Pestbacillen von der Ratte auf den Menschen oder von Mensch zu Mensch übertragen. Die gefährlichen Epidemien gehen meistens von erkrankten Ratten aus, während durch die wild lebenden Nagetiere in der Regel nur einzelne Menschen angesteckt werden („silvatische Pest").

Die Lungenpest wird dagegen durch Tröpfcheninfektion verbreitet. Sie nimmt ihren Ausgang von bubonenpestkranken Menschen mit Lungenentzündung.

Die *Empfänglichkeit* des Menschen ist allgemein. Überstehen der Krankheit hinterläßt keine nennenswerte *Immunität*.

Die *Letalität* ist bei Lungenpest und Pestsepsis 100%, bei Beulen- und Hautpest außerordentlich wechselnd, von wenigen Prozent bei sporadischen Fällen bis zu 70% bei größeren Epidemien. Dabei spielt die Pflege eine große Rolle, deshalb wurden z. B. in Hongkong bei den Chinesen 43% Todesfälle beobachtet, bei den Europäern nur 18%.

Die *Inkubationszeit* beträgt 3—5 (2—10) Tage.

**Symptomatologie.** Die *Bubonenpest*, die häufigere und weniger gefährliche Form, beginnt meistens mit Schüttelfrost, Kopfschmerzen und Schwindel. Das Fieber bleibt hoch, nachdem sich der Schüttelfrost bisweilen mehrmals wiederholt hat, oft zeigt es am 2. Tage eine vorübergehende stärkere Remission, häufig auch jeden Morgen Remissionen. Bisweilen findet man die Infektionsstelle auf der äußeren Haut als Initialpustel, die zu einem Pestkarbunkel auswachsen kann *(Hautpest)*. Diese Infektionsstelle, die meistens an den unteren Extremitäten ist, kann aber auch unauffindbar bleiben. In den Lymphdrüsen des Abflußgebietes, also meistens in der Inguinalgegend, entsteht der primäre Bubo, eine mächtige Lymphdrüsenschwellung, die stark hämorrhagisch wird und unter der gespannten Haut bläulich durchschimmert. Schwellungen der übrigen Lymphdrüsen des Körpers, der axillären, cervicalen, cubitalen, auch an anderen Stellen, z. B. in den Kniekehlen treten nur bei schwerem Verlauf hinzu. Die Bubonen können sich zurückbilden oder vereitern. Sie enthalten massenhaft Pestbacillen.

Die Conjunctiven sind meist gereizt, die Milz ist geschwollen, es besteht Leukocytose, oft treten auf der Haut Roseolen und Petechien auf. In schweren Fällen bilden sich daraus Blasen und Geschwüre, in denen wieder reichlich Pestbakterien enthalten sind *(Pestsepsis)*. Das Nervensystem ist oft schon von Beginn an schwer ergriffen, die Kranken sind benommen, delirieren oder verlieren das Bewußtsein ganz. Oft wollen sie fortgehen und taumeln wie Betrunkene. Die Sprache wird monoton, lallend. Der Puls wird sehr klein und frequent, oft über 120. Eine Frequenz von 140 ist prognostisch sehr ungünstig.

In leichteren Fällen dauert das Fieber etwa 6—10 Tage und endigt lytisch. Die Krankheit kann aber jederzeit zum Tode führen, meistens am 5.—6. Tage. Besonders gefährlich sind die Fälle von Pestsepsis, in denen die Bacillen in großer Menge im Blut nachweisbar sind. Wenn der Tod schon innerhalb der ersten Tage eintritt, so spricht man von *Pestis siderans*, andererseits gibt es auch sehr leichte Fälle *(Pestis minor)*. Auch nach der Heilung der Pest kann noch der Tod an plötzlich eintretender Kachexie, dem sog. *Pestmarasmus*, eintreten.

*Lungenpest.* Während Bronchopneumonien als Komplikation von Beulenpest nicht selten sind, kann der Pestbacillus sich auch primär in den Lungen ansiedeln. Dann entsteht die sehr ansteckende Lungenpest. Einzelne Fälle von Lungenpest können bei jeder Epidemie von Beulenpest entstehen, aber bisweilen verbreitet sich die Epidemie einer reinen Lungenpest mit rasender Schnelligkeit. 1910/11 starben in der Mandschurei mehr als 50000 Menschen daran.

Die Krankheit beginnt wie die Beulenpest. Erst am 2. Tage fangen die Patienten an zu husten und werfen ein anfangs katarrhalisches, bald immer mehr mit Blut gemischtes Sputum aus, und die Untersuchung ergibt die Zeichen beginnender lobulärer Pneumonie, bisweilen auch ausgedehnte pneumonische Bezirke. Unter zunehmender Dyspnoe und schwerer Cyanose („schwarzer Tod") tritt nach 2—3 Tagen der Tod ein. Er kann aber auch schon am 1. Tag unter hyperpyretischer Temperatur erfolgen, bevor pneumonische Erscheinungen nachweisbar sind.

**Diagnose.** In Epidemiezeiten genügt die Feststellung der klinischen Symptome oft zur Stellung der Diagnose. Gesichert wird sie durch Punktion von Bubonen oder *Untersuchung* etwa vorhandener Pusteln oder Karbunkel, bei Pneumonie oder Bronchitis auch des Sputums, *auf* bipolar sich färbende *Bacillen.* Bei primärer Pestpneumonie findet man die Pestbacillen in Reinkultur im Auswurf. Auch aus dem Blut können sie oft gezüchtet werden. Bei sporadischen Fällen genügt dieser Nachweis nicht, weil zahlreiche andere Bakterien sich gleich färben können (Bact. coli, proteus usw.). Erst die Überimpfung auf Ratten und Meerschweinchen erlaubt die sichere Identifizierung.

*Differentialdiagnostisch* kommen vor dem Auftreten von Bubonen oder Lungensymptomen alle akut beginnenden fieberhaften Krankheiten in Betracht, in den Tropen vor allem Malaria. Bei vorhandenen Bubonen ist eine Unterscheidung von der Tularämie ohne bakteriologische Untersuchung unmöglich. In leichteren Fällen sind Verwechslungen mit Anthrax, Lymphogranulomatosis inguinalis, selbst Syphilis denkbar. Die Lungenpest kann von schwerer Grippepneumonie, croupöser Pneumonie, Psittacosis nur durch die bakteriologische Sputumuntersuchung unterschieden werden.

**Prophylaxe.** Der Pestkranke muß sofort streng isoliert werden. Jeder verdächtige Fall ist sofort anzuzeigen. In allen Ländern bestehen strenge Vorschriften. Die Personen, die mit Beulenpest in Berührung kommen, können sich durch Einpudern mit DDT und Einreiben der Haut mit Vaseline u. ä. gegen Flohstiche schützen. Bei Lungenpest kann eine Gesichtsmaske Schutz gewähren. Das Pflegepersonal ist *passiv und aktiv zu immunisieren.* Die subcutane Injektion von 10—20 ccm Pestserum soll sofortigen, etwa 2—3 Wochen wirksamen, 2malige Einspritzung von Pestimpfstoff ungefähr 6 Monate anhaltenden Schutz gewähren. Die Prophylaxe im großen beruht vor allem auf der Rattenbekämpfung.

**Therapie.** Die Meinungen darüber, ob die Bubonen nach Erweichen zu eröffnen sind, sind geteilt; oft wird Abpunktieren des Eiters vorgezogen.

Einen ersten Fortschritt in der Pestbehandlung bedeutete die Einführung des *Pestserums,* das möglichst frühzeitig gegeben werden muß. Wirksamer ist heute die *Sulfonamidbehandlung* in hohen Dosen, die den Verlauf im allgemeinen wesentlich abschwächen und die Sterblichkeit heruntersetzen. Über Erfahrungen mit *Antibiotica* ist Abschließendes noch nicht zu sagen. Die Lungenpest dürfte auch heute noch kaum beeinflußbar sein, auch nicht durch die modernen Mittel. Im übrigen ist die *Allgemeinbehandlung,* besonders des Kreislaufs, wie bei allen schweren Infektionskrankheiten von großer Wichtigkeit.

## 4. Rotz.

Das Vorkommen menschlicher Erkrankungen an Rotz (engl. glanders oder farcy, franz. morve (Nasenrotz) oder farcin, ital. morva), die sich fast nur bei unmittelbarer Berührung mit Pferden, Maultieren und Eseln ereignen, geht ganz mit dem Vorkommen der Krankheit bei diesen parallel, obwohl der erkrankte Mensch — im Gegensatz zu den meisten anderen Zoonosen — für seine Umgebung sehr ansteckend ist. Der Rotz der Pferde kann für die hochzivilisierten Länder heute als „Kriegskrankheit" gelten; in Ost- und Südosteuropa, auch im fernen Osten ist er noch in erheblichem Maße endemisch.

Das *Bacterium* (Malleomyces oder Pfeifferella) *mallei,* ein gramnegatives, oft Polkörperchen aufweisendes Stäbchen, ist leicht färb-, aber schwer züchtbar und muß im Meerschweinchenversuch nachgewiesen werden. — Die natürliche Erkrankung der Einhufer beruht meist auf Fütterungs-, nicht wie beim Menschen auf Kontaktinfektion und verläuft vorwiegend chronisch.

Die *Empfänglichkeit* der Menschen ist nicht sehr groß. Eine *Immunität* nac Gn besteht nicht einmal bei den chronischen Tiererkrankungen; nur der Rotzkranke ist gegen exogene Neuinfektion geschützt („Infektionsimmunität").

Die menschliche Erkrankung beruht gewöhnlich auf Wundinfektion (vorwiegend der Haut, manchmal der Nasen- oder Mundschleimhaut), gibt hier zunächst eine lokale, eitrige Entzündung mit regionärer Drüsenschwellung, geht aber gewöhnlich schon nach wenigen

Tagen zur septischen Generalisation über. In deren Verlauf erweist sich die Infektion als ausgesprochen dermatotrop, wodurch sich ein meist generalisiertes „septisches Exanthem“ bildet; im Subcutangewebe, auch tiefer in den Muskeln, besonders parartikulär erfolgt die Metastasierung mit Bildung braungelben Eiters. Chronischer Verlauf mit Entwicklung einer spezifischen Allergie (Malleinprobe) ist beim Menschen selten; auch dabei zeigt sich die Dermotropie. Sehr selten ist die latente Infektion.

Mit der Ausbildung des Primäraffekts, der auf der Haut nach einer *Inkubation* von 3—6 Tagen entsteht und bei Sitz in der Nase einen eitrig-blutig-borkigen Schnupfen erzeugt, setzen zunächst nur grippeartige Allgemeinerscheinungen ein, die aber schon nach weiteren 5—7 Tagen in ein schweres septisches Zustandsbild übergehen. Es entwickeln sich dann auf der Haut aus tiefer liegenden Infiltraten Bläschen, bzw. Pusteln *(Hautrotz)*, die der Variola ähneln können und bald ulcerieren und konfluieren. Nase und Rachen können in kurzem schwerer geschwüriger Zerstörung anheimfallen *(Nasenrotz)*, der Tod erfolgt in 1—3 Wochen. Noch bösartiger ist der seltene *Lungenrotz* nach Inhalationsinfektion. — Der *chronische Rotz* kann als lokal bleibende Affektion oder als chronische symptomarme Sepsis verlaufen, bei der meist erst die bakteriologische Untersuchung auftretender Abscedierungen die Diagnose klärt. Häufig sind dabei auch Gelenkergüsse. Die Hautgeschwüre können syphilitischen Gummen sehr ähnlich sein. Er dauert $^1/_2$—2 Jahre, zuweilen auch länger.

*Histologisch* zeigen die Gewebsknoten perivasculäre Anordnung und eine unspezifische eitrige Entzündung mit starker Einschmelzungsneigung.

**Diagnose.** Differentialdiagnostisch können Sepsis, Erysipel, bei Zurücktreten der Hauterscheinungen auch Polyarthritis und Typhus in Betracht kommen. Oft läßt erst das Auftreten von Muskelabscessen den Gedanken an Rotz aufkommen. Wenn man diese punktiert, so findet man die Rotzbacillen leicht, deren Identifizierung durch *Kultur und Tierversuch,* namentlich durch die innerhalb von zwei Tagen auftretende Hodenschwellung bei inokulierten Meerschweinchen (STRAUSSsche Reaktion) rasch gelingt. In den offenen Geschwüren ist dagegen der Nachweis der Rotzbacillen viel schwieriger. Auch die *Agglutinationsprobe* und die Komplementbildung kann zur Sicherung der Diagnose angewandt werden. Dagegen fällt beim menschlichen Rotz die Malleinreaktion außer Betracht, die beim chronischen Rotz der Tiere nach Art der Tuberkulinreaktion ausgeführt wird und gute Dienste leistet.

**Prognose.** Aus dem Gesagten ergibt sich, daß der Rotz fast ausnahmslos tödlich verläuft, der chronische freilich oft erst nach jahrelanger Dauer, und daß definitive Heilungen nur beim chronischen Hautrotz möglich sind.

**Prophylaxe.** Wichtig ist vor allem Vorsicht beim Umgang mit verdächtigen Pferden, die mit der Malleinprobe regelmäßig zu überwachen sind!

Die **Therapie** kann im ersten Stadium durch Excision und Kauterisation der Primärwunde die Entfernung des Sepsisherdes versuchen. Im septischen Stadium steht kein wirksames Mittel zur Verfügung. Die Erfolge der Vaccination beim chronischen Rotz, am besten mit Autovaccine sind zweifelhaft. Sulfonamide und Antibiotica sind zu versuchen; Erfahrungen mit ihnen sind noch nicht bekannt.

## 5. Erysipeloid.

Der Schweinerotlauf ist vorwiegend eine Erkrankung von Schlächtern, Landwirten, Fischern, Fischhändlern und Tierärzten, wird aber auch sporadisch bei anderen Menschen beobachtet.

**Ätiologie.** Das *Bacterium rhusiopathiae* (Erysipelothrix muriseptica) ist ein grampositives kleines, am besten anaerob wachsendes Stäbchen aus der Familie der Listerellen (Bakterien der Mäusesepticämie R. KOCH). Für edlere Schweinerassen ist er der Erreger einer gefährlichen Seuche, kommt aber offenbar auch bei Fischen vor.

Beim Menschen entsteht, fast nur an den Händen, 1—5 (meist 2) Tage nach der Infektion durch eine Hautverletzung, eine scharf umrandete, borkige, rote, juckende Schwellung, bisweilen mit Lymphangitis oder Entzündung von Fingergelenken, die sich ausbreiten und 6—14 Tage dauern kann. Die Allgemeinerscheinungen sind gering, doch sind einige Sepsisfälle beobachtet. Die Krankheit kann als Berufskrankheit zu werten sein.

**Therapie.** In der Therapie war schon durch Rotlaufserum ein Fortschritt erreicht. Neuerdings haben sich Sulfonamide und Penicillin bestens bewährt.

## 6. Milzbrand.

Der Milzbrand (Anthrax) ist in den hochzivilisierten Ländern in den letzten Jahrzehnten infolge der veterinärpolizeilichen Maßnahmen selten geworden, in Osteuropa, besonders in Rußland, auch auf dem Balkan, aber noch häufig. Auch in anderen viehreichen Ländern, wie in den La Plata-Staaten, spielt er eine große Rolle. Von dem tierischen Material, dessen Verarbeitung zu Infektionen führen kann (besonders Häute, Wolle, Borsten usw.), war früher besonders das aus Rußland eingeführte gefürchtet. Schlächter, Abdecker, Gerber u. a. werden besonders leicht befallen.

Der *Bacillus anthracis*, obwohl der älteste, mit Sicherheit als spezifischer Erreger erkannte Keim, bietet durch seinen Antigenaufbau, seine in weitesten Grenzen wechselnde Virulenz und seine Immunitätsverhältnisse auch heute noch viele Ratsel. Er ist ein grampositives, schleimkapsel- und sporenbildendes, aerobes Stäbchen, das enge Verwandtschaft zu ubiquitär vorkommenden Erdkeimen und harmlosen Darmsymbionten von Mensch und Tier (B. mesentericus) hat. Die menschlichen Infektionen gehen zumeist von Rindern, Schafen, Pferden und Schweinen bzw. deren Produkten aus, obgleich der Keim auch für andere Haus- und Wildtiere, sogar Geflügel pathogen sein kann. Tiere erkranken meist durch perorale Infektion an Darmmilzbrand und zeigen dann die typische große schwarze Milz, die der Krankheit den Namen gegeben hat.

Offenbar besitzt der Keim sehr starke, aggressinartig aufs Gewebe wirkende Kräfte, die es zu starker Ödembildung und schwerer hämorrhagischer Entzündung kommen lassen. Ein echtes Toxin bildet er nicht, er ist aber im Besitz stark proteolytisch wirkender Fermente, die den Eiweißgehalt des Serums beim Erkrankten absinken, den Peptongehalt ansteigen lassen und so zu der schweren Allgemeinstörung führen.

Die Krankheit hinterläßt eine gewisse relative *Immunität*, die aber wieder abklingt, und wahrscheinlich zum Teil auf einer „lokalen Immunität" der Haut (Besredka) beruht. Sie wird praktisch zur Tierimpfung ausgenützt (mit abgeschwächten lebenden Bacillen).

Beim Menschen ist die häufigste Eintrittspforte der Infektion die Haut, und daraus entsteht rasch das Bild der *Pustula maligna*, des Milzbrandkarbunkels, der entweder im Verlauf von 4—6 Tagen zur Demarkation kommt oder rasch um sich greift. An den Lippen und am Hals ist der Sitz wegen der Nähe großer Gefäße besonders gefürchtet, während an Stirn, Schläfen, Armen usw. die Prognose gewöhnlich günstig ist. — Durch Inhalationsinfektion kommt es zum *Lungen-* (Hadernkrankheit), durch perorale zum *Darmmilzbrand*; beide Formen sind fast immer tödlich, da sie in Sepsis überzugehen pflegen. Meist entsteht prämortal dann noch eine blutig-eitrige Meningitis.

**Diagnose.** In erster Linie kann die Beschäftigung der Patienten mit milzbrandkranken Tieren oder verdächtigem Material den Gedanken an Milzbrand erwecken. Bei Hautkarbunkeln ist die sehr rasche Entstehung und die Bildung eines schwarzen harten Schorfes immer verdächtig. Gesichert wird die Diagnose durch den *Nachweis der Milzbrandbacillen* im Karbunkel; doch finden sie sich hier häufig vermischt mit anderen Bakterien, und nur die Impfung auf Meerschweinchen erlaubt die sichere Erkennung. Bei intestinalem und Lungenmilzbrand ist die Diagnose sehr schwierig. Bisweilen gelingt der Nachweis der Bacillen in sekundären Hautefflorescenzen oder im Blut, in diesem aber meistens erst kurz vor dem Tode oder gar erst bei der Sektion.

**Prognose.** Beim Hautmilzbrand beträgt die Letalität 10—20%, beim Lungen- und Magen-Darmmilzbrand fast 100%, wenn man nicht die abortiven Fälle von intestinalem Milzbrand, deren Diagnose nur bei Massenerkrankungen möglich ist, einrechnet.

**Prophylaktisch** kann man bei Infektionsverdacht schon Serum geben.

Aktiv-chirurgisches Vorgehen ist in der **Therapie** strengstens kontraindiziert. Frühzeitige Sulfonamid-, Penicillin- und Serumbehandlung (intravenös mindestens 40—60, zuweilen 100—200 ccm mehrmals) gibt schöne Erfolge. Auch Salvarsan wirkt bisweilen gut. Im übrigen sei auf die chirurgischen Lehrbücher verwiesen.

## 7. Leptospirosen.

Die am längsten bekannte Krankheit dieser Gruppe ist die Weil*sche Krankheit* (Icterus infectiosus), die klinisch 1886 von Weil beschrieben wurde und deren Erreger die *Leptospira icterogenes s. icterohaemorrhagiae* ist, die 1915 von Inada und gleichzeitig von deutschen Autoren beschrieben wurde. 1891 hat Fr. Müller dann als neue Krankheit das *Schlamm- oder Feldfieber* beschrieben, dessen Erreger die *Leptospira grippotyphosa* erst viel später erkannt und als der L. icterogenes nahe verwandt beschrieben wurde. Hierzu traten im Laufe der Zeit noch eine Menge anderer Leptospirentypen, die bei verschiedenen Tieren vorkommen und gelegentlich menschliche Erkrankungen hervorrufen. In den letzten Jahren ist eine weitere vorher schon klinisch beschriebene Erkrankung, die *Schweinehüterkrankheit* als Leptospirose *(L. pomona)* erkannt worden. Das klinische Bild aller dieser Krankheiten ist zwar von sehr verschiedener Schwere des Verlaufs, im Prinzip aber gleichartig, und es erscheint daher auch zweckmäßig die verschiedenen Krankheiten gemeinsam zu besprechen. Die Organbeteiligung der Leber kann bei allen eintreten, findet sich mit größerer Regelmäßigkeit aber nur bei der WEILschen Krankheit und ist beim Schlammfieber selten. Bei der Schweinehüterkrankheit steht die auch sonst vorkommende Beteiligung der Meningen in dem immer leichten Krankheitsbild im Vordergrund.

**Ätiologie.** Die *Leptospiren* sind feine, in ihrer Form sehr veränderliche, am besten mit Giemsalösung färbbare Spirochäten, die oft leichte Verdickungen an ihren Enden aufweisen; sie sind am besten im Meerschweinchenversuch nachweisbar. Ihre Unterschiede untereinander sind nicht tiefgreifend und zumeist auch nicht konstant; sie beziehen sich teils auf serologische, teils auf Differenzen in der Pathogenität für Versuchstiere, bzw. für den Menschen. Man unterscheidet heute am besten mit SCHÜFFNER „Stämme mit Ikterus", „ohne Ikterus" und „allein bei Tieren gefundene Stämme". Die Erreger sind in den ersten Krankheitstagen im Patientenblut, später zuweilen auch noch im Harn nachweisbar.

Hauptträger und Ausscheider der *L. icterogenes* ist die Ratte, insbesondere die wilde Wanderratte. Bei ihr verläuft die Leptospirose als latente Allgemeininfektion ohne sichtbare Krankheitserscheinungen. Sie scheidet mit dem Urin schubweise oder dauernd Spirochäten aus. Ähnliches gilt auch für Feldmäuse, die Verbreiter des Schlammfiebers (*L. grippotyphosa*) sind. Bei Hunden findet sich die *L. canicola*, die den Menschen nur selten befällt; die Hunde erleiden eine fieberhafte Erkrankung mit Ikterus (Stuttgarter Hundeseuche). An weiteren Leptospiren sind die *L. sejrö*, *L. hebdomadis* und *L. oryzeti* zu erwähnen, die ebenfalls schlammfieberähnliche Bilder hervorrufen, die beiden letzteren hauptsächlich bei Feldarbeitern in mäusereichen, überschwemmten Reisfeldern in Japan und Italien (*Siebentagefieber*).

Die WEILsche Krankheit kommt in der ganzen Welt vor und betrifft hauptsächlich Menschen, die mit Ratten in direkte oder indirekte Berührung kommen, besonders mit rattenverseuchten Gewässern an Badeplätzen, bei Sielarbeiten, in Schützengräben, bei Überschwemmungen; auch ein Sturz ins Wasser kann zur Infektion führen. Das Schlammfieber findet sich vor allem während der Erntezeit und ist in Bayern und in anderen europäischen Ländern wiederholt endemisch aufgetreten. Die Schweinehüterkrankheit ist bisher nur in der Schweiz, Italien und Südfrankreich beobachtet worden.

*Epidemiologisch* treten die Leptospirosen manchmal epidemisch (bei Überschwemmungen, in der Erntezeit, im 1. Weltkrieg in den feuchten Schützengräben), teils endemisch als Berufskrankheiten (bei Siel-, Ernte-, Reisfeldarbeitern), teils sporadisch durch Gelegenheitsinfektionen auf.

Die *Letalität* wird bei der WEILschen Krankheit mit bis zu 20% angegeben, ist aber wohl viel niedriger, da leichte Fälle meist nicht erkannt werden.

Die Leptospirosen hinterlassen eine gewisse *Immunität*, die aber von Rückfällen und Zweiterkrankungen durchbrochen werden kann.

Die *Inkubationszeit* beträgt meist etwa eine Woche (5—15 Tage).

**Symptomatologie.** Die Krankheit beginnt plötzlich mit schwerem Krankheitsgefühl, Kopfschmerzen, oft Erbrechen und Durchfällen. Das Gesicht ist gerötet und gedunsen, die Bindehaut injiziert. Herpes labialis ist häufig. Dann treten, besonders bei Morbus Weil, heftige *Muskelschmerzen* in den Waden, auch im Rücken, in Brust und Bauch auf. Alle Muskeln des Körpers können schmerzhaft sein. Sie sind auch druckempfindlich, oft in so hohem Grade, daß die leiseste Berührung als lebhafter Schmerz empfunden wird. Auch Gelenkschmerzen kommen vor. Das *Fieber* erreicht schon am 1., seltener erst am 2. Tage 39—40°, bleibt einige Tage auf dieser Höhe, bisweilen von einer Remission unterbrochen und fällt dann rascher oder langsamer ab. Die Dauer beträgt 7—9 Tage. Bei den schweren Verläufen finden sich nach diesem ersten Fieberschub sehr häufig Fieberrückfälle, die bei der WEILschen Krankheit nach mehrtägigem Intervall nicht selten Tage und Wochen anhalten, bei denen aber das Fieber unregelmäßig und meist nicht hoch ist. Beim Schlammfieber tritt gewöhnlich nur eine 1—3tägige, zweite Fiebererhebung auf.

Die *Zunge* ist anfangs trocken und rissig, später oft stark belegt. Oft besteht Conjunctivitis und Rachenrötung. Nasenbluten ist nicht selten. Die

*Haut* zeigt oft flüchtige, masern- oder scharlachähnliche oder urticarielle Erytheme, besonders am Rumpf, aber auch an den Extremitäten, dagegen nicht im Gesicht, ferner Petechien und größere Blutungen. Häufig findet man *Bronchitis*, selten Bronchopneumonien. Die *Milz* ist etwa in der Hälfte der Fälle perkutorisch vergrößert, selten palpabel. Das *Blut* zeigt anfangs polynucleäre Leukocytose (Leukopenie ist prognostisch ungünstig), später relative Lymphocytose, oft Myelocyten und Normoblasten. In den schweren Fällen entsteht eine mehr oder weniger starke Anämie. Die Blutsenkung ist schon frühzeitig stark beschleunigt. Die *Zirkulation* ist namentlich durch Vasomotorenlähmung geschädigt. Der Blutdruck sinkt bis auf 70 mm Hg; die Amplitude wird durch Sinken des Minimaldruckes verhältnismäßig groß, der Puls weich und hüpfend. Das Herz kann auch in Form von Myokarditis mit irregulärem Puls erkranken.

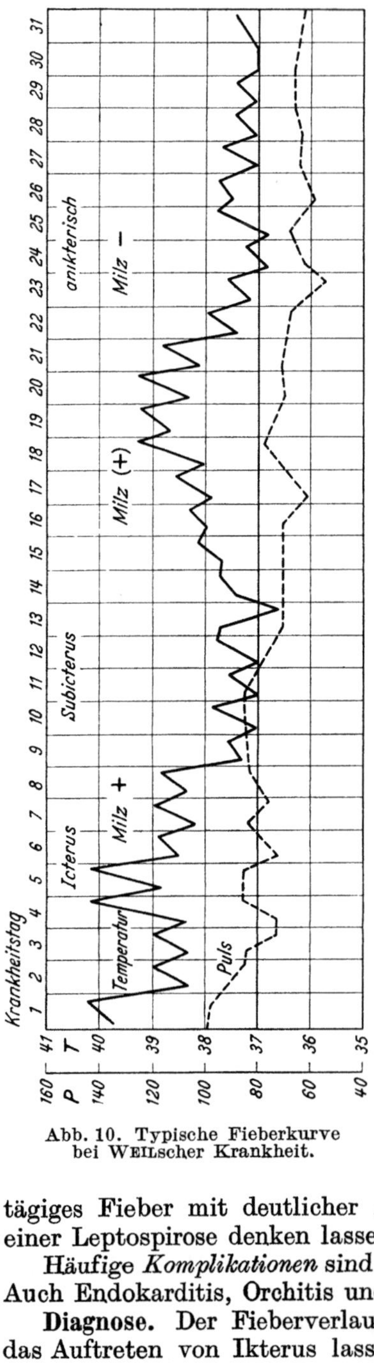


Abb. 10. Typische Fieberkurve bei Weilscher Krankheit.

Regelmäßig ist eine Beteiligung der *Nieren* vorhanden. Man findet Albuminurie, meist nur 1—3$^0/_{00}$, Zylinder, weiße und rote Blutkörperchen. Die Nierenstörung kann in schweren Fällen zu Oligurie, selbst zu Anurie führen, geht aber nicht in chronische Nephritis über. Der Blutdruck wird dabei nicht erhöht.

In den schweren Fällen, besonders bei der Weilschen Krankheit, erscheint am 2.—7. Tage unter Leberschwellung ein *Ikterus*, der sehr verschiedene Grade annehmen kann, vom leichten Subikterus bis zur kompletten Gelbsucht mit acholischem Stuhl. Oft ist er nicht rein hepatisch, sondern zugleich auch durch Hämolyse bedingt. Selten ist er so stark, daß unter dem Bild einer akuten, gelben Leberatrophie der Tod eintritt. Dieser kann eher an Urämie, an Zirkulationsschwäche oder sonstigen Komplikationen erfolgen, gewöhnlich in den ersten 5—10 Tagen.

Als Abweichung vom typischen Verlauf kann man vor allem die *meningeale Form* betrachten, die bis zum Bild der eitrigen Meningitis gehen kann, meist aber nur unter dem der Meningitis serosa verläuft. Auch pneumonische, abdominale und anginöse Verlaufsformen kommen vor. Sehr viele Infektionen verlaufen *abortiv*. Ein grippeähnliches mehrtägiges Fieber mit deutlicher Albuminurie sollte immer an die Möglichkeit einer Leptospirose denken lassen.

Häufige *Komplikationen* sind Iritis, sowie Glaskörper- und Retinalblutungen. Auch Endokarditis, Orchitis und eitrige Sekundärinfektionen kommen vor.

**Diagnose.** Der Fieberverlauf, die Muskelschmerzen, die Albuminurie und das Auftreten von Ikterus lassen die Diagnose oft leicht stellen, besonders während Epidemien. Sonst kann die Diagnose schwierig werden. Vor dem Erscheinen der Gelbfärbung kommen alle möglichen Krankheiten in Frage, Typhus, Sepsis, Meningitis usw. Die Abgrenzung gegen „katarrhalischen" Ikterus kann auch recht schwierig sein, in den Tropen auch gegen Gelbfieber. Leichte Verläufe werden meist für „Grippe" gehalten.

Entscheidend ist der *Nachweis von Spirochäten*. Er gelingt bisweilen im Dunkelfeld nach Zentrifugieren des Serums aus Citratblut; doch sind dabei Verwechslungen mit „Pseudospirochäten" leicht möglich. Sicher ist einzig die Züchtung aus dem Blut, am besten durch direkte intraperitoneale Verimpfung von Blut auf Meerschweinchen. Sie gelingt aber nur während der ersten Krankheitswoche. Später kann der Nachweis von Antikörpern im Blutserum (*Agglutination, Komplementablenkung* und Auflösung von Spirochäten) gelingen. Der Nachweis im Urin ist viel schwieriger.

**Prophylaxe.** Versuche mit aktiver Immunisierung bei exponierten Bevölkerungsgruppen ergaben gute Resultate. Am wichtigsten ist die Vertilgung der Ratten, Mäuse und anderer Überträger. Im Umgang mit verseuchungsverdächtigem Wasser ist Vorsicht zu wahren.

**Therapie.** Das im Handel befindliche *Immunserum* vom Kaninchen ist nur in den ersten Krankheitstagen wirksam, also zu einer Zeit, da die Diagnose meist noch nicht gestellt ist. Sulfonamide sind wirkungslos, dagegen hat sich *Penicillin* recht gut bewährt. Salvarsan ist kontraindiziert. Die Behandlung ist im übrigen symptomatisch. Von Traubenzucker- und Kochsalzinfusionen ist in schweren Fällen reichlich Gebrauch zu machen. Bei Anurie kann Grenzstranganästhesie lebensrettend wirken. Gegen die Wadenschmerzen muß man Antineuralgica verabreichen.

## 8. Rückfallfieber.

Während das Rückfallfieber (Febris recurrens, früher auch Typhus recurrens genannt) in zivilisierten Ländern eigentlich nur noch als Kriegs- und Hungerkrankheit auftritt, ist es in Afrika eine der verbreitetsten Krankheiten. Es ist in allen außereuropäischen Erdteilen eine vorwiegend endemische Krankheit, deren Überträger Zecken und deren Reservoir vor allem kleine Nagetiere, auch andere Warmblüter (Kaninchen) sind. Das kosmopolitische (europäische) Rückfallfieber dagegen trat epidemisch auf, sein Überträger ist die Laus, sein Reservoir der Mensch selbst; das tierische ist ihm gewissermaßen verlorengegangen. Im 1. Weltkrieg stark verbreitet, ist es unerklärterweise im 2. nicht zu größeren Ausbrüchen gekommen. Die zahlreichen, in verschiedenen Ländern beschriebenen Abarten des Rückfallfiebers sind klinisch im Prinzip gleichartig, ihre Unterschiede beziehen sich mehr nur auf ihr epidemiologisches Verhalten.

Die verschiedenen Recurrensspironemen (amerikanische Nomenklatur: Borrelia), deren wichtigste der Erreger der kosmopolitischen Recurrens, *Spironema recurrentis* (OBERMEIER) ist, sind in den sie unterscheidenden morpho- und serologischen Merkmalen nicht fixiert, sondern recht variabel, so daß man heute die Bevorzugung bestimmter Wirte durch sie als sekundäre Anpassungserscheinungen ansieht. Außer der Sp. Obermeier sind vor allem folgende zu nennen: *Sp. duttoni* (Zwischenwirt verschiedene Zecken der Gattung Ornithodorus im tropischen Afrika und in Mittelamerika), *Sp. carteri* (Zwischenwirt eine Ornithodorusart in Indien und Zentralasien), *Sp. novyi* (Zwischenwirt verschiedene Zeckenarten, Nordafrika), *Sp. hispanica* (Zwischenwirt Schweinezecken, Spanien, vielleicht auch Zentralasien) und *Sp. berbera* (Zwischenwirt Läuse, vielleicht auch Zecken, in Ägypten).

Die Erreger sind im Blut während der Anfälle, im Intervall nur spärlich zu finden. Die Laus infiziert sich am kranken Menschen, während die anderen Überträger an den tierischen Zwischenwirten infiziert werden; deshalb treten diese Formen meist nur endemisch-sporadisch auf. Selten kommen aber auch bei ihnen menschliche Dauerträger vor.

Die *Letalität* ist bei den endemischen Formen gering, war aber bei den großen Epidemien des kosmopolitischen Rückfallfiebers zum Teil hoch, manchmal bis zu 50%.

Die Krankheit hinterläßt, von Anfall zu Anfall stärker, eine *Immunität*, die sich aber nur auf den betreffenden Erregertyp bezieht und nicht gegen alle Spironemen wirksam ist. Auch pflegt sie kaum länger als einige Jahre vorzuhalten, so daß Zweiterkrankungen öfters beobachtet werden.

Die *Inkubationszeit* beträgt 5—7 Tage, doch werden auch Extreme von 2 und 16 Tagen angegeben.

**Symptomatologie.** Die Krankheit beginnt, bisweilen nach Prodromalsymptomen, mit raschem Temperaturanstieg, der bis 41° gehen kann, oft mit Schüttelfrost. Der erste Anfall dauert in der Regel 5—7 Tage, beim afrikanischen Rückfallfieber gewöhnlich nur 3—5 Tage. Dann sinkt die Temperatur plötzlich ab. Während des Anfalls bestehen heftige Kopf- und Gliederschmerzen, Übelkeit, oft Erbrechen und leichter Ikterus. In schweren Fällen kann dieser Ikterus sehr stark werden. Häufig sind Blutungen unter der Haut und aus der Nase. Albuminurie ist stets nachweisbar, auch hämorrhagische Nephritis kommt vor. Die Augen sind in leichten Fällen in Form von Conjunctivitis,

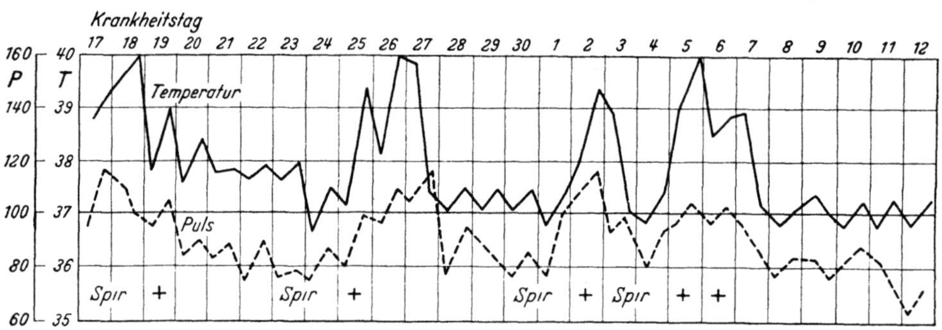


Abb. 11. Fieberkurve bei europäischem Rückfallfieber.

in schweren Fällen in Form von Iritis und Iridocyclitis geschädigt. Auch vorübergehende Paresen von einzelnen Muskeln kommen vor. Somnolenz und Delirien sind in schweren Fällen nicht selten. In manchen Gegenden tritt die Beteiligung des Zentralnervensystems überhaupt stark in den Vordergrund. Nach dem ersten Anfall fühlen sich die Patienten wohl. Aber fast immer erscheint nach einem Zeitraum von 5—14 Tagen ein zweiter Anfall, oft auch, besonders beim afrikanischen Rückfallfieber, meistens nach etwas längerer Zeit ein dritter oder sogar noch mehrere (bis zu 11). Die späteren Anfälle verlaufen milder. Auch Spätrückfälle nach $^1/_2$—$^3/_4$ Jahren sind beobachtet.

Während des Fieberanfalls besteht ein *Milztumor* und starke Leukocytose, später Monocytose. Bronchopneumonien, Iritis, Aborte und eitrige *Komplikationen* sind in schweren Fällen nicht selten. Bei ihnen tritt im ersten Anfall, meistens am Ende in der „Perturbatio critica“ der Tod ein, bisweilen auch erst nachher im Kollaps.

**Diagnose.** Die Parasiten sind im Blut mittels des *dicken Tropfens* meistens leicht nachweisbar. Sonst führt die Überimpfung auf Mäuse zum Ziel. Serologische Reaktionen sind unzuverlässig; oft wird die Wa.R. positiv.

**Therapie.** *Salvarsan* coupiert das europäische Rückfallfieber meist schon in Dosen von 0,4 g. Bei anderen Formen ist es weniger zuverlässig, so daß dann andere Chemotherapeutica, besonders Solganal, auch Spirocid vorzuziehen sind. Im übrigen ist symptomatisch zu verfahren.

## 9. Rattenbißfieber.

Unter dem Namen *Sodoku* ist schon lange in Japan eine Krankheit bekannt, die durch Rattenbiß entstehen kann. Ähnliche Krankheiten nach dem Biß von Ratten (besonders von Mus decumanus, auch von Laboratoriumstieren) wurden auch in anderen Weltteilen entdeckt, aber auch nach dem Biß von Katzen, Wieseln, Frettchen und Eichhörnchen. Wahrscheinlich werden alle durch denselben Erreger hervorgerufen, nämlich *Spirillum minus*. Dieses ist im Blut und in den Geweben 1—6 $\mu$ lang und hat $1^1/_2$—6 enge Windungen und gleichmäßig zugespitzte, fein auslaufende Enden. In Kulturen wächst es zu längeren Formen bis zu 19 $\mu$ mit 10—20 Windungen heran. Man findet die Parasiten im Blut während des Fiebers, in der Haut und in den Lymphdrüsen der Kranken und in den inneren Organen.

Die Krankheit beginnt meistens nach 10—14 (bisweilen auch mehr) Tage dauernder *Inkubation* mit hohem Fieber. Gleichzeitig schwillt die Biß- (oder Impf-) Stelle an, wird bläulichrot, oft mit Blasen in der Umgebung, und kann sich zu einem karbunkelähnlichen Gebilde entwickeln oder gangränös werden. Auch Lymphangitis und regionäre Lymphdrüsenschwellung kommen vor. Das *Fieber*, das mit schweren Allgemeinstörungen verbunden sein kann, hält sich 3—7 Tage auf der Höhe, sinkt dann ab, um nach 2—3 Tagen wieder anzusteigen. Solche Anfälle können sich mehrmals wiederholen, sogar monatelang. Oft ist das Fieber auch unregelmäßiger und die Anfälle nicht deutlich zu trennen. Während des ersten, bisweilen auch während eines späteren Anfalles wird ein *Exanthem* beobachtet, das aus rötlichen oder bläulichen, erbsen- bis handtellergroßen Flecken besteht und mit dem Fieberabfall verschwindet.

In Japan hat man bis zu 10% Todesfälle beobachtet. Die eingeimpfte Krankheit heilt meistens in 3—6 Wochen spontan.

*Salvarsan* in einer Dosis von 0,4 g bringt die Krankheit innerhalb weniger Stunden zum Rückgang. Wenn ein Rezidiv auftritt, so reagiert es ebenso prompt. Auch Quecksilber wird empfohlen.

## C. Chronische Bakterien- und Spirochätenkrankheiten.

### 1. Tuberkulose.

Die Tuberkulose ist unter mitteleuropäischen Verhältnissen bei weitem die wichtigste der chronischen Bakteriosen. Ihre klinischen Manifestationen sind dabei so vielgestaltig, daß es leicht in Vergessenheit gerät, daß diese stets nur der vielgestaltige Ausdruck einer und derselben in Stadien ablaufenden Allgemeinerkrankung sind, die sich, oft mit langen Latenzzeiten, über Jahre, ja über ein ganzes Leben hin erstreckt. Der tuberkulöse *Primäraffekt* bleibt in den meisten Fällen klinisch latent oder unerkannt. Dort, wo das *Sekundärstadium* manifest wird, treten oft starke Allgemeinerscheinungen neben den örtlichen Folgen der hämatogenen Generalisation mit hyperergischer Reaktion auf. Diese können bei den *tertiären Organtuberkulosen*, einschließlich der *Phthisis pulmonum*, oft lange gering sein und erst spät zur tuberkulösen Kachexie führen. Freilich kann auch die Tuberkulose als akute Infektionskrankheit verlaufen, so besonders die primäre oder auch postprimär genannte Lungentuberkulose bei resistenzschwachen Menschen (z. B. manchen Negern) und vor allem die *akute allgemeine Miliartuberkulose* (s. Kapitel Lungentuberkulose), die wohl in mancher Hinsicht als tuberkulöse Sepsis aufgefaßt werden darf, noch mehr die sog. Sepsis tuberculosa acutissima (LANDOUZY). In betreff aller Einzelheiten sei auf die speziellen Kapitel verwiesen.

### 2. Lepra.

Die Lepra (Aussatz) war im Mittelalter in Europa stark verbreitet. Sie ist eine ausgesprochene „Seuche der Unkultur" und weicht überall höherer Zivilisation. Daß dabei die seit Jahrhunderten gebräuchliche Isolierung in Leproserien mithilft, ist möglich, aber nicht wissenschaftlich erwiesen. Auch heute noch leiden nach den meisten Schätzungen etwa 5 Millionen Menschen auf der Erde an dieser Krankheit. In Mittel- und Nordeuropa ist sie fast erloschen, doch kamen bis vor kurzem noch autochthone Fälle in Island, Norwegen und dem Baltikum vor. Schwach endemisch ist sie noch in Griechenland, im vorderen Orient, Rußland und in den USA. (Südstaaten), stärker in Südamerika und in Afrika, am stärksten in Indien, Zentral- und Ostasien, sowie den pazifischen Ländern. Mit eingeschleppten Einzelfällen muß man aber überall rechnen.

**Ätiologie.** Das *Mycobacterium leprae* (HANSEN 1873) ist morphologisch und färberisch dem Tuberkelbacillus sehr ähnlich. Seine Züchtung und Übertragung auf Tiere ist bis heute noch nicht einwandfrei gelungen.

Die *Übertragung* geschieht offenbar direkt von Mensch zu Mensch; man vermutet hauptsächlich Infektion durch die Nasenschleimhaut.

Die *Empfänglichkeit* des Menschen ist offenbar nur in der Jugend größer. Langer enger Kontakt mit Leprakranken scheint meist notwendig zu sein; selbst in der Ehe mit Leprösen erkrankt der andere Gatte in wenig mehr als 10%. Vielfach wurden Ernährungsfaktoren beschuldigt, für die Empfanglichkeit verantwortlich zu sein; Sicheres ist darüber nicht bekannt. Wie die anderen chronischen Infektionskrankheiten führt die Lepra auch höchstens zu einer *Infektionsimmunität.*

Meist ist die *Inkubationszeit* nicht bestimmbar. Minimal beträgt sie einige Monate, durchschnittlich etwa 3 Jahre, maximal Jahrzehnte; doch ist in diesen Fällen anzunehmen, daß es sich um latent gebliebene Erkrankungen handelt, die in Lepraländern, wie man heute weiß, nicht selten sind.

**Symptomatologie.** In vielen Fällen geht ein *Prodromalstadium* dem Erscheinen der typischen Veränderungen voraus. Bisweilen fühlen sich die Patienten Wochen oder Monate, selbst Jahre hindurch nicht recht wohl, sind blaß, klagen über Kopfschmerzen und haben zeitweise subfebrile Temperaturen oder Anfälle von geringem oder selbst hohem Fieber, die rasch wieder zurückgehen.

Genaue histologische Untersuchungen (Büngeler) haben erwiesen, daß Lepra in *zwei völlig verschiedenen Formen* verläuft, die so gut wie nie ineinander übergehen: die lepromatöse und die tuberkulide Lepra. Jene zeichnet sich durch Bildung von spezifischen Wucherungen, den *Lepromen,* aus, in denen in den Virchowschen Leprazellen, Speicherzellen histiocytärer Herkunft, massenhaft Leprazellen gefunden werden. Sie befällt außer der Haut und den großen Nervenstämmen stets auch die inneren Organe, zeigt nur geringe Heilungstendenz durch lokale Vernarbung und läßt keinerlei Immunitätserscheinungen erkennen; sie kommt spontan auch so gut wie nie zu klinischer Heilung. Die tuberkulide Lepra ist charakterisiert durch die *knötchenförmige Gewebsreaktion,* durch ihre ausschließliche Lokalisation in der Haut und in den Nerven, ist gutartiger und neigt zur geweblichen und klinischen Ausheilung, also auch zur Entwicklung einer Immunität. Sie ist im ganzen seltener als die lepromatöse, aber in einzelnen Ländern (z. B. Gangesdelta) relativ häufig.

**Lepromatöse Lepra.** In ihrem Bild stehen die Haut- und Schleimhautveränderungen im Vordergrund, derentwegen im einzelnen auf die dermatologischen Lehrbücher verwiesen sei. Es handelt sich um blaß- bis hellrote, meist rundliche und scharf begrenzte Verdickungen der Haut, besonders an den unbedeckten Gesichtsteilen, die im Gesicht zu dem Bilde der Facies leontina, an den Extremitäten zur sog. Elephantiasis graecorum führen können. Sie treten in sehr verschiedener Zahl und Größe auf, auch kann ihre Entwicklung rasch oder erst im Verlauf vieler Jahre erfolgen. Von den Schleimhäuten werden hauptsächlich diejenigen der hinteren Nasenhöhle, des Rachens und Gaumens, auch des Kehlkopfs (Vox rauca) befallen, nicht selten auch die Bindehaut, ja der gesamte Bulbus, was oft zu Erblindung führt. Ziemlich regelmäßig finden sich Veränderungen an den Hoden (knotige Verdickungen) und den Ovarien, die langsam zur Sterilität führen. Fast immer lassen sich auch periphere Nervenstämme, namentlich der N. ulnaris, spindelig oder knotig verdickt durchfühlen, ohne daß es dabei zu stärkeren nervösen Ausfallserscheinungen kommt, die erst spät auftreten *(sekundäre Nervenlepra, Lepra mixta).*

Das Auftreten neuer Knoten erfolgt oft unter Fieberanstieg (sog. „*Reaktionen*"). Aber auch alte Knoten können sich während eines solchen fieberhaften Schubes stärker röten und anschwellen, sogar erweichen und durchbrechen. Dann kann Heilung unter Hinterlassung einer flachen pigmentierten Narbe erfolgen. Aber auch ohne Durchbruch können die Knoten narbig ausheilen. Es können andererseits auch ausgedehnte und tiefe Ulcera entstehen und ganze Finger oder Zehen abgestoßen werden. Fieber, Knotenbildung und Ulcerationen können sich in sehr verschiedenem Tempo folgen. Bei schwerem Verlauf kann der Tod nach wenigen Jahren eintreten. Im Durchschnitt dauert die Krankheit 8—10 Jahre. Der Tod erfolgt an Kachexie, Nephritis, Amyloidose, Diarrhöen oder an anderen Komplikationen, besonders häufig Lungentuberkulose.

**Tuberkulide Lepra.** Diese Form schließt regelmäßig außer der Haut von vornherein auch die peripheren Nervenendungen und -stämme ein. Prodromalsymptome fehlen meistens, so daß das Exanthem in Form der sog. *Lepra maculo-anaesthetica* gewöhnlich nur zufällig entdeckt wird. Es ist oft sehr diskret und besteht aus erythematösen oder depigmentierten anästethischen Flecken oft symmetrischer Anordnung. Durch das Vorkommen verschiedener Stadien und teilweises Zusammenfließen entstehen oft bunte Bilder von weißen, braunen bis schwarzen Flecken und Figuren. Auch pemphigusartige Eruptionen kommen vor, die nach 8—14 Tagen austrocknen und mit groblamellöser Schuppung und oberflächlicher Narbenbildung ausheilen. Die begleitenden Gefühlsausfälle betreffen besonders Temperatur und Schmerzsinn, während der Tastsinn oft lange erhalten bleibt *(Nervenlepra).* Auch außerhalb der Flecke entwickelt sich nach Hyperästhesie Parästhesie, oft mit Pruritus. In den erkrankten Partien sind die Nerven, soweit sie der Betastung zugänglich sind, meistens anfangs druckempfindlich, mit der Zeit werden sie gleichmäßig knotig verdickt. Mit der Empfindung verschwindet auch die Schweißsekretion. Auf dem Verlust der Sensibilität beruhen die Ulcerationen der Haut, die Arthropathien, die den tabischen gleichen, der Schwund der Finger- und Zehenglieder, Gangrän und Abstoßung ganzer Gliedabschnitte *(Lepra mutilans).* Die Muskulatur wird stellenweise atrophisch. Besonders häufig werden die Handmuskeln befallen, und, ähnlich wie bei den progressiven Muskelatrophien, entwickelt sich die „lepröse Krallenhand". Auch die Gesichtsmuskeln werden atrophisch, und es entsteht ein ausdrucksloses Gesicht, oft mit Ectropion, mit Herabhängen der Unterlippe und Speichelabfluß (Facies antonina). Die Augenbrauen, Barthaare und Schamhaare fallen aus, während das Haupthaar erhalten bleibt.

Diese Entwicklung vollzieht sich selten im Lauf weniger Jahre, sondern in der Regel ganz langsam. Lange nicht alle Falle erreichen dieses Endstadium, und häufig sind rudimentare Erkrankungen oder solche, die nach einer Reihe von Jahren stationär werden, so daß man von klinischer Ausheilung sprechen kann. Wenn die Krankheit zum Tode führt, so erfolgt dieser an Kachexie, häufig auch an Amyloid.

**Diagnose.** Anfangsstadien der tuberkuliden Lepra sind oft gegen andere Haut- und Nervenleiden recht schwierig abzugrenzen. Die Hauptsache ist, daß man an die Möglichkeit der Lepra denkt. Bei Syphilisverdacht kann die Wa.R. irreführen, die auch bei einem größeren Prozentsatz der Leprösen positiv wird. Am sichersten ist der *Nachweis der Leprabacillen.* Er gelingt nur bei der lepromatösen Form durch Auskratzen der Knoten und Färben des Inhalts leicht. In sehr vielen Fällen, aber nur selten bei tuberkulider Lepra, lassen sich die Bacillen schon in einem Abstrich aus den hinteren Nasenhöhlen nachweisen. Bisweilen wird die Diagnose durch Darreichung von Jodkali erleichtert, da bei einem Teil der Leprösen nach Darreichung von individuell verschiedenen Dosen (0,2—3,0) nach etwa 8 Stunden ein Fieberanstieg auftritt, der im Laufe eines Tages seinen Höhepunkt erreicht mit gleichzeitiger Schwellung und Rötung der Lepraknoten. Auch der Bacillennachweis im Nasensekret, der vorher nie gelungen war, kann auf der Höhe der Reaktion glücken. Zu empfehlen ist Probeexcision mit *histologischer Untersuchung,* auch auf Bacillen. Der *Hauttest mit Leprolin* (gewonnen aus leprösem Gewebe) ergibt bei der tuberkuliden Lepra' regelmäßig positive, bei der lepromatösen negative Ausfälle.

**Therapie.** Das lange Zeit viel verwandte, in seiner Wirkung aber sehr ungewisse *Chaulmoograöl* ist heute durch die moderne Chemotherapie in den Hintergrund gedrängt worden; Abschließendes läßt sich aber über letztere noch nicht sagen. Offenbar sind aber gewisse *Sulfonamide,* besonders solche vom Sulfontyp, bei langer Anwendung gut wirksam. Auch *Streptomycin* gab ermutigende Ergebnisse, ist aber noch in seiner gegenwärtigen Form zu toxisch für die notwendige lange Dauer der Behandlung. Die früher viel durchgeführte Lokalbehandlung der Efflorescenzen hat an Bedeutung verloren, ebenso diejenige mit Jodkali. Dagegen ist nach wie vor der Allgemeinbehandlung zur Hebung der Widerstandskraft und der Vermeidung von Sekundärinfektionen großer Wert beizulegen.

Patienten mit lepromatöser Lepra müssen im allgemeinen isoliert werden, solche mit tuberkulider nur bei nachgewiesener Bacillenausscheidung; insbesondere ist die Trennung von Kindern und deshalb dauernde Überwachung erforderlich.

## 3. Syphilis.

Die Lues, in ihrem 1. und 2. Stadium vorwiegend eine venero-dermatologische Krankheit, ist bekanntlich als tertiäre Organkrankheit und als Lues des Zentralnervensystems für die innere Medizin von nicht geringer Bedeutung. Historisch dauerte es auch bei ihr lange, bis alle Zusammenhänge dieser meist spät in Erscheinung tretenden Organsymptome mit der chronischen Infektionskrankheit Syphilis erkannt wurden, und diagnostisch bereitet das auch heute noch in manchem Einzelfall erhebliche Schwierigkeiten. Die Latenz ist gerade bei ihr oft sehr lange. Trotzdem ist es von Wichtigkeit, die Zusammenhänge im Ablauf dieser chronischen Infektion zu kennen und als *einen* den Gesamtorganismus betreffenden Prozeß zu verstehen. Die Grundlage hierzu hat uns die RICORDsche Stadienlehre (1855) gegeben. Bezüglich der Einzelheiten der luischen Organleiden wird auf die verschiedenen Kapitel verwiesen.

## 4. Framboesie.

Die tropische Schwesterkrankheit der Syphilis ist die Framboesie (engl. yaws, franz. pian). Ihr Erreger ist die *Spirochaeta pertenuis.* Sie kommt besonders in Afrika, aber auch in Südamerika und Ostasien als Volksseuche vor. Sie wird als Schmutz- und Schmierinfektion verbreitet und befällt deshalb oft schon Kinder. Im allgemeinen verläuft sie anfangs akuter als die Lues und macht schon bald nach dem *Primäraffekt* (Mutterpapel) starke Allgemeinsymptome mit Fieber, heftigen rheumatischen Schmerzen und Lymphdrüsenschwellungen. Zugleich entsteht ein *Exanthem* wechselnden Aussehens (Tochterpapeln), das lange Zeit immer wieder rezidivieren kann. Diese Ausschläge können hypertrophisch-papillös („himbeerartig", daher der Name Framboesie von framboise = Himbeere) bis ganz diskret sein. *Tertiärerscheinungen* finden sich an der Haut besonders als chronische palmare und plantare Hyperkeratosen, ferner als gummaähnliche Hautgeschwüre, aber auch am Knochensystem als periostitische Wucherungen und Atrophien, manchmal mit Einschmelzung (Spina ventosa, Säbelbeine, juxtaartikuläre Knoten usw.).

Auch schwere Zerstörungen am Gesichtsschädel kommen vor. Sonstige Erkrankungen der inneren Organe gehören nicht zum Bild der Framboesie. Die Genitalorgane bleiben im allgemeinen frei, auch gibt es keine kongenitale Framboesie. Die Wa.R. verhält sich wie bei Syphilis.

Das vorzügliche Ansprechen der Framboesie auf *Salvarsan* hat viel dazu beigetragen, den weißen Arzt in den Tropenländern populär zu machen. Quecksilber ist ohne Wirkung, Jod und Wismut dagegen sind besonders zur Schmerzbekämpfung gut geeignet. Die manifesten Erscheinungen verschwinden meist in wenigen Tagen; um die Infektion zu beseitigen, sind aber rite durchgeführte Kuren notwendig.

# D. Protozoonosen.

## 1. Malariakrankheiten (Plasmodiosen).

Die Malaria (Wechselfieber, Sumpffieber, franz. palludisme) ist die häufigste Infektionskrankheit überhaupt. Sie ist zwar vorwiegend eine Krankheit der warmen Länder, kann sich aber auch endemisch in der gemäßigten Zone halten. Es ist üblich, unter dem Begriff „Malaria" ihre verschiedenen Formen zusammenzufassen, was vom Gesichtspunkt der Ähnlichkeit ihrer Verbreitungswege und Epidemiologie zweckmäßig ist; klinisch jedoch bestehen zwischen diesen Formen erhebliche Unterschiede, die für Prognose und Therapie von Bedeutung sind. Die Malaria spielt in den Ländern, wo sie *endemisch* ist, vom sozialen Gesichtspunkt aus eine große Rolle, da fast stets Armut und Malaria zusammenfallen und mit zunehmendem Wohlstand die Krankheit zurückgeht; sie ist nämlich in diesen Gebieten durch die dauernden Neuinfektionen vorwiegend eine *chronische Krankheit*, die die Eingeborenen ihr Leben lang begleitet. *Für Menschen*, die aus malariafreien Ländern *in Malariagegenden hineinkommen*, ist sie aber eine vorwiegend *akute Erkrankung*, und als solche hat sie auch historisch, vor allem in Feldzügen, seit Jahrtausenden eine ungemein wichtige Rolle gespielt. Auch klinisch ist es deshalb wichtig, diese beiden verschiedenen Verlaufsformen als akute und chronische Infektion zu unterscheiden. Durch die Einführung der *Malariatherapie* vor allem bei der progressiven Paralyse ist die Kenntnis der sog. *Impfmalaria* als eine dritte klinische Abart heute von Wichtigkeit. Ihre klinische Erforschung hat unsere Kenntnisse von den Malariakrankheiten aufs stärkste gefördert.

**Epidemiologie.** Da die Malaria *von einer großen Anzahl von Arten der Gattung Anopheles übertragen* wird, ist ihre Verbreitung an diese gebunden und weitgehend von deren Lebensgewohnheiten abhängig. Sie brauchen zur Eiablage stagnierende Wässer, weshalb Sumpfgegenden besonders von Malaria heimgesucht sind. Sie brauchen ferner eine Außentemperatur von mindestens 17° und hohe Luftfeuchtigkeit, um in sich den Malariaerreger zur Entwicklung kommen zu lassen; daher die Klimaabhängigkeit der Verbreitung dieser Krankheit. *Infektionsquelle* für die Überträger ist immer *nur der Mensch*. Aus diesen Grundfaktoren lassen sich alle Einzelheiten der Epidemiologie ableiten, deren Kenntnis Grundlage für eine erfolgreiche Malariabekämpfung ist und deren vollständige Beherrschung heute als ein eigenes Spezialgebiet gelten kann.

**Ätiologie.** Erreger der Malariakrankheiten sind drei Arten der Gattung *Plasmodium*, und zwar *P. vivax* bei der M. tertiana, *P. malariae* bei der M. quartana und *P. immaculatum s. falciparum* bei der M. tropica (auch perniciosa genannt, engl. subtertian); sie machen den gleichen *Entwicklungsgang* durch, und dieser kann deshalb gemeinsam besprochen werden.

Die durch den Insektenstich in die Unterhaut gelangten Mikroorganismen (Sichelkeime, *Sporozoiten*) machen, wahrscheinlich in endothelialen Zellen, zunächst eine Vermehrung und Entwicklung durch *(exoerythrocytäre oder E-Formen)* und wandern erst am Ende der Inkubationszeit in die roten Blutkörperchen ein (Abb. 12, Nr. 1 u. 2). In diesen wachsen sie zu ringförmigen, pigmentbildenden Gebilden mit Vacuole und randständigem Kern

(*Ringe*, Nr. 3), dann unter Verschwinden der Vacuole zu großen, beweglichen Gebilden (*Entwicklungsformen*, Nr. 4) heran, teilen sich (*Teilungsform*, Nr. 5) und zerfallen in *Merozoiten* (Nr. 6) unter Hinterlassung eines pigmenthaltigen Restkörpers, der phagocytiert und in der Milz und in den Capillaren anderer Organe, besonders des Gehirns, abgelagert wird. Die Merozoiten dringen wieder in rote Blutkörperchen ein, und die *Schizogonie* (= ungeschlechtlicher Vermehrungszyklus) beginnt von neuem. Die größte Zahl der *Schizonten* entwickelt sich im gleichen Tempo; man sieht deshalb im Blut vorwiegend Formen des gleichen Entwicklungsstadiums. Daneben findet man aber immer auch Formen anderer Stadien.

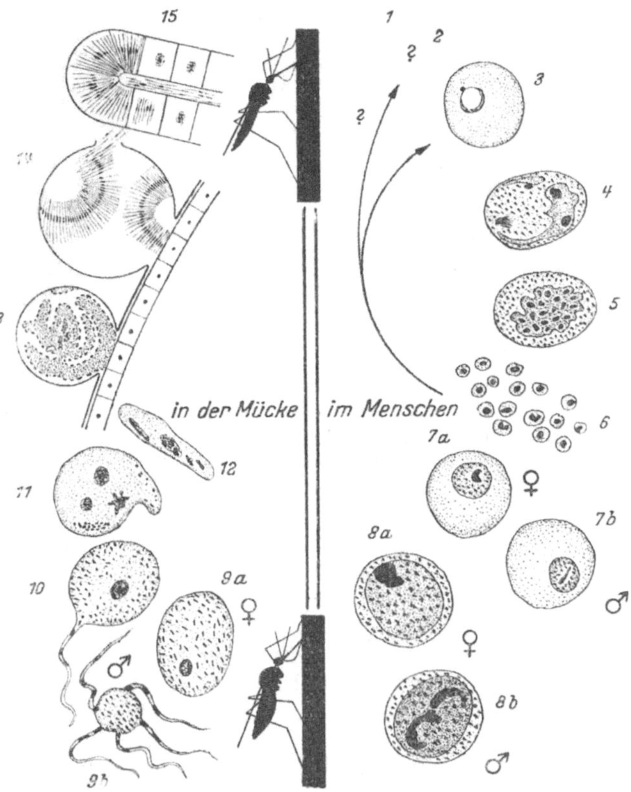


Abb. 12. Entwicklungskreislauf der Malariaparasiten am Beispiel des Plasmodium vivax: 1 Sporozoit; 2 vermutete exoerythrocytare Entwicklungsform; 3—6 Schizogonie; 3 Ringform; 4 Entwicklungsform des Schizonten, 5 Teilungsform (Morula); 4, 5 und 8 SCHUFFNER-Tüpfelung des Erythrocyten; 6 freie Merozoiten; 7—10 Gametogonie; 7 junge; 8 reife Gametocyten; *a* Makro-; *b* Mikrogamonten; 9a Makrogamet; 9b Mikrogamet in Geißelung mit Restkorper; 10 Befruchtungsvorgang; 11 Zygote mit noch getrennten Kernen; 12 Ookinet; 13 unreife; 14 reife Sporocyste; 15 Sporozoiten in der Speicheldrüse der Mücke.

Ein Teil der Schizonten, der sich schon früh durch Pigmentgehalt auszeichnet (Nr. 7 a u. b), macht aber die Schizogonie nicht mit, sondern wächst zu geschlechtlichen Formen heran *(Gameto- oder Sporogonie)*. Die weiblichen, die *Makrogametocyten*, bestehen aus reichlichem Protoplasma, aber verhältnismäßig wenig Chromatinsubstanz (Nr. 8a). Die männlichen Geschlechtsformen, *Mikrogametocyten*, enthalten verhältnismäßig viel Chromatin und weniger Protoplasma (Nr. 8b). Wenn sie vom blutsaugenden Insekt aufgenommen worden sind, teilt sich der Kern in 8—10 Teile, diese rücken an die Peripherie und schicken plötzlich fadenartige Fortsätze aus (*Geißelung*, Nr. 9b). So entstehen die lebhaft beweglichen *Mikrogameten*, samenfadenartige Gebilde. Wenn sie auf einen *Makrogameten* (9a) stoßen, so dringen sie in ihn ein (Nr. 10) (geschlechtliche Vermehrung, *Kopulation)*. Der befruchtete Makrogamet, *Zygot*, wandelt sich in den *Ookineten* um, der unter Abstoßung des pigmenthaltigen Restkörpers zu wandern beginnt (Nr. 11 u. 12). Er dringt durch das Epithel des Insektenmagens unter dessen äußeren Überzug, bleibt hier liegen und wächst zu der *Oocyste* (Nr. 13 u. 14) heran. In deren Innern bilden sich massenhaft kernhaltige Sichelkeime. Die Oocyste platzt schließlich und entleert sich in die Leibeshöhle der Mücke. Die Sporozoiten wandern zu den Speicheldrüsen (Nr. 15) und dringen in diese ein. Wenn die Mücke sticht, so entleert sie ihren Speichel in die Wunde, und mit ihm gelangen auch die Sporozoiten wieder in den Menschen.

Die drei Plasmodienarten lassen sich vom Geübten im Mikroskop nun auch untereinander wohl unterscheiden:

*Pl. vivax* erscheint im GIEMSA-Präparat als zuerst kleiner, rasch größer werdender blauer *Ring* mit einem leuchtend roten Kern, meistens an einer schwächeren Stelle des Ringes. Beim Heranwachsen des Parasiten wird der blaue Ring breiter, unregelmäßig, in der blauen Farbe tritt Pigment in Form feinster brauner bis schwarzer Körnchen auf (sog. *Amöboidform*). Dann teilt sich der Kern, die Vacuole kann auch in mehrere, durch blaues Protoplasma getrennte Vacuolen zerfallen, verschwindet ganz, und in dem unregelmäßigen, später sich abrundenden blauen Protoplasma sieht man immer mehr Kerne. Die roten Blutkörperchen blassen ab, vergrößern sich und zeigen bei guter Färbung oft eine leuchtend rote, gleichmaßige Tüpfelung („Schüffner-*Tüpfelung*"). Schließlich entsteht durch Teilung des Kerns in 10—24 Teile eine „Maulbeerform" (Teilungsform, *Morula*), in der das Pigment zu einem oder zwei Klumpen an irgendeiner Stelle gesammelt ist. Der ungeschlechtliche Zyklus verläuft in 48 Stunden. — Die geschlechtlichen Formen, die vom Arzt meist im Gegensatz zu der oben angegebenen Bezeichnung alle als „*Gameten*" bezeichnet werden, sind in ihrem jüngsten Stadium kleine blaue Scheibchen mit einem roten Kern (Chromatinkorn). Die älteren Formen zeichnen sich gegenüber den ungeschlechtlichen durch großen Pigmentreichtum aus. Die weiblichen können bis zur doppelten Größe eines roten Blutkörperchens heranwachsen und enthalten ein stark blau gefarbtes Protoplasma mit einem randstandigen Kern; die männlichen bleiben in der Größe zurück, haben ein helleres Protoplasma und einen aufgelockerten Kern.

*Pl. malariae* sieht in den jüngsten Stadien aus wie der Tertianaparasit, beginnt sich aber bald zu strecken und zieht als „*Bandform*" quer über die roten Blutkörperchen. Der Kern teilt sich in 8—12 Stücke und zeigt mit dem zentralen Pigmentklümpchen „*Ganseblümchenform*". Die Parasiten wachsen höchstens zur Größe eines roten Blutkörperchens heran (Schüffner-Tüpfelung der roten Blutkörperchen kommt nicht vor). Der ungeschlechtliche Entwicklungszyklus vollzieht sich in 72 Stunden. — Die geschlechtlichen Formen sehen aus wie bei Tertianafällen, werden aber nie größer als ein normales rotes Blutkörperchen.

*Pl. falciparum* erscheint als besonders kleiner Ring, seltener langgestreckt *(Siegelring)*. Beim Heranwachsen entstehen bisweilen zwei Kerne, die oft an den entgegengesetzten Seiten des Parasiten liegen. Da die Teilung in den Capillaren der inneren Organe stattfindet, sieht man die erwachsenen ungeschlechtlichen oder gar Teilungsformen nur ausnahmsweise im strömenden Blut. In den (nie vergrößerten) befallenen roten Blutkörperchen lassen sich manchmal unregelmäßige, zackige Flecke verschiedener Größe zur Darstellung bringen (Maurersche *Perniciosafleckung*). Der Entwicklungszyklus dauert 48 Stunden, aber weniger regelmäßig als bei Tertiana. Die geschlechtlichen Formen der Tropica sind anfangs ebenfalls rund, nehmen aber bald eine charakteristische, *halbmondförmige* Gestalt an. Bei den weiblichen Parasiten färbt sich das Protoplasma nach Giemsa intensiv blau, bei den männlichen heller. Der Kern liegt in der Mitte und ist von Pigment überlagert; bei den weiblichen Formen ist er kompakt, leuchtend rot, bei den männlichen lockerer.

Von Natur malariaunempfängliche Menschen gibt es, wenn überhaupt, nur sehr wenige. Bei der Frage nach der *Immunität* ist eine nicht stammspezifische Immunität (sog. Anfangsfieberimmunität, vgl. unten), die jeder Tertianakranke erwirbt und die lebenslänglich anhält, zu unterscheiden von der stammspezifischen Immunität: gegen den gleichen Plasmodienstamm wird eine relative Immunität erworben, so daß künstliche Zweitimpfungen mit ihm (z. B. beim Paralytiker) meist nicht mehr angehen. Da aber die Zahl der Stämme innerhalb jeder der drei Arten in der Natur unendlich ist (Stammkreuzung bei jeder Gametogonie!), spielt diese Immunität nur bei der Impfmalaria eine Rolle. Im Endemiegebiet kann jede Superinfektion haften, so daß der Mensch z. B. „an vielen Tertianen zugleich" leiden, d. h. mit vielen Stämmen infiziert sein kann. Je zahlreicher diese laufenden Infektionen, um so stärker beim Kind die Milzschwellung; jedoch kommt es dann nicht mehr zu voll ausgebildeten Fieberanfällen, sondern höchstens zu leichteren akuten Erscheinungen. Und darin zeigt sich das Vorhandensein einer Infektionsimmunität (*Prämunition*, „non sterilizing immunity"), d. h. auf dieser Grundlage entsteht das Bild der chronischen Malaria.

Die *Letalität* ist bei Tertiana und Quartana ganz geringfügig, bei Tropica kann sie sehr hoch sein.

**Symptomatologie.** 1. **M. tertiana** ist die weitaus häufigste und am weitesten verbreitete Form. Die normale *Inkubationszeit* beträgt mit großer Regelmäßigkeit 14 (6—27) Tage. Inkubationen über 4 Wochen kommen nicht vor, dann erst wieder die „langen Latenzen" von wenigstens 6 Monaten (s. S. 298).

Die klinische Erkrankung des früher malariafreien Individuums, das *Erstlingsfieber*, beginnt fast immer mit dem sog. *Anfangsfieber* (Initialfieber). Es ist ein grippeartiger Zustand von 2—8tägiger Dauer mit Temperaturen bis über 39°, die meistens remittieren, aber noch nicht bis zu afebrilen Werten. Manchmal begleitet Frösteln ihren Wiederanstieg, gelegentlich gegen Ende auch schon angedeutet im Andertagsrhythmus; echte Schüttelfröste gehören aber nicht zum Bilde des Anfangsfiebers. Man findet im Blut sehr spärlich, wenn überhaupt, junge Parasitenformen (Ringe). Milztumor besteht noch kaum. Chinin- und Atebrinbehandlung sprechen in dieser Zeit noch nicht an, können aber, in dieser Zeit gegeben, das folgende Rhythmusfieber unterdrücken, so daß die ganze Tertiana dann klinisch nur wie eine Grippe und ohne Schüttelfrost verläuft. Jedes Individuum macht das Anfangsfieber nur einmal in seinem Leben durch, bei späteren Wiedererkrankungen fehlt es (Anfangsfieberimmunität).

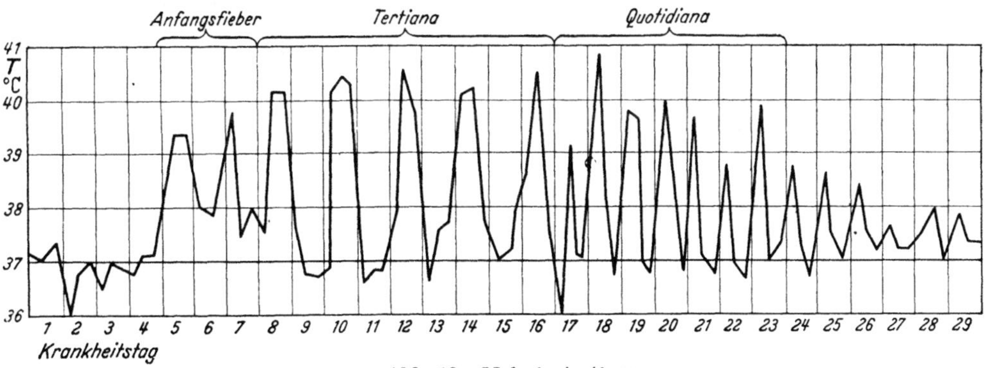


Abb. 13. Malaria tertiana.

Mit oder ohne fieberfreies Intervall von 1—3tägiger Dauer schließt sich das *Rhythmusfieber* an. Es besteht in Fieberanfällen von 8—10stündiger Dauer, die mit einem heftigen Schüttelfrost von $^1/_2$—1stündiger Dauer beginnen und mit einem profusen Schweißausbruch enden. Das Fieber überschreitet, wenigstens bei einigen Anfällen, immer 40°. Der Rhythmus ist meist 48stündig, kann aber auch schon von Anfang an 24stündig sein *(M. quotidiana)* oder es späterhin spontan werden bzw. vom 24- in den 48-Stundenrhythmus zurückfallen. Anteposition der Anfälle um bis zu 4 Stunden ist häufig; in der zweiten Hälfte der Nacht treten aber fast nie Tertianaanfälle auf. Im Anfall bestehen Kopfschmerzen, Pulsbeschleunigung, oft auch Erbrechen. Brennen in den Augen, Trockenheit im Mund, Schmerzen in Kopf und Gliedern, auch in der Milzgegend (diese wenigstens in den späteren Anfällen) quälen die Kranken. Durchfall ist nicht selten. Auch Hauterytheme können auftreten. Schizonten in allen Entwicklungsstufen sind jetzt reichlich vorhanden, am leichtesten auffindbar unmittelbar nach dem Fieberanfall. Bei Unterlassung jeder Behandlung ist die Zahl der Rhythmusanfälle außerordentlich verschieden und schwankt von nur ganz wenigen bis zu 15 un[illegible]hr. Sie werden schließlich weniger heftig und bleiben dann nach 1—4 ru[illegible]entären Anfällen ganz aus. Parasiten sind aber zunächst im Blut noch nachweisbar. Bei rund der Hälfte der Tertianaanfälle ist die Krankheit damit erloschen.

Bei der anderen Hälfte treten nun in regelmäßigen Abständen danach sog. *Frührezidive* auf, die sich mit meist etwa 2—3wöchigen Abständen und der Dauer von nur wenigen Tagen, also 2—5 abgeschwächten Rhythmusanfällen, noch einige Wochen lang wiederholen können, wobei die Parasiten an Zahl immer mehr abnehmen, um schließlich ganz zu verschwinden. Der

Milztumor geht nun wieder fast oder ganz zurück, es besteht völliges Wohlbefinden. Oft bleibt aber noch lange im Blut die für die Malaria so kennzeichnende starke *Monocytose.*

Dieses *Stadium der Latenz* dauert, wenn die Krankheit nicht jetzt erloschen ist (bei weiteren rund 25% der Fälle), einige Monate. Dann beginnt die Periode der *Spätrezidive.* 6—8, manchmal noch mehr Monate post infectionem setzen dann wiederum Rhythmusfieberanfälle ein, die sich oft an Zahl und Schwere fast wie das Erstlingsfieber verhalten, auch im Hinblick auf Parasiten- und Milzbefund. Oft bleibt es aber auch bei nur einem derartigen Spätrezidiv.

In wechselndem prozentualem Anteil einer gleichzeitig infizierten Menschengruppe (0—75%) weicht der Spontanverlauf der Tertiana von diesem häufigsten Typus insofern ab, als die Normalinkubation (von längstens 4 Wochen, s. oben) überschritten wird, und zwar mindestens bis zum 6. Monat nach der Infektion. Wir bezeichnen dies als *Spätmanifestationen.* Bei ihnen beginnt die klinische Erkrankung also erst 6—13 Monate post infectionem, und zwar auch mit einem Anfangsfieber, an das sich das Rhythmusfieber in gleicher Weise wie oben anschließt. Dieses dauert dann auch ebenso lange, wenn es auch oft den Eindruck eines leichteren Verlaufes macht.

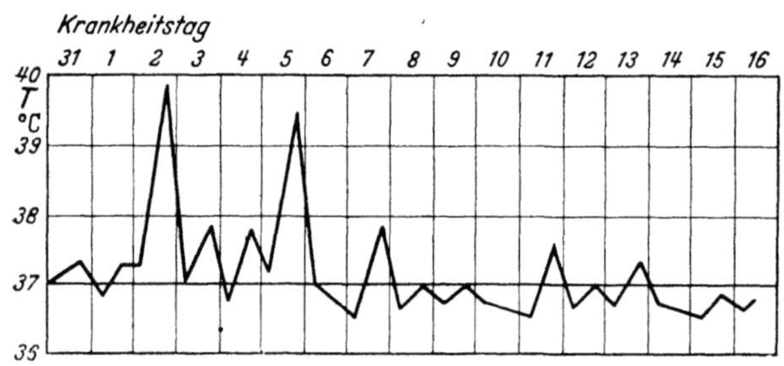


Abb. 14. Malaria quartana.

Nach dieser Erstlingserkrankung können nur Frührückfälle erfolgen; Spätrückfälle nach Spätmanifestationen gibt es nicht, mit anderen Worten: Früherkrankungen machen Spätrückfälle (im nächsten Jahr), Späterkrankungen nur Frührückfälle. Die Tertiana ist also immer — mit oder ohne Behandlung —, wenn keine Superinfektionen erfolgen, spätestens $1^1/_2$—2 Jahre post infectionem erloschen und endgültig ausgeheilt.

Spätmanifestationen und Spätrezidive sind wahrscheinlich liegengebliebenen E-Formen zuzuschreiben, die in der Frühperiode noch nicht zur Weiterentwicklung gekommen waren. Die mit Krankenblut übertragene Impf*malaria* macht deshalb keine Spätrezidive.

2. Die **M. quartana** ist selten. Die *Inkubationszeit* beträgt meist zwischen 27 und 37 Tagen. Es kommen aber auch *lange Latenzen* vor, die die Dauer von mehreren Jahren erreichen können (Spätmanifestationen).

Die *Erstlingserkrankung* setzt gewöhnlich nur zögernd ein und erstreckt sich mit Remissionen über mehrere Tage; nicht selten erreicht sie anfangs tage-, ja wochenlang in mehr oder weniger deutlichem, 3—5tägigem Rhythmus nur Werte von kaum 38°. Die voll entwickelten Fieberanfälle sind im Durchschnitt heftiger als bei der Tertiana: Schüttelfrost von bis zu 2stündiger Dauer, Fieberhöhe bis über 41°, heftiger, aber kurz dauernder Schweißausbruch, Dauer des ganzen Anfalls eher kürzer: 6—8 Stunden. In einem beträchtlichen Teil der Fälle besteht zuerst eine Quotidiana (Quartana triplicata) oder Anfälle an 2 von 3 Tagen (Quartana duplicata); nach kurzem stellt sich aber der typische Dreitagerhythmus ein. Die Anfälle können sich über viele Wochen hinziehen (bis zu 30 und mehr). In dieser ganzen Zeit sind Parasiten nachweisbar; danach verschwinden sie schnell.

*Rückfälle* sind häufig, aber meist erst nach einem Intervall von Wochen bis Monaten. Ein typisches Intervall wie bei der Tertiana scheint es nicht zu geben. Es kann zuweilen mehrere Jahre betragen. Dies beweisen Erfahrungen bei Bluttransfusionen, bei denen zufällig Quartanainfizierte als Spender benutzt werden; die meisten derartigen Transfusionszwischenfälle stammen von latenten Quartanaträgern. Die Dauer der Quartana wird auf 5 Jahre anzusetzen sein; es liegen aber sichere Beobachtungen über Rezidive noch 10 und 20, ja angeblich 42 Jahre post infectionem vor.

3. Die **M. tropica** kommt nur in subtropischen und tropischen Ländern, hier aber oft massenhaft und auch in Form schwerer Epidemien vor, wenn sie vorher einige Jahre lang zurückgetreten war. Die *Inkubationszeit* beträgt meist 9—12 (4—14) Tage.

Das *Erstlingsfieber* kann mild oder schwer, zuweilen mit Frösteln einsetzen. Seine Temperaturen sind meist kontinuierlich, jedoch mit stärkeren Schwankungen, ohne aber dabei afebrile Werte zu erreichen. Ob es ein echtes „Anfangsfieber“ bei Tropica gibt, ist unentschieden und bei der Unregelmäßigkeit des ganzen Fieberverlaufs schwer zu beurteilen. Im weiteren Verlauf des Erstlingsfiebers sind zwei Typen zu unterscheiden, die allerdings oft ineinander übergehen.

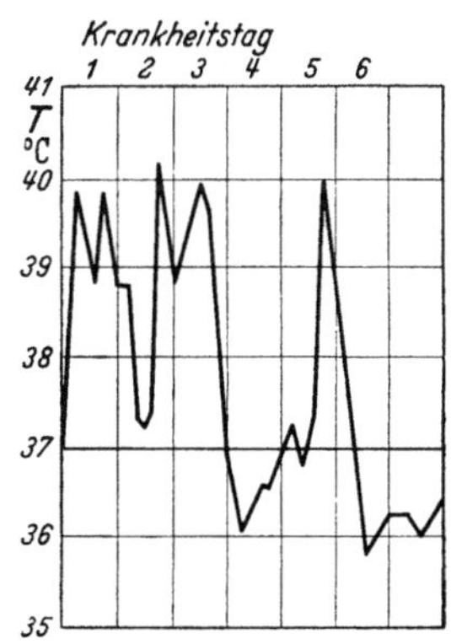

Abb. 15. Malaria tropica.

a) Die nicht tödlichen Verläufe, die bei den Eingeborenen mancher Malarialänder und bei schwächer virulenten Falciparumstämmen überwiegen, führen gewöhnlich zum Auftreten einer Art von *Rhythmusfieber* („subtertian“). Dabei ist der einzelne Anfall nicht besonders schwer, beginnt mit Frösteln oder mäßigem Schüttelfrost, erreicht Werte von selten mehr als 40$^{0}$, dauert etwa 20 Stunden und macht an seinem Ende einen nur mäßigen Schweißausbruch. Das fieberfreie Intervall beträgt nur höchstens einen halben Tag, da der nächste Anfall schon nach 48 Stunden wieder den Höhepunkt erreicht. Die Anfälle können aber auch länger dauern, so daß sich das Ende des einen dem Anfang des nächsten superponiert, oder es kann sich um eine duplicata bzw. quotidiana handeln, so daß das Bild einer remittierenden Continua entsteht. Zweigipfeligkeit des Tropicaanfalls ist nicht selten. — Parasiten sind anfangs oft noch sehr spärlich, um dann rasch reichlich zu werden, ohne aber bei diesem Verlauf die ganz hohen Zahlen zu erreichen. Der *Milztumor* entwickelt sich nur langsam und bleibt meist weich, wodurch er öfters der Untersuchung entgeht. Rasch entwickelt sich eine *Anämie*, zuweilen mit Ikterus. Mehr oder weniger schwere *Organsymptome*, als Folge der Capillarverstopfung durch die Parasiten, besonders cerebrale Ausfälle, Herz- und Kreislaufstörungen, schwere Durchfälle (ruhrähnlich), Bronchopneumonien und anderes treten hinzu. Die Dauer der unbeeinflußten Erstlingserkrankung ist sehr verschieden, in leichtesten Fällen nur wenige Tage, sonst 2—3 Wochen.

b) Der *perniziöse Verlauf* ist meist durch ein zunehmend hohes und mehr oder weniger kontinuierliches Fieber gekennzeichnet, das — ohne Behandlung — in wenigen Tagen, oft bei hyperpyretischen Werten, unter rasch zunehmender Kreislaufschwäche, zum Tode führt. Er findet sich hauptsächlich bei frisch ins Malariagebiet zugereisten Erwachsenen, nie bei Kindern, bei denen die Tropica überhaupt leicht zu verlaufen pflegt. Parasiten findet man im Blut in ungeheurer Zahl. Setzt die Behandlung noch rechtzeitig ein, um das Leben zu retten, tritt meist volle Restitution ein.

In einem wechselnden Anteil der Fälle folgt nun unmittelbar die *Rezidivperiode*. Die Rezidive verlaufen prinzipiell gleich, aber kürzer und leichter; Perniziosität kommt beim Rezidiv eines vorher Unbehandelten nicht vor.

Beim Unbehandelten treten sie meist schon um den 11. Tag wieder auf, schon nach 4 Wochen sind sie nur noch selten, nach mehr als 2monatigem Intervall kommen bei der Tropica Rückfälle nicht mehr vor. Ihre Anzahl ist verschieden, kann aber in seltenen Fällen 10 und mehr erreichen. Die Tropica macht nur Früh- und nie Spätrezidive, ebenfalls nie Spätmanifestationen. Die Dauer der — behandelten oder unbehandelten — Tropica beträgt nur wenige Wochen. Bei vielen Rezidiven kann sie einige Monate erreichen. Danach ist die Infektion, wenn keine Reinfektion erfolgt, erloschen.

4. Die **chronische Malaria** im Endemiegebiet (s. oben) verläuft ganz anders. Bei Säuglingen und Kindern verläuft die Malaria atypisch, oft mit Krämpfen, sicher oft tödlich (hohe Säuglingssterblichkeit in Malariagebieten), aber, wenn überstanden, rasch zu Infektionsimmunität führend, dabei zu Milztumor und mehr oder weniger starker Anämie. Daraus entwickelt sich ein Schwächezustand, der schließlich zur *Malariakachexie* werden kann. Bei den meisten Individuen verschwinden aber gegen das 20. Lebensjahr zu manifeste Zeichen, einschließlich Milztumor, können aber auch später jederzeit durch interkurrente Krankheiten, Schwangerschaft, Überanstrengungen u. a. wieder provoziert werden.

*Sekundäre Symptome* wie Neuralgien und Neuritiden, Kopfschmerzen, Verdauungsstörungen u. a. können eine latente chronische Malariainfektion begleiten.

5. Bei akuter und chronischer Malaria sind *Mischinfektionen* mit 2, ja 3 Plasmodienarten häufig. Klinisch tritt zugleich immer nur eine der Formen hervor. Es kann aber auf einen Tropica- rasch ein Tertianaanfall folgen, seltener auch umgekehrt.

6. Das *Schwarzwasserfieber* ist eine *Komplikation* der Malaria, die in intravasaler Hämolyse mit Hämoglobinurie, Fieber und Ikterus besteht, also eine Form der „paroxysmalen Hämoglobinurie". Es wird fast immer durch Einnahme von Chinin, selten von anderen Medikamenten, oder durch Erkältungen usw. ausgelöst, am häufigsten bei Malaria tropica. In schweren Fällen tritt, meist 1—3 Stunden nach Chinineinnahme, plötzlich ein Schüttelfrost mit Fieber über $40^0$ auf. Dann treten Erbrechen, heftige Leibschmerzen, Singultus, Ikterus, Herzschwäche auf. Der Urin wird dunkel, rötlich oder braunschwarz und enthält Eiweiß, Hämoglobin bzw. Methämoglobin und Zylinder, aber fast keine roten Blutkörperchen. Er wird immer spärlicher, schließlich besteht Anurie. Nach wenigen Stunden oder Tagen tritt der Tod ein. In anderen Fällen kann die Urinsekretion wieder einsetzen und Heilung eintreten, oder es bleibt eine Oligurie, und die Kranken sterben doch noch in später einsetzendem Koma oder nach Tagen scheinbarer Besserung plötzlich an Herzschwäche. Von diesen Fällen bis zu den leichtesten und ganz flüchtigen, die nur in Subikterus oder Albuminurie mit leichter Hämoglobinurie bestehen, gibt es alle Übergänge. Die Anfälle können sich wiederholen.

**Diagnose.** Im ersten Anfall ist die Diagnose schwierig, ebenso bei den Formen mit kontinuierlichem Fieber, falls nicht die äußeren Umstände eine Malariainfektion nahelegen. An Malaria muß man ohne weiteres denken, wenn zwei oder mehrere Fieberanfälle im Abstand von 2 oder 3 Tagen aufgetreten sind, oder wenn bei einem früher an Malaria Erkrankten ein Fieberanfall vorkommt. Dann führt die Untersuchung des Blutes in der Regel rasch zur Diagnose. Der *Parasitennachweis* muß stets für die Diagnose verlangt werden!

Die Untersuchung des Blutes kann geschehen: 1. im ungefärbten Blutstropfen; unter dem Deckglas erkennt der Geübte die Parasiten am tanzenden Pigment; 2. in dünnen Blutausstrichen nach Giemsascher Färbung, wobei die Plasmodien sehr schön zur Darstellung kommen, aber nur bei verhältnismäßig großer Zahl leicht zu finden sind; 3. in *dicken Tropfen* nach GIEMSA-Färbung, in denen die Parasiten angereichert, aber vielfach verzerrt zu sehen sind. Diese Methode ist besonders bei chronischer Malaria und im fieberfreien Zustand notwendig, wenn die Parasiten spärlich sind und oft viele Tropfen durchgemustert werden müssen, bis man Parasiten findet oder gar die Art des Erregers feststellen kann.

Man hat vielfach empfohlen, das Erscheinen der Erreger im Blut zu provozieren, sei es durch Applikation von kalten Duschen oder von Hitze, besonders auf die Milzgegend, sei es durch Injektion von fiebererzeugenden Substanzen (Adrenalin usw.). Diese Methode ist bedenklich, unergiebig und daher nutzlos.

Die von HENRY angegebenen Reaktionen (Melano- und Ferroflokkulation) bestehen darin, daß das Serum des Malariakranken in stark verdünnten Suspensionen von Melanin aus Rinderchorioidea und von Eisenalbuminat eine Ausflockung hervorruft. Doch kann die Reaktion, namentlich die Eisenflockung, auch bei anderen Krankheiten, besonders bei Kala-Azar, positiv ausfallen, auch bei Lues. — Zeitweise positive Wa.R. ist bei Malaria häufig.

**Prognose.** Sie ist bei den beiden Formen mit den „großen" Parasiten quoad vitam immer gut, bei der Tropica im Erstlingsfieber immer sehr zweifelhaft, bei der chronischen Malaria von Sekundärleiden und den äußeren Umständen abhängig. Rechtzeitig erkannt ist heute aber jede Malaria voll ausheilbar.

**Prophylaxe.** Auf die Malariabekämpfung im großen soll hier nicht eingegangen werden, ebenfalls nicht auf die Maßnahmen zum persönlichen Mückenschutz. In der *Chemoprophylaxe* haben sich die synthetischen Mittel dem Chinin sicher überlegen gezeigt. Atebrin (täglich 0,06—0,1 g oder als Wochenenddosis einmal 0,4 g) hat den Nachteil der Gelbfärbung der Haut, der neueren Präparate, z. B. dem Resochin, fehlt; das Paludrin scheint auch in der Wirkung noch überlegen. Aber auch heute noch existiert kein echtes Chemoprophylakticum, d. h. ein solches, das die Plasmodien noch vor ihrem Eindringen in die Erythrocyten (als E-Formen) sicher abtöten würde. Alle Mittel wirken vielmehr erst in dem Augenblick, wenn die ersten Krankheitszeichen beginnen würden, und ihre prophylaktische Wirksamkeit ist daher nur Frühsttherapie und also eine Mengenfrage, d. h. sie hängt ab einerseits von der Massivität der Infektion, der Parasitenzahl also und andererseits von der momentanen Höhe des Blutspiegels des gegebenen Medikaments. Massive Infektionen können den chemischen Schutz immer einmal durchbrechen; sehr hohe prophylaktische Dosen verbieten sich aber aus mehreren Gründen. Chemoprophylaxe kann ferner bei Tertiana nur vor Spätmanifestationen schützen, wenn sie bis zu ihrem Ausbruch hin fortgesetzt wird.

**Therapie.** Seit Jahrhunderten war *Chinin* **das** Malariaheilmittel. Die synthetischen Präparate haben sich aber jetzt ihm klar überlegen gezeigt. Nur im Endemiegebiet, wenn es nur darauf ankommt, bestehendes Malariafieber rasch zu beseitigen, nicht aber die Malaria auszuheilen, also für eine symptomatische Therapie ist sein Gebrauch auch weiterhin zu empfehlen (etwa 1,0 g je Tag). Eine gründliche Behandlung mit Chinin war auch früher schon wegen seiner raschen Ausscheidung und unangenehmen Nebenwirkungen schwierig. Zudem kommt Schwarzwasserfieber praktisch nur bei Chiningebrauch zustande.

Das *Atebrin* beseitigt mit Sicherheit in 2—3 Tagen jedes vorhandene Malariafieber! Wird es richtig gegeben und resorbiert, so kann weiterbestehendes Fieber nicht malarigen sein, sondern stammt von einer anderen Krankheit *(Diagnose ex iuvantibus!)*. Atebrin vertreibt zwar die Schizonten aller Plasmodienarten aus dem Blut, gegen die Gewebsinfektion (E-Formen) und Gameten ist es jedoch unwirksam, also auch gegen Spätrezidive. Da es sehr langsam ausgeschieden wird (es ist meist noch 4—6 Wochen nach der üblichen

Kur im Harn nachweisbar), verhindert es aber — im Gegensatz zum Chinin — Frührezidive. Es muß aber bei jedem Fieberrückfall sofort wieder in voller Dosis erneut gegeben werden.

Man gibt meist 3mal täglich 0,1 g Atebrin 7 Tage lang (zusammen 2,1 g), kann die Volldosis (2,5 g) aber auch schadlos in 3—5 Tagen darreichen, ja mit einer Gabe von 1,0 g am 1. Tag beginnen. Intramuskuläre Injektion von Atebrinmusonat ist nur bei Verdauungsstörungen oder schweren Tropicafällen nötig, intravenöse ist gefährlich. Atebrin wird sehr leicht resorbiert und macht höchstens geringfügige Magenbeschwerden, sonst kaum Nebenwirkungen.

Das (britische) *Paludrin*, ein neueres Präparat, ist farblos und hat vielleicht eine gewisse rückfallverhütende Quote; als Prophylakticum und fieberbeseitigendes Mittel scheint es dem Atebrin mindestens ebenbürtig zu sein (0,3 g am 1. Tag, dann nur noch alle 7 Tage je 0,1 g). *Chloroquine* (amerikanischer Name für das in Deutschland zuerst dargestellte *Resochin*) hat sich ebenfalls gut bewährt (2,5 g in 3 Tagen genügen meistens), auch als Prophylakticum.

Dem *Plasmochin* wird eine rückfallverhütende Wirkung zugeschrieben; jedoch ist diese sehr fraglich, und deshalb seine Anwendung neben den oben genannten Mitteln bei Tertiana überflüssig. Dagegen führt es — ebenso wie das weniger toxische *Certuna* — zur sicheren Beseitigung von Tropicagameten. In dieser Indikation bei Tropicarekonvaleszenten gegeben, ist es aber nur ein Mittel, um diese Patienten für Anophelen infektionsuntüchtig zu machen; auf den klinischen Krankheitsverlauf hat es keinen anderen Einfluß als die anderen Mittel. Da es recht toxisch ist, so darf die Dosis von 3mal 0,01 g an drei aufeinander folgenden Tagen nicht überschritten werden.

Die Malariabehandlung ist im übrigen symptomatisch. Behandlung der Anämie mit Eisen beschleunigt oft die Erholung.

## 2. Leishmaniosen.

### a) Innere Leishmaniosen.

Schon früher war in Indien eine Krankheit unter dem Namen *Kala-Azar* bekannt, die sich durch starke Milzschwellung auszeichnet; als Leishman und Donovan den Erreger gefunden hatten, wurde das Leiden auch in anderen Ländern festgestellt, wo es bisher meistens mit Malaria verwechselt worden war. Die Krankheit wurde dann vielfach auch *Splenomegalia tropica* oder (weil im Mittelmeergebiet hauptsächlich Kinder befallen werden und man einen besonderen Erreger für die Mittelmeerfälle annahm) *Leishmaniosis infantum* genannt. Es hat sich aber gezeigt, daß die Ätiologie überall die gleiche ist. Im Unterschied zu der durch eine andere Leishmania erzeugten Orientbeule spricht man von *Leishmaniosis interna*.

Die Leishmaniosis interna ist in vielen Gegenden Asiens, Afrikas und Südamerikas verbreitet, namentlich aber auch in allen Mittelmeerländern, wo sie in den letzten Jahrzehnten immer mehr beobachtet wurde und auch im 2. Weltkrieg bei Soldaten eine gewisse Rolle gespielt hat. Mit Einzelfällen muß sogar bis weit gegen Norden in Frankreich, Italien und Rußland gerechnet werden.

**Ätiologie.** Die Erreger, *Leishmania donovani*, sind im unversehrten Gewebe intra-, im Quetschpräparat oft extracellulär gelegene 2—5 $\mu$ große Protozoen mit größerem haupt- und stäbchenförmigem, äußerst chromatophilem Nebenkern, die sich mit Giemsa-Färbung gut darstellen lassen. In den Leukocyten des strömenden Blutes sind sie bei Mittelmeer-Kala-Azar nur ausnahmsweise, bei ostasiatischer fast regelmäßig zu finden. Die wichtigsten Virusträger sind *Hunde*, die ebenfalls subakut erkranken. Als Überträger kommen gewisse *Phlebotomenarten*, die in ihrer Lebensweise ländliche und Stadtrandgebiete bevorzugen und hier infolge ihrer geringen Flugweite und -höhe mit Hunden und Kindern in bevorzugte Berührung kommen, vielleicht auch Hundezecken, in Betracht.

An Mittelmeer-Kala-Azar, die stets nur *endemisch-sporadisch* auftritt, erkranken am häufigsten Kinder von 1—3 Jahren, seltener größere Kinder und Erwachsene. In Indien und Südchina tritt die Krankheit vorwiegend bei Erwachsenen und meist *epidemisch* gehäuft auf. Unbehandelt führt sie im Verlauf von Monaten bis zu 3 Jahren immer zum Tode.

Die *Inkubationszeit* beträgt mindestens 10 Tage, kann sich aber auch über lange Zeit erstrecken.

**Symptomatologie.** Die Krankheit pflegt uncharakteristisch zu beginnen; doch steigen die *Temperaturen* rasch auf beträchtliche Höhe und halten dann meist mit starken und unregelmäßigen Remissionen wochenlang an. Oft zeigen sie mehrere Gipfel im Lauf eines Tages. Schüttelfröste sind selten. Der Kreislauf bleibt meist gut, ebenso verhältnismäßig lange der Allgemeinzustand, obwohl die fortschreitende Anämie meist schon früh auffällt. Zuweilen treten starke Kopfschmerzen auf. Mit ganz verschiedener Geschwindigkeit entwickeln sich: eine *Leberschwellung*, glattrandig, hart, meist zunächst schmerzfrei, eine *Milzschwellung*, nicht immer von Beginn an deutlich und erst in chronischen Fällen von bedeutenden Ausmaßen, eine *Blutarmut*, zunächst als einfache sekundäre, später als zunehmend aplastische Anämie und dann zu grauer Verfärbung der Haut („schwarze Krankheit") führend, eine *Leukopenie*, gewöhnlich schon im Beginn deutlich, später hochgradig mit beinahe agranulocytärem Blutbild und hoher Monocytose, eine *Hyperglobulinämie* und eine allgemeine *Lymphdrüsenschwellung* meist nur geringen Grades. Flüchtige oder hartnäckige Hauterscheinungen verschiedenster Art kommen, besonders bei Kleinkindern, oft schon frühzeitig vor, ebenso Nasen- und andere Blutungen, Magenbeschwerden, Durchfälle, Bronchopneumonien, Pleuritiden, Ödeme, später Ascites, Albuminurie, Haut- und Schleimhautulcerationen. Das Fieber geht mitunter nach einigen Wochen langsam zurück, doch kann auch schon der erste Fieberabschnitt tödlich enden. Eine von selbst erfolgende der Rückbildung Hepatosplenomegalie kommt beim Menschen kaum vor, doch kann sich ein chronisches Bild („Banti") entwickeln. Als Späterscheinung kommt es zuweilen zu verbreiteten verrukösen Hauteffloreszenzen (*Hautleishmanoid*).

**Diagnose.** Differentialdiagnostisch können die verschiedensten Krankheiten in Frage kommen: außer Malaria im Beginn typhöse und septische Erkrankungen, Brucellosen, aleukämische Leukämie, Hodgkin, später Bilharziose, Lebertumoren oder -abscesse, Blutkrankheiten (z. B. COOLEYsche Mittelmeeranämie). Wird nur an die Möglichkeit der Kala-Azar gedacht, so ist die Diagnose leicht durch den *Erregernachweis* zu erhärten. Er wird am besten beim Erwachsenen durch Sternal-, am Kind einfacher durch Milz- oder Leberpunktion geführt. Kultur und Tierversuch (Blut- oder Punktatübertragung auf Hamster und andere Nager) erübrigen sich gewöhnlich.

Zur unterrichtenden Voruntersuchung kann die *Formolgelprobe* (1 ccm Serum + 1 Tropfen Formol geben Gerinnung und nach 24 Stunden Braunfärbung) herangezogen werden; sie beruht auf der unspezifischen Labilisierung der Eiweißkörper. Gleiche Ergebnisse zeigen auch Reaktionen mit Vollblut, z. B. Zusatz einiger Tropfen von diesem zu Kollargol-Heyden 1:50 oder Ureastibamin 1:1000; Auftreten einer Trübung im Vergleich zu einer Probe mit Wasser spricht für Kala-Azar.

**Therapie.** *Antimonsalze* haben eine fast spezifische Wirkung. Dem Gebrauch des Brechweinsteins (intravenös 1%ig, 20—40 Einspritzungen zu 0,03—0,1 g, Gesamtmenge 1,3—2,0 g) ist heute derjenige der 5wertigen Antimonsalze vorzuziehen, da sie weit weniger toxisch sind. Auch bei ihnen ist aber auf die individuelle Verträglichkeit zu achten; die Einspritzungen sind vorsichtig und nicht auf nüchternen Magen zu machen, vorgeschrittene Fälle mit Gelbsucht, Ascites, Nierensymptomen sind auszuschließen. *Neostibosan* ist derzeit das Mittel der Wahl (Einspritzungen langsam intramuskulär oder intravenös, Gesamtmenge der Kur 3,5—4,5 g, 1. Gabe 0,2, weitere 0,3 g täglich oder zweitägig). Weniger toxisch, aber noch nicht genügend erprobt ist *Solustibosan* (intravenös oder intramuskulär, als Anfangsgabe 6 ccm, Einspritzung je nach Verträglichkeit, täglich, jeden 2. oder 3. Tag bis zu einer Gesamtmenge von 100—120 ccm). Die genannten Gesamtmengen müssen zuweilen überschritten werden. Die Wirkung auf Körperwärme, Leukocytenzahl, Milz- und Leberschwellung setzt sofort ein; von letzteren bleiben aber auch nach Kurabschluß oft noch Reste. Nachuntersuchungen mit Kontrollpunktion nach 3—4 Wochen sind daher nötig, im positiven Falle mit sofortiger Wiederholung der Kur. Über die Behandlung mit *Stilbamidin*, das zwar offenbar sehr wirksam, aber auch sehr toxisch ist, liegen noch nicht genügend Erfahrungen vor. Im übrigen ist die Therapie symptomatisch. Bei schweren Fällen kann mit Erfolg Blutübertragung angewandt werden.

#### b) Schleimhaut- (amerikanische) Leishmaniose.

Bei der im tropischen Amerika verbreiteten, ausgesprochen dermotropen Leishmaniose (Erreger *L. brasiliensis*) handelt es sich um eine Allgemeininfektion, bei der sich die vielfältigen Hauterscheinungen schließlich häufig auf Nase und Mund beschränken und hier schwere lupusartige Zerstörungen erzeugen. Die zuweilen gute Heilwirkung des *Antimons* wurde an dieser Leishmaniose entdeckt.

#### c) Haut-Leishmaniose (Orientbeule).

Die Hautleishmaniose der alten Welt ist ein harmloses Leiden, das sich in den Endemiegebieten im wesentlichen als das Gesicht entstellende Kinderkrankheit bemerkbar macht, so besonders im vorderen Orient, auf Kreta und in Nordafrika. Es besteht in oft multiplen Geschwüren von bis zu 5-Markstückgröße, die auch unbehandelt nach mehreren Monaten wieder abheilen und eine gewisse Immunität hinterlassen. Im Geschwürsrand sind die Erreger *(Leishmania tropica)* nachweisbar. In der Behandlung sind unter anderem *Sulfonamide* empfohlen worden.

### 3. Die Trypanosomiasen.

#### a) Schlafkrankheit.

Die *Trypanosomiasis africana* kommt nur in diesem Erdteil, hier aber in den letzten Jahrzehnten in immer größeren Gebieten vor. In den neu befallenen Gebieten ist sie besonders bösartig und zeigen auch die Erreger gewisse Abänderungen, die von manchen Autoren als besondere Arten beschrieben sind, was aber nicht allgemein anerkannt wird.

Der Erreger, *Trypanosoma gambiense* (u. *rhodesiense*) gehört zu den Flagellaten. Er wird durch Stechfliegen *(Glossinen)* mit dem Stich in den Menschen gebracht.

Die *Inkubation* dauert meist nur 1—3 Wochen. Dann folgt ein langes, sich über viele Wochen oder Monate hinziehendes Stadium mit wenig Beschwerden. Die Kranken sind anämisch, müde, bekommen von Zeit zu Zeit *Fieber*. Bald entdeckt man eine *Schwellung von Lymphdrüsen*, besonders in der Cervicalgegend. Flüchtige Ödeme und Erytheme treten auf. Die Milz wird geschwollen, bisweilen auch die Leber.

Das *Nervensystem* zeigt schon in diesem Stadium Störungen, die sich besonders in Kopfschmerzen, Schwindel und Zittern, auch in vorübergehenden Lähmungen äußern. Mit der Zeit werden die Störungen stärker, Sprachstörungen, Krämpfe, Hyperästhesien, Apathie treten auf. Schließlich kommt ein Zustand von Lethargie zustande, in dem die Patienten selbst während des Essens einschlafen. Auch Erregungszustände kommen vor. Die Kranken magern zum Skelet ab, lassen unter sich gehen und sterben an Kachexie, Pneumonien usw.

Die *Erreger* sind schon früh in den Lymphdrüsen und während Fieberanfällen auch im Blut *nachweisbar*, vom Beginn der nervösen Symptome an auch in der Cerebrospinalflüssigkeit. Die Krankheit ist bei rechtzeitiger Behandlung meistens heilbar.

In den ersten Stadien ist vor allem *Bayer 205 (Germanin)* wirksam, später Arsenpräparate *(Tryparsamid, Atoxyl)*, notfalls kombiniert mit *Antimon*präparaten.

#### b) Chagas-Krankheit.

In Süd- und Mittelamerika, am meisten in Brasilien kommt endemisch die *Trypanosomiasis americana* vor, die durch *Schizotrypanum cruzi* hervorgerufen wird. Käferartig aussehende Raubwanzen (besonders *Triatoma megista*) infizieren sich am Menschen, an Gürtel- und Nagetieren und bringen beim nächtlichen Blutsaugen den Erreger in den Menschen.

Vorwiegend erkranken kleine Kinder. Fieber, Schwellungen von Lymphdrüsen, Leber, Milz und Ödeme treten auf, und unter encephalitisartigen Symptomen kann schon im Frühstadium der Tod erfolgen. Sonst kommt es beim Erwachsenen vorwiegend zu einem chronischen Stadium mit schweren Herzmuskelerscheinungen *(kardiale Form)*, während beim Kleinkind meist die *nervöse Form* mit schweren neurologischen Ausfällen und Entwicklungsstörungen bis zur Idiotie entsteht; auch intrauterine Infektion ist möglich und führt zu kretinismusähnlichen Bildern.

Die *Therapie* ist über das Versuchsstadium noch nicht hinausgekommen.

## 4. Amöbiasis.

Die pathogene Bedeutung der *Entamoeba histolytica* besteht darin, daß sie unter bestimmten Voraussetzungen zum Wundinfektionserreger vor allem der Darmschleimhaut wird. Von hier aus kann es zu metastatischen Eiterungen, Leber-, Lungen-, Hirnabscessen kommen. Die Ruhramöbe kann aber auch außerhalb des Darms lokaler Schleimhautbewohner (Harnblase, Bronchialbaum) oder sogar Wundinfektionserreger werden, so in Fisteln von Amöbenabscessen oder bei perianalen Wunden *(Amoebiasis cutanea)*. Stets aber ist Amöbiasis nur eine Sekundärinfektion lokaler Art, also eigentlich keine Infektionskrankheit für sich.

Das Verbreitungsgebiet der Ruhramöbe ist viel größer als das der Amöbiasen. Amöben werden praktisch in allen Zonen bei einem mehr oder weniger großen Prozentsatz der Menschen gefunden, z. B. in Deutschland noch bei 5—15%. Diese Prozentzahl steigt an, je wärmer und tropischer das Klima. Das gilt für alle beim Menschen gefundenen Amöbenarten, außer histolytica *E. coli*, *Dientamoeba hartmanni*, *Endo- und Pseudolimax*. Die anderen Amöben sind aber unschädlich. Die Darmamöbiase hat dort die größte Rolle gespielt, wo sich Europäer in größerer Zahl im warmen Klima angesiedelt haben, z. B. in Indien, im Fernen Osten, in Ägypten, Mittel- und Südamerika. Je gemäßigter das Klima, desto seltener werden Amöbiasen und desto mehr treten sie nur noch jahreszeitlich gebunden auf, so auf dem Balkan, in Südrußland, Südafrika, Nordamerika.

**Ätiologie.** Die *E. histolytica* tritt im Darm des Menschen in drei Formen (Stadien) auf, der vegetativen Magna-, bzw. pathogenen, phagocytierenden Form, der vegetativen apathogenen Minuta- oder Darmlumenform und der ruhenden Dauerform, der Cyste. Die Magnaformen sind in den Exkreten Amöbenkranker als 20—35 $\mu$ messende, oft auch größere Gebilde erkennbar, die häufig rote Blutkörperchen in sich schließen und sich unter Pseudopodienbildung weiter bewegen. In die ausgesandten Fortsätze fließt zuerst das klare Ektoplasma, dann das trübe Endoplasma ein, das Körnchen, Nahrungsreste, vor allem rote Blutkörperchen und Vacuolen enthält. Gehalt an roten Blutkörperchen, Trennung in Endo- und Ektoplasma, ruckartige Beweglichkeit und Bakterienarmut unterscheiden die Magnaform von der E. coli. Beim Absterben (z. B. im erkaltenden Präparat) runden sich die Minutaformen ab, unterscheiden sich aber von einkernigen (unreifen) Cysten noch durch das Fehlen einer Cystenmembran. Minutaformen und Cysten erlauben keinerlei diagnostische Schlüsse, da sie sich bei Kranken *und* Gesunden finden. Die reife Cyste ist vierkernig (vgl. Abb. 16). Die Erregerform ist nicht mehr fortpflanzungsfähig und nicht zur Cystenbildung befähigt. Außer im Darm (Stuhl) sind in Körpersekreten und -exkreten nie Cysten vorhanden, sondern stets nur Magnaformen.

Die Ruhramöbe bohrt sich durch histolytische Fermente in geschädigtes Gewebe ein und führt hier zu zunächst mikroskopischen, dann immer größer werdenden Abscessen, die sich in der Darmwand bakteriell sekundär infizieren, dagegen in der Leber meist bakteriell steril bleiben. — *Empfänglichkeit* besteht beim Menschen nur nach vorausgegangener lokaler anderweitiger Gewebsschädigung, im Darm besonders durch Bacillenruhr und andere Enterocolitiden. *Immunität* entsteht nicht.

Die *Epidemiologie* der Amöbenruhr lehnt sich daher eng an äußere Verhältnisse an. Die Amöben gelangen in menschlichen Ansiedlungen mit mangel-

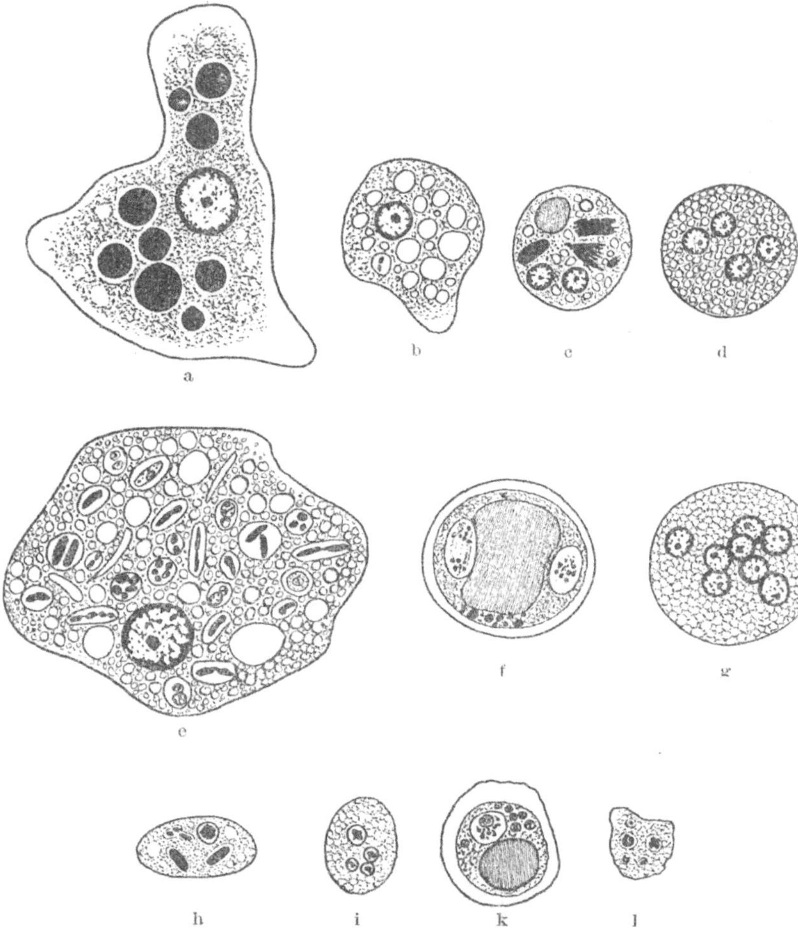


**Abb. 16. Amöbenarten aus menschlichem Stuhl.** a—d *Entamoeba histolytica*. a vegetative **Magna**form mit phagocytierten Erythrocyten; b vegetative Minutaform; c unreife Cyste, zweikernig, mit Chromidialkörpern und Jodvacuole; d reife Cyste. e—g *Entamoeba coli*. e vegetative Form mit Bakterien, Hefezellen u. a. enthaltenden Nahrungsvacuolen; f unreife Cyste mit großer Jodvacuole, in Teilung begriffenen Kernen und kleinen Chromidialkörpern; g reife Cyste. h und i *Endolimax nana*. h vegetative Form mit phagocytierten Bakterien; i Cyste. k *Jodamoeba bütschli*. Cyste mit Jodvacuole; l *Dientamoeba fragilis*, vegetative Form mit zwei Kernen und phagocytierten Bakterien.

hafter Wasserversorgung leicht in das Trinkwasser (besonders Zisternenwasser), und das führt zu Trinkwasserinfektionen. Auch verunreinigte Nahrungsmittel (Salat, Obst) können die Krankheit übertragen. Chronische Ruhrkranke und scheinbar gesunde Amöbenausscheider können als Küchenpersonal usw. andere Menschen infizieren, und endlich kommen direkte Kontaktinfektionen vor. Die Amobiasis ist daher wie alle Arten von Verdauungsstörungen, die sie auslösen, in tropischen Ländern endemisch und wird dort, z. B. unter

Kriegsverhältnissen, im Zusammenhang mit anderen Epidemien epidemisch. Wiederholt sind aber auch im gemäßigten Klima vereinzelte autochthone Fälle festgestellt worden.

**Symptomatologie.** Der Verlauf der *Darmamöbiase* ist im Prinzip schleichend, nur ausnahmsweise von akuten Schüben unterbrochen. Eine *Inkubationszeit* läßt sich bei der Art des Prozesses nicht angeben, doch kommt es kaum vor Ablauf einiger Wochen nach Beginn des Aufenthaltes in warmen Zonen zur Erkrankung (die Infektion kann aber auch schon Jahre zurückliegen und im gemäßigten Klima erfolgt sein!). *Fieber* tritt nur bei Komplikationen auf. Subfebrile Temperaturen finden sich nur selten. Subjektives Hauptsymptom sind unbestimmte, quälende, kolikartige *Leibschmerzen*, meist auf bestimmte Darmabschnitte projiziert (Coecum!). Dabei besteht oft schmerzhafte Flatulenz und ein als harter Strang palpables Colon. Bei tiefem Sitz (Rectum) können schmerzhafter Stuhldrang, ja schwerste *Tenesmen* auftreten. Oft überlagern solche Symptome primär andersartig (Bacillenruhr!) ausgelöste Beschwerden, so daß sich das Bild der Amöbiasis allmählich aus einer anderen Darmstörung heraus entwickelt. In ungefähr $^2/_3$ der Fälle bestehen chronisch intermittierende leichte *Durchfälle*, aber nur selten mit dem Aussehen des typischen Amöbenruhrstuhles, im anderen Drittel herrscht das Bild der chronischen *Obstipation* vor.

Kommt es zum *akuten* Schub, so ist auch dann die Zahl der Durchfälle selten sehr hoch (10—20 am Tage). Der *Stuhl* enthält nur blutig-schleimige, keine eitrigen Beimengungen. Bald wird er flüssig, oft fleischwasserähnlich, mit blutig gefärbten Schleimklümpchen oder größeren Schleimmassen gemischt. Zwischenhinein können wieder breiige oder normale Stühle abgesetzt werden. Die mikroskopische Untersuchung des Schleimes ergibt, abgesehen von den Amöben, rote Blutkörperchen, aber auffallend wenig Leukocyten, darunter verhältnismäßig viel Eosinophile, auch CHARCOT-LEYDENsche Krystalle. Die Leukocytenarmut hat eine himbeergeleeähnliche Beschaffenheit zur Folge, die, wenn sie ausgesprochen ist, ohne weiteres eine Bacillenruhr ausschließen läßt. Im Schub kann unregelmäßiges Fieber und starke Leukocytose (10 bis 12000) im Blut bestehen. Eosinophilie findet sich nur selten und schwach. Kinder neigen mehr als Erwachsene zu solchen Bildern.

Der *schleichende Verlauf* führt unter akuten Schüben, oft über mehrere Jahre hin, allmählich zu Rückwirkungen auf den Allgemeinzustand, vor allem zu *sekundärer Anämie*, die, oft zusammen mit einer leichten, durch amöbische Leberstörungen hervorgerufenen, subikterischen Färbung, das „tropische Kolorit" ergibt.

Unerwartet kann es zu *Darmblutungen* aus tiefsitzenden Geschwüren oder auch seltener einmal zur Perforation mit anschließender gedeckter oder diffuser *Peritonitis* kommen.

Die *Hepatitis* und der *Leberabsceß* sind im allgemeinen erst ein Spätsymptom der Amöbiase, selten vor Ablauf eines Jahres beginnend (in Ausnahmen aber schon nach wenigen Wochen), können dann aber auch noch nach 4 und mehr (bis zu 30!) Jahren scheinbar aus voller Gesundheit auftreten, zuweilen ohne daß dem Träger ein Darmprozeß aus seiner Vorgeschichte bewußt ist. Die leichten Fälle weisen nur eine *Leberschwellung* auf, die an Malaria, Kreislaufdekompensation usw. denken läßt (sog. „Tropenleber"). Mit oder ohne Prodromalerscheinungen entstehen bei anderen Fällen stärkere Anschwellungen der Leber mit wechselnd starken Schmerzen und Allgemeinerscheinungen. Aber oft zeigen sich die Symptome bei leichteren, chronisch verlaufenden Fällen mit diffuser Hepatitis (miliaren multiplen Abscessen) mehr nur als Schmerzen ohne deutliche Leberschwellung und lassen an Cholecystitis, Magenulcus usw. denken. Der *in die rechte Schulter ausstrahlende Schmerz* begleitet bekanntlich wie den Amöbenabsceß, so auch manche andere solche Zustände und ist nicht immer vorhanden; ausgeprägt ist aber meist ein Klopfschmerz der rechten unteren Rippengegend, wobei der Patient stark zusammenzuckt; ebenso der Zwerchfellhochstand (besonders deutlich bei der Durchleuchtung), der mit pleuritischem Reiben, Kompressionsatmen und abgeschwächtem Stimmfremitus einhergehen kann. Dem Zwerchfell anliegende Abscesse können leicht eine Pleuritis vortäuschen, auch in die Lunge perforieren und so zu maulvoller Expektoration von Eiter, zu „Amöbenbronchitis", schließlich auch zur Spontanheilung führen. Die Temperaturen sind normal, subfebril oder leicht febril. In den schweren Fällen, die zum Absceß führen, setzen oft Schüttelfröste ein, die sich in unregelmäßiger Folge auch wiederholen und damit ein regelrecht septisches Fieber erzeugen können, manchmal aber auch zu einer Continua überleiten, so daß typhusähnliche Kurven entstehen. Die Leukocytose und Linksverschiebung entspricht der Schwere und Schnelligkeit des Verlaufs. Wichtig ist, daß die Milz fast immer unvergrößert ist und Ikterus ausbleibt.

**Diagnose.** Besonders wichtig ist immer, daß bei jedem Kranken in amöbengefährdeten Ländern oder bei Heimkehrern aus solchen an die Möglichkeit des Vorliegens einer Amöbiasis gedacht wird. Sehr schwierig kann die Unterscheidung von einer Colitis ulcerosa gravis sein; starke Eiterbeimischung beim Stuhl und mikroskopisch starker Leukocytengehalt desselben sprechen gegen Amöbiasis. Gastrogene Diarrhöen, chronische Enteritiden, wie sie besonders nach Bacillenruhr vorkommen, pflegen meist ein atonisches, quatschendes Colon aufzuweisen; bei Amöbiasis sind aber gewöhnlich deutliche Palpationsbefunde vorhanden, müssen allerdings gegen appendicitische oder tuberkulöse Ileocöcaltumoren, Dickdarmobstipation u. a. abgegrenzt werden. Stenosierende Amöbenprozesse können auch chronischen Ileus oder Rectumcarcinom vortäuschen.

Den Ausschlag gibt immer der positive *Erregernachweis* bei mehrfacher sachgemäßer Untersuchung (warmer Objekttisch, Provokation) zusammen mit dem rektoskopischen und dem Röntgenbefund des Dickdarms. Insbesondere ist die *Rektoskopie* zur Diagnose der Amöbiasis des Darms „so nötig, wie das Mikroskop für die Malariadiagnose".

Auch die Amöbenhepatitis bzw. der Leberabsceß können erhebliche differentialdiagnostische Schwierigkeiten machen. Hier sind vor allem abzugrenzen: subakut verlaufende Cholecystopathien (man denke auch an Lambliencholangitis), andere Leberschwellungen verschiedener Ätiologie (Ikterus spricht meist gegen Amöbiasis, kann aber auch bei der diffusen Amöbenhepatitis ausnahmsweise vorkommen), typhöse Erkrankungen (Leukocytenzählung), paranephritischer Absceß, Pleuraempyem u. a.

**Prognose.** Überblickt man alle die so verschiedenen Verlaufsarten der Amöbiasis und berücksichtigt auch dabei die so wichtigen Einflüsse äußerer Art auf ihren Verlauf, so kann man trotzdem feststellen, daß wenigstens 70% der Fälle einen leichten kurzfristigen Verlauf nehmen, etwa 25% einen mittelschweren, aber dennoch komplikationslosen, und daß sich nur auf den kleinen Rest von ungefähr 5% die schweren Verläufe und Komplikationen, einschließlich derer von seiten der Leber, verteilen.

**Prophylaxe.** Verhütung von Verdauungsstörungen in Amöbenländern bedeutet Schutz vor Amöbiasis. Im übrigen ist allgemeine Hygiene der Lebensführung, speziell der Küche, einschließlich Fliegenbekämpfung, die wirksamste Vorbeugung.

**Therapie.** Das therapeutische Vorgehen bei der *Darmamöbiasis* hat sich immer in erster Linie nach dem klinischen (einschließlich rektoskopischen) Befund, und erst in zweiter Linie nach dem parasitologischen zu richten. Ist aber erst ein akuter oder chronischer Darmprozeß mit Amöben nachgewiesen, so tritt jede andere (symptomatische) Therapie hinter der Indikation zur *spezifischen Amöbenbehandlung* sofort zurück, da mit der Beseitigung der Amöben die begleitenden Darmstörungen meist zur Abheilung kommen.

Die Standardkur zur Beseitigung von Darmerscheinungen ist heute die kombinierte perorale und Klysmenbehandlung mit *Yatren 105 (Bayer)*. Peroral gibt man zur Kur die Gesamtmenge von 100 Yatrenpillen (= 25 g), und zwar mit 3mal 1 nach jeder Mahlzeit beginnend und bei Verträglichkeit zu 3mal 2 steigend. Zurückgehen mit der Tagesdosis ist wegen Auftreten von Durchfällen oft nötig. Man sollte aber stets die Einnahme der Gesamtmenge anstreben, was also 20 und mehr Tage erfordern kann. Stärkere Gewichtsabnahmen sind dabei nicht immer zu vermeiden. Für die Verweilklistiere benützt man $^1/_2$%ige Yatrenlösung, beginnend mit 200 ccm und langsam steigend bis zu 600 ccm, wenn nötig unter Zusatz einiger Tropfen Opiumtinktur. Vorher Reinigungseinlauf. Täglich 1 Klistier, das vom Patienten möglichst 6—8 Stunden zu halten ist. Tageweise wird unterbrochen, um zu sehen, ob sich der Stuhlgang normalisiert hat. Wiederholungskuren können bei Bedarf nach 2—3 Wochen angeschlossen werden.

Zur örtlichen Darmbehandlung dienen auch noch andere Mittel, die auf der Zusammensetzung mit Jodoxychinolin beruhen, z. B. *Enterovioform*. Emetin (s. unten) ist bei reinen Darmprozessen im allgemeinen unnötig, es sei denn, daß man zu Beginn der Kur, besonders bei akuten Durchfällen, die die Resorption von Tabletten verhindern, einige Injektionen mit der Yatrenbehandlung verbindet. *Rivanol* wirkt auf die Amöben wohl nicht ganz so intensiv wie das Yatren, hat aber dabei den Vorteil, keine Tenesmen auszulösen, sondern sogar spasmolytisch zu wirken. Man gibt es ebenfalls zugleich peroral und als Klysma, und zwar ersteres in Form von Rivanoletten (0,025 g) 3—4mal täglich 2 Tabletten, letztere mit einer Lösung von 1:2—10000, täglich 2—3mal. Besonders empfiehlt sich Yatren und Rivanol zu kombinieren, so daß man etwa Rivanoleinläufe mit Yatrentabletten verbindet oder umgekehrt. Auch *Arsenpräparate* wie Spirocid (täglich 0,5—1,0 g durch 10 Tage) u. a. können zur Unterstützung herangezogen werden.

Daneben ist die *symptomatische Behandlung* (Diät, Adstringentien, evtl. Salzsäure u. a.) nicht zu vernachlässigen.

Für alle Amöbenprozesse außerhalb des Darmkanals, besonders für die *Amöbenhepatitis* und den *Leberabsceß* ist das souveräne Mittel *Emetin*, das wirksame Alkaloid der Brechwurz, Radix Ipecacuanhae (Ampullen zu 0,03 bis 0,1 g. Injektionen nur vorsichtig intravenös, eine Injektion täglich, je nach Verträglichkeit steigend bis zur Gesamtmenge von 1 g). Emetin wirkt nur auf Gewebsformen, kann also Rückfälle nicht verhindern. Es macht im Menschen unter Umständen recht unangenehme Nebenwirkungen, Übelkeit und Erbrechen, Kollapse, Paresen, auch Nierenstörungen; Todesfälle durch Herzlähmung sind vorgekommen. Bestehen noch keine Perforationszeichen oder so starke Verdrängungserscheinungen, daß eine Perforation bzw. Sekundärinfektion des Leberabscesses unmittelbar zu befürchten ist, so sollte vor der *Operation* stets zuerst der Versuch einer konservativen Behandlung gemacht werden. Mitunter empfiehlt es sich, den Absceßinhalt, ohne zu operieren, mittels Punktion abzusaugen und dann den weiteren Erfolg der konservativen Behandlung abzuwarten.

*Haut-, Harnblasenamöbiasis* usw. sind, je nach dem Befund, lokal mit Spulungen oder Umschlägen (Yatren, Rivanol) oder intern *(Lungenamöbiasis)* mit Emetininjektionen zu behandeln.

### Anhang.

### CARRIONsche Krankheit.

Diese eigenartige Krankheit kommt nur in einigen Anden-Hochtälern, besonders Perus vor. Da das fieberhafte Stadium *(Oroyafieber)* oft durch wochenlange Latenz von dem der Hautveränderungen *(Perubeule, Verruga peruviana)* getrennt ist, hat man beide lange für zwei verschiedene Krankheiten gehalten.

Der Erreger, die *Bartonella bacilliformis*, findet sich als kleines GIEMSA-färbbares und kultivierbares Stäbchen zuerst massenhaft in den Erythrocyten des Blutes, später in den Mesenchymzellen des Ausschlags. Ob er zu den Protozoen oder Bakterien zu rechnen ist, ist unentschieden. Wir kennen sonst keine Bartonellenkrankheiten des Menschen; dagegen hat sich gezeigt, daß Bartonellen bei Mäusen ganz regelmäßig Schmarotzer sind, aber unter normalen Umständen keine Krankheitssymptome erzeugen, jedoch nach Exstirpation der Milz rasch überhandnehmen und eine schwere Anämie erzeugen.

Das *Fieber*stadium führt bei sehr wechselnder Schwere des Verlaufs, der einem Typhus oder einer Malaria ähneln kann, rasch zu schwerer aplastischer *Anämie* und kann, besonders bei Zugewanderten, tödlich enden. Das *Exanthem* zeigt warzenähnliche, leicht blutende Efflorescenzen, die histologisch aus Angioblastomen bestehen, sich aber nach einigen Wochen zurückbilden. Die Krankheit hinterläßt *Immunität*, führt aber bei Erwachsenen oft zum Tode.

Eine spezifische *Therapie* ist nicht bekannt.

## E. Helminthiasen.

### a) Nematodenkrankheiten.

Die *Nematoden* (Fadenwürmer) sind die für die menschliche Pathologie allein wichtige Ordnung der Nemathelminthen (Rundwürmer). Sie sind durchwegs getrennt geschlechtlich und besitzen eine Leibeshöhle.

#### 1. Filariasis.

**Filaria** (Wuchereria) **bancrofti.** Die Embryonen, die durch Stechmücken übertragen werden, gelangen in die Hoden und Nebenhoden, die Cisterna chyli und an andere Stellen und wachsen zu 40—45 (♂) oder 80—100 mm (♀) langen Würmern aus. Sie rufen unregelmäßige *Fieberanfälle* mit starker *Eosinophilie* hervor. Auf mechanische Weise verursachen sie *elephantiastische Hautverdickungen* und Chylurie (milchige Trübung des Harns, in dem Mikrofilarien nachweisbar sind). Die von ihnen abgelegten Embryonen kreisen massenhaft im Blut, aber nur nachts *(Mikrofilaria nocturna)*, ohne Beschwerden zu verursachen. Sie entwickeln sich erst im Überträger wieder weiter. Die Gefahr der Krankheit besteht in Sekundärinfektionen, Erysipel usw. in der verdickten Haut. Sonst ist die Prognose quoad vitam gut, und die Patienten werden nur durch die Elephantiasis der Beine, äußeren Genitalien usw. belästigt. In Gegenden, in denen die Krankheit vorkommt, findet man auch bei scheinbar Gesunden häufig Mikrofilarien im Blut. — Die *Therapie* ist symptomatisch, notfalls chirurgisch.

**Filaria loa,** deren Larven durch Stechfliegen in den Menschen gelangen, findet sich in dauernder Wanderung im Unterhautzellgewebe, aber auch in inneren Organen (Männchen 25—35, Weibchen 45—63 mm lang). Ihre Larven kreisen vorzugsweise tags im Blut *(Mikrofilaria diurna)*. Krankheitserscheinungen werden nur durch die wandernden, zur Geschlechtsreife heranwachsenden Würmer erzeugt. Sie bestehen in Reizerscheinungen und flüchtigen Ödemen der *Conjunctiva* und der Haut (sog. *Kamerunschwellungen*), seltener in Muskelabscessen. Namentlich unter der Conjunctiva sind die wandernden Filarien direkt zu sehen. Das Blut zeigt eine starke *Eosionophilie.* Am Auge gelingt es oft, die wandernden Würmer nach Cocainanästhesierung zu entfernen, während es unter der Haut sehr viel schwieriger ist. Da aber gewöhnlich viele Filarien in Wanderschaft begriffen sind, wird dadurch der Patient von seinen Beschwerden nicht befreit, sondern muß warten bis (nach etwa 15 Jahren) alle wandernden Filarien ihre Geschlechtsreife überwunden haben, sich einkapseln und absterben, womit auch die Larven aus dem Blut verschwinden.

**Andere Filarienarten** sind seltener und machen meist nur geringe Erscheinungen, so die *F. perstans* in Afrika, die *F. malayi* auf den pazifischen Inseln u. a.

**Onchocerca** erzeugt fibromähnliche Tumoren unter der Haut von Erbsen- bis Taubeneigröße, in denen die 3—4 cm langen erwachsenen Würmer in Knäueln von mehreren Pärchen zusammen mit vielen Larven zu finden sind. Die Larven kreisen hier nicht im Blut. Diese Knoten machen bei der afrikanischen Form, *O. volvulus*, meist nur durch ihren zufälligen Sitz Beschwerden. Bei der süd- und mittelamerikanischen *O. caecutiens* lokalisieren sie sich oft im Auge und führen so zu Erblindung. Auch hierbei ist die *Therapie* vorwiegend chirurgisch.

**Dracunculus medinensis** (Medina- oder Guineawurm). Die Larven, die sich in kleinen Krebsen *(Cyclopsarten)* entwickeln, gelangen beim Trinken von Wasser in den Menschen und wachsen in diesem zu Würmern aus. Die Männchen sterben nach der Begattung, die Weibchen werden 30—120 cm lang und wandern merkwürdigerweise unter die Haut solcher Körperstellen, die am meisten mit frischem Wasser in Berührung kommen, also besonders an Armen und Beinen, bei indischen Wasserträgern häufig am Rücken. An der Haut bildet sich unter juckenden Schmerzen zuerst eine kleine *Pustel*, nach einigen Tagen platzt diese, und es entsteht ein *Geschwür*. Am Grunde des Geschwürs ist gewöhnlich der Kopf des Wurms zu sehen. Beim Befeuchten mit kaltem Wasser entleert er einen Tropfen milchiger Flüssigkeit mit massenhaft Larven. Das kann sich während 3—4 Wochen wiederholen. Wenn dann alle Larven entleert sind, so wird der Wurm ausgestoßen oder resorbiert. Während dieser Zeit können aber *Sekundärinfektionen* eintreten und sogar zu allgemeiner Sepsis führen. Die Entstehung des Geschwürs wird bisweilen von Magen-Darmstörungen, Dyspnoe, Schwindel und Ohnmachtsanfällen begleitet. Als Frühsymptom kommt Urticaria vor. Die Entwicklung der Krankheit dauert etwa 1 Jahr. Die Eingeborenen entfernen vielfach die Würmer dadurch, daß sie den Kopf des Wurms in ein Hölzchen klemmen und den Wurm 1—2mal täglich etwas herausziehen. Wenn aber der Wurm dabei abreißt, gelangen Larven ins Gewebe, und es entstehen hartnäckige Abscesse. Gut soll Injektion von 1‰ Sublimatlösung in den Wurm wirken. Die lege artis durchgeführte *chirurgische Entfernung* ist nicht immer ausführbar.

## 2. Trichinosis.

Die durch *Trichinella spiralis* erzeugte Krankheit herrscht besonders unter Tieren, namentlich unter Schweinen, Ratten, aber auch Katzen, Mäusen, Füchsen, Mardern, Bären usw. Durch den Genuß ungenügend gekochten, trichinenhaltigen Fleisches wird sie auf den Menschen übertragen. Sie kommt in Ländern mit guter Lebensmittelpolizei seltener vor als früher. Aber selbst in solchen treten immer wieder kleine Epidemien und sporadische Fälle auf. In Kriegszeiten pflegen sie sich zu häufen (Schwarzschlachtungen!). In den Vereinigten Staaten von Nordamerika ist die Krankheit sehr verbreitet, allerdings in milder Form. Es wird angegeben, daß 18% aller Leichen Trichinellen im Zwerchfell enthalten.

**Ätiologie.** Die *Trichinella spiralis* lebt in geschlechtsreifem Zustand nur einige Tage im Darm, aber in der Muskulatur kann sie als Larve viele Jahre am Leben bleiben. Wenn sie in den Magen des Menschen gelangt, so wird die Hülle gesprengt, und nach kurzer Zeit findet die Begattung statt. Die 3 mm langen Weibchen dringen, nachdem sich in ihnen eine ungeheure Menge von Embryonen gebildet hat, in die Lymphgefäße der Darmschleimhaut ein und setzen diese hier ab. Diese gelangen mit dem Blut in alle Organe. Sie haben eine ausgesprochene Organotropie und können sich nur in den Muskeln weiter entwickeln. Dort kapseln sie sich schließlich ein und bleiben bis zum Tode des Wirtes liegen. Die Schwere des Verlaufs steht in deutlicher Abhängigkeit von der Zahl der vorhandenen Trichinen.

**Symptomatologie.** Schon etwa 3—4 Tage nach dem Genuß trichinenhaltigen Fleisches beginnen Störungen von seiten der Verdauung, die durch die Anwesenheit der Trichinellen im Magen-Darmkanal bedingt sind und offenbar auf der Wirkung von Giften beruhen. Sie bestehen oft in Übelkeit, Erbrechen, Gefühl von Völle im Leib oder Leibschmerzen, oft nur in Durchfall. Gleichzeitig besteht allgemeines Krankheitsgefühl, und es tritt *Fieber* auf. Auffallend ist ein Gefühl von Müdigkeit und Zerschlagenheit in der Muskulatur, namentlich des Nackens, des Rückens und der Beugeseiten der Extremitäten. Diese Beschwerden können nach einigen Tagen zurückgehen, so daß der Patient sich schon in Heilung begriffen glaubt. Aber die Temperatur steigt wieder an und kann zwischen dem 9. und 11. Tage oder erst später hohe Grade erreichen. Mit der Einwanderung der Larven in die Muskeln werden häufig (vom 7. Tage an) die Augenlider *ödematös*, bald darauf auch die Extremitäten und das Scrotum. Auch die Beschwerden in der *Muskulatur* nehmen wieder zu, und es bildet sich immer mehr eine Schwäche derselben aus, die nur in leichten Fällen ausbleibt. Die Muskeln schwellen an, werden druckempfindlich und verursachen bei Bewegungen Schmerzen, die sehr heftig werden. Die Patienten liegen deshalb regungslos im Bett und nehmen eine charakteristische Stellung an, meistens in Seitenlage mit stark gekrümmtem Rücken und gebeugten Extremitäten. Diese Muskelschwäche ist mit dem Ergometer gut objektivierbar und erreicht gewöhnlich in der 5. und 6. Woche ihre stärkste Ausbildung. Die Erkrankung des *Zwerchfells* und der *Intercostalmuskeln* kann schwere Dyspnoe, Erkrankung der *Kaumuskeln* Schluckstörungen, *Zungen- und Kel lkopferkrankung* Sprachschwierigkeiten herbeiführen. Auch *Herzmuskelstörungen* kommen vor (Ekg!).

Die *Magen-Darmstörungen* dauern weiter an. Durchfälle oft mit blutigen, aber auch mit erbsensuppen- oder reiswasserähnlichen Stühlen schwächen die Kranken. Eine Bronchitis ist die Regel, und oft kommt es zu *Pneumonie*. Auch Empyeme der Pleura und des Perikards kommen vor. Die *Milz* ist bisweilen vergrößert. Im *Urin* findet man bisweilen Eiweiß, namentlich aber regelmäßig eine starke Diazoreaktion.

Das *zentrale Nervensystem* ist regelmäßig beteiligt. Delirien sind selten, häufig dagegen eine quälende Schlaflosigkeit. Merkwürdig ist, daß oft die Sehnenreflexe verschwinden, um meistens nach wenigen Tagen zurückzukehren. Dabei besteht oft ausgeprägter Meningismus mit Druckerhöhung und Eiweißvermehrung im Liquor.

Auf der *Haut* kommen Herpes und verschiedenartige Exantheme vor, besonders solche, die den Roseolen beim Typhus gleichen. Die *Bindehäute* sind meist injiziert und zeigen oft Blutungen.

Das *Blut* zeigt eine Leukocytose und, was am wichtigsten ist, eine starke Eosinophilie. Werte bis zu 86% sind beobachtet worden.

In günstig verlaufenden Fällen tritt meistens von der 5.—7. Woche an eine allmähliche Besserung ein. Aber noch lange bleibt schwere Müdigkeit zurück und häufig auch eine dauernde Neigung zu „Rheumatismen". Manche Fälle führen aber in 3—5 Wochen schon zum Tode, meistens durch Komplikationen von seiten der Atmungsorgane.

Neben den typischen Fällen gibt es auch *abortive*, in Form einer leicht fieberhaften Magenstörung, mit Eosinophilie und Lidödem, und sogar *stumme Infektionen*.

**Diagnose.** Wenn Massenerkrankungen mit typischen Komplikationen von Verdauungsstörungen und Muskelsymptomen vorkommen, wird man von vornherein an Trichinose denken. Aber bei vereinzelten, namentlich leichteren Fällen sind Verwechslungen mit anderen Krankheiten, besonders mit Typhus abdominalis, leicht möglich. Die Kombination von Meningismus und aufgehobenen Sehnenreflexen läßt andere zentralnervöse Affektionen ausschließen.

Die Entscheidung bringt die *Blutuntersuchung*, dabei zunächst die *Eosinophilie*, die sich ähnlich höchstens bei dem seltenen Krankheitsbild der Dermatomyositis findet, beim Scharlach nur in viel geringerem Maße. Vom 5. bis 28. Tage können *Trichinen durch Anreicherung* aus 10 ccm Blut direkt nachgewiesen werden. Später läßt sich die Diagnose durch *Probeexcision* eines Muskelstückchens, gewöhnlich aus dem Biceps, mikroskopisch (selten schon makroskopisch durch Zupf- und Quetschpräparate) sichern. Auch *Komplementbindung* kann zur Diagnose herangezogen werden.

**Prognose.** Die Sterblichkeit ist in den einzelnen Epidemien sehr verschieden, bisweilen unter 1,0, bisweilen bis zu 30%.

**Therapie.** Im Beginn der Erkrankung kann man versuchen, durch Abführmittel oder selbst Magenspülungen die Trichinellen zu entfernen. Meistens wird man damit zu spät kommen. Als Mittel zur Abtötung der Trichinellen werden *Thymol* (5,0 g täglich) und namentlich *Palmitinsäurethymolester* empfohlen (im Beginn nüchtern und 4 Stunden später je 10 ccm in Kognak, an späteren Tagen 2mal täglich 3—5 ccm intramuskulär). Mit Chemotherapeutica (Arsen- und Antimonpräparaten) ließen sich sichere Erfolge bislang nicht erzielen. Die *symptomatische Behandlung* verlangt oft hohe Dosen antineuralgischer Mittel, Kreislaufstützung, sorgfältige Nachbehandlung mit Massage, gymnastischen Übungen u. a.

### 3. Andere Nematodenkrankheiten.

**Ankylostomiasis** und **Strongyloidosis** werden bei den Darmparasiten besprochen. Der Infektionsweg ihrer Erreger führt im Larvenstadium von der percutanen Eintrittspforte über das Blut in den Darm, wo sie zu den Geschlechtsformen heranreifen.

**Ascaridosis.** Der Infektionsweg der Ascariden führt ebenfalls zu einer Verbreitung der Larven auf dem Blutwege, vom Darm ausgehend und in ihm endend. Daraus erklären sich die Organerscheinungen vor allem in der Lunge (vgl. Kapitel Lungenkrankheiten: eosinophiles Infiltrat) und erst später im Darm (s. Darmkrankheiten).

Von den Nematoden sind reine Darmwürmer des Menschen nur *Trichocephalus dispar*, der selten zu Erscheinungen führt, und die *Oxyuren*, die allerdings schon einen Teil ihrer Entwicklung gar nicht mehr im Enddarm, sondern auf der menschlichen Haut als Ektoparasiten durchmachen (s. Kapitel Darmparasiten).

## b) Trematodenkrankheiten.

*Trematoden* (Saugwürmer) und *Cestoden* (Bandwürmer) sind die beiden Unterklassen der Klasse der *Platyhelminthen* (Plattwürmer). Sie unterscheiden sich von den Nemathelminthen vor allem durch ihre „platte" Körperform, durch den Mangel einer Leibeshöhle und durch den Hermaphroditismus, von dem nur die Schistosomen eine Ausnahme machen, die in dieser Eigenschaft also noch den Nematoden gleichen.

### 1. Bilharziosis (Schistosomiasis).

Die von Bilharz in Ägypten als Ursache der dort herrschenden Erkrankung der Urogenitalorgane entdeckte Trematode Bilharzia wird jetzt als Schistosomum bezeichnet. In neuerer Zeit hat man drei verschiedene Schistosomen als Erreger kennengelernt.

**1. Die Schistosomiasis urogenitalis** (Blasenbilharziose) ist vor allem seit Jahrtausenden in Ägypten endemisch, kommt aber auch sonst im Mittelmeerraum sowie in West- und Südwestafrika vor. Sie wird durch das *Schistosomum haematobium* erzeugt. Die im menschlichen Urin entleerten Eier besitzen eine stachelförmige, seitlich gelegene Spitze. Aus ihnen schlüpft ein Embryo, wenn der Urin in reines Wasser gelangt, und schwimmt als bewimpertes Miracidium umher. Es dringt in bestimmte *Süßwasserschnecken* ein und entwickelt sich in der Leber zu einer „Sporocyste". Diese platzt und die in ihnen gebildeten Cercarien schwimmen im Wasser und dringen, wenn sie an die Haut des Menschen gelangen, in diese ein. Auch eine Infektion durch den Mund mit Eindringen der Cercarien in die Schleimhaut der Verdauungsorgane scheint möglich. Im Menschen wandern die Parasiten in die Venen und werden im Verlauf von etwa 2 Monaten geschlechtsreif. Die Männchen sind 1—$1^1/_2$ cm lang und besitzen an der Bauchseite eine Rinne, in der sich das etwas längere, aber dünnere Weibchen aufhält (Canalis gynaecophorus). Die erwachsenen Tiere halten sich hauptsächlich in den Ästen der Pfortader und in den Venenplexus um die Harnblase auf. Die hier abgesetzten Eier dringen in die umgebenden Gewebe ein, vor allem in die Blasenwand, wo die Eier massenhaft das Gewebe durchsetzen, Entzündungen und Hämorrhagien, dann aber auch papillöse, bisweilen carcinomatös entartende Wucherungen erzeugen. Auch die Ureteren, Nierenbecken und Genitalien können ähnlich von Eiern infarziert und zur Erkrankung gebracht werden.

Nach einer *Inkubation* von 4—6 Wochen kommt es bei erstmaliger und massiver Infektion zu Urticaria, Fieber, Darm- und Bronchialkatarrhen mit Eosinophilie *(toxämisches Stadium)*, Erscheinungen, die bei langsam fraktionierter Infektion aber fehlen. Bald tritt als charakteristisches Symptom eine *Hämaturie* ein, zunächst als Blutströpfchen am Ende der Miktion. Die Hämaturie kann jahrelang ohne Beschwerden immer wieder auftreten, oft durch Anstrengungen usw. ausgelöst. Im Urin findet man häufig schleimige Flocken, in denen zahlreiche Eier nachzuweisen sind. Mit der Zeit entwickelt sich in den schweren Fällen das Bild der Cystitis und Pyelitis oder auch eines Blasentumors. Häufig entstehen Blasensteine. Dabei ergeben sich charakteristische cystoskopische Befunde. Außerdem kann es zur Bildung von Strikturen, Urinfisteln, Papillomen der Vulva und des Penis kommen. Selten entstehen durch die Lokalisation der Eier in anderen Organen Erkrankungen der Lunge (interstitielle Pneumonie), des Gehirns und Rückenmarks (Epilepsie, Lähmungen usw.). Regelmäßig bildet sich eine *Anämie* aus, die stärker ist, als den Blutverlusten entspricht und fast regelmäßig von *Eosinophilie* begleitet ist.

Der Verlauf ist sehr verschieden. Neben ganz milden, nach einigen Jahren spontan heilenden Fällen gibt es schwere mit chronischem Siechtum, mit Beschwerden durch Blasensteine oder gar Blasentumoren. Etwa 10% der Erkrankungen führen zum Tode,

Die *Diagnose* kann durch *Auffinden von Eiern im Urin*, auch durch Komplementbindungsreaktion gestellt werden.

2. Die **Sch. intestinalis** (Darmbilharziosis) ist seltener, kommt aber in weiten Teilen Afrikas, besonders wieder in Unterägypten bis nach Arabien hin und auch in Mittel- und Südamerika vor. Das *Schistosomum mansoni* unterscheidet sich vom Schistosomum haematobium im wesentlichen durch den endständigen Stachel der Eier. Diese entwickeln sich in einer anderen Schneckengattung, die Übertragung auf den Menschen ist aber die gleiche. Die erwachsenen Würmer sitzen hauptsächlich in der Pfortader und ihren Ästen. Die Eier finden sich vorwiegend im *Rectum* und erzeugen hier *Entzündungen* und polypöse *Wucherungen* mit ruhrähnlichen Symptomen. In der Nähe des Anus können große, aus dem Anus herausragende und auf die Haut übergreifende Polypen entstehen. Auch carcinomatöse Entartung ist nicht selten. In der *Leber* kommt es zur Entstehung einer Cirrhose. Auch ein Teil der Fälle von sog. *ägyptischer Splenomegalie* soll darauf beruhen. Die Prognose ist in vorgeschrittenen Fällen sehr ungünstig.

Der *Nachweis der Eier im Stuhl*, die hier schon vor dem Auftreten der Krankheitserscheinungen vorhanden sind, ist nicht ganz leicht, wird aber nach FÜLLEBORN dadurch erleichtert, daß man den Kot mit 2—3%iger Kochsalzlösung wiederholt aufschwemmt und dem Bodensatz Wasser von 45° zusetzt. Dann kann man das Ausschlüpfen der Miracidien mit der Lupe erkennen.

3. Die **Sch. japonica** (Katayamakrankheit) ist auf Ostasien (Teile Japans und Chinas, auch Philippinen) beschränkt. Die Eier des *Schistosomum japonicum* brauchen ebenfalls als Zwischenwirt gewisse Schneckenarten, als Hauptwirt nicht nur den Menschen, sondern auch alle Arten von Haustieren, Wiesel, Ratten usw. Die erwachsenen Würmer leben in den Mesenterialgefäßen und in der Pfortader.

Das Eindringen der Parasiten in die Haut erzeugt Juckreiz, Urticaria und andere Erytheme. Dann tritt unregelmäßiges *Fieber* von mäßiger Höhe auf, oft auch Bronchitis und Magen-Darmstörungen, regelmäßig starke *Eosinophilie*. In ganz leichten Fällen erfolgt nach einigen Wochen Heilung. Sonst kommt es nach 2 Wochen bis mehreren Monaten zu dysenterieähnlichen Erscheinungen, Milz- und Leberschwellung, Kachexie und starker Anämie. Schließlich kann sich eine *Lebercirrhose* entwickeln. Aber auch ohne solche kann der Tod durch Kachexie oder durch komplizierende Krankheiten erfolgen. Da nur wenige Eier im Darm ausgeschieden werden, ist ihr Nachweis oft schwierig.

*Therapie der Schistosomiasen.* Die Behandlung kann für alle drei Bilharzienarten gemeinsam abgehandelt werden, wenn man festhält, daß die Bilharziosis haematobia am leichtesten, die Bilharziosis mansoni weniger gut und die Bilharziosis japonica am schwersten beeinflußbar ist.

Das Mittel der Wahl ist das *dreiwertige Antimon*, entweder als Brechweinstein oder als *Fuadin*. Brechweinstein hat den Nachteil der sehr wechselnden Reinheit der Präparate, der Schwierigkeit der Herstellung der Lösung und der größeren Häufigkeit von Nebenerscheinungen (12 intravenöse Einspritzungen 2—3mal wöchentlich, mit einer Gesamtmenge von 1,5—2,0 g). Fuadin hat den Vorteil der intramuskulären Injektionsmöglichkeit bei fertiger gleichmäßiger Lösung. Man gibt 10—12 Einspritzungen, die erste zu 3,5 ccm, die weiteren zu 5 ccm. Die ersten 3 Injektionen können an aufeinanderfolgenden Tagen gegeben werden, die weiteren mit einem Tag Zwischenraum. Durch die Antimomwirkung werden die Eier zum Absterben gebracht, die Fertilität der Weibchen beeinflußt und schließlich auch die erwachsenen Würmer abgetötet.

Die polypösen Wucherungen müssen chirurgisch entfernt werden.

## 2. Andere Trematodenkrankheiten.

Alle übrigen Saugwürmer werden als Cercarien bzw. Metacercarien peroral durch den Genuß von Fischen, Schnecken, Krebsen, Wassernüssen, also den als Zwischenwirt dienenden Lebewesen erworben. Nur bei einem von ihnen, dem Lungenegel *(Paragonimus)*, kommt es im Menschen noch zu einer Verbreitung auf dem Blutwege, die in der Lunge zu enden pflegt, wo die reifen Würmer Krankheitserscheinungen auslösen (*Distomatosis pulmonalis*, s. bei Lungenkrankheiten). Alle anderen Distomen bleiben entweder im Darm selbst (*Darmegel, Distomatosis intestinalis*) oder in dessen Nachbarschaft (*Leberegel, D. hepatica*), ohne die Epitheldecken zu durchbrechen und sind also reine Lokalinfektionen, die allerdings bei Massenbefall doch erhebliche Allgemeinerscheinungen auslösen können (s. Darmparasiten).

## 3. Cestodenkrankheiten.

(Siehe auch Kapitel Magendarmkrankheiten.)

Die für die menschliche Pathologie wichtigen Bandwürmer, durch ihre Glieder, (= Proglottiden-)bildung gekennzeichnet, benützen bis auf den Bothriocephalus latus, dessen Finnen in Fischen und Krebsen leben, durchwegs als Zwischenwirte Warmblüter. Der Mensch kann nun bei ihnen entweder Hauptwirt sein, d. h. derjenige Wirt, in dem die geschlechtsreifen, hermaphroditen Würmer leben, oder Nebenwirt, d. h. derjenige, in dem die Larven, hier Finnen genannt, vegetieren, oder beides zugleich (nur bei *Hymenolepis nana*) oder bei derselben Art bald das eine, bald das andere (nur bei Taenia solium). Die geschlechtsreifen Stadien sind stets reine Darmbewohner, die Bandwürmer also, die den Menschen als Hauptwirt benützen, mithin reine Darmwürmer: vor allem *Taenia saginata und T. solium, Diphyllobotrium latum* (s. Darmparasiten). Diejenigen jedoch, die den Menschen als Zwischenwirt aufsuchen, dringen ins Blut und wandern in ihm, wie alle Finnen der Bandwürmer in ihren Wirten, bis sie sich in einem ihnen zusagenden Organ festsetzen. Damit werden sie zu gefährlichen Erregern von Organleiden. Es handelt sich vor allem um den *Echinococcus granulosus*, dessen Hauptwirt der Hund ist (Hundebandwurm) und dessen Finne sich beim Menschen besonders oft in der Leber und in der Lunge, selten auch im Gehirn (s. bei den jeweiligen Organkapiteln) findet, und entweder als E. hydatidosus (einblasig mit Tochterblasen im Innern der Hauptblase) oder als E. multilocularis s. alveolaris (mit Tochterblasenbildung nach außen) auftritt, weiter um *Cysticercus cellulosae*, die Finne des Schweinebandwurms (Taenia solium), die — selten — besonders im Auge und im Gehirn zur Entwicklung kommen kann.

## Literatur.


Handbuch der inneren Medizin, 3. Aufl., Bd. I, herausgeg. von G.v. Bergmann und R. Staehelin. Berlin: Springer 1934.

Gundel, M.: Die ansteckenden Krankheiten, ihre Epidemiologie, Bekämpfung und spezifische Therapie, 4. Aufl. Stuttgart: Georg Thieme 1949.

Höring, F. O.: Nichteinheimische Krankheiten und Krankheitsverläufe. Stuttgart: Georg Thieme 1949.

Jochmann u. Hegler: Lehrbuch der Infektionskrankheiten, 2. Aufl. Berlin: Springer 1924.

Reichenow, E.: Grundriß der Protozoologie, 2. Aufl. Leipzig: Johann Ambrosius Barth 1946.

Ruge, Mühlens u. zur Verth: Krankheiten und Hygiene der warmen Länder, 5. Aufl. Leipzig: Georg Thieme 1942.

# Krankheiten des Kreislaufs.

Von

H. SCHWIEGK.

Mit 35 Abbildungen.

## Einleitung.

Die Hauptaufgaben des Kreislaufs sind 1. Transport von Sauerstoff, Kohlensäure, Nährstoffen und Stoffwechselprodukten u. a. in Anpassung an die wechselnden Aufgaben des Stoffwechsels. Hierbei ist nicht nur die Größe des Gesamtstoffwechsels, gemessen etwa am $O_2$-Verbrauch, sondern auch die geordnete Blutverteilung je nach dem Bedarf der einzelnen Organe zu berücksichtigen. 2. Wassertransport und -austausch zwischen Kreislauf und Geweben. 3. Wärmetransport im Dienste der physikalischen Wärmeregulation, deren ausführendes Organ im wesentlichen der Blutkreislauf ist. 4. Koordinierung dieser verschiedenen Beanspruchungen, die zum Teil konkurrierend und sich ausschließend an den Kreislauf herantreten.

Im einzelnen sind zur Durchführung dieser Aufgaben folgende Einzelleistungen des Kreislaufs notwendig: 1. Eine bestimmte Förderleistung des Herzens (Herzminutenvolumen), die auch bei minimalster Beanspruchung nicht unter ein gewisses Maß absinken darf und andererseits bei schwerer Muskelarbeit auf über das 10fache der Norm steigerungsfähig sein muß. 2. Notwendig ist ferner die Aufrechterhaltung eines bestimmten Druckes im arteriellen Kreislauf. Sinkt dieser Druck erheblich ab, so wird die Durchblutung, besonders des Zentralnervensystems, des Herzens und der Nieren, die auf eine gewisse Blutdruckhöhe eingestellt sind, unzureichend und führt zu schweren lebensgefährdenden Funktionsstörungen dieser Organe. Andererseits führt dauernde Blutdrucksteigerung zu vermehrten Abnutzungserscheinungen am Gefäßsystem und Überlastung des Herzens. 3. Auch die Höhe des Druckes im venösen Kreislauf darf ein gewisses Niveau nicht über- und unterschreiten. Venendrucksteigerung führt zu Stauungssymptomen im großen oder kleinen Kreislauf, Drucksenkung ist meist mit mangelhaftem Rückfluß des Blutes in das Herz und Absinken des Minutenvolumens verbunden. 4. Die vierte, wichtige Leistung des Kreislaufs besteht darin, das zur Verfügung stehende Stromvolumen an die einzelnen Organe ihrem Bedarf entsprechend zu verteilen.

Bau und Funktion der Kreislauforgane bringen es mit sich, daß sich bei Erkrankungen der verschiedenen Abschnitte des Kreislaufs immer wieder folgende charakteristische Störungen entwickeln, deren richtige Erkennung und Beurteilung maßgebend für den Erfolg der Therapie ist.

1. Veränderungen der *Motorleistung des Herzens* (Herzinsuffizienz). Die Störung ist charakterisiert durch Herabsetzung der Förderleistung, noch mehr aber durch einen veränderten Arbeitstyp des Herzens, der sich durch Steigerung des Venendrucks und die Symptome der Stauung im großen oder kleinen Kreislauf äußert. Als Folgeerscheinungen treten Stauungssymptome an einzelnen Organen, Ödeme, respiratorische Insuffizienz, Vermehrung der zirkulierenden Blutmenge, Unökonomie des Arbeitsstoffwechsels, Störungen im

Sauerstoffaustausch, Cyanose usw. auf. Die Gesamtheit dieser Erscheinungen wird als *Kreislaufdekompensation* bezeichnet und bestimmt in ihrem Auf und Ab in der Hauptsache das Schicksal der Herzkranken.

2. Absinken der Volumleistung des Herzens durch mangelhaften venösen Rückfluß, bedingt nicht durch Leistungsschwäche des Herzens, sondern durch Störungen der Regulation des peripheren Kreislaufs. Dieser Symptomenkomplex wird daher als *Kreislaufinsuffizienz, periphere Kreislaufschwäche* oder *Kreislaufkollaps* bezeichnet. Er umfaßt die bei Blutverlust, traumatischem Schock, Verbrennungen, Intoxikationen, Infektionskrankheiten u. a. auftretenden Kreislaufstörungen, die nicht durch eine Herzinsuffizienz bedingt sind. Nur in *akuten* Fällen von Herzversagen kann die Verminderung des Minutenvolumens so hervortreten, daß ein Kreislaufkollaps das Krankheitsbild beherrscht und die Zeichen der Dekompensation überdeckt werden. Herzinsuffizienz und Kreislaufinsuffizienz können auch kombiniert auftreten, in den meisten Fällen ist jedoch eine begriffliche Trennung möglich und gerade hinsichtlich der in beiden Fällen ganz andersartigen Therapie von lebenswichtiger Bedeutung.

3. Störungen der arteriellen Druckregulation — unabhängig von der Herz- oder Gefäßinsuffizienz — umfassen die verschiedenartigsten Formen der arteriellen Blutdrucksteigerung (essentielle, renale, paroxysmale Hypertension) und den dauernd abnorm niedrig eingestellten Blutdruck, die Hypotension.

4. Örtliche Störungen der Durchblutung, meist bedingt durch organische oder funktionelle Veränderungen der peripheren Gefäße in einzelnen Körperteilen und Organen. Hierzu gehören die meist durch Arteriosklerose, entzündliche Prozesse oder neurale Einflüsse bedingten Verengerungen im Gebiet der Coronargefäße (Angina pectoris), der Muskelarterien (Claudicatio intermittens), Extremitätengefäße usw.

Im ersten Teil dieses Lehrbuchabschnittes über die Krankheiten des Kreislaufs werden Pathogenese, Bedeutung und Therapie dieser grundlegenden Funktionsstörungen behandelt. Ihre Kenntnis ist die Voraussetzung für das Verständnis der speziellen Pathologie und Therapie der Herz- und Gefäßkrankheiten, denen der 2. Teil dieses Abschnittes gewidmet ist.

# Allgemeine Pathologie und Therapie.

## I. Die Kreislaufdekompensation.

### 1. Die Arbeitsweise des suffizienten und insuffizienten Herzens.

Es soll im folgenden der Begriff der Herzinsuffizienz aus hämodynamisch-energetischen Gesichtspunkten abgeleitet werden, da diese für das Verständnis der klinischen Herzinsuffizienz didaktisch besonders wertvoll erscheinen. Das Verhalten des suffizienten und insuffizienten Herzens ist im Tierexperiment eingehend erforscht worden. Bei der Übertragung der am isolierten Herzen gewonnenen Ergebnisse auf die Verhältnisse beim Menschen ist jedoch die Mitwirkung zahlreicher Regulationsmechanismen zu berücksichtigen, die das Bild erheblich modifizieren können.

Nach den von Frank, Starling, Straub und ihren Schülern durchgeführten Untersuchungen, die in ihren Grundzügen auch heute noch Geltung haben, hat das isolierte, also von *nervösen und hormonalen Beeinflussungen unabhängige* Herz die Eigenschaft, seine Auswurfleistung innerhalb physiologischer Grenzen automatisch sowohl einem vermehrten Zufluß wie einem gesteigerten arteriellen Widerstand anzupassen.

Bei vergrößertem Zufluß kommt es unter nur geringfügiger Steigerung des Füllungsdruckes zu vermehrter Anfangsfüllung des Herzens, die im vermehrten diastolischen Volumen meßbar wird.. Diese vermehrte Anfangsfüllung und -spannung veranlaßt den Herzmuskel zu einer verstärkten Kontraktion und damit zur Entleerung eines vergrößerten Blutvolumens. Erst bei sehr hohen unphysiologischen Steigerungen des Zuflusses kommt es wieder zu einer Abnahme der Auswurfleistung.

Muß sich das Herz bei gleichbleibendem Zustrom gegen einen erhöhten arteriellen Druck entleeren, so ist die erste Kontraktion unvollständig. Das im Ventrikel zurückbleibende Restblut addiert sich zu dem gleichbleibenden Zustrom und führt ebenfalls zu vermehrter Anfangsspannung, die das Herz zu verstärkter Kontraktion und Entleerung instandsetzt. So paßt sich im Laufe weniger Kontraktionen das Herz dem gesteigerten arteriellen Druck in der Weise an, daß wieder ein normales Schlagvolumen auch gegen den gesteigerten Widerstand möglich ist.

Das Herz ist also imstande, auch ohne Beeinflussung durch Nerven usw. eine vermehrte Volumen- und Druckleistung zu vollbringen. Erreicht wird dies in beiden Fällen durch ein vergrößertes Anfangsvolumen, das mit einer vermehrten Anfangsspannung der einzelnen Muskelfasern einhergeht. Die erhöhte Faserspannung ist die Ursache der verstärkten Kontraktion. Die vermehrte Anfangsspannung wird erkennbar an der Steigerung des zur Füllung notwendigen Druckes, von dem der Venendruck im Vorhof abhängt. Nun ist es charakteristisch für das *suffiziente* Herz, daß eine geringfügige Steigerung des Füllungsdruckes bereits von einer erheblichen Leistungssteigerung des Herzens gefolgt ist, so daß der Druck im rechten Vorhof sich nur wenig ändert. Auch die gesteigerte Druckleistung erfolgt beim normalen Herzen fast ohne Zunahme des Anfangsvolumens und des Anfangsdruckes. Die von Starling aufgedeckten Beziehungen zwischen Venendruck und Herzleistung treten besonders deutlich hervor, wenn das Herz insuffizient ist.

Abb. 1 zeigt diese Beziehungen zwischen Minutenvolumen und mittlerem Druck im rechten Vorhof, der dem auch beim Menschen meßbaren Venendruck ungefähr entspricht, an einem Herzlungenpräparat im Stadium der Suffizienz und Insuffizienz. Die Höhe des venösen Zuflußgefäßes wird 3mal von einer Anfangshöhe von 10 cm um je 5 cm Wasser gesteigert, dann wieder auf das Anfangsniveau gesenkt und die Reaktion des Herzmuskels auf die vermehrte Volumenbelastung geprüft. Im ersten Abschnitt der Kurve ist das Herz suffizient, im zweiten ist durch Somnifen eine Insuffizienz herbeigeführt, im dritten Abschnitt die Suffizienz durch Digitalis wieder hergestellt worden.

Im ersten Abschnitt führt die jedesmalige Steigerung des Zuflusses zu einer Vergrößerung des Minutenvolumens von 680 auf 880, 1100 und 1200 ccm/Min. Dabei zeigt der Venendruck (im rechten Vorhof) jeweilig nur einen geringfügigen Anstieg. Das durch Somnifen hochgradig *insuffizient* gemachte Herz fördert bei niedriger Zuflußhöhe (10 cm) ein vermindertes Minutenvolumen (560 ccm), während der Venendruck um 10 mm angestiegen ist. Die weitere Erhöhung des Zuflusses um 5 cm steigert das Minutenvolumen auf 710 ccm (vorher 880) bei Anstieg des Venendruckes um etwa weitere 12 mm. Das insuffiziente Herz kann also wohl das Anfangsminutenvolumen des suffizienten Herzens (680 ccm) noch fördern, *aber nur bei erhöhtem Füllungsdruck.* Damit ist aber schon die Leistungsgrenze des Herzens in diesem Versuch erreicht. Wird der Zufluß wieder um 5 cm $H_2O$ erhöht, so nimmt das Minutenvolumen nur noch auf 790 ccm zu (vorher von 880 auf 1050 ccm), der Venendruck aber von 25 auf 65 mm, bei der nächsten Stufe ist das Minutenvolumen praktisch dasselbe (810 ccm), die Venendrucksteigerung beträgt fast 50 mm $H_2O$. Bei weiterer Steigerung des Zuflusses würde das Minutenvolumen sogar abnehmen. Beim insuffizienten Herzen ist bei Belastung die prozentuale Zunahme des Venendruckes sehr viel größer als die prozentuale Zunahme der Auswurfleistung.

Dieser Versuch zeigt in sehr instruktiver Weise die grundlegenden Änderungen in der Arbeitsweise des insuffizienten Herzens. Ein kleines Minutenvolumen, das etwa dem Ruheminutenvolumen entsprechen würde, kann auch vom insuffizienten Herzen, *allerdings bei Erhöhung des Einflußdrucks*, gefördert werden. Bei starker Steigerung des Zuflusses wird das Minutenvolumen kaum noch erhöht, dabei tritt lediglich eine hochgradige Steigerung des Venendrucks ein. Die Grenze, wo eine Steigerung des Füllungsdruckes nicht mehr zu einer weiteren Zunahme, sondern zu einer Abnahme der Auswurfleistung führt, wird sehr viel eher erreicht, um so eher, je schwerer die Herzinsuffizienz ist. Durch die Anwendung eines Digitalisglykosids werden die normalen Verhältnisse fast wieder hergestellt.

*Die Herzinsuffizienz beim Menschen* zeigt ähnliche Verhältnisse. Durch eine Steigerung des Venendrucks, die durch bestimmte Regulationen des peripheren Kreislaufs herbeigeführt wird, kann Auswurf und Druckleistung

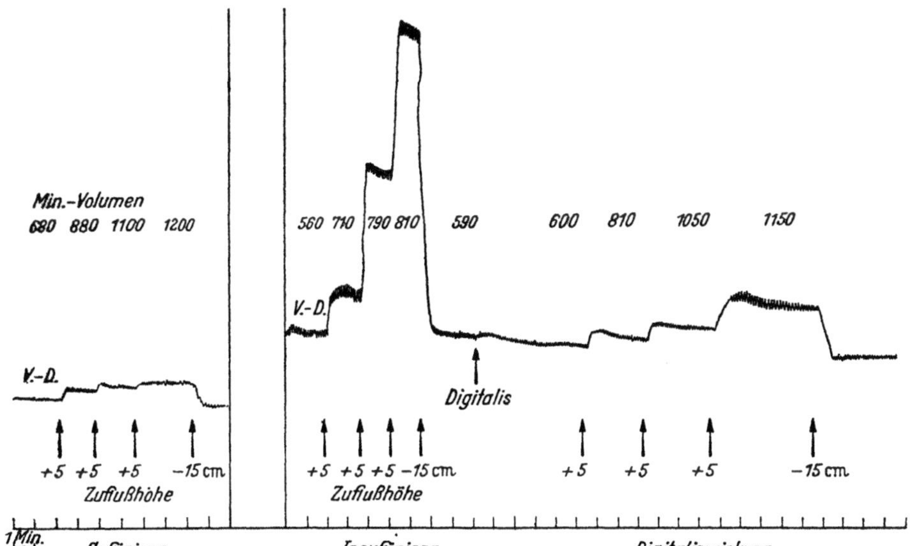


**Abb. 1. Herzlungenpräparat.** Beziehungen zwischen Minutenvolumen und Venendruck im Stadium der Suffizienz und Insuffizienz.

des insuffizienten Herzens normal oder nahezu normal bleiben. Das gilt allerdings nicht bei größeren Beanspruchungen, z. B. bei Muskelarbeit und auch nicht bei hochgradiger Herzinsuffizienz. Hierbei zeigt sich, daß die Suffizienzgrenze des Herzens sehr viel früher erreicht wird als beim normalen, so daß weitere Steigerung des Einflußdruckes nur noch ganz ungenügende Steigerung der Ausflußmenge oder sogar eine Abnahme zur Folge hat. *Die Leistungsgrenze des Herzens wird daher erst richtig bei stärkerer Belastung erkennbar.* Mißt man mit plethysmographischen Methoden das Volumen des Herzens, so zeigt sich bei der Herzinsuffizienz eine Zunahme des diastolischen und besonders des systolischen Volumens, d. h. das Herz dilatiert etwas stärker in der Diastole und entleert sich weniger vollständig als das suffiziente Herz. Unter Digitalis wird die Entleerung wieder vollständiger, d. h. das systolische Volumen und das während der Systole im Herzen verbleibende Restblut verkleinert sich. Damit wird das vorher herabgesetzte Schlagvolumen wieder größer.

Der Herzmuskel bezieht die Energie für seine Arbeitsleistung letzten Endes aus der Verbrennung von Traubenzucker bzw. Glykogen, aber auch Milchsäure, Fett (Aminosäuren ?) können vom Herzmuskel direkt verwertet werden. Auf die komplizierten intermediären Stoffwechselprozesse kann hier nicht eingegangen werden.

Der Energiebedarf richtet sich wie beim Skeletmuskel nach der Größe der geleisteten Arbeit. Arbeit errechnet sich allgemein aus Gewicht mal Hubhöhe, auf den Herzmuskel bezogen aus dem Produkt von Schlagvolumen und zu überwindendem (mittlerem) arteriellem Druck. Dazu kommt noch eine in Körperruhe geringfügige und zu vernachlässigende Arbeit aus der Beschleunigung des Blutstroms, die allerdings bei schwerer Körperarbeit auf 10%, bei Aortenstenose auf 50% der Gesamtarbeit des Herzens ansteigen kann. Da der Aortendruck unter normalen Verhältnissen annäherungsweise 5mal so hoch ist wie der Pulmonalarteriendruck, ist die vom linken Ventrikel zu leistende Arbeit entsprechend größer (in Körperruhe 0,10 mkg für den linken, etwa 0,02 mkg für den rechten Ventrikel je Systole).

Der Energieverbrauch des Herzens ist abhängig von der Größe der geleisteten Arbeit. Der Nutzeffekt wächst im allgemeinen bei steigender Herzarbeit. Der Energieverbrauch ist außerdem davon abhängig, ob dieselbe Arbeitsleistung mit großem Volumen und kleiner Druckleistung oder bei kleinem Schlagvolumen und hohem Druck vollbracht wird. Entsprechend den Elastizitätsverhältnissen des Herzens ist bei Steigerung der Druckleistung eine relativ größere Anfangsspannung notwendig als für eine hinsichtlich des *Arbeitswertes* gleichbedeutende höhere Volumenleistung. Der Energieverbrauch des Herzens hängt aber von der Anfangsspannung bzw. dem Anfangsvolumen der Herzaktion ab. Daher ist gesteigerte Druckleistung mit einem relativ höheren Energieverbrauch des Herzens verbunden als eine entsprechende Steigerung der Volumenleistung.

Da das *insuffiziente* Herz gezwungen ist, für dieselbe Leistung mit einer höheren Anfangsspannung zu arbeiten, ist auch der Energieverbrauch im allgemeinen relativ größer als beim suffizienten Herzen bei gleicher Arbeitsleistung. Das insuffiziente Herz arbeitet also unökonomisch im Vergleich zum suffizienten Herzen. Die Unökonomie der Herzarbeit und der dadurch bedingte $O_2$-Mangel im insuffizienten Herzmuskel ist ein Grund für weitere Verschlechterung der Herzleistung (s. Coronarinsuffizienz S. 393).

Die bisherige Betrachtung der Herzinsuffizienz erfolgte ohne Berücksichtigung der Herzfrequenz, die am *isolierten* Herzen bei Abschaltung nervöser und hormonaler Einflüsse konstant ist. Die bei jeder vermehrten Anforderung an das in seinen natürlichen Zusammenhängen befindliche Herz eintretende Frequenzbeschleunigung bedeutet an sich eine wesentliche Verbreiterung der Leistungs- und Anpassungsfähigkeit des Herzens. Die Frequenzsteigerung ist auch von besonderer Bedeutung für das insuffiziente Herz. Durch die Steigerung der Schlagzahl sinkt bei gleichem Zufluß die Füllung des Herzens, also das einzelne Schlagvolumen, wofür auch ein geringerer Füllungsdruck notwendig ist. Das insuffiziente Herz kann also bei Steigerung der Frequenz mit einem geringeren Venendruck arbeiten und doch ein annähernd normales Minutenvolumen fördern. Die Frequenzsteigerung ist aber andererseits verbunden mit einem erheblich vermehrten Energiebedarf des Herzens. Wird das gleiche Minutenvolumen mit kleinem Schlagvolumen und hoher Herzfrequenz geleistet, so ist der Energieverbrauch des Herzens, gemessen am Sauerstoffbedarf, erheblich größer als bei langsamer Frequenz und großem Schlagvolumen. Großes Schlagvolumen bei niedriger Frequenz, wie wir es beim sportlich Trainierten beobachten, bedeutet also ökonomische Herzarbeit. Frequenzsteigerung, wie sie bei fast jeder Herzinsuffizienz nachweisbar ist, bedeutet dagegen vergleichsweise wiederum Gefahr der Unökonomie der Herzarbeit. Sympathicuswirkung, sei sie neural oder humoral, steigert ebenfalls die dissimiletorischen Vorgänge und damit den Energieverbrauch des Herzmuskels, während Vaguswirkung einen stoffwechselsenkenden Einfluß hat.

Bei erheblicher Steigerung der Schlagfrequenz wird die Diastole und damit die zur Füllung des Herzens zur Verfügung stehende Zeit zu kurz. Das

Schlagvolumen wird sehr klein, das Minutenvolumen nimmt trotz der beschleunigten Schlagfolge daher beträchtlich ab. Bei hochgradiger Tachykardie wird das Herz auch aus diesem Grunde hämodynamisch insuffizient (S. 360).

Es besteht also die Gefahr, daß die veränderte Arbeitsweise des insuffizienten Herzens zu einer energetischen Insuffizienz führt, ja es sind Anhaltspunkte dafür gegeben, daß die energetische Insuffizienz der motorischen vorangeht.

Die Digitaliswirkung am insuffizienten Herzen besteht hinsichtlich der Energetik in der Hauptsache darin, daß die Systole wieder vollständiger, das diastolische Volumen, die Anfangsspannung und damit der notwendige diastolische Füllungsdruck wieder kleiner wird. Dazu kommt die Verminderung der Herzfrequenz. Das Herz arbeitet also wieder mit niedrigem Venendruck, kleinem Anfangsvolumen, vollständigerer Entleerung und langsamer Frequenz. Alles Faktoren, die den Energieverbrauch des Herzens herabsetzen und die Herzarbeit wieder ökonomisch gestalten.

Eine weitere, extrakardiale Erschwerung für die Arbeitsleistung des insuffizienten Herzens ist nun die Tatsache, daß bei der Kreislaufdekompensation schon der Ruhesauerstoffverbrauch des Körpers erhöht ist (um 20—30%). Noch deutlicher tritt dies bei körperlicher Arbeit hervor. Bei jeder körperlichen Anstrengung ist die während der Arbeit eintretende Steigerung des $O_2$-Verbrauchs gefolgt von einer die Arbeit überdauernden Stoffwechselsteigerung, wobei die Sauerstoffschuld (Debt) des Organismus ausgeglichen wird. Bei dekompensierten Herzkranken ist sowohl der während der Arbeit stattfindende Sauerstoffverbrauch als auch besonders das Debt wesentlich größer als normal. Auch die Arbeit des Skeletmuskels wird also bei der Herzinsuffizienz infolge Sauerstoffmangel unökonomisch und steigert so noch die Belastung des insuffizienten Herzens.

## 2. Hypertrophie und Dilatation.

Bevor es bei dauernder Überlastung des Herzens oder besser einzelner Herzabschnitte zu einer Herzinsuffizienz kommt, tritt durch Hypertrophie und Dilatation des Herzens eine Anpassung des Herzmuskels an die vermehrte Beanspruchung ein. Auch diese Veränderungen sind aus den Grundeigenschaften des Herzmuskels, ja jedes Muskels im Organismus, ableitbar und verständlich.

Wird dem *Skelet*muskel längere Zeit hindurch eine vermehrte Arbeit zugemutet, so werden die Muskelfasern dicker. Als auslösender Reiz für die Hypertrophie muß die vergrößerte Anfangsspannung der Muskelfaser betrachtet werden. Ganz ähnlich liegen die Verhältnisse beim Herzmuskel. Beim schwer arbeitenden Menschen finden wir ein „muskelkräftiges Herz", dessen Dickenzunahme in mäßigen Grenzen bleibt und bei den üblichen Untersuchungen, auch im Röntgenbilde, häufig nicht deutlich hervortritt. Deutlich wird die Hypertrophie besonders dann, wenn *einzelne Herzabschnitte* dauernd eine vermehrte Leistung zu vollbringen haben, zumal wenn diese in vermehrter Druckleistung besteht. So finden wir bei arterieller Drucksteigerung infolge abnormer Widerstände im Arteriensystem (Aortenstenose, Isthmusstenose, Hypertonie) eine Dickenzunahme der linken Kammermuskulatur, die, da sie sich um die zunächst nur wenig vergrößerte Herzhöhle schließt, als „konzentrische" bezeichnet wird. Das gleiche gilt bei Widerständen im kleinen Kreislauf für die rechte Kammer. Kommt dazu, wie bei der Aorteninsuffizienz, noch die Bewältigung einer größeren Auswurfmenge durch das Pendelvolumen, so tritt auch eine Erweiterung der Herzhöhle, eine Vergrößerung des Kammervolumens deutlicher hervor. Man spricht dann gern von einer „exzentrischen" Hypertrophie. Die Dickenzunahme der Muskulatur ermöglicht bei gleicher Anfangsspannung eine erhöhte Arbeitsleistung, die Vergrößerung der Herzhöhle die Fassung eines größeren Volumens ohne erhöhte Anfangsspannung. Beides also Kompensationserscheinungen, die für die Energetik des Herzmuskels außerordentlich zweckmäßig sind. Diese Dilatation des Herzmuskels wird mit einem nicht sehr glücklichen Ausdruck als „tonogene" bezeichnet, womit ein ins Physiologische fallender Anpassungsvorgang gekennzeichnet werden soll.

Daß man beim Säugetierherzen von einem „Tonus" sprechen darf, wird von vielen Physiologen bestritten. Veränderung des Volumens des ruhenden Herzmuskels bei gleichem Füllungsdruck bzw. eine Änderung der Ruhedehnungskurve ist für den Warmblüter nicht bewiesen und auch nur schwer beweisbar, da die Konstanthaltung der sonstigen Faktoren kaum zu erreichen ist. Wenn in der Klinik von Tonusänderungen gesprochen wird, liegen dem meist ganz verschiedenartige Änderungen der Herzdynamik zugrunde.

Die nähere Analyse dieser Veränderungen hat nun gezeigt, daß nicht die gesteigerte *Gesamt*arbeit des Herzmuskels die unmittelbar auslösende Ursache dieser Hypertrophie ist. So führt z. B. Steigerung der Herzfrequenz keinesfalls zur Hypertrophie. Es ist wie beim Skeletmuskel die vermehrte *Anfangsspannung* der Herzmuskelfasern, die den Reiz zur Hypertrophie darstellt. Nach neueren Untersuchungen scheint auch eine nur kurzdauernde Überlastung des Herzens eine sich langsam entwickelnde Hypertrophie auslösen zu können, so daß man annehmen muß, daß auch bestimmte Herzmuskelschädigungen zur Hypertrophie führen.

Aus dem oben Gesagten ist zu entnehmen, daß das *insuffiziente* Herz gezwungen ist, bei vergrößertem Anfangsvolumen und vermehrter Anfangsspannung zu arbeiten. Tatsächlich zeigen derartige Herzen eine besonders hochgradige Hypertrophie und Dilatation, die schließlich zu enormen Herzvergrößerungen führen können. Hierbei wird dann von „myogener" Dilatation gesprochen, da die Ursache in der Leistungsunfähigkeit der Muskulatur angenommen wird. Sowohl die tonogene wie die myogene Dilatation stellen aber eine zunächst zweckmäßige Anpassung dar, und es ist im Einzelfall schwer zu sagen, wo die tonogene aufhört und die myogene anfängt. In der Klinik wird meist angenommen, daß die tonogene Hypertrophie und Dilatation die Herzgröße bei Untersuchungen am Lebenden nur wenig verändert. Liegt eine erhebliche Herzvergrößerung vor, so wird im allgemeinen eine myogene Dilatation vermutet. Damit steht allerdings in Widerspruch, daß z. B. bei einer Aorteninsuffizienz mit deutlichem Umbau des Herzens, die durch viele Jahre keinerlei Zeichen eines Herzversagens oder einer Herzmuskelschädigung aufweist, ja sogar sportliche Höchstleistungen ermöglichen kann, eine deutliche Hypertrophie und Dilatation des linken Ventrikels zu finden ist. Es erscheint nicht gerechtfertigt, in solchen Fällen von einer myogenen Dilatation zu sprechen. Man wird also zweckmäßigerweise der grundsätzlichen Unterscheidung von myogenen und tonogenen Veränderungen nicht zu viel Bedeutung zumessen. Rein „myogene" Dilatationen finden sich infolge schwerer toxisch-infektiöser Schädigung des Herzmuskels bei Pneumonie, Diphtherie, akutem Gelenkrheumatismus usw., wo das Herz förmlich „auseinanderfließt" und die schlaff pulsierenden Kammern unter Umständen eher verdünnt als verdickt sind. Auch die Unterscheidung von konzentrischer und exzentrischer Hypertrophie ist keine grundsätzliche, da sie beide Ausdruck derselben Anpassungsfunktion des Herzens sind.

Kommt es z. B. bei einer Hypertonie zunächst zu einer „konzentrischen" Hypertrophie infolge der dauernd vermehrten Druckleistung, so wird, wenn im weiteren Verlauf auch der hypertrophierte Muskel der linken Kammer sich gegen den meist steigenden Widerstand nicht normal entleeren kann und ein größeres Restblut zurückbleibt, eine Vergrößerung des Anfangsvolumens durch eine dazukommende Dilatation notwendig werden und die konzentrische Hypertrophie zu einer exzentrischen werden. Andererseits wird bei einem Herzfehler wie der Mitralinsuffizienz, wo das Pendelvolumen zwischen Vorhof und Kammer eine erhöhte Volumenleistung und daher zunächst eine Dilatation notwendig macht, die trotz der Dilatation notwendige vermehrte Anfangsspannung den Reiz für eine Hypertrophie darstellen.

Stellt man sich den Herzmuskel als Hohlkugel vor, mit einem bestimmten Innendruck vor Beginn der Kontraktion, so ist die auf der einzelnen Faser lastende Spannung um so größer, je größer der Radius der Kugel ist. Dafür ist die Verkürzung der einzelnen Faser, die notwendig ist, um aus der Hohlkugel das gleiche Volumen zu entleeren, geringer als bei kleinerem Radius, da der Inhalt der Kugel sich proportional der dritten Potenz des Radius ändert. Ein stark hypertrophiertes und dilatiertes Herz braucht sich also weniger vollständig zu entleeren, um die gleiche Volumenleistung zu erzielen wie ein normales Herz. Hypertrophie und Dilatation können auch eintreten, wenn kein Ventildefekt und kein abnormer arterieller Widerstand vorliegt, sondern eine Schädigung des Herzmuskels das Herz zwingt, mit vermehrtem Anfangsvolumen und unvollständiger Entleerung zu arbeiten. Damit sind ebenfalls die Voraussetzungen für die Ausbildung einer Hypertrophie gegeben.

Ist die vermehrte Faserspannung bei der Hypertrophie einzelner Herzabschnitte als Folge vermehrter Druck- oder Volumenleistung klar ersichtlich, so gibt es Fälle von seltenen und meist geringeren Herzhypertrophien, bei denen dieser Faktor nicht so deutlich in Erscheinung tritt, wie z. B. beim Basedow-Herzen und allgemein unter Sympathicuseinfluß. Der hier nachweisbare beschleunigte Druckanstieg ist neben der meist vorhandenen Vergrößerung des Schlagvolumens als Ursache der Hypertrophie anzusehen.

Das insuffiziente Herz muß, wie oben ausgeführt, mit vergrößerter Anfangsfüllung und Anfangsspannung arbeiten, um dasselbe zu leisten wie ein suffizientes Herz. Die Herzinsuffizienz selbst schafft also auch die Voraussetzung für die Hypertrophie. So ist es zu erklären, daß z. B. bei Coronarsklerose, chronischer rheumatischer Myokarditis Herzhypertrophie beobachtet wird, ohne daß die äußere Herzarbeit vermehrt ist.

Wie stark die sich entwickelnde Hypertrophie einzelner Herzabschnitte ist, hängt auch von den allgemeinen Wachstumstendenzen und -fähigkeiten des Organismus ab. Jugendliche Herzen hypertrophieren rascher, bei alten Menschen kann die Hypertrophie geringgradig sein oder ganz ausbleiben. Auch ein durch Myokarditis geschädigter Herzmuskel zeigt oft eine geringe Tendenz zur Hypertrophie. Wie schnell eine Hypertrophie sich entwickeln kann, beweist die Hypertrophie der linken Kammer bei der akuten Nephritis, die schon in der 2. Woche der Erkrankung nachweisbar werden kann.

Viel diskutiert ist die Frage, ob das hypertrophierte Herz besonders leicht insuffizient wird. Es ist nun keine Frage, daß hypertrophierte Herzen jahre- und jahrzehntelang ausgezeichnet leistungsfähig bleiben können. Andererseits sind es besonders die vergrößerten Herzen, bei denen Insuffizienzerscheinungen beobachtet werden.

Man muß sich hier hüten, Ursache und Wirkung zu verwechseln. Ganz wesentlich für diese Frage ist die Entscheidung, ob das Grundleiden, das die Ursache der Hypertrophie ist, fortschreitet oder nicht. Führt die Hypertension zu fortschreitender Blutdrucksteigerung, engt sich die Mitralstenose durch weitere Schrumpfung weiter ein, so wird auch das hypertrophierte Herz versagen, ebenso wenn z. B. die rheumatische Herzmuskelschädigung weiter bestehen bleibt, oder wenn mit zunehmendem Alter eine Coronarsklerose den Zustand des Herzmuskels verschlechtert. Es ist auch wahrscheinlich, daß die Capillarisierung des Herzmuskels mit der Hypertrophie nicht Schritt hält, so daß mit zunehmender Dicke der einzelnen Muskelfasern die Gefahr der Coronarinsuffizienz und der mangelhaften $O_2$-Versorgung des Herzmuskels größer wird, zumal da auch der Diffusionsweg in der Faser selbst für die Blutgase und andere Substanzen vergrößert wird. Hochgradige Hypertrophie und Dilatation sind immer ein bedenkliches Zeichen dafür, daß es sich bei der Grundkrankheit um einen fortschreitenden Prozeß handelt, und daß die Gefahr der Herzinsuffizienz droht.

Hypertrophie und Dilatation bestimmter Herzabschnitte sind wichtig für die Differentialdiagnose der Klappenfehler des Herzens. Der durch den Klappenfehler stärker belastete Abschnitt hypertrophiert. Herzabschnitte mit durch den Ventrikeldefekt verminderter Füllung und Druckleistung können atrophieren, so der linke Ventrikel bei der Mitralstenose und der Pulmonalstenose. Die oft hochgradigen Dilatationen der Vorhöfe sind darauf zurückzuführen, daß die schwache Muskulatur der Vorhöfe der Dehnung durch den gesteigerten Vorhofdruck nur wenig Widerstand entgegensetzt.

## 3. Auswirkungen der Herzinsuffizienz auf den Gesamtorganismus.

Es ist nun die Frage zu behandeln, inwiefern die veränderte Dynamik des insuffizienten Herzens die Veränderungen am Gesamtkreislauf auslöst, die wir als **Kreislaufdekompensation** bezeichnen. Zwei Faktoren wirken über das Herz hinaus auf den Gesamtkreislauf: 1. die verminderte Auswurfleistung, 2. der Anstieg des Venendruckes.

1. Die Hauptaufgabe des Kreislaufs ist es, die Organe mit der für ihre jeweilige Funktion notwendigen Blutmenge zu versorgen. Dies ist zwar nicht nur eine Frage des Gesamtstromvolumens, sondern auch der Blutverteilung. Starke Gefäßerweiterung in bestimmten Gebieten (Muskulatur, Haut) kann auch bei normalem und gesteigertem Minutenvolumen die Blutversorgung z. B. des Gehirns gefährden (Ohnmacht). Bei normaler peripherer Blutverteilung, ja selbst bei Einschränkung der Durchblutung in weniger wichtigen Bezirken ist aber doch eine gewisse Mindestvolumleistung des Herzens notwendig. Daher ist die Verminderung der Auswurfleistung des Herzens bei der Herzinsuffizienz zweifellos von Bedeutung für den allgemeinen Kreislauf, besonders, wenn erhebliche Steigerungen des Minutenvolumens, z. B. bei der Muskelarbeit, verlangt werden, wobei, wie bereits erwähnt, die unzureichende Steigerungsfähigkeit des Minutenvolumens besonders deutlich wird.

Auffallend ist jedoch, daß die Unterschiede des Ruheminutenvolumens bei Wechsel von Kompensation und Dekompensation relativ gering sind oder auch ganz fehlen können, so daß das Herzminutenvolumen kein Maß für die Kreislaufdekompensation ist. Daraus ist zu schließen, daß für das klinische Bild der Dekompensation, wie HARRISON 1935 gezeigt hat, die Veränderung des Minutenvolumens nicht die ausschlaggebende Rolle spielen kann.

Das Minutenvolumen der Dekompensierten *in der Ruhe* kann niedrig, normal oder erhöht sein. Erhöht wird es dann gefunden, wenn besondere Verhältnisse *zwingend* ein erhöhtes Stromvolumen erfordern, wie Anämie, arterielle Anoxämie (verminderter $O_2$-Transport je Kubikzentimeter Blut), BASEDOWsche Krankheit (erhöhter $O_2$-Bedarf der Gewebe), arteriovenöse Fisteln (Verlust eines Teiles des Stromvolumens durch arteriovenösen Kurzschluß). Vermindert ist das Ruheminutenvolumen bei schwerer Myokardschädigung und bei Herzfehlern, die eine erhebliche Stenose im Kreislauf darstellen (Mitral-, Aorten-, Pulmonalstenose). Vermindert ist es immer bei den schwersten Formen der Dekompensation. Unzureichend ist bei allen Formen der Kreislaufdekompensation die *Steigerungsfähigkeit* des Minutenvolumens bei körperlicher Arbeit. Daß bei praktisch allen Fällen schwerer Herzinsuffizienz das Minutenvolumen in Beziehung zum $O_2$-Verbrauch des Organismus auch in der Ruhe gegenüber der Norm vermindert ist, geht aus dem fast regelmäßigen Befund einer vergrößerten Sauerstoffdifferenz zwischen arteriellem und venösem Blut hervor.

Es gibt andererseits Zustände, bei denen ganz *ausgesprochene* Verminderungen des Minutenvolumens nachweisbar sind, z. B. im Kollaps; aber hierbei treten zum großen Teil ganz andere Symptome auf, als wie wir sie bei der Herzinsuffizienz zu sehen gewohnt sind. Die Verkleinerung des Minutenvolumens kann also nur einen Teil der bei der Kreislaufdekompensation beobachteten Allgemeinveränderungen erklären.

2. Die andere Auswirkung der Herzinsuffizienz auf den Gesamtkreislauf, die Erhöhung des Venendrucks vor dem insuffizienten Herzabschnitt, also die **Stauung** im kleinen bzw. im großen Kreislauf, ist für die Herzinsuffizienz von viel größerer Bedeutung. Von den Folgeerscheinungen der Kreislaufdekompensation sind Lungenstauung, Dyspnoe, Cyanose, Ödeme, Leber- und Nierenstauung vorwiegend auf die Drucksteigerung in dem betreffenden Abschnitt des venösen Kreislaufs zurückzuführen (Näheres siehe die folgenden Kapitel). Demtentsprechend finden wir eine deutliche Parallelität zwischen der Venendrucksteigerung im großen *oder* im kleinen Kreislauf und der Schwere der Kreislaufdekompensation.

Es ist schon darauf hingewiesen worden, daß eine — allerdings beträchtliche — Erhöhung des Einflußdruckes, also des Venendruckes, auch das insuffiziente Herz instandsetzt, noch erhebliche Volumenleistungen zu vollbringen. Tatsächlich sehen wir bei den gewöhnlichen Formen der Herzinsuffizienz eine deutliche, oft hochgradige Steigerung des Venendrucks vor dem insuffizienten Herzabschnitt, also Drucksteigerung im Lungenkreislauf bei Versagen des linken Herzens, Drucksteigerung im Venensystem des großen Kreislaufs bei rechtsseitiger Herzinsuffizienz. Diese Venendrucksteigerung erscheint *notwendig*, damit das insuffiziente Herz eine bestimmte Leistung vollbringen kann. Die Aufrechterhaltung eines bestimmten Minutenvolumens ist offenbar so wichtig, daß die Venendrucksteigerung sozusagen in Kauf genommen wird.

Diese relative Konstanz des Minutenvolumens beim Wechsel von Kompensation und Dekompensation zwingt zu dem Schluß, daß aktive Regulationen des Organismus das Minutenvolumen auch bei Eintritt der Dekompensation auf der notwendigen Höhe halten. Das ist beim insuffizienten Herzen nur zu erreichen durch Steigerung des Zuflußdruckes, d. h. durch eine aktive Erhöhung des Venendrucks infolge Venokonstriktion und Vermehrung der zirkulierenden Blutmenge (s. S. 328). Die Erhöhung des Venendrucks und der zirkulierenden Blutmenge ist also zweifellos Teil einer aktiven Regulation, die eine annähernd normale Volumleistung auch des insuffizienten Herzens ermöglicht. Bei schwerer Herzinsuffizienz ist aber auch hierdurch eine ausreichende Steigerung der Volumleistung nicht möglich, da unter diesen Bedingungen Steigerung des Zuflusses sogar zu einer Abnahme der Auswurfleistung führt, so daß auch in der Ruhe das Minutenvolumen herabgesetzt ist und sich die Zeichen einer ungenügenden Blutversorgung der Organe herausstellen.

Auf diese Erhöhung des Venendrucks haben wir aber nun die Mehrzahl der Störungen des Kreislaufs des Gesamtorganismus zurückzuführen, die wir als *Stauungssymptome* bei der Kreislaufdekompensation feststellen können. Hierher gehört in erster Hinsicht das *Ödem* im großen oder im kleinen Kreislauf (s. S. 331).

Die Hauptfaktoren für die Ödembildung sind Capillardruck, kolloidosmotischer Druck des Blutes und Permeabilität der Capillarwand. Die Höhe des Capillardrucks ist weitgehend abhängig von der Höhe des Venendrucks. Vornehmlich an den abhängigen Stellen des Körpers ist der Venendruck durch den hydrostatischen Druck der Blutsäule — besonders bei insuffizienten Venenklappen — überhöht, so daß hier besonders günstige Bedingungen für die Ödembildung gegeben sind. In der Niere werden durch die Venendruckerhöhung die für geregelte Filtration und Resorption notwendigen Druckverhältnisse gestört. An der unmittelbar vor dem Herzen liegenden Leber sieht man die Zunahme des Volumens, vermehrte seröse Durchtränkung, Atrophie der Leberzellen. Besonders hochgradig sind die Wirkungen der Stauung im Lungenkreislauf. Der Luftgehalt der Lunge wird vermindert, der

Ausgleich der Gasspannungen zwischen Alveolarluft und Außenluft gestört, durch die seröse Durchtränkung der Lunge der $O_2$-Austausch zwischen Alveolarluft und Blut behindert, so daß das Blut in der Lunge ungenügend arterialisiert wird. Dies hat wiederum schwere Folgen für die Sauerstoffversorgung der Organe, insbesondere des Gehirns, das allerdings durch spezielle Regulationsmechanismen gegen $O_2$-Mangel relativ gut geschützt ist.

Man ist daher jetzt geneigt, der Venendruckerhöhung eine größere Bedeutung bei der Entwicklung der Dekompensationserscheinungen zuzumessen als der Verminderung des Minutenvolumens. Dabei darf aber nicht vergessen werden, daß die Unfähigkeit des insuffizienten Herzens, das Minutenvolumen besonders bei körperlicher Arbeit in ausreichendem Maße zu steigern, auch zu ungenügender Organdurchblutung führt. Aber auch bei Steigerung der Volumleistung des insuffizienten Herzens steht die hierfür notwendige Zunahme des Venendrucks in ihren Auswirkungen auf den Gesamtorganismus an erster Stelle. Es ist also ohne weiteres klar, daß die Venendruckerhöhung bei der Herzinsuffizienz die schwerwiegendste der durch die veränderte Herzdynamik hervorgerufenen Auswirkungen auf den Gesamtorganismus ist. Eine übersteigerte Erhöhung des Venendrucks birgt aber auch große Gefahren durch Verstärkung der Stauungssymptome und Überlastung der Leistungsfähigkeit des geschädigten Herzens. Bei schwerer Dekompensation kann das Herz in dem extremen Zustand sein, wo, wie im Tierexperiment, Erhöhung des Füllungsdrucks sogar Abnahme des Minutenvolumens zur Folge hat. Ein großer Aderlaß kann dann durch Absinken des Venendrucks zur *Steigerung* des Minutenvolumens und damit zur Beseitigung oder Minderung der Dekompensationserscheinungen führen. Die als Euregulation vom Organismus erstrebte Venendrucksteigerung kann also zur Dysregulation werden. Sie ist das Kardinalsymptom der Kreislaufdekompensation und es ist in den meisten Fällen unsere Aufgabe, die über das Ziel schießende Steigerung des Venendrucks zu vermindern, wenn wir die Dekompensationserscheinungen beseitigen wollen. Da bei reiner oder vorwiegender Insuffizienz des linken Herzens sich die Venendrucksteigerung im kleinen Kreislauf findet, braucht die übliche klinische Venendruckmessung in der Vena cubitalis (also vor dem rechten Herzen) allerdings keine erhöhten Werte anzuzeigen (s. S. 327).

Wir haben gesehen, daß die herabgesetzte motorische Leistung des Herzens durch eine regulative Steigerung des Venendrucks kompensiert werden kann. Es gibt nun aber Zustände, bei denen die notwendige Steigerung des Venendrucks ausbleibt oder durch besondere Bedingungen verhindert wird. Dies ist der Fall bei bestimmten Erscheinungen akuter Schädigung oder Überlastung einzelner Herzabschnitte, z. B. bei Myokardinfarkt, Einriß von Aortenklappen, Abriß von Papillarmuskeln, akutem Verschluß der Mitralklappe durch einen Kugelthrombus und bei akuter Insuffizienz des linken Herzens, wie sie sich im Asthma cardiale-Anfall äußert. Bei diesen Zuständen werden die Symptome der Stauung oft vollkommen überdeckt durch das Bild des Kreislaufkollapses mit Blässe der Haut, Schweißausbruch, kleinem frequentem Puls, Abfall des Venendrucks, schließlich auch des Blutdrucks. Wir wissen, daß die Symptome des Kreislaufkollapses immer auf ein Absinken des Minutenvolumens zurückzuführen sind (S. 373), meist allerdings auf Grund eines verminderten Blutrückflusses in das Herz infolge von Störungen im peripheren Kreislauf. Bei den genannten ganz akuten Formen der Herzinsuffizienz tritt die Verminderung des Minutenvolumens und damit das Bild des Kreislaufkollapses wohl deshalb so deutlich hervor, weil einmal bestimmte Regulationen (Vergrößerung der zirkulierenden Blutmenge, Hypertrophie und Dilatation des Herzmuskels) sich nicht so schnell entwickeln können und zweitens, weil infolge der dabei meist vorhandenen akuten Drucksteigerung im Lungenkreislauf depressorische Reflexe auf den großen Kreislauf ausgelöst werden. Denn in den Lungengefäßen finden sich, ähnlich wie im Carotissinus und der Aorta, Pressoreceptoren, die bei Drucksteigerung im Lungenkreislauf Blutdrucksenkung im großen Kreislauf auslösen. Man kann bei diesen Vorgängen von einem kardial ausgelösten Kreislaufkollaps sprechen. Nach einigen Stunden oder Tagen treten die Symptome des Kreislaufkollapses zurück und lassen die Zeichen der Herzinsuffizienz wieder deutlich werden (s. S. 378).

Im klinischen Bilde der sich langsam und allmählich entwickelnden Herzinsuffizienz — die der weitaus häufigste Typ ist — stehen aber die Symptome der Stauung im großen oder kleinen Kreislauf im Vordergrund. Bei bestimmten akuten Schädigungen des Herzens mit der geschilderten gestörten peripheren Gegenregulation kann vorübergehend die Herabsetzung des Minutenvolumens überwiegen und im klinischen Bilde Kollapssymptome hervortreten lassen. Die Steigerung des Venendrucks bleibt aber das Charakteristikum der Kreislaufdekompensation.

## 4. Venendruck, Venenpuls.

Die Feststellung des erhöhten Venendrucks als eines wichtigen Zeichens für das Vorliegen einer Herzinsuffizienz ist von besonderer klinischer Bedeutung. Die Venendruckerhöhung im *Lungenkreislauf* bei Insuffizienz des linken Herzens und bei Strömungshindernissen im Gebiet der Mitralklappe äußert sich in Dilatation und Hypertrophie des linken Vorhofs, Zunahme der Lungengefäßzeichnung im Röntgenbild und Verbreiterung des Hilusschattens (s. S. 355), Abnahme der Vitalkapazität und sonstigen Zeichen der Lungenstauung. Akzentuation des 2. Pulmonaltones und, was diagnostisch meist dasselbe bedeutet, Spaltung der 2. Töne ist als Zeichen der Druckerhöhung in der A. pulmonalis anzusehen und auf zeitliche Differenzen im Schluß der Pulmonal- und Aortenklappe zurückzuführen. (Die sog. Verdoppelung des 2. Pulmonaltones und nicht selten auftretende zusätzliche Herztöne haben andere Ursachen.) Durch Herzkatheterisierung ist nachgewiesen worden, daß z. B. bei Insuffizienz des linken Herzens der mittlere Druck in der A. pulmonalis von 25 mm Hg auf 100 mm Hg ansteigen kann. Die Drucksteigerung kann nicht durch die Rückstauung allein erklärt werden und ist als regulatorisch bedingt aufzufassen, da sie notwendig ist, um den linken Ventrikel mit dem „erforderlichen" Druck zu füllen (s. S. 325).

Die Venendrucksteigerung vor dem rechten insuffizienten Herzen ist an den Venen des großen Kreislaufs gut erkennbar und auch meßbar. Eine klinisch brauchbare Methode der Venendruckmessung im großen Kreislauf ist von MORITZ und TABORA angegeben worden.

Sticht man beim liegenden Kranken eine dicke Venenpunktionskanüle in die Vena mediana cubiti des rechten Armes und verbindet diese durch einen Gummischlauch mit einem Steigrohr, das mit physiologischer Kochsalzlösung gefüllt ist, so strömt die Flüssigkeit in die Vene ein, bis das Niveau im Steigrohr der Höhe des Drucks im rechten Vorhof entspricht. Normalerweise liegt dieses Niveau etwa in Höhe des Manubrium sterni. An den Schwankungen des Flüssigkeitsspiegels erkennt man die respiratorischen und pulsatorischen Druckschwankungen des Vorhofsdrucks. Die Lage des rechten Vorhofs wird 5 cm unterhalb des Manubrium sterni angenommen. Der normale Venendruck beträgt etwa 5—8 cm Wasser. Bei schwerer Stauung kann der Venendruck auf 15—25 cm Wasser erhöht sein. Voraussetzung für eine exakte Messung ist natürlich, daß die Vene im Verlauf zum rechten Herzen keine Kompression erfährt (Struma, Mediastinaltumoren). Die exakte Messung des normalen Drucks im rechten Vorhof durch Herzkatheterisierung hat ergeben, daß dieser um Null schwankt und 4—5 cm niedriger als der in der Vena mediana cubit gemessene Wert ist. Bei starker Vorhofsdrucksteigerung verschwindet die Differenz der beiden Werte.

Die Höhe des Venendrucks kann nun, worauf besonders Th. Lewis hingewiesen hat, auch ohne besondere Hilfsmittel beim Kranken an der Füllung der Jugular- und Handvenen festgestellt werden. Beim liegenden Patienten ist die rechte V. jugularis externa im unteren Teil gefüllt, die Füllungsgrenze liegt in der Höhe des Manubrium sterni. Senken des Kopfes und des Oberkörpers läßt das Niveau ansteigen, Heben senkt den „Meniscus". Bei Insuffizienz des rechten Herzens liegt die Füllungsgrenze höher, bei hochgradiger Stauung bis hinauf zum Unterkiefer. In schweren Fällen bleibt auch in aufrechter Haltung des Patienten die Vena jugularis externa in ganzer Höhe gefüllt. Die Bestimmung des oberen Füllungsniveaus der Jugularvene wird dadurch erleichtert, daß hier die Grenze der sichtbaren Venenpulsation ist, die meist an diesem Punkt besonders deutlich hervortritt.

In ähnlicher Weise kann die Füllung der Venen des Handrückens beobachtet werden. Bei passivem Heben der Hand wird der Punkt festgestellt, wo die Venen des Handrückens kollabieren. Die Höhendifferenz zum rechten Vorhof gibt die Höhe des Vorhofdruckes an. Behinderung des Einflusses durch Mediastinaltumoren, Strumen usw. muß natürlich ausgeschlossen werden. Sie ist häufig an der Entwicklung von Kollateralvenen auf der Brusthaut erkennbar. Auch Veränderungen des endothorakalen Drucks beeinflussen die Höhe des meßbaren Venendrucks.

Der normale *Venenpuls* hat 3 charakteristische Wellen, von denen der sog. systolische Kollaps, eine negative Welle am Ende der Systole, von größerem Interesse ist. Er endet normalerweise 0,01—0,02 Sek. nach Beginn des 2. Herztones. Bei Herzinsuffizienz mit Stauung im großen Kreislauf endet der systolische Kollaps schon vor dem 2. Ton, um so früher, je ausgesprochener die Stauung ist (A. Weber).

Bei Tricuspidalinsuffizienz tritt an Stelle des systolischen Kollapses eine hochpositive Welle. Bei Concretio pericardii ist eine systolische und eine diastolische tief negative Welle nachweisbar.

Steigt bei Tachykardien die Herzfrequenz über die sog. „kritische Schwelle", so fällt die Vorhofkontraktion in einen Zeitpunkt, wo die Kammer noch nicht erschlafft ist; es kommt dann zu einer „Vorhofpfropfung" mit hochpositiver Welle im Venenpuls. Gelegentlich ist auch bei Vorhofflattern die frequente Vorhoftätigkeit im Phlebogramm erkennbar (Einzelheiten siehe Abschnitt Rhythmusstörungen).

## 5. Zirkulierende Blutmenge.

Für den Venendruck und den Rückstrom des Blutes in das Herz sind Veränderungen der im Gefäßsystem zirkulierenden Blutmenge von Bedeutung.

Die Gesamtblutmenge des Menschen beträgt etwa $^1/_{12}$—$^1/_{13}$ des Körpergewichtes, im Durchschnitt also 5—6 Liter. Versucht man am Lebenden die Blutmenge zu bestimmen, indem man einen kolloidalen Farbstoff (Trypanblau, Kongorot), der nur langsam die Blutbahn verläßt, injiziert und seine Konzentration im Blut feststellt (Bestimmung des Plasmavolumens), oder indem man eine bekannte Menge CO einatmen läßt und die CO-Konzentration im Blut bestimmt (Bestimmung des Erythrocytenvolumens), so erhält man einen Wert, der um 10—20% unter den an der Leiche gewonnenen Zahlen liegt. Die mit diesen Methoden erfaßte Blutmenge wird als zirkulierende oder aktive Blutmenge bezeichnet. Ein Teil des Blutes ist offenbar nicht in die schnelle Zirkulation einbegriffen. Erst bei körperlicher Arbeit, nach Anwendung eines Lichtbades, nach $CO_2$-Atmung oder nach Adrenalininjektion wird ein fast maximaler Wert erfaßt. Eine Methode zur exakten Bestimmung der Gesamtblutmenge beim Lebenden existiert bislang nicht. Seit den Untersuchungen von Barcroft wissen wir, daß die Milz ein Blutdepot darstellt, in dem sich ein Teil des Blutes fast ganz abgeschlossen von der allgemeinen Zirkulation befindet. Beim Menschen spielt die Milz wahrscheinlich eine geringere Rolle als Blutdepot, aber auch in der Leber und in den subpapillären Plexus der Haut befindet sich ein wohl beträchtlicher Teil des Blutes in langsamster Zirkulation im Nebenstrom, wie in den parallel zum Hauptstrom fließenden Nebenarmen eines großen Flusses, so daß es für die Transportfunktion fast ausscheidet (Blutdepots zweiter Ordnung nach Rein). Nur zu Zeiten besonderer Beanspruchung wird dieses Blut in die schnelle Zirkulation entleert und zur Aktivierung des Kreislaufs verwendet.

Bei der Kreislaufdekompensation ist die mit den genannten Methoden bestimmte zirkulierende Blutmenge regelmäßig erhöht. Auch die an der Leiche bestimmte Gesamtblutmenge ist erheblich vergrößert. Es wird von

WOLLHEIM angenommen, daß die Blutdepots eröffnet und in die allgemeine Zirkulation eingeschaltet sind. Es erscheint dies als eine zweckmäßige Regulation des Organismus. Die bei der Kreislaufdekompensation eintretende Venendruckerhöhung führt durch Dehnung zu einer Kapazitätsvergrößerung des Venen- und Capillarsystems entweder im großen oder im kleinen Kreislauf oder in beiden. Auch die Herzhöhlen können beträchtlich erweitert sein. Um in diesem vergrößerten Raum den notwendigen Venendruck aufrecht zu erhalten, ist eine größere Blutmenge „erforderlich"

Die vergrößerte Blutmenge kann jedoch auch zu einer Gefahr für das Herz werden, wenn die Suffizienzgrenze erreicht ist und das Herz zur Erholung einer Entlastung bedarf. Diese Gefahr tritt besonders deutlich hervor, wenn, wie beim Asthma cardiale, größere Blutmengen sich im gestauten Lungenkreislauf ansammeln. Eine Verringerung der zirkulierenden Blutmenge durch einen Aderlaß kann dann lebensrettend wirken. Flüssigkeits- und Salzentzug führen auf langsamem Wege ebenfalls zu einer Verminderung der zirkulierenden Blutmenge. Umgekehrt kann plötzliche Steigerung der zirkulierenden Blutmenge, z. B. durch eine Bluttransfusion, bei Kreislaufdekompensierten durch akute Herzinsuffizienz und Lungenödem schwerste Folgen haben.

Im Kollaps ist dagegen sowohl der Venendruck als auch die zirkulierende Blutmenge verkleinert, bei Blut-, Plasma- und Wasserverlusten auch die totale (s. S. 374). Auch bei der Kreislaufdekompensation kann Verkleinerung der zirkulierenden Blutmenge bei nicht oder nur wenig erhöhtem Venendruck gefunden werden, wenn infolge Herzinfarkt, Lungeninfarkt oder Infektschädigung Kollapssymptome die Dekompensationserscheinungen überlagern (S. 378). Nach Abklingen der kollapserzeugenden Ursachen steigen Venendruck und Blutmenge wieder an.

Wenn die zirkulierende Blutmenge bei der Kreislaufdekompensation nicht erhöht, sondern vermindert ist, spricht WOLLHEIM von einer Minusdekompensation. Nach der in diesem Buch verwendeten Terminologie deckt sich die Minusdekompensation im wesentlichen mit dem kardial ausgelösten Kreislaufkollaps und der Kombination von Herzinsuffizienz und Gefäßinsuffizienz.

## 6. Blutstromgeschwindigkeit, Kreislaufzeit.

Bei vielen Kreislaufstörungen gewinnt man schon klinisch den Eindruck, daß die Geschwindigkeit des Blutstroms verlangsamt ist. Sie ist in jedem Kreislaufabschnitt abhängig von Stromvolumen und Querschnitt des Gefäßsystems. Je geringer das Stromvolumen und je weiter der Querschnitt, um so kleiner ist die Geschwindigkeit des Blutstroms. Der *Gesamt*querschnitt ist am kleinsten im Arteriensystem, am größten im Capillarsystem. Normale Werte im Tierversuch sind z. B.: 24 cm/sec in der Carotis, 1 mm/sec in den Capillaren und 14 cm/sec in der Jugularvene.

Beim Menschen sind Bestimmungen dieser Werte in einzelnen Gefäßen schwierig, dagegen ist es leicht, die Umlaufgeschwindigkeit des Blutes in bestimmten Abschnitten des Kreislaufs zu messen, die man als *Kreislaufzeit* bezeichnet.

Injiziert man z. B. Fluorescein in die Cubitalvene eines Armes und mißt mit der Stoppuhr die Zeit, wann der Farbstoff im Blut der Cubitalvene des anderen Armes erscheint, so erhält man die *Gesamtkreislaufzeit* (normal 12—26, durchschnittlich 20 Sek.). Injiziert man $^1/_2$ ccm Äther in eine Cubitalvene und bestimmt das Auftreten des Äthers in der Atemluft (subjektiv und objektiv), so erhält man die Kreislaufzeit Arm-Lungencapillaren (normal 4—8 Sek.). Injiziert man Decholin (5 ccm 20%) oder eine Saccharinlösung in die Cubitalvene, so tritt normalerweise nach 10—16 Sek. ein bitterer, bzw. süßer Geschmack auf der Zunge auf (Kreislaufzeit Arm-Zungencapillaren).

Durch gleichzeitige Bestimmung und Subtraktion der genannten „Kreislaufzeiten" kann man ein Bild über die Blutstromgeschwindigkeit in einzelnen Kreislaufabschnitten gewinnen.

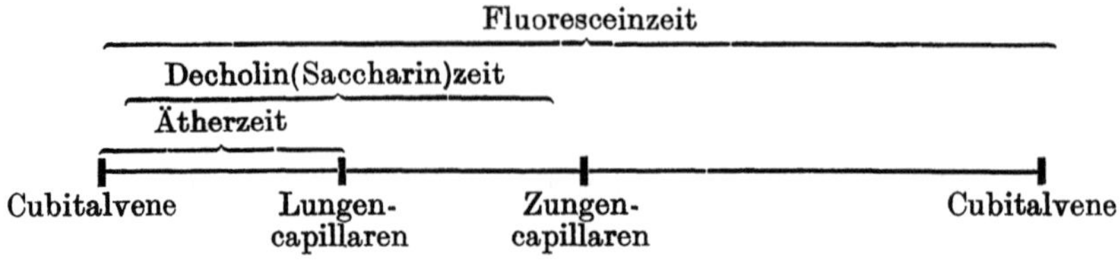


Die Methoden geben nicht die mittlere, sondern im allgemeinen die kürzeste Umlaufzeit wieder, die aber wohl zur mittleren Umlaufzeit in ziemlich konstantem Verhältnis steht.

Die Gesamtkreislaufzeit ist abhängig von Minutenvolumen und zirkulierender Blutmenge; je kleiner das Minutenvolumen und je größer die zirkulierende Blutmenge, um so länger die Kreislaufzeit. Bei kleinem Minutenvolumen und kleiner Blutmenge kann die Kreislaufzeit normal sein (z. B. im Kollaps).

Die Decholinzeit, die den Weg von Vena cubitalis bis zu den Capillaren der Zunge und damit den größeren Abschnitt des Kreislaufs umfaßt, ist verkürzt bei Muskelarbeit, Fieber, Hyperthyreose, Anämie (infolge Vergrößerung des Minutenvolumens), verlängert bei Myxödem (kleines Minutenvolumen) und Polycythämie (große Blutmenge). Bei der Kreislaufdekompensation ist sie regelmäßig verlängert, in schweren Fällen bis 45 Sek. Bei kompensierten Herzkranken liegt sie an der oberen Grenze der Norm oder ist leicht verlängert. Besteht trotz der Herzinsuffizienz ein vergrößertes Minutenvolumen (Hyperthyreose, Anämie, s. S. 324), so kann die Decholinzeit auch normal sein. Bei vorwiegender Linksinsuffizienz mit Lungenstauung ist die Decholinzeit verlängert, die Ätherzeit oft normal, so daß die Verlangsamung hauptsächlich in den venösen Lungenkreislauf lokalisiert werden muß.

Ist bei Lungenstauung der rechte Ventrikel noch sehr leistungsfähig, so kann auch die Decholinzeit normal sein, da trotz des erhöhten Drucks in den Lungengefäßen die normale Blutstromgeschwindigkeit im kleinen Kreislauf aufrechterhalten wird.

Bei vorwiegender Rechtsinsuffizienz ist Decholin- und Ätherzeit verlängert, auch bei Einflußstauung (Pericarditis adhaesiva) ist die Ätherzeit stark verlängert. Bei Vorhofseptumdefekt mit Pulmonalstenose (s. S. 421) strömt Blut aus dem rechten Vorhof direkt in den linken unter Umgehung der Lunge, so daß die Decholinzeit verkürzt sein kann. Die in Deutschland noch wenig verwendete Bestimmung der Kreislaufzeiten ist nicht nur theoretisch von Interesse, sondern gibt manchen praktischen differentialdiagnostischen Hinweis (z. B. ob Dyspnoe und Cyanose durch eine Herzinsuffizienz bedingt sind, Unterscheidung von Asthma cardiale und bronchiale). Sie sollten daher mehr verwendet werden, zumal da sie ohne besondere Hilfsmittel jederzeit am Krankenbett ausführbar sind.

## 7. Minutenvolumen.

Die Minutenvolumina des rechten und des linken Herzens sind auf längere Zeiträume betrachtet gleich, da es sonst zu untragbaren Blutverschiebungen zwischen großem und kleinem Kreislauf kommen würde. Trotzdem gibt es geringfügige und kurzfristige Verschiedenheiten der rechtsseitigen und linksseitigen Fördermenge, so wird z. B. die Blutfüllung der Lunge vermehrt bei Horizontallage, arterieller Drucksteigerung im großen Kreislauf, tiefer Inspiration, Saugatmung (MÜLLERscher Versuch). Diese beim Kreislaufgesunden geringfügigen Änderungen des Blutgehaltes beider Kreislaufabschnitte können beim Dekompensierten stärkere Ausmaße annehmen (s. Asthma cardiale).

Die Bestimmung des Minutenvolumens kann daher sowohl am großen wie am kleinen Kreislauf erfolgen. Nach den Formeln von BROEMSER und RANKE, sowie von WEZLER und BÖGER läßt sich die Hämodynamik des arteriellen Kreislaufs durch Vereinfachung und Schematisierung mathematisch erfassen und aus systolischem und diastolischem Druck, Pulswellengeschwindigkeit, Herzfrequenz und Aortenquerschnitt das Schlagvolumen, Minutenvolumen, die Funktion der elastischen Gefäße (elastischer Widerstand) und der arterielle Gesamtwiderstand der peripheren Gefäße errechnen. Schwierig bleiben hierbei die Bestimmung des Aortenquerschnittes am Lebenden, die meist durch die Bestimmung an Leichenaorten der gleichen Altersklasse nur unzureichend ersetzt wird, sowie die notwendige exakte Bestimmung der arteriellen Druckwerte.

Die Bestimmung des Minutenvolumens im kleinen Kreislauf kann nach dem FICKschen Prinzip erfolgen, indem man den Sauerstoffverbrauch der Versuchsperson in der Minute und die $O_2$-Differenz im arteriellen und venösen Blut bestimmt. Daraus läßt sich errechnen, wieviel Liter Blut notwendig waren, um die eingeatmete Sauerstoffmenge zu transportieren. Die Bestimmung des Gasgehalts im gemischten Venenblut ist durch die Katheterisierung des rechten Vorhofs auch bei Herzkranken für wissenschaftliche Untersuchungen jetzt exakter möglich geworden; das Arterienblut wird durch Arterienpunktion gewonnen.

Die dritte Gruppe von Methoden verwendet die Einatmung eines Fremdgases (Acetylen), das bei der Berührung mit dem Lungenblut dieses vollständig sättigt, um aus der Menge des resorbierten Fremdgases auf die durch die Lunge geströmte Blutmenge zu schließen.

Alle drei Methoden geben beim Gesunden in Körperruhe zuverlässige und gut übereinstimmende Werte, sind aber beim Kreislaufkranken aus verschiedenen Gründen mit einiger Zurückhaltung zu verwenden.

Immerhin läßt sich aus übereinstimmenden zahlreichen Versuchen folgendes sagen: Das normale Minutenvolumen des Menschen beträgt etwa 3,8—4,5 Liter, proportional der Körperoberfläche, so daß bei einer Pulsfrequenz von 72 das Schlagvolumen etwa 55—65 ccm beträgt. Bei kompensierten Herzkranken ist das Minutenvolumen in der Ruhe kaum erniedrigt, lediglich die Mitralstenose, Aortenstenose und Pulmonalstenose weisen kleine Werte auf. Dagegen ist das Schlagvolumen infolge der gesteigerten Frequenz fast immer vermindert, was für die Dynamik des insuffizienten Herzens von größter Bedeutung ist. Bei gleichzeitigem Vorliegen von Anämie oder arterieller Hypoxie, Hyperthyreose, arteriovenösen Kurzschlüssen kann das Ruheminutenvolumen erhöht sein. Bei schwerer Herzinsuffizienz ist es fast immer erniedrigt.

Bei körperlicher Arbeit steigt dagegen das Minutenvolumen nicht so stark an wie beim Gesunden und erreicht erst nach längerer Zeit den Ruhewert. Dies entspricht vollkommen den tierexperimentellen Beobachtungen am insuffizienten Herzen. Je hochgradiger die Insuffizienz ist, um so kleiner ist die Arbeitsbelastung, bei der das Versagen der Förderleistung des Herzens hervortritt. Berücksichtigt man, daß bei der Herzinsuffizienz die Pulsfrequenz erhöht ist und bei körperlicher Arbeit besonders stark ansteigt, so erkennt man daraus die Regulation, die das Schlagvolumen des insuffizienten Herzens möglichst niedrig hält.

## 8. Pulsfrequenz.

Änderungen der Pulsfrequenz werden — abgesehen von direktem Einfluß der Bluttemperatur (Fieber) auf den Sinusknoten und Adrenalinausschüttung ins Blut — durch Veränderungen im Tonus der Herznerven ausgelöst. Reizung des Sympathicus erhöht die Herzfrequenz, Vagusreiz wirkt umgekehrt. Bei Steigerung des Sympathicustonus läßt sich fast immer ein gleichzeitiges Absinken des Vagustonus nachweisen, das entsprechende bei Vaguswirkung. Bei Reizung des Herznerven entstehen im Herzen die Überträgerstoffe Nor-Adrenalin und Acetylcholin.

Bei der Herzinsuffizienz ist die Herzfrequenz — wenn nicht spezielle Störungen der Reizbildung und Reizleitung vorliegen — erhöht, besonders deutlich bei körperlichen Anstrengungen. Diese Frequenzsteigerung wird in erster Hinsicht ausgelöst durch den Bainbridge-Reflex (Drucksteigerung im rechten Vorhof führt reflektorisch zur Zunahme der Herzfrequenz). Auch Änderungen der Blutzusammensetzung ($p_H$, $O_2$- und $CO_2$-Spannung) können durch Beeinflussung der Chemoreceptoren und der kreislaufregulierenden Zentren die Schlagfolge des Herzens beeinflussen.

Auch im Kollaps (s. S. 372) ist die Herzfrequenz oft erhöht. Hier spielen Änderungen im vegetativen System und der Abfall des Blutdrucks eine Rolle, der auf dem Wege über die Pressoreceptoren eine Beschleunigung der Pulsfrequenz auslöst.

## 9. Das Ödem.

Unter Ödemen verstehen wir die Ansammlung von frei beweglicher, tropfbarer Flüssigkeit in den Geweben, vornehmlich in den Intercellularspalten. Da die Gewebsspalten von einem dauernden Flüssigkeitsstrom durchspült sind, kommt es zu einer vermehrten Flüssigkeitsansammlung bei Vermehrung des Zuflusses oder Verminderung des Abflusses der Gewebsflüssigkeit.

Das gesamte Gewebswasser stammt letzten Endes aus dem Blut. Die Wände der Capillaren sind semipermeable Membranen, die wohl für Wasser und krystalloide Stoffe durchlässig sind, nicht oder nur beschränkt für die Eiweißkörper des Blutes. Die Permeabilität der Capillarmembranen für Eiweiß ist nicht in allen Körperregionen gleich — so sind z. B. die Lebercapillaren schon normalerweise für Eiweiß in geringem Maße durchlässig — und kann auch durch physiologische Vorgänge (Capillarerweiterung), besonders aber durch pathologische Prozesse (Capillarschädigung) so weit vermehrt werden, daß die Capillaren für das Bluteiweiß durchlässig werden. In der Norm wird aber das Eiweiß in der Blutbahn zurückgehalten und es ist ein bestimmter Druck notwendig, der höher sein muß als der kolloidosmotische Druck der Eiweißkörper (normal etwa 30 mm Hg), um das Wasser durch die Capillaren in die Gewebe abzupressen. Tatsächlich ist der Druck im arteriellen Schenkel der Capillaren in der Norm höher als der kolloidosmotische Druck, so daß Flüssigkeit abgepreßt wird, während er im venösen Schenkel niedriger ist, so daß Gewebswasser in die Blutbahn rückresorbiert wird. Steigt der Druck in den Capillaren, so wird die Rückresorption in die Blutbahn zurückgedrängt und es entsteht ein vermehrter Flüssigkeitsgehalt in den Gewebsspalten. Dasselbe tritt ein, wenn der kolloidosmotische Druck durch Verminderung des Eiweißgehaltes (Hypoproteinämie) sinkt. Wird die Permeabilität der Capillarmembranen durch toxische oder anoxische Schädigung gesteigert, so tritt mit dem vermehrten Blutwasser auch Eiweiß in die Gewebsspalten über. Auch die Lymphbahnen führen einen Teil der Gewebsflüssigkeit auf dem Wege über den Ductus thoracicus in die Blutbahn zurück. Verlegung der Lymphwege kann also auch zum Ödem führen.

Da wo die Gewebe locker sind, bilden sich besonders leicht Ödeme. Erhöhung der Gewebsspannung (z. B. durch Umwickeln mit elastischen Binden) wirkt der Ödembildung entgegen. Über den Einfluß des Kochsalzes s. S. **333**, **341**, **346**. Bd. II, S. **23**.

Die drei Hauptfaktoren, die die Ödembildung beeinflussen, sind also Capillardruck, kolloidosmotischer Druck des Plasmas und Capillarpermeabilität.

Zu den Kardinalsymptomen der Herzinsuffizienz gehört die Steigerung des Venendrucks. Der Capillardruck ist vom Venendruck viel stärker abhängig als vom arteriellen Druck, Venendrucksteigerung führt stets auch zu Steigerung des Capillardrucks. Die Ödeme bei der Herzinsuffizienz werden daher dort am stärksten sein, wo die Venen- und Capillardrucksteigerung den höchsten Grad erreicht. Dies ist der Fall bei der Insuffizienz des rechten Herzens an den abhängigen Körperpartien, also in aufrechter Haltung an den unteren Extremitäten, im Liegen am Kreuzbein, an den Genitalien. Dazu kommt, daß bei der Kreislaufdekompensation infolge Druckdehnung der Venen an den unteren Extremitäten die Venenklappen insuffizient werden und der hydrostatische Druck der Blutsäule sich noch dazu addiert. Schon beim Gesunden kann man nachweisen, daß nach längerem Stehen eine Volumenzunahme der Unterschenkel eintritt. In gleicher Weise werden auch innere Organe (insbesondere die Leber) vom Ödem betroffen, es kommt zur Entwicklung von Ascites, Pleuraergüssen usw.

Liegt wie bei der akuten Nephritis eine allgemeine Schädigung der Capillaren mit Steigerung der Permeabilität vor, so treten die Ödeme vorwiegend an den Stellen hervor, wo die normale elastische Spannung der Gewebe besonders gering ist, wie im Gesicht (Augenlider), am Scrotum, Penis usw. Aber auch die Ödeme der Nierenkranken pflegen an Unterschenkeln und Knöcheln besonders deutlich zu sein. Liegt eine örtliche Stauung vor, z. B. im Einflußgebiet der oberen Hohlvene (Mediastinaltumor, Struma), so finden sich die Ödeme im Gesicht, am Hals (STOKESscher Kragen), an den Armen und Händen.

Bei der Insuffizienz des linken Herzens wirkt sich die Venendruckerhöhung zunächst im Lungenkreislauf aus, wo die Capillaren sehr zart sind. Das Lungenödem ist wegen der Behinderung des Gasaustausches für den Organismus besonders gefährlich. Kommt zur Insuffizienz des linken Herzens noch eine des rechten hinzu, so verschiebt sich die Stauung und Ödembildung in den großen Kreislauf, was von den Kranken infolge des Freiwerdens der Atmung oft als Erleichterung empfunden wird. Da sehr oft Schädigungen beide Herzhälften gemeinsam befallen, sind meist Stauungserscheinungen und Ödembildung sowohl im großen wie im kleinen Kreislauf vorhanden.

Der $O_2$-Mangel der Gewebe bei der schweren Herzinsuffizienz führt ebenfalls zu einer Schädigung der Permeabilität der Capillaren, so daß auch dieser

Faktor bei der Ödembildung eine Rolle spielt. Gelegentlich stellt sich außerdem eine Verminderung des Eiweißgehaltes des Blutplasmas, besonders des Albumins, ein (Schädigung der Leber und des Knochenmarks ?), so daß der kolloidosmotische Druck des Plasmas absinkt.

Das Ausmaß der Ödembildung hängt nun sehr davon ab, ob auch genügend Material zur Ödembildung zur Verfügung steht, d. h. Wasser und Kochsalz. Flüssigkeits- und Kochsalzentzug, sowie Aderlässe führen daher zur Rückbildung kardialer Ödeme, ebenso wenn durch Schonung, Bettruhe und geeignete Therapie die Herzinsuffizienz sich bessert und damit die Venendrucksteigerung zurückgeht. Dabei ist die Kochsalzzufuhr von wesentlich größerer Bedeutung für die Ödembildung als die Wasserzufuhr (s. S. 341).

Es ist bekannt, daß im Körper etwa 6 Liter Wasser retiniert werden können, bis manifeste Ödeme auftreten. Die Gewichtskontrolle läßt diese latenten Ödeme bzw. deren Ausschwemmung erkennen. Die ersten sichtbaren Anschwellungen werden meist von dem Kranken abends an den Knöcheln und auf dem Fußrücken beobachtet. Die „Delle" auf Fingerdruck läßt sich am besten über dem Schienenbein hervorrufen. Da der Druck oft schmerzhaft ist, soll man lieber etwas sanfter und dafür etwas länger drücken. Lange bestehende Ödeme führen häufig zu trophischen Störungen der Haut. Beim liegenden Kranken kann man geringe Ödemansammlungen oft an der Innenseite der Oberschenkel an der vermehrten Konsistenz des Unterhautfettgewebes erkennen. Wo der Körper aufliegt, werden die Ödeme weggedrückt.

Es darf nicht vergessen werden, daß es statisch bedingte Ödeme bei Menschen ohne sonstige Zeichen von Herz- oder Nierenschädigung gibt. Varicen, beengende Strümpfe oder Schuhwerk, heiße Außentemperatur, Adipositas, Erkrankungen, die mit starken Gewichtsabnahmen verbunden sind, begünstigen die Entstehung rein statischer Ödeme, besonders wenn die Betreffenden viel sitzen oder stehen müssen. Sind sonst am Kreislauf keine Zeichen einer Venendrucksteigerung nachweisbar, so kann die kardiale Genese ausgeschlossen werden (s. auch S. 408).

In der Phase der Ödembildung findet man neben einer Herabsetzung der Schweißsekretion oft eine gewisse Zunahme des Hämoglobins (Bluteindickung), während der Ausschwemmung Hydrämie. Die Wasserretention wird auch an der Produktion einer geringen Menge an dunklem, konzentriertem, viel Phosphate enthaltendem Harn erkennbar. Diese verminderte Ausscheidung von Wasser und von Kochsalz ist aber nicht nur auf die Retention in den Geweben, sondern auch auf eine hämodynamisch bedingte Störung der Ausscheidungsfähigkeit der Stauungsniere für Wasser und Kochsalz zurückzuführen. Bei der Ausschwemmung der Ödeme wird die Harnmenge groß (2—3 Liter), der Harn hell, wenig konzentriert. Eines der ersten Anzeichen für latente Ödeme ist die Nykturie; sie ist bedingt durch die Einschwemmung der Ödeme in die Blutbahn und die Erholung des Herzens im Liegen.

## 10. Atmungsstörungen der Herzkranken.

Die Dyspnoe ist oft das erste und wichtigste Zeichen der Herzinsuffizienz. Schon der leichteste Grad der abnehmenden Herzkraft wird durch die Atemnot bei körperlichen Anstrengungen, die früher ohne Beschwerden ertragen wurden, angezeigt. Bei stärkeren Graden der Kreislaufdekompensation ist sie auch in Körperruhe vorhanden. Dieses Symptom ist so wichtig, daß es zur Einteilung der Herzinsuffizienz in Ruhe- und Arbeitsinsuffizienz geführt hat.

Herzkranken mit Stauung wird besonders das flache Liegen beschwerlich, im Gegensatz zum Kollaps, wo die flache Körperlage vorgezogen wird. Bei schwerer Kreislaufdekompensation ist die Atemnot nur im Sitzen einigermaßen erträglich. Auch das Bücken verursacht besondere Atemnot. Charakteristisch ist die lang dauernde Nachatmung schon nach geringen körperlichen Anstrengungen. Eine andere Ausdrucksform der Atemnot ist die Unfähigkeit, den Atem längere Zeit anhalten zu können, die sich auch darin äußert, daß der Kranke keine langen Sätze hintereinander sprechen kann. Daran kann der erfahrene Arzt schon bei der Unterhaltung mit dem Patienten Besserung oder Verschlechterung einer Kreislaufdekompensation erkennen. Über den Grad der Atemnot können die Angaben des Patienten — seine Gutwilligkeit vorausgesetzt — den besten Anhalt bieten, da sie sich auf die Anforderungen des täglichen Lebens im Vergleich zu früher beziehen und nicht, wie bei manchen Funktionsprüfungen, durch Versuchsbedingungen gewonnen sind, an die der Untersuchte nicht gewöhnt ist. An sich ist die Dyspnoe ein vieldeutiges Symptom, da sie auch bei anderen Erkrankungen — Lungenerkrankungen, Anämie, Acidose, Erschöpfung — auftreten kann. Der Zusammenhang mit anderen Zeichen der Kreislaufdekompensation läßt aber meist keinen Zweifel über die Ursache der Atemnot. Das Angstgefühl, das mit manchen Herzerkrankungen verbunden ist, führt häufig zu einer Übersteigerung der Atemnot, besonders wenn sie mit anfallsweise auftretenden Verschlimmerungen verbunden ist.

Liegt eine **Lungenstauung** vor, wie wir sie beim Versagen der linken Kammer oder bei Abflußstörungen aus dem Lungenkreislauf (Mitralstenose und -insuffizienz) vornehmlich finden, so zeigt die Untersuchung Verminderung der Vitalkapazität durch die große Blutfülle der Lunge, die sich bis zum Auftreten eines Lungenödems steigern kann. Auch bei leichteren Graden der Stauung ist die Lunge, besonders in den abhängigen Partien, wie aus dem Auftreten kleinblasiger feuchter Rasselgeräusche erkennbar wird, stärker durchfeuchtet, ihre Elastizität ist verändert (Lungenstarre). Die Belüftung der Alveolen wird ungleichmäßig, so daß die Alveolarluft stellenweise ungenügend Sauerstoff enthält. Bei lang dauernder Lungenstauung kommt es zur Entwicklung des Bildes der „*Stauungslunge*“ (s. S. 506) mit Austritt von Blutflüssigkeit und Erythrocyten in die Alveolen. Das aus den zerfallenden Erythrocyten gebildete Hämosiderin wird in Alveolarepithelien und interstitiellen Zellen abgelagert und erscheint in den sog. „Herzfehlerzellen“ im Sputum. Schließlich kommt es zur „braunen Induration“ der Lunge mit Vermehrung des Bindegewebes, verstärkter seröser Durchtränkung, Verdickung der Capillarwände und reichlicher Ablagerung von Pigment. Auch beim Lebenden kann man die Stauungslunge im Röntgenbild durch verstärkte Gefäßzeichnung und verminderten Luftgehalt erkennen, gelegentlich findet sich ein fleckförmiges Lungenbild ähnlich dem der Miliartuberkulose.

Die **Stauungsbronchitis** kann einen quälenden Reizhusten erzeugen, dessen kardiale Ursache gelegentlich lange Zeit verkannt wird. Der Auswurf ist meist zäh, manchmal mit Blutfasern untermischt, da die Drucksteigerung im Thoraxraum die Ruptur der überfüllten Capillaren begünstigt. Auch eine Hämoptoe kann gelegentlich auftreten.

Bei fast allen schweren Herzinsuffizienzen findet man **Stauungstranssudate** in den Pleurahöhlen (spez. Gew. 1010—1016) besonders rechts, weil die hochgedrängte vergrößerte Stauungsleber den Blutabfluß aus den Zwerchfellvenen hemmt und wohl auch die rechts mündende Vena azygos durch die Verlagerung des vergrößerten Herzens in ihrem Abfluß behindert wird. Es darf noch erwähnt werden, daß die gestaute Lunge zum Auftreten einer hypostatischen Pneumonie neigt, die häufig das Ende der Herzkranken herbeiführt.

Alle diese Momente bedingen eine zunehmende Insuffizienz der Atmungsfunktion der Lunge, sowohl mechanisch, wie durch Verschlechterung der Belüftung der Lunge als auch durch Erschwerung des Gasaustausches zwischen Alveolen und Lungencapillaren, da das pericapilläre Ödem und die Zunahme des Bindegewebes den Diffusionsweg vergrößern und die Diffusion des Sauerstoffs erschweren (Pneumonose). Besonders hochgradig wird diese *Pneumonose* bei der Ausbildung eines Lungenödems. Die Diffusion der Kohlensäure wird wegen ihrer großen Diffusionsgeschwindigkeit weniger behindert.

Die mangelhafte Sauerstoffsättigung des Lungenblutes bei der Lungenstauung kann durch Bestimmung des Sauerstoffgehaltes im Arterienblut (nach BARCROFT oder VAN SLYKE) festgestellt werden. Die normale arterielle Sauerstoffsättigung von 96—98% ist nicht selten bei mittelschwerer Kreislaufdekompensation schon in der Ruhe auf 92—89%, bei dekompensierten Mitralfehlern bis auf Werte von 70—80% herabgesetzt. Sauerstoffatmung beseitigt durch Erhöhung des $O_2$-Partialdruckes in der Alveolarluft diese arterielle Anoxämie.

Ein weiterer Faktor für die Entstehung der Dyspnoe des Herzkranken ist die Erhöhung des Grundumsatzes des Dekompensierten um etwa 20—30%, dessen Ursache nicht völlig klar ist. Besonders der durch Arbeit bedingte Mehrbedarf von Sauerstoff ist beim Dekompensierten im Vergleich zum Normalen beträchtlich vergrößert (S. 321). Wenn auch die Spitzensteigerung der $O_2$-Aufnahme während anstrengender Arbeit nicht so hoch ist wie beim Normalen, weil die für den $O_2$-Transport notwendige Steigerung des Herzminutenvolumens infolge der Herzinsuffizienz nicht möglich ist, so ist die Sauerstoffschuld nach der Arbeit, die vom Gesunden in kurzer Zeit abgetragen wird, erheblich vermehrt und verlängert. Es ist also nicht nur der Ruhestoffwechsel der Dekompensierten erhöht, sondern auch der Arbeitsstoffwechsel ist unökonomisch und steht unter dem Zeichen des Sauerstoffmangels, wie auch aus dem erhöhten Milchsäuregehalt des Blutes in Ruhe und besonders nach Arbeit hervorgeht.

In vielen Fällen schwerer Kreislaufdekompensation läßt sich auch eine Verminderung der Alkalireserve des Blutes nachweisen, aus der seine verminderte Pufferungskapazität hervorgeht.

Untersucht man den $O_2$- und $CO_2$-Gehalt des arteriellen und venösen Blutes bei Herzinsuffizienz, so findet man oft eine vergrößerte Differenz der Werte, also eine verstärkte Ausnützung des Blutes im Vergleich zum Normalen, besonders auch nach Körperarbeit. Sie wird auch bei der — natürlich ohne Stauung — durchgeführten Blutentnahme aus der Armvene an der dunklen Farbe des Venenblutes deutlich. Der Grund für die vermehrte $O_2$-Ausnützung liegt in Verminderung des Minutenvolumens, bezogen auf den Sauerstoffverbrauch des Organismus.

Für die Erklärung der **Orthopnoe,** d. h. für die Abnahme der Atemnot im Sitzen, kann angeführt werden, daß einmal die Zuhilfenahme der auxiliären Atemmuskulatur die Belüftung der Lunge erleichtert und daß die Vitalkapazität der Lunge bei Dekompensierten im Sitzen größer ist als im Liegen (Verschiebung des Blutes aus der Lunge in die untere Körperhälfte und Abnahme der zirkulierenden Blutmenge). Auch die Tatsache, daß in flacher Rückenlage der Abfluß des Blutes im Gehirn behindert wird, da sich dann die Venendrucksteigerung bis auf das Gehirn fortpflanzt, kann nicht geleugnet werden. Hierdurch wird die Zirkulation im Gehirn weiter herabgesetzt und vielleicht auch eine Erhöhung des intracerebralen Druckes als lästig empfunden.

Die letzte Ursache einer vertieften und beschleunigten Atmung liegt in der stärkeren Erregung des Atemzentrums, die bedingt sein kann durch stärkeren Reiz und stärkere Erregbarkeit.

Über den physiologischen Reiz der Atmung ist in den letzten Jahren viel diskutiert worden. Man kann wohl heute sagen, daß die Kohlensäure durch Erregung der Chemoreceptoren dabei die wichtigste Rolle spielt. Sauerstoffmangel steigert ebenfalls auf dem Wege über die Chemoreceptoren des Glomus caroticum und aorticum die Erregbarkeit des Atemzentrums. Nach Ausschaltung der Chemoreceptoren führt Sauerstoffmangel zur Verlangsamung der Atmung. Dazu kommen noch zahlreiche Reflexe, die von der Lunge, dem Zwerchfell, der Intercostalmuskulatur, ja von der Stellung peripherer Gelenke ausgehen. Ungenügende Arterialisierung des Blutes kann also *eine* Ursache der kardialen Dyspnoe sein, ebenso die ungenügende Durchblutung und demzufolge Hypoxie der Receptoren und des Gehirns. Eine Verminderung der Alkalireserve des Blutes, die in einigen Fällen gefunden wird, kann diese Dyspnoe noch steigern. Nach den klinischen Beobachtungen steht aber besonders das Ausmaß der *Lungenstauung* und der serösen Durchtränkung der Lunge in engster Beziehung zur Stärke der Atemnot der Herzkranken. Verschlechterung der Arterialisation des Blutes und verschiedene noch nicht genau bekannte reflektorische Einflüsse von Druck und Füllung der Lungengefäße, Thorax- und Zwerchfellstand usw. sind als direkter oder indirekter Reiz auf die Atemzentren wirksam.

Daß auch eine *Erregbarkeitssteigerung* des Atemzentrums beim Herzkranken vorliegt, ist aus verschiedenen Gründen sicher anzunehmen. Dafür spricht unter anderem die stärkere Steigerung der Ventilationsgröße bei Kreislaufdekompensierten nach Einatmung $CO_2$-haltiger Luftgemische und der häufig zu beobachtende Rückgang der kardialen Dyspnoe nach psychischer Beruhigung.

**Asthma cardiale.** Unter Asthma cardiale versteht man Anfälle von Atemnot, die bei bestimmten Herzkranken mit Vorliebe in den ersten Stunden der Nacht auftreten. Es handelt sich meist um Männer im Alter zwischen 40 und 60, die an essentieller Hypertonie, Schrumpfniere, Coronarsklerose, seltener an Aorteninsuffizienz oder schwerster Mitralstenose leiden. Auch das Auftreten eines Herzinfarktes mit plötzlichem Versagen des linken Ventrikels kann mit einem Anfall von Asthma cardiale einhergehen.

Der Anfall tritt gern nachts auf, wenn der Kranke bereits einige Zeit geschlafen hat, aber auch nach körperlicher Anstrengung und reichlichen Mahlzeiten. Meist besteht eine Kreislaufdekompensation mit latenten oder manifesten Ödemen.

Der Kranke erwacht mit schwerer Atemnot und Beklemmungsgefühl, das ihn sofort zwingt, sich aufzusetzen und mit aufgestützten Armen die auxiliäre Atemmuskulatur zu Hilfe zu nehmen. Die Atemnot wird immer schwerer, auf den Lungen ist zunächst fein- bis mittelblasiges feuchtes Rasseln zu hören, das schließlich in lautes Rasseln übergeht. Der Husten ist erschwert und fördert ein schleimig-seröses Sputum zutage, das leicht rosa gefärbt ist und auch größere Mengen von Blut enthalten kann. Die zunächst vorhandene Cyanose weicht einer lividen Blässe mit Ausbruch von kaltem Schweiß (Kollaps, s. S. 378). Der Kranke ist häufig von Vernichtungsgefühl und Todesangst befallen. Der häufig anfangs erhöhte Blutdruck sinkt allmählich ab, der Puls wird oft unregelmäßig. Geht der Anfall nicht wieder vorüber, so wird das auch im Krankenzimmer hörbare Rasseln über der Brust (Trachealrasseln) stärker, der Sensorium trübt sich und schließlich tritt nach einigen Stunden der Tod ein. Die Sektion weist ein ausgesprochenes Lungenödem auf.

In den meisten Fällen geht der Anfall entweder spontan oder auf geeignete Therapie nach 1—2 Stunden vorüber, das Rasseln über der Brust läßt nach und der Kranke fällt hochgradig erschöpft wieder in Schlaf, um am nächsten oder übernächsten Tage wieder die frühere Leistungsfähigkeit zu erlangen.

Der Anfall kann gelegentlich schwer von vorwiegend nächtlich auftretenden Anfällen von Asthma bronchiale zu unterscheiden sein, insbesondere wenn es sich um leichtere Anfälle ohne ausgesprochenes Lungenödem handelt. Beim Asthma bronchiale pflegt die Lungenblähung ausgesprochener zu sein, das Sputum ist zäh, trockene Rasselgeräusche (Giemen und Schnurren) herrschen vor. Auch die Wirksamkeit der bronchialerweiternd wirkenden Asthmamittel (Aludrin, Felsol, Asthmolysin) kann die Differentialdiagnose klären. Aber auch im Asthma cardiale-Anfall ist oft eine gewisse Lungenblähung vorhanden.

Die Pathogenese des Asthma cardiale ist viel diskutiert worden. In den meisten Fällen handelt es sich um Kranke mit vorwiegender Insuffizienz des linken Herzens. Das bei schweren Fällen auftretende Lungenödem läßt auf eine akute Drucksteigerung im Lungenkreislauf schließen. Zur Erklärung dieser akuten Lungenstauung gerade in der Nacht hat man angenommen, daß in der Bettruhe wohl eine Erholung des rechten Ventrikels, nicht aber des schwer geschädigten linken Ventrikels eintritt, so daß die vom rechten wieder leistungsfähigen Ventrikel in die Lunge geworfene Blutmenge vom linken Ventrikel nicht abgeschöpft werden kann und zur akuten Lungenstauung führt. Ferner hat das Einnehmen der Horizontallage beim Dekompensierten nachweislich eine Blutverschiebung vom großen in den kleinen Kreislauf mit Abnahme der Vitalkapazität zur Folge.

Auch das nächtliche Einschwemmen der Ödeme der unteren Körperpartien soll zu einer Zunahme der zirkulierenden Blutmenge bei gleichzeitiger Hydrämie und dadurch zur Überlastung des Lungenkreislaufs führen. Daß der Flüssigkeitszustrom in die Blutbahn von Bedeutung ist, geht aus der Tatsache hervor, daß die meisten Anfälle von Asthma cardiale nach VOLHARD dadurch verhindert werden können, daß der Kranke ab mittags nichts mehr trinkt; eine trotz ihrer Einfachheit meist verblüffend wirksame Maßnahme. Von eklatanter Wirkung ist im Anfall die Durchführung eines großen Aderlasses, der die Blutüberfüllung der Lunge vermindert und so das Blutangebot an das linke Herz herabsetzt.

Es ist aber kein Zweifel, daß das Asthma cardiale nicht nur hämodynamisch erklärt werden kann, denn es werden derartige Anfälle auch bei rein cerebralen Störungen (Apoplexien) beobachtet. Diese früher als *Asthma cerebrale* abgegrenzten Anfälle unterscheiden sich aber hinsichtlich der Kreislaufveränderungen kaum vom Asthma cardiale. Es ist sehr gut möglich, daß Einflüsse des vegetativen Nervensystems und reflektorische Einflüsse von anderen Organen beim Asthma cardiale eine Rolle spielen. Das Asthma cardiale kann oft durch Druck auf den Sinus caroticus coupiert werden. Hierbei wird durch die reflektorische allgemeine Gefäßerweiterung im großen Kreislauf sozusagen eine Art innerer Aderlaß ausgeführt, der zur Entlastung des Lungenkreislaufs dient. Ein Aderlaß (250—400 ccm) beseitigt am schnellsten und sichersten die Blutüberfüllung der Lunge. Anlegen von Staubinden an den Oberschenkeln oder Eintauchen der Unterschenkel in heißes Wasser leitet das Blut aus der Lunge in die unteren Extremitäten. Auch die günstige Wirkung der Nitrite und des Euphyllins (0,24—0,48 i.v.) im Anfall ist so zu erklären. Das souveräne Mittel für den Asthma cardiale-Anfall ist das Morphium (0,01), während man bei anderen Formen hochgradiger kardialer Atemnot damit vorsichtig sein muß, denn es kann bei Fortbestehen der Anoxämie und $CO_2$-Überladung die Lähmung des Atemzentrums begünstigen. Für die Beseitigung der akuten Herzinsuffizienz beim Asthma cardiale ist immer auch an eine Strophanthininjektion zu denken. Auffallend ist, daß bei Mitralfehlern mit der oft hochgradigen chronischen Lungenstauung das Asthma cardiale selten ist; bei Mitralstenose wird es allerdings beobachtet. Ein Asthma cardiale-Anfall kann gelegentlich das einzige Symptom eines akuten Herzinfarkts sein. Das Auftreten von Asthma cardiale ist immer ein Zeichen schwerer Herzschädigung. Die meisten Kranken haben nur noch eine Lebensdauer von wenigen Jahren.

## 11. Cyanose.

Cyanose der Haut und der Schleimhäute, eines der auffälligsten Symptome vieler Herzkranker, beruht ganz allgemein darauf, daß die Capillaren und die subpapillären Venenplexus der Haut mehr reduziertes Hämoglobin enthalten als normal. Sie wird besonders deutlich, wenn die Venenplexus durch stärkere Gefäßfüllung erweitert sind, wie es infolge der Vergrößerung der zirkulierenden Blutmenge und der Venenstauung der Herzkranken der Fall ist. An den Lippen ist oft die Cyanose sicherer erkennbar, weil bei manchen Herzkranken die Blutleere der Haut die Cyanose nicht deutlich werden läßt. Ist die Venenfüllung gleichzeitig vermindert, so bekommt die Haut einen Farbton, den man als livide Blässe bezeichnet. Für die Intensität der Cyanose ist der absolute Gehalt der Haut an reduziertem Hämoglobin maßgebend.

Der stärkere Gehalt des Capillar- und Venenblutes an reduziertem Hämoglobin kann darauf zurückzuführen sein, daß 1. infolge verringerter Durchblutung der Haut das Hb in den Capillaren stärker als normal reduziert worden ist und daß 2. schon das arterielle Blut ungenügend mit $O_2$ gesättigt ist.

Verringerte Durchblutung der Haut und die dadurch bedingte Cyanose sehen wir an den Lippen und an der Haut des Gesunden schon in der Kälte, infolge der vasoregulatorischen Konstriktion der Hautgefäße, ferner bei organisch oder funktionell bedingten Verengerungen der Extremitätenarterien (BÜRGERsche und RAYNAUDsche Krankheit). Eine arterielle Anoxämie findet sich immer dann, wenn die $O_2$-Sättigung in der Lunge unvollständig ist oder eine Vermischung von arterialisiertem und venösem Blut eingetreten ist (Septumdefekt, offener Ductus arteriosus Botalli). Mangelhafte Arterialisierung in der Lunge tritt ein bei unzureichender Belüftung und gestörtem Gasaustausch (Lungenödem, Stauungslunge, chronischer Bronchitis, Emphysem, im Asthma bronchiale-Anfall, bei ausgedehnter Pneumonie, Pulmonalarteriolosklerose, Silikose, Lungentuberkulose, hochgradigen Pleuraergüssen, Kyphoskoliose, Trachealstenosen), ist also ein pulmonales Symptom, ferner bei ungenügendem Sauerstoffgehalt der Atemluft (Unterdruckkammer, Höhenkrankheit). Körperliche Arbeit steigert die Cyanose.

Die oft hochgradige Cyanose der angeborenen Herzfehler (Morbus coeruleus) ist hauptsächlich durch arterielle Hypoxämie bedingt, die auf Beimischung von venösem zum arteriellen Blut zurückzuführen ist (Septumdefekte). Besteht gleichzeitig eine Pulmonalstenose, so ist der Druck im rechten Ventrikel erhöht und venöses Blut fließt direkt unter Umgehung der Lunge in die linke Kammer. Je hochgradiger die Pulmonalstenose und je größer der Septumdefekt, um so stärker die Cyanose. Die Cyanose pflegt sich bei Arbeit zu verstärken oder erst hervorzutreten, da dann der durch den Kurzschluß fließende Blutanteil prozentual vermehrt wird.

Die Untersuchung der Blutgaszusammensetzung bei Kreislaufdekompensation hat ergeben, daß beim Vorliegen von pulmonalen Komplikationen häufig bereits eine ungenügende $O_2$-Sättigung des Arterienblutes vorhanden ist. Der Hauptanteil der Cyanose ist aber bedingt durch die verringerte Durchblutung der Haut infolge Herabsetzung des Herzminutenvolumens, mehr wohl aber noch dadurch, daß die Hautdurchblutung zugunsten lebenswichtiger Organe stärker eingeschränkt wird. Tatsächlich finden wir eine stärkere Ausnützung des Blutsauerstoffs, eine Vergrößerung der arteriovenösen Differenz von 5 auf 8—10 Vol.-% (bei etwa 21,0 Vol.-% Sättigung im arteriellen Blut). Im venösen Schenkel der Capillaren und in den Venolen findet sich also stärker reduziertes Hämoglobin, so daß die Haut ihr cyanotisches Aussehen gewinnt.

Eine Unterscheidung von hypoxämisch und zirkulatorisch bedingter Cyanose ist oft dadurch möglich, daß man die cyanotischen Stellen massiert oder erwärmt oder eine reaktive Hyperämie erzeugt. Handelt es sich um eine Verminderung der Durchblutung, so tritt eine Rotfärbung der Haut ein. Auch die niedrige Hauttemperatur kann zur Unterscheidung herangezogen werden. Ist die Haut cyanotisch und kühl, so ist die Durchblutung herabgesetzt, ist sie cyanotisch und warm, so liegt meist eine Anoxämie vor (s. a. S. 448).

Soweit die Cyanose der Herzkranken durch eine ungenügende Sättigung des Arterienblutes in der Lunge bedingt ist, läßt sie sich durch Sauerstoffatmung beseitigen. Zweckmäßig ist Sauerstoffatmung jedoch nur bei akuten Cyanosen. Bei chronischen Cyanosen stört sie nur die inzwischen eingetretenen Kompensationsmaßnahmen des Organismus.

Die hochgradigsten Cyanosen (arterielle Hypoxämie) sieht man bei angeborenen Herzfehlern (z. B. Pulmonalstenose mit Septumdefekt, Transposition der großen Gefäße), bei schweren Mitralstenosen und der Pulmonalarteriolosklerose (s. S. 509). Sie wird bei den mit chronischer Lungenstauung und Anoxämie einhergehenden Erkrankungen durch die oft vorhandene kompensatorische Polyglobulie verstärkt. Dagegen tritt bei anämischen Patienten (Endocarditis lenta) die Cyanose zurück gegenüber dem gelblich weißen Eigenton der Haut. Die Mitralstenose zeigt oft eine leicht cyanotische Wangenröte. Bei den mit Leberstauung einhergehenden Herzerkrankungen kann sich der Haut ein subikterischer Farbton beimischen, besonders bei schweren Mitralfehlern. Bei Perikarditis und beim Herzinfarkt sieht man oft eine livide Blässe, ebenso im schweren Kreislaufkollaps, wo das Minutenvolumen herabgesetzt und der Venendruck niedrig ist. Bei lange bestehender Anoxämie kommt es zur Ausbildung von Trommelschlegelfingern.

Von dieser „allgemeinen" Cyanose zu trennen sind die schon erwähnten örtlich bedingten Cyanosen durch periphere Gefäßveränderungen, durch Verengerungen der Extremitätenarterien bei der BÜRGERschen Krankheit, durch Gefäßspasmen bei der RAYNAUDschen Krankheit, durch Capillarveränderungen bei der Akrocyanose, den Pernionen (S. 447). Auch die Cutis marmorata ist auf lokalisierte Hautdurchblutungsstörungen zurückzuführen.

Schlüsse aus der Stärke der Cyanose auf die Schwere der Herzinsuffizienz sind nur mit großer Vorsicht zu ziehen. Bei den angeborenen Herzfehlern mit deutlicher Cyanose kann jedes Zeichen von Herzinsuffizienz fehlen. Andererseits kann eine schwere Herzinsuffizienz ohne merkliche Cyanose vorliegen.

## 12. Polyglobulie, Viscosität des Blutes.

Bei manchen Fällen von Kreislaufdekompensation mit Lungenstauung findet sich eine Vermehrung der roten Blutkörperchen, eine sog. symptomatische Polyglobulie, besonders bei denen, die mit einer arteriellen Anoxämie einhergehen. Sie ist als Kompensation des Sauerstoffmangels aufzufassen und entspricht der Polyglobulie im Höhenklima. Die dadurch bedingte Steigerung der Viscosität des Blutes steigert die Widerstände im arteriellen Kreislauf nur unerheblich, wahrscheinlich ist sie im Capillarkreislauf von größerer Bedeutung. Man hat jedenfalls oft den Eindruck, daß die Verminderung der Viscosität mit zu den günstigen Wirkungen des Aderlasses bei Kreislaufdekompensation gehört.

## 13. Ursachen und Auslösung der Kreislaufdekompensation.

Eine Kreislaufdekompensation kann plötzlich eintreten (S. 326) bei einer akuten Herzerkrankung (Myokarditis, Herzinfarkt, paroxysmale Tachykardie), in den meisten Fällen entwickelt sie sich aber langsam bei Kranken, dessen Herz schon längere Zeit durch Herzfehler, Hypertonie, Emphysem usw. einer einseitigen Belastung ausgesetzt war. Es muß unterschieden werden zwischen der Ätiologie der Herzerkrankung und der auslösenden Ursache der Dekompensation.

Am isolierten Herz-Lungenpräparat entwickelt sich spontan nach einigen Stunden eine Herzinsuffizienz. REIN hat beobachtet, daß die Ausschaltung der Leber aus dem Kreislauf sowohl eine energetische wie dynamische Insuffizienz hervorruft und hat angenommen, daß physiologischerweise von der Leber ein Stoff in den Kreislauf abgegeben wird, der für die normale Leistungsfähigkeit des Herzens notwendig ist (digitalisähnlich wirkende Gallensäuren?). Durch Barbitursäurederivate, durch Steigerung des Aortendrucks oder Überlastung des Herzens infolge übermäßig gesteigerten Zuflusses, ferner durch Sauerstoffmangel läßt sich im Experiment eine Herzinsuffizienz hervorrufen.

Es überrascht immer wieder, daß das histologische Bild des Herzmuskels keinen Aufschluß darüber gibt, ob vor dem Tode eine Herzinsuffizienz bestanden hat oder nicht. Keine der bekannten Herzmuskelveränderungen — Verfettung, trübe Schwellung, wachsartige Degeneration, interstitielle Myokarditis, rheumatische Veränderungen — sind obligatorisch mit einer Herzinsuffizienz verbunden, wenn man von den Fällen mit völliger Destruktion der Herzmuskulatur, z. B. bei Diphtherie, absieht. Andererseits kann eine schwere Kreislaufdekompensation vorliegen, ohne daß der Herzmuskel merklich verändert ist. Trotzdem kann kein Zweifel darüber vorliegen, daß die Schädigung des Herz*muskels* die eigentliche Ursache für das Auftreten der Herzinsuffizienz ist. Sie muß in noch unbekannten funktionellen Schädigungen gesucht werden, die sich wahrscheinlich am ehesten in veränderten Stoffwechselvorgängen ausdrücken. Der Gehalt der insuffizienten Herzmuskulatur an Kreatin und Kreatinphosphorsäure ist vermindert, auch der Kaliumgehalt soll herabgesetzt sein. Vieles ist auf diesem Gebiete noch zu klären.

Aufschlußreich ist die Betrachtung der verschiedenen auslösenden Ursachen der Kreislaufdekompensation. Gemeinsam ist allen eine dauernde Steigerung des Energieverbrauchs der Kammern, mit der die oft unzureichende Blut- und Sauerstoffversorgung des Herzmuskels kontrastiert. Bei gesundem Herzgefäßapparat führen Überanstrengungen selten zur Herzinsuffizienz, da der begrenzende Faktor meist außerhalb des Kreislaufs liegt. Bei geschädigtem und einseitig überlastetem Herzen (Hypertonus, Klappenfehler, Emphysem, Coronarerkrankungen) tritt die Leistungsschwäche des Herzens hervor, die in mancher Hinsicht der Ermüdung des Skeletmuskels vergleichbar ist, ein Vorgang, der im übrigen auch nicht besser geklärt ist als die Herzinsuffizienz.

Steigerung des Energieverbrauchs des Herzmuskels wird vornehmlich ausgelöst durch vermehrte Druck- und Volumleistung sowie durch Beschleunigung der Herzfrequenz. Bei im übrigen gesundem Herzen kann eine länger dauernde hochgradige paroxysmale Tachykardie eine Kreislaufdekompensation auslösen, wobei trotz erheblicher Steigerung des Energieverbrauchs des Herzens das Schlagvolumen und Minutenvolumen erheblich herabgesetzt ist, da durch die Verkürzung der Diastole die Füllung ungenügend wird. Das gleiche gilt für die frequente Form der Arrhythmia absoluta. Bei der Mitralstenose ist das Auftreten von Vorhofflimmern oft mit einem „Knick der Lebenslinie“ verbunden, da die Herzleistung sich grundlegend verschlechtert.

Bei Herzkranken werden akute Überanstrengungen, Exzesse, Infekte als häufige Ursachen für den Eintritt der Dekompensation gefunden.

Die schnell einsetzende Drucksteigerung bei der akuten Nephritis kann in wenigen Tagen zu einer Linksinsuffizienz führen, wobei die allgemeine, auch das Herz betreffende Capillarschädigung mit eine Rolle spielt. Der Herzinfarkt ist oft von einem Kreislaufzustand begleitet, der dem Bilde des Kreislaufkollapses entspricht, leitet dann aber nicht selten eine langwierige Kreislaufdekompensation ein (S. 398). Die Überlastung und nachfolgende Insuffizienz des Herzens kann auch durch eine Hyperthyreose hervorgerufen werden, die zu Steigerung des Herzminutenvolumens und der Pulsfrequenz führt. Beseitigung der Überfunktion der Schilddrüse (Operation, Thiouracilpräparate) führt dann unter Umständen ohne sonstige Herzbehandlung zur Kompensation des Kreislaufs. Auch Steigerung des Herzminutenvolumens durch Anämie, arteriovenöse Kurzschlüsse kann eine Herzinsuffizienz auslösen.

Von nicht genügend gewürdigter Bedeutung ist Wiederaufflackern oder Verschlimmerung einer rheumatischen Erkrankung des Herzmuskels, besonders bei rheumatischen Klappenfehlern. Es wird häufig vergessen, daß das rheumatische Leiden oft den Kranken mit immer wiederkehrenden Rezidiven durch sein ganzes Leben begleitet. Auch jeder andere Infekt kann zu einer toxischen Myokardschädigung führen. Das gleiche gilt für lang dauernde Narkosen, Operationen und die Schwangerschaft. Eine an sich harmlose chronische Bronchitis kann durch Erschwerung des Lungenkreislaufs bei einem Herzkranken eine Insuffizienz auslösen.

Bei diesen Zuständen spielt die damit verbundene Tachykardie sicher eine Rolle in der Entstehung der Herzinsuffizienz, bei der rheumatischen Myokarditis auch die sehr häufig vorhandene Coronaritis, bzw. eine toxische Permeabilitätsstörung der Herzmuskelcapillaren. Die Schädigung der Kontraktilität der Herzmuskelfasern selbst durch entzündliche und toxische Veränderungen steht außer Frage, ist aber im einzelnen noch wenig erforscht. Auf jeden Fall spielt die entzündlich-toxische Schädigung des Herzmuskels (besonders rheumatische Entzündungen, Herdinfekte) eine ganz entscheidende Rolle in der Auslösung der Kreislaufdekompensation.

Mit zunehmendem Alter treten die Störungen der Coronardurchblutung immer mehr in den Vordergrund. Die praktisch bei jedem Menschen sich entwickelnde Coronarsklerose verschlechtert zunehmend die Ernährung des Herzmuskels. Nicht so sehr die eigentlichen Angina pectoris-Anfälle wie die zu Myokardsklerose und miliaren Schwielenbildungen führenden Formen der Coronarsklerose setzen die Leistungs- und Erholungsfähigkeit des Herzmuskels herab. Auch bei den anderen auslösenden Ursachen der Herzinsuffizienz ist eine Hypoxie (Mißverhältnis von Sauerstoffbedarf und Sauerstoffzufuhr) des Herzmuskels oft von großer Bedeutung. In jedem Einzelfall ist es notwendig und geradezu lebenswichtig für den Patienten, die auslösende Ursache der Kreislaufdekompensation herauszufinden. Denn ohne Beseitigung dieser auslösenden Ursache ist jede symptomatische Therapie Stückwerk und meist auf die Dauer erfolglos.

## 14. Therapie der Kreislaufdekompensation.

Die primäre Ursache der Kreislaufdekompensation ist die Herzinsuffizienz, die veränderten Arbeitstypus des Herzens, ungenügende Auswurfleistung — besonders bei Belastung — und vor allem erhöhten Venendruck im großen oder kleinen Kreislauf zur Folge hat, der noch gesteigert wird durch Vermehrung der zirkulierenden Blutmenge. Als Auswirkungen entstehen einmal die Stauung im großen Kreislauf, mit Ödem, Flüssigkeitsansammlungen in den großen Körperhöhlen, Stauungsveränderungen an Leber, Nieren, Magen-Darmkanal, zweitens Stauung im kleinen Kreislauf mit Verminderung der respiratorischen Leistung der Lunge und Hypoxämie. Verminderte Zirkulation und Hypoxämie führen zu Sauerstoffmangel in allen Geweben. Die Unökonomie des Arbeitsstoffwechsels, Erschwerung des Lungenkreislaufs, Sauerstoffmangel im Herzmuskel und die Erhöhung des Venendrucks wirken nun wiederum schädigend auf den Herzmuskel selbst ein, so daß ein Circulus vitiosus entsteht, der eine spontane Erholung des Herzens immer mehr erschwert.

Die Therapie der Dekompensation kann nun an einem oder besser mehreren dieser Punkte eingreifen, um den Circulus vitiosus erfolgreich zu unterbrechen.

Für fast alle Formen der Kreislaufdekompensation gelten die gleichen Grundsätze der Therapie, ob die primäre Ursache ein Vitium, eine Hypertension oder ein Emphysem ist. Sie werden durch die spezielle Ätiologie nur unbedeutend modifiziert.

Grundsätzlich hat die Therapie 4 Gesichtspunkte zu berücksichtigen: 1. Beseitigung der auslösenden Ursachen, 2. zuerst Schonung, dann 3. Übung des Herzens, 4. Verhütung einer erneuten Dekompensation.

Wenn ein Kranker mit Kreislaufdekompensation, sei sie bedingt durch eine Insuffizienz des rechten oder linken Herzens, zur Behandlung kommt, so ist es zunächst notwendig, die Arbeit des Herzens herabzusetzen. Dies geschieht am schnellsten auch bei leichteren, vor allem bei mittelschweren und schweren Formen durch Bettruhe. Bequeme Höherlagerung des Oberkörpers dient der Unterstützung der Atemmuskulatur und der Verhinderung einer ungünstigen Steigerung des Venendrucks und der Lungenstauung. Bei schwerer Dyspnoe wird die Nacht unter Umständen besser in einem Sessel oder einem eigens für diesen Zweck angegebenen „Herzbett“ zugebracht. Mit Rückgang der Stauung kann der Kranke dann eine immer flachere Lage einnehmen. Die den Schlaf in der Nacht störende Atemnot wird durch Dionin 0,05 als Supp. oder Injektion, in schweren Fällen durch Morphium 0,02 oder eines seiner Derivate (Pantopon usw.) erreicht. Ist die Schlaflosigkeit mehr durch allgemeine Unruhe und Angst vor der schlaflosen Nacht hervorgerufen, so gibt man ein Schlafmittel (Luminal 0,1—0,2, Evipan, Phanodorm, Adalin usw.). Bei gleichzeitiger Niereninsuffizienz ist an die verlangsamte Ausscheidung der Barbitursäurederivate zu denken. Reizhusten wird durch Codein phosphor. 0,03—0,05 oder Dicodid 0,0025 beseitigt. Ein Herzkranker, der eine Nacht gut durchgeschlafen hat, ist schon oft „ein anderer Mensch“.

Ist die Venendruckerhöhung oder die Lungenstauung beträchtlich, so wird ein großer Aderlaß (400—500 ccm) ausgeführt. Zurückhaltung mit Aderlässen ist zu üben bei Kranken mit beträchtlicher Anämie (unter 65%) und bei alten Leuten mit hochgradiger allgemeiner Arteriosklerose, da das Gefäßsystem sich dann nur schlecht der Inhaltsverringerung anpaßt und die Gefahr eines Kollapses besteht. Der Aderlaß senkt den Venendruck und vermindert die Lungenstauung, vermehrt die Vitalkapazität und läßt gelegentlich auch die Leberstauung abnehmen. Der Rückstrom der Ödeme wird begünstigt, die Viscosität des Blutes herabgesetzt. Bei schwerer Herzinsuffizienz kann das Absinken des Venendrucks zu einer Zunahme des Minutenvolumens führen. Wiederholung des Aderlasses nach einigen Tagen ist möglich.

Sind starke Ödeme vorhanden, so wird am besten die Flüssigkeitszufuhr für 2—3 Tage ganz eingestellt. Bei Fettsüchtigen und Hypertonikern wirken oft 4—6 Fastentage mit Zufuhr von geringen Mengen von Obstsaft erstaunlich gut. *Für die Diät ist entscheidend, daß sie kochsalzarm ist* (nicht mehr als 1,5—2,0 g täglich, s. S. 333). Die tägliche Flüssigkeitsaufnahme wird im weiteren Verlauf meist auf 1000 ccm, in schweren Fällen auf 800 ccm eingeschränkt, einschließlich der Suppen und wasserreichen Speisen. Obst und Gemüsesäfte sind sehr arm an Kochsalz. Die CARELL-Kur, bei der durch mehrere Tage täglich 1 Liter Milch und evtl. etwas Reis mit Milch und Zucker gegeben wird, wirkt in demselben Sinne, ebenso die KEMPNERsche Reisdiät. Die Kochsalzeinschränkung ist viel wichtiger als die Wassereinschränkung. Wenn die tägliche Kochsalzzufuhr unter 1,5 g bleibt, kann man die Flüssigkeitsaufnahme unter Umständen unbeschränkt lassen. Bei gleichzeitig bestehender Niereninsuffizienz darf die Wasserzufuhr nicht vermindert werden. Vom ersten Tage an sollte bei bettlägerigen Herzkranken auch eine der Schwere des Zustandes angepaßte vorsichtige Massage und Heilgymnastik durchgeführt werden, die aber zu keiner Belastung des Kreislaufs führen darf. Dies trägt wesentlich zur Mobilisierung der Ödeme bei und verhütet das Entstehen von Venenthrombosen, zu denen bettlägerige Herzkranke sehr neigen. Vorsichtige Atemübungen sollen die Entstehung von hypostatischen Pneumonien verhüten.

Nach 1—2 Tagen Bettruhe mit Salz- und Flüssigkeitsentzug, Aderlaß, gutem Schlaf pflegt die Diurese meist von selbst in Gang zu kommen. Zur Anregung der Diurese stehen weiterhin Mittel der Purinreihe und organische Quecksilberverbindungen zur Verfügung. Die ersteren (Coffein 0,1—0,2, Theobromin 0,5 per os, Euphyllin, Deriphyllin i. v.) erweitern nicht nur die Nierengefäße und regen dadurch die Diurese an, sondern sie dilatieren auch die Coronar- und Hirngefäße, die Bronchien. Auch Harnstoff per os wirkt bei kardialen Ödemen oft ausgezeichnet. Bei Anwendung der meist unentbehrlichen Quecksilberdiuretica (Salyrgan 1—2 ccm i.v. oder i. m., Novuritsuppositorien), die die stärksten harntreibenden Mittel sind, ist zu berücksichtigen, daß der starke Flüssigkeitszustrom das Herz belastet. Sie sollen bei schwerer Dekompensation nur nach vorheriger Digitalisierung und nicht öfter als 1—2mal wöchentlich angewandt werden (Verboten auch bei schwerer Coronarsklerose und Niereninsuffizienz). Die Salyrganwirkung wird unterstützt durch vorherige Ansäuerung (s. Bd. II, S. 26).

In leichteren und mittelschweren Fällen kann die Dekompensation sich ohne Anwendung weiterer Mittel im Laufe einiger Wochen zurückbilden. Wesentlich beschleunigt und in schweren Fällen allein erreicht wird diese Behandlung durch die Anwendung der Mittel der **Digitalisgruppe.**

Die Herzglykoside aus Digitalis purpurea, Digitalis lanata, den verschiedenen Strophanthusarten, Bulbus Scillae unterscheiden sich hinsichtlich Resorptionsgeschwindigkeit, Zerstörbarkeit im Magendarmkanal, Kumulation, vielleicht auch in der diuretischen Wirkung, und in der Größe der anzuwendenden Dosen. Im Prinzip sind sie in der Herzwirkung gleich, wenn sie so bemessen und angewendet werden, daß ausreichende Dosen im richtigen Zeitabstand in das Herz kommen. Es ist daher zweckmäßiger, wenn man einige wenige Präparate in ihrer Wirkungsweise aus praktischer Erfahrung gut kennt, als wenn man immer wieder andere der zahllosen Herzmittel verwendet.

Die hauptsächlichsten Wirkungen der Digitalis (in therapeutischen Dosen) auf den insuffizienten Herzmuskel bestehen darin, daß

1. die absolute Kraft der Kontraktionen erhöht und die Anspannung beschleunigt wird, daß die Entleerung wieder vollständiger wird und damit weniger Restblut in der Kammer zurückbleibt. Das Herz kann also wieder bei gleichem Zufluß mit einem geringeren Anfangsvolumen arbeiten (das diastolische und systolische Herzvolumen wird kleiner), der Venendruck sinkt ab, die Auswurfleistung (Schlagvolumen) steigt an. Damit wird auch die Ökonomie der Herzarbeit verbessert.

2. Die bei Dekompensierten beschleunigte Frequenz sinkt ab, teils durch Erhöhung der Empfindlichkeit gegenüber dem Vagusstoff, teils durch zentralnervös bedingte Vagusreizung. Das Schlagvolumen wird dadurch weiterhin vergrößert. Die Frequenzverlangsamung ist eine der wichtigsten Digitaliswirkungen. Der therapeutische Effekt der Digitalis tritt daher besonders stark bei der Herzinsuffizienz mit starker Pulsbeschleunigung hervor.

3. Die Erregungsleitung im Herzen wird herabgesetzt. Dieser Effekt ist therapeutisch besonders wichtig bei der frequenten Form der Arrhythmia absoluta.

4. Die direkte Erregbarkeit der Herzmuskulatur wird gesteigert. Dieser Effekt wird verwendet zur Steigerung der Herzfrequenz bei totalem Vorhofkammerblock und ist von Bedeutung bei toxischer Wirkung hoher Dosen durch das Auftreten von Extrasystolen (Pulsus bigeminus).

5. Die Digitalisempfindlichkeit des insuffizienten Herzens ist erheblich größer als die des suffizienten. Eine Steigerung der Leistungsfähigkeit des normalen Herzens durch die Herzglykoside ist nicht oder fast nicht möglich. Daß nur der hypertrophierte Herzmuskel auf Digitalis anspricht, ist ein Irrtum. Für den Gesamtkreislauf bedeutet die Digitaliswirkung am insuffizienten Herzen, daß die Volumenleistung des Herzens gesteigert wird und daß das Herz wieder mit niedrigem Füllungsdruck arbeitsfähig ist. Damit bildet sich die Stauung im großen und kleinen Kreislauf zurück, die Ödeme werden ausgeschwemmt. Von den sonstigen Digitaliswirkungen ist auf die direkte Steigerung der Diurese der Nieren hinzuweisen. Anscheinend haben die Digitaliskörper bei intravenöser Injektion auch eine direkte, vom Herzen unabhängige Verkleinerung der zirkulierenden Blutmenge und ein Absinken des Venendruckes zur Folge.

Auch die Gefäßpermeabilität und die Ökonomie des Muskelstoffwechsels soll verbessert werden (?).

Ist der Circulus vitiosus der Kreislaufdekompensation einmal durchbrochen, der Venendruck abgesunken, das Stauungssymptom geschwunden, so kann die Digitalisbehandlung in vielen Fällen abgebrochen werden, ohne daß zunächst eine neuerliche Verschlechterung eintritt. Es scheint auch ziemlich gleichgültig zu sein, ob man ein stark- oder schwachkumulierendes Glykosid verwendet.

Hauptgrundsatz der Digitalistherapie ist, daß die Dosierung nicht nach einem Schema, sondern nach dem therapeutischen Effekt bemessen wird. Die Dosen werden so groß gewählt, wie sie notwendig sind, um eine therapeutische Wirkung zu erzielen. Die meisten Präparate sind so standardisiert, daß 1 Tablette 0,1 Folia digitalis = 200 Froscheinheiten entspricht. Dreimal eine Tablette täglich ist die „übliche“ Dosis. Sie wird so lange gegeben, bis die Pulsfrequenz auf den gewünschten Stand gesunken ist und die Dekompensationserscheinungen beseitigt sind. Überdosierung erkennt man daran, daß die Pulsfrequenz zu stark verlangsamt wird (unter 60), wobei häufig Extrasystolen vom Typ des Bigeminus, Übelkeit, Erbrechen und Durchfälle auftreten. Dann ist die Menge sofort zu verringern oder das Präparat abzusetzen.

Anhänger einer stärkeren Dosierung sind der Ansicht, daß mit Gaben von 3mal täglich 0,1 Folia digitalis schwere und hartnäckige Fälle nicht zu kompensieren sind und geben 3—4mal 0,2 Folia für einige Tage und vermindern dann die Dosis auf 3mal 0,1 täglich. Man kann am ersten Tage sogar 1,2 Folia in irgendeiner Form geben. Die Kompensierung tritt bei Anwendung der großen Dosen oft schneller ein. Die Beobachtungen von Ekg-Veränderungen nach großen Digitalismengen, die denen bei der Myokardschädigung ähnlich sind, und Feststellungen von Blutungen und Nekrosen im Herzmuskel haben die Anwendung der großen Dosen in Deutschland etwas zurückgedrängt. Gelingt die Kompensierung mit kleinen Gaben nicht, so kann man aber ruhig einmal versuchen, ob die großen Dosen besser wirken. Tägliche Pulskontrolle ist hierbei notwendig.

Mit der Digitalismedikation kann man schon am ersten Tage der Behandlung eines Herzkranken beginnen. Wirksamer ist sie, wenn man den Patienten durch 1—2 Ruhetage mit Diät vorbereitet und die Phase der Ödembildung in die der Ödemausschwemmung übergegangen ist. Gegen Ende der Behandlung verringert man die Dosen, um zu sehen, ob die Kompensation anhält. Immer muß Dosierung und Dauer der Behandlung in jedem Einzelfall ausprobiert werden.

Es ist behauptet worden, daß bei wiederholter Digitalisbehandlung das Herz schließlich auf Digitalis nicht mehr anspricht. Das ist in diesem Sinne sicher nicht richtig. Tatsächlich kann aber infolge der *zunehmenden Schwere* des Leidens auch die Digitalisbehandlung schließlich versagen.

Es gibt Herzinsuffizienzen, die einer dauernden Digitalisbehandlung bedürfen, da nach Absetzen des Mittels die Herzfrequenz bald wieder ansteigt und die Dekompensationserscheinungen zunehmen (das gilt besonders für die Arhythmia absoluta). Dann muß man die kleinste Digitalismenge feststellen, die die Kompensation eben aufrechterhält. Bei starker Leberstauung ist die rectale Anwendung zuverlässiger, reizt aber oft den Darm.

Der Beginn der Digitaliswirkung pflegt am 2.—3. Tag der Anwendung einzutreten. Bei der Mitralstenose werden erfahrungsgemäß große Digitalisdosen schlecht vertragen. In der ambulanten Behandlung hat sich die intermittierende Digitalisbehandlung bewährt, so daß „zum Wochenende" für 2—3 Tage Digitalis bei gleichzeitiger Ruhe und Diätbehandlung gegeben wird.

Die Glykoside aus **Strophanthus** gratus und Kombé können wegen der schnellen Zerstörung im Magendarmkanal nur intravenös (intramuskulär nur Myokombin) angewendet werden und zeigen geringe Kumulation und schnelle Wirkung (Beginn bereits nach 20—30 Min.). Nach Digitalisbehandlung mit höheren Dosen muß vor der 1. Strophanthininjektion eine Pause von 2—3 Tagen eingeschaltet werden, um Schädigung durch Kumulation zu vermeiden. Wichtig ist der Beginn mit kleinen Dosen! Bei schwerer Dekompensation am besten zunächst nur 0,1—0,2 mg, evtl. 2—3mal täglich, dann Steigerung auf 0,25 mg täglich als Einzeldosis. Diese Menge kann einige Tage gegeben werden, bis die erwünschte Wirkung erreicht ist, dann jeden 2. Tag, schließlich 2mal wöchentlich. Häufig wird die Dosis bis auf 0,3, 0,4 gesteigert, wenn die Injektionen in längerem Abstand erfolgen. Mit Injektionen von 0,5 mg soll man vorsichtig sein. Gelegentlich sind sie notwendig, da z. B. bei Fieberkranken Strophanthin schwächer wirkt. Verschiedentlich ist aber schon nach der 1. Injektion von 0,25 mg und mehr ein plötzlicher Herztod infolge Kammerflimmerns eingetreten. Es ist daher besser, kein Risiko einzugehen und anfangs *nur kleine Dosen sehr langsam* zu injizieren.

Der große Vorteil der Strophanthintherapie gegenüber der oralen oder rectalen Digitalisanwendung besteht in der schnellen Wirkung, der exakteren, durch Resorptionsstörungen (Pfortaderstauung) nicht beeinträchtigten Dosierung und der günstigen Wirkung kleiner Strophanthinmengen auf die Coronardurchblutung. Nebenwirkungen (Nausea, Bradykardie) sind bei Strophanthin seltener, die Herzwirkung ist intensiver als bei Digitalis, besonders in den Fällen, wo „Digitalis noch nicht, oder nicht mehr wirkt" (EDENS). Da das suffiziente Herz von Digitalis und Strophanthin in seiner Leistungsfähigkeit nicht oder kaum verbessert wird, kann auch der Erfolg einer „probatorischen" Strophanthininjektion zur Diagnose der Herzinsuffizienz „ex juvantibus" benutzt werden.

Die intravenöse Strophanthinbehandlung hat in Deutschland die intravenöse Anwendung von Digitalispräparaten — vielleicht zu Unrecht — fast ganz zurückgedrängt. Strophanthin wird gern mit der intravenösen Traubenzuckerinjektion (20 ccm 20%) kombiniert, obwohl bei häufigen Traubenzuckerinjektionen die Venen leicht thrombosieren.

Die Scylla maritima ist eines der ältesten Herzmittel. Die Reinglykoside (Scillaren, Scillosan) sind im Gegensatz zur Droge haltbar und haben dieselbe Indikation wie Digitalis, gelten aber als schwächer wirksam. Adonis vernalis, Convallaria majalis, Oleander werden selten verwendet. Auch die Drogenzubereitungen der Digitalis purpurea (Fol. digitalis 3mal täglich 0,1, Infus. fol. dig. 1,0/150,0, 3mal täglich 1 Eßlöffel), Tinctura digitalis (1,0 = 63 Tropfen = 0,1 Folia, 3—4mal täglich) sind von den Reinglykoside enthaltenden Firmenpräparaten fast verdrängt worden, zumal da die Begleitstoffe der Droge

Magen- und Darmschleimhaut reizen und so zusätzlich Übelkeit und Erbrechen hervorrufen können.

Nach allgemeiner Ansicht sind die Herzglykoside beim Fiebernden und bei Hyperthyreose weniger wirksam. Auch die akute Myokarditis läßt sich meist durch Digitalis kaum beeinflussen. Prophylaktische Verordnung von Digitalis oder Strophanthin bei Infektionskrankheiten, bei denen man das Auftreten einer Herzschädigung fürchtet, sowie vor Operationen ist zwecklos und wird von den meisten Klinikern abgelehnt. Wo allerdings eine vielleicht latente, geringfügige Kreislaufdekompensation besteht, wie häufig bei alten Leuten, Bronchitikern, Fettsüchtigen, wird man natürlich auch bei Infektionskrankheiten und vor Operationen Digitalispräparate verabfolgen.

Die Herzglykoside sind einzigartig in ihrer Wirkung und durch kein anderes Medikament ersetzbar. Auch das Coffein hat neben seiner Wirkung auf das Vasomotorenzentrum eine direkte, allerdings nur kurzdauernde inotrope Wirkung auf den Herzmuskel bei gleichzeitiger Steigerung der Coronardurchblutung und bessert daher die Leistungsfähigkeit des insuffizienten Herzens. Wegen seiner Nebenwirkungen (Tachykardie, Blutdrucksteigerung, Erhöhung der allgemeinen Erregbarkeit, Schlafstörung, Auftreten von Extrasystolen) wird es aber von Herzkranken subjektiv häufig schlecht vertragen, so daß die Anwendung von der Wirkung im Einzelfall abhängig gemacht werden muß.

Campher und seine Ersatzpräparate (Cardiazol, Coramin usw.) wirken auf den peripheren Kreislauf und nicht auf das Herz. Campher kann aber bei Herzkranken mit Kollapssymptomen indiziert sein. Auch die sympathikomimetischen Mittel (Adrenalin, Sympatol, Veritol, Ephetonin) haben eine positiv inotrope Wirkung auf das insuffiziente Herz. Sie ist aber wenigstens beim Adrenalin sehr flüchtig und verbunden mit einer starken Stoffwechselsteigerung des Herzens, Steigerung der Erregbarkeit, die zum Auftreten von gehäuften Extrasystolen und Kammerflimmern führen kann. Gleichzeitig wird die Herzfrequenz und der Blutdruck erhöht und damit das Herz vermehrt belastet. Adrenalin — auch als Zusatz bei der Lokalanästhesie — darf daher bei geschädigtem Herzen nicht gegeben werden, bei Coronarsklerose sind mehrfach Todesfälle nach Adrenalin aufgetreten. Intrakardiale Injektion von 0,5 mg Adrenalin wird des öfteren bei plötzlichem Herzstillstand (ADAMS-STOKESsche Anfälle, Narkose) angewendet, allerdings selten mit Erfolg. Wahrscheinlich würde man mit nicht so extrem hohen Dosen (0,1 mg) ebensoviel erreichen. Sympatol, Ephetonin, Veritol sind weniger belastend für das Herz und wegen ihrer Wirkung auf die peripheren Gefäße typische Kollapsmittel.

(Therapie der Herzrhythmusstörungen s. dort S. 359 ff.)

*Sauerstoffatmung* hat bei Herzkranken nur dann einen Erfolg, wenn eine akute Hypoxämie, eine ungenügende $O_2$-Sättigung des arteriellen Blutes vorliegt (akutes Herzversagen, Pneumonose, Lungenödem, Lungeninfarkt, Pneumonie). Die $O_2$-Atmung muß dann, wenn sie erfolgreich sein soll, so lange durchgeführt werden, wie die schwere Hypoxämie anhält. Da die $O_2$-Atmung mittels einer Atemmaske lästig ist, verwendet man besser den Nasenschlauch. In amerikanischen Krankenhäusern werden auch Sauerstoffzelte und Sauerstoffkammern verwendet, in denen eine Atmosphäre mit 70% $O_2$ mehrere Tage ununterbrochen eingeatmet werden kann. (Gute Erfolge besonders beim Herzinfarkt.)

Ist durch Anwendung der beschriebenen Behandlungsmethoden die Dekompensation beseitigt, so muß der Herzkranke durch geeignete *Übungstherapie* wieder an die Beanspruchungen des täglichen Lebens gewöhnt werden. Dieser Gesichtspunkt wird leider häufig vernachlässigt, obwohl er sowohl individual- wie sozial-medizinisch von großer Bedeutung ist. Akute Herzüberlastung führt zur Herzinsuffizienz, langsames und vorsichtiges Training kräftigt das Herz. Es ist daher mit der zunehmenden Belastung so vorsichtig zu verfahren, daß nie die jeweilige Leistungsfähigkeit überschritten wird. Schon im Beginn der Behandlung geschieht dies durch Massage, passive und vorsichtige aktive heilgymnastische Übungen. Sorgfältige Beobachtung der Reaktion des Kreislaufs ist entscheidend.

Ist Kompensation in Körperruhe eingetreten, so wird der Kreislauf allmählich an die aufrechte Körperhaltung gewöhnt, zunächst werden einige

Stunden im Sitzen verbracht, schließlich kurze, dann lang andauernde Spaziergänge ausgeführt. Die von Oertel angegebenen Terrainkuren, bei denen die Patienten in den Badeorten der steigenden Herzleistung angepaßte Spaziergänge auf bestimmten Wegen auszuführen haben, stellen ein solches allmähliches Training dar.

**Bäderbehandlung.** Seit alters spielt die Behandlung der Herzkranken mit Kohlensäurebädern eine große Rolle. Die $CO_2$ wirkt von der Haut aus gefäßerweiternd, senkt den Blutdruck und vermehrt das Herzminutenvolumen um 20—30%, ohne daß gleichzeitig der $O_2$-Verbrauch des Körpers gesteigert wird. Infolge der stärkeren Hautdurchblutung und des dadurch entstehenden Wärmegefühls sind $CO_2$-Bäder bei indifferenten und kühleren Temperaturen durchführbar als gewöhnliche Süßwasserbäder. Das $CO_2$-Bad ist also eine wenig belastende Übung für das Herz bei gleichzeitiger Umstellung der peripheren Blutverteilung. Bei Halbbädern ist die hydrostatisch bedingte Venendrucksteigerung geringer als beim Vollbad. Für die Bäderbehandlung kommen nur kompensierte oder leicht dekompensierte Kranke in Frage. Dabei sind die Erfolge oft ausgezeichnet. Indikationen sind alle Formen der latenten Herzinsuffizienz (Herzfehler, Hypertonus, Emphysem, Herzmuskelschädigungen nach Infektionen und Operationen, bei Hyperthyreosen usw.), Gegenindikationen erhebliche Dekompensation, besonders Lungenstauung, hochgradige Coronarinsuffizienz, Neigung zu Apoplexie. Auch die peripheren Kreislaufstörungen (Raynaudsche Krankheit, Hypotonie sowie Hypertonie) werden oft günstig beeinflußt. Die wichtigsten Kohlensäurebäder sind Kudowa, Landeck, Pyrmont, Nauheim, Oeynhausen. Die allgemeinen Einflüsse der Herzbäder (klimatische Umstellung, Milieuwechsel, Diätetik) spielen bei der Heilwirkung eine große Rolle. Auch Herzgymnastik, Atemübungen, Massage dürfen nicht vernachlässigt werden. Kneippsche Kuren, richtig durchgeführt und ärztlich geleitet, sind besonders für die Störungen der Blutverteilung ausgezeichnet. Die Hauffeschen Armbäder (mit ansteigenden Temperaturen von 35—43°) scheinen die Coronardurchblutung reflektorisch zu verbessern und unangenehme Herzsensationen zu beseitigen.

**Erhaltung der Kompensation.** Ist volle oder leidliche Kompensation erreicht, so muß sie erhalten werden. Die Diät ist im Laufe der Besserung im allgemeinen gelockert worden, die Salzzufuhr darf aber nie ad libitum gestattet werden. Regelmäßige Gewichtskontrollen zeigen an, wenn sich wieder latente Ödeme ansammeln und machen sofortige Salzeinschränkung und Anwendung der Diuretica und von Digitalis notwendig. Überanstrengungen müssen sorgfältig vermieden, Infektionen besonders der Atemwege möglichst schnell beseitigt werden. Berufswechsel, Tausch einer feuchten oder hochgelegenen Wohnung, Klimawechsel, sind heute schwer durchführbar, müssen aber, wenn notwendig, mit Entschiedenheit angestrebt werden.

## II. Die Untersuchung der Herzkranken.

### 1. Anamnese und Allgemeinbefund.

Für die Untersuchung der Herzkranken ist eine sorgfältige Anamnese die wichtigste Voraussetzung. Man kann fast sagen, daß bei aller Würdigung der objektiven Untersuchungsbefunde die Anamnese oft für die *Bewertung* des ganzen Krankheitsbildes den Ausschlag gibt. Schon aus der Art der Schilderung kann man meist vermuten, ob es sich um objektiv begründete Beschwerden oder um Äußerungen neurotischer Reaktionen handelt, die so gern auf das Herz projiziert werden. Die Mannigfaltigkeit und Intensität der Beschwerden steht dabei oft geradezu im Gegensatz zum objektiven Befund. Deshalb sind sie natürlich für den Kranken subjektiv nicht weniger bedeutungsvoll. Je schwerer das Herzleiden ist, desto mehr engen sich meist die Beschwerden auf die auch objektiv nachweisbaren Störungen ein. Die meisten der von Herzkranken geklagten Beschwerden sind vieldeutig und führen erst in ihrer charakteristischen Kombination das diagnostische Interesse auf en Kreislauf.

Die in der Herzgegend lokalisierten Beschwerden bestehen meist in Herzklopfen und Herzstichen, Enge- und Angstgefühl in der Herzgegend. Sie können Ausdruck eines ernsten Herzleidens, einer schweren Angina pectoris und können rein psychogen sein. Bei vegetativer Labilität und Hyperthyreose ist Herzklopfen ein konstantes Symptom, auch bei Aorteninsuffizienz und Hypertonie. Eine Extrasystole, oder besser gesagt, der der Extrasystole folgende Normalschlag, wird häufig besonders stark, evtl. auch schmerzhaft empfunden. Bei schmerzhaften Sensationen in der Herzgegend muß analysiert werden, ob körperliche Arbeit, Kälte, Aufregungen, Verdauungsarbeit sie verschlimmern und ob sie in den linken oder rechten Arm oder in die Carotiden ausstrahlen (Angina pectoris). Hyperästhesien im Bereich der vier oberen Thorakalsegmente (Druckempfindlichkeit der oberen 4 Brustwirbeldornfortsätze), Hyperalgesie der Mamille, in der Gegend des Spitzenstoßes sind häufiger bei „funktionellen" als bei organischen Herzbeschwerden. Schmerzhafte rheumatische Gelosen in der Pectoralismuskulatur werden nicht selten als Herzschmerzen gedeutet. (Über Symptomatik und Ursachen der Herzschmerzen s. S. 394, 396.) Brennen hinter dem Brustbein ist oft ein Symptom der Aortitis luica.

Wesentlich besser zu objektivieren sind die *Atembeschwerden* der Herzkranken, da ihre Abhängigkeit von körperlichen Anstrengungen leicht nachweisbar ist. Aber auch die Atemnot bei pulmonalen Erkrankungen, bei Anämien, Erschöpfungszuständen (Hungerödem, Kachexie), werden durch Muskelarbeit verschlimmert. Über die anfallsweise auftretenden Atemstörungen des Asthma cardiale und bronchiale s. S. 336. Lassen sich andere Erkrankungen ausschließen, so ist das Ausmaß der Atemnot bei Anstrengungen ein gutes Maß für die Schwere einer Herzerkrankung. Als Atemnot wird von Patienten auch oft das Gefühl bezeichnet, nicht durchatmen zu können. Nur selten findet sich hierbei ein organischer Herzbefund. Besonders nachts und morgens auftretender Husten (Art des Sputums!) als Symptom einer Stauungsbronchitis ist zu beachten.

Fast alle Dekompensierten klagen über *allgemeine Schwäche* und Schwere in den Gliedern, besonders nach Anstrengungen. *Schwindel* kann ein Symptom einer örtlichen Durchblutungsstörung bei cerebraler Sklerose oder Hypertonie, aber auch ein Symptom der allgemeinen Herzinsuffizienz sein und ist dann oft von „Schwarzwerden vor den Augen", in schweren Fällen von Ohnmachtsanwandlungen begleitet. In den meisten Fällen ist *Ohnmacht* aber ein peripher bedingtes Kollapssymptom (S. 372).

*Druckgefühl im Kopf und Kopfschmerzen* können als Stauungssymptom auftreten. Kopfschmerzen sind besonders bei der Hypertonie häufig. *Schlaflosigkeit und Schlafstörungen* durch Dyspnoe können bei schwer Dekompensierten besonders quälend sein.

Die *Störungen des Wasserstoffwechsels* (Oligurie, Nykturie, Ödeme) entwickeln sich bei fast jeder Dekompensation, werden aber gelegentlich nicht beachtet und erst auf Fragen ins Bewußtsein gebracht.

Druck- und Völlegefühl im Epigastrium als Symptome der *Stauungsleber*, gelegentlich auch heftige Schmerzen bei akuter Anschoppung ohne das An- und Abschwellen der Kolik werden angegeben, ebenso Blähungssymptome

(Meteorismus) durch Störung der Gasresorption. Bei schwerer Kreislaufdekompensation und bei Coronarsklerose kann auch starke Gewichtsabnahme auftreten (Kreislaufkachexie).

Hat die Anamnese die Aufmerksamkeit auf das Herz gelenkt, so wird sie durch Fragen, insbesondere nach überstandenen Infektionen, rheumatischen Erkrankungen, Scharlach, Anginen, Diphtherie, Typhus, Fleckfieber, Lues usw. als den häufigsten Ursachen für Herzerkrankungen ergänzt. Es muß sorgfältig festgestellt werden, ob diese Krankheiten von auffallend lang dauernder Hinfälligkeit und Körperschwäche gefolgt waren, ob damals schon eine Herzerkrankung festgestellt wurde. Fragen nach Erkrankungen der Eltern und Geschwister hinsichtlich erblich gehäufter Kreislauferkrankungen (Hypertension, Angina pectoris, Apoplexie, Rheumatismus) sind wichtig.

Inzwischen hat man ein Bild vom Patienten gewonnen, allgemeinen Kräftezustand, Dyspnoe, Cyanose, Ikterus, Trommelschlegelfinger, Husten, Ödeme registriert und sich der Untersuchung des Pulses zugewandt. Die Bedeutung der einzelnen Pulsqualitäten wird in den Lehrbüchern der klinischen Untersuchungsmethoden dargestellt und im übrigen in den speziellen Kapiteln dieses Lehrbuches abgehandelt.

Zweckmäßigerweise bestimmt man jetzt die Höhe des Blutdrucks im Sitzen und auch im Liegen und kann evtl. durch Feststellung einer Hypertension eine der häufigsten Ursachen der Kreislaufdekompensation erkennen. Nachdem der Patient sich ausgezogen hat, orientiert man sich über das Vorliegen von Ödemen an den abhängigen Körperstellen, über das Vorhandensein von Leber- und Milzvergrößerung, Meteorismus, die Höhe des Venendrucks und wendet sich dann zu der

**Untersuchung der Thoraxorgane.**

*Thoraxform.* Zu achten ist auf Kyphoskoliose, Emphysem (SCHWENNINGERsche Venenektasien am Rippenbogen), Voussure (Herzbuckel bei kongenitalen und in früher Jugend erworbenen Herzfehlern), die seltene Penetrierung eines Aortenaneurysmas durch das Sternum.

Die Übertragung der Kontraktionen des Herzens auf die Brustwand äußert sich auch beim Gesunden als *Herzstoß*, der sicht- und fühlbar sein kann aber nicht muß. Hebender Herzstoß ist ein Zeichen der Hypertrophie der linken Kammer. In der Umgebung des Herzstoßes kann sich bei vergrößertem Herzen systolisches Einsinken der Intercostalräume finden. Negativer Herzstoß mit Einziehung der Brustwand ist ein Symptom der Concretio und Accretio pericardii mit Fixierung des Herzens an Mediastinum und Brustwand.

Der Herzstoß, der am weitesten nach außen und unten gelegene Punkt der sicht- oder fühlbaren Herzaktion, entspricht meist nicht der Herzspitze, sondern einem Punkt des vom linken Ventrikel gebildeten Herzrandes und wird daher besser nicht als Herz*spitzen*stoß bezeichnet. Er ist wichtig für die Bestimmung der Herzgrenzen. Zwerchfellhochstand drängt den Herzstoß nach oben und lateral, Zwerchfelltiefstand und Emphysem kann ihn unfühlbar machen. Lage meist im 5. Intercostalraum einwärts von der Medioclavicularlinie. Verlagerung des Herzens nach links und Hypertrophie des linken Ventrikels läßt den Herzstoß nach außen und tiefer rücken. Bei starker Herzvergrößerung und bei schmalem Thorax überträgt sich der Herzstoß auf die laterale Brustwand und wird innerhalb der Axillarlinine fühlbar.

Bei erheblicher Vergrößerung des *rechten* Ventrikels werden Pulsationen oft über der ganzen linken vorderen Brüstwand, besonders auch am linken Sternalrand, in der Gegend des Conus arteriosus, über dem unteren Sternum und im epigastrischen Winkel fühlbar und evtl. sichtbar. Epigastrische

Pulsationen finden sich auch normalerweise bei lebhafter Herzaktion, bei kurzem Sternum und Tiefstand des Zwerchfells.

Im zweiten rechten Intercostalraum und evtl. auch im Jugulum werden Pulsationen der erweiterten Aorta sichtbar und fühlbar, im 2. linken Intercostalraum das Klappen des 2. Pulmonaltones bei starker Drucksteigerung im Lungenkreislauf fühlbar. Bewegungen des Kehlkopfes synchron mit der Herzaktion finden sich bei hochgradigen Erweiterungen der Aorta im Bogenabschnitt als OLIVER-CARDARELLIsches Symptom (Aortenaneurysma). Stark sichtbares Schlagen der Carotiden weist auf große Blutdruckamplitude hin (Aorteninsuffizienz, Aortensklerose, allgemeine Arteriosklerose), starke Ausbildung der Venenzeichnung auf der Brusthaut deutet auf Einflußstauung.

Die allgemeinen Regeln der *Auskultation* des Herzens werden in den Lehrbüchern der klinischen Untersuchungsmethoden dargestellt, die diagnostische Bedeutung für die einzelnen Herzerkrankungen siehe in den speziellen Kapiteln dieses Lehrbuches.

## 2. Herzform und Größe.

Veränderungen der Größe, Form und des Pulsationstyps des Herzens sind von entscheidender Bedeutung für die Diagnose der Herzerkrankungen und exakt nur durch die Röntgenuntersuchung festzustellen. Eine gründliche Herzuntersuchung ist heute ebensowenig wie eine Lungenuntersuchung ohne Röntgendurchleuchtung denkbar. Deshalb darf die Perkussion des Herzens in der klinischen Ausbildung auf keinen Fall vernachlässigt werden, da gerade in dringlichen Fällen, wo schnelle und lebenswichtige Entscheidungen notwendig sind, das Röntgenverfahren oft nicht zur Verfügung steht. Über die Herzperkussion siehe die Lehrbücher der klinischen Untersuchungsmethoden.

**Die Röntgenuntersuchung des Herzens** soll soweit behandelt werden, wie sie für das Verständnis der klinischen Röntgenbilder und der räumlichen Beziehungen des Herzens im Thorax notwendig ist. Die Röntgenuntersuchung erfolgt grundsätzlich mit einem Röhrenabstand von 2 m (Fernaufnahme), um Verzeichnungen durch das divergierende Strahlenbündel möglichst zu verringern. Für die Beurteilung des Herzens ist die Durchleuchtung wichtiger als die Aufnahme, da hierbei ein räumliches Bild gewonnen und auch die Pulsation der verschiedenen Herzabschnitte berücksichtigt werden kann. Es ist für die Diagnostik sehr wichtig zu wissen, welche Herzteile in den verschiedenen Durchmessern randbildend sind und in welcher Richtung sich Vergrößerungen der einzelnen Herzteile auswirken[1].

Das auf die vordere Brustwand projizierte Herzgefäßbild im sagittalen Durchmesser (Abb. 2) wird rechts (rechts und links immer vom Patienten betrachtet) begrenzt durch 2 konvex gekrümmte, etwa gleich lange Bögen, von denen der untere stärker gekrümmte den rechten Herzrand darstellt und vom rechten Vorhof gebildet wird. Nur im untersten Abschnitt kann die rechte Kammer, besonders bei Steilstellung des Herzens, randbildend werden. Der obere flacher gekrümmte stellt die rechte Begrenzung des Gefäßbandes dar und wird von der V. cava cran., bei Erweiterung und Verlängerung der Aorta (Alter, Aortensklerose, Aorteninsuffizienz, Aneurysma) von dieser gebildet.

Auf der linken Seite springt oben als stark gekrümmte Linie der „Aortenknopf" hervor, der der linken Wand des Aortenbogens in der Gegend des Isthmus aortae entspricht und sich nach unten in den Schatten der Aorta descendens fortsetzt. Der untere, ebenfalls stark gekrümmte Bogen (linker Kammerbogen) wird von dem septumnahen Streifen der Vorderwand der linken Kammer gebildet. Die Trennungslinie zwischen rechter und linker Kammer liegt jedoch dicht am linken Kammerbogen. Die Vorderwand des Herzens wird also fast ganz vom rechten Vorhof und von der rechten Kammer gebildet. Auch die Unterfläche des Herzens wird vom rechten Vorhof und der rechten Kammer eingenommen.

[1] Die in Abb. 2—10 dargestellten schematischen Herzskizzen sind dem ausgezeichneten Buch von E. ZDANSKY, Röntgendiagnostik des Herzens und der großen Gefäße, Verlag Julius Springer, Wien 1939, entnommen und zum Teil leicht abgeändert. Das vorliegende Kapitel folgt im wesentlichen den ZDANSKYschen Darlegungen.

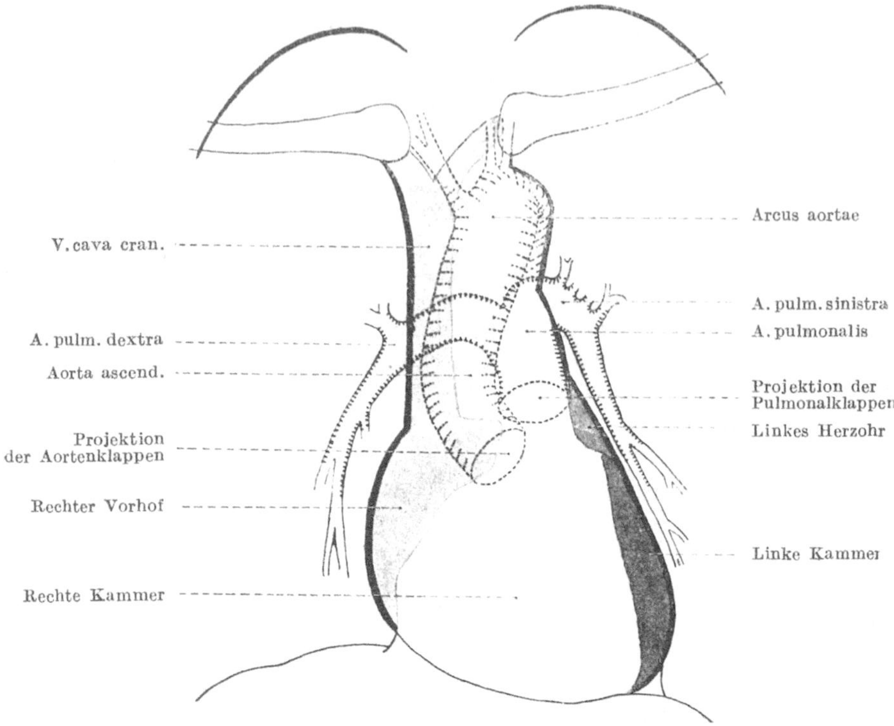


**Abb. 2. Auflösung der normalen Herzsilhouette bei sagittaler Durchleuchtung. (Nach ZDANSKY.**

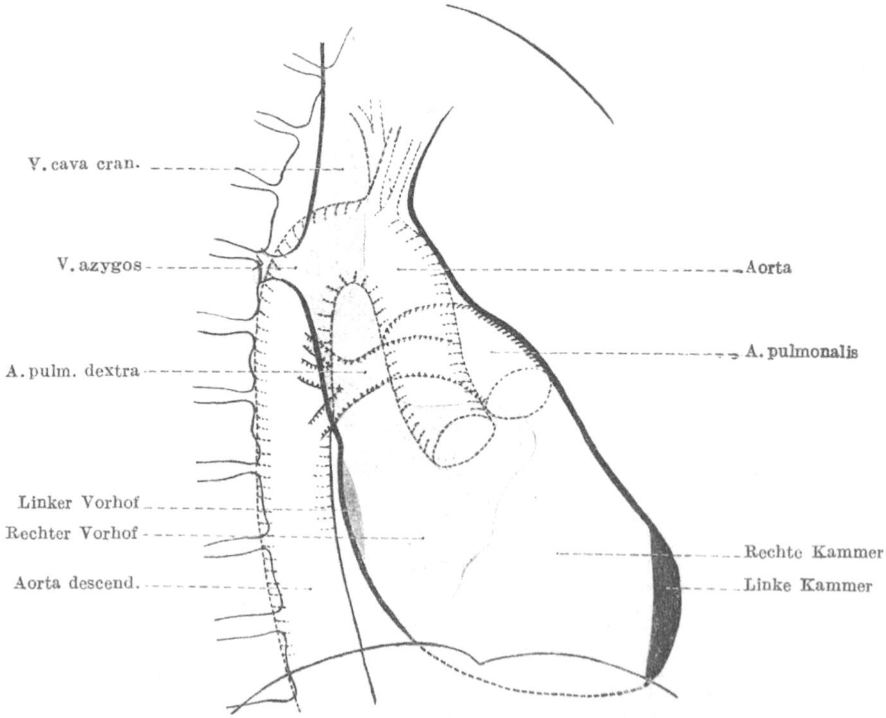


**Abb. 3. Normale Herzsilhouette im 1. schrägen Durchmesser (rechte Schulter nach vorn gedreht. (Nach ZDANSKY.)**

Zwischen Aortenknopf und Kammerbogen liegt die *Herzbucht*, die sich häufig in zwei flache Bögen auflösen läßt, von denen der untere dem linken Herzohr, der obere der linken Begrenzung des Stammes der A. pulmonalis (Pulmonalbogen) entspricht. In dieser Höhe verzweigt sich die A. pulmonalis. Der rechte Ast zieht horizontal hinter der Aorta ascendens und der V. cava cran. etwas caudal und ventral vom rechten Bronchus zur rechten Lungenwurzel. Der linke Hauptast zieht über den linken Hauptbronchus hinweg nach oben hinten und biegt dann nach unten um.

Die Äste der Pulmonalarterie bilden den Hauptteil des normalen Hilusschattens.

Die Tiefe der Herzbucht tritt bei Querlage des Herzens, Vergrößerung des linken Ventrikels deutlicher hervor. Sie wird ausgefüllt bei Steilstellung des Herzens und bei Vergrößerung des rechten Herzohrs und der A. pulmonalis.

Wird der Patient um 45° nach links gedreht, so daß die rechte vordere Schulter dem

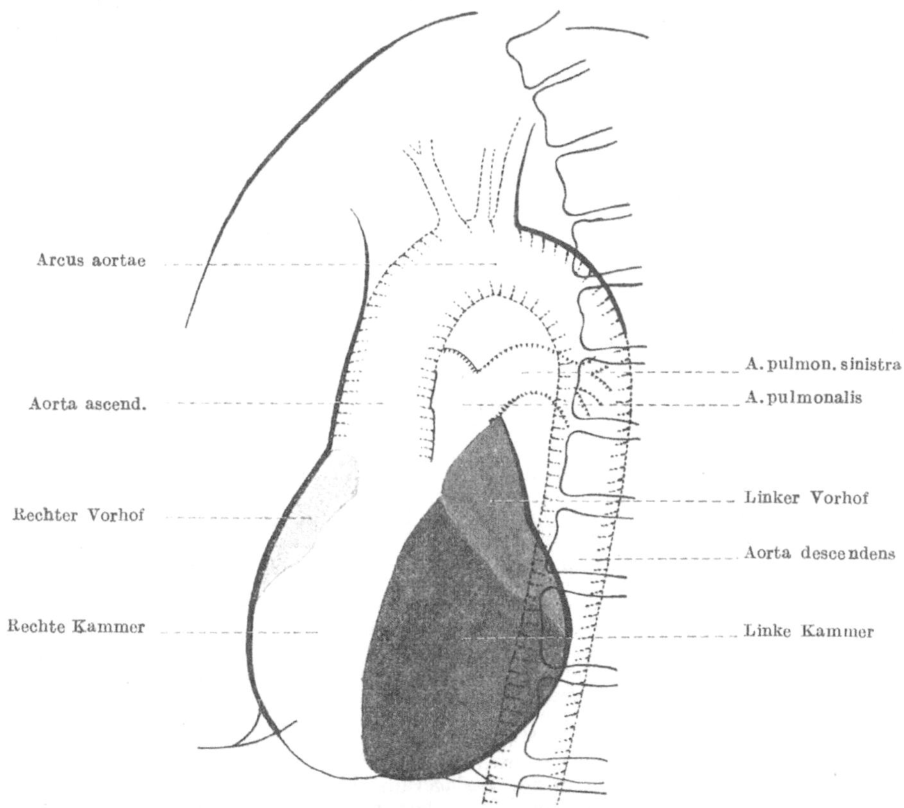


**Abb. 4. Herzsilhouette im 2. schrägen Durchmesser (linke Schulter nach vorn gedreht). (Nach Zdansky.)**

Röntgenschirm und dem Betrachter sich nähert (*Fechterstellung, 1. schräger Durchmesser oder rechtes vorderes Schrägbild,* Abb. 3), so liegen rechter Vorhof und rechte Kammer dem Beschauer zugewendet. Die linke Kammer ist nur noch an der Herzspitze randbildend, während sonst die rechte Kammer und nach oben hin der Conus pulmonalis die linke Herzgrenze bildet.

Am rechten Herzrand ist der rechte Vorhof im caudalen Teil randbildend, während im oberen Abschnitt der *linke* Vorhof sichtbar und bei starker Drehung der Patienten schließlich allein randbildend wird.

Durch die Drehung in den 1. schrägen Durchmesser rückt die Wirbelsäule aus dem Herzgefäßschatten heraus. Die helle Fläche zwischen beiden, die bei tiefer Einatmung deutlicher wird, wird als Holzknechtsches Feld oder Retrokardialfeld bezeichnet, in dem Aorta descendens, Speiseröhre und Lymphdrüsen liegen. Eine Vergrößerung des linken Vorhofs wird durch eine Einengung des Holzknechtschen Raumes deutlich. Sie kann noch besser dargestellt werden durch die Kontrastfüllung des Oesophagus, der normalerweise geradlinig oder, besonders bei hochstehendem Zwerchfell, leicht ventral-konkav unmittelbar hinter dem Herzen nach unten zieht. Bei Vergrößerung des linken Vorhofs und auch des linken Ventrikels wird der Oesophagus nach hinten und rechts ausgebuchtet.

Wird der Patient vor dem Röntgenschirm nach rechts gedreht, so daß die linke Schulter sich dem Betrachter nähert (*2. schräger Durchmesser, linkes vorderes Schrägbild*, Abb. 4), so ist am rechten Herzschattenrand im unteren Abschnitt die rechte Kammer, im oberen der rechte Vorhof randbildend, während am linken der linke Vorhof und unten die linke Kammer mit stark konvexem Bogen den Wirbelsäulenschatten kreuzend hervortreten. Das Septum liegt dann etwa sagittal in der Mitte des Herzens. Der Aortenbogen liegt jetzt etwa quer zum Beschauer. Die rechte Grenze des Gefäßbandes wird von der Aorta ascendens gebildet, das auf der linken Seite durch das helle Band der Trachea abgeschlossen wird. Bei Erweiterung und bei Verkalkung der Aorta ascendens ist ihre Breite hier besonders gut zu übersehen und auch meßbar. Da sie dann meist auch stärker pulsiert, ist speziell die Aortitis luica in dieser Stellung gut diagnostizierbar. Vom Aortenbogen ist weiterhin die obere Begrenzung des distalen Abschnitts gut sichtbar, der Innenbogen nur teilweise.

Für die Beurteilung der Herzform und -größe ist die Berücksichtigung der Thoraxform und der *Zwerchfellstand* wichtig. Bei breitem, kurzem Thorax steht das Zwerchfell hoch,

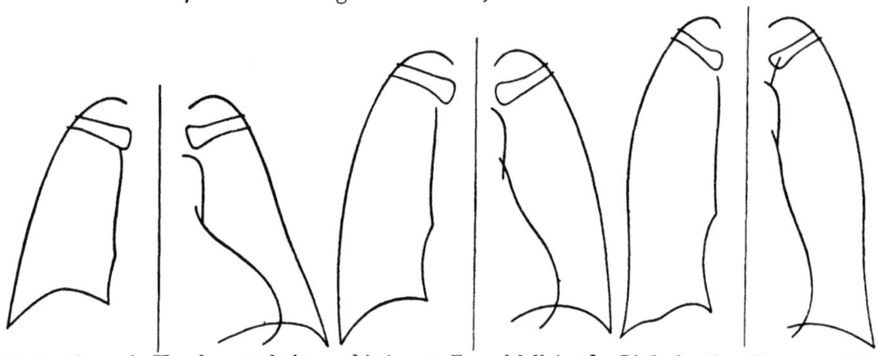

Abb. 5. Normale Herzformen bei verschiedenem Zwerchfellstand. *Links* breiter Thorax mit hochstehendem Zwerchfell und querliegendem Herzen, *Mitte* haufigste Form. *Rechts* schlanker Thorax mit tiefstehendem Zwerchfell und mittelständigem Herzen. (Nach ZDANSKY.)

das Herz liegt quer (Abb. 5) und ähnelt bei vertiefter Herzbucht dem Bild der Linkshypertrophie (Abb. 7). Die normale „Schrägform" ist die häufigste. Bei schmalem „asthenischem" Thorax steht das Zwerchfell tief, das Herz hängt lang herunter, nähert sich der Tropfenform, die Herzbucht ist verstrichen. Man muß diese ins Bereich der Normalen fallenden Variationen kennen, um Fehldiagnosen zu vermeiden. Normalerweise steht die Zwerchfellkuppel bei ruhiger Atmung in Höhe des 9. hinteren Intercostalraumes, rechts etwas höher als links. Bei Zwerchfellhochstand erfährt das Herz eine Drehung in dem Sinne, daß die Spitze nach links — vorn — oben rückt, bei einer gleichzeitigen Drehung um die Längsachse nach links, so daß sich die Vorderfläche nach links dreht. Diese Veränderungen sind unter Umständen durch tiefe Inspiration wieder auszugleichen. Da dabei auch die Aortenwurzel und die Durchtrittsstelle der Aorta durch das Zwerchfell gehoben wird, entsteht das Bild einer Verbreiterung des Gefäßbandes mit Vorspringen des Aortenkopfes. Bei Jugendlichen und in der Schwangerschaft kann durch Hochdrängen des Zwerchfells und Stauchung des Herzens auch das Bild der mitralen Konfiguration entstehen. Hochstand einer Zwerchfellhälfte kann zur Verlagerung des Herzens nach der anderen Seite führen. Bei Zwerchfelltiefstand rückt das Herz nach unten bei gleichzeitiger Rechtsrotation, so daß der linke Herzrand (in sagittaler Stellung) geradliniger verläuft, die Herzbucht durch das linke Herzohr und den Conus pulmonalis infolge der Rechtsdrehung ausgefüllt wird und oft auch der Aortenknopf zurücktritt. Bei hochgradigem Tiefstand des Zwerchfells kann das Herz seine Unterlage einbüßen (Tropfen- oder Pendelherz).

Diese Beziehungen sind vor allem bei der Beurteilung der *Größe des Herzens* zu berücksichtigen. Die Größe des Herzens steht in sinnvoller Beziehung zur Gesamtmuskelmasse des Körpers, daher ist eine Größenbestimmung in absoluten Massen oder auch in Beziehung zur Thoraxbreite nur bedingt sinnvoll. Es ist viel Mühe darauf verwendet worden, rechnerische Beziehungen zwischen Herzmaßen, Thoraxbreite und Höhe und Körpergröße herzustellen und so eine sichere Beurteilung zu gewinnen, ob die Herzgröße noch als normal zu bezeichnen ist oder nicht. Aber gerade für die geringeren Abweichungen von der Norm versagen fast alle derartigen Bemühungen. Es ist im allgemeinen für den Erfahrenen einfacher und sicherer, sich auf den allgemeinen Eindruck als auf die „Pseudoexaktheit der Zahl" zu verlassen.

Die üblichsten Hilfsmaße des Herzens sind folgende (Abb. 6):

1. Der größte Abstand des rechten und linken Herzrandes von der Medianlinie (rechter und linker Medianabstand, $Mr$ und $Ml$) verhalten sich beim normalen Herzen etwa wie 1:2, sind aber sehr abhängig vom Zwerchfellstand, ebenso

2. Die Diagonale des Herzens *D*, die Verbindungslinie der beiden lateralsten Punkte des rechten und linken Herzrandes.

3. *Mr* und *Ml* zusammengenommen bilden den Transversaldurchmesser des Herzens, der naturgemäß auch vom Zwerchfellabstand abhängig, aber für vergleichende Reihenuntersuchungen gut brauchbar ist.

4. Der Längsdurchmesser des Herzens, der Abstand vom rechten Herzgefäßwinkel zur Herzspitze, ist zwar von der Stellung des Herzens zur Frontalebene abhängig, aber weniger vom Zwerchfellstand und soll nach DIETLEN zum Transversaldurchmesser in der Norm im Verhältnis von 1,1:1 stehen.

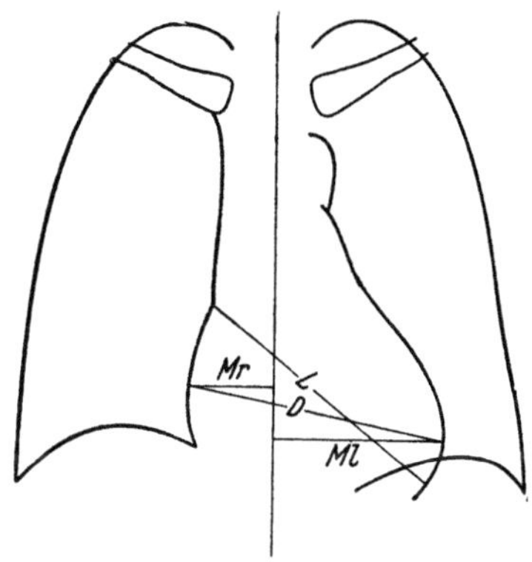


Abb. 6. Hilfsmaße des Herzens. (Nach ZDANSKY.)

5. Für wissenschaftliche Vergleichsuntersuchungen kann auch die Herzfläche bei sagittaler Durchleuchtung herangezogen werden, wobei allerdings die oberen und unteren Grenzen des Herzens geschätzt werden müssen. Noch wichtiger wäre eine Volumenbestimmung des Herzens, wozu dann noch die Tiefendimensionen des Herzens im Frontalorthodiagramm — also bei seitlicher Durchleuchtung — bestimmt werden müssen. Diese Methoden haben sich jedoch wegen ihrer Kompliziertheit und der großen individuellen Streuungsbreite nicht eingebürgert.

6. Häufiger verwendet man den sog. Herz-Lungenquotienten, d. h. das Verhältnis von Thoraxbreite (horizontaler Abstand der seitlichen Innenkonturen des knöchernen Thorax in Höhe der Zwerchfellkuppel) zum Transversaldurchmesser des Herzens. Er beträgt bei Gesunden durchschnittlich 2:1 mit einer Schwankungsbreite von 1,84—2,25 (DIETLEN).

Diese Maße geben nur einen ungefähren Anhalt dafür, ob ein Herz als normal oder vergrößert zu beurteilen ist.

Wesentlich wichtiger als die absolute Größe ist die *Form* des Herzens, da sie wichtige diagnostische Schlüsse auf die Art der vorliegenden Herzerkrankung erlaubt.

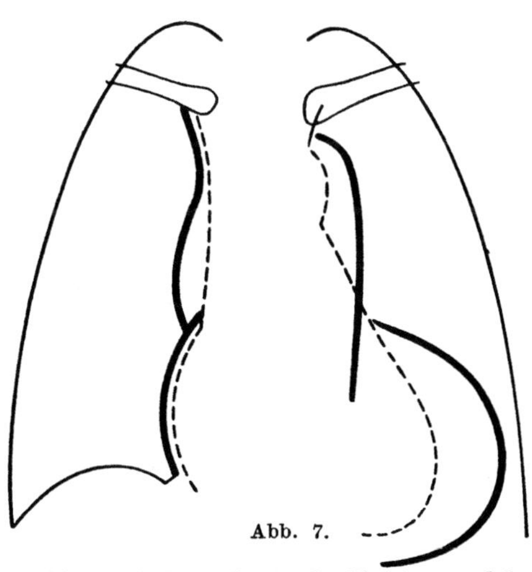

Abb. 7.

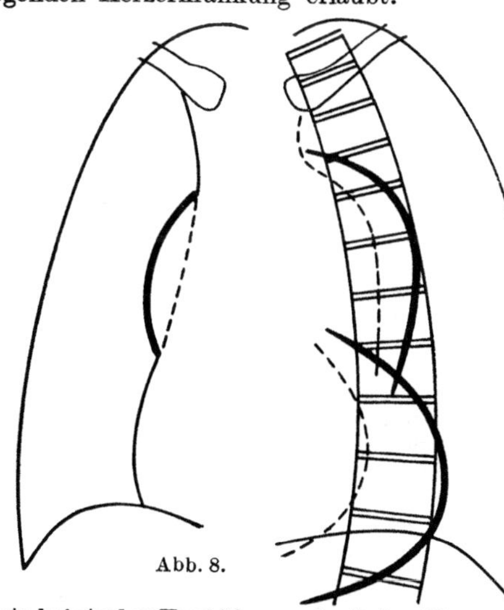

Abb. 8.

Abb. 7 u. 8. Veränderung der Herzform und der Aorta bei starker Vergrößerung der linken Kammer (Aortenherz). Normale Herzsilhouette gestrichelt. Abb. 7 Sagittalbild. Abb. 8 zweiter schräger Durchmesser. (Nach ZDANSKY.)

Hypertrophie und Dilatation der *linken Kammer* sind infolge ihrer funktionellen Koppelung (s. S. 321 ff.) fast immer in wechselndem Grade kombiniert und auch im Röntgenbilde kaum zu trennen. Die noch als physiologisch zu betrachtende „tonogene“ Dilatation führt zunächst zu einer Längsdehnung der linken Kammer, die an der Ausflußbahn (Vorderwand der linken Kammer und ventrale Teile des Septums zwischen Spitze und Aortenostium) ihren Anfang nimmt und an einer Verlängerung des linken Kammerbogens mit Verlagerung der Herzspitze nach links unten erkennbar ist. Bei ausgesprochener Hypertrophie rundet sich im Sagittalbild der linke Kammerbogen stärker und ladet nach links aus (Abb. 7), im 2. schrägen Durchmesser wird die Vergrößerung der linken Kammer *nach hinten* deutlich (Abb. 8), im 1. schrägen Durchmesser wird der linke Vorhof nach hinten gedrückt, so daß der kontrastgefüllte Oesophagus in einem großen, dorsalwärts gerichteten Bogen nach abwärts zieht. Das Gefäßband wird meist breiter, der Aortenbogen vermehrt geschwungen (2. Durchmesser) Hervortreten des Aortenknopfes und stärkere Ausladung der linken Kammer läßt die Herzbucht deutlicher werden. (Aortale Konfiguration, Entenform des Herzens.)

Die Vergrößerung der *rechten Kammer* (Abb. 9) führt schon durch Verlängerung der Ausflußbahn (Kammervorderwand und Septum bis zum Conus pulmonalis) infolge des festen Widerlagers am Zwerchfell zu einem Hochrücken des Conus pulmonalis und Ausfüllung der Herzbucht (mitrale Konfiguration). Hypertrophie und Ausweitung der rechten Kammer hat eine Drehung des Herzens nach links zur Folge, die linke Kammer wird nach hinten gedrängt, so daß die vergrößerte rechte Kammer im Sagittalbild auch im oberen Teil des linken Herzrandes randbildend wird. Vergrößerung der rechten Kammer vergrößert das Sagittalbild sowohl nach rechts *wie nach links* mit Ausfüllung der Herzbucht. In den Schrägbildern wird die Vergrößerung der rechten Kammer zur vorderen Brustwand hin erkennbar, besonders im zweiten schrägen Durchmesser.

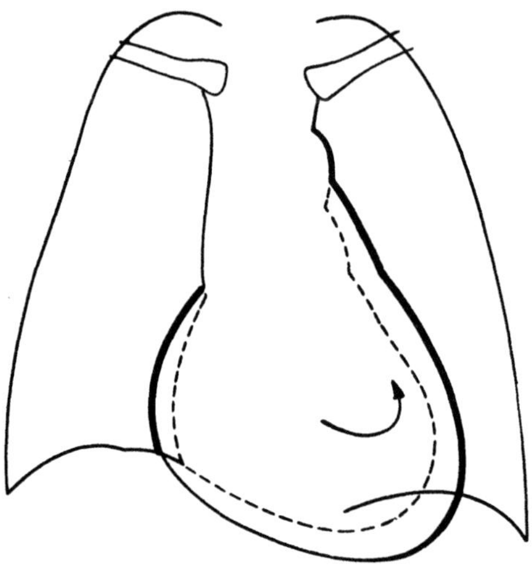

Abb. 9. Herzform bei Vergrößerung der rechten Kammer (Mitralherz). Normale Herzsilhouette gestrichelt. Verbreiterung des Herzens nach links und rechts, Ausfüllung der Herzbucht. (Nach ZDANSKY.)

Isolierte Vergrößerung des *rechten Vorhofs* ist selten (z. B. bei Tricuspidalstenose), meist ist sie mit Vergrößerung der rechten Kammer kombiniert. Verbreiterung des Herzens nach rechts — wo der rechte Vorhof im Sagittalbild randbildend ist — ist meist auf Vergrößerung der rechten Kammer zurückzuführen, unter Umständen auch durch Verdrängung durch die vergrößerte linke Kammer oder den linken Vorhof; wieweit auch der rechte Vorhof vergrößert ist, ist oft schwer zu sagen und muß unter Zuhilfenahme anderer Faktoren (Lungenstauung, Venendruck) geklärt werden.

Die Vergrößerung des nach hinten liegenden *linken* Vorhofs ist diagnostisch viel wichtiger, da sie sich sowohl bei der Insuffizienz der linken Kammer wie bei Mitralfehlern findet. Der linke Vorhof ist normalerweise im Vorderbild nur im unteren Teil der Herzbucht durch das linke Herzohr randbildend. Hier kann sich seine Vergrößerung durch einen Buckel verschiedenen Ausmaßes äußern. Auf der rechten Seite kann der vergrößerte linke Vorhof als dichter Schatten innerhalb der Herzsilhouette sichtbar werden oder als Doppelkontur den rechten Vorhof von medial oben überragen (Abb. 31), besonders wenn eine gleichzeitige Vergrößerung der rechten Kammer zur Linksrotation des Herzens führt. Die Vergrößerung des linken Vorhofs ist besonders gut im ersten schrägen Durchmesser (Abb. 10) zu beurteilen, wo die hintere Begrenzung des Herzens durch den linken Vorhof gebildet wird, und kann den ganzen Retrokardialraum ausfüllen. Der Oesophagus zeigt dann unterhalb der Bifurkation der Trachea, die hochgedrängt und gespreizt wird, eine starke nach hinten gelegene umschriebene Krümmung. Diese Verdrängung des Ösophagus unterscheidet sich von der oben schon erwähnten durch Vergrößerung der linken Kammer bedingten dadurch, daß die letztere nicht winklig unterhalb der Bifurkation ansetzt, sondern in einem großen Bogen um die Herzhinterwand verläuft. (Die speziellen Formveränderungen des Herzens siehe bei den einzelnen Herzerkrankungen.)

*Die Pulsationen des Herzgefäßschattens im Röntgenbild* sind nicht nur von den Volumschwankungen der Hohlräume, sondern auch von der bei jeder Aktion erfolgenden Drehung des Herzens, der mitgeteilten Pulsation anderer Herzabschnitte, dem Zwerchfellstand und dem Einfluß anderer von außen auf das Herz wirkender Faktoren abhängig. Ihre eindrucksmäßige Beurteilung bei der Durchleuchtung kann durch das Röntgenkymogramm festgehalten und analysiert werden. Die richtige Beurteilung des Pulsationsbildes erfordert besondere Kritik und röntgenologische Erfahrung. Die normalen Variationen sind so groß und ihre Ursachen im Einzelfall so schwer zu beurteilen, daß sich allgemeine Richtlinien über das ohne weiteres Selbstverständliche hinaus kaum aufstellen lassen. Insbesondere sind sichere Aussagen über die Leistungsfähigkeit einzelner Abschnitte des Herzmuskels entgegen anders lautenden Behauptungen aus dem Kymogramm kaum möglich. Soweit ganz spezielle diagnostisch wichtige Befunde erhoben werden können, wie z. B. das Fehlen der Pulsationen bei Concretio pericardii, die systolisch expansive Pulsation der Aorta bei

Aorteninsuffizienz und Aortitis, der Pulmonalis bei offenem Ductus Botalli und bei Septumdefekten, wird in den speziellen Kapiteln darauf hingewiesen.

*Lungenbild bei Herzerkrankungen.* Die Betrachtung der Hilus- und Gefäßschatten und der Lungenfelder kann wichtige Aufschlüsse über die Verhältnisse im kleinen Kreislauf geben. Es ist dabei zu unterscheiden zwischen der *Drucksteigerung in den Lungenarterien*, bei der neben Erweiterung und verstärkter Pulsation des Pulmonalbogens auch Hilus- und Gefäßschatten dichter, verbreitert, stärker pulsierend, aber scharf gegen das normal helle Lungengewebe abgegrenzt sind, und die sämtliche Lungengefäße betreffende *Lungenstauung*, bei der die Hilus- und Gefäßschatten noch breiter und verwaschener werden und sich mit

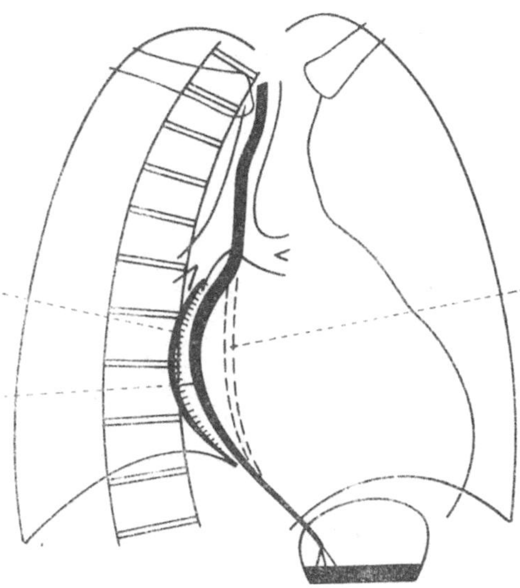


Abb. 10. Herzsilhouette bei Mitralfehler im 1. schrägen Durchmesser. Ausbuchtung des linken Vorhofs nach hinten in das Retrokardialfeld. Der kontrastgefullte Oesophagus ist unterhalb der Bifurkation der Trachea nach hinten und rechts verdrangt. (Nach ZDANSKY.)

einem feinen Netzwerk bis in die Peripherie fortsetzen können. Dabei werden durch Überfüllung der Capillaren und Transsudation in Alveolen und Lymphspalten auch die Lungenfelder trüber und verwaschen. Es kann sich sogar das Bild miliarer Tüpfelbildung ähnlich wie bei der Miliartuberkulose entwickeln (Mitralstenose). Trennung der Drucksteigerung in den Pulmonalarterien von der Stauungslunge ist aber nur in reinen Fällen möglich. Die arterielle Drucksteigerung findet sich bei Lungenemphysem, indurativer Lungentuberkulose, Silikose, Pleuraschwarten, Kyphoskoliose, Kurzschlüssen zwischen rechtem und linkem Herzen (Septumdefekte, offener Ductus Botalli). Lungenstauung bei Mitralfehlern und Insuffizienz der linken Kammer. Das Röntgenbild gibt für Zunahme und Abnahme der Lungenstauung klinisch besonders wichtige Anhaltspunkte.

Verminderte Füllung der Pulmonalarterien (Verschmälerung der Hilusschatten, helle Lungenfelder) findet sich z. B. bei Pulmonalstenose und bei reinen Fällen von Concretio pericardii ohne Vitium.

## 3. Allgemeine Elektrokardiographie.

Die Elektrokardiographie ist neben der Röntgenuntersuchung zur wichtigsten Untersuchungsmethode des Herzmuskels geworden, da sie nicht nur die Analyse der Rhythmusstörungen, sondern auch diagnostische Schlüsse über den Zustand des Herzmuskels ermöglicht, die mit keiner anderen Methode zu gewinnen sind. Zu ihrem Verständnis sind einige Bemerkungen über die Grundlagen der Elektrokardiographie notwendig.

Die Herzmuskulatur ist ein Syncytium von Millionen von Zellen, deren Einzelpotentiale sich im Ekg überlagern. Die Form des vom Herzen ableitbaren normalen Herzpotentials ist daher abhängig 1. von der Form der Einzelpotentiale, 2. von der Art der Verflechtung der einzelnen Muskelfasern und Bündel, 3. von der durch die Anordnung des spezifischen Reizleitungssystems bedingten Reihenfolge der Erregung der einzelnen Herzmuskelabschnitte. Dazu kommt bei der beim Menschen üblichen Ableitung von den Extremitäten oder vom Thorax der Einfluß der Herzlage, der elektrischen Leitfähigkeit der umgebenden Medien, die sich unter pathologischen Verhältnissen ebenfalls ändern können. Diese Verhältnisse sind in ihrer Gesamtheit so kompliziert und so schwer exakt erfaßbar, daß die klinische Elektrokardiographie zum großen Teil eine reine Erfahrungswissenschaft und ihre theoretische Deutung noch keineswegs abgeschlossen ist. Trotzdem können wir für das Verständnis des pathologischen Ekgs eine Reihe von Beziehungen als wahrscheinlich annehmen.

In der lebenden, von einer semipermeablen Membran umhüllten Zelle ist die Ionenzusammensetzung anders als in der umgebenden Gewebsflüssigkeit. Die Zellmembran ist so polarisiert, daß sich die Innenfläche negativ zur Außenfläche verhält. Zwischen zwei

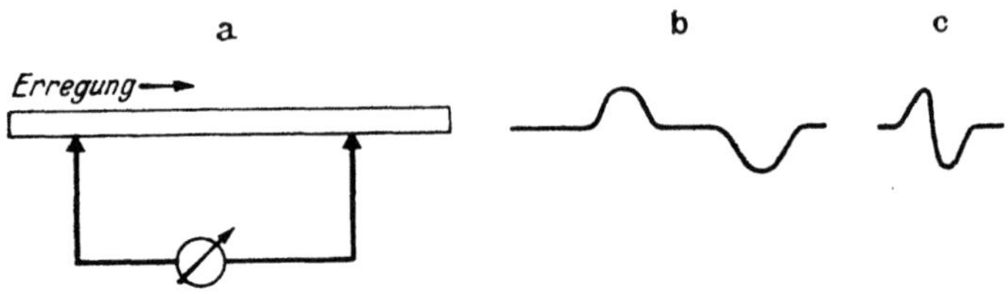


Abb. 11a—c.

Punkten der Außenfläche der ruhenden Zelle besteht keine Potentialdifferenz, es sei denn, daß die Membran stellenweise durch Verletzung oder Erregung der Zelle depolarisiert wird.

Nach dem bioelektrischen Grundgesetz verhält sich eine in Erregung befindliche Stelle negativ zur unerregten. Bei Ableitung des elektrischen Potentials von einem parallelfaserigen Muskel, über den eine Erregung hinwegläuft (Abb. 11a), entsteht an der zuerst erregten Stelle eine Negativität, die vom Registrierinstrument als monophasische Welle aufgezeichnet wird. Kommt die Erregung zur 2. Ableitungsstelle, so zeigt das Instrument einen gleichartigen Ausschlag in entgegengesetzter Richtung (Abb. 11b). Ist die Länge des Muskels relativ kurz zur Fortpflanzungsgeschwindigkeit der Erregung, so verschmelzen beide zu einer diphasischen Welle (Abb. 11c)[1].

Wie wir aus Tierversuchen wissen, besteht die monophasische Schwankung bei der Erregung einzelner Herzabschnitte (Abb. 12a) aus einem steilen Anstieg, einem Plateau und einem S-förmigen Abfall. Das Kammer-Ekg kann man sich nach der heute vorherrschenden Differenztheorie gebildet denken aus zwei monophasischen Schwankungen, von denen die erste, nach oben verzeichnete, mehr der Projektion der basisnahen Abschnitte, der Innenfläche des Herzens und der rechten Kammer, die zweite mehr den spitzennahen Abschnitten, der linken Kammer und der Außenwand entspricht. Die zeitliche Differenz im Beginn beider monophasischer Schwankungen ist durch die Reizausbreitung im spezifischen Leitungssystem der Kammern bestimmt (Abb. 12b).

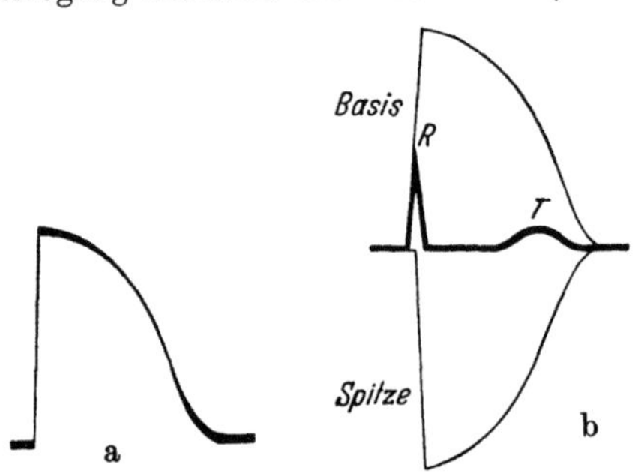


Abb. 12a u. b. Monophasische Herzaktionsstromkurve. b Entstehung des Ekg als Differenz zweier monophasischer Kurven. (Nach Schütz.)

Wären die beiden monophasischen Kurven gleichgeformt, so müßte das Ekg nach der schmalen Initialschwankung (QRS-Komplex), die der Reizausbreitung in den Kammern entspricht, und dem isoelektrischen S—T-Stück, das gleichmäßige Erregung aller Kammerabschnitte kennzeichnet, eine negative Endschwankung (T-Zacke) zeigen. Da aber die 2. monophasische Schwankung von kürzerer Dauer ist und einen steileren Abfall hat, ist die T-Zacke in der Norm nach oben gerichtet (positiv).

Die Entstehung des Ekg aus der Superposition von nur zwei monophasischen Kurven erklären zu wollen, ist aber sicher eine zu weitgehende Vereinfachung. Die Deutung des normalen und pathologischen Ekg wird verständlicher bei Überlagerung mehrerer monophasischer Kurven.

Die Aktivität des Sinusknotens ist im Ekg nicht erkennbar. Die Vorhoferregung wird als flache positive P-Zacke sichtbar. Eine Nachschwankung der Vorhofzacke ist nur unter besonderen Bedingungen darstellbar. Die Zeit zwischen Beginn von P und Beginn von QRS (PQ-Strecke) wird als Überleitungszeit bezeichnet und gibt ein Maß für die Zeit der Erregungsausbreitung vom Vorhof zur Kammer (normal unter 0,2 Sek.).

[1] Die Abb. 12, 13, 15, 22, 23, 24, 28 sind von Prof. E. Schütz, Münster, dankenswerterweise zur Verfügung gestellt.

Die Ableitung der Herzpotentiale erfolgt in der Regel von den Extremitäten (EINTHOVENsche Standardableitung. Rechter Arm — linker Arm 1. Ableitung, rechter Arm—linkes Bein 2. Ableitung, linker Arm—linkes Bein 3. Ableitung).

Die zwischen Elektrode und Herz gelegenen Gewebe stellen sozusagen eine Verlängerung der Elektrode bis ans Herz dar. Treten Änderungen der Potentiale in bestimmten Herzabschnitten auf, so hängt es von Stärke und Richtung der Potentiale ab, ob sie in einer bestimmten Ableitung zum Ausdruck kommen. Durch Anwendung von Brustableitungen kann man Potentiale von Herzabschnitten erfassen, die in den Extremitätenableitungen „stumm" sind. Die isolierte Gewinnung des reinen Ekg der rechten oder der linken Kammer ist im Gegensatz zu verschiedentlichen Behauptungen auf diese Weise nicht möglich. Andererseits können sich gleichartige, aber entgegengesetzt gerichtete Potentialveränderungen verschiedener Herzabschnitte gegenseitig aufheben, so daß die Form des Ekg annähernd normal erscheint. Vielfach treten besonders durch Durchblutungsstörungen bedingte Abweichungen des Ekg erst nach körperlicher Arbeit deutlich hervor. Es darf also

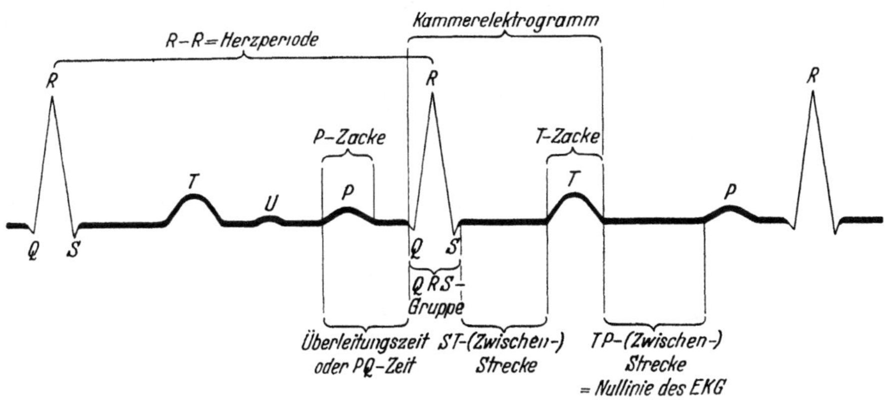


Abb. 13. Bezeichnung des Ekg.

auch von der elektrokardiographischen Methode nicht erwartet werden, daß sie in allen pathologischen Fällen positive und adäquate Ergebnisse zeitigt.

Die Größenausbildung der Zacken in den einzelnen Ableitungen wird stark durch die Herzlage beeinflußt. Bei Querlage des Herzens findet man hohes R in Ableitung 1 ($R_1$), tiefes S in Ableitung 3 ($S_3$), ähnlich auch bei Vergrößerung der linken Kammer (wohl hauptsächlich durch Lageänderung bedingt, vielleicht durch Leitungsverzögerung beeinflußt), bei Steilstand und Rechtshypertrophie hohes $R_3$ und tiefes $S_1$. Man spricht dann von Linkstyp bzw. Rechtstyp des Ekg. Wieweit die Hypertrophie des linken oder rechten Ventrikels ohne Myokardschädigung auch zu Veränderungen der ST-Strecke und T-Zacke führt, ist noch umstritten. (Einzelheiten siehe Spezialliteratur.)

Die für die Diagnostik der Myokardschädigungen so wichtigen Änderungen des Kammer-Ekg kommen zustande durch Störungen der Erregungsausbreitung, des Erregungsrückganges und der Potentialentwicklung der monophasischen Kurven. Dazu kommt noch die Beimischung monophasischer Kurven, deren Entstehen auf „Verletzungen" im Herzmuskel zurückzuführen sind.

Erfolgt die Erregungsausbreitung innerhalb der Kammer schneller als normal (Acceleranswirkung), so rücken die beiden monophasischen Kurven näher aneinander, der QRS-Komplex wird schmäler und kleiner, die T-Zacke höher positiv. Erfolgt sie langsamer (Störungen der Erregungsausbreitung), so verbreitert sich der QRS-Komplex (normal unter 0,1 Sek.) und wird höher, die T-Zacke wird flacher. Ist die Initialschwankung nach unten statt nach oben gerichtet, so muß sich die Reihenfolge der Erregung der einzelnen Kammerabschnitte geändert haben (von Lageänderungen desHerzens abgesehen).

Wird, wie bei Blockierung eines Tawaraschenkels oder einer ventrikulären, in der Außenwand einer Kammer entstehenden Extrasystole, zunächst die eine Kammer erregt und dann auf abnormem Wege quer durch die Kammermuskulatur mit starker Verspätung die andere Kammer, so ist die Initialschwankung stark verbreitert und vergrößert, aufgesplittert, die Nachschwankung bei Verlängerung der QT-Dauer entgegengerichtet (diphasische Kurve) (Abb. 25). Bei linkem Schenkelblock (häufige Form) und rechtsventrikulären Extrasystolen ist die Initialschwankung in Ableitung 1 nach oben, in Ableitung 3 nach unten gerichtet, bei rechtem Schenkelblock und linksventrikulären Extrasystolen umgekehrt.

Sind zahlreiche intraventrikuläre Äste des Reizleitungssystems zerstört (Verzweigungsblock), so kommt es zu einer kleinzackigen Aufsplitterung der QRS-Gruppe mit flacher deformierter Nachschwankung (Abb. 27). Dem sog. WILSON-Block liegt eine verlangsamte Erregungsausbreitung in der rechten Kammer zugrunde. Die S-Zacke ist verbreitert und kehrt in stufenförmigem Verlauf zur ST-Strecke zurück (Abb. 26).

Wieweit beim Ekg des links- bzw. rechtshypertrophierten Herzens neben der Lageänderung des Herzens auch eine veränderte Reizausbreitung eine Rolle spielt, ist noch eine offene Frage.

Von großer klinischer Bedeutung für die Diagnose der Myokardschädigungen sind die durch Störung der Potentialentwicklung und -rückbildung der monophasischen Schwankungen bedingten Ekg-Veränderungen. Meist ist verminderte Potentialentwicklung und schnellerer Abfall zur Nullinie kombiniert.

Abnahme des Aktionspotentials in *allen* Herzabschnitten würde zu einer Verkleinerung sämtlicher Zacken (low voltage, Niederspannungs-Ekg) führen. Man findet das gelegentlich bei Myokardschädigungen. Häufig ist Niederspannungs-Ekg durch extrakardiale Faktoren bedingt (Kurzschluß durch einen Perikarderguß, Lungenveränderungen, veränderte Leitungsbedingungen in Haut und Geweben beim Myxödem) und wird auch bei gesunden Herzen beobachtet. Verlängerung des gesamten Aktionspotentials äußert sich bei Hypocalcämie in einer Verlängerung der QT-Dauer.

Weitaus wichtiger sind Veränderungen der Potentialentwicklung und Rückbildung, die nur *Teilgebiete* des Herzmuskels betreffen, wie bei den Durchblutungsstörungen und entzündlichen Erkrankungen des Herzmuskels. Ist die Potentialentwicklung in einem Teilabschnitt des Herzmuskels kleiner, so kommt es entweder zu einer Senkung oder einer Elevation der S—T-Strecke bei unverändertem Initialkomplex und unveränderter QT-Dauer. Ist die Erregungsrückbildung verkürzt oder verzögert in einzelnen Herzabschnitten, wie es ebenfalls bei verschiedenen Formen der Myokardschädigung (Hypoxie, Vergiftung, Entzündung) vorkommt, so findet sich eine Umkehr der T-Zacke (negatives T) oder auch unter Umständen ein hochpositives T bei unverändertem QRS-Komplex. Beim Auftreten schwerster Myokardschädigungen (speziell beim Herzinfarkt) können sich als Folge der Verletzung monophasische Ströme in das Ekg mischen.

Ganz allgemein ist aber festzustellen, daß keine direkten Beziehungen zwischen Ekg und Herzleistung bestehen. Über das Vorliegen einer Herzinsuffizienz oder Kreislaufdekompensation gibt das Ekg keine Auskunft.

Die in aller Kürze auf dem Boden der Differenztheorie geschilderten Grundlagen der allgemeinen Elektrokardiographie sollen nur das Verständnis der in den speziellen Abschnitten behandelten Ekg-Veränderungen erleichtern. Für eingehendere Studien sind die Lehrbücher der Elektrokardiographie heranzuziehen.

## 4. Funktionsprüfungen des Herzens.

Aus vielen Gründen wäre es sehr erwünscht, über eine relativ einfache Funktionsprobe zu verfügen, die ein *objektives* Urteil über die Leistungsfähigkeit bzw. über den Grad der Schädigung des Herzens Auskunft geben könnte. Es sind aber hier wie bei allen Funktionsproben in der Medizin die Verhältnisse so kompliziert, daß *eine* Methode nur einen kleinen Ausschnitt der Kreislauffunktionen erfaßt, und daß daher nur mehrere gleichzeitig angestellte Funktionsproben ein einigermaßen zuverlässiges Urteil erlauben, besonders da die enge Verknüpfung der Funktion von Herz, peripherem Kreislauf und Atmung eine exakte Abtrennung der Herzfunktion erschwert. Viel sicherer, wenn auch nicht in Zahlen erfaßbar, ist das Urteil, das uns die Beanspruchungen des Alltags über die Leistungsfähigkeit des Kreislaufs geben. Daher bieten die genaue Anamnese und die Angaben der Kranken selbst über die Grenzen seiner Leistungsfähigkeit die beste Möglichkeit für seine Beurteilung. Trotzdem ist es häufig notwendig, besonders für Begutachtungen, ein objektives Maß zu gewinnen. Dabei ist zu berücksichtigen, daß die folgenden gebräuchlichsten Funktionsproben nur einen Anhalt, ein Teilurteil erlauben und nie überwertet werden dürfen. Zweck dieser Proben ist es, einmal Herzschäden bei anscheinend Herzgesunden zu erfassen, die mit den sonstigen klinischen Untersuchungsmethoden nicht feststellbar sind, und zweitens, bei Herzkranken den Grad der Herzinsuffizienz festzustellen. Bei allen diesen Funktionsproben ist zu berücksichtigen, daß sie möglichst den alltäglichen Belastungen angepaßt sein sollen, da Gewöhnung und Training für den Ausfall eine große Rolle spielen.

**a) Pulsfrequenz nach Arbeit.** Es wird der Puls beim stehenden Patienten in Körperruhe und nach 10 Kniebeugen gezählt. Bei Herzgesunden soll die Pulsfrequenz 2 Min. nach der Belastung wieder zum Anfangswert abgesunken sein. Diese Probe ist unzuverlässig, da der Ruhepuls auch bei Herzkranken nach 2 Min. wieder erreicht sein und andererseits bei vegetativ-labilen Herzgesunden nach einer schlaflosen Nacht, Coffein- und Alkoholgenuß die Pulsfrequenz noch länger hoch bleiben kann.

**b) Atemfrequenz nach Arbeit.** Man läßt den Kranken entweder rasch eine Treppe von 40 Stufen steigen oder 20mal auf dem rechten, 20mal auf dem linken Fuß hüpfen oder 20mal auf einen Stuhl herauf- und hinabsteigen und vergleicht Dauer und Stärke der Dyspnoe, sowie die Allgemeinreaktion mit der von Herzgesunden (einfache Belastung). Als schwere Funktionsprüfung läßt man ein Gewicht von 10—20 Pfund alle 2 Sek. bis über den Kopf heben. Ein gesunder junger Mann kann dies etwa 30—60mal ausführen, bis er wegen Atemlosigkeit aufhören muß.

Nach TH. LEWIS besteht 1. *gute Arbeitstoleranz*, wenn der Untersuchte in allem leistungsfähig ist und die schwere Funktionsprüfung besteht; 2. *mäßige Arbeitstoleranz*, wenn er in der Ebene schnell gehen und Treppen ohne Anhalten in gewöhnlichem Tempo, nicht aber in Eile ohne Atemnot steigen kann und die schwere Funktionsprüfung nicht besteht, 3. *schlechte Arbeitstoleranz*, wenn er über Atemnot beim Treppensteigen und beim raschen Gehen in der Ebene klagt, sowie wenn die einfache Funktionsprobe zur Dyspnoe führt, 4. *keine Arbeitstoleranz*, wenn er bereits Atemnot im Liegen oder bei geringsten Bewegungen aufweist.

c) **Verringerung der Vitalkapazität** findet sich, abgesehen von eigentlichen Lungenerkrankungen, wenn schon deutliche Lungenstauung besteht. Die Vitalkapazität nimmt beim Gesunden nach Arbeit zu oder um nicht mehr als 15% ab, beim Dekompensierten dagegen ab. Die Normalwerte schwanken stark nach Geschlecht, Körperbau und Training, als untere Grenze werden 3 l angegeben. Bei Wechsel von Kompensation und Dekompensation sind meist auch deutliche Veränderungen der Vitalkapazität zu finden.

d) **Atemanhaltetest** (stark subjektiv beeinflußbar). Der Atem kann normalerweise in Inspiration etwa 40 Sek., exspiratorisch 20 Sek. angehalten werden. (Vorperiode berücksichtigen.) Bei Herzkranken, besonders in der Dekompensation, sind diese Zeiten erheblich herabgesetzt und lassen sich auch in der Unfähigkeit, längere Sätze zusammenhängend zu sprechen, erkennen.

e) **Valsalvascher Versuch.** Bei starkem Pressen, d. h. Exspirationsbewegung bei geschlossener Glottis, wird das Herz vor dem Röntgenschirm kleiner, da infolge Steigerung des intrathorakalen Druckes der Bluteinstrom in das Herz stark nachläßt. Bei insuffizientem Herzen bleibt die Verkleinerung des Herzschattens aus, sei es, daß aus der blutüberfüllten Lunge noch längere Zeit Blut in das Herz strömt, sei es, daß infolge der unvollständigen Entleerung das Zurückbleiben des Restblutes die Herzsilhouette nicht wesentlich kleiner werden läßt.

f) **Bürgersche Preßdruckprobe.** Es wird der Blutdruck gemessen, während der Kranke gegen einen durch ein Quecksilbermanometer dargestellten Widerstand bis zu einem Druck von 40—50 mm Hg exspiriert. Bei Gesunden soll während der Preßatmung nur ein geringer Blutdruckabfall mit nachfolgendem Anstieg eintreten, während der Blutdruckabfall bei Herzschwäche viel stärker ausfällt, eventuell zu Kollaps und Bewußtlosigkeit führt. Komplexe, schwer deutbare Probe.

g) **Der Kauffmannsche Wasserversuch** ist eine Probe auf das Bestehen latenter Ödeme. Der liegende Patient trinkt von 8 Uhr morgens bis 14 Uhr stündlich 200 ccm Wasser oder verdünnten Tee und läßt stündlich Harn. Um 11 Uhr werden die unteren Bettpfosten um 20 cm hochgestellt. Die Urinausscheidung in den letzten 3 Stunden ist beim Vorhandensein latenter Ödeme deutlich größer als in den ersten Stunden. Beim Vorhandensein manifester Ödeme ist die Probe selbstverständlich positiv und überflüssig.

h) **Maximale $O_2$-Aufnahmefähigkeit nach Arbeit (Knipping).** Es wird unter Verwendung eines Ergometers eine genau bestimmbare Arbeitsleistung durchgeführt und ermittelt, wieweit die $O_2$-Aufnahme gesteigert werden kann, die ja im wesentlichen von der Herzleistung, d. h. vom Minutenvolumen abhängt. Bei Herzinsuffizienz liegt die maximale $O_2$-Aufnahmefähigkeit niedriger als beim Normalen.

i) Aus den **Ekg-Veränderungen nach Arbeit** lassen sich Änderungen der Reizausbreitung, der Potentialentwicklung und Rückbildung nach Arbeit ermitteln, die indirekte und empirisch begründete Schlüsse auf das Vorliegen von Herzmuskelschäden, dagegen nicht auf Veränderungen der Leistungsfähigkeit des Herzens erlauben. Während nach Arbeit beim Gesunden mit Zunahme der Herzfrequenz die QRS-Zacke meist schmäler wird, verbreitert sie sich häufig bei Herzmuskelschädigung. Besonders bei Coronarinsuffizienzen, aber auch bei toxischen und infektiösen Myokardschädigungen zeigen sich nach Arbeit S—T-Depression, Abflachung und Negativwerden der T-Zacke, die Erkennung eines im Ruhe-Ekg nicht zutage tretenden Myokardschadens erlauben.

## III. Rhythmusstörungen.

Die Rhythmusstörungen des Herzens können in zweierlei Hinsicht für den Kreislauf von Bedeutung sein: 1. Als Anzeichen für das Vorliegen einer Myokardschädigung, 2. durch Störung der Förderleistung des Herzens, da z. B. vorzeitig einfallende Herzkontraktionen infolge ungenügender Füllung der Kammern ein sehr kleines Schlagvolumen fördern oder die Aortenklappen überhaupt nicht zur Öffnung bringen (frustrane Kontraktionen, Pulsdefizit zwischen der am Herzen auskultatorisch und an der A. radialis palpatorisch bestimmten Frequenz). Zu einer echten Herzinsuffizienz können die mit starker Pulsbeschleunigung einhergehenden Rhythmusstörungen führen (paroxysmale Tachykardie, schnelle Form der Arhythmia absoluta), die sich beim Kammerflattern und -flimmern zu fast vollständigem Versagen der Pumpleistung des Herzens steigert. Bei hochgradiger Tachykardie kombiniert sich die Abnahme der Förderleistung (sehr kleines Schlagvolumen) mit erheblicher Steigerung des $O_2$-Verbrauches des Herzens und relativer Abnahme der Coronardurchblutung (Coronarinsuffizienz), so daß bedrohliche Zustände schon allein durch hochgradige Pulsbeschleunigung ausgelöst werden.

Andererseits sinkt auch bei sehr starker Pulsverlangsamung das Minutenvolumen ab, da die Abnahme der Frequenz nur bis zu einem gewissen Grade durch Vergrößerung des Schlagvolumens kompensiert werden kann. Rhythmusstörungen der Vorhöfe beeinträchtigen die Herzleistung erstaunlich wenig.

Viele Rhythmusstörungen sind hämodynamisch und diagnostisch harmlos. Unregelmäßigkeiten des Herzens werden vom Kranken meist sorgfältig und um so mißtrauischer beobachtet, je unwichtiger sie sind. Die Unterscheidung harmloser und diagnostisch bedeutungsvoller Unregelmäßigkeiten ist oft — nicht immer — durch das Ekg möglich, das Entstehungsort und Mechanismus der Rhythmusstörungen erkennen läßt.

Die Reizbildung, die den Anlaß gibt für die sich bei jeder Herzaktion abspielenden elektrischen und mechanischen Vorgänge, erfolgt normalerweise im Sinusknoten. Von dort wird der Reiz weitergeleitet auf mehreren Bahnen der Muskulatur des rechten Vorhofs zum ASCHOFF-TAWARA-Knoten, dann über das HISsche Bündel, die TAWARA-Schenkel und PURKINJE-Fasern zur Muskulatur der beiden Kammern. In seltenen Fällen scheint eine direkte muskuläre Verbindung zwischen Vorhof- und Kammermuskulatur, das sog. KENTsche Bündel, vorzukommen.

Außer dem Sinusknoten sind offenbar auch alle anderen Teile des spezifischen Muskelsystems des Herzens zur automatischen Reizbildung befähigt, sicher mehr als die Herzmuskulatur selbst. Vielleicht liegt das darin begründet, daß das spezifische Muskelsystem des Herzens eine längere Chronaxie besitzt als die übrige Herzmuskulatur. Schwache, aber länger dauernde Reize können in der spezifischen Muskulatur eher zum Auftreten einer Erregung führen. Fällt die normale Reizbildung im Sinusknoten aus oder werden diese Reize nicht weitergeleitet, so setzt meist die automatische Tätigkeit tiefer gelegener Abschnitte des spezifischen Muskelsystems ein, z. B. des ASCHOFF-TAWARA-Knotens oder eines Abschnittes des distalen Reizleitungssystems. Es ist nun charakteristisch, daß die tiefer gelegenen Abschnitte eine langsamere Automatie besitzen als die dem Sinus nähergelegenen. So ist der Sinusknoten mit einer Ruhefrequenz von etwa 72 der normale „Schrittmacher" des Herzens, der ASCHOFF-TAWARA-Knoten entwickelt meist eine Frequenz von etwa 50, das Reizleitungssystem eine noch langsamere Automatie bis herab zu 10 Erregungen je Minute. Die Automatie der tiefer gelegenen Abschnitte wird normalerweise durch die höhere Frequenz des Sinusknotens unterdrückt. In Ausnahmefällen kann jedoch ein zweites Zentrum neben dem Sinusknoten tätig sein, so daß im Ekg 2 oder 3 regelmäßig voneinander unabhängige Schrittmacher erkennbar werden (Parasystolie), deren Impulse aber nur dann manifest werden, wenn sie auf eine erregbare Kammer treffen. Die Frequenz des Sinusknotens ist beeinflußbar durch thermische, humorale und nervöse Einflüsse. Erwarmung und Sympathicusreiz beschleunigt die Sinusfrequenz, Abkühlung und Vagusreiz verlangsamt sie. Auch die Erregungsleitung wird im Reizleitungssystem durch Vaguseinflüsse verlangsamt und abgeschwächt. Der Nerveneinfluß auf die tiefer gelegenen Teile des spezifischen Muskelsystems nimmt mit der Entfernung vom Sinusknoten immer mehr ab.

Während der Systole ist die Kammermuskulatur unerregbar für neue Reize (absolute Refraktärzeit), erst gegen Ende der Systole wird die Muskulatur wieder in steigendem Maße erregbar, zunächst nur für sehr starke, mit Schluß der Systole, die dem Ende der T-Zacke im Ekg entspricht, auch für normal starke Reize.

Die Erregungsleitung erfolgt normalerweise durch das Reizleitungssystem, obwohl die Leitungsgeschwindigkeit im spezifischen System (2 m je Sekunde) geringer ist als in der Arbeitsmuskulatur (3—4 m je Sekunde), da die Erregungsleitung in der Arbeitsmuskulatur offenbar durch zahlreiche Synapsen verzögert wird. Auch von der normalen „Überleitungszeit" vom Vorhof auf die Kammer, die etwa 0,15 Sek. beträgt, sind 0,1 Sek. auf die Synapsen im Atrioventrikularknoten zu veranschlagen.

Die vom rechten Vagus an das Herz herantretenden Fasern wirken vorwiegend auf die Frequenz des Sinusknotens, die vom linken vorwiegend auf die Erregungsleitung zwischen Vorhof und Kammer. Die aus dem rechten Sympathicus stammenden Fasern steigern vorwiegend die Frequenzen des Sinusknotens, die des linken wirken unmittelbar auf den Atrioventrikularknoten und können unter Umständen dessen Reizbildung so steigern, daß er zum Schrittmacher des Herzens wird.

Die Rhythmusstörungen des Herzens werden praktisch eingeteilt in Störungen der Reizbildung und der Reizleitung, obwohl sich häufig beide Störungen kombinieren.

## a) Störungen der Reizbildung.

$\alpha$) Zu den Störungen der Reizbildung im Sinusknoten, den sog. „nomotopen" Reizbildungsstörungen gehört die **Sinustachykardie und -bradykardie.** Die Sinustachykardie, die im Fieber, bei Muskelarbeit, Sympathicuserregungen, Thyreotoxikose, Herzinsuffizienz, Kollaps usw. auftritt, zeigt außer der Beschleunigung ein normales Ekg mit Verkürzung der Diastole, der Systole, des QRS-Komplexes, der Überleitungszeit. Die Höhe der Ausschläge der einzelnen Zacken nimmt meist gleichmäßig ab. Bei hohen Frequenzen kann durch Zusammenrücken des T mit der folgenden P-Zacke die Bestimmung der isoelektrischen Linie schwierig werden. Steigt die Frequenz auf etwa 180, die sog. „kritische Frequenz", so erfolgt die Vorhofkontraktion bereits, wenn die Kammer noch nicht vollständig erschlafft ist. Es tritt eine sog. „Vorhofpfropfung" ein, die im Venenpuls an der Jugularis als hochpositive Welle erkennbar wird. Liegt die Herzfrequenz für längere Zeit über 150, so handelt es sich meist um eine paroxysmale Tachykardie (s. S. 364) oder um Vorhofflattern (s. S. 365).

Die Sinustachykardie wird behandelt durch Beseitigung der auslösenden Grundkrankheit.

Die **Sinusbradykardie** findet sich bei sportlich Trainierten, bei Unterernährten, Beriberi, Myxödem, bestimmten Infektionskrankheiten (Typhus) Vagotonikern, Ikterus (Gallensäurewirkung ?), Hirntumoren, selten als familiäre und konstitutionelle Eigentümlichkeit. Ist die Bradykardie durch einen erhöhten Vagustonus bedingt, so kann sie durch Atropin beseitigt werden. Das Ekg zeigt, abgesehen von den durch die Frequenzverlangsamung bedingten Veränderungen keine typischen Störungen, im Gegensatz zur Bradykardie durch Automatie des Atrioventrikularknotens oder der Kammern. Die Sinusbradykardie durch Digitalis zeigt oft gleichzeitig Veränderungen der Kammerkomplexe (ST-Depression und negatives T in einer oder mehreren Ableitungen).

*Therapie.* Behandlung der konstitutionellen Bradykardie erfolglos und überflüssig. Sonst Behandlung der Grundkrankheit.

**Sinusarhythmie:** Die häufigste und als physiologisch zu betrachtende Form ist die durch die vegetativen Tonusschwankungen bei der Atmung hervorgerufene **respiratorische Arhythmie,** die sich vornehmlich bei jüngeren Menschen findet und im Alter, bei Myokardschädigung oft verschwindet. Sie wird daher vielfach als Zeichen eines gesunden Herzens betrachtet (?). Die seltene regellose nicht mit der Atmung im Zusammenhang stehende Sinusarhythmie findet sich im Verlauf von Infektionskrankheiten, Thyreotoxikosen, bei Coronarsklerose (Thrombose der Sinusknotenarterie), Digitalisintoxikation und kann Zeichen einer Herzmuskelschädigung sein. (Unterscheidung von sinoaurikulärem Block s. S. 368.)

*Therapie.* Hämodynamisch bedeutungslose Störung, Behandlung der Grundkrankheit.

β) **Extrasystolen.** Von Sinus, Vorhof, Kammer können Extrareize ausgehen, die zu vorzeitigen Herzkontraktionen, sog. Extrasystolen führen. Man nimmt an, daß die in den einzelnen Herzabschnitten vorhandenen spezifischen Muskelfasern der Ursprungsort sind. Extrasystolen können harmlose Begleitsymptome einer gesteigerten allgemeinen Erregbarkeit sein (Hyperthyreose, Sympathikotonie) oder Zeichen schwerer Herzmuskelschädigung. Nach dem Orte ihrer Entstehung teilt man sie ein in Sinus-, Vorhof-, atrioventrikuläre und Kammerextrasystolen, erkennbar aus dem elektrokardiographischen Bild der einzelnen Herzaktion.

Kammerextrasystolen (Abb. 14) zeigen einen atypischen, meist diphasischen Kammerkomplex mit wechselndem Bild, je nachdem, ob der Reizursprung in der rechten oder linken

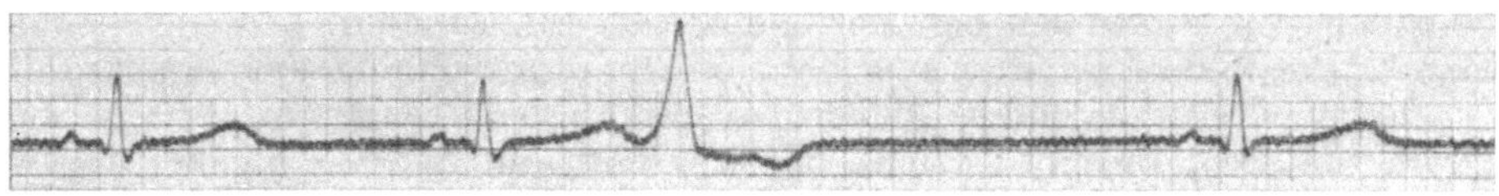

Abb. 14. Ventrikuläre Extrasystole mit kompensatorischer Pause.

Kammer oder im Septum ist. Charakteristisch ist die Verbreiterung des Kammerkomplexes mit Verbreiterung und Aufsplitterung des QRS-Komplexes. Die Deformierung des Kammerkomplexes ist darauf zurückzuführen, daß die Aktivierung der Kammern nicht auf dem normalen Wege des Reizleitungssystems, sondern von einer Kammer auf atypischen Bahnen zur anderen Kammer erfolgt. Der Kammerextrasystole fehlt die vorangehende P-Zacke.

Die anderen — supraventrikulären — Extrasystolen zeigen im allgemeinen einen normalen Kammerkomplex im Ekg. Es kann allerdings auch gelegentlich infolge des vorzeitigen Einfalls der Extrasystole bei noch nicht vollständig erholtem Reizleitungssystem zu Zeichen der Störung der Reizleitung im Kammer-Ekg kommen. Die Vorhofzacke ist bei supraventrikulären Extrasystolen atypisch, meist aufgesplittert, diphasisch oder negativ, die PQ-Zeit verkürzt, bei atrioventrikulären Extrasystolen (Abb. 15) entweder negativ und

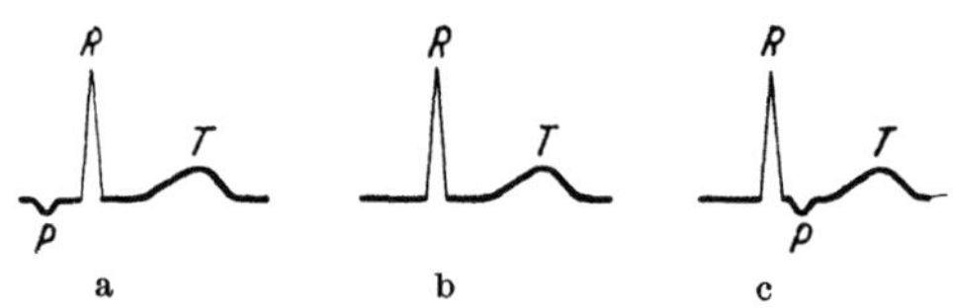


Abb. 15a—c. Atrioventrikuläre Extrasystolen. a vom oberen, b vom mittleren, c vom unteren Abschnitt des Atrioventrikularknotens ausgehend.

kurz vor der R-Zacke gelegen, innerhalb des Kammerkomplexes verborgen oder als negative Zacke in der ST-Strecke zu erkennen.

Meist folgen die Extrasystolen Normalschlägen in immer gleichem Abstand (feste Kupplung), seltener wechselt der Abstand (gleitende Kupplung). Dann liegt in der Regel eine Parasystolie vor. Wechsel von Normalschlag und Extrasystole wird als Bigeminus bezeichnet; folgen jedem Normalschlag 2 Extrasystolen, so spricht man von Trigeminus. Lassen die Extrasystolen untereinander einen festen Rhythmus erkennen, so kann man die regelmäßige Tätigkeit eines zweiten Reizzentrums annehmen (Parasystolie).

Charakteristisch für die Kammerextrasystole ist die „kompensatorische Pause". Da die Extrasystole meist so einfällt, daß der nächste vom Sinus kommende Reiz auf die Refraktärphase der Kammer trifft, führt erst die zweite vom Sinus kommende Erregung zur Kammerkontraktion. Der Abstand vom letzten bis zum nächsten *Normal*schlag beträgt also zwei Herzperioden. Bei bradykardem Grundrhythmus oder sehr frühzeitigem Einfall der Extrasystole kann auch nach einer Kammerextrasystole die kompensatorische Pause wegfallen, wenn der nächste Sinusreiz wieder eine erregbare Kammer antrifft (interpolierte Extrasystole).

Sehr selten bei Kammerextrasystolen, ab und zu bei atrioventrikulären, fast immer bei Vorhofextrasystolen, wird der Reiz auch rückwärts zum Sinus weitergeleitet und löscht dort das inzwischen gebildete Reizmaterial aus. Es bedarf also jetzt der der normalen Sinusfrequenz entsprechenden Zeit, bis die Kammer wieder erregt wird. Der Abstand von Extrasystole bis zum folgenden Normalschlag ist also etwas größer, als einer Herzperiode entspricht, aber nicht so groß wie eine kompensatorische Pause. Bei Sinusextrasystolen ist das elektrokardiographische Bild der betreffenden Herzaktion völlig normal, der Abstand zum nächsten Normalschlag ebenfalls.

Die Entscheidung, ob eine Extrasystole klinisch bedeutungsvoll ist oder nicht, ist nicht immer einfach zu treffen. Treten die Extrasystolen gehäuft auf (Extrasystolen in Salven!), haben sie wechselnden Ursprungsort, weisen auch die Normalschläge im Ekg Zeichen der Myokardschädigung auf, werden sie nach Arbeit häufiger, so spricht dies für das Vorliegen einer Myokardschädigung. Sind Extrasystolen schon von Jugend auf vorhanden, verschwinden sie bei Arbeit, so spricht dies für den harmlosen Charakter dieser Rhythmusstörung. Die Erkennung einzelner Extrasystolen sowohl auskultatorisch am Herzen als auch am Radialpuls ist einfach. Gehäufte Extrasystolen können den Grundrhythmus so ändern, daß die Unterscheidung von der Arhythmia absoluta nur elektrokardiographisch möglich ist.

Die Behandlung der Extrasystolie muß zuerst Beseitigung der Ursachen erstreben: Myokarditis, Beseitigung infektiöser Herde (Zähne, Tonsillen), rheumatischer Erkrankungen, reflektorischer Reizungen (Uterus, Gallenblase usw.), toxischer Schädigungen (Coffein, Nicotin, Sympathikomimetica, Atropin), Zwerchfellhochstand, Pleuraschwarten, Obstipation, körperlicher und besonders geistiger Überanstrengung usw. Extrasystolen durch vegetative Übererregbarkeit werden durch kleine Luminaldosen gut beeinflußt, bei Hyperthyreosen wirken Thiouracilpräparate. Bei fast allen Arten der Extrasystolen ist Anwendung von Chinidin (0,2—0,4 täglich) erfolgreich (Kontraindikationen s. S. 367), evtl. in Kombination mit Luminal (4—6 Luminaletten täglich). Coronare Durchblutungsstörungen verursachen oft Extrasystolen und werden durch coronarerweiternde Mittel (Adenylsäurepräparate, Nitrite, Purinderivate, Traubenzucker i.v.) und oft besonders gut durch Strophanthin bekämpft (s. S. 397).

Die Extrasystolie nach Digitalis, seltener nach Strophanthin, meist in Form der Bigeminie, tritt gelegentlich schon nach kleinen Dosen auf, wobei von Überdosierung noch keine Rede sein kann. Edens nimmt daher eine Überempfindlichkeit geschädigter Herzmuskelbezirke für die direkte Digitaliswirkung an und empfiehlt in diesen Fällen Digitalis durch Strophanthin zu ersetzen.

Im allgemeinen sind gehäufte Extrasystolen und Pulsus bigeminus im Verlaufe von Digitalis- und Strophanthinbehandlung als Zeichen der Überdosierung aufzufassen, wenn der Puls bereits deutlich bradykard geworden war. Andererseits kann Digitalis- und noch mehr Strophanthintherapie auch Extrasystolen, wahrscheinlich indirekt durch die Besserung des Kreislaufs, beseitigen.

$\gamma$) **Ersatzrhythmen.** Bei Sinusarhythmie und -bradykardie, gelegentlich nach Vagusreizung, können in der verlängerten Herzpause nicht vorzeitig, sondern nachzeitig Einzelschläge auftreten, die meist vom Atrioventrikularknoten, seltener von der Kammer ausgehen und elektrokardiographisch das Bild der betreffenden Extrasystolen bieten. Dieses Einspringen eines tieferen Zentrums wird als Ersatzsystole bezeichnet. Bei längerem Ausfall der Sinusreize oder bei Steigerung der Automatie der tieferen Zentren kann es zum Auftreten von *Ersatzrhythmen* kommen, die meist einer regelmäßigen automatischen Tätigkeit des Atrioventrikularknotens oder der tieferen Abschnitte des Reizleitungssystems entsprechen. Das elektrokardiographische Bild des Einzelschlages entspricht dem der betreffenden Extrasystole. Einen Atrioventrikularrhythmus zeigt Abb. 16. Ventrikuläre Automatien werden besonders beim Vorhofkammerblock beobachtet (s. S. 369).

*δ*) **Paroxysmale Tachykardie.** Die paroxysmale Tachykardie, das „anfallsweise Herzjagen“, ist charakterisiert durch eine meist plötzlich auftretende und plötzlich endigende regelmäßige Tachykardie von 120—180 Schlägen je Minute. Die Anfälle können Minuten, Stunden, Tage und in seltenen Fällen wochenlang andauern und einmalig oder meist wiederholt in kürzeren und längeren Abständen von Monaten und Jahren auftreten. Etwa $^2/_3$ der Kranken zeigen sonst keinerlei Zeichen einer Herzschädigung. Meist handelt es sich

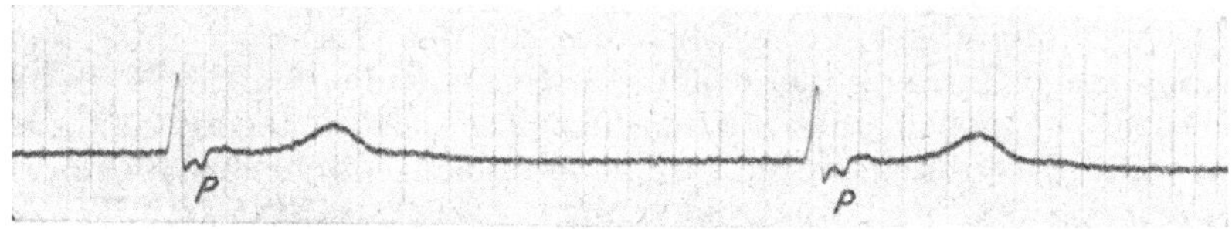


Abb. 16. Atrioventrikularrhythmus, vom unteren Knotenabschnitt ausgehend.

um nervöse, leicht erregbare Menschen mit Zeichen der vegetativen Stigmatisierung. Die Anfälle treten häufiger auf bei Nicotinabusus, M. Basedow, Coronarsklerose, Hypertonus und bei einer elektrokardiographischen Anomalie, die auf das Vorliegen eines sog. KENTschen Bündels zurückgeführt wird; gelegentlich werden sie nach Kopftraumen, bei Hirntumoren, multipler Sklerose und als Migräneäquivalent beobachtet.

Es muß angenommen werden, daß die Anfälle auf das plötzliche Aktivwerden eines heterotopen Reizzentrums zurückzuführen sind, das sowohl im Vorhof wie im Atrioventrikularknoten und in der Kammer liegen kann. Dafür spricht, daß die Anfälle oft eingeleitet und abgeschlossen werden durch einzelne Extrasystolen desselben Typus, wie sie im tachykardischen Anfall zu sehen sind. Die paroxysmalen Tachykardien gehen meist vom Vorhof, seltener vom Atrioventrikularknoten aus (Abb. 17). Kammertachykardien, bei denen der

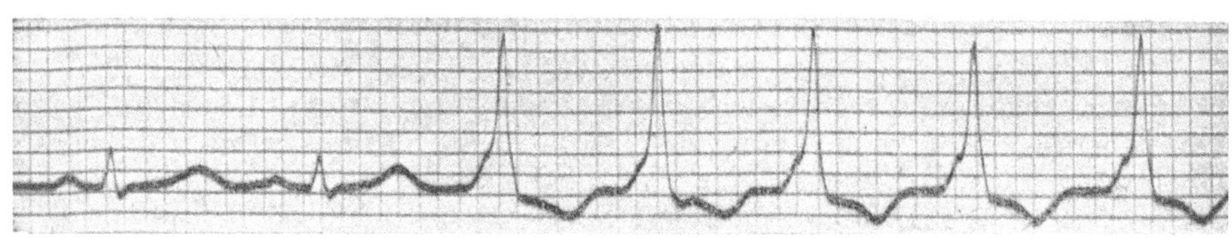

Abb. 17. Übergang von normalem Sinusrhythmus in paroxysmale Tachykardie.

Einzelschlag das Bild der ventrikulären Extrasystole bietet, finden sich nur bei muskulär schwer geschädigten Herzen und haben, wenn sie nicht kurzdauernd sind, eine sehr ernste Prognose. Die elektrokardiographische Differenzierung ist oft nicht einfach, weil infolge der hohen Frequenz die Nachschwankungen mit den Vorhofzacken — wenn sie vorhanden sind — häufig zusammenfallen und weil infolge Ermüdung des Reizleitungssystems Reizleitungsstörungen im Kammerkomplex sowie infolge sich häufig einstellender Coronarinsuffizienz Veränderungen der Nachschwankung auftreten. Wichtig ist die Unterscheidung vom Vorhofflattern (s. S. 365).

Die Anfälle können, wenn die Frequenz nicht hoch ist, fast unbemerkt bleiben. Meist wird jedoch das Herzjagen als lästige Beklemmung über dem Herzen mit Angstgefühl, Schwindel, starkem Herzklopfen empfunden. Zu Beginn ist oft eine Polyurie mit gesteigertem Harndrang (Urina spastica) vorhanden, die sich bei längerer Dauer des Anfalls wieder verliert, um nach Abklingen des Anfalls erneut einzusetzen. Bei längerer Dauer des Anfalls werden die subjektiven Beschwerden allmählich weniger stark empfunden, dafür entwickelt sich bei hohen Frequenzen eine Herzinsuffizienz mit Herzvergrößerung, Leberstauung, Lungenstauung, Ödemen, Blässe, Atemnot, erhöhtem Venendruck und hoch positivem Venenpuls infolge der Vorhofpfropfung. Alle diese Erscheinungen bilden sich nach Ende des Anfalls schnellstens zurück, sind also ein Beispiel rein frequenzbedingter akuter Herzinsuffizienz, bei der auch die relative Insuffizienz der Coronardurchblutung (s. S. 360, 394) eine wichtige Rolle spielt. Ein von WENCKEBACH beobachteter Fall, der im Anfall ad exitum gekommen war, zeigte keinerlei organische Herzschädigung.

Zur Coupierung des Anfalls kann alles dienen, was einen starken Vagusreiz setzt, da hierdurch die Erregbarkeit der supraventrikulären Teile des spezifischen Systems herabgedrückt und die Refraktärphase der Kammer verlängert wird. Der Carotissinusdruck führt zur Steigerung des Vagustonus und ist sehr häufig wirksam. Er muß durch Druck auf den Carotissinus in Höhe der Kehlkopfprominenz zunächst vorsichtig einseitig und bei mangelndem Effekt gleichzeitig auf beiden Seiten versucht werden (Kollapsgefahr, Todesfälle bei Myokardschädigung beobachtet). Die Kranken haben schon oft selbst bemerkt, daß Preßatmung, bestimmte Haltungen, Erbrechen, den Anfall beseitigt (Apomorphin 0,05—0,01 ist oft wirksam, aber sehr lästig wegen des 1—2 Stunden anhaltenden Erbrechens).

Große einmalige Digitalisdosen (z. B. 4—6 ccm Digipurat langsam i.v., am besten unter elektrokardiographischer Kontrolle injiziert) können die Anfälle coupieren, ebenso 3mal täglich 0,3 oder 2mal täglich 0,5 mg Strophanthin (Vorsicht). Chinin, vor allem Chinidin, beendet meist durch Herabsetzung der Erregbarkeit des Herzmuskels und Verlängerung der Refraktärphase den Anfall. Man gibt einmalig 0,5 g Chininum dihydrochloricum carbamidatum i. v. bzw. Chinidin sulf. (am 1. Tag 0,2, dann 2 Tage 3mal 0,2, 2 Tage 3mal 0,4 und evtl. 1—2 Tage 3mal 0,6), oder mit Vorsicht 0,4 Chinidin alle 4 Stunden bis maximal 24 Stunden lang. (Kontraindikationen s. S. 367). Chinidin intravenös 0,15—0,45 als Rhythmocor ist bei Herz- und Kreislaufschwäche nicht ungefährlich. Zur Verhütung weiterer Anfälle Beseitigung der Hyperthyreose, von Herdinfekten, Dämpfung der Erregbarkeit durch Luminaletten (4—6mal täglich 0,015), ferner täglich oder 2—3mal wöchentlich 0,2 Chinidin.

*ε*) **Vorhofflattern und -flimmern.** Beim Vorhofflattern und Vorhofflimmern liegt eine frequente Vorhofstätigkeit vor, die offenbar einen anderen Entstehungsmechanismus hat als die paroxysmale Tachykardie.

Beim Vorhofflattern kontrahiert sich der Vorhof — unvollständig — mit einer regelmäßigen Frequenz von 200—360 je Minute, beim Vorhofflimmern laufen unregelmäßige Erregungen über den Vorhof hin, die Frequenzen bis zu 2000 und 3000 je Minute haben können. Nicht seltene Übergänge von Vorhofflattern in Vorhofflimmern beweisen, daß diesen Rhythmusstörungen ein gleichartiger Entstehungsmechanismus zugrunde liegt. Es wird angenommen, daß beim Vorhofflattern eine kreisförmige Erregungswelle um beide Hohlvenenmündungen läuft, von der Erregungen auf den Vorhof ausstrahlen, während beim Vorhofflimmern mehrere solcher „Kreisbewegungen" gleichzeitig vorhanden sind. Der Unterschied zwischen Flimmern und Flattern liegt nicht so sehr in der Verschiedenheit der Frequenz, wie darin, daß beim Flattern, wie aus dem Ekg ersichtlich, die Vorhöfe noch regelmäßige Erregungen aufweisen. Bei beiden Formen tritt infolge der Überbeanspruchung des Reizleitungssystems eine teilweise Blockierung der Reizleitung ein, so daß die Kammern mit langsamerer Frequenz schlagen als die Vorhöfe.

**Vorhofflattern.** Beim Vorhofflattern (Abb. 18) sind im Ekg in Ableitung 2 und 3 meist regelmäßige große Vorhofszacken erkennbar, die sich oft gleichmäßig wie die Zähne einer Säge durch das Kurvenbild verfolgen lassen. Sie sind größer und anders geformt als die normalen Vorhofszacken und unterscheiden sich so auch von den Vorhofzacken bei der paroxysmalen Tachykardie, womit das Vorhofflattern klinisch verwechselt werden kann, da auch das Flattern manchmal plötzlich auftritt und verschwindet. Infolge der höheren Vorhoffrequenz beim Flattern ist fast immer eine Blockierung der Überleitung vorhanden, die häufig *regelmäßig* ist und nur jeden 2. oder 3. Reiz durchläßt. Infolge häufigen Wechsels in der Blockierung kann die Kammerfrequenz plötzlich umschlagen, so z. B. bei einer Vorhoffrequenz von 300 plötzlich von 150 auf 100 oder 75 (Blockierung 2:1, 3:1, 4:1). Es kann sich hinter einer regelmäßigen Kammerfrequenz von 75 ein Vorhofflattern verbergen, das erst erkennbar wird, wenn nach einer Anstrengung oder Aufregung die Frequenz plötzlich auf 150 wechselt. Auch Blockierungen 3:2, 5:3 kommen vor. Ist die Blockierung ganz unregelmäßig, so entsteht das Bild der vollständigen

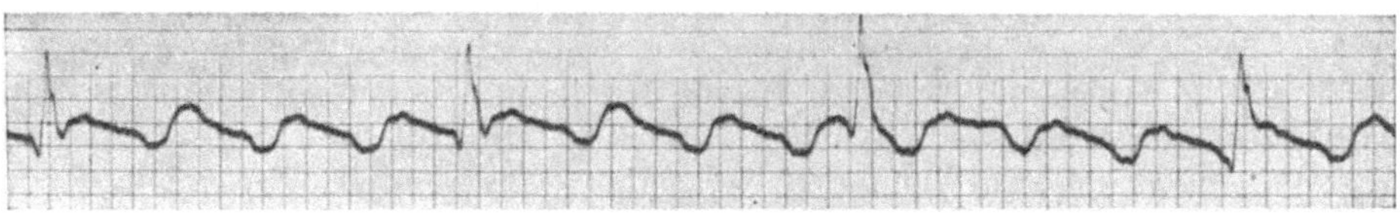

Abb. 18. Vorhofflattern.

Regellosigkeit des Pulses, der Arhythmia absoluta (früher perpetua genannt), wie sie beim Vorhofflimmern fast immer vorliegt. Beim Vorhofflattern ist gelegentlich die hohe Vorhofsfrequenz am Jugularvenenpuls sichtbar.

Hohe Kammerfrequenzen werden beim Vorhofflattern oft als sehr unangenehm empfunden und entsprechen hinsichtlich der Folgen für den Kreislauf denen der paroxysmalen Tachykardie (Herzinsuffizienz, Coronarinsuffizienz).

**Vorhofflimmern.** Beim Vorhofflimmern (Abb. 19) ist die irreguläre Vorhofaktivität aus den unregelmäßigen, ungleich großen Zacken im Ekg erkennbar, deren Potential so klein sein kann, daß sie nur als „Saitenunruhe" der Nullinie sichtbar werden. Infolge der ungleichmäßigen Stärke und Frequenz

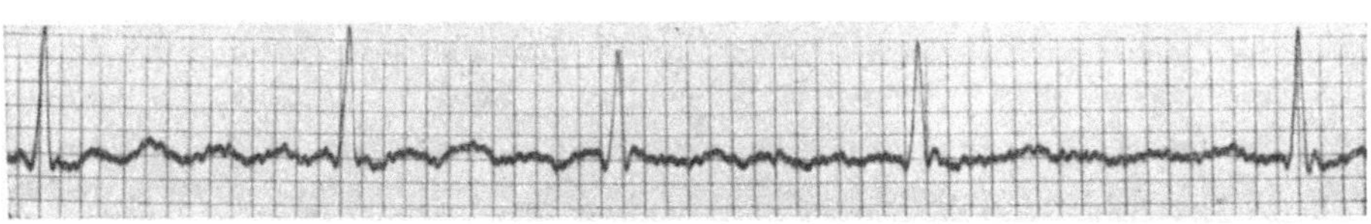

Abb. 19. Zwischenform von Vorhofflattern und Vorhofflimmern. Arhythmia absoluta.

der Einzelerregungen passiert nur ein Bruchteil das Reizleitungssystem und führt zu völlig regelloser Kammertätigkeit (Arhythmia absoluta). Die Kammerfrequenz liegt bei unbehandelten Fällen meist zwischen 100 und 150. Bei schnell aufeinanderfolgenden Schlägen ist die Kammer schlecht gefüllt, so daß keine Öffnung der Aortenklappe erfolgt. Dann ist die Pulsfrequenz, an der Radialis gemessen, niedriger als am Herzen (Pulsdefizit). Ist die Kammerfrequenz langsam (60—70), so ist anzunehmen, daß die Reizleitung besonders stark beeinträchtigt ist, so daß — bei unbehandelten Fällen — meist eine erheblichere Herzmuskelschädigung anzunehmen ist als bei der schnellen Form der Arhythmia absoluta. In seltenen Fällen kann bei Vorhofflimmern totale Blockierung der atrioventrikulären Reizleitung und Kammerautomatie vorliegen.

Die häufigsten Ursachen von Kammerflattern und -flimmern sind Überdehnung der Vorhöfe (Mitralfehler), dekompensierter Hypertonus (relative Mitralinsuffizienz), Coronarsklerose, Morbus Basedow, Myokarditis (rheumatischer und anderer Genese). Im Gegensatz zur paroxysmalen Tachykardie liegt fast immer eine organische Herzschädigung vor. Auslösende Ursachen für das Auftreten der Rhythmusstörungen sind meist akute Überanstrengung, Infekte, seelische Erregungen, reflektorische Vaguserregung.

*Therapie.* Ziel der Therapie kann es sein, entweder das Vorhofflimmern oder -flattern in einen regelmäßigen Sinusrhythmus umzuwandeln oder, da die frequente Vorhoftätigkeit allein offenbar keine wesentliche Beeinträchtigung der Herzleistung bedeutet, die Kammerfrequenz auf ein erträgliches Maß herabzudrücken.

Das Vorhofflimmern und -flattern kann aufhören und einem regelmäßigen Sinusrhythmus Platz machen, z. B. nach Beseitigung der Kreislaufdekompensation, der Hyperthyreose, der Herdinfekte oder spontan ohne erkennbare Ursache. Man wird daher zunächst in der Regel die übliche Kreislaufbehandlung (S. 340ff.) unter Anwendung von Digitalis oder Strophanthin durchführen. Reflektorische Vagusreizung (Bulbusdruck, Carotissinusdruck, Erbrechen) ist im Gegensatz zur paroxysmalen Tachykardie fast immer erfolglos. In etwa 50% der Fälle kann die Regularisierung durch Chinidin erreicht werden, besonders bei Hyperthyreosen (Dosen 5.50). Chinidin als Zellgift darf nicht gegeben werden 1. bei Kreislaufdekompensation (vorherige Digitalisierung notwendig), 2. bei erheblicher Myokardschädigung, 3. bei stark erweiterten Vorhöfen (Emboliegefahr nach Regularisierung durch Losreißen der fast immer vorhandenen Thromben im Herzohr), 4. bei bereits lange bestehendem Flimmern oder Flattern, da die Regularisierung dann meist nur kurze Zeit anhält. Überhaupt ist die Regularisierung oft nur kurzdauernd und muß meist erzwungen werden durch Anwendung so hoher Chinidindosen, daß sie den Herzmuskel merkbar schädigen und gelegentlich zu schweren Überleitungsstörungen, Herzblock, ADAMS-STOKESschen Anfällen führen. Ist die Regularisierung erreicht, so empfiehlt es sich, noch einige Zeit kleine Chinidindosen zu ihrer Erhaltung zu verabfolgen. Die Chinidinwirkung beruht wahrscheinlich hauptsächlich auf der Verlängerung der Refraktärphase der Vorhofmuskulatur, wodurch die kreisende Erregung unterbrochen wird. Gleichzeitige Verabfolgung größerer Digitalis- und Chinidinmengen soll nicht ungefährlich sein.

Auch bei Fortbestehen der Rhythmusstörung kann Beseitigung der Dekompensation erreicht werden durch Anwendung von Digitalis oder Strophanthin. Hierdurch wird die Überleitung erschwert und die Kammerfrequenz herabgesetzt, vollständigere Entleerung der gut gefüllten Kammer erzeugt und damit das Pulsdefizit beseitigt. Daher die ausgezeichnete Wirkung der Digitalis bei der schnellen Form der Arhythmia absoluta. Bei der langsamen Form ist, wenn keine Dekompensation vorliegt, eine Behandlung der Rhythmusstörung nicht unbedingt notwendig, bei Herzinsuffizienz kann meist durch vorsichtige Strophanthin- oder Digitalisbehandlung die Herzleistung verbessert werden, ohne die Frequenz weiter herabzusetzen.

Vorhofflattern ist meist lästiger und auch schwieriger zu behandeln als Vorhofflimmern. Liegt keine der Gegenindikationen für Chinidin vor, so versucht man am besten zunächst eine Regularisierung mit Chinidin. Gelingt dies nicht, so kann durch große Dosen Digitalis oder Strophanthin das Flattern in Flimmern übergeführt werden (Verkürzung der Refraktärphase) und nach Absetzen der Behandlung in regelmäßigen Sinusrhythmus umschlagen. Tritt dies nicht ein, so hat man das weniger lästige Vorhofflimmern und kann durch entsprechende Digitalistherapie die Kammerfrequenz niedrig halten. Für insuffiziente Herzen kommt zunächst nur die Strophanthin- oder Digitalisbehandlung in Frage. Man vergesse aber nie die auslösenden Ursachen des Vorhofflatterns und -flimmerns wenn möglich festzustellen und zu beseitigen.

Meist (Mitralfehler, Hypertonus, rheumatische Myokarditis) gelingt die Beseitigung jedoch nicht und so ist man nach monatelangem Kampf zufrieden, das Flattern in Flimmern übergeführt zu haben und die Kammerfrequenz in erträglichen Grenzen zu halten.

$\xi$) **Kammerflattern und -flimmern.** Während das Vorhofflattern und -flimmern hämodynamisch für die Herzleistung nur eine geringe Rolle spielt, ist *Kammerflattern* (Frequenz 150—300) eine lebensbedrohliche Erkrankung (Abb. 20). *Kammerflimmern* führt nach wenigen Minuten unter ADAMS-STOKESschem

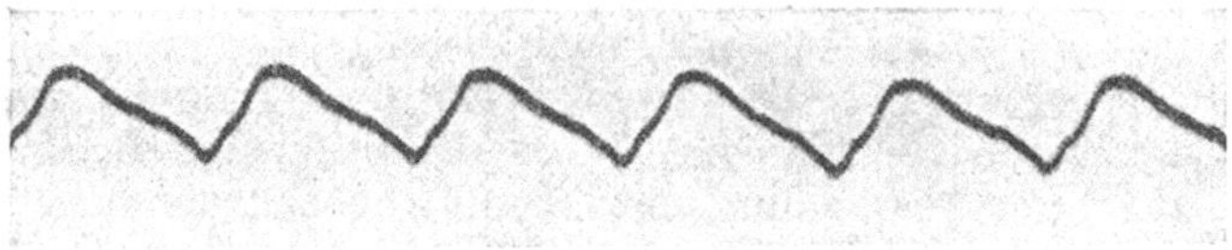

Abb. 20. Kammerflattern (Terminalstadium

Symptomenkomplex zum Tode, wenn es nicht von selbst aufhört, und ist meist die Ursache des „Sekundenherztodes" bei Coronarthrombose, Starkstromschädigungen, Strophanthinvergiftung, bei den Narkosetodesfällen in Chloroform-, Chloräthyl-, Cyclopropannarkose. Kammerflattern ist klinisch und elektrokardiographisch kaum von paroxysmaler Kammertachykardie zu trennen. Therapie meist erfolglos.

## b) Reizleitungsstörungen.

Störungen der Reizleitung können in allen Abschnitten des Reizleitungssystems auftreten und sowohl funktionell wie organisch bedingt sein. Als unktionell werden sie betrachtet, wenn sie flüchtig und durch Beeinflussung des vegetativen Systems (Atropin) zu beseitigen sind. Vorübergehende Reizleitungsstörungen bei Tachykardien werden durch Ermüdung des Reizleitungssystems erklärt.

Die Störungen der Reizleitung können sich in Verzögerung der Reizleitung oder in vollständiger oder partieller Blockierung äußern. Beim partiellen Block unterscheidet man das gelegentliche oder regelmäßige Aussetzen der Überleitung und die mit jedem Schlag zunehmende Verzögerung der Überleitung, die schließlich zum Ausfall eines Kammerschlages führt (WENCKEBACHsche Periode). Reizleitungsstörungen können sich mit Störungen der Reizbildung kombinieren. Störungen der Reizleitung können auftreten $\alpha$) zwischen Sinus und Vorhof, $\beta$) innerhalb des Vorhofs, $\gamma$) zwischen Vorhof und Kammer (häufigste Störung), $\delta$) in einem TAWARA-Schenkel, $\varepsilon$) innerhalb der Kammern.

**Sinusvorhofblock** ist selten, klinisch von geringer Bedeutung und häufig schwer von der Sinusarhythmie zu trennen, da die Sinustätigkeit sich nicht selbst im Ekg markiert (Ausfall einzelner Herzschläge, von Vorhof- und Kammerzacken, ohne Störung des Rhythmus oder mit WENCKEBACHscher Periode).

**Störungen der Erregungsleitung im Vorhof** führen zu Aufsplitterung, Verbreiterung und Deformierung der Vorhofszacke im Ekg.

**Reizleitungsstörungen zwischen Vorhof und Kammer** (atrioventrikuläre Reizleitungsstörungen) sind die klinisch wichtigsten.

1. Die einfache *Verlängerung der Überleitungszeit* (PQ-Zeit, normal bis 0,2 Sek.) Abb. 21, findet sich häufig bei infektiöser und toxischer Herzschädigung (Hungerschäden, Diphtherie, Scharlach, rheumatische und andere

Myokarditis, Coronarsklerose). Verlängerung der Überleitungszeit ist hämodynamisch für die Herzleistung bedeutungslos, aber meist Zeichen einer Myokardschädigung und kann auch als Restzustand einer abgeheilten Myokardentzündung jahrelang bestehen bleiben.

*Therapie.* Beseitigung der Grundkrankheit.

2. *Partieller atrioventrikulärer Block* kann sich äußern in:

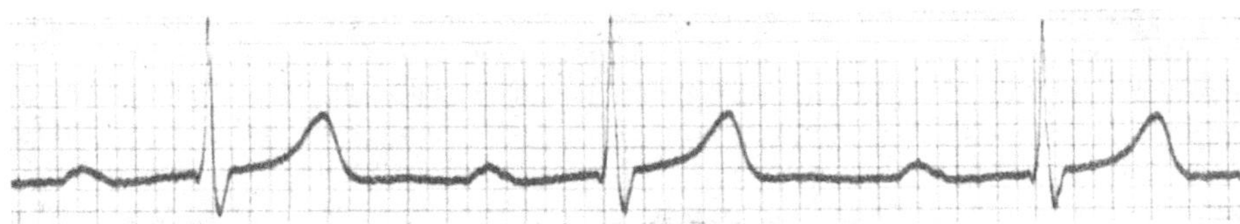

Abb. 21. Verlängerte Überleitungszeit (PQ 0,35 Sek.).

a) Ausfall einzelner oder mehrerer Kammerkomplexe bei vorhandenen Vorhofzacken (Abb. 22).

b) WENCKEBACHschen Perioden (Abb. 23), d. h. zunehmender Leitungsverzögerung mit Systolenausfällen. Nach dem Systolenausfall verkürzt sich die Überleitung, um dann wieder progressiv zuzunehmen.

Die einzelnen Formen des partiellen Blocks können durch Vagusreizung (Carotissinusdruck) oder Vaguslähmung (Atropin), Sympathicusreizung

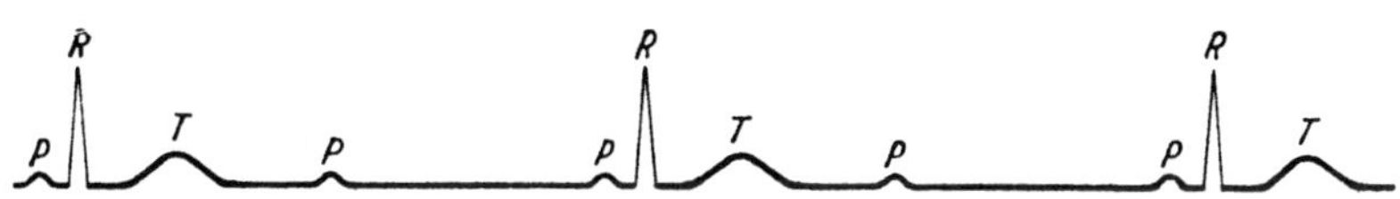


Abb. 22. Partieller Vorhofkammerblock 2:1.

(Arbeit) gelegentlich ineinander übergeführt werden. Sie sind ein Zeichen umschriebener oder allgemeiner Myokardschädigung oder funktioneller Störungen und klinisch entsprechend zu werten und zu behandeln.

Ernsthafte Symptome *infolge der Rhythmusstörung* treten nur dann auf, wenn es zu starker Verlangsamung der Kammerfrequenz oder zu längeren Herzpausen kommt (S. 370).

3. *Totaler Vorhofkammerblock.* Ist die Überleitung zwischen Vorhof und Kammer total blockiert oder hochgradig erschwert, so erwacht die Automatie

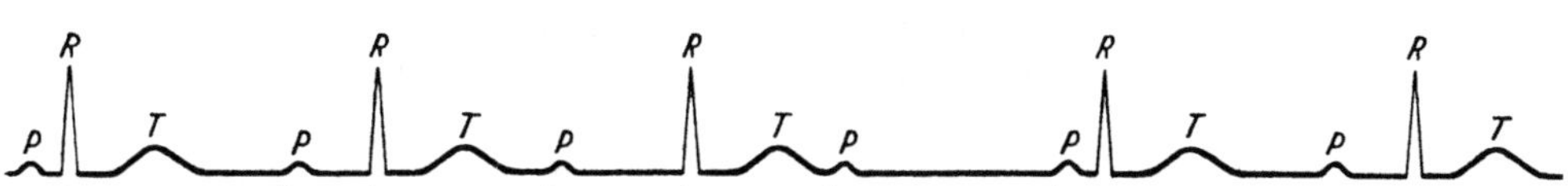


Abb. 23. Partieller Vorhofkammerblock (WENCKEBACHsche Periode).

der Kammern, die dann völlig unabhängig von den Vorhöfen schlagen (Abb. 24). Liegt das neue Automatiezentrum im HISschen Bündel oberhalb der Teilung, so sind die Kammerkomplexe im Ekg völlig normal bei einer Frequenz von 30—40, es sei denn, daß außerdem noch eine Blockierung eines der TAWARA-Schenkel vorliegt. Dann zeigt der Einzelschlag das Bild der ventrikulären Extrasystole, ebenso, wenn das automatische Zentrum innerhalb einer Kammer gelegen ist. Je mehr spitzenwärts das Zentrum liegt, um so langsamer ist seine Frequenz (bis 10 Schläge je Minute). Auch bei älteren Menschen und bei schwerer Myokardschädigung pflegen niedrigere Frequenzen aufzutreten. In vielen Fällen wechselt die totale Blockierung mit einer der Formen der partiellen Blockierung oder einem normalen Sinusrhythmus.

Die klinische Bedeutung des Herzblocks liegt darin, daß infolge der langsamen Frequenz der Kammern das Minutenvolumen des Herzens unzureichend wird, wenn auch das Schlagvolumen und damit die Blutdruckamplitude beträchtlich gesteigert sein kann. Bei körperlicher Arbeit und Sympathicusreiz steigt zwar die Frequenz der Vorhöfe, aber nicht die der Kammern, so daß die Arbeitsinsuffizienz besonders deutlich wird. Besonders kritisch ist der Augenblick des Eintretens der totalen Blockierung, bzw. der Wechsel zwischen partieller und totaler Blockierung. Es vergeht meist einige Zeit (5—20 Sek.), bis die Automatie der Kammern einsetzt und in dieser „präautomatischen Pause", wo das Herz stillsteht und die Zirkulation plötzlich aufhört, kommt es infolge Hirnanämie zu den ADAMS-STOKESschen Anfällen (Blässe, Ohnmacht, epileptiforme Krämpfe, starre weite Pupillen). Jeder solcher Anfall kann der

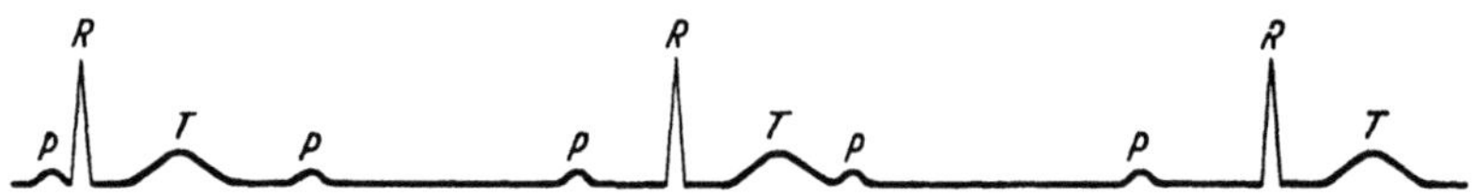


Abb. 24. Totaler Vorhofkammerblock.

letzte sein, wie WENCKEBACH sagt, indem er sich entweder nicht wiederholt oder zum Exitus führt. Setzt die Kammerautomatie rechtzeitig wieder ein, so tritt unter starker Rötung der Haut das Bewußtsein wieder auf. Derartige Anfälle können sich in wechselnden Abständen wiederholen, immer dann, wenn der Herzblock total wird oder die Frequenz stark absinkt. Synkopale Anfälle bei ständig vorhandenem *totalem* Block sind auf Anfälle von Kammerflimmern oder starkes Absinken der Frequenz durch weitere Schädigung des Automatiezentrums zurückzuführen und ein prognostisch sehr ungünstiges Zeichen. Bewußtlosigkeit tritt bei Aussetzen des Herzschlages für 5—10 Sek., der Tod bei einem Herzstillstand von 2—4 Min. ein. ADAMS-STOKESscher Symptomenkomplex kann auch durch starke Bradykardie infolge Vagusreizung (Carotissinusdruck, Erkrankung der Vaguskerne, Hirndrucksteigerung) ausgelöst werden und wird dann als MORGAGNIsches Symptom bezeichnet.

Bei der *Therapie* der Reizleitungsstörungen ist zu berücksichtigen, daß die Schädigung des Reizleitungssystems meist nur der gut erkennbare Ausdruck einer allgemeinen Myokardschädigung ist. Als Ursache kommen in Frage: Infektiös-toxische Prozesse (insbesondere rheumatische, postdiphtherische, syphilitische), Durchblutungsstörungen (Coronaritis, Coronarsklerose und -thrombose, funktionelle Coronarinsuffizienz), Verletzungen, Gifte (Digitalis, Strophanthin, Physostigmin); verschlimmernd wirken Störung der Herzenergetik bei Herzinsuffizienz, offenbar auch Verdauungsstörungen. Wirkliche Besserung ist nur durch Behandlung und Besserung der Grundkrankheit zu erwarten (antisyphilitische Kur, Beseitigung von Herdinfekten, Besserung der Coronardurchblutung, Beseitigung der Herzinsuffizienz). Während auf die supraventrikulären Reizleitungsstörungen gelegentlich Atropin günstig wirkt, versagt dies bei den ventrikulären Formen.

Besondere Beachtung verdient die Behandlung des atrioventrikulären partiellen und totalen Blocks. Beim Herzstillstand selbst ist meist jede Therapie zwecklos. Beklopfen und Massage der Herzgegend, künstliche Atmung, intrakardiale Adrenalininjektion (0,5 mg) wird gelegentlich versucht, Erfolg zweifelhaft (S. 345). Ist der Block total und beständig, die Gefahr ADAMS-STOKESscher

Anfälle relativ gering, so kann man die Herzleistung mit Strophanthin-Traubenzucker zu bessern, die Automatie durch Sympathikomimetika (Sympatol, Veritol, Ephetonin) oder Strophanthin zu beschleunigen versuchen. Adrenalin ist wegen der Gefahr des Kammerflimmerns verboten. Andererseits kann Digitalis und Strophanthin die Automatie verlangsamen und ADAMS-STOKESsche Anfälle auslösen. Sorgfältiges Probieren und Abwägen ist hier notwendig.

Bei partiellem, mit gelegentlichem Übergang in totalen Block wird vor Strophanthin und Digitalis gewarnt, da hierdurch vollständige Blockierung und tödliche ADAMS-STOKES-Anfälle ausgelöst werden können. Andererseits kann durch Digitalis (5mal 0,1) oder Strophanthin (2mal 0,3 täglich) der partielle in einen dauernden totalen Block übergeführt und das Aufhören der jedesmal lebensgefährlichen Anfälle erreicht werden. Zur Verbesserung der Überleitung kann man die genannten Sympathicomimetica versuchen. Die Therapie ist hier jedesmal ein ungewisses Experiment. Entscheidend ist, ob das Grundleiden vorübergehend oder fortschreitend ist. Danach richtet sich die Prognose.

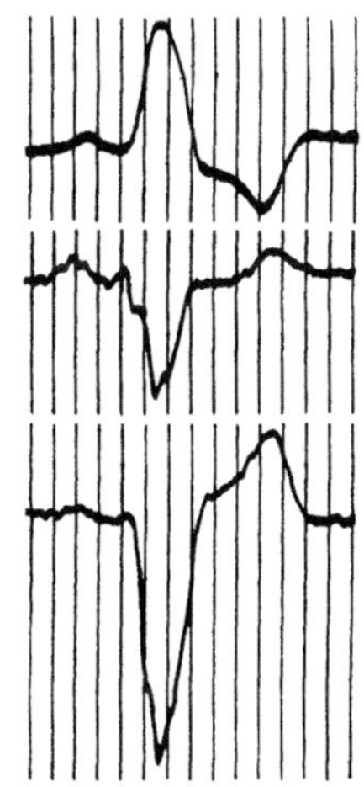

Abb. 25. Ekg bei linksseitigem Schenkelblock.

c) Intraventrikuläre Reizleitungsstörungen.

Die Blockierung des intraventrikulären Abschnitts des Reizleitungssystems führt nicht zu Unregelmäßigkeiten des Herzens, soll aber hier bei den Reizleitungsstörungen abgehandelt werden. Beim *Schenkelblock* ist die Leitung in einem der TAWARA-Schenkel unterbrochen. Ist der linke Schenkel blockiert (häufige Form), so wird zunächst die rechte Kammer aktiviert und dann auf dem Wege von Querverbindungen des Reizleitungssystems die linke Kammer. Die beiden monophasischen Kurven im Ekg rücken auseinander und man erhält einen verbreiterten, aufgesplitterten und vergrößerten QRS-Komplex mit entgegengesetzt gerichteter Nachschwankung (diphasische Kurve) bei Verlängerung der QT-Dauer (Abb. 25). Da Anteile der Herzbasis und des rechten Ventrikels in Abl. 1 die nach oben gerichtete monophasische Kurve ergeben, ist beim typischen linksseitigen Schenkelblock der QRS-Komplex nach oben, in Abl. 3 nach unten gerichtet, bei rechtsseitigem Schenkelblock (seltene Form) in Abl. 1 nach unten und in Abl. 3 nach oben. Das Kammer-Ekg beim linksseitigen Schenkelblock entspricht also dem Bild der rechtsventrikulären Extrasystole (mit normaler Vorhofzacke).

Die große Häufigkeit des linksseitigen Schenkelblocks wird mit der größeren Häufigkeit von Erkrankungen mit Überlastung der linken Kammer und mit der besonderen Gefährdung der Durchblutung der Innenschichten der linken Kammer durch hohen intraventrikulären Druck erklärt. Die häufigen Variationen der typischen Schenkelblockbilder im Ekg sind dadurch bedingt, daß die Schädigung meist nicht nur einen Schenkel isoliert, sondern mehr oder minder die ganze Kammermuskulatur befällt; besonders der rechtsseitige Schenkelblock ist oft atypisch. Bei schmälerem und niedrigem QRS kann T auch der Anfangsschwankung gleichgerichtet sein.

Die häufigsten Ursachen des Schenkelblocks sind Coronarsklerose, Infarkt, Coronarlues, rheumatische und postdiphtherische Myokarditis.

Da die nachweisbar geringe zeitliche Verschiebung in der Kontraktion der Herzkammern beim Schenkelblock für die Herzdynamik keine wesentliche Rolle spielt, hängt die Prognose vom Grundleiden, d. h. von der allgemeinen Schädigung des Myokards ab. Die mittlere Lebensdauer wird mit 2 Jahren angegeben, wenn auch einzelne Kranke noch mehrere Jahrzehnte gelebt haben. Die Prognose ist relativ gut bei Diphtherie, dann folgt Rheumatismus, Coronarsklerose, Coronarlues. Der Schenkelblock kann sich auch wieder zurückbilden, bzw. vorübergehend bei Herzinsuffizienz, Frequenzsteigerung, nach Arbeit auftreten.

Die *Therapie* des Schenkelblocks muß die Grundursachen der Herzmuskelschädigung zu beeinflussen suchen: Beseitigung der Herzinsuffizienz, Digitalis- und Strophanthinbehandlung. Besserung der Coronardurchblutung kann den Schenkelblock zum Verschwinden bringen.

Als Wilson-*Block* (Abb. 26) wird eine Form der intraventrikulären Reizleitungsstörung bezeichnet, bei der die Verbreiterung von QRS besonders die

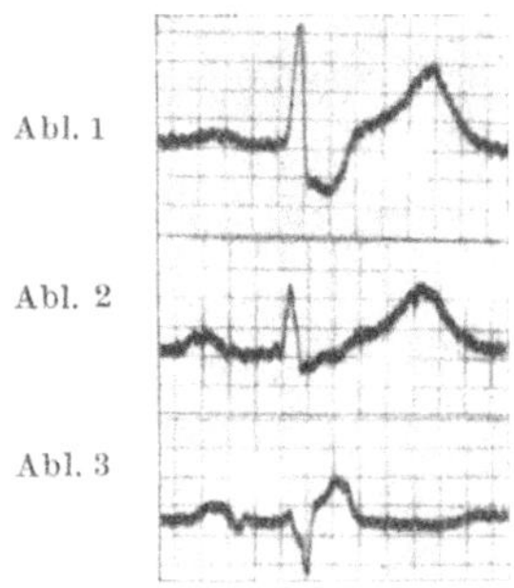


Abb. 26. Wilson-Block.

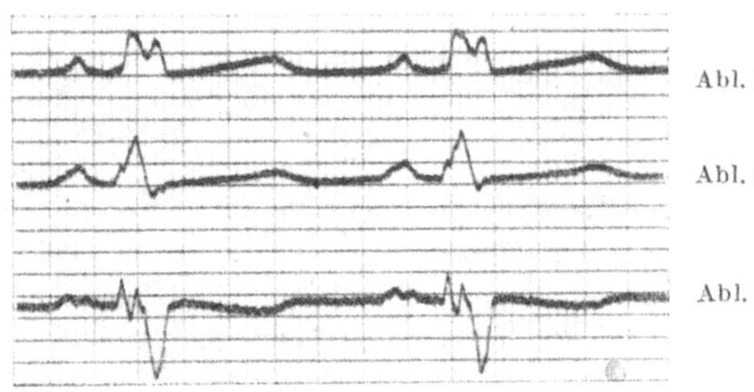


Abb. 27. Verzweigungsblock.

S-Zacke betrifft. Meist liegen Schädigungen mit Störung der Erregungsausbreitung der rechten Kammer zugrunde. Die Prognose ist im allgemeinen besser als bei den anderen Blockformen.

Beim *Verzweigungsblock* findet man im Ekg kleine aufgesplitterte verbreiterte QRS-Komplexe in allen Ableitungen (Abb. 27). Es handelt sich um multiple Unterbrechungen feinerer Verzweigungen des Reizleitungssystems, die sich auch einem Schenkelblock hinzuaddieren können. Entsprechend der diffuseren Myokardschädigung ist die Prognose meist noch schlechter als beim Schenkelblock.

Das seltene Wolff-Parkinson-White-*Syndrom* ist charakterisiert durch Verkürzung der PQ-Strecke unter 0,12 und Verbreiterung des QRS-Komplexes über 0,1, wobei der Anstieg zur R-Zacke träge erfolgt und oft gegen den restlichen QRS-Komplex durch einen Knick abgesetzt ist. Nach Atropininjektion oder nach Arbeit treten meist Schläge mit normaler PQ- und QRS-Zeit auf. Die Träger dieser Veränderung sind meist klinisch herzgesund, leiden aber häufig an Anfällen von paroxysmaler Tachykardie. Es hat sich die Annahme eingebürgert, daß diese Anomalie auf das Vorliegen einer akzessorischen Muskelbrücke zwischen Vorhof und Kammer zurückzuführen ist, die nach ihrem Entdecker als Kentsches Bündel bezeichnet wird und die vorzeitige Erregung einzelner Kammerabschnitte vor der Aktivierung durch das Hissche Bündel ermöglichen würde. Diese Deutung ist jedoch noch keineswegs sichergestellt, obwohl die zuerst bei Herbivoren entdeckte Anomalie jetzt auch in einigen Fällen von WPW-Syndrom beim Menschen autoptisch festgestellt wurde.

## IV. Der Kollaps.

Unter sehr verschiedenen Bedingungen beobachtet man ein sich meist im Verlauf weniger Stunden oder Tage akut entwickelndes Krankheitsbild, das gekennzeichnet ist durch allgemeine Schwäche, livide Blässe der Haut, blasse, leicht cyanotische Lippen, tiefliegende Augen, profusen Schweißausbruch, Spannungslosigkeit der Haut, Absinken der Körpertemperatur, kalte Extremitäten, kleinen oder unfühlbaren, meist beschleunigten Puls, oberflächliche, beschleunigte Atmung, Leerlaufen der sichtbaren Venen, Neigung zu Ohnmacht oder Trübung des Sensoriums. Der Blutdruck ist im Anfang gelegentlich normal oder nur wenig erniedrigt, um dann fortlaufend abzufallen. Der Puls kann an der Radialarterie unfühlbar sein, während die Carotiden noch lebhaft pulsieren. Die auskultatorische Blutdruckmessung ist daher oft kaum durchführbar. Das Herz ist perkutorisch und röntgenologisch klein. Die Pupillen sind weit und reagieren träge auf Lichteinfall. Die Sehnenreflexe sind abgeschwächt oder fehlen. Die Urinmenge ist klein, das spezifische Gewicht des Harns hoch, in schweren Fällen tritt vollständige Anurie ein. Es besteht Durst, aber Flüssigkeitszufuhr führt meist zu Erbrechen, der Rest-N steigt an. Der Zustand verschlechtert sich bei Aufrichten des Kranken, bessert sich in flacher Ruhelage. Dieser Symptomenkomplex tritt auf nach Blutverlusten, Operationen, Traumen, Verbrennungen, Hitzschlag, schweren Wasserverlusten (Durchfälle, Erbrechen), beim Herzinfarkt, bei der Lungenembolie, bei schweren anaphylaktischen Zuständen, in den Krisen der ADDISONschen Krankheit, im Coma diabeticum, bei Peritonitis, Pankreatitis, besonders aber im Verlauf der schweren Infektionskrankheiten (Pneumonie, Typhus abdominalis, Ruhr, Fleckfieber, Cholera, Sepsis usw.). Er entwickelt sich im Verlauf von wenigen Stunden oder Tagen und bildet sich spontan oder bei geeigneter Therapie wieder in Stunden oder Tagen zurück, kann aber auch in gemilderter Form einige Wochen hindurch anhalten. Trotz gewisser Unterschiede im klinischen Bild, je nach Ursache und Stadium, wird dieses Zustandsbild seit langem als **Kollaps**, in der angelsächsischen Literatur häufig als **Schock** bezeichnet. (Abgrenzung dieser beiden Begriffe s. S. 375.)

Die Untersuchungen der letzten Jahrzehnte haben gezeigt, daß bei aller Verschiedenheit der auslösenden Ursachen dieselbe charakteristische Veränderung des Kreislaufs vorliegt, wobei das Herz, wenigstens zunächst, völlig intakt und leistungsfähig ist und die maßgeblichen Veränderungen am peripheren Kreislauf zu suchen sind. Daher wird dieses Zustandsbild auch als Kreislaufinsuffizienz, periphere Gefäßinsuffizienz bezeichnet. Es zeigt in vielem gegensätzliche Symptome zur Herzinsuffizienz und ist aus diagnostischen und therapeutischen Gründen scharf davon zu trennen, wenn auch Kombinationen möglich sind (s. S. 326, 377, 378, 398).

Die Pathogenese dieses Zustandes wird besonders deutlich bei schweren Blutverlusten. Verliert der Kreislauf eine größere Menge Blut, so nimmt die in das Herz zurückströmende Blutmenge ab, infolgedessen auch das Minutenvolumen. Durch die Regulationsmechanismen des Kreislaufs, besonders durch Vasokonstriktion in weniger wichtigen Bezirken des arteriellen Gefäßsystems und durch Ausschüttung der Blutdepots wird zunächst ein Absinken des Blutdrucks verhindert, bis die Verkleinerung des Minutenvolumens solche Ausmaße angenommen hat, daß auch der arterielle Druck nicht mehr gehalten werden kann und damit auch die Durchblutung lebenswichtiger Organe, wie Gehirn, Herz, Niere unzureichend wird. Infolge des verringerten Rückflusses ist das Herz klein, der Venendruck niedrig. Hält der Blutverlust weiter an, so versagen schließlich die Gegenregulationen des Organismus, der Blutdruck sinkt auf niedrigste Werte, das Herz schlägt praktisch leer. Das klinische Bild entspricht im wesentlichen dem oben geschilderten Zustand. Wiederauffüllung des Kreislaufs mit Blut oder einer erythrocytenfreien Ersatzflüssigkeit macht diesen Symptomenkomplex in kurzer Zeit rückgängig. Die mangelhafte Füllung des Gefäßsystems oder besser, das *Mißverhältnis von zirkulierender Blutmenge und Gesamtkapazität des Gefäßsystems*, die relative Oligämie, ist also die primäre Ursache dieses Verblutungskollapses.

Für die Gesamtkapazität des Gefäßsystems ist die Weite des Capillarbettes und besonders des Venensystems maßgeblich, weniger die des Arteriensystems, das die Blutverteilung und die Blutdruckhöhe reguliert. Das Mißverhältnis zwischen Blutmenge und Gefäßkapazität kommt in der Höhe des Venendrucks zum Ausdruck, der während des Kollapses in allen Stadien ausnahmslos niedriger ist als vorher. *Infolge des durch Absinken des Venendrucks verminderten Rückflusses in das Herz ist das Minutenvolumen des Herzens immer vermindert.* Darin liegt die für die Entstehung der klinischen Kollapssymptome entscheidende Veränderung des Kreislaufs. Die Höhe des Blutdrucks und der Pulsfrequenz hängt ab von dem Ausmaß der Gegenregulation des Kreislaufs. Die maximale Engerstellung der Extremitätenarterien mit dadurch bedingter Verringerung der Durchblutung von Haut und Muskulatur garantiert, wenigstens zunächst, eine normale oder nur wenig verringerte Blutdruckhöhe. Das Absinken des Blutdrucks ist also ein sekundäres Kollapssymptom. Zu den sekundären Kollapssymptomen gehört auch das Absinken der Körpertemperatur, das mit der Verringerung des Gesamtsauerstoffverbrauchs in Zusammenhang steht, der Harnsekretion, die Trübung des Sensoriums und die Abschwächung der Reflexe (herabgesetzte Durchblutung des Zentralnervensystems), die Adynamie, das Absinken der Alkalireserve infolge des allgemeinen Sauerstoffmangels. Die allmählich zunehmende Schädigung der kreislaufregulierenden Zentren führt schließlich zum Erliegen der Gegenregulation, zum weiteren Absinken des Minutenvolumens und endlich, wenn der Circulus vitiosus nicht spontan oder durch geeignete Therapie durchbrochen wird, zum Tod im Kreislaufkollaps.

Es läßt sich nachweisen, daß die relative Oligämie und das dadurch verringerte Minutenvolumen auch bei allen anderen Kollapsformen die Kardinalstörung ist. Sie kann entstehen: 1. durch Verminderung der zirkulierenden Blutmenge und 2. durch Vergrößerung oder mangelnde Anpassung der Kapazität des peripheren Gefäßsystems an die vorhandene Blutmenge. Entscheidende Folge ist in jedem Falle der ungenügende Rückfluß des Blutes in das Herz.

Verkleinerung der zirkulierenden Blutmenge kann zustande kommen a) durch Blutverlust, b) durch große Wasserverluste (Durchfälle, Erbrechen, Salz-Wasserverlust im Coma diabeticum), c) durch Austritt von Blutplasma aus der Gefäßbahn in die Gewebe infolge Schädigung der Capillaren (seröse Entzündung), wie sie sich als örtliche oder allgemeine Capillarschädigung bei Verbrennungen, traumatischer Schädigung, Erfrierungen, Infektionen, Vergiftungen findet.

Hinsichtlich der Kapazität des Gefäßsystems ist zu berücksichtigen, daß die Gesamtkapazität der Gefäße wesentlich größer ist als die zirkulierende Blutmenge, so daß die Anpassung an die Blutmenge schon in der Norm eine bestimmte tonische Engerstellung der Gefäße notwendig macht, so auch bei Erweiterung gewisser Gefäßbezirke aus Aktivitätsgründen (Verdauung, Muskelarbeit) die Verengerung im Augenblick nicht beanspruchter Bezirke. Für die Gesamtkapazität sind besonders die Capillaren und Venen maßgebend. Diese Regulation der Gesamtkapazität, eine der wichtigsten Aufgaben der kreislaufregulierenden Zentren, kann versagen durch Schädigung des Zentralnervensystems bei Commotio, Encephalitis, infektiös-toxischer Schädigung bei Infektionskrankheiten, Novocainanästhesie der Medulla oblongata, Lumbalanästhesie (Gefäßlähmung der unteren Körperhälfte), Sauerstoffmangel (Höhenkollaps), ferner durch reflektorisch-depressorische Einflüsse, wie: GOLTZscher Klopfversuch, Traumen (Schock), sensible Reizung (Schmerz, Zerrung am Mesenterium, Samenstrang). Bei vielen Kollapsformen findet sich eine Kombination mehrerer auslösender Ursachen. In den Endstadien verschlechtert die durch mangelhafte Durchblutung eintretende Schädigung des Zentralnervensystems, des Herzens und der Nieren progressiv den Kreislauf. Mannigfache Umstände, wie Ätiologie, Tonuslage des vegetativen Nervensystems, Ausmaß und Dauer der Gegenregulation modifizieren das klinische Bild des Kreislaufkollapses. Allen gemeinsam ist die Tatsache, daß das Minutenvolumen unzureichend ist.

Sowohl das Verständnis der Pathogenese wie die Durchführung einer kausalen Therapie machen eine Analyse der einzelnen Kollapsformen notwendig.

**Traumatischer Schock und Kollaps.** Ein mit den typischen Kollapssymptomen am Kreislauf einhergehendes Krankheitsbild beobachtet man nach schweren Traumen, besonders wenn sie sensibel stark innervierte Körperteile betreffen (stumpfe Verletzung des Abdomens, der Hoden, während einer Operation Zerrung am Mesenterium oder am Samenstrang, Schlag gegen den Carotissinus usw.). Blässe der Haut, Schweißausbruch, niedriger Venendruck, herabgesetztes Minutenvolumen entsprechen dem üblichen Bilde des Kollapses, während der Blutdruck häufig unverändert ist und die Kranken nicht bewußtlos, sondern unruhig und erregt sind. Dieser Zustand, der sich *unmittelbar oder kurze Zeit* nach dem Trauma einstellt, geht in 1—2 Stunden vorüber oder führt in kurzer Zeit zum Tode. Nach der ganzen Entstehungsweise kann kein Zweifel bestehen, daß es sich hier um ein vorwiegend nervös reflektorisch ausgelöstes Krankheitsbild handelt, wie es der GOLTZsche Klopfversuch beim Frosch demonstriert. In der deutschen Literatur, besonders von den Chirurgen, wird dieser Zustand als *Schock* im eigentlichen Sinne bezeichnet und gegen die sonstigen Kollapszustände abgegrenzt. In der angloamerikanischen Literatur spricht man von primärem traumatischem Schock. Das sich *einige Stunden nach dem Trauma* entwickelnde Kollapsbild, bei dem Blutverlust, Plasmaverlust in den traumatisch geschädigten Gebieten, beginnende Infektion, Abkühlung eine große Rolle spielen, wird als *sekundärer* traumatischer Schock bezeichnet. Der primäre traumatische Schock, der eigentliche Schock der deutschen Literatur, der sich unmittelbar im Anschluß an das Trauma entwickelt, auch ohne daß ein Blutverlust stattgefunden hat, führt entweder in kurzer Zeit zum Tode oder zur baldigen Erholung des Kreislaufs. Er ist daher nur selten genauer erforscht worden. Sein neurogen-reflektorischer Ursprung steht aber außer Zweifel. Wahrscheinlich handelt es sich um eine Störung der zentralen Kreislaufregulation, die sich nicht in die Begriffe sympathikotonisch oder vagotonisch einordnen läßt, da sich sowohl sympathikotone wie vagotone Auswirkungen nachweisen lassen. Im Endeffekt ist die Anpassung der Gefäßkapazität an die Blutmenge gestört, und es kommt zum progressiven Absinken des Minutenvolumens und des Blutdrucks. Ausschaltung oder Abschwächung der depressorischen Reflexe (Morphium u. ä.) und Fernhaltung weiterer Schädigungen (Narkose, Operation) ist die beste Behandlungsmethode.

Der sekundäre traumatische Schock — ein typischer Kreislaufkollaps — der sich im Verlauf von Stunden und Tagen nach dem Trauma entwickelt, ist die häufigste Komplikation der Kriegs- und Unfallchirurgie und die Hauptgefährdung nach Operationen. Verschiedene Faktoren spielen bei der Entstehung dieses Zustandsbildes eine Rolle. Alle Untersucher haben eine Verkleinerung der zirkulierenden Blutmenge nachgewiesen. Neben dem Blutverlust nach außen oder innen ist ein Austritt von Blutplasma aus der Blutbahn in den traumatisch geschädigten Gebieten nachweisbar (traumatisches Ödem), was auch aus dem Ansteigen der Erythrocytenzahlen im strömenden Blut erkennbar ist. Wird die verletzte Extremität durch eine Abschnürbinde von der allgemeinen Zirkulation ausgeschlossen, so bleibt der Kollaps aus.

Nach Lösen der Binde tritt er in kurzer Zeit auf. Auch an gesunden Extremitäten ruft eine längere Zeit liegende Abschnürbinde durch Sauerstoffmangel eine Schädigung der Capillarpermeabilität hervor, die sich nach Lösen der Binde in hochgradigen Plasmaaustritten mit Kollapssymptomen äußert.

Die Capillaren der betreffenden Abschnitte sind angefüllt mit Erythrocyten, das Blut stagniert und ist der allgemeinen Zirkulation entzogen. Durch Blutverlust, Plasmaverlust und Stagnation des Blutes in den erweiterten Capillaren wird die zirkulierende Blutmenge erheblich verkleinert; dies ist wohl die Hauptursache des traumatischen Kreislaufkollapses.

Es finden sich aber auch in Organen fern vom Trauma Capillarerweiterung und Plasmaaustritt (Darm, Leber, Nebennieren). Dies legt den Gedanken nahe, daß aus den geschädigten Bezirken capillartoxische Substanzen in den allgemeinen Kreislauf übergehen. Im Tierexperiment läßt sich durch Injektion von Histamin oder Gewebspreßsäften ein typischer Kreislaufkollaps mit Plasmaverlust und Bluteindickung erzeugen. Es ist aber bisher nie der einwandfreie Nachweis geglückt, daß Histamin oder histaminähnlich wirkende Substanzen beim traumatischen Kollaps — ebensowenig bei anderen Kollapsformen — im Blut in wirksamen Mengen auftreten. Trotzdem ist es wahrscheinlich, daß derartige Substanzen zum mindesten zusätzlich eine Rolle spielen.

Eine Lähmung des Vasomotorenzentrums scheint beim sekundären traumatischen Kollaps erst im Endstadium mitzuspielen. Dagegen vermindert der Tonusverlust der Skeletmuskulatur den venösen Rückfluß.

**Der postoperative Kreislaufkollaps** lehnt sich eng an den traumatischen Kollaps an. Blutverlust, Wasserverlust durch vermehrte Perspiration und Hyperventilation, Plasmaaustritt im Operationsgebiet vermindern die zirkulierende Blutmenge. Narkose, depressorische Reflexe (Zerrung am Mesenterium usw.) stören die zentrale Regulation der Gefäßkapazität.

Bei ausgedehnten **Verbrennungen** kommt es zu hochgradigem Plasmaverlust in den geschädigten Gebieten, so daß Bluteindickungen mit Hb-Werten von 150% nicht selten sind. Ist mehr als $^1/_3$ der Körperoberfläche verbrannt, so ist der Tod im Kreislaufkollaps in den ersten 2 Tagen die Regel, wenn nicht durch wiederholte große Plasmainfusionen die zirkulierende Blutmenge vergrößert wird. Auch der **Kollaps nach lang dauerndem Erbrechen und profusen Durchfällen** ist auf eine Verkleinerung der zirkulierenden Blutmenge durch den Wasser- und Natriumverlust zurückzuführen. Die Bluteindickung ist meist deutlich nachweisbar, besonders ausgesprochen bei der Cholera. **Im Coma diabeticum** ist der Kreislaufkollaps sehr ausgesprochen und bedroht das Leben des Kranken in gleicher Weise wie die Acidose. Durch Zufuhr von Insulin und Kohlehydraten kann zwar die Acidose beseitigt werden, aber trotzdem kann der Kranke im Kollaps sterben. Ursache des Kollapses ist vornehmlich die Verminderung der zirkulierenden Blutmenge durch Wasser- und Salzverluste, die durch die Polyurie, die KUSSMAULsche Atmung und den Verlust von fixem Alkali infolge der Acidose bedingt sind. Die Austrocknung der Haut, die Weichheit der Augäpfel und die Bluteindickung zeigen die Dehydratation des Organismus an. Infusionen großer Mengen von physiologischer Kochsalzlösung oder anderer Blutersatzmittel und Zufuhr von Kochsalz wirken lebensrettend.

**Kollaps bei Infektionskrankheiten.** Versagen des Kreislaufes gehört mit zum Krankheitsbild der meisten schweren Infektionskrankheiten. Besonders gefürchtet ist der Kreislaufkollaps in den späteren Stadien der Pneumonie, der Ruhr, des Typhus, des Fleckfiebers und der Peritonitis.

Während beim akuten Gelenkrheumatismus und bei der Diphtherie Myokarditis und Herzinsuffizienz häufiger sind als periphere Kreislaufschwäche, ist für die meisten anderen Infektionskrankheiten das Umgekehrte der Fall. Handelt es sich allerdings um Herzkranke oder ältere Menschen (Coronarsklerose), dann ist auch das Herz stärker gefährdet, besonders bei Fleckfieber, Pneumonie (Überlastung der rechten Herzseite) und Scharlach (Myokarditis s. S. 402).

In den ersten Fiebertagen ist der Kreislauf im allgemeinen aktiviert, Herzfrequenz, Blutmenge, Minutenvolumen sind vergrößert, der Blutdruck meist wenig verändert. Im weiteren Verlauf ändert sich dann häufig das Bild und die Symptome des Kreislaufkollapses treten hervor: Blässe, frequenter, kleiner Puls, Leerlaufen der sichtbaren Venen, Verkleinerung der Herzsilhouette. Soweit Untersuchungen hierüber vorliegen, ist das Minutenvolumen klein, die Blutmenge erniedrigt, der Blutdruck, insbesondere der diastolische, abgesunken. Gefürchtet waren diese Zustände im Entfieberungsstadium der Lobärpneumonie am 7. oder 9. Tag. Unter der modernen Chemotherapie sind sie aber wesentlich seltener geworden. ROMBERG und PÄSSLER, die als erste erkannt hatten, daß diese Kreislaufveränderungen nicht auf eine Herzinsuffizienz, sondern auf eine Störung des peripheren Kreislaufs zurückzuführen sind, haben eine toxisch-infektiöse Schädigung des Vasomotorenzentrums angenommen. Da jedoch die meisten Kreislaufreflexe erhalten sind, trifft diese Auffassung nicht das Wesentliche. Sicherlich liegt die Hauptursache in der Verminderung der zirkulierenden Blutmenge durch Veränderung der Capillarpermeabilität, capilläre Stase und durch Wasser- und Salzverlust einerseits und in der Vergrößerung der Gesamtkapazität durch Erweiterung großer Capillargebiete andererseits.

Die diagnostische Trennung der kardialen und peripheren Insuffizienz ist bei typischem Kollaps einfach, bei gleichzeitig bestehender Herzinsuffizienz können deren Symptome (Herzvergrößerung, Venendrucksteigerung, Stauungssymptome) infolge des verminderten Blutrückflusses in das Herz zeitweise zurücktreten. Im allgemeinen ist die periphere Kreislaufschwäche im Gefolge von akuten Infektionskrankheiten bei vorher herzgesunden Menschen ungleich häufiger als die Herzinsuffizienz.

**Kollaps bei Nebenniereninsuffizienz.** Zu den Symptomen der krisenhaften Verschlechterung der ADDISONschen Krankheit gehört der Kreislaufkollaps mit kleiner Blutmenge, herabgesetztem Blutdruck und Minutenvolumen. Ursache für die Verkleinerung der zirkulierenden Blutmenge sind unter anderem die Kochsalzverluste des Körpers. Zufuhr von Nebennierenrindenhormonen und von Kochsalz in Form von Infusionen können den Kollapszustand bei ADDISON-Krisen beseitigen. Die Nebenniereninsuffizienz spielt wohl auch bei den Kollapszuständen der Infektionskrankheiten eine Rolle.

**Orthostatischer Kollaps. Ohnmacht.** Die Umstellung des Kreislaufs beim Wechsel der Körperhaltung vom Liegen zum Stehen wird durch die zentrale Kreislaufregulation unter Vermittlung der Pressoreceptoren in Aorta und Carotis bewirkt. Schon gesunde Menschen von erheblicher Körperlänge, Hypotoniker und Vasolabile kollabieren leicht bei längerem Stehen, wenn der zentralregulierte Tonus der Gefäße der unteren Körperhälfte nachläßt und der ausreichende Rücktransport von Blut zum Herz nicht mehr gewährleistet ist. Das gleiche gilt für Kranke, bei denen durch Blutverlust, Unterernährung, Infekte der Kreislauf an der Grenze der Kompensation ist. Auch psychische Einflüsse (Ekel, Furcht, Schmerz) können zum orthostatischen Kollaps bzw. zur Ohnmacht führen. Die bei aufrechter Haltung eintretende Störung der Hirndurchblutung führt zu Ohnmacht, evtl. zu Krämpfen, anoxischer zentraler

Vagusreizung (Bradykardie). Horizontallage, verbunden mit Hochheben der Beine, beseitigt sofort alle Symptome (s. a. Hypotension S. 382).

**Kollaps bei akuten Herzstörungen und bei der Lungenembolie.** Es ist gezeigt worden, daß die klinischen Erscheinungen des Kreislaufkollapses — der Kollaps ist ein klinischer Symptomenkomplex und keine begriffliche Konstruktion — auf die Verminderung des Minutenvolumens und die durch sie ausgelösten Gegenregulationen und Folgen zurückzuführen sind. Bei den bisher geschilderten Kollapsformen war der ungenügende Rückfluß des Blutes infolge Verminderung der zirkulierenden Blutmenge oder einer Kapazitätsstörung des Gefäßsystems die auslösende Ursache. Es handelte sich also um außerhalb des Herzens gelegene Faktoren. Bei der Herzinsuffizienz dagegen, die sich meist langsam entwickelt, wird das Absinken des Minutenvolumens durch Gegenregulationen (Venendrucksteigerung, Vergrößerung der zirkulierenden Blutmenge usw.) kompensiert und die Symptome der Venendrucksteigerung (Stauung im großen oder kleinen Kreislauf) beherrschen das klinische Bild. Es resultiert also die fast paradoxe Tatsache, daß bei motorischer Insuffizienz des Herzens die Verminderung der Auswurfleistung eine weniger bedeutende Rolle spielt (S. 324ff.). Es gibt aber akute Störungen der Motorleistung des Herzens, bei denen die venendrucksteigernden Gegenregulationen aus bestimmten Gründen nicht wirksam werden. Hierbei beobachtet man interessanterweise ein typisches Kollapsbild mit Blässe der Haut, Schweißausbruch, kleinem frequentem Puls, Venendruck- und Blutdruckabfall. Dies gilt in erster Hinsicht für den Herzinfarkt (S. 398), ferner für den seltenen akuten Verschluß der stenotischen Mitralklappen durch einen Kugelthrombus, Einriß der Aortenklappe oder Abreißen eines Papillarmuskels, die Lungenembolie, die Herztamponade. Auch beim Asthma cardiale mit schwerem Lungenödem finden sich nicht selten Symptome des Kreislaufkollapses. Die akute Verminderung des Minutenvolumens beherrscht das Krankheitsbild. Zum Teil handelt es sich bei diesen Zuständen um mechanische Verlegungen des Blutstroms, die sicher jede Kompensationsfähigkeit des Herzens überschreiten, zum Teil wird das plötzliche Einsetzen der Störung die Durchblutung des Zentralnervensystems akut herabsetzen und seine regulatorischen Fähigkeiten behindern. Bei fast allen diesen Zuständen ist eine akute Drucksteigerung im Lungenkreislauf anzunehmen. In der A. pulmonalis finden sich, ähnlich wie im Carotissinus und in der Aorta Pressoreceptoren, die bei Drucksteigerung in der A. pulmonalis eine reflektorische Blutdrucksenkung und Gefäßerweiterung im großen Kreislauf auslösen. Diese Reflexe können also sehr wohl eine kompensatorische Venendrucksteigerung und Vergrößerung der zirkulierenden Blutmenge verhindern und einen Kreislaufkollaps auslösen. Beim Herzinfarkt ist auch noch an die Auslösung depressorischer Reflexe vom anoxybiotischen Herzmuskel aus im Sinne des Jarisch-Betzold-Reflexes zu denken. Daß depressorische Kreislaufreflexe bei vielen dieser Zustände eine wichtige Rolle spielen, geht auch aus der ausgezeichneten Wirkung des reflexdämpfenden Morphiums hervor.

## Therapie des Kreislaufkollapses.

*Zur Therapie des Kollapses* stehen ganz allgemein zwei Möglichkeiten zur Verfügung: 1. Vergrößerung der zirkulierenden Blutmenge, 2. Verringerung der Kapazität des Gefäßsystems. Die Verminderung der Gefäßkapazität erfolgt durch zentral (Coffein 0,1, Cardiazol 0,1, Ol. camphor. fort. 2 bis 5 ccm i.m., Coramin 0,25, Strychnin 0,005 i.m. usw.) oder peripher (Sympatol 0,06—0,12, Veritol 0,01—0,02 i.m., Ephetonin per os 0,05—0,1) angreifende vasokonstriktorische Mittel, *die nach der Wirkung dosiert werden müssen.*

Hierbei hat sich das Sympatol (0,06) i.v. und i.m. am besten bewährt. Die zentral angreifenden Stoffe bleiben oft wirkungslos, wenn eine Schädigung der Kreislaufzentren vorliegt, während die peripher wirksamen auch dann noch häufig von Nutzen sind. Da der Effekt meist nur $^1/_2$—2 Stunden anhält, müssen die Injektionen so oft wiederholt werden, daß die Füllung des Pulses und der Blutdruck leidlich hochgehalten wird und dürfen auch nachts nicht ausgesetzt werden. Die intravenöse Anwendung wirkt schneller und stärker, aber kürzer. Da eine anhaltende Beeinflussung des Kreislaufs angestrebt werden muß, ist zum mindesten neben oder nach der intravenösen auch die länger wirkende intramuskuläre Injektion notwendig. Dosierung und Häufigkeit der Injektionen richten sich ausschließlich nach der Kreislaufwirkung am Kranken. Der Kampf um das Leben des Patienten erstreckt sich meist auf wenige Stunden, sein Ausgang hängt ganz wesentlich von der Aufmerksamkeit und Unermüdlichkeit des Arztes ab.

In all den Fällen, wo eine Verminderung der zirkulierenden Blutmenge primär oder sekundär bei der Entstehung des Kollapses eine Rolle spielt, ist eine Auffüllung des Gefäßsystems durch eine Flüssigkeitsinfusion notwendig. Es kommt hierbei, auch bei einem Blutverlust, auf den Ersatz der *Flüssigkeit* und nicht der Erythrocyten an. Da die Verweildauer kolloidhaltiger Flüssigkeiten in der Gefäßbahn wesentlich länger ist als die reiner Salzlösungen (physiologische Kochsalzlösung, Tutofusin, Ringerlösung u. ä.), ist die Verwendung von Plasma, Serum, Periston vorzuziehen. Gelatine, Gummi-arabicum-Lösungen zeigen oft unerwünschte Nebenwirkungen. Da schwere Kollapserscheinungen erst nach Verlust von $^1/_4$—$^1/_3$ der zirkulierenden Blutmenge aufzutreten pflegen, muß auch der Flüssigkeitsersatz in ausreichenden Mengen geschehen (500—1000 ccm) und bei Verschlechterung des Kreislaufzustandes wiederholt werden (Kontraindikation: Pneumonie und Lungenödem, Herzinsuffizienz). Ist der Kreislauf wieder aufgefüllt, so pflegen auch die vasokonstriktorischen Mittel besser anzusprechen.

Digitalis und Strophanthin sind im Kollaps wirkungslos. Sind starke depressorische Reflexe die Ursache des Kollaps, wie beim primären traumatischen Schock, beim Kollaps infolge von Nierenstein- oder Gallenkoliken, Herzinfarkt, Lungenembolie, so ist die Anwendung von Morphium (0,02) oft sehr zweckmäßig zur Dämpfung dieser Reflexe.

Die prinzipielle andersartige Behandlung von Kollaps und Kreislaufdekompensation macht eine exakte diagnostische Trennung unbedingt notwendig. Da Cyanose, Dyspnoe, Tachykardie bei beiden Zuständen vorkommen, ist besonders auf das Fehlen von Venendrucksteigerung und Stauungssymptomen zu achten. Schwieriger wird die Unterscheidung, wenn sich bei einem Herzkranken z. B. infolge Pneumonie, Lungenembolie, Herzinfarkt ein Kollaps entwickelt. Dann muß die Bedeutung kardialer und peripherer Symptome sorgfältig abgewogen und die Therapie so eingestellt werden, daß sowohl die Herzinsuffizienz bekämpft, als auch durch Anwendung der peripheren Kreislaufmittel wohl der Kollaps beseitigt, aber das Herz nicht überlastet wird.

## V. Pathologie des Blutdrucks.

Vergleicht man unter Ruhebedingungen die Blutdruckwerte vieler gesunder Erwachsener, so zeigt sich, abgesehen von einem geringen Anstieg des Blutdrucks mit zunehmendem Lebensalter, eine erstaunliche Konstanz der Werte. Es muß dies durch das Zusammenwirken zahlreicher humoraler und neuraler Mechanismen und ihre zentral-nervöse Steuerung erklärt werden. Diese Konstanthaltung des Blutdrucks ist von großer Bedeutung. Ein starkes

Absinken des Blutdrucks gefährdet die Durchblutung lebenswichtiger Organe (Herz, Gehirn, Nieren), eine übermäßige und anhaltende Blutdrucksteigerung führt zu Überlastung des Herzens und vorzeitiger Degeneration des Arteriensystems (Arteriosklerose).

Die Höhenlage der Blutdruckkurve wird durch den systolischen und diastolischen Blutdruck festgelegt, d. h. den höchsten Anstieg des Drucks während der Systole und den tiefsten Abfall während der Diastole. Beide Werte sind leidlich genau beim Menschen auf unblutigem Wege meßbar. Der „mittlere Blutdruck" ist mehr von theoretischem Interesse und liegt zwischen beiden Werten, näher dem diastolischen, und kann nicht direkt bestimmt, sondern nur aus dem Sphygmogramm errechnet werden. Der Blutdruck sinkt auf dem Wege durch das Arteriensystem fortlaufend ab; in der Aorta liegt er um etwa 30—40 mm Hg höher als in der A. cubitalis.

Die Bestimmung des systolischen Blutdrucks beim Menschen erfolgt mit dem Apparat von Riva Rocci an der Arteria brachialis in der Weise, daß bei fallendem Druck der aufgeblasenen Oberarmmanschette das erste Durchschlagen des Pulses auskultatorisch an der A. cubitalis nach Korotkow und Fellner oder palpatorisch an der A. radialis festgestellt wird. (Der gemessene Wert liegt im allgemeinen infolge des sog. „Stauüberdrucks" um etwa 10—20 mm Hg über dem wirklichen systolischen Druck.) Als Kennzeichen des diastolischen Drucks dient das plötzliche Leiserwerden der Töne im Arterienrohr, die dann bald ganz verschwinden. Oft ist dieser Punkt akustisch nicht genau festlegbar (Normalwerte 130/90—110/80).

Hämodynamisch wird die Höhe des Blutdrucks bedingt durch Schlagvolumen, Herzfrequenz, Elastizität und Volumen der großen Gefäße und Gesamtwiderstand der peripheren Arterien und Arteriolen. Eine Analyse dieser Größen aus der Höhe des systolischen und diastolischen Blutdrucks, der Herzfrequenz, dem Querschnitt der Aorta und der Pulswellengeschwindigkeit nach den Methoden von Broemser und Ranke oder Wetzler und Böger erlaubt einen ungefähren Schluß auf die Faktoren, die in jedem Einzelfall die Höhe der Blutdruckwerte bestimmen. Diese Faktoren können auf die Höhe des systolischen und diastolischen Blutdrucks gleichsinnig oder gegensinnig einwirken.

In allgemeiner Annäherung kann man sagen, daß der *diastolische Druck* erhöht wird durch Zunahme des peripheren Gefäßwiderstandes, gesenkt wird durch Starre der Aorta und der großen elastischen Gefäße, auch durch Verlangsamung der Pulsfrequenz.

Der *systolische Druck* steigt 1. bei zunehmender Starre der elastischen Gefäße, 2. wenn infolge Zunahme der peripheren Gefäßwiderstände der diastolische Druck erhöht ist, 3. bei Zunahme des Schlagvolumens.

Die *Blutdruckamplitude*, die Differenz zwischen systolischem und diastolischem Druck, wird vergrößert durch 1. Steigerung der elastischen Widerstände der großen Gefäße (z. B. Starre der Aorta), 2. Zunahme des Schlagvolumens, 3. Abnahme der Herzfrequenz.

Es genügt daher zum Verständnis der Hämodynamik des arteriellen Systems keineswegs etwa nur die Berücksichtigung des systolischen Blutdrucks. Erst aus der Bewertung des systolischen und des diastolischen Drucks sowie der Amplitude kann man ein ungefähres Bild über die Bedeutung von Blutdruckänderungen gewinnen. Zunahme des Schlagvolumens (Arbeit, Fieber, M. Basedow, arteriovenöse Fisteln) führt zu Steigerung des systolischen Drucks bei ungefähr gleichbleibendem oder erniedrigtem diastolischem Druck und damit auch zur Zunahme der Blutdruckamplitude. Auch bei hochgradiger Bradykardie wird der systolische Druck erhöht, der diastolische gesenkt und so die Amplitude vergrößert. Absinken des Minutenvolumens (z. B. Kollaps, hochgradige Herzinsuffizienz) hat Absinken des systolischen und diastolischen Drucks zur Folge. Zunahme der elastischen Gefäßwiderstände (Aortensklerose, Beginn des roten Hochdrucks) steigert den systolischen bei normalem oder erniedrigtem diastolischem Druck (große Amplitude).

Erhöhung des peripheren Gesamtwiderstandes durch organische oder funktionelle Verengerung weitester Gefäßbezirke wird besonders an der Steigerung des diastolischen Drucks, bei annähernd normalem Minutenvolumen auch des systolischen Drucks erkennbar. Ausgedehnte Dilatation der peripheren Arterien und Arteriolen senkt den diastolischen und systolischen Druck. So gut wie immer liegen bei den klinischen Hochdruckformen hämodynamisch komplexe Ursachen vor.

## 1. Arterielle Hypertension (Hypertonus, Hochdruck).

Der Hochdruck (s. Fußnote Bd. II, S. 26) ist die häufigste und wichtigste Ursache aller Kreislaufkrankheiten und auch die häufigste Ursache der Herzinsuffizienz. In den Vereinigten Staaten sollen jährlich 100000 Menschen an durch Hochdruck bedingter Herzinsuffizienz sterben, außerdem noch 75000 an anderen Folgeerscheinungen des hohen Blutdrucks; es sind dies insgesamt 55% aller an Kreislaufleiden Verstorbener. Nächst der Herzinsuffizienz als Todesursache (43%) ist der Coronartod (36%), die Apoplexie (14%) und die Niereninsuffizienz (7%) für den Ausgang der Hochdruckkrankheit von Bedeutung (P. D. WHITE). Bei der Beurteilung eines Kreislaufleidens muß also die Frage, ob ein Hochdruck vorliegt, schon aus Gründen der statistischen Häufigkeit an die erste Stelle gesetzt werden.

Trotz aller Bemühungen ist die eigentliche Ursache der Blutdrucksteigerung für die meisten Fälle der Hochdruckkrankheit bisher nicht befriedigend geklärt worden. Sie wurden als „essentielle oder genuine Hypertonie" von den anderen Fällen abgesondert, die eine einwandfreie Beziehung zu Nierenkrankheiten aufwiesen. In den letzten Jahrzehnten ist aber auch für die essentielle Hypertonie besonders auf Grund tierexperimenteller Untersuchungen eine primäre Störung der Nierendurchblutung diskutiert worden. Wegen dieser Zusammenhänge ist in der vorliegenden Auflage dieses Lehrbuches die Pathogenese des Hochdrucks im Kapitel Nierenkrankheiten (Bd. II, S. 26 ff.) im Zusammenhang dargestellt worden. Das soll nun aber nicht bedeuten, daß die im Tierexperiment nachgewiesene Bildung blutdrucksteigender Stoffe in der ischämischen Niere auch für die Entstehung der „essentiellen Hypertonie", der häufigsten und wichtigsten Blutdruckkrankheit des Menschen, die wahrscheinliche Ursache ist. Sie muß auch heute noch als ungeklärt betrachtet werden. Wir müssen uns darauf beschränken, die Ursachen für möglichst viele Formen der Hypertension aufzuzeigen und so die Fälle unbekannter Ursache weitgehend zu vermindern.

Pathogenese und Klinik der verschiedenen Formen der Blutdrucksteigerung soll daher in diesem Kapitel nicht behandelt werden (s. Bd. II, S. 26ff., die Klinik des Hochdrucks Bd. II, S. 56), sondern lediglich darauf hingewiesen werden, an welchen Stellen dieses Lehrbuches die Auswirkungen der dauernden Blutdrucksteigerung am Kreislaufapparat behandelt werden, die unabhängig von der primären Ursache den Arzt immer wieder vor dieselben Fragen stellt. In diesem Sinne ist die Hochdruckkrankheit ein einheitliches Problem.

Die wichtigsten Folgen der Blutdruckerhöhung sind Hypertrophie und schließlich Insuffizienz des linken Ventrikels einerseits und die Entwicklung funktionell und organisch bedingter Durchblutungsstörungen der peripheren Gefäße andererseits. Hierbei ist die Begünstigung des Auftretens von Arteriosklerose der Hirn-, Coronar- und Nierenarterien von besonderer Bedeutung für den Kreislauf.

Die Auswirkungen auf das Herz sind vergleichsweise gering, wenn nur eine Erhöhung des systolischen Drucks vorliegt (Elastizitätshochdruck s. Bd. II, S. 27). In diesen Fällen liegt eine Verminderung der Dehnbarkeit oder des Fassungsraumes der großen elastischen Gefäße vor (Aortensklerose, Aorta angusta, Isthmusstenose der Aorta, Initialstadium des roten Hochdrucks [?]).

Ist auch der diastolische Druck merklich erhöht, so muß eine generelle Engerstellung der peripheren Arterien, besonders der Arteriolen, angenommen werden. Hierher gehören alle Formen des sicher renal bedingten Hochdrucks (akute und chronische Nephritis, Arteriolosklerose der Nieren, Verschluß einer Nierenarterie, Nierentumoren, Hydronephrosen, Cystennieren, Abflußstörungen der Nieren, Amyloidose der Niere usw. s. Bd. II, S. 28), ferner die offensichtlich endokrin bedingten Hochdruckformen bei CUSHINGscher Krankheit (s. Bd.II, S. 220), Nebennierenrindentumoren, Schwangerschaftstoxikosen und die sog. zentralen Hypertensionen bei Poliomyelitis, Encephalitis, Zwischenhirnerkrankungen (s. dort).

Auch der Elastizitätshochdruck geht allmählich, offenbar durch sekundäre Einschränkung der Nierendurchblutung, in die Form des Widerstandshochdrucks mit erhöhtem diastolischem Druck über. Dasselbe gilt für die paroxysmale Hypertension bei Nebennierenmarktumoren (Bd. II, S. 279), bei der sich schließlich auch ein Dauerhochdruck zu entwickeln pflegt.

Praktisch steht von allen diesen Hochdruckformen nach Häufigkeit und klinischer Bedeutung die *essentielle Hypertonie*, der sog. rote Hochdruck VOLHARDs, an erster Stelle. Sein klinisches Erscheinungsbild ist in Bd. II, S. 56 ff. ausführlich beschrieben. Nach einem Anfangsstadium verschiedener Dauer mit zunächst zeitweiliger Steigerung vornehmlich des systolischen Blutdrucks geht er meist über in einen Zustand, in dem systolischer und schließlich auch diastolischer Blutdruck ständig erhöht sind, wobei zusätzliche Blutdrucksteigerungen kommen und gehen. Im weiteren Verlauf wird die Blutdruckhöhe immer mehr fixiert. Die essentielle Hypertonie kann auch eine renale Verlaufsform (s. Bd. II, S. 62) zur malignen Hypertension nehmen, die bei Männern häufiger ist als bei Frauen.

Die durch die arterielle Drucksteigerung bedingte Hypertrophie des linken Herzens (s. S. 353, Bd. II, S. 59) ermöglicht zunächst eine ungeminderte Leistungsfähigkeit des Kreislaufs, bis die Insuffizienz des linken Herzens mit ihren Folgeerscheinungen (Lungenstauung, relative Mitralinsuffizienz, schließlich Rechtsinsuffizienz) zur allgemeinen Kreislaufdekompensation führt (s. S. 324ff.). Der Hochdruck, besonders in seinen späteren Stadien, ist die häufigste Ursache für das Auftreten von Asthma cardiale (s. S. 336). Sowohl die Vermehrung der Muskelmasse des linken Ventrikels, wie die Ausbildung der Coronarsklerose führen häufig zur Coronarinsuffizienz (Angina pectoris s. S. 395), Herzinfarkt (s. S. 397), Herzrhythmusstörungen (Extrasystolen, Arhythmia absoluta, Reizleitungsstörungen, siehe die betreffenden Kapitel).

Im Ekg finden sich zunächst die Zeichen des Linkstyps, später meist auch der Myokardschädigung (S-T-Depression und negatives T in einer oder mehreren Ableitungen, Verbreiterung und Aufsplitterung des QRS-Komplexes, Schenkel- und Verzweigungsblock, s. dort).

Am Gefäßsystem ist die Arteriosklerose (s. S. 435) nicht als Ursache, sondern als Folge der Blutdrucksteigerung zu betrachten (soweit es sich nicht um die Arteriolosklerose der Niere handelt).

Über die Behandlung des Hochdrucks s. Bd. II, S. 60 ff.; die Kreislaufdekompensation wird nach den allgemeinen Grundsätzen S. 340ff. behandelt. Die Therapie der Angina pectoris und des Herzinfarkts, des Asthma cardiale, der Rhythmusstörungen wird in den einschlägigen Kapiteln beschrieben.

## 2. Labilität des Blutdrucks und Hypotension.

Es gibt Menschen, die die am Anfang dieses Kapitels geschilderte relative Konstanz des Blutdrucks vermissen lassen. Im Beginn der Erkrankung an essentieller Hypertonie und bei sog. vegetativ stigmatisierten Gefäßlabilen (s. S. 385ff.) findet sich oft eine Neigung zu Blutdrucksteigerungen bei Körperarbeit, Erregungen, auf Kältereiz, die stärker und anhaltender sind als bei Normalen. Bei anderen ist neben der Neigung zu Blutdrucksteigerungen auch eine Tendenz zur Senkung des Blutdrucks nachweisbar. Schon der Wechsel vom Liegen zur aufrechten Körperhaltung führt zu einem deutlichen Absinken des systolischen und diastolischen Blutdrucks, das bis zu den Symptomen des orthostatischen Kollapses führen kann. Auch Hochwüchsige, Rekonvaleszenten nach konsumierenden Erkrankungen, Unterernährte neigen zu diesem Verhalten. Die orthostatisch bedingte Verlagerung des Blutes in die Venen der unteren Körperhälfte und das dadurch bedingte Absinken des Minutenvolumens wird nicht durch eine entsprechende Vasokonstriktion kompensiert, so daß der Blutdruck absinkt. Unter dem Einfluß des $O_2$-Mangels (Unterdruckkammer) reagiert jeder Gesunde in dieser Weise.

Auch bei zentral-nervösen Störungen (Lues cerebrospinalis, Restzuständen nach Encephalitis, cerebraler Arteriosklerose, Erkrankungen des Zwischenhirns und der Hypophyse) findet man die Labilität des Blutdrucks bei Lageänderungen, so daß allgemein eine Störung der zentralen Blutdruckregulation bei diesen Zuständen vermutet wird.

Sehr häufig ist die Labilität des Blutdrucks bei Lagewechsel auch nachweisbar bei Menschen, die dauernd einen abnorm niedrigen Blutdruck aufweisen. Liegt der systolische Blutdruck dauernd unter 100 mm Hg, so spricht man von **arterieller Hypotension oder Hypotonie.** Menschen mit niedrigem Blutdruck können völlig ohne Beschwerden sein. Andere klagen über leichte körperliche und geistige Ermüdbarkeit, Neigung zu Schwindel, Ohrensausen, MENIÈREschem Symptomenkomplex, gelegentlich auch über anginöse Beschwerden. Meist handelt es sich um schwächliche magere Personen mit geringem Turgor der Haut, blassem Aussehen, ohne daß eine Anämie vorliegt. Das Herz ist oft auffallend klein, wird aber größer, wenn man den Kranken im Liegen untersucht. Häufig sind Teilsymptome einer Unterfunktion des Hypophysenvorderlappens, der Nebennierenrinde, der Keimdrüsen vorhanden.

Die Hypotonie bietet, abgesehen von der Leistungsschwäche, der leichten Ermüdbarkeit und den zeitweise auftretenden Zuständen von Hirnanämie, keine Ursache für Dauerschädigungen des Kreislaufs und keine Gefahr für das Leben der Kranken.

*Therapie.* Beseitigung chronischer Infekte, gute Ernährung, Training, klimatische Kuren, Kohlensäurebäder, Hormonbehandlung der sonstigen Ausfallssymptome können die Hypotonie günstig beeinflussen. Blutdrucksteigernde Mittel, wie Coffein, Cardiazol, Ephetonin, Pervitin haben immer nur eine vorübergehende Wirkung.

## 3. Arterielle Drucksteigerung im Lungenkreislauf. Cor pulmonale.

Während die Blutdrucksteigerung in den Arterien des großen Kreislaufs seit vielen Jahrzehnten in ihrer Auswirkung auf Herz und Gefäße gut bekannt und außerordentlich viel untersucht ist, weil der arterielle Blutdruck leicht meßbar ist, hat man sich erst in den letzten Jahren eingehender mit den Kreislaufstörungen befaßt, die durch eine Druckerhöhung in den Arterien des kleinen Kreislaufs bedingt sind. Der Druck in der Pulmonalarterie ist beim Menschen sehr viel schwerer meßbar, in exakter Weise nur, wenn ein Katheter durch Vena cubitalis, Vena cava superior in das rechte Herz und von dort in die A. pulmonalis eingeführt wird, wie das in Amerika und England in den letzten Jahren ohne Gefährdung der Patienten häufig durchgeführt wird. Sonst kann die Drucksteigerung im Lungenkreislauf nur indirekt aus der Hypertrophie des rechten Herzens, der Akzentuation des 2. Pulmonaltones und der stärkeren Zeichnung der Lungengefäße im Röntgenbild erschlossen werden (s. S. 355).

Blutdrucksteigerungen in der A. pulmonalis treten auf, nach der Häufigkeit ihres Vorkommens geordnet, 1. bei Insuffizienz des linken Herzens (s. auch

S. 327), 2. bei Mitralfehlern, besonders bei Mitralstenose, 3. bei chronischen Lungenerkrankungen (Emphysem, schrumpfende Lungentuberkulose, Pleuraschwarten), 4. bei ausgedehnter Lungensilikose und -anthrakose, 5. bei Thoraxdeformitäten (Kyphoskoliose, Trichterbrust), 6. bei bestimmten kongenitalen Herzfehlern (offener Ductus botalli, Septumdefekt), 7: bei massiver Lungenembolie, 8. bei Verschluß der stenotischen Mitralklappe durch einen Kugelthrombus, Abriß von Papillarmuskeln oder Einrissen der Aortenklappe und 9. bei der seltenen sog. Pulmonalarteriolosklerose (AYERZA-ARRILAGAsche Krankheit, s. S. 509), die eine Endarteriitis der feineren Verzweigungen der Pulmonalarterie darstellt. Bei einem Teil dieser Krankheiten ist die Drucksteigerung im Lungenkreislauf akut bzw. vorübergehend (1, 7, 8), falls der Zustand nicht zum Tode führt, bei den anderen ist eine dauernde Hypertension im kleinen Kreislauf vorhanden. Diese Zustände werden in ihrer Auswirkung auf Herz und Kreislauf auch als akutes und chronisches **Cor pulmonale** bezeichnet.

Die *akute* Drucksteigerung im Lungenkreislauf geht meist mit dem Bilde des Kreislaufkollapses einher und ist S. 378 beschrieben. Von sehr viel größerem praktischen Interesse ist die *chronische* Drucksteigerung, die auf eine Einengung des Lungenkreislaufs zurückzuführen ist.

Das chronische Cor pulmonale ist entsprechend dem Auftreten der Grundkrankheit im wesentlichen eine Erkrankung der höheren Altersklassen, besonders der Männer. Die rechte Kammer hypertrophiert und dilatiert und wird schließlich insuffizient; bei stärkerer Erweiterung kommt es zur relativen Tricuspidalinsuffizienz (s. S. 418) mit Vergrößerung des rechten Vorhofs, Stauungsleber, Meteorismus, Ödemen. Die rechtsseitige Herzinsuffizienz wird leichter übersehen als die des linken Herzens, da sie oft verdeckt wird durch die Symptome der durch das Grundleiden bedingten pulmonalen Symptome: Cyanose, Dyspnoe, mangelhafte Arterialisation des Blutes, Polyglobulie, verminderte Vitalkapazität, chronische Bronchitis und Asthma-bronchiale-Anfälle.

Der häufig vorhandene Zwerchfelltiefstand läßt die Rechtshypertrophie des Herzens (s. S. 352) und die Erweiterung des Pulmonalbogens oft nicht deutlich hervortreten. Die Erweiterung der Pulmonalarterie und ihrer Äste wird oft durch die hellen Lungenfelder überstrahlt (Emphysem). Auch bei der pulmonalen Endarteriitis obliterans sind die Lungenfelder auffallend hell. Die Akzentuation des 2. Pulmonaltones ist dagegen fast immer vorhanden, in den meisten Fällen auch die Zeichen des Rechtstyps im Ekg (hohes $R_3$, tiefes $S_1$). Es ist also einleuchtend, daß die Symptome des Cor pulmonale bei nicht sehr sorgfältiger Untersuchung leicht übersehen und erst bei der Obduktion die Hypertrophie und Dilatation des rechten Ventrikels erkannt werden. Coronarsklerose und Angina pectoris sind nicht selten gleichzeitig vorhanden, da es sich fast ausschließlich um ältere Menschen handelt.

Entsprechend dem meist langsamen Verlauf des zugrunde liegenden Lungenleidens entwickelt sich die Insuffizienz des rechten Herzens allmählich und oft unbemerkt. Die Therapie muß sich in erster Hinsicht gegen das Grundleiden richten. Die Herzinsuffizienz wird in der üblichen Weise (s. S. 340) behandelt.

Wichtig ist, daß man bei den genannten Erkrankungen auch an die Drucksteigerung im Lungenkreislauf und die oft latente Rechtsinsuffizienz denkt. Das ist die Rechtfertigung für die Einführung des Krankheitsbegriffs Cor pulmonale.

## VI. Vegetative Labilität und psychogene Kreislaufstörungen.

Wenn bei einem Patienten mit Herz- und Kreislaufbeschwerden der verschiedensten Art die genaue mit allen zur Verfügung stehenden diagnostischen Mitteln durchgeführte Untersuchung keinen „objektiven“ Befund ergab, sprach man früher von einer „Herzneurose“ oder einem „nervösen Herzen“. Nachdem dann mit der weiteren Verfeinerung der Diagnostik bei einer großen Zahl dieser Patienten Veränderungen festgestellt werden konnten, die nicht organischer, sondern funktioneller Art waren, sprach man von „funktionellen Herzbeschwerden“. Es wurde weiterhin immer deutlicher, daß Funktionell und Organisch durch fließende Übergänge verbunden sind, wie z. B. eine rein funktionelle Coronarinsuffizienz zu Nekrosen und Blutungen im Herzmuskel und sogar zum tödlich verlaufenden Herzinfarkt führen kann, oder eine zunächst rein funktionelle vorübergehende Blutdrucksteigerung sich in einen fixierten Hochdruck mit schweren „organischen“ Veränderungen umwandelt. Der vorliegende Abschnitt dieses Lehrbuches kann geradezu als ein Versuch betrachtet werden, die hervorragende Bedeutung der funktionellen Veränderungen bei allen Herz- und Gefäßerkrankungen zu demonstrieren. Auch am organisch erkrankten Herzen und gerade an diesem sind die funktionellen Abläufe von großer Bedeutung und ihr Verständnis unerläßlich für eine rationelle Therapie. Wenn trotzdem die analytische Trennung organischer und funktioneller Störungen so weit als möglich durchgeführt wird, so geschieht das aus denselben Gründen, aus denen ein Techniker die physikalischen Konstanten seines Motors kennen muß, um Funktion und Leistungsfähigkeit und deren Störungen beurteilen zu können.

Der Mensch ist aber nicht nur eine Maschine und der Arzt, der den Kranken nur nach naturwissenschaftlichen Grundsätzen betrachtet, wird sein „Leiden“ nie ganz verstehen und richtig behandeln können.

Daß psychische Vorgänge Herz und Kreislauf schon beim Gesunden stark beeinflussen, ist jedem geläufig. Das Herz ist über das Erkenntnismäßige hinaus in ganz besonderem Maße Sitz des Lebensgefühles. Störungen des Herzens sind häufig mit elementarer Lebensangst verbunden und rühren ganz stark an das Bewußtsein der Existenz. Es ist daher leicht einfühlbar, daß Menschen, die wir nach ihrer veränderten seelischen Haltung als Neurotiker bezeichnen, häufig ihre Beschwerden auf das Herz projizieren. Die engen Beziehungen zwischen Psyche und vegetativem System lassen funktionelle Störungen an Herz und Kreislauf hervortreten, die wir bei objektiver Würdigung als harmlos erkennen, die aber für den Kranken dessen ungeachtet erlebnismäßig von großer Bedeutung sind. Andererseits bedeutet jede ernsthafte Kreislauferkrankung eine so einschneidende Änderung des Lebensgefühls und der Lebensaussichten, der Stellung zu Beruf, Familie und Umwelt, daß seelische Konfliktsituationen bei jedem Herzkranken unvermeidbar sind und das subjektive und objektive Krankheitsbild entscheidend beeinflussen. Niemand, der Arzt sein will, darf diese Dinge übersehen. Die diagnostischen Schwierigkeiten liegen darin, daß die neurotischen Kreislaufbeschwerden denen bei Organerkrankungen sehr ähnlich sein können und daß bei vielen funktionellen Kreislaufstörungen die Frage auftauchen muß, wieweit sie psychisch bedingt sind. Dies geschieht nicht deshalb, weil wir die Einheit psychischer und somatischer Veränderungen zerreißen wollen, sondern weil wir für den richtigen Einsatz unserer therapeutischen Mittel über diesen Punkt wenigstens ungefähre Klarheit haben müssen.

Schreck, Angst, Ekel können bei Gesunden zur Ohnmacht und Bewußtlosigkeit führen. Romanschriftsteller früherer Jahrhunderte ließen ihre

Heldinnen, seltener die Helden, an „gebrochenem" Herzen sterben. Wenn wir das auch als dichterische Übertreibung betrachten, so ist es doch gut bekannt, daß seelische Erregungen z. B. beim Herzinfarkt durch Blutdrucksteigerung, Adrenalinausschüttung gelegentlich zum Tode führen. Lebens- und Gesundungswille sind ganz wesentlich dafür, ob ein Mensch sich aus einem schweren Kollaps erholt oder nicht. Bestimmte Kreislaufreaktionen — Blutdrucksteigerung, Kollaps, Tachykardie, Rot- und Blaßwerden — gehören zu normalen Ausdrucksformen seelischer Vorgänge. Bei besonders disponierten Menschen sehen wir sie Ausmaße annehmen, die die normale Reaktionsbreite überschreiten. Meist sind dann auch andere vegetative Regulationen überschießend oder fehlgesteuert. Wir sprechen dann allgemein von *vegetativer Labilität.* Die frühere Vorstellung, daß das vegetative Gleichgewicht entweder durch einen gesteigerten Sympathicustonus oder durch einen gesteigerten Vagustonus gestört wird, ist viel zu einfach. Wir finden nicht selten Symptome des gesteigerten Sympathicustonus *und* Vagustonus am selben Patienten. Es erscheint vielmehr so, daß das stabile Gleichgewicht des Normalen in ein labiles Gleichgewicht umgewandelt ist, das starke Ausschläge in beiden Richtungen ermöglicht. Die eigentliche Störung müssen wir in der vegetativen Gesamtregulation vermuten.

Die Reaktionslage des vegetativen Systems ist weitgehend von der Funktion der endokrinen Drüsen abhängig, wie auch von den Impulsen, die von der psychischen Sphäre auf das Diencephalon als übergeordnetem Zentrum der vegetativen Vorgänge ausgehen. Wir müssen anerkennen, daß seelische Vorgänge vegetative Regulationsstörungen auslösen können. Aber sie sind nicht die einzige und nicht die wichtigste Ursache. Konstitutionell bedingte vegetative Labilität, die sich oft auch in der Aszendenz nachweisen läßt, Erschöpfungszustände nach Infekten, Strapazen, Mangel an Ruhe und Schlaf, Mißbrauch vegetativer Gifte, wie Nicotin, Coffein, Pervitin, Schlafmittel, hormonelle Störungen und psychische Einflüsse wirken zusammen, bald das eine, bald das andere überwiegend.

Bei Störung vegetativer Regulationen sehen wir bestimmte Reaktionstypen besonders häufig. Leichte Schilddrüsenvergrößerung ohne Grundumsatzsteigerung, Glanzauge, Tremor manuum, Schwitzen, sind kombiniert mit Neigung zu Tachykardie, Extrasystolen, wechselnder Blässe und Röte, Adrenalinempfindlichkeit. Für diese Menschen ist die Bezeichnung *B-Typ*, besser *vegetative Stigmatisation* oder auch *neurozirkulatorische Dystonie* geprägt worden; ein Übergang in einen echten M. Basedow ist selten. Sie klagen besonders oft über Kreislaufbeschwerden, wie Herzklopfen, Druck und Stiche in der Herzgegend, schmerzhafte Extrasystolen, kalte oder heiße Extremitäten. Der Blutdruck kann normal sein, aber auch eine labile Hypertension oder eine Neigung zur Hypotonie zeigen. Die vegetative Störung äußert sich also sowohl am Herzen wie an der peripheren Blutverteilung. Seelische Erregungen, Wärme- und Kältereize, Wechsel von Liegen und Stehen lösen stärkere Schwankungen aus als beim Normalen, ebenso wirken Pharmaca besonders heftig. Seelische Erschöpfung, Nicotin- und Coffeinmißbrauch, Fokalinfekte steigern die Symptome. Diese für das Leben und die Gesundheit relativ bedeutungslosen Störungen würden die Patienten nicht so oft zum Arzt führen, wenn sie nicht mit besonders starken subjektiven Beschwerden verbunden wären, die im Gegensatz stehen zu der Geringfügigkeit des nachweisbaren Befundes an Herz und Gefäßen. Man gewinnt oft den Eindruck, daß hier die psychische Komponente besonders ausgesprochen ist. Depressionen, seelische Konfliktsituationen, Angstneurosen können vom Psychischen her zu ganz ähnlichen Beschwerden und Symptomen führen.

Ein weiterer von seelischen Einflüssen stark abhängiger Beschwerdekomplex ist die sog. *Angina pectoris vasomotorica.* Die Herzangst ist u. a. ein Symptom der Coronarinsuffizienz (s. S. 394), sie kann aber auch Ausdruck neurotischer Angstvorstellungen sein. Seelische Erregungen können auf dem Wege über Blutdrucksteigerung, reflektorische Coronarverengerung bei Coronarsklerose zu echten Angina pectoris-Anfällen führen. Bei der Angina pectoris vasomotorica fehlen aber die Zeichen der Coronarinsuffizienz (s. S. 396). Die Anfälle treten meist auf bei jüngeren Menschen, bei denen eine Coronarsklerose nicht zu vermuten ist, nicht in Zusammenhang mit körperlichen Anstrengungen, sondern mit seelischen Konfliktsituationen, z. B. abends beim Zubettgehen aus Insuffizienzgefühlen oder Abneigung gegen die bevorstehenden ehelichen Ereignisse, bei Bewährungsproben, denen sich der Betreffende nicht gewachsen fühlt, beim Zusammentreffen mit Menschen und Situationen, denen gegenüber eine komplexhafte Ablehnung besteht. Diagnostisch wichtig ist das Fehlen der objektiven Zeichen der Coronarinsuffizienz (Ekg-Veränderungen), besonders der Verschlimmerung durch Arbeit (Arbeits-Ekg), das Vorhandensein anderer vegetativer Regulationsstörungen. Nicotin- oder Coffeinmißbrauch ist oft nachweisbar, was sowohl für die Einwirkung vegetativer Gifte als auch für das Vorhandensein einer Sucht als neurotischem Symptom spricht. Die Unterscheidung von echter Angina pectoris ist oft schwierig und verantwortungsvoll, da ja auch echte Angina pectoris ohne Ekg-Veränderungen im Anfall einhergehen und schon bei jungen Menschen auftreten — und tödlich enden kann. Eine ganz detaillierte Anamnese läßt aber meist erkennen, daß doch das Typische des echten Angina-pectoris-Anfalles fehlt. Tödliche Angina-pectoris-Anfälle, bei denen keine Veränderungen an den Coronargefäßen gefunden werden, sind extrem selten. Man kann es aber auch nicht als unmöglich bezeichnen, daß rein funktionelle Coronarverengerungen zum vollständigen Stopp der Durchblutung führen können, wenn man an die funktionellen Durchblutungsstörungen der Extremitätengefäße denkt. Auch hier sind zunächst funktionelle Störungen schließlich von organischen Gefäßveränderungen gefolgt. Für psychische Ursachen bei anginösen Beschwerden spricht es auch, wenn die coronarerweiternden Mittel keinen deutlichen Einfluß haben.

Andere Neurotiker kommen zum Arzt mit der Beschwerde, daß sie Atemnot haben. Läßt man sich die Atemnot genau schildern und vormachen, so wird eine tiefe seufzende Inspiration demonstriert, bei der der Kranke das Gefühl hat, nicht durchatmen zu können oder eine flache hechelnde Atmung, der das Symptom des Lufthungers der echten Dyspnoe fehlt. Nach körperlichen Anstrengungen ist die Atmung dann ganz normal, wie man sich überzeugen kann, wenn man mit ihnen eine Treppe hinaufläuft.

Gemeinsam ist allen diesen Zuständen die Diskrepanz zwischen der Intensität der Beschwerden und der Geringfügigkeit nachweisbarer organischer oder funktioneller Störungen. Der erfahrene Arzt erkennt meist schon bei sorgfältiger Erhebung der Anamnese den Anteil psychogener Momente im Beschwerdekomplex, eine genaue Untersuchung ist aber in jedem Falle notwendig.

Auf diesem heute wissenschaftlich stark umstrittenen Grenzgebiet psychosomatischer Beziehungen ist es schwer, zu klaren Begriffen zu kommen und dem Schematismus — hie Psyche hie Soma — fern zu bleiben. Man wird den richtigen Weg gehen, wenn man die Untrennbarkeit und Verflechtung seelischer und körperlicher Vorgänge bedenkt und bei *jedem* Kranken berücksichtigt.

Wohlhabende Patienten haben meist Gelegenheit, ihr Leiden zu kultivieren, unbemittelte führen einen zermürbenden Kampf mit Vertrauensarzt, Arbeitsamt und ihrer Umgebung um ihr Leiden, besonders wenn es sich um

Rentenneurotiker handelt. Löst sich durch Änderung der psychischen Situation die Überwertung der Beschwerden, dann tritt eine Beruhigung ein, bei neuen Konflikten erfolgt eine neuerliche Flucht in die Krankheit. Die Prognose ist gut, wenn auch der Übergang funktioneller Störungen in organische (z. B. Coronarsklerose) wohl möglich ist.

*Therapie.* Die Behandlung der vegetativen Kreislaufstörungen ist letzten Endes fast immer langwierig und undankbar. Bei manchen Patienten genügt eine eingehende Untersuchung und die Versicherung, daß das Herz gesund ist, um die ängstliche Überwertung der Symptome zu beseitigen — wenn der Arzt das Vertrauen des Kranken besitzt und der Patient nicht zu viel populärmedizinische Literatur gelesen hat. Bei anderen ist es wieder besser, zu sagen, daß man eine geringfügige Störung gefunden hat und ihm nach einer genau vorgeschriebenen Behandlung zu versichern, daß die Erkrankung nun beseitigt ist.

Einfühlung in die Gesamtsituation der Kranken ist notwendig, wird aber nur selten durchgeführt, da meist Zeit und Begabung hierfür fehlen.

Handelt es sich um eine tief verwurzelte Neurose, so kann nur durch eine fachgemäße Psychotherapie (Hypnose, Analyse, autogenes Training usw.) Besserung erhofft werden.

Ausschaltung der schädlichen Einflüsse (Überanstrengung, Nicotin, Coffein usw.), natürliche Lebensweise, regelmäßige Erholung, Hydrotherapie, am besten in Kurorten, wo ein massensuggestives Moment mitspielt, sind oft von großer Bedeutung.

Sind Symptome der lebhaften Schilddrüsenfunktion vorhanden (Struma, Glanzauge, Tachykardie, Extrasystolen usw.), so kann man durch kleine Luminaldosen (Luminaletten 0,015 4—6mal täglich 1 Tablette) oder Luminal-Chinin (0,03+0,1), Lubrokal, Bellergal (3mal täglich 1 Tablette) Besserung erzielen. Thiouracilpräparate haben sich nicht bewährt.

# Spezielle Pathologie und Therapie.

## A. Herzkrankheiten.

### I. Endokarditis.

Die Entzündungen des Endokards, das die Innenflächen des Herzens auskleidet, spielen sich vornehmlich ab am Klappenapparat, und zwar ganz überwiegend an den Klappen des linken Herzens. Das parietale Endokard, die Pulmonal- und Tricuspidalklappe sind wesentlich seltener betroffen. Die Disposition der Herzklappen zu entzündlichen Veränderungen ist bedingt durch ihre Zugehörigkeit zum mesenchymalen Gewebe, die zarte Struktur, die Gefäßarmut, die Lage im Blutstrom und die starke mechanische Beanspruchung bei der Herzaktion.

Bei der *Endocarditis simplex sive verrucosa* handelt es sich um wohl meist subendothelial beginnende entzündliche Prozesse, die zur Läsion des Epithels und zur Ablagerung kleinster Plättchenthromben führen. Diese werden als feine Wärzchen am Klappenrand erkennbar und dann durch zusammen mit Blutgefäßen einsprossendes Granulationsgewebe organisiert. Sie können unter Hinterlassung einer geringfügigen narbigen Verdickung abheilen. Werden weitere Klappenteile in den Entzündungsprozeß einbezogen, so kommt es zur Verdickung, Schrumpfung und Verkürzung der Klappen, Verklebung und Verkürzung der Sehnenfäden. Der Prozeß spielt sich im wesentlichen *ohne* Mitwirken von Bakterien an den Klappen selbst ab, auch wenn die Ursache eine akute Infektionskrankheit oder eine Fokalinfektion ist. Bei der Endocarditis ulcerosa polyposa werden dagegen massenhaft Bakterien im Klappengewebe und in den thrombotischen Auflagerungen gefunden und führen zur Nekrose und zum eitrigen Zerfall des Klappengewebes, Einreißen der Klappen, Ablösung der Sehnenfäden. Die Thromben bilden oft polypöse Auflagerungen. Für den klinischen Verlauf und die Prognose ist die Unterscheidung der Endocarditis verrucosa und der akuten und subakuten septischen Endocarditis ulcerosa polyposa wichtig.

### 1. Die Endocarditis verrucosa.

**Die Endocarditis verrucosa** gehört zu dem Komplex der durch allergische Entzündung bedingten Mesenchymerkrankungen. Im Tierexperiment ist sie durch allergisierende Maßnahmen, wie Serum- und Eiweißinjektionen, erzeugbar. Auch beim Menschen wird sie, allerdings selten, bei der Serumkrankheit beobachtet. Sie entwickelt sich meist im Verlauf von Infektionen (Herdinfekten), die sich fern vom Herzen abspielen und zu einer Umstimmung des Organismus führen, die sich auch an anderen Geweben (Muskeln, Gelenken, Nerven) als „rheumatische Erkrankung" äußert.

Die Mehrzahl der leichten Fälle von Endocarditis verrucosa (etwa 70%) bleibt unerkannt und wird erst als Nebenbefund bei Sektionen, z. B. an der Verdickung der Klappenränder oder der Verklebung einzelner Sehnenfäden entdeckt, es sei denn, daß gleichzeitige Myokarderkrankung, Rhythmusstörungen oder ein im weiteren Verlauf sich entwickelnder Ventildefekt die Aufmerksamkeit auf das Herz lenken. Leise, veränderliche, systolische Geräusche werden dann meist irrtümlich als durch den Infekt bedingte akzidentelle Geräusche aufgefaßt.

Zu gröberen Veränderungen im Sinne der verrucösen Endokarditis kommt es besonders häufig im Verlauf des akuten Gelenkrheumatismus, relativ seltener bei Chorea minor, nach Anginen, Scharlach, Masern, Diphtherie, Pneumonie, Gonorrhöe, Grippe, ohne daß eine bakterielle Allgemeininfektion oder bei der Sektion Erreger an den Klappen nachweisbar wären. Der akute Gelenkrheumatismus ist in etwa der Hälfte der Fälle von einer „Endocarditis rheumatica" begleitet, wobei die Klappenerkrankung den Gelenkerkrankungen folgt oder seltener vorausgeht. Tritt die Endokarditis auf, nachdem das Fieber des Gelenkrheumatismus abgeklungen ist, so zeigt häufig ein neuerlicher Anstieg des Fiebers, das meist nicht hoch ist, sowie eine auffallende Beschleunigung der Pulsfrequenz eine Beteiligung des Herzens an. Man kann meist annehmen, daß neben der Endokarditis auch eine Myokarditis vorliegt, die auch die Ursache der Pulsbeschleunigung, etwa auftretender Arhythmien, von Galopprhythmus, dumpfem 1. Ton, Beklemmungen in der Herzgegend, von Vergrößerungen des Herzschattens und auch einer Herzinsuffizienz ist. Das Ekg ist besonders wichtig für die Erkennung einer solchen gleichzeitigen Myokarditis. Besonders zu beachten sind ferner neu auftretende weiche, wechselnde systolische Geräusche. Diastolische Geräusche finden sich erst, wenn erhebliche Klappenveränderungen eine (Mitral-) Stenose oder (Aorten-) Insuffizienz hervorrufen.

Die Endokarditis kann wochen- und monatelang dauern. Die Prognose wird bestimmt 1. durch die Neigung zu Rezidiven, die noch nach vielen Jahren eintreten können, 2. die besondere Anfälligkeit der Klappen für spätere *bakterielle* Endokarditiden, 3. die Ausheilung zu einem Ventildefekt (Herzklappenfehler), der sich schon im Abklingen des akuten Stadiums, aber auch viel später herausstellen kann. Man muß annehmen, daß der Schrumpfungsprozeß, der zum Entstehen einer Insuffizienz oder Stenose führt — meist zu beiden — sich auf viele Jahre erstreckt, wie überhaupt das rheumatische Leiden den Kranken oft durch das ganze Leben begleitet und zu immer wiederkehrenden Rezidiven führt. Diese werden gern durch neue Infekte oder auch durch die Schwangerschaft ausgelöst.

Häufiger, als man glaubt, handelt es sich um eine rheumatische *Pankarditis*, die gleichzeitig Endo-Myo-Perikard und die Coronargefäße befällt. Die rheumatische Pankarditis ist nur ein Teil der rheumatischen Gesamterkrankung, die sich entweder gleichzeitig oder zeitlich getrennt in Pleuritis, Gelenkrheumatismus, Muskelrheumatismus, Chorea minor, Erythema nodosum, Chorioiditis, rheumatischen Knötchen im subcutanen Gewebe usw. äußert. Es darf angenommen werden, daß es sich hierbei *nicht* um einen spezifischen Erreger (Virus), sondern um eine wohl charakterisierte Allgemeinreaktion auf verschiedenartige Infektionen, vornehmlich durch Streptokokken, handelt. Die Alterskurve der Pankarditis innerhalb der rheumatischen Erkrankungen beginnt mit 5 Jahren, erreicht ihren Höhepunkt mit 10 Jahren und nimmt dann allmählich ab, während in den späteren Lebensjahren die Gelenkaffektionen bei der rheumatischen Erkrankung mehr in den Vordergrund treten.

Fieber und Leukocytose kann unbedeutend sein oder zeitweilig fehlen, Tachykardie und Senkungsbeschleunigung, leichte sekundäre Anämie sind meist vorhanden. In leichteren Fällen fühlen sich die Kranken keineswegs zu dauernder Bettruhe veranlaßt. Auffallend ist fast immer die erhebliche Tachykardie.

Bei den schweren Fällen ist die gleichzeitig vorhandene Myokarditis (s. S. 402) für den Verlauf entscheidend, auch eine trockene oder feuchte Perikarditis mit wenig Exsudat ist dann meist wenigstens zeitweise nachweisbar. Die erste Erkrankung verläuft selten tödlich, jedes Rezidiv verschlechtert aber den Zustand. Als Resterscheinung bleiben dann eventuell Klappenfehler, Myokardsklerose, Concretio pericardii zurück.

*Therapie.* Strenge Bettruhe, bis alle Zeichen der Endokarditis und Myokarditis abgeklungen sind. Die Salicyl- und Pyramidontherapie scheint keinen Einfluß auf den Verlauf der Endokarditis zu haben. Da die Übergänge zwischen der verrukösen und der subakuten bakteriellen Endokarditis fließend sind, ist in den schwereren Fällen der Versuch einer Penicillinbehandlung anzuraten. Wichtig ist die möglichst frühzeitige Beseitigung von Fokalherden (Tonsillen, Zähne, Nebenhöhlen usw.), die beste Möglichkeit zur Abkürzung der Erkrankung und zur Beseitigung von Rezidiven. Da die rheumatische Erkrankung vorwiegend im kalten und feuchten Klima (Mikroklima!) auftritt, ist ein entsprechender Klimawechsel zu empfehlen.

### 2. Die ulcerösen Endokarditiden.

**a) Endocarditis ulcerosa (septica).** Die Endocarditis ulcerosa ist Teil einer septischen Allgemeinerkrankung, deren Ursprung in einer Hauteiterung, Angina, Puerperalinfektion (Streptokokken, Staphylokokken), Infektion mit Gonokokken, Pneumokokken, Meningokokken, Friedländer- und Diphtheriebacillen u. a. bestehen kann. Die Endokarditis kann zu einer bestehenden Sepsis hinzukommen oder auch der einzige nachweisbare Sepsisherd sein. An den Herzklappen selbst entstehen tiefe ulceröse Veränderungen, die zu Einschmelzung ganzer Klappenteile, Perforationen, Abrissen von Sehnenfäden führen können. Die Ulcerationen sind von Thromben überlagert, in denen sich ebenso wie im Gewebe massenhaft Bakterien finden. Häufiger als bei der rheumatischen Endokarditis sind auch das parietale Endokard (Abklatschendokarditis) und die Klappen des rechten Herzens befallen. Zahlenmäßig steht die Aortenklappe an erster Stelle. Auch das Myokard, besonders die subendokardialen Schichten, zeigen entzündliche Infiltrationen. Klinisch stehen die Allgemeinerscheinungen der Sepsis im Vordergrund: hohes Fieber, eventuell mit Schüttelfrösten, Schweißausbrüchen, gelegentlich Benommenheit (typhöses Krankheitsbild), Mattigkeit, Kopfschmerzen, Kräfteverfall, Milzschwellung, sekundäre Anämie, Leukocytose. Die infizierten thrombotischen Auflagerungen der Klappen führen oft zu septischen Embolien, die sich als embolische Herdnephritis, auch diffuse Nephritis, Abscesse in Nieren, Milz, Lungen, Gehirn, Hautembolien (Fingerbeere) äußern. Der Tod tritt meist nach einigen Wochen oder wenigen Monaten infolge zunehmenden Kräfteverfalls, Hirnembolie, septischer Kreislaufinsuffizienz ein.

Die Diagnose der Endokarditis im Bilde der Sepsis ist oft nicht einfach. In der Intensität wechselnde systolische Geräusche an Basis und Spitze können auch akzidentell bedingt sein, diagnostisch beweiskräftige Geräusche treten meist erst im weiteren Verlauf bei Entwicklung von Klappendefekten auf. (Über klinische Abgrenzung der einzelnen Sepsisformen s. S. 176.)

Zur Abgrenzung von der rheumatischen Endokarditis sind wiederholte Blutkulturen wichtig, die *vor* Einleitung der Chemotherapie angestellt werden müssen. Die am häufigsten nachweisbaren Erreger sind hämolytische Streptokokken, Pneumokokken, Staphylokokken, Gonokokken, Meningokokken, seltener werden Enterokokken, Typhusbacillen, Colibacillen, Friedländer-, Diphtheriebacillen und andere Erreger gefunden. Die Differenzierung der einzelnen Stämme ist besonders für die moderne Chemotherapie wichtig.

*Therapie.* Bis vor kurzem mußte die Endocarditis septica als meist tödlich verlaufende Krankheit betrachtet werden. Die Prognose der Pneumokokkenendokarditis galt als absolut infaust, die der Gonokokkenerkrankung als günstiger. Die Anwendung der hochwirksamen Sulfonamide in großen Dosen und besonders des Penicillins (s. S. 158) scheint einen grundsätzlichen Wandel geschaffen zu haben. Allerdings gibt es resistente Stämme, auch sind die Bakterien in den thrombotischen Massen vor dem Angriff der Antibiotica relativ geschützt. Man wählt das Chemotherapeuticum nach der Art der nachgewiesenen Erreger und wechselt gegebenenfalls bei anfänglichem Mißerfolg.

**b) Endocarditis lenta.** Die *subakute bakterielle Endokarditis,* die *Endocarditis lenta* (SCHOTTMÜLLER) ist häufiger als die akute septische Endokarditis und hat auch in den Jahren seit dem 1. Weltkrieg ständig an Häufigkeit zugenommen. Sie unterscheidet sich von ihr durch den chronischen Verlauf, der sich über Jahre erstrecken kann und zunächst das Allgemeinbefinden nur wenig zu beeinträchtigen braucht, aber vor der Ära der modernen Chemotherapie in 99% (das fehlende 1% beruhte vielleicht auf Fehldiagnosen) zum Tode führte. Vorübergehende Besserungen sind aber nicht selten.

Als Erreger werden in etwa 80% verschiedene Stämme vergrünender Streptokokken und Enterokokken (Streptococcus und Enterococcus viridans) im Blut und bei der Obduktion gefunden, ferner anhämolytische und hämolytische Streptokokken, Staphylococcus albus, Influenzabacillen u. a. Prämortal ist mit Mischinfektionen zu rechnen. Aber gar nicht selten sind die Blutkulturen dauernd negativ. Es wird meist angenommen, daß die Allgemeinreaktion des Körpers deshalb schwächer als bei Endocarditis septica und der Verlauf so chronisch ist, weil die Virulenz der Bakterien gering ist oder die Abwehrkräfte des Körpers bei Endocarditis lenta unzureichend sind.

Sehr häufig läßt sich bei Endocarditis lenta nachweisen, daß eine rheumatische Klappenerkrankung vorausgegangen ist oder bei Befallensein einer der Klappen des rechten Herzens, daß kongenitale Mißbildungen des Herzens vorliegen (Septumdefekt, offener Ductus arteriosus Botalli, Pulmonalstenose). Die Erkrankung befällt vorzugsweise Männer im Alter zwischen 20 und 40 Jahren und kann sich so schleichend entwickeln, daß der Betreffende erst nach Monaten merkt, daß er ernstlich krank ist. Fieberfreie Intervalle können eine Heilung vortäuschen. Allgemeine Schwäche, Schmerzen in Muskeln und Gelenken, Appetitlosigkeit, Übelkeit, gelegentliche Fieberperioden mit Schweißen sind häufige Initialsymptome. Sehr bald pflegt sich bei dauernd oder zeitweise vorhandenen subfebrilen Temperaturen eine sekundäre Anämie zu entwickeln, mit einem blaß gelblichen Hautton, Leukocytose, aber auch Leukopenie, ferner beschleunigte Senkung. Milzvergrößerung ist fast regelmäßig vorhanden, oft Trommelschlegelfinger, als Zeichen der Capillarschädigung Petechien,

Purpura, die auch durch Capillarembolien bedingt sein können. Der RUMPEL-LEEDEsche Versuch ist häufig positiv.

Im weiteren Verlauf treten meist größere, nicht zu Abscessen führende embolische Prozesse deutlich hervor: in der Milz (schmerzhafte Vergrößerung, Reiben), Nieren (Herdnephritis, Albuminurie, Erythrocyten im Harn), Extremitätengefäße, Haut (empfindliche Knoten), Gehirn (Apoplexie), Retinalgefäße (Erblindung).

Am Herzen selbst zeigt der schon vorher vorhandene Herzfehler ein Fortschreiten, meist handelt es sich um eine Aorteninsuffizienz oder um eine Kombination mit Mitralstenose.

Zur Sicherung der Diagnose sind neben der Herzerkrankung das periodische Fieber, die Anämie, die Milzvergrößerung, die Herdnephritis, Trommelschlegelfinger, Embolien, der körperliche Verfall und besonders der Nachweis der Erreger im Blut von Wichtigkeit. Deshalb müssen bei verdächtigen Fällen immer wieder Blutkulturen angefertigt werden, besonders zu Zeiten, wo keine chemotherapeutischen Mittel verabfolgt werden. Aber auch bei eindeutigem klinischem Befund können die Blutkulturen dauernd steril bleiben.

*Verlauf.* Die Krankheitsdauer beträgt einige Monate bis 2 Jahre. Der Tod erfolgt durch allgemeine Erschöpfung, Herzinsuffizienz, Embolien oder interkurrente Erkrankungen (Pneumonie).

*Therapie.* Erst in den letzten Jahren sind durch die moderne Chemotherapie inzwischen durch längere Zeit kontrollierte Heilungen erzielt worden. Durch hochwirksame Sulfonamide (Sulfathiazol = Eleudron, Cibazol [amerikanisch Sulfadiazin], Sulfapyrimidin = Debenal, Pyrimal, Supronal = Debenal-Marbadal) in großen Dosen (10 g täglich durch mindestens 2 Wochen), eventuell wiederholt, sind nach größeren amerikanischen Statistiken 4% (LICHTMANN) Heilungen erzielt worden. Dieser Prozentsatz wurde gesteigert auf 15% durch gleichzeitige Erzeugung künstlichen Fiebers bis 40° C mit Injektionen von Bakterientoxinen. Kombination mit Heparin oder Dicumarol zur Verhinderung weiterer thrombotischer Prozesse an den Klappen wird empfohlen.

Wesentlich besser sind die Behandlungserfolge mit Penicillin, die nach amerikanischen Statistiken etwa 70% betragen; nach den bisherigen deutschen Nachuntersuchungen sind sie allerdings nicht so günstig. Die Behandlung beginnt im allgemeinen mit mindestens 500000 E Penicillin täglich und wird 4—6 Wochen lang durchgeführt. Wenn die Temperatur nach einer Woche nicht abgefallen ist oder die Blutkulturen nach 3 Tagen noch positiv sind oder eine Verkleinerung der Milz nicht feststellbar ist, soll die tägliche Dosis bis auf 2—4 Mill. gesteigert werden. Stellenweise sind noch höhere Dosen gegeben oder es ist mit Erfolg Streptomycin angewendet worden. Die Penicillininjektionen erfolgen in 3stündigen Intervallen intramuskulär, auch in der Nacht. Die hohen Dosen von Penicillin sind offenbar notwendig, weil die Abwehrvorgänge an den gefäßarmen Klappen gering sind und die Bakterien in der Tiefe der thrombotischen Auflagerungen vor dem Angriff des Penicillins relativ geschützt sind. Auch soll die Entstehung einer möglichen Penicillinresistenz der Bakterien verhindert werden.

Es ist also jedem an Endocarditis lenta Erkrankten zu wünschen, daß er eine Behandlung mit ausreichenden Mengen von Penicillin bzw. Streptomycin erhält. Wo dies nicht möglich ist, muß die Sulfonamidfieberbehandlung versucht werden. Die Erfahrungen der nächsten Jahre werden zeigen, wie die Penicillinbehandlung am zweckmäßigsten zu erfolgen hat. Je frühzeitiger die Behandlung einsetzt, um so besser sind die Aussichten schon deshalb, weil einmal eingetretene Zerstörungen der Klappen ja nicht mehr reparabel sind und die meisten Heilungen sowieso mit schweren Klappendefekten verbunden sind, die das weitere Schicksal des Kranken bestimmen. Auch wenn bei einer Endokarditis nur einige Symptome auf eine subakute bakterielle Form hindeuten, empfiehlt sich die Durchführung einer Penicillinkur, ohne Rücksicht darauf, ob Bakterien im Blut nachweisbar sind oder nicht. Rückgang der Temperatur, der Senkungsbeschleunigung, Besserung des Allgemeinbefindens sprechen dann für die Richtigkeit der eingeschlagenen Therapie.

## II. Erkrankungen des Myokards.

Der Herzmuskel ist als der Motor der gesamten Blutbewegung das wichtigste Betriebsstück des Kreislaufapparates. Die Anpassungsfähigkeit des gesunden Herzmuskels ermöglicht zunächst durch vermehrte Leistungsfähigkeit, Hypertrophie und Dilatation die Überwindung fast aller am Kreislauf auftretenden Störungen. Der geschädigte Herzmuskel besitzt diese Eigenschaften nur noch in vermindertem Maße. Der Eintritt der Kreislaufdekompensation ist daher fast immer auch ein Zeichen einer direkten Schädigung des Myokards.

Die Ursachen einer Herzmuskelschädigung können begründet sein 1. in ungenügender Blutversorgung des Herzmuskels (Coronarinsuffizienz), 2. in infektiös-toxischen Schädigungen, 3. in Auswirkungen allgemeiner Stoffwechsel- und endokriner Erkrankungen.

Je nachdem, ob die Arbeitsmuskulatur oder das spezifische System vorzugsweise von der Schädigung betroffen ist, treten muskuläre Insuffizienzerscheinungen oder Reizbildungs- oder Reizleitungsstörungen in den Vordergrund; häufig sind beide Systeme gleichzeitig geschädigt.

Im Rahmen der funktionellen Betrachtungsweise der Medizin werden wir uns nicht darauf beschränken, nur die histologisch-morphologisch erkennbaren Veränderungen des Myokards als Schädigungen anzuerkennen, sondern auch die Störungen der Funktion mit einbeziehen müssen. Insofern ist die Herzinsuffizienz das wichtigste Symptom einer Schädigung der Arbeitsmuskulatur des Herzens. Ausmaß und Auswirkungen der Herzinsuffizienz sind allerdings auch weitgehend von extrakardialen Faktoren abhängig. Auch kann ein zweifellos morphologisch geschädigter Herzmuskel Zeichen der Herzinsuffizienz und Kreislaufdekompensation vermissen lassen, wenn nur umschriebene Teile der Herzmuskulatur erkrankt sind.

### 1. Durchblutungsstörungen des Herzmuskels.

#### a) Coronarinsuffizienz, Angina pectoris.

Die rechte Coronararterie versorgt den größten Teil des rechten Herzens, die hintere Hälfte des Septums und einen Teil der Hinterwand des linken Ventrikels; die linke Kranzarterie den Hauptteil des linken Ventrikels, die vordere Hälfte des Septums und einen schmalen Streifen der Vorderwand des rechten Ventrikels. Der Sinus- und Aschoff-Tawara-Knoten und der Anfangsteil des Hisschen Bündels werden von der rechten Kranzarterie aus durchblutet, der rechte Tawara-Schenkel von Ästen der linken Kranzarterie, der ventrale Teil des fächerförmig ausgebreiteten linken Schenkels von der linken, der dorsale Teil von der rechten Kranzarterie.

Die Coronararterienäste sind durch zahlreiche Anastomosen miteinander verbunden, die besonders subendokardial, subperikardial und im Septum gelegen sind. Außerdem finden sich Verbindungen zu den Gefäßen des Mediastinums, des parietalen Perikards, den Aa. mammariae internae und zu den Bronchial- und Zwerchfellarterien. Es sind Fälle bekannt, wo bei Verschluß beider Coronararterien das Herz ausschließlich durch diese Kollateralgefäße ernährt wurde.

Die Coronardurchblutung ist sorgfältig angepaßt an den Sauerstoffbedarf des Herzmuskels. Sie beträgt in der Ruhe 7—10% des Herzminutenvolumens und kann bei schwerer Arbeit auf das 7fache ansteigen. Nach Ansicht von Hochrein liegt das Maximum der Durchblutung des Herzmuskels in der Systole, nach Anrep in der Diastole. Sympathicusreiz erweitert, Vagusreiz verengt die Coronarien; Adrenalin in größerer Konzentration drosselt jedoch die Coronargefäße.

Durch Erhöhung des Blutdrucks, der Herzfrequenz, des Minutenvolumens und durch Sympathicusreizung wird der $O_2$-Verbrauch des Herzmuskels gesteigert, ebenso die Coronardurchblutung. Von humoralen Einflüssen führt Zunahme des $CO_2$-Gehaltes des Blutes und besonders $O_2$-Mangel zur Vergrößerung des Blutdurchflusses.

Wir können annehmen, daß in der Norm die Durchblutung des Herzens in idealer Weise an seinen $O_2$-Verbrauch angepaßt ist. Es gibt aber Bedingungen, unter denen die Durchblutung des Herzens insuffizient wird (Coronarinsuffizienz bedeutet also ein Mißverhältnis zwischen $O_2$-Bedarf des Herzens und Größe der Coronardurchblutung) und zu einer *Hypoxie* des Herzmuskels führt. Hypoxie des Herzmuskels kann sowohl im Tierexperiment wie beim Menschen erkannt werden an dem Auftreten von Veränderungen der ST-Strecke und T-Zacke im Ekg (s. S. 358), die nach Beseitigung des $O_2$-Mangels sich wieder zurückbilden. Aber nicht jede Hypoxie führt zu Ekg-Veränderungen, und Veränderungen der Nachschwankung sind keineswegs immer durch Sauerstoffmangel bedingt. Die Hypoxie kann entweder das ganze Herz betreffen oder in den meisten Fällen nur bestimmte Herzabschnitte infolge Verengerung einzelner Coronararterienäste.

Aber auch bei allgemeinem Sauerstoffmangel scheinen bestimmte Herzabschnitte, wie Herzspitze, Papillarmuskeln, Innenfläche des Herzens, Septum infolge der hohen Druckeinwirkungen im linken Ventrikel besonders gefährdet zu sein. Im Tierexperiment sind hier Muskelnekrosen und capilläre Blutungen nach allgemeiner Hypoxie des Herzens besonders ausgeprägt. Hochgradigster Sauerstoffmangel im Herzmuskel tritt auf bei vollständigem Verschluß eines Coronargefäßes, besonders wenn auch die umliegenden Coronargefäße verengt sind, so daß sich ein ausreichender Kollateralkreislauf nicht entwickeln kann.

Hypoxie des Herzmuskels kann entstehen 1. durch Verminderung der Coronardurchblutung infolge Coronarsklerose, luischer Coronarstenose, funktionell durch Nicotin, Pitressin, reflektorische Vagusreizung, starkes Absinken des Blutdrucks (Entblutung, Kollaps). 2. Steigerung des $O_2$-Verbrauchs des Herzens ohne entsprechende Erhöhung der Coronardurchblutung (schwerste Muskelarbeit, Wirkung großer Adrenalinmengen, hochgradige Tachykardien, akute Blutdrucksteigerung). 3. Durch verminderte $O_2$-Transportfähigkeit des Blutes, (CO-Vergiftung, schwere Anämie) oder arterielle Anoxämie infolge von $O_2$-Mangelatmung, Höhenkrankheit, Gasaustauschstörungen in der Lunge. 4. Erschwerung des Gasaustausches in den Capillaren des Myokards bei Capillaritis, seröser Entzündung bei Herzhypertrophie infolge ungenügender Capillarisierung. Meist spielen mehrere der genannten Faktoren bei der Entwicklung der Coronarinsuffizienz eine Rolle.

Man ist heute geneigt, den Sauerstoffmangelzuständen im Herzmuskel eine große allgemeine Bedeutung zuzumessen, auch für die Entwicklung der Herzinsuffizienz. Die akuten Gefahren der Coronarinsuffizienz bestehen darin, daß hypoxische Herzmuskelabschnitte zur Bildung heterotoper Reizzentren und zum Kammerflimmern neigen. Bei chronischer Coronarinsuffizienz kommt es zum allmählichen Untergang kleiner Herzmuskelteile und Umwandlung in Narbengewebe (Myokardsklerose). In den allermeisten Fällen ist die Coronarsklerose die Hauptursache der Coronarinsuffizienz.

Das klinische Bild der Coronarinsuffizienz wird beherrscht durch den **Angina-pectoris-Anfall** (Stenokardie), der in klassischer Form von HEBERDEN beschrieben worden ist. Die echte Angina pectoris ist keine Krankheitseinheit, sondern ein *Symptom* der Hypoxie des Herzmuskels, wie das intermittierende Hinken ein Symptom des $O_2$-Mangels im Skeletmuskel ist.

Der Angina-pectoris-Schmerz wird meist in die Herzgegend oder hinter das Brustbein lokalisiert und ist oft mit dem Gefühl der Angst und des Zusammenkrampfens des Herzens verbunden; er kann sich zum Vernichtungsgefühl steigern. Charakteristisch ist die Ausstrahlung des Schmerzes in die linke Schulter, den linken Arm, seltener in den rechten Arm, in die Carotiden, in die Zähne oder in den Oberbauch. Taubheitsgefühl und Schwäche im linken

Arm sind häufig. Die Intensität und der Typ der Beschwerden kann sehr stark wechseln, ist aber meist bei demselben Patienten ziemlich konstant. Nach körperlichen Anstrengungen, Treppensteigen, in schweren Fällen schon nach wenigen Schritten auf ebener Erde, tritt der Schmerz in der Herzgegend ein, der die Kranken zum sofortigen Stehenbleiben zwingt, worauf die Schmerzen allmählich wieder abklingen. In manchen Fällen ist es nach dem ersten Schmerzanfall dem Kranken möglich, eine größere Strecke zu gehen, ohne wieder einen Anfall zu bekommen. Seelische Erregungen, Kälte, größere Mahlzeiten lösen ebenfalls häufig Anfälle aus, ebenso akute Blutdrucksteigerungen (paroxysmale Hypertension), reflektorische Vaguserregungen durch Magenblähungen (ROEMHELDscher Symptomenkomplex) oder durch eine Hernia diaphragmatica. In Ruhe, besonders nachts auftretende Anfälle sind verdächtig auf Coronarthrombose.

*Während des Anfalls* finden sich häufig im Ekg ST-Depression oder Abflachung und Negativwerden von T in einer oder mehreren Ableitungen. Durch den Arbeitsversuch (schnelles Steigen einer Treppe von 40 Stufen) können die beschriebenen Ekg-Veränderungen hervorgerufen werden. In der anfallsfreien Zeit kann jeder objektive Befund an Herz und Kreislauf fehlen, auch im Anfall sind Ekg-Veränderungen nicht regelmäßig vorhanden. Dauernde Veränderungen der ST-Strecke und T-Zacke als Zeichen einer chronischen Coronarinsuffizienz zu deuten, ist angesichts der Häufigkeit und Vieldeutigkeit dieser Veränderung unzulässig.

Bei Eintritt einer Kreislaufdekompensation verschwinden oft die Anfälle, um nach Digitalisierung wieder aufzutreten. Gelegentlich löst lang dauernde Digitalis- und Strophanthinbehandlung anginöse Beschwerden aus. Andererseits ist eine Strophanthinkur eines der besten Mittel zur Behandlung der Angina pectoris. Direkte und indirekte Strophanthinwirkung, Beeinflussung der Frequenz, des Minutenvolumens, des $O_2$-Verbrauchs und der Coronarweite interferieren hier in schwer übersehbarer Weise.

In der überwiegenden Mehrzahl der Fälle sind als anatomische Grundlage der Angina pectoris organische Verengerungen an den Coronargefäßen festzustellen. Arteriosklerose einzelner Kranzarterien ist bei Männern bereits im 25. Lebensjahr zu 25% nachweisbar und nimmt im Laufe des Lebens an Ausdehnung und Stärke zu. Die Angina pectoris ist daher am häufigsten bei Männern jenseits des 50. Lebensjahres, es werden aber auch schon im 3. Lebensjahrzehnt Anfälle beobachtet, die oft besonders schwer verlaufen. Bei Frauen ist Angina pectoris seltener und dann meist mit Diabetes mellitus oder Hypertonie kombiniert. In den letzten Jahrzehnten ist eine starke Zunahme der Häufigkeit der Coronarsklerose und der Angina pectoris festgestellt worden, besonders bei Menschen mit geistigen Berufen (Ärzten, Juristen), aber auch bei körperlich schwer arbeitenden Personenkreisen.

Neben der eigentlichen Coronarsklerose ist die entzündliche Coronaritis bei Infektionskrankheiten, Herdinfekten, rheumatischen Erkrankungen (Endangiitis obliterans) wahrscheinlich von größerer Bedeutung, als allgemein angenommen wird. Die Lues der Coronararterien geht von der Aortitis luica aus und verengt die Ostien der Coronargefäße (s. S. 443).

Ist die normale Erweiterungsfähigkeit einzelner Coronargefäße durch organische Veränderungen beschränkt, so ist es leicht verständlich, daß Steigerung der Herzarbeit durch körperliche Anstrengung, Blutdrucksteigerung, Tachykardie, Adrenalinausschüttung (Kälte, seelische Erregung) zur Coronarinsuffizienz und zum Angina-pectoris-Anfall führen kann. Es bestehen aber keine direkten Beziehungen zwischen Schwere und Häufigkeit der Anfälle und Ausdehnung der Coronarsklerose. Es gibt schwere Coronarsklerose ohne Angina pectoris und heftige Angina-pectoris-Anfälle bei relativ geringfügiger Coronarsklerose. Entscheidend ist nicht der anatomische Befund, sondern die funktionelle Behinderung der Coronardurchblutung und eine individuelle Anfallsbereitschaft. Die hochgradige Verengerung eines kleinen Astes kann mehr Beschwerden machen als die ausgedehnte, aber funktionell weniger wirksame Sklerosierung eines größeren Astes.

Neben den organischen Verengerungen spielen nervös reflektorische Einflüsse eine große Rolle. Besonders von den Abdominalorganen (Oesophagusdivertikel, Hernia diaphragmatica, Cholecystitis und Cholelithiasis, Duodenaldivertikel, Interposition des Colon zwischen Leber und Zwerchfell, Sexualorgane) scheinen coronarverengernde Vagusimpulse auszugehen, ebenso von der Lunge (pulmocoronare Reflexe), die bei der Lungenembolie eine Coronarinsuffizienz auslösen können. Blutdrucksteigerung führt auf dem Wege über die Pressoreceptoren zur Coronarverengerung und relativen Coronarinsuffizienz. Auch der allgemeine Tonus des vegetativen Systems ist von großer Bedeutung. Ernsthafte Bedeutung haben diese rein funktionellen Durchblutungsstörungen aber eigentlich nur dann, wenn auch organische Veränderungen an den Coronargefäßen vorhanden sind.

Bei Menschen mit starker vasomotorischer und allgemein-vegetativer Labilität werden anginöse Beschwerden beobachtet, die, nach dem Verlauf zu urteilen, nicht auf organische Veränderungen zurückzuführen sind, meist nicht durch Arbeit verschlimmert und als **Angina pectoris vasomotorica** bezeichnet werden (s. S. 387). Sie haben fast immer, im Gegensatz zur Angina pectoris vera, eine gute Prognose. Ekg-Veränderungen treten nicht auf. Seelische Belastungen spielen hierbei eine große Rolle, aber auch bei der echten Angina pectoris sind psychische Einflüsse von großer Bedeutung. Die Angst vor dem Anfall erhöht die Anfallsbereitschaft. Subjektiv werden Kranke durch die Angina pectoris vasomotorica oft viel stärker beeindruckt als durch echte Angina-pectoris-Anfälle. Es ist daher häufig sehr schwierig, die an sich harmlose Angina pectoris vasomotorica von der Angina pectoris vera der jüngeren Menschen zu trennen, die auf frühzeitiger Coronarsklerose beruht. Auch Hypotoniker klagen gelegentlich über anginöse Beschwerden zu Zeiten, wo der Blutdruck besonders niedrig ist.

Nicht alle Herzschmerzen sind auf Coronarinsuffizienz zurückzuführen. Auch bei Perikarditis und Myokarditis treten dumpfe Herzschmerzen mit Ausstrahlungen auf, die aber meist nicht den Anfallscharakter haben. Muskelschmerzen bei Myogelosen der Pectoralis- und Schultermuskulatur werden gelegentlich in das Herz projiziert. Sehr viele Neurotiker klagen über Mißempfindungen am Herzen (s. S. **385**).

Eine sehr genaue Analyse des Schmerztyps und der Entstehungsbedingungen ist meist das sicherste Mittel zur Differenzierung der Angina pectoris von ähnlichen Beschwerden.

Die **Angina pectoris vera** ist immer ein ernstes Leiden. Die durchschnittliche Lebensdauer wird mit 5—6 Jahren nach Beginn der Anfälle angegeben, ist aber individuell sehr verschieden. Die Anfälle können auch wieder verschwinden, jahrelang oder für immer aussetzen. Im allgemeinen verschlimmert sich die Coronarinsuffizienz im Laufe der Jahre. 25% der Patienten bekommen schließlich einen Herzinfarkt, bei vielen entwickelt sich allmählich eine schwielige Myokardsklerose durch den progressiven Untergang der Muskulatur, bei etwa 20% eine Herzinsuffizienz. Jeder Angina-pectoris-Anfall kann zu einem Sekundenherztod durch Kammerflimmern führen. Nicht selten werden Kranke bei den ersten Anfällen davon betroffen.

Die richtige Erkenntnis der Ursachen und die richtige Führung der Kranken spielt bei der Prognose eine entscheidende Rolle. Seelische Erregungen, Sorgen, Überanstrengungen, Mangel an Schlaf, Coffein- und besonders Nicotinmißbrauch, die genannten abdominellen Erkrankungen, Herdinfekte, müssen ausgeschaltet werden; bei Lues ist zunächst eine vorsichtige Wismut-Jodkalikur einzuleiten (s. S. 443). Grundsatz der Behandlung ist Senkung des Sauerstoffverbrauchs des Herzens und Verbesserung der Durchblutung.

Im *akuten Anfall* hilft Nitroglycerin. solutum (1%) 1—2 Tropfen, von der Zunge resorbiert, eventuell in Form der Nitrolingualkapseln, oder Einatmen von Amylnitrit durch Coronarerweiterung sofort und mit Sicherheit, wenn es sich um eine echte Angina pectoris handelt. Es erlaubt gewissermaßen die Diagnose ex juvantibus. Der Angina-pectoris-Kranke muß Nitroglycerin immer bei sich führen. Auch die Nitrotabletten (SCHERING) haben sich sowohl im Anfall als auch für den chronischen Gebrauch bewährt.

Von den Purinderivaten (Calc. diuretin, Euphyllin, Deriphyllin, Theobromin usw.) erhofft man bei *chronischem Gebrauch* eine dauernde Weiterstellung der Coronargefäße, ebenso von Erythroltetranitrat und Natrium nitrosum (1,0/100,0 2—3 Teelöffel täglich). Auch Traubenzucker intravenös 20 ccm 20%, sowie die Muskeladenosinphosphorsäure (MAP), in wenig sicherer Weise die „Kreislaufhormone“ Lacarnol, Eutonon, Padutin erweitern die Coronarien.

Bei vielen Angina-pectoris-Kranken nehmen nach einer Strophanthinkur die Anfälle an Zahl und Schwere ab oder verschwinden für einige Zeit ganz.

Es ist auch versucht worden, das Auftreten der Anfälle zu verhüten durch subtotale Thyreoidektomie, die den Gesamtstoffwechsel und damit auch den $O_2$-Verbrauch des Herzens senkt. Um durch Entwicklung eines Kollateralkreislaufs die ungenügende Coronardurchblutung zu ergänzen, sind operativ Perikardadhäsionen und Transplantationen von Pectoralismuskulatur und Netz auf das Herz durchgeführt worden. Durch Exstirpation des Ganglion stellatum kann die Schmerzleitung vom Herzen zum Cerebrum unterbrochen werden, wohl auch der Einfluß ungünstiger reflektorischer Impulse. Dadurch wird aber im wesentlichen nur der Schmerz ausgeschaltet und nicht die Coronarinsuffizienz beseitigt. Alle diese Operationen haben keine überzeugenden Erfolge gebracht.

Ausgezeichnet wirken oft physikalische Maßnahmen: HAUFFEsche Armbäder mit ansteigenden Temperaturen von 35—45°, die auf dem Wege des cutivisceralen Reflexes die Coronardurchblutung verbessern sollen, Bürstenmassage, wobei es offenbar zur Entwicklung gefäßerweiternder Stoffe in der Haut kommt. Auch Kohlensäurebäder werden empfohlen. Bei Fettsüchtigen sind Abmagerungskuren notwendig. Während akute Arbeitsüberlastung Anfälle auslöst, verbessert sorgfältig dosierte Massage, Gymnastik und körperliches Training die Ökonomie der Herzarbeit.

Entscheidend für den weiteren Verlauf des Leidens ist die Ausschaltung seelischer Erregung und körperlicher Überanstrengungen, geregelte vernünftige Lebensweise, Beseitigung von Fokalinfektion, Überernährung, Verdauungsstörungen.

Die Rolle des Nicotins in der Ätiologie der Coronarsklerose und Angina pectoris ist umstritten. Große Statistiken haben ergeben, daß Angina pectoris bei Rauchern nicht häufiger ist als bei Nichtrauchern. Es ist aber nicht zu leugnen, daß starke Raucher auffallend oft über Angina pectoris klagen. Akute Nicotinvergiftung durch übermäßiges Rauchen äußert sich in Kollaps, Schweißausbruch, oft auch in einem Angina-pectoris-Anfall mit Vernichtungsgefühl. Individuelle Empfindlichkeit und Gewöhnung erklären die sehr unterschiedliche Verträglichkeit bei einzelnen Menschen. Bei Angina-pectoris-Kranken soll man ebenso wie bei allen anderen Herz- und Gefäßerkrankungen organischer und funktioneller Art mit aller Entschiedenheit auf die Einstellung des Rauchens dringen.

### b) Myokardinfarkt.

Die hochgradigste Form der Coronarinsuffizienz, der Verschluß eines Coronargefäßes, führt zum Herzinfarkt, zur Nekrose eines Teiles der Herzmuskulatur durch Erstickung. Diese Kranken haben häufig schon einfache Angina-pectoris-Anfälle durchgemacht, andere erkranken aus völligem Wohlbefinden. Das klinische Bild ist in den typischen Fällen gekennzeichnet durch einen außerordentlich heftigen Angina-pectoris-Schmerz mit Todesangst und Vernichtungsgefühl und typischer Ausstrahlung in den linken oder rechten Arm, die linke Schulter. Nicht selten wird der Schmerz in den Oberbauch lokalisiert, so daß Verwechslungen mit einem perforierten Ulcus ventriculi, einer Pankreatitis oder Gallenkolik vorgekommen sind. Der Schmerz unterscheidet sich von dem üblichen Angina-pectoris-Anfall dadurch, daß er mehrere Stunden bis Tage anhält und durch Nitroglycerin nicht oder kaum beeinflußt wird. Gleichzeitig entwickelt sich meist ein schwerer Kreislaufkollaps (s. S. 378) mit livider Blässe, Tachykardie, Schweißausbruch, manchmal Erbrechen, Diarrhöen und Benommenheit. Die Atmung ist regelmäßig beschleunigt; gelegentlich kann der Herzinfarkt unter dem Bilde des Asthma cardiale auftreten. Die Herztöne sind leise; der systolische Blutdruck sinkt meist deutlich ab und bleibt oft mehrere Monate niedrig, was besonders auffällt, wenn ein Hypertoniker einen Herzinfarkt bekommt. Die Pulsfrequenz ist erhöht (100—120), wenn nicht durch den Herzinfarkt ein Herzblock verursacht wird. Von der ischämischen Stelle gehen gelegentlich ventrikuläre paroxysmale Tachykardien aus; etwa 20% der Fälle sterben innerhalb der ersten 24 Stunden im Kreislaufkollaps oder durch Kammerflimmern, weitere 20% in den ersten 8 Tagen. Am 2. und 3. Tag pflegt Fieber, Leukocytose, Senkungsbeschleunigung, Hyperglykämie und gelegentlich Glykosurie aufzutreten. Erreicht der Infarkt die Herzoberfläche, so entwickelt sich die meist trockene Pericarditis epistenocardica mit typischem Reibegeräusch, das oft nur kurze Zeit zu hören ist. An der Endokardseite des Infarktes bilden sich Parietalthromben, die zu Embolien Veranlassung geben können. Mit der allmählichen Umwandlung der Nekrose in eine Narbe, die mindestens 6 Wochen dauert, bildet sich gelegentlich ein Herzwandaneurysma aus, das in sehr seltenen Fällen auch rupturieren kann und dann zu einem Hämoperikard mit Herzbeuteltamponade führt.

Auch nach Überstehen der ersten 6—8 Wochen sind die Gefahren nicht vorüber, die Herzleistung ist meist beträchtlich herabgesetzt, infolge mangelnder körperlicher Schonung kommt es oft zur Herzinsuffizenz oder es entwickelt sich ein 2. und auch 3. Infarkt.

Mit Ausnahme weniger Fälle finden sich beim Herzinfarkt schwere Veränderungen im Ekg. Charakteristisch für den frischen Infarkt ist ein hoher Abgang (Plateaubildung) der ST-Strecke von der R-Zacke und tiefe Q-Zacke in Ableitung 1 (und 2) mit ST-Depression in der 3. Ableitung (bei einem Infarkt der Vorderwand, Verschluß der linken Coronararterie) (s. Abb. 28), während bei einem Infarkt an der Hinterwand des linken Ventrikels, der mehr dem Versorgungsgebiet der rechten Coronararterie entspricht, der hohe Abgang der ST-Strecke in Ableitung 3 (und 2) zu finden ist. Die QT-Dauer ist dabei meist verkürzt. Im weiteren Verlauf sinkt die ST-Elevation wieder ab und geht mit nach oben konvexem Verlauf über in ein spitz negatives T (Coronares T), das für immer bestehen bleiben kann oder sich ebenfalls allmählich zurückbildet. Bei Arbeitsbelastung kann der hohe Abgang wieder hervortreten. Diese ST-Elevation, die meist nur einige Tage vorhanden ist, ist bedingt durch die Beimischung eines monophasischen Verletzungspotentials, das spitz negative T, das sich erst nach Stunden oder Tagen entwickelt, wird auf die verlängerte Erregungsdauer des in der Umgebung des Infarktes befindlichen hypoxischen Muskelgewebes oder die sich entwickelnde Demarkationsentzündung zurückgeführt. Im Laufe von Wochen oder meist Monaten nach dem Infarkt kann das Ekg wieder völlig normal werden. Häufig bleibt aber eine tiefe Q-Zacke oder ein spitz negatives T zurück. Werden Teile des Reizleitungssystems durch den Infarkt unterbrochen, so entwickeln sich Zeichen des atrioventrikulären Blocks, des Schenkel- oder Verzweigungsblocks.

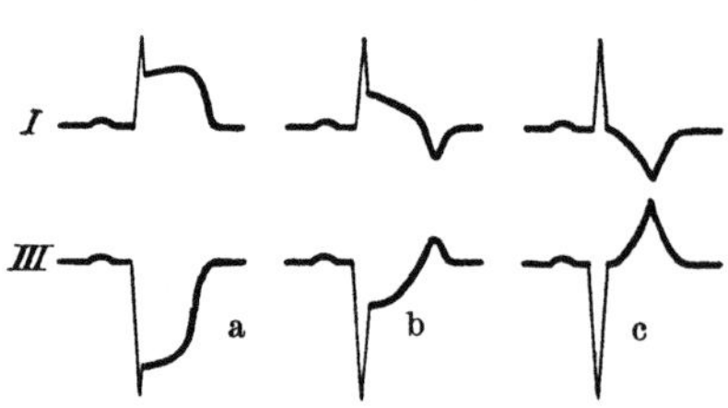

Abb. 28. Ekg bei Infarkt der Vorderwand des linken Ventrikels in Abl. 1 und 3. a frischer Infarkt, b und c Umwandlung im Laufe von Tagen und Wochen.

Liegt der Infarkt völlig umschlossen von gesundem Gewebe, so können Veränderungen im Ekg ausbleiben. Die Lage des Infarktes kann auch so sein, daß er sich nicht im Extremitäten-Ekg, sondern nur in Brustwandableitungen äußert. Durch häufige Untersuchung mit verschiedensten Ableitungen wird die Zahl der elektrokardiographisch „stummen" Infarkte stark eingeschränkt. Auch bei schwerer Myokarditis kann ein Infarkt-Ekg auftreten; bei Perikarditis findet sich ebenfalls ST-Elevation, meist in allen Ableitungen, aber ohne Veränderungen des QRS-Komplexes.

Sowohl durch Obduktionsbefunde wie durch elektrokardiographische Untersuchungen wurden Herzinfarkte festgestellt, die ohne jeden Schmerz verlaufen und entweder als plötzlicher Kreislaufkollaps oder als Asthma-cardiale-Anfall oder als sich schnell entwickelnde Kreislaufdekompensation mit motorischer Unruhe, oder als akutes abdominelles Krankheitsbild in Erscheinung treten. Diese atypischen Herzinfarkte können je nach ihrer Symptomatik verwechselt werden mit einer Lungenembolie, Aortenruptur, Gallenkolik oder Perforation eines Ulcus ventriculi. In solchen Fällen muß das Ekg die Diagnose sichern, wobei auch Thoraxableitungen heranzuziehen sind.

Etwa 50% der Herzinfarkte treten im Schlaf oder in körperlicher Ruhe auf. Ein nächtlicher Angina-pectoris-Anfall soll immer an einen Herzinfarkt denken lassen. Männer erkranken 7mal häufiger als Frauen, wobei der Anteil der höheren Lebensalter fortschreitend zunimmt. Herzinfarkte bei Männern unter 30 Jahren sind selten, aber doch verschiedentlich beobachtet worden. Die meisten Infarkte sitzen im linken Ventrikel und im Septum. Infarkte im rechten Ventrikel sind selten.

Die Ursache des Herzinfarktes ist fast immer eine *Coronarthrombose*, seltener ein Gefäßverschluß an einer entzündlich veränderten Stelle (Endangiitis obliterans). Einengung oder Verziehung der Coronarostien ist eine häufige Folge der Aortitis syphilitica (s. S. 443). Sehr selten ist eine Coronarembolie oder eine Periarteriitis nodosa die Ursache des Herzinfarktes.

Viel diskutiert ist die Frage, ob sich auch bei völlig normalen Kranzgefäßen ein Herzinfarkt entwickeln kann. Sichere derartige Fälle sind außerordentlich selten. Bei der großen Rolle funktioneller Einflüsse auf die Coronargefäße ist es aber durchaus denkbar, daß unter besonderen Umständen eine starke Steigerung des $O_2$-Verbrauchs des Herzmuskels mit einer starken Drosselung der Coronardurchblutung zusammenfällt und so lange anhält, bis ein Abschnitt der Kammermuskulatur irreversibel geschädigt ist.

Als auslösende Ursache des Herzinfarktes sind das Zusammentreffen ungewohnter körperlicher Arbeit mit starken seelischen Erregungen bekannt. Außerdem spielen Infekte, Operationen eine Rolle.

*Therapie.* Für die rationelle Therapie muß der Grundsatz sein: Senkung des $O_2$-Verbrauchs des Herzmuskels und Steigerung der Kollateraldurchblutung, um den zum Absterben bestimmten, völlig ischämischen Teil des Herzmuskels möglichst einzuengen und die Randbezirke ausreichend zu durchbluten. Sofortige absolute Bettruhe und auch seelische Beruhigung sind von entscheidender Wichtigkeit. Der im Anfangsstadium des Herzinfarkts bestehende, wohl reflektorisch bedingte Schockzustand und die Schmerzen werden mit Morphium 0,01—0,02 bekämpft. Ist der Kollaps sehr ausgesprochen und lebensbedrohlich, so kann die vorsichtige Anwendung peripher angreifender Kollapsmittel notwendig werden (S. 378), die den Blutdruck so weit heben sollen, daß auch wieder eine hinreichende Coronardurchblutung ermöglicht wird. Gleichzeitig ist die wiederholte Anwendung von coronarerweiternden Mitteln mit länger anhaltender Wirkung (Euphyllin, Deriphyllin, Muskeladenosinphosphorsäure, Papaverin) unbedingt notwendig. (Interessant ist, daß der im Tierexperiment nach Unterbindung einer Coronararterie eintretende Kollaps durch Excision der infarzierten Stelle und Naht des Herzens beseitigt wird.) Strophanthin in häufigeren kleinen Dosen, intravenöse Traubenzuckerinjektionen wirken oft ausgezeichnet. Das Fortschreiten der Coronarthrombose, die Entstehung von Herzwandthrombosen und dadurch bedingter Embolien kann wirksam durch eine gerinnungshemmende Behandlung verhindert werden: Heparin intravenös 50 mg alle 4 Stunden [Sofortwirkung], Dicumarol per os unter täglicher Kontrolle der Prothrombinzeit, am 1. Tag 300 mg, dann 200 mg solange wie nötig, um die Prothrombinzeit 20% über dem normalen Wert bzw. die Gerinnungszeit bei 8—10 Min. zu halten. Die Prognose des Herzinfarktes ist dadurch wesentlich verbessert worden.

Der Kranke muß unbedingt *6 Wochen* im Bett bleiben, eventuell länger, wenn die Rückbildung des Infarktes nach dem elektrokardiographischen und klinischen Befund noch nicht abgeschlossen ist. Arzt und Patient können nicht genug zu größter Geduld ermahnt werden.

### c) Chronische Coronarinsuffizienz, Myokardsklerose.

Es ist anzunehmen, daß so gut wie jeder Angina-pectoris-Anfall zur Nekrose kleiner Bezirke des Herzmuskels und zur Bildung einer Herzschwiele führt. Andererseits finden wir bei der Sektion ausgedehnte Narbenbildungen im Herzen bei hochgradiger Coronarsklerose, ohne daß bei den Kranken Angina-pectoris-Anfälle aufgetreten sind. Tritt die Durchblutungsstörung allmählich und unterschwellig ein, so kommt es offenbar nicht zum eigentlichen Anfall. Der Herzmuskel kann schließlich so stark mit Schwielen durchsetzt sein, daß das Bild der Myokardsklerose entsteht. Da Untergang von Muskelgewebe und ausgedehnte Narbenbildung auch durch entzündliche Prozesse veranlaßt sein kann, sind beide Prozesse oft schwer zu trennen. Sie führen zum klinischen Bild der Myodegeneratio cordis, die in den meisten Fällen für die Herzinsuffizienz der älteren Menschen ohne sonstige erkennbare Ursache verantwortlich zu machen ist. Im Vordergrund der Beschwerden stehen Arbeitsdyspnoe, Tachykardie, Ödeme, gelegentlich Anfälle von Asthma cardiale. Nach anfänglichen Remissionen entwickelt sich meist im Laufe der Jahre eine schwere Kreislaufdekompensation. Die Röntgenuntersuchung zeigt allseitig schlaffe Dilatation des Herzens. Bei gleichzeitigem Hypertonus kommt es mehr zur Linksvergrößerung, bei Emphysem und Kyphoskoliose zu Hypertrophie und Dilatation des rechten Herzens. Veränderungen im Ekg können fehlen, meist ist jedoch irgendein pathologischer Befund zu erheben: Verbreiterung und Aufsplitterung von QRS als Zeichen der Störung der intraventrikulären Reizausbreitung, Schenkelblock, Verzweigungsblock, ST-Depression und negatives T, gehäufte polytope Extrasystolen, Arhythmia absoluta, paroxysmale Tachykardie, Zunahme der elektrokardiographischen Veränderungen nach Arbeit.

Prognose und Therapie hängen davon ab, inwieweit noch funktionstüchtiges Muskelgewebe zwischen den Narben vorhanden ist. Durch eine sorgfältige Behandlung der Kreislaufdekompensation (s. S. 340ff.) mit gleichzeitiger Ausschaltung neuer Schädigungen kann der Zustand meist mehrmals wesentlich gebessert werden; die Progressivität der Coronarsklerose ergibt aber fast immer eine ernste Prognose.

## 2. Myokarditis.

### a) Das pathologisch-anatomische Bild der Myokarditis.

Aus dem Tierexperiment wissen wir, daß bei Sauerstoffmangel (Hypoxie) des Herzmuskels (Sauerstoffmangelatmung, CO-Vergiftung, Adrenalin und Pitressininjektion, schwerer Anämie) capilläre Blutungen, Verfettungen und Nekrosen der Herzmuskelzellen auftreten, und zwar besonders an den Stellen, wo es infolge ungünstiger Druckverhältnisse leicht zu Durchblutungsstörungen kommen kann (Papillarmuskeln, Herzinnenwand,

Herzspitze). Auch zahlreiche, an den Herzgefäßen sich abspielende entzündliche Prozesse führen durch Gefäßverschluß zum Untergang von Herzmuskelfasern. Die zugrunde gehenden Muskelfasern werden durch Narbengewebe ersetzt.

Fettige Degeneration der Herzmuskelfasern, die sich bei schweren Anämien, Stauungszuständen (Herzfehler), Vergiftungen (Phosphor, Arsen), Infektionskrankheiten (Diphtherie) findet, ist nach den klinischen Erscheinungen als rückbildungsfähige Herzmuskelschädigung aufzufassen. Bei der Diphtherie sehen wir ferner neben anderen entzündlichen Reaktionen schwere hyaline und wachsartige Degeneration der Herzmuskelfasern.

Im allgemeinen sind bei den entzündlichen Herzmuskelerkrankungen sowohl die Herzmuskelfasern als auch das interstitielle Bindegewebe befallen.

Die „rheumatische" Myokarditis ist zuerst von ASCHOFF beim akuten Gelenkrheumatismus gefunden worden, stellt aber in viel weiterem Sinne eine hyperergisch-entzündliche Reaktion des gesamten Bindegewebes auf verschiedenartigste Allergene dar. Durch wiederholte Infektionen mit demselben Erreger, aber auch durch wiederholte Injektion von artfremdem Serum können im Tierexperiment „rheumatische" Entzündungen nicht nur an Gelenken, Muskeln, Sehnen, sondern in ausgesprochenem Maße am Herz-Gefäßapparat, also eine „rheumatische" Myokarditis, Endokarditis, Perikarditis, Arteriitis und Phlebitis erzeugt werden. Der rheumatische Entzündungsprozeß zeigt im Herzmuskel wie in den anderen Organen immer wieder dieselben charakteristischen Einzelheiten. Er beginnt als rheumatisches Frühinfiltrat mit fibrinoider Verquellung der kollagenen Fasern im ödematösen, spärlich leukocytär-lymphocytär infiltrierten Herzmuskelzwischengewebe. Im weiteren Verlauf kommt es zu lebhafter Vermehrung der Bindegewebszellen, Ansammlung von Lymphocyten, Leukocyten und Riesenzellen, so daß ein kleines, spindelförmig zwischen den Muskelzellen gelegenes Granulom entsteht, das sich schließlich in eine kollagene Narbe umwandelt. Die Herde liegen meist in enger Beziehung zu den kleinen Gefäßen, und zwar besonders in der subendokardialen oder subperikardialen Schicht, oder über die ganze Muskulatur verstreut. Die umliegenden Muskelfasern zeigen teils wachsartige Degeneration, teils sind sie in die fibrinoide Verquellungsmasse einbezogen. Auch Druckschädigung und Untergang durch Gefäßverschlüsse spielen eine Rolle. Bei dem eminent chronischen Charakter der rheumatischen Erkrankung laufen derartige Prozesse über Jahre und Jahrzehnte hin und führen zu einer immer stärkeren narbigen Umwandlung des Herzmuskelgewebes. Auch das spezifische Reizleitungssystem wird in den Prozeß einbezogen. In akuten Exacerbationen kann es auch zu einer schweren generalisierten Myokarditis kommen. Der Endzustand aller dieser Veränderungen, wenn sie nicht zum Tode führen, ist die im Laufe der Jahre immer mehr zunehmende Umwandlung der Herzmuskulatur in ein Narbengewebe, in dem die Herzmuskelfasern an Zahl immer geringer werden.

Bei Typhus, Scharlach, Pocken, Meningokokken und Streptokokkeninfektionen, Tuberkulose, Fleckfieber, Grippe usw. überwiegen zerstreute Herde zelliger Infiltrationen des Bindegewebes mit Lymphocyten, Plasmazellen, eosinophilen Leukocyten, zusammen mit zelliger Wucherung der fixen Bindegewebszellen, während die degenerativen Veränderungen an den Muskelzellen selbst weniger ausgesprochen sind (interstitielle Myokarditis). Auch hier kann Abheilung mit mehr oder minder ausgebreiteter Narbenbildung erfolgen. Gelegentlich finden sich die Erreger selbst im Herzmuskel, in anderen Fällen handelt es sich um Toxinwirkungen. Da sich die Myokarditis bei vielen Infektionskrankheiten erst in der 2. oder 3. Woche entwickelt, in einer Phase, in der auch andere hyperergische Erscheinungen hervortreten, sind wahrscheinlich auch diese Fälle zur sog. rheumatischen Myokarditis zu rechnen. Bei septischen Prozessen (besonders Endocarditis ulcerosa) können durch Bakterienembolien eitrige Einschmelzungsprozesse im Herzmuskel entstehen.

Es wäre von großem Wert, wenn wir diese verschiedenartigen Zustände der Myokarderkrankungen klinisch gut voneinander abgrenzen könnten. Das ist aber leider in nur sehr begrenztem Ausmaße der Fall. Sowohl die Durchblutungsstörungen, wie die degenerativen und entzündlichen Veränderungen, als auch das Narbenstadium sind in ihrer Auswirkung auf Herzleistung und Kreislauf erstaunlich gleichförmig. Natürlich können wir die im Verlauf einer akuten Infektionskrankheit auftretende Herzmuskelerkrankung oft auch schon klinisch als Myokarditis identifizieren. Sehr viel schwieriger wird das schon bei der chronischen Myokarditis, die ohne Temperatursteigerung, Senkungsbeschleunigung, Leukocytose verlaufen kann. Auch die so wertvolle elektrokardiographische Untersuchung hilft dabei differentialdiagnostisch oft nicht weiter.

Es hat sich daher vielfach eingebürgert, in solchen Fällen in verschwommener Weise schlechthin von einem „Myokardschaden" zu sprechen, ohne etwas darüber aussagen zu wollen, ob es sich um degenerative, toxische oder narbige Prozesse handelt. Selbstverständlich muß eine genaue ätiologische Diagnose immer das Ziel der Untersuchung sein.

### b) Akute Myokarditis.

Wenn sich im Verlaufe einer Infektionskrankheit Kreislaufstörungen einstellen, so kann es sich sowohl um eine Myokarditis als auch um eine periphere Kreislaufinsuffizienz (Kollaps) handeln. Blässe, niedriger Venendruck, kleines Herz, Ohnmacht und Schwindel beim Aufrichten, niedriger Blutdruck, Tachykardie sprechen zunächst für das Vorliegen einer peripheren Kreislaufinsuffizienz (s. S. 376). Vergrößerung des Herzens, Stauungssymptome, Venendruckerhöhung, Arhythmien sprechen für eine Erkrankung des Herzmuskels selbst.

Ist infolge des Kollapszustandes der Blutrückfluß in das Herz und damit das Minutenvolumen erheblich herabgesetzt, so treten oft trotz gleichzeitig vorhandener Herzmuskelschädigung die Symptome der Herzinsuffizienz nicht deutlich hervor. Sehr häufig ist bei der Myokarditis auch eine periphere Kreislaufschwäche vorhanden. Es ist außerdem wahrscheinlich, daß bei den akuten Erkrankungen des Herzmuskels reflektorisch von den im Herzen gelegenen Receptoren aus ein Kollaps ausgelöst werden kann.

Unter diesen Umständen ist die klinische Diagnose einer Myokarditis oft schwierig. Ein rein peripher bedingter Kollapszustand dauert selten länger als Stunden oder einige Tage. Hält ein solcher Zustand längere Zeit an, so muß besonders sorgfältig nach den Symptomen einer Myokarditis gefahndet werden. Dabei gibt es entsprechend den sehr verschiedenartigen pathologisch-anatomischen Veränderungen hinsichtlich der Schwere des Krankheitsbildes alle Übergänge. Die Symptome sind oft uncharakteristisch: Druckgefühl in der Herzgegend, verfallenes Aussehen, ängstliche Unruhe, Atemnot und Schweißausbruch beim Aufrichten. Der Puls ist meist im Verhältnis zu der geringen oder ganz fehlenden Temperatursteigerung auffallend *beschleunigt*, es finden sich aber auch Bradykardie und die verschiedensten Formen der Rhythmusstörungen.

*Elektrokardiogramm.* Die Häufigkeit der Myokarditis im Verlaufe der verschiedenen Infektionskrankheiten wurde erst durch die Verwendung des Ekg richtig bekannt. Beteiligt die Myokarderkrankung das spezifische System, so treten verschiedenartigste Störungen der Reizbildung und besonders der Reizausbreitung auf (Verlängerung der PQ-Zeit, partieller oder totaler Block zwischen Sinus und Vorhof oder Vorhof und Kammer, intraventrikuläre Reizleitungsstörungen, Verbreiterung des QRS-Komplexes, Schenkel- oder Verzweigungsblock, Extrasystolie, seltener AV-Rhythmus, Vorhofflimmern usw.). Nach Abklingen der akuten Erkrankung — besonders bei Diphtherie — können sich die Störungen wieder vollständig zurückbilden. Bleiben sie jahrelang unverändert bestehen, so hat man besonders bei den Reizleitungsstörungen anzunehmen, daß es sich nur noch um narbige Veränderungen handelt.

Die 2. Gruppe von Ekg-Veränderungen, Abweichungen der ST-Strecke und T-Zacke (ST-Depression, negatives, isoelektrisches oder diphasisches T, spitz positives T) bei sonst normaler Reizausbreitung findet sich bei Erkrankungen der Arbeitsmuskulatur und ist als Zeichen der veränderten Potentialentwicklung und Rückbildung im geschädigten Herzmuskel zu betrachten. Sie sind das diagnostisch wichtigste Symptom einer Myokardschädigung.

Zur Frage, wieweit Rhythmusstörungen das Vorliegen einer Myokarditis anzeigen, ist zu beachten, daß kleine und vereinzelte Herde im Gebiet des Reizleitungssystems auch dann Reizbildungs- und Reizleitungsstörungen hervorrufen können, wenn die Arbeitsmuskulatur im großen und ganzen nicht erkrankt ist. Veränderungen, die darauf hindeuten, daß mehrere Stellen des Reizleitungssystems geschädigt sind, sprechen mehr für eine diffuse Erkrankung des Herzmuskels. Rhythmusstörungen sind also diagnostisch wichtig. Sie können aber auch fehlen, obwohl die Arbeitsmuskulatur diffus schwer erkrankt ist.

*Auskultation.* Gelegentlich sind die Herztöne dumpf, häufig aber unverändert. Ein systolisches Geräusch kann rein akzidentell sein oder auf eine relative muskuläre Mitralinsuffizienz hindeuten. Wieweit auch eine Endokarditis vorliegt, ist im akuten Stadium schwer abzugrenzen. Erst der weitere Verlauf gibt hierüber Aufklärung.

*Herzgröße, -form und -pulsationen.* Für Myokardschädigungen allgemein charakteristische Veränderungen des Röntgenbildes gibt es nicht. Selbst schwer geschädigte Herzen brauchen nicht vergrößert zu sein, ja sie können ausgesprochen klein sein. Dabei spielen extrakardiale Faktoren eine große Rolle. Bei der infektiös-toxischen Myokarditis liegt oft auch eine periphere Kreislaufschwäche mit dadurch bedingtem kleinem Minutenvolumen vor (s. S. 376). Erst wenn solche Kranke zu körperlichen Anstrengungen gezwungen werden, kann eine akute Dilatation des Herzens eintreten. Der Einfluß der hämodynamischen Beanspruchung auf die Herzgröße tritt bei infektiös-toxischer Myokarditis eventuell schon beim Wechsel von Stehen und Liegen hervor. Ein im Stehen kleines Herz kann dann im Liegen auffallend an Größe zunehmen, so daß die Untersuchung im Liegen zur Entdeckung solcher „latenter" Dilatationen unbedingt notwendig ist. In schweren Fällen ist die Dilatation auch im Stehen nachweisbar. Man hat oft den Eindruck, daß das Herz wie ein schlaffer Sack dem Zwerchfell breit aufsitzt. Die Dilatation betrifft dann meist alle Herzteile. Bestand schon vorher eine Hypertrophie einzelner Herzabschnitte, so neigen diese besonders zur Dilatation. Die Pulsationen des Herzschattens sind oft klein; um so kleiner, je dilatierter das Herz ist. Man findet aber auch bei Myokarditis auffallend große schleudernde Pulsationen.

Im allgemeinen sprechen also im Verlauf infektiös-toxischer Erkrankungen auftretende Vergrößerungen des Herzschattens oder einzelner Teile, die sich nach Abklingen der entzündlichen Erscheinungen wieder zurückbilden können, und eine gewisse Schlaffheit und Formlabilität des Herzens für das Vorliegen einer Herzmuskelerkrankung.

Perkutorisch sind diese Veränderungen nur schwer zu erfassen.

Besonders häufig ist die Myokarditis leichter und schwerer Form bei der *Diphtherie*. Je früher sie eintritt und je toxischer das Gesamtbild ist, um so ernster pflegt sie zu verlaufen. Die Todesfälle bei Diphtherie sind vorwiegend durch Myokarditis bedingt. Geringfügige Anstrengungen (Aufrichten im Bett, Pressen beim Stuhlgang) können noch 5—6 Wochen nach Beginn der Erkrankung zum akuten Herztod führen. Die diphtherische Myokarditis klingt im allgemeinen in einigen Wochen ab, kann aber auch zu einer dauernden erheblichen Herabsetzung der Leistungsfähigkeit des Herzens führen. Bei jeder Diphtherie, bei der eine Herzbeteiligung anzunehmen ist, müssen elektrokardiographische Kontrollen so lange wiederholt werden, bis das Ekg wieder normal geworden ist. Es gibt allerdings auch sichere Fälle von diphtherischer Myokarditis, bei denen das Ekg völlig normal ist.

Außer der Serumtherapie mit großen Antitoxinmengen ist Anwendung von Nebennierenrindenhormon, Vitamin C, Vitamin-B-Komplex zu empfehlen. Durch Behandlung der akuten Diphtherie mit Penicillin scheint Häufigkeit und Schwere der Myokarditis vermindert zu werden.

Die *rheumatische Myokarditis* spielt sich mehr im intermuskulären Bindegewebe ab (s. S. 401). Daher pflegt der Allgemeinzustand nicht so schwer zu sein, vor allem fehlt das Bild völliger Kraftlosigkeit, das für die schwere diphtherische Myokarditis charakteristisch ist. Häufig liegt eine Pankarditis vor (s. S. 389). Die rheumatische Myokarditis ist im ganzen gutartiger als die diphtherische, es gibt auch hierbei alle Formen von Rhythmus- und Reizleitungsstörungen, sowie Veränderungen der ST-Strecke und T-Zacke, die bis zum Bilde des Herzinfarkts gehen können. Behandlung mit großen Salicyldosen wirkt gelegentlich günstig. Sofortige operative Beseitigung aller Fokalinfekte ist unbedingt notwendig, am besten kombiniert mit prophylaktischer Penicillinanwendung in den ersten 2 Tagen nach der Operation (je 200000 E). Die rheumatische Myokarditis neigt, wie die Endokarditis, zur chronischen Verlaufsform und zu Rezidiven.

Beim *Scharlach* tritt die Myokarditis seltener, und zwar während und nach der Entfieberung, auf. Elektrokardiographische Veränderungen werden in 10—20% der Fälle beobachtet und sind meist leichterer Art; akuter Herztod kommt jedoch auch vor.

Typhus abdominalis, Fleckfieber, Grippe, Angina tonsillaris, Pneumonie, Meningitis cerebrospinalis, BANGsche Krankheit können, wie schließlich jede andere akute Infektionskrankheit, die Ursache einer akuten Myokarditis sein.

*Therapie.* Außer den bereits erwähnten speziellen Behandlungsmethoden ist körperliche und seelische Ruhe für alle Formen der Myokarditis von ganz entscheidender Bedeutung. Meist haben weder Arzt noch Patient die nötige Geduld. Solange die Herzfrequenz nach Bewegung noch erheblich ansteigt oder die Veränderungen der Nachschwankung im Ekg sich nicht zurückgebildet haben oder noch nach körperlichen Anstrengungen auftreten, führt man die Ruhe- und Schonungstherapie durch, auf jeden Fall viele Wochen und Monate. So erzielt man am sichersten und im Enderfolg auch am schnellsten eine völlige Restitution und verhindert den Übergang in eine chronische Myokarditis. Von Digitalis und Strophanthin sind bei der akuten Myokarditis meist größere Dosen notwendig als sonst, wenn sie überhaupt wirken. In diesen Fällen muß die Einzeldosis Strophanthin unter Umständen auf 0,5 mg gesteigert werden.

### c) Chronische Myokarditis (Myodegeneratio cordis).

Die chronische Myokarditis kann sich entweder aus einer nicht ausheilenden akuten Myokarditis entwickeln oder unter dem Einfluß wiederholter verschiedenartiger Infekte in durch Jahre gehendem schleichendem Verlauf entstehen. Sie gehört zum Formenkreis der rheumatischen Entzündung. Fokalinfekte, Zahngranulome, chronische Tonsillitis, Nebenhöhleneiterung, chronische Bronchitis, Tuberkulose, Lues lösen im sensibilisierten Herzmuskel immer wieder kleine Schübe entzündlicher Veränderungen aus, die zusammen mit degenerativ-toxischen und Durchblutungsstörungen zu einem allmählichen Untergang von Muskelfasern und Ersatz durch Narbengewebe führen. Die Abgrenzung der einzelnen Entstehungsfaktoren ist meist gar nicht möglich. Auch ohne daß Herzfehler, Hypertonus und ähnliche Komplikationen vorliegen, kommt es im Laufe von Jahrzehnten zu einem allmählichen Nachlassen der Herzkraft und der allgemeinen Leistungsfähigkeit. Die Neigung zur Ödembildung ist meist sehr ausgesprochen. Nach wiederholten leichten Dekompensationen tritt oft plötzlich ohne erkennbare Ursache ein Umschlag in einen schweren Dekompensationszustand ein, der entweder den kleinen oder den großen Kreislauf, meist aber beide betrifft. Auch der Eintritt der Dekompensation im Verlauf von Herzfehlern, Hypertonus, Emphysem usw. ist viel häufiger, als allgemein angenommen wird, auf das Exacerbieren einer chronischen Myokarditis zurückzuführen.

Die allmähliche Größenzunahme des Herzens äußert sich besonders an den durch Herzfehler usw. stark belasteten Abschnitten. In den Endzuständen, bei denen das Herz mit Muskeln und Schwielen durchsetzt ist (Myokardsklerose), ist die Unterscheidung von den durch chronische Durchblutungsstörungen (Coronarsklerose) entstandenen Herzmuskelschädigungen kaum möglich. Das allseitig oder umschrieben hypertrophierte und dilatierte mit zahllosen Schwielen und Narben durchsetzte Herz (Myodegeneratio cordis) hat nur noch eine sehr geringe Leistungsbreite.

Die durch die zahlreichen Narben behinderte Ausbreitung des Erregungsvorganges äußert sich in Aufsplitterung des QRS-Komplexes, Schenkel- und Verzweigungsblock. ST-Strecke und T-Zacke sind fast immer verändert. Von den Rhythmusstörungen sind Arhythmia absoluta, polytope Extrasystolen besonders häufig. Das Ekg ist auch für die Diagnose der chronischen Myokarditis oft entscheidend.

*Therapie.* Vor allem Beseitigung der Herdinfekte, Behandlung der Dekompensation nach den allgemeinen Regeln (s. S. 340). Der Kranke muß sich der Reduktion seiner Herzleistung durch Herabsetzung der körperlichen und seelischen Beanspruchungen anpassen. Auf die Bekämpfung der Ödembildung ist besonders zu achten. Einschränkung der Kochsalzzufuhr auf 2 g täglich muß konstant unter dauernder Gewichtskontrolle durchgeführt werden. Da die

Ansprechbarkeit des Herzmuskels auf Digitalis infolge der Verschwielung allmählich abnimmt, die Wasserretention der Beginn, möglicherweise auch mit die auslösende Ursache einer neuerlichen Dekompensation ist, soll das Körpergewicht durch eventuell wöchentlich 1—2mal wiederholte Salyrganinjektionen auf dem konstanten „Trockengewicht" gehalten werden. Behandlung der Rhythmusstörungen s. dort, Asthma cardiale S. 337.

## 3. Seltene Erkrankungen des Herzmuskels.

Die *Syphilis* des Herzmuskels ist selten und äußert sich entweder in einer fibrösen Myokarditis oder in gummösen Veränderungen, die Septum und linken Ventrikel bevorzugen. Die Erkrankung kann den Herzmuskel schon einige Jahre nach der Infektion befallen, meist tritt sie allerdings erst nach vielen Jahren und Jahrzehnten auf. Beschwerden und klinische Symptome sind meist erst kurze Zeit vor dem Tode vorhanden.

Die *Tuberkulose* des Herzmuskels ist im Vergleich mit der Häufigkeit der Tuberkulose extrem selten und dann meist finales Teilsymptom einer allgemeinen Miliartuberkulose. Über tuberkulöse Perikarditis s. S. 430. Einzelne Fälle von Konglomerattuberkulose des Herzmuskels sind beschrieben worden.

Die *Aktinomykose* des Herzens ist ebenfalls eine Rarität ohne klinische Bedeutung. Bei Endocarditis lenta ist vereinzelt Actinomyces gefunden worden. Penicillinbehandlung erfolgreich.

*Trichinen und Echinokokken* im Herzmuskel sind vereinzelt beschrieben worden.

*Geschwülste des Herzens* sind auffallend selten und werden klinisch so gut wie nie diagnostiziert. Das gilt sowohl für die primären Geschwülste (Rhabdomyome, Sarkome) wie für die metastatischen (Carcinome, Sarkome, Melanome). Die Symptome sind je nach Sitz und Ausdehnung sehr verschieden. Bei den in den Vorhöfen lokalisierten Myxomen, die die Mitralklappe verlegen und auch in andere Organe metastasieren können, ist es noch ungeklärt, ob es sich um echte Geschwülste oder um umgewandelte Thromben handelt. Maligne Tumoren aus der Umgebung können auf das Perikard übergreifen und zu einer hämorrhagischen Perikarditis führen (s. S. 427, 433).

## 4. Das kleine Herz. Adoleszentenherz.

Wenn bei Menschen mit geringer körperlicher Leistungsfähigkeit, Neigung zu Tachykardie und Atemnot bei Anstrengungen röntgenologisch ein kleines Herz gefunden wird, entsteht die Frage, ob es sich um ein hypoplastisches, anlagemäßig zu kleines Herz handelt. Meist sind es schlanke, hoch aufgeschossene Individuen mit langem Thorax und tiefem Zwerchfellstand, ptotischen Eingeweiden, schwach ausgebildeter, schlaffer Körpermuskulatur, die dem sog. asthenischen Typus angehören. Da die Muskelmasse des Herzens in bestimmter Relation zur Gesamtmuskulatur des Körpers steht, kann man in diesen Fällen nicht ohne weiteres von einer echten Hypoplasie des Herzens sprechen. Training und Kräftigung der Körpermuskulatur führen dann zur stärkeren Ausbildung der Herzmuskulatur. Das median gestellte Herz erscheint auch kleiner, als es in Wirklichkeit ist. Häufig ist auch nur die Füllung im Stehen ungenügend. Wird die Untersuchung im Liegen durchgeführt oder durch eine Bauchbinde oder manuell ein Druck auf das Abdomen ausgeübt, so wird die Herzgröße oft normal. Es bleiben nur wenig Fälle übrig, wo man wirklich von einem zu kleinen Herzen sprechen darf. Die mangelnde körperliche Leistungsfähigkeit ist dann meist weniger durch das hypoplastische Herz als durch den Kümmertyp bedingt. Röntgenologisch findet man bei tiefem Zwerchfellstand ein Cor pendulum, ein Tropfenherz, bei älteren Menschen mit höher stehendem Zwerchfell eine Kugelform des Herzens. Man hüte sich vor Überwertung des „zu kleinen" Herzens. Übung und Training ist besser als Schonung.

Im Wachstumsalter, besonders bei schnellem Längenwachstum während der Pubertät, kann es zu Divergenzen zwischen Herzgröße und Korpergröße kommen, die sich im Laufe der weiteren Entwicklung wieder vollkommen ausgleichen. Angedeutete mitrale Konfiguration des Herzens, systolische Geräusche über der Pulmonalis und akzentuierter 2. Pulmonalton finden sich nicht selten während der Pubertät, ohne daß ein Klappenfehler vorliegt. Die normalen Varianten der Herzform und der Herzgröße sind bei Jugendlichen stärker als bei Erwachsenen.

Mit der Diagnose des „*Adoleszentenherzens*" als einer besonderen mit hormonalen und Wachstumseinflüssen in Zusammenhang stehenden Herzerkrankung der Pubertätszeit muß man daher sehr vorsichtig sein. Auch hier hat das Ekg bessere Einblicke ermöglicht. Liegt eine wirkliche Myokardschädigung vor, so ist in erster Hinsicht an Infektionen (Diphtherie, Anginen, Fokalinfekte, Tuberkulose, Rheumatismus) zu denken. Lebhafter Aktionstyp des Herzens, Tachykardien, Herzklopfen hängen oft mit der vegetativen Labilität der Pubertätszeit zusammen. Auch neurotische Störungen Jugendlicher (Onanisten) werden gern in das Herz projiziert.

# III. Herzklappenfehler.

## 1. Allgemeines.

Störung der Ventilfunktion der Herzklappen bezeichnet man als Herzklappenfehler. Eine Insuffizienz liegt vor, wenn die Klappen nicht vollständig schließen, eine Stenose, wenn eine Behinderung des Durchflusses besteht. Angeborene Mißbildungen der Klappen sind selten im Vergleich zu den „erworbenen" Klappenfehlern (sehr selten sind die intrauterin durch eine fetale Endokarditis erworbenen). Die erworbenen Klappenfehler betreffen in der Hauptsache Klappen des linken Herzens. Ihre Bedeutung für das Herz besteht darin, daß die Pumpleistung des Herzens oder einzelner Herzabschnitte beeinträchtigt wird, die Druckverhältnisse geändert werden und damit einzelnen Herzteilen besondere dauernde Mehrleistungen zugemutet werden. Die mögliche Anpassung des Herzmuskels an die Mehrleistung und sein Versagen bestimmt in erster Hinsicht das Schicksal der Kranken. Damit gilt das über die Kreislaufdekompensation Gesagte auch für die Herzklappenfehler.

Die historische Entwicklung hat es mit sich gebracht, daß die mit den einzelnen Herzfehlern verbundenen Geräusche im Mittelpunkt des Interesses standen. Ihre Kenntnis gehört zur Schulausbildung des Arztes, ihre Bedeutung für die gesamte *Beurteilung* des Herzkranken ist vergleichsweise gering. Wichtiger, auch in diagnostischer Hinsicht, ist die Beurteilung der Herzform als Ausdruck der muskulären Umwandlung und die Auswirkung der geänderten Herzfunktion für den Gesamtkreislauf. Der gute Arzt beurteilt den Herzkranken nach seinem Gesamtkreislauf und nimmt das Herzgeräusch als Bestätigung seiner Diagnose.

Die Reihenfolge der Häufigkeit der Klappenfehler nach EDENS ist: Mitralis (58%), Aorta (24%), Tricuspidalis (2%), Pulmonalis (0,5%), Kombination von Mitralis und Aorta (12,5%), Mitralis und Tricuspidalis (1,2%), Mitralis, Tricuspidalis und Aorta (1%).

Die Mehrzahl der erworbenen Herzklappenfehler ist auf eine in jüngeren Jahren durchgemachte *Endokarditis* zurückzuführen, und zwar auf eine verruköse, da die septischen, bis zur Einführung der Penicillintherapie, meist tödlich verlaufen sind. Überwiegen die Zerstörungs-, Schrumpfungs- und Sklerosierungsprozesse, so kommt es zur Insuffizienz, steht die Verklebung und Verwachsung der Klappenränder im Vordergrund, so entwickelt sich eine Klappenstenose (reine Klappenfehler). Viel häufiger, als klinisch angenommen wird, sind Stenose und Insuffizienz einer Klappe gleichzeitig vorhanden (einfache Klappenfehler). Sind mehrere Klappen gleichzeitig befallen, so spricht man von kombinierten Klappenfehlern.

Mit dem langsamen Fortschreiten der entzündlichen Vorgänge oder infolge der mit zunehmendem Alter hervortretenden regressiven Prozesse nehmen die Klappenveränderungen an Ausdehnung zu.

Die zweithäufigste Ursache von Klappenfehlern ist die *Arteriosklerose*, die sich am Endokard ebenso abspielt wie an der Intima der Arterien und vorwiegend das vordere Mitralsegel und die Aortenklappen betrifft. Mit Vorliebe werden auch endokarditisch veränderte Klappen von der Atherosklerose befallen. Die Atherosklerose der Aortenklappen kann entweder primär die Klappen befallen oder von der Aortensklerose auf die Klappen übergreifen. Die primäre Aortenklappensklerose läßt den Schließungsrand der Klappen lange Zeit intakt und führt mehr zu den Symptomen einer leichten Stenose, die von der Aorta übergreifende mehr zur Aorteninsuffizienz. Von der Ansatzstelle der Aortenklappen greifen sklerotische Prozesse gern auf das vordere Mitralsegel über und umgekehrt. Im übrigen nimmt die Sklerose der Mitralis meist ihren Ursprung vom Ansatzrand der Atrioventrikularklappen. Eine Insuffizienz als Folge ist sehr viel häufiger als eine Stenose.

Die dritthäufigste Ursache von Klappenfehlern ist die *Syphilis* (selten die konnatale), die von der Aortitis syphilitica auf die Aortenklappen übergreift und zur Insuffizienz führt. Syphilitische Aortenstenose kommt so gut wie nie vor. Sehr selten sind traumatische Klappenfehler. Die einzelnen Ursachen der Klappenfehler prävalieren in den verschiedenen Lebensaltern. Bei Klappenfehlern, die bis zum 35. Lebensjahr entstanden sind, steht die endokarditische Genese an erster Stelle, dann treten die sklerotische und syphilitische Ätiologie mehr hervor, bei alten Leuten spielt die Sklerose die Hauptrolle.

*Von relativer oder muskulärer Insuffizienz* der Mitralis oder Tricuspidalis spricht man, wenn die Klappen selbst nicht organisch verändert sind, aber durch eine Erweiterung des

Klappenringes infolge hochgradiger Herzerweiterung oder durch eine Leistungsunfähigkeit der Papillarmuskeln ein vollständiger Schluß der Klappen nicht mehr möglich ist. Mit der Erholung des Herzmuskels kann sich die relative Klappeninsuffizienz wieder zurückbilden. Das gleiche gilt für die seltenere relative Insuffizienz der Tricuspidalis.

*Hämodynamische Auswirkungen.* Durch den Ventildefekt kommt es zu Störungen im Druckablauf bei der Herzkontraktion, die zunächst das Herz selbst, und zwar besonders den *vor* dem Klappendefekt liegenden Herzabschnitt beeinflussen. Bei einer *Stenose* wird die Entleerung erschwert, es ist eine gesteigerte Druckleistung notwendig, um das Hindernis zu kompensieren; dem durch das Ostium strömenden Blut muß eine besondere Beschleunigung erteilt werden, so daß die Beschleunigungsarbeit im Gegensatz zum normalen Herzen eine beträchtliche Größe gewinnen kann. Haben die *Kammern* die erhöhte Arbeit zu leisten (Aortenstenose, Pulmonalstenose), so kommt es zu einer Hypertrophie der Kammermuskulatur, sind die atrioventrikulären Ostien verengt, so überwiegt bei den muskelschwachen Vorhöfen die Dilatation, so daß sie oft gewaltig gedehnt werden. Ist die Stenose hochgradig, so nimmt der Durchfluß ab, der stromabwärts gelegene Kreislaufabschnitt erhält zu wenig Blut (Blutleere der Lunge bei Pulmonalstenose, ungenügende Füllung der linken Kammer bei Mitralstenose, niedriger Blutdruck, kleine Amplitude, kleines Minutenvolumen bei Stenose der Aortenklappen).

Bei den *Insuffizienzen* der arteriellen Ostien strömt Blut während der Diastole in die Kammer zurück, das dann bei der Systole zusätzlich ausgeworfen werden muß (Pendelvolumen). Erhöhte Volumenleistung führt zu Hypertrophie und Dilatation der linken Kammer bei Aorteninsuffizienz, der rechten Kammer bei Pulmonalinsuffizienz. Bei der Insuffizienz der venösen Ostien strömt ein Teil des Blutes unter hohem Druck in die Lungen (Mitralinsuffizienz) oder in die Venen des großen Kreislaufs (Tricuspidalinsuffizienz) zurück. Druckerhöhung im Lungenkreislauf steigert die Arbeit der rechten Kammer. Werden die Kammern insuffizient, so kommt dazu die sich stromaufwärts entwickelnde Stauung. So kommt es zur Lungenstauung bzw. zur Stauung im großen Kreislauf, die Einzelheiten sind bereits im Kapitel Kreislaufdekompensation beschrieben. Im allgemeinen sind Stenosen hämodynamisch schwerer zu kompensieren als Insuffizienzen.

Die hämodynamischen Auswirkungen werden im einzelnen bei den betreffenden Klappenfehlern besprochen.

Wenn auch bei einzelnen Herzfehlern (Aorteninsuffizienz) erstaunliche Leistungen vollbracht werden können, ist meist die Anpassungsfähigkeit des Kreislaufs herabgesetzt. Dies äußert sich nicht nur bei körperlicher Arbeit, sondern auch im Verlauf von Infektionskrankheiten, bei Frauen besonders während der Schwangerschaft und der Geburt. Hier trifft die Kreislaufbelastung mit der Gefahr des Wiederaufflackerns der anscheinend oder tatsächlich abgeheilten Endokarditis zusammen; denn die meisten Herzfehler der Frauen im gebärfähigen Alter sind endokarditisch bedingt.

Besonders belastend für die Gravidität sind Mitralfehler, in erster Hinsicht die Mitralstenose. Bei ausgesprochenen Mitralstenosen betrug die durch Schwangerschaft und Geburt bedingte Mortalität früher bis 50%, bei sorgfältiger Überwachung des Kreislaufs während Schwangerschaft und Geburt durch gute Zusammenarbeit zwischen Internist und Geburtshelfer kann sie unter 5% sinken. Auch wenn der Ausgang nicht tödlich ist, kann eine erhebliche anhaltende Verschlechterung des Herzleidens und eine Verkürzung der Lebensdauer die Folge sein, ist aber bei sorgfältiger Kreislaufbehandlung seltener, als man früher geglaubt hat. Auch die kindliche Mortalität der herzkranken Mutter ist etwa 4mal so groß wie die der gesunden. Aus diesem Grunde sind in allen Ländern die schweren Herzfehler als Indikation zur Unterbrechung der Schwangerschaft wegen einer mit Wahrscheinlichkeit zu erwartenden Gefährdung des Lebens der Mutter anerkannt. Es ist für den verantwortungsbewußten Arzt häufig sehr schwierig, hier die richtige Entscheidung zu treffen, da von ihm fast prophetische Fähigkeiten verlangt werden. Dazu kommt, daß das Kind nicht selten auch von der Frau selbst bei Gefährdung des eigenen Lebens gewünscht wird. Liegt die Endokarditis erst kurze Zeit zurück, besteht Neigung zu Rezidiven oder bestehen gar Anhaltspunkte für eine frische Endokarditis, ist bereits bei Beginn der Schwangerschaft eine erhebliche Dekompensation vorhanden, so ist die Unterbrechung nicht zu umgehen. Hatte bereits früher eine Dekompensation bestanden oder war eine frühere Schwangerschaft mit Kreislaufdekompensation verbunden, so ist mit Sicherheit während der Schwangerschaft eine neuerliche Dekompensation zu erwarten. Bei sonst günstigen Bedingungen muß aber deshalb nicht ohne weiteres die Schwangerschaft unterbrochen werden. Kommt die Kranke innerhalb der ersten 6 Wochen der Schwangerschaft zur Untersuchung, so kann bei zweifelhaften Fällen der Erfolg einer intensiven Kreislaufbehandlung abgewartet werden, ohne daß dabei der Termin der rechtzeitigen Unterbrechung versäumt werden darf. Soll die Gravidität ausgetragen werden, so muß die Kranke sich sehr schonen, hinsichtlich ihres Kreislaufzustandes dauernd überwacht und die Entbindung in der Klinik durchgeführt werden. Die das Herz schwer belastenden Preßwehen können, wenn nötig, durch eine vorzeitige Sectio caesarea umgangen werden. Ist man überzeugt, daß sich der Zustand nie wieder wesentlich bessern wird, so ist zur Sterilisation zu raten.

Ödeme der unteren Extremitäten, besonders in den heißen Monaten, sind während der Schwangerschaft wegen der vermehrten Gefäßpermeabilität und einer gewissen Behinderung des Blutabflusses in den V. iliacae durch den vergrößerten Uterus und den gesteigerten intraabdominellen Druck nicht selten. Aber es gibt auch sonst kreislaufgesunde Frauen, die infolge der dauernd gesteigerten Herzarbeit und vielleicht einer Behinderung des Herzens durch den Zwerchfellhochstand während der letzten Monate der Schwangerschaft deutliche Zeichen der Kreislaufdekompensation aufweisen. Eine Strophanthinbehandlung sowie Einschränkung der Wasser- und Salzzufuhr wirkt dann oft ausgezeichnet.

Besteht der Herzfehler bereits seit früher Jugend, so ist häufig die allgemeine körperliche Entwicklung gehemmt. Es bildet sich ein hypoplastischer infantiler Habitus heraus, ähnlich wie bei den angeborenen Herzfehlern. Das Gefühl der Leistungsschwäche isoliert das Kind von den anderen, auch die ganze seelische Entwicklung wird dadurch beeinflußt.

Die Lebenserwartung der Herzfehlerkranken ist fast immer herabgesetzt. Nur selten erreichen sie ein hohes Alter, jedoch sind die individuellen Unterschiede sehr groß. Die Prognose der einzelnen Herzfehler ist zwar verschieden (s. die speziellen Kapitel), bestimmend für die Lebensdauer sind aber Zustand des Herzmuskels, Pathogenese, extrakardiale Faktoren und Komplikationen und interkurrente Erkrankungen mehr als die Art des Ventildefekts. Für die Beurteilung der Prognose wird am zweckmäßigsten herangezogen: Zustand des Kranken bei Ruhe und Bewegung (Atemnot), Größe des Herzens, Nachweis schwerer Herzmuskelschädigungen (Ekg), Vorhandensein oder Fehlen ernsthafter Herzrhythmusstörungen, Coronarinsuffizienz und schließlich auch der Zustand der Herzklappen, wobei die Intensität des Ventildefektes nach den funktionellen Auswirkungen und nicht nach Stärke und Art der Geräusche zu beurteilen ist. Von großer Wichtigkeit ist, ob die die Dekompensation auslösende Ursache beseitigt werden kann und wie der Kranke auf die Behandlung reagiert. Auch die Lebensweise der Kranken, die oft nicht freiwillig geändert werden kann, ist von Bedeutung. Es ist daher kaum möglich, allgemeine Angaben über die voraussichtliche Lebensdauer von Herzfehlerkranken zu machen. Die Sterblichkeit nimmt bis zum 5. Lebensjahrzehnt zu, dann wieder ab. Nur etwa 60% der Kranken erreichen das 40. Lebensjahr. Am günstigsten nach großen Statistiken ist bei den häufigeren Herzfehlern die Prognose der Aorteninsuffizienz (insbesondere der rheumatischen), dann folgen Mitralinsuffizienz, Mitralstenose, schließlich die kombinierten Herzfehler.

## 2. Allgemeine Diagnostik der Herzklappenfehler.

Liegt eine Herzinsuffizienz vor oder soll im Rahmen einer allgemeinen Untersuchung das Vorliegen oder Fehlen eines Ventildefekts am Herzen festgestellt oder ausgeschlossen werden, so sind folgende diagnostische Möglichkeiten heranzuziehen: a) Auskultation des Herzens, b) Formänderungen des Herzens, c) charakteristische Auswirkungen auf den allgemeinen Kreislauf.

*Auskultation.* Die Regeln der Auskultation des Herzens sind den Lehrbüchern über klinische Untersuchungsmethoden zu entnehmen. Im allgemeinen wird der Wert der Auskultation etwas überschätzt, da die Trennung der durch Klappenfehler bedingten Herzgeräusche von „akzidentellen" lediglich durch die Auskultation oft nicht möglich ist.

Hier hat auch die graphische Registrierung von Herztönen für viele Fälle keine grundlegende Besserung gebracht, wenn sich auch zeitlicher Ablauf, Frequenz, Intensität der Schwingungen genau festlegen läßt und der flüchtige akustische Eindruck zu einem dauerhaften optischen wird. In vielen Fällen ist aber das „Klangbild" des Ohres charakteristischer. Fortschritte der Herztonschreibung in neuester Zeit sind aber beachtlich.

Ob ein Herzgeräusch organisch oder akzidentell ist, läßt sich immer nur im Zusammenhang mit dem sonstigen klinischen Befund feststellen. Beweisend ist der auskultatorische Befund, wenn er ein charakteristisches „Signal" ergibt. Ein Herzfehler kann auch „stumm" sein, so z. B. die Mitralstenose; das diastolische Geräusch der Aorteninsuffizienz kann gerade bei hochgradigem Klappenschwund fast unhörbar werden. Bei angeborenen Herzfehlern ist das Ergebnis der Auskultation oft besonders schwer deutbar und verwendbar.

Die spezielle Art der Geräusche wird bei den einzelnen Herzfehlern besprochen. Wichtig ist genaue zeitliche Festlegung der Geräusche durch Vergleich mit Herzstoß oder Carotispuls, Feststellung des Punctum maximum und der Fortleitung, Beeinflussung der Geräusche durch Atmung, körperliche Arbeit und Lagewechsel und die Veränderung der normalen Herztöne.

Lauter und heller 1. Herzton an der Herzspitze findet sich bei körperlicher Anstrengung, erregter Herzaktion, im Fieber, bei Basedow, Mitralstenose. Abschwächung und Unhörbarwerden des 1. Herztones bei Myokarditis, Aortenstenose, gelegentlich bei Mitralinsuffizienz. Verstärkung des 2. Aortentones tritt ein bei arterieller Blutdrucksteigerung, Aortitis. Aortensklerose (klingender 2. Aortenton), Abschwächung oder Verschwinden bei Aorteninsuffizienz (kein Klappenschluß), Aortenstenose, Hypotonie (niedriger Blutdruck). Der 2. Pulmonalton ist verstärkt oder eventuell gespalten bei Drucksteigerung in der Pulmonalis (Mitralfehler, offener Ductus Botalli, Emphysem usw.), auch bei zeitlichen Differenzen in der Kontraktion beider Ventrikel (Schenkelblock). Dabei ist zu berücksichtigen, daß man nicht immer sicher feststellen kann, ob der 2. Pulmonalton von der Pulmonalklappe hervorgerufen wird oder von der Aortenklappe fortgeleitet ist.

Von einem *Galopprhythmus* spricht man, wenn ein 3. Ton hörbar, eventuell auch fühlbar wird. Selten und klinisch bedeutungslos ist ein 3. Ton während der Systole (systolischer Galopprhythmus), dessen Genese unklar ist. Bedeutungsvoller sind die viel diskutierten diastolischen Galopprhythmen. Ein 3., am besten an der Spitze hörbarer Ton kann protodiastolisch oder präsystolisch auftreten. Bei Tachykardie können beide auch in der Mitte der Diastole hörbar sein. Der protodiastolische Ton ist nicht von der Vorhofkontraktion abhängig und beruht auf einer Verstärkung des schon physiologischerweise bei kräftigen und gesunden Menschen hörbaren 3. Herztones, der gegen Ende der raschen Füllung des Ventrikels auftritt. Pathologisch verstärkt wird dieser Ton bei Füllung und unter Druck; also bei Drucksteigerung im venösen Lungenkreislauf (Linksinsuffizienz, seltener auch bei Rechtsinsuffizienz). Der präsystolisch gelegene Ton ist wohl ein Hörbarwerden der Vorhofkontraktion infolge stärkerer Füllung des Vorhofs. Beide können als Zeichen venöser Stauung (besonders Linksinsuffizienz) aufgefaßt werden und sind daher ein Symptom der Herzinsuffizienz. Sie verschwinden wieder bei Besserung der Herzkraft. Über den Galopprhythmus bei Mitralstenose s. S. 417. Bei Tachykardien, meist im Gefolge von peripherer Kreislaufschwäche bei Infektionskrankheiten, kann infolge der Verkürzung der Diastole der zeitliche Abstand zwischen den Herztönen und auch der Klangcharakter gleich werden *(Pendelrhythmus oder Embryokardie)*.

Die Herztöne sind im allgemeinen leise bei Myokarditis, im Kollaps, bei Dämpfung der Töne durch Ergüsse (Perikarditis) oder überlagertes Lungengewebe (Emphysem).

Akzidentelle Geräusche treten fast ausschließlich systolisch auf. Sie sind bedingt durch abnorme Wirbelbildung im Blutstrom, die zu Schwingungen der Herz- und Gefäßwände Veranlassung geben. Sie sind vorwiegend über der Pulmonalis (besonders in Exspiration) und über der Aorta zu hören. Ursachen der Wirbelbildung sind Beschleunigung des Blutstroms (Fieber, BASEDOWsche Krankheit, Gravidität, Anämie), Rauhigkeit der Wandung (Arteriosklerose), Vorhandensein von sog. Sehnenfäden, Kompression der großen Gefäße durch Verlagerungen des Herzens, Thoraxdeformitäten und ähnliches. Bei Jugendlichen sind akzidentelle systolische Geräusche sehr häufig.

Die für die Diagnostik so wichtigen charakteristischen *Veränderungen der Herzform* sind Ausdruck und Ergebnis der veränderten Dynamik des Herzens und daher ein zuverlässigerer Maßstab für die *Bedeutung* eines Klappenfehlers als die Geräusche. Es können aber auch bei hämodynamisch unbedeutenden und beginnenden Klappenfehlern die akustischen Phänomene ausgesprochener sein als das so gut wie unveränderte Röntgenbild. Das ist aber der seltenere Fall. (Näheres siehe in den nächsten Kapiteln.) Für die exakte Diagnose bzw. den Ausschluß eines Herzfehlers ist das Röntgenbild unentbehrlich. Trotzdem ist die Bestimmung von Herzform und -größe durch die Perkussion für die erste klinische Orientierung außerordentlich wertvoll.

## 3. Aorteninsuffizienz.

Die Aorteninsuffizienz ist zuerst ausführlich von CORRIGAN beschrieben worden. Die Ätiologie ist in größeren Statistiken nach der Häufigkeit geordnet: 1. Lues der Aorta, 2. Endokarditis, 3. Atherosklerose. In Gegenden, wo die Lues seltener ist, tritt die Endokarditis als Ursache an die erste Stelle.

Entsprechend der Verteilung dieser Erkrankungen auf die Lebensalter ist die in jüngeren Jahren erworbene Aorteninsuffizienz durch eine Endokarditis (rheumatica) hervorgerufen, die zur Schrumpfung und eventuell zur Verwachsung (gleichzeitige Aortenstenose) der Semilunarklappen führt. Auch bei der Endocarditis lenta steht die Aorteninsuffizienz im Vordergrund. Bei Entstehung im mittleren Lebensalter überwiegt die Lues, die in 60—70% der Gesamtfälle die Ursache der Aorteninsuffizienz ist. Die Aortitis luica führt zur Erweiterung des Aortenringes, beim Übergreifen auf die Klappen zur Schrumpfung und Verdickung der Segel und so zur Schlußunfähigkeit der Klappen, fast nie zur Stenose. Die arteriosklerotische Aorteninsuffizienz (5—10%), die entweder von der Aortenwand übergreift oder primär die Klappen befällt, tritt in höherem Alter auf und führt nur seltener bei starker Verkalkung gleichzeitig zur Stenose. Ruptur einer Aortenklappe kann bei von Syphilis oder Endocarditis septica und lenta befallenen Klappen auftreten.

Insuffizienz der Aortenklappen führt zum teilweisen Rückströmen des Blutes aus der Aorta in den linken Ventrikel während der Diastole, das dann bei der Systole zusätzlich ausgeworfen werden muß (Pendelvolumen). Infolge des Offenstehens der Klappen ist die Anspannungszeit sehr kurz. Schnelle Kontraktion, großes Schlagvolumen und schneller Druckabfall in der Aorta ergeben das charakteristische Pulsbild der Aorteninsuffizienz, den *Pulsus celer et altus* (CORRIGAN). Der systolische Druck ist meist auf 140—160 mm Hg erhöht, der diastolische niedrig (60—40 mm Hg), die Amplitude also erheblich vergrößert. Das Absinken des diastolischen Druckes ist nicht nur durch die gestörte Windkesselfunktion der Aorta (der Windkessel hat ein Loch), sondern häufig auch durch Erweiterung der peripheren Gefäße bedingt. Bei gleichzeitig bestehendem Hochdruck kann der diastolische Druck auch normal oder leicht erhöht sein. Das starke Pulsieren der Gefäße ist an allen Arterien in wechselnder Stärke sichtbar oder fühlbar, an der Aorta ascendens im Röntgenbild, an der Bauchaorta (epigastrische Pulsationen), der Carotis, Temporalis, Brachialis, bis herab zu den Capillaren am Nagelfalz oder anderen Stellen, vorausgesetzt, daß die Haut gut durchblutet ist, was man z. B. durch mechanische

Reizung der Haut (Reiben des Ohrläppchens, Dermographismus) hervorrufen kann. Die Pulsation kann sich auf das Ohrläppchen, den Kehlkopf, die Leber übertragen. Der schnellende Charakter des Pulses an der A. radialis wird besonders deutlich bei erhobenem Arm. Subjektiv wird dieses Phänomen oft als starkes Herzklopfen, Klopfen in Kopf und Hals und im Ohr empfunden. Die Größe der Blutdruckamplitude ist der beste Maßstab für die Beurteilung der Größe des Rückflusses, also der hämodynamischen Auswirkung der Aorteninsuffizienz. Eine große Blutdruckamplitude bei niedrigem diastolischem Druck findet sich noch bei arteriovenösem Aneurysma, bei offenem Ductus arteriosus Botalli, bei Aortensklerose und bei Morbus Basedow. Zeigt der Puls bei einer Aorteninsuffizienz nicht diese Veränderungen, so ist die Klappeninsuffizienz

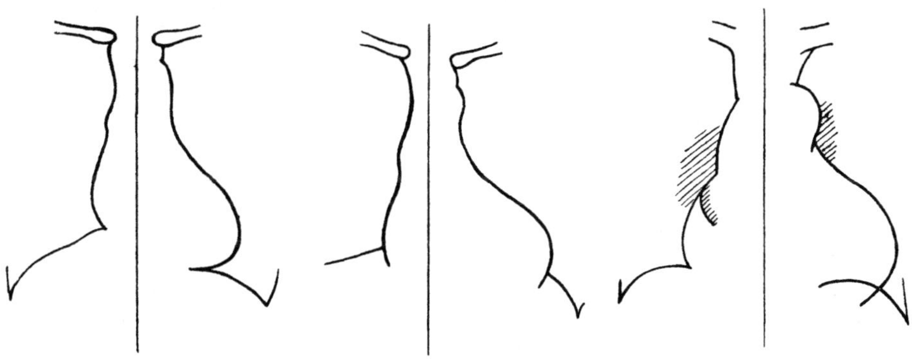

a b c

Abb. 29a—c. Aorteninsuffizienz. a Verlängerung der linken Kammer. b Verlängerung und Verbreiterung der linken Kammer, Entenform. c „Mitralisierte" Aorteninsuffizienz. Starke Verbreiterung des Herzens nach links und rechts. Rechter Vorhof durch die Vergrößerung der rechten Kammer nach rechts verlagert. Vergrößerter linker Vorhof erscheint als dichter Schatten innerhalb des rechten Vorhofs. Die Hilusstauung ist durch die Schraffierung angedeutet.

unbedeutend oder durch eine gleichzeitige Aortenstenose, Mitralstenose modifiziert; auch bei Versagen des linken Ventrikels soll das Pendelvolumen und die Amplitude abnehmen. Seltenere Symptome sind der über der A. femoralis während der Systole hörbare TRAUBEsche Doppelton und bei Druck des Stethoskops das DUROZIEZsche Doppelgeräusch. Der Herzstoß rückt nach außen und unten, ist hebend und verbreitert.

Oft ist schon prima vista die Aorteninsuffizienz von den Mitralfehlern an der Gesichtsfarbe zu unterscheiden. Während die Mitralfehler einen blaßcyanotischen Farbton, in schweren Fällen einen gelblichen Einschlag zeigen, ist die reine Aorteninsuffizienz blaß oder blaß rötlich gefärbt.

Die *Formänderung des Herzens* bei der Aorteninsuffizienz kann im Anfangsstadium wenig auffällig sein. Charakteristisch ist die Dilatation und Hypertrophie und die starke Pulsation der linken Kammer. Der linke Kammerbogen ist verlängert und stärker gerundet, die Aorta elongiert, stark pulsierend mit vorspringendem Aortenknopf, die Herzbucht dadurch vertieft, so daß das Bild der typischen Aortenkonfiguration (Entenform) entsteht (Abb. 29a u. b). Die Vergrößerung der linken Kammer wird auch nach hinten im 2. schrägen Durchmesser und an einer Ausbiegung des Oesophagus im 1. schrägen Durchmesser deutlich (s. S. 354).

Die Pulsationen der Aorta ascendens sind abhängig von der Ausprägung des Pulses celer et altus und oft schleudernd bei gleichzeitiger Aortitis luica (Elastizitätsverlust) und bei frischer Endomyokarditis.

Die linke Kammer wird mit zunehmender Vergrößerung insuffizient, die Stauung führt zur Vergrößerung des linken Vorhofs, besonders wenn die Mitralis durch Erweiterung des Klappenringes schlußunfähig wird (relative Mitralinsuffizienz), so daß die Zeichen der Lungenstauung hervortreten und der linke Vorhof den Oesophagus im 1. schrägen Durchmesser umschrieben nach hinten ausbuchtet (s. S. 355) und eventuell auch *rechts* randbildend wird. Die nächste Folge ist die Hypertrophie der rechten Kammer und damit ist die „Mitralisation" des Aortenherzens vollendet, wobei im Sagittalbild die Herzbucht seichter wird und der rechte Herzrand nach rechts rückt (Abb. 29c). Wird auch die rechte Kammer insuffizient, so pflanzt sich die Stauung in den großen Kreislauf fort; die Lungenstauung kann dabei zurückgehen.

Der typische *Auskultationsbefund* ist das sofort mit Beginn der Diastole einsetzende Decrescendogeräusch von gießendem, blasendem Klangcharakter, das über der Aorta und dem ERBschen Punkt (3. Intercostalraum links am Rand des Sternums) am besten zu hören ist. Es kann sehr leise sein und hinter einem oft gleichzeitig vorhandenen lauten systolischen Geräusch ganz zurücktreten (Untersuchung im Stehen, Liegen, nach Kniebeugen). Hochgradige Insuffizienzen haben oft leise Geräusche. Sehr häufig ist auch ein systolisches Geräusch hörbar, das dadurch bedingt sein kann, daß 1. der Conus aorticus und die Aorta erweitert sind und so an der Aortenklappe der Blutstrom eine Einschnürung erfährt, 2. Rauhigkeiten der Aorta (Sklerose, Aortitis) vorliegen, 3. eine relative Mitralinsuffizienz (akzentuierter 2. Pulmonalton) besteht. Diese Befunde sind viel häufiger als das oft vermutete gleichzeitige Bestehen einer Aortenstenose. Der 2. Aortenton kann bei stark reduzierten Klappen leise sein oder fehlen (kein Klappenschluß), oder verstärkt und klingend sein (Sklerose der Aortenklappen). Das in jedem Lehrbuch erwähnte, aber doch seltene FLINTsche Geräusch liegt in der „Präsystole" und wird auf eine relative Mitralstenose infolge Vorwölbung des vorderen Mitralsegels durch das aus der Aorta rückfließende Blut zurückgeführt.

*Verlauf.* Die Aorteninsuffizienz, besonders die nach Endokarditis entstandene, bleibt oft jahrelang unbemerkt und ermöglicht ausgezeichnete körperliche Leistungsfähigkeit. Tachykardie kann auch ohne Dekompensation vorhanden sein. Mit zunehmender Insuffizienz des linken Ventrikels tritt die Atemnot deutlicher hervor, auch in Form von nächtlichen Anfällen von Asthma cardiale (s. S. 336). Wird auch der rechte Ventrikel insuffizient, so verlagert sich die Stauung in den großen Kreislauf und die Atemnot kann sich wieder bessern.

Der weitere Verlauf wird durch den Zustand des Herzmuskels und das Verhalten der Coronardurchblutung bedingt. Angina pectoris ist häufig, besonders bei luischer Aorteninsuffizienz, da die Ostien der Coronargefäße bei der Aortitis oft verengt werden, aber wohl auch, weil die Vascularisierung mit der Hypertrophie der linken Kammer nicht Schritt hält und die Coronardurchblutung in der diastolischen Phase wegen des niedrigen Druckes gering ist.

Im *Ekg* finden wir meist einen ausgesprochenen Linkstyp, seltener einen Rechtstyp, mit negativem T und ST-Depression in Ableitung 1 und 2, ferner Arhythmia absoluta und Schenkelblock je in etwa 20% der Fälle.

Für die *Therapie* gelten die allgemeinen Grundsätze der Behandlung der Herzinsuffizienz. Ist die Aorteninsuffizienz einmal dekompensiert, so ist sie meist schwerer zu kompensieren als die Mitralfehler. Eine leichte Pulsbeschleunigung erscheint zweckmäßig, Bradykardien werden wegen der langen diastolischen Phase mit niedrigem Blutdruck schlecht vertragen. Coffein 0,1 per os wirkt gerade bei der Aorteninsuffizienz oft günstig.

Ist die Ursache der Erkrankung eine Lues (Wa.R. ist trotzdem oft negativ), so soll die antiluische Behandlung wegen der Gefahr der HERXHEIMERschen Reaktion (Coronarverschluß) sehr vorsichtig mit Jod und Wismut begonnen und erst später mit zunächst kleinen Dosen Salvarsan fortgesetzt werden.

## 4. Aortenstenose.

Aortenstenosen sind selten (neuerdings häufiger ?), auch dann sind sie meist mit einer Aorteninsuffizienz kombiniert, hämodynamisch wirksam erst bei beträchtlicher Einengung des Lumens. Ursache sind endokarditisch bedingte Klappenverwachsungen, selten Sklerosierung und Verkalkung der Klappen. Das Ausflußhindernis führt zu verlängerter Systole, langsamem, oft anakrotem Druckanstieg bei relativ niedriger Frequenz, kleinem Schlagvolumen und ergibt so das Bild des *Pulsus tardus et parvus* mit niedrigem systolischem Blutdruck und kleiner Amplitude. Fehlen diese Pulssymptome, so ist die Stenose hämodynamisch unbedeutend bzw. der linke Ventrikel imstande, das Hindernis zu kompensieren. Das schon in der Ruhe kleine Minutenvolumen kann bei Arbeit nicht genügend gesteigert werden und disponiert zu Ohnmachten und Schwindel. Der *Auskultationsbefund* ergibt ein rauhes systolisches Geräusch über der Aorta, das auch als Schwirren, besonders in Exspiration, fühlbar werden kann und sich in der Richtung des Blutstroms in die Supraclaviculargrube, die Carotiden und in den Rücken fortpflanzt. Der 2. Aortenton ist leise oder unhörbar. Rauhe systolische Geräusche mit Fortleitung gibt es auch bei Wandveränderungen der Aorta (Aortenaneurysma, Aortensklerose), bei Aortenisthmusstenose (S. 446), offenem Ductus Botalli und Pulmonalstenose (S. 421). Die charakteristischen Pulsveränderungen sind zur sicheren Diagnose unerläßlich. Eine Aortenstenose wird im allgemeinen zu oft diagnostiziert. Meist prävalieren die Symptome der gleichzeitig vorhandenen Aorteninsuffizienz.

Die Formveränderungen des Herzens bestehen bei reinen Fällen zunächst in einer Verlängerung der linken Kammer, die den hebenden Herzstoß allmählich nach außen und unten wandern läßt. Da die Verbreiterung der linken Kammer oft lange Zeit ausbleibt und der Aortenknopf nicht vorspringt, ist die Aortenkonfiguration des Herzens zunächst nicht ausgesprochen. Verhältnismäßig häufig ist eine starke Krümmung des oberen rechten Gefäßschattenrandes, die auf eine Aszendenzerweiterung durch den Anprall des mit großer Beschleunigung durchgepreßten Blutstromes zurückgeführt wird. Herrscht zunächst lange das Bild der reinen Hypertrophie, weniger der Dilatation des linken Herzens vor, so entwickelt sich mit zunehmender Herzinsuffizienz und Mitralisation dasselbe Bild wie bei der Aorteninsuffizienz. Kranke mit Aortenstenose bleiben meist lange Zeit völlig kompensiert, da sich die Stenose langsam entwickelt und durch die Hypertrophie des linken Ventrikels gut kompensiert werden kann. Symptome der Coronarinsuffizienz sind nicht selten, da die unter niedrigem Druck erfolgende Coronardurchblutung mit der vermehrten Arbeit der linken Kammer kontrastiert.

Bei einer Aorteninsuffizienz scheint eine mäßige Aortenstenose sogar günstig zu sein, da sie hämodynamisch einen Teil der Veränderungen kompensiert.

Bei der Therapie ist zu berücksichtigen, daß die günstigste Frequenz für die Aortenstenose etwa bei 60 liegt.

## 5. Mitralinsuffizienz.

Da sich bei allen Formen der Dilatation des linken Herzens auch eine relative Mitralinsuffizienz entwickeln kann, ist die Mitralinsuffizienz der häufigste Klappenfehler. Auch die organischen Mitralinsuffizienzen liegen statistisch an der Spitze der Herzfehler.

Die reinen organischen Mitralinsuffizienzen betragen etwa 11% der Gesamtzahl der Klappenfehler, Mitralinsuffizienz mit Stenose rund 30%, organische Mitralinsuffizienz mit Aortenfehlern rund 20%, so daß organische Mitralinsuffizienzen in etwa 60% der Klappenfehler vorhanden sind (Henschen). Die organische Mitralinsuffizienz ist meist endokarditischen Ursprungs, aber auch die Atherosklerose befällt die Mitralklappe, besonders das vordere Segel. Übergreifen der Lues von der Aorta auf die Mitralis ist selten.

Die Schlußunfähigkeit der Mitralklappe führt zum Rückstrom von Blut während der Systole aus der linken Kammer in den Vorhof. Die Kammerfüllung muß also um dieses Pendelvolumen vermehrt werden, um ein normales Schlagvolumen zu leisten. Der Klappendefekt bewirkt also mäßig vermehrte Volumenleistung der linken Kammer und Drucksteigerung im linken Vorhof. Auf der arteriellen Seite des großen Kreislaufs ändert sich nichts. Durch Vergrößerung und Hypertrophie der linken Kammer kann diese vermehrte Volumleistung ausreichend bewerkstelligt werden, so daß reine, nicht hochgradige Mitralinsuffizienzen lange kompensiert bleiben und eine relativ gute Prognose haben.

Der Rückstrom des Pendelvolumens führt zu Dilatation und Hypertrophie des linken Vorhofs und der Lungenvenen, die rechte Kammer wird zu Mehrarbeit zwecks Erzeugung des notwendigen Druckgefälles und zur Hypertrophie gezwungen, besonders wenn schließlich eine Insuffizienz der linken Kammer mit vermehrter Stauung im kleinen Kreislauf zustande kommt. Die Druckerhöhung in der A. pulmonalis, die sich in einem betonten 2. Pulmonalton äußert, muß wohl als regulatorisch bedingt aufgefaßt werden. Die Druckerhöhung nur durch eine Rückstauung oder gar mit Kompression der A. pulmonalis durch den vergrößerten linken Vorhof zu erklären (EDENS), wäre eine zu mechanistische Auffassung des Kreislaufs (s. S. 327).

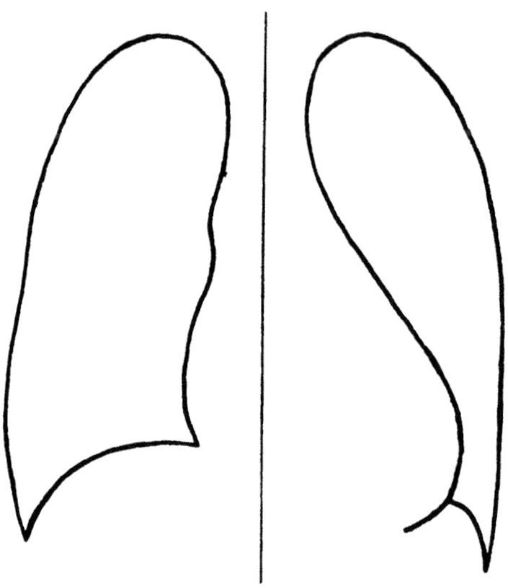

Abb. 30. Mitralinsuffizienz (Vergrößerung des Herzens nach links, Ausfüllung der Herzbucht durch vergrößertes linkes Herzohr und Conus und Art. pulmonalis.

Die *Formänderungen des Herzens* im Röntgenbild (Abb. 30) zeigen Linksverbreiterung des Herzens mit stärkerer Rundung des linken Kammerbogens und Ausfüllung der Herzbucht im Sagittalbild durch das vergrößerte linke Herzohr, sowie den Conus und die A. pulmonalis. Der linke Herzrand ist im oberen Teil gerade oder sogar nach links vorgebuckelt. Der vergrößerte linke Vorhof wird auch oft rechts als Doppelkontur sichtbar und ist besonders im 1. schrägen Durchmesser nach hinten vergrößert mit systolischer Pulsation nach außen. Die vergrößerte rechte Kammer kann wegen der Vergrößerung der linken Kammer nur nach rechts ausweichen und schiebt den rechten Vorhof nach außen. So resultiert schließlich ein nach beiden Seiten vergrößertes, mitral konfiguriertes Herz mit Lungenstauung.

*Auskultatorisch* findet sich ein lautes, weiches, oft schwirrendes Geräusch während der ganzen Systole mit Punctum maximum an der Herzspitze (hebender Herzstoß), das sich häufig nach allen Richtungen, besonders in die Gegend des linken Herzohrs fortpflanzt oder dort vornehmlich zu hören ist. Der 2. Pulmonalton ist meist akzentuiert, der 1. Ton oft leise oder nicht hörbar.

Das *Ekg* kann sowohl Rechts- wie Linkstyp zeigen, P-mitrale ist häufig, ebenso Vorhofflimmern in den späteren Stadien.

Die Auswirkungen auf den allgemeinen Kreislauf sind Lungenstauung und ihre Folgen (Cyanose), bei Insuffizientwerden des rechten Herzens auch Stauung im großen Kreislauf.

Meist liegt keine reine organische Mitralinsuffizienz vor, sondern gleichzeitig eine Mitralstenose (s. unten) oder Aorteninsuffizienz (S. 406). Herzform und Kreislaufwirkung werden dadurch entsprechend modifiziert.

Die *funktionelle* Mitralinsuffizienz ist auf Erweiterung des Klappenringes bzw. mangelhafte Funktion der Papillarmuskeln bei starken Dilatationen der linken Kammer (Hypertonie, Myokarditis, Aorteninsuffizienz usw.) zurückzuführen, wirkt funktionell gleichartig wie die organische und kann sich nach Erholung des linken Ventrikels wieder zurückbilden.

## 6. Mitralstenose.

Die Mitralstenose, besonders die hochgradige, entsteht als Folge einer Endokarditis (sehr selten einer fetalen), die zu Verwachsung und Verdickung der Klappensegel führt, so daß in schweren Fällen eine knopfloch- oder trichterförmige Verengung zustande kommt. Die Atherosklerose kann durch wulstige Verdickungen und Verkalkungen der Klappen den Blutstrom behindern, aber nur selten eine ernsthafte Stenose herbeiführen. Zusammenhänge mit der Lues congenita sind für einzelne Fälle behauptet worden, aber wenig wahrscheinlich.

Die reinen Mitralstenosen machen etwa 10% der Herzklappenfehler aus, kombiniert mit Mitralinsuffizienz etwa 30%. Hämodynamisch prävalieren dabei die Auswirkungen der Stenose.

Verengerungen der venösen Ostien sind deshalb viel schwerwiegender für den Gesamtkreislauf als die der arteriellen, weil nicht ein muskelkräftiger Ventrikel dahintersteht, um die Stenose zu überwinden, sondern nur der muskelschwache, leicht dehnbare Vorhof.

Das Stromhindernis am Mitralostium führt zu einer dauernden Druckerhöhung im linken Vorhof, der zunächst hypertrophiert, aber sich in schwereren Fällen allmählich zu einem großen Sack mit atrophischer Muskulatur erweitert.

Der hohe Vorhofdruck ist andererseits notwendig, um den Durchfluß durch die Enge auf einem für den Organismus erträglichen Niveau zu halten. Daher wird man die Drucksteigerung im Lungenkreislauf nicht nur vom Gesichtspunkt der Rückstauung, sondern auch der aktiven Regulation betrachten müssen. Die notwendige Leistungssteigerung der rechten Kammer kann sich nur auf dem Wege über das Lungenstrombett an der Enge auswirken.

Aus der Stenosierung des Mitralostiums ergeben sich als Folgen: 1. Verminderung des Herzminutenvolumens in Ruhe und bei Belastung, 2. Verlagerung erheblicher Teile der zirkulierenden Blutmenge vom großen in den kleinen Kreislauf (besonders ausgesprochene Lungenstauung), 3. Drucksteigerung im Lungenkreislauf mit vermehrter Belastung des rechten Ventrikels.

*Formänderungen des Herzens* (Abb. 31). Im Vordergrund steht die Vergrößerung des linken Vorhofs, der im Sagittalbild zu einer Vorwölbung des linken Herzohrs nach links, in den Schrägbildern zur Ausweitung nach hinten mit umschriebener Ausbuchtung des Oesophagus führt (S. 355). Die Hypertrophie und Dilatation der rechten Kammer und des Conus pulmonalis füllt die Herzbucht aus, mit Vorwölbung des Pulmonalbogens, schließlich tritt auch eine leichte Rechtsverbreiterung des Herzschattens ein durch die Linksdrehung des Herzens; durch die mangelhafte Füllung der Aorta tritt der Aortenknopf zurück. Die schwache Füllung und häufig vorhandene Atrophie des linken Ventrikels wird am flachen Verlauf und steilen Abfall des linken Kammerbogens — auch im 2. schrägen Durchmesser — gut erkennbar. Mit zunehmender Vergrößerung des linken Vorhofs wird sein dichter Schatten zunächst oft innerhalb des rechten Vorhofs, dann diesen überschneidend sichtbar und kann die Herzsilhouette so nach rechts verbreitern (s. Abb. 31a und c).

Bei Zwerchfelltiefstand verwischt die Streckung und Rechtsdrehung des Herzens das Bild der mitralen Konfiguration, Querlagerung des Herzens bei Zwerchfellhochstand vergrößert den Herzschatten nach links und ändert ebenfalls das Bild.

Fast immer bildet sich schließlich das Bild der Lungenstauung heraus, nicht selten steht aber die Größe des linken Vorhofs im Gegensatz zur Ausbildung der Lungenstauung. Blutspucken und Anfälle von Lungenödem sind

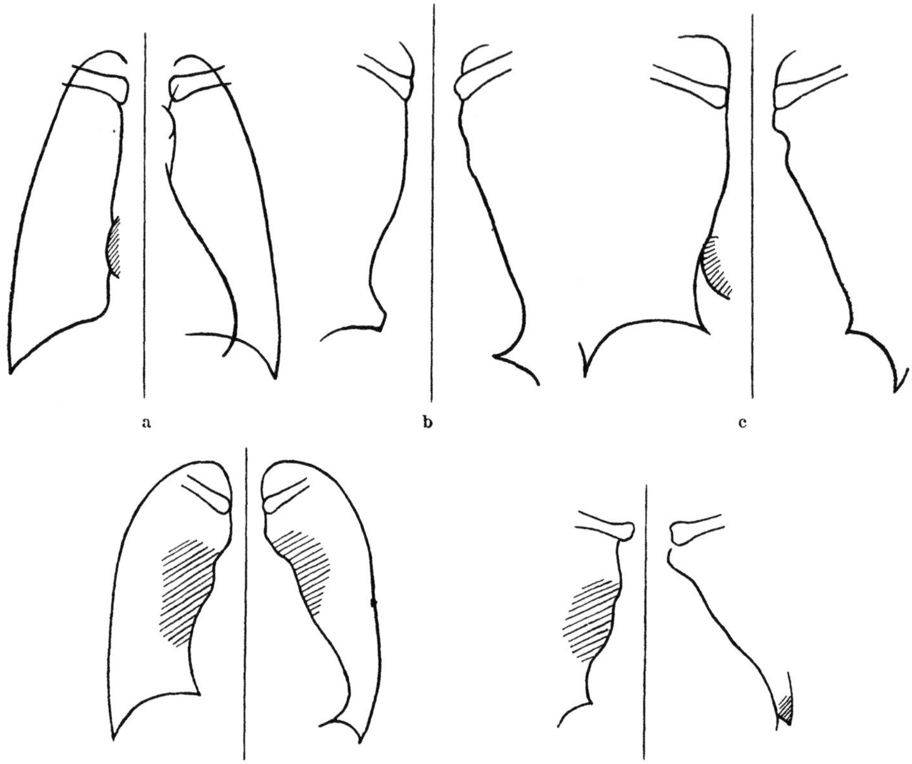


Abb. 31a—e. a—c reine Mitralstenosen. Gerader linker Herzrand. Vergrößerung des linken Vorhofs am rechten Herzrand als dichter Schatten erkennbar (a und c). Linker Ventrikel nicht vergrößert. d Mitralstenose und relative Pulmonalinsuffizienz (buckelartiger Vorsprung am linken oberen Herzrand). Schwere Lungenstauung. Verdrängung des rechten Vorhofs durch die vergrößerte rechte Kammer nach rechts. e Mitralstenose und -insuffizienz. Starke Vergrößerung des Herzens nach links und rechts, gerader linker Herzrand, schwere Lungenstauung.

gerade bei kleinen Herzen nicht selten. Versagt das rechte Herz, so kann die Lungenstauung zurückgehen, vielleicht auch infolge gelegentlicher Ausbildung einer relativen Pulmonalisinsuffizienz durch Erweiterung des Conus pulmonalis und des Klappenringes (nach links vorspringender, stark pulsierender Pulmonalisbogen, Abb. 31d, diastolisches Insuffizienzgeräusch am linken Sternalrand).

Die *Perkussionsfigur* entspricht den Formänderungen in den verschiedenen Stadien der Mitralstenose. Die Herztaille ist ausgefüllt, die Vergrößerung des Pulmonalbogens bzw. des linken Herzohrs oft deutlich zu perkutieren. Starke Vergrößerung des rechten Herzens läßt den verbreiterten Herzstoß etwas nach links, aber nicht nach unten rücken, bei kleinem Herzen rückt er mehr nach rechts. Ausgesprochene Linksvergrößerung spricht für das gleichzeitige Vorliegen einer Mitralinsuffizienz; die Verbreiterung nach rechts ist meist nur wenig ausgesprochen. Die KRÖNIGsche Treppe in der Perkussionsfigur läßt die Rechtsvergrößerung oft größer erscheinen, als sie nach dem Röntgenbild in Wirklichkeit ist. Pulsationen am linken unteren Sternalrand und im Epigastrium sind auf die Hypertrophie und Dilatation der rechten Kammer zurückzuführen.

Die charakteristischen *Auskultationsbefunde* der Mitralstenose sind: jäh einsetzender, paukender 1. Ton, diastolische Geräusche an der Spitze, betonter oder gespaltener 2. Pulmonalton, Galopprhythmus.

Ist das Klangbild auch oft so typisch, daß man es erkennt wie „das Bellen eines Hundes" (LEWIS), so haben die Variationen und Entstehungsbedingungen des diastolischen Geräusches viel Anlaß zu wissenschaftlicher Diskussion gegeben. Der Durchstrom des Blutes aus dem überfüllten Vorhof durch die Enge, die zur Geräuschentstehung Veranlassung gibt, hat ein Maximum im Beginn der Diastole und in der Präsystole, wenn die Vorhofkontraktion eine zusätzliche Drucksteigerung erzeugt. Man hört daher an dem Punctum maximum über der Herzspitze ein protodiastolisches Decrescendo- und ein präsystolisches Crescendogeräusch, oder nur eines von beiden, oder es fließen beide zu einem einzigen Geräusch zusammen. Charakteristisch für die Mitralstenose ist das *präsystolische* Geräusch, das meist rauh, schabend, eventuell auch als Schwirren (fremissement cataire) fühlbar ist. Es wird sehr häufig vielleicht deshalb als Crescendogeräusch empfunden, weil es mit dem paukenden 1. Ton endet. Das präsystolische Geräusch verschwindet meist mit dem Auftreten einer Arhythmia absoluta, weil mit der Vorhofskontraktion die präsystolische Strömungsbeschleunigung fortfällt. Beide diastolische Geräusche können auch fehlen. HENSCHEN fand sie bei 41 autoptisch kontrollierten Mitralstenosen nur in der Hälfte der Fälle. Sie sind meist besser im Liegen, besonders in linker Seitenlage und nach leichter körperlicher Anstrengung (mehrfaches Aufsetzen und Hinlegen) zu hören. Die Akzentuation des 2. Pulmonaltones wird auf die Drucksteigerung in der A. pulmonalis, die häufige Spaltung des 2. Tones im allgemeinen auf ungleichzeitigen Klappenschluß in Aorta und Pulmonalis als Folge dieser Druckänderung angesehen. Nicht selten wird ein durch ein deutliches Intervall (0,07—0,12 Sek.) vom 2. Ton getrennter 3. Ton gehört (Wachtelschlag, Galopprhythmus) und auch gefühlt, dessen Entstehungsmechanismus noch nicht sicher ist. Der paukende Charakter des 1. Tones (ähnlich zu hören im Kollaps und bei Extrasystolen) wird teils auf die plötzliche Anspannung des schlecht gefüllten linken Ventrikels, teils auf die plötzliche Stellung und Spannung der verwachsenen, aber noch schwingungsfähigen Mitralsegel im Beginn der Systole zurückgeführt.

Führt die Erweiterung des Conus pulmonalis und des Klappenringes der Pulmonalis zur relativen Pulmonalinsuffizienz, so ist ein protodiastolisches Insuffizienzgeräusch mit dem Punctum maximum am linken Sternalrand in Höhe der 2. Rippe hörbar. Wegen der häufigen Kombination von Mitralstenose und Mitralinsuffizienz ist oft auch ein systolisches Geräusch hörbar. Auf das präsystolische Geräusch (FLINT) infolge funktioneller Mitralstenose ist bei der Aorteninsuffizienz (S. 412) hingewiesen worden.

Trotz der großen Variation der Geräusche bei der Mitralstenose hat man doch in der Mehrzahl der Fälle ein typisches Klangbild, das in Verbindung mit den Formveränderungen des Herzens und den allgemeinen Auswirkungen auf den Kreislauf die Diagnose sichert.

Das Ekg zeigt in reinen Fällen meist einen ausgesprochenen Rechtstyp mit Verbreiterung und Aufsplitterung der P-Zacke (P mitrale). Fast regelmäßig kommt es in den späteren Stadien zum Auftreten einer Arhythmia absoluta.

Trotz des niedrigen Schlag- und Minutenvolumens ist der Blutdruck infolge regulatorischer peripherer Widerstandssteigerung normal bei kleiner Amplitude.

In 17% der Fälle findet man sogar einen erhöhten Blutdruck zwischen 140—180. Es liegt nahe, dies als eine Überkompensation des kleinen Minutenvolumens aufzufassen, aber es scheint sich nur um die statistisch zu erwartende Kombination mit Hypertonie zu handeln.

Abgesehen von den Fällen funktionell geringfügiger Klappenstenosierung macht die Mitralstenose früher und stärkere Beschwerden als die übrigen Klappenfehler. Während in den Anfangsstadien die Kranken (überwiegend Frauen) ihre Kräfte überschätzen und nur schwer zur Schonung ihres Herzens zu bewegen sind, ist in den späteren Stadien, besonders nach Auftreten einer Arhythmia absoluta, die Leistungsfähigkeit stark herabgesetzt. Die Neigung zur Dissimulierung der Beschwerden ist trotzdem meist ausgesprochen. Geringe körperliche Leistungsfähigkeit und schnelle Ermüdbarkeit, Blässe (kleines Minutenvolumen), Cyanose der Wangen- und Schleimhäute, Lungenstauung, arterielle Anoxämie, Arbeitsdyspnoe, Herzklopfen, Stauungsbronchitis mit Herzfehlerzellen im Sputum, in schweren Fällen Subikterus mit Leberstauung, sind fast regelmäßig vorhanden, seltener werden Hämoptoe, Anfälle von Asthma cardiale und von Angina pectoris beobachtet. Von der Angina pectoris zu trennen sind die häufigen Beklemmungs- und Angstgefühle, die bei plötzlich zunehmender Lungenstauung auftreten (sog. kardiopulmonale Beschwerden). Starke Vergrößerung des linken Vorhofs kann zur linksseitigen Recurrenslähmung führen. Die Kranken sind meist mager, stärkere Ödeme bei reinen Stenosen sind erst bei ausgesprochener Insuffizienz des rechten Herzens vorhanden. Thrombenbildungen im Vorhof sind häufig, dementsprechend auch Embolien (im großen Kreislauf und in der Lunge). Infekte, rheumatische Rezidive, Überanstrengungen führen leicht zur Dekompensation, die Schwangerschaft stellt eine sehr ernste Gefährdung des Lebens dar und zwingt oft zur Unterbrechung (S. 407).

*Therapie.* Die dekompensierte Mitralstenose wird, wie üblich, mit Strophanthin oder Digitalis behandelt, allerdings unter Vermeidung großer Dosen: Entlastung des Lungenkreislaufes durch Aderlaß, Entwässerung, Nitrite, Euphyllin, Bürstenmassage, heiße Bäder der Unterschenkel). Wichtig ist es, die Kranken zur Begrenzung ihrer körperlichen Beanspruchung zu erziehen.

### 7. Tricuspidalinsuffizienz.

Eine relative und nur zeitweise bestehende Insuffizienz der Tricuspidalklappen bei starker Erweiterung der rechten Kammer (Mitralfehler) ist nicht so selten. Die seltenere endokarditische organische Tricuspidalinsuffizienz kommt fast stets in Verbindung mit anderen Klappenfehlern (meist Mitralvitien) vor, die angeborene ist ebenfalls nur ein Teil einer ausgedehnteren Mißbildung des Herzens und noch seltener als die endokarditisch bedingte.

Da fast immer andere Klappenfehler im Vordergrund stehen, wird die Tricuspidalinsuffizienz gern übersehen. Charakteristisch ist ein auffallend hoher sichtbarer und fühlbarer systolischer, sog. positiver Venenpuls an der V. jugularis (aber nicht immer vorhanden), das Pulsieren der stets vergrößerten Leber (Unterscheidung von arteriellem Leberpuls bei Aorteninsuffizienz), die starken vom rechten Ventrikel übertragenen Pulsationen der Präkordialgegend und des Epigastriums. Bei längerem Bestehen entwickelt sich eine kardiale Lebercirrhose mit Ascites.

Die Diagnose wird gestützt, wenn sich eine Zunahme der Erweiterung der rechten Kammer und des rechten Vorhofs im Röntgenbild und in der Perkussionsfigur verfolgen läßt. Oft ist damit ein Rückgang der vorher infolge eines Mitralfehlers bestehenden Lungenstauung und der Akzentuation des 2. Pulmonalton es verbunden. Das systolische Geräusch (Punctum maximum Ansatz der 5. Rippe rechts am Sternum) tritt meist neben den anderen Herzgeräuschen nicht sehr in Erscheinung. Die Überdehnung des rechten Vorhofs führt fast immer zum Vorhofflimmern mit Arhythmia absoluta.

Während die funktionelle Tricuspidalinsuffizienz, auch wenn sie vorübergehend ist, eine sehr ernsthafte Komplikation ist, können bei den seltenen organisch bedingten Defekten Zeichen der Herzschwäche lange Zeit fehlen und sind auch therapeutisch gut beeinflußbar.

### 8. Tricuspidalstenose.

Die reine Tricuspidalstenose ist äußerst selten, meist ist sie endokarditisch bedingt und mit anderen Klappenfehlern kombiniert. Die angeborene ist Teil allgemeinerer Mißbildungen des Herzens (s. S. 421). Infolge des Prävalierens anderer Klappenfehler bleibt sie meist unerkannt. Die Einflußbehinderung in die rechte Kammer führt zur Erweiterung des rechten Vorhofs mit Venenstauung und zu systolischem Venenpuls (Halsvenen und Leber). Weitere Zeichen: Präsystolisches oder diastolisches Geräusch, starke Cyanose, Atemnot, Purpura haemorrhagica. Alle diese Symptome sind schwer für die Diagnose verwendbar wegen des fast immer gleichzeitigen Vorliegens anderer Klappendefekte, insbesondere der Mitralis.

### 9. Pulmonalinsuffizienz.

Organische Pulmonalinsuffizienz ist selten und entweder endokarditisch bedingt oder kombiniert mit Pulmonalstenose als angeborener Herzfehler (s. S. 421). Die Herzform wird durch die Vergrößerung der rechten Kammer mitral konfiguriert mit buckeliger Vorwölbung und starker Pulsation des Pulmonalbogens, die sich auch auf die Hilusschatten überträgt. Zum Unterschied gegenüber der Mitralstenose ist der linke Vorhof nicht vergrößert. Über der Auskultationsstelle der Pulmonalis hört man ein diastolisches, meist auch ein systolisches Geräusch, das dem Ohr nahe klingt, mit Abschwächung des 2. Pulmonaltones. Gegenüber der Aorteninsuffizienz fehlt die große Blutdruckamplitude und die Vergrößerung des linken Herzens. Bei eintretender Dekompensation liegt die Stauung im großen Kreislauf und wird im weiteren Verlauf meist durch eine relative Tricuspidalinsuffizienz verstärkt.

Über die relative Schlußunfähigkeit der Pulmonalklappen infolge starker Erweiterung des Conus pulmonalis bei Mitralstenose, Kyphoskoliose s. S. 416.

## IV. Angeborene Herzfehler.

Als angeborene Herzfehler bezeichnet man verschiedenartigste Mißbildungen des Herzens und der großen Gefäße, die etwa 0,7% aller Herzfehler ausmachen, wenn man von den geringfügigen, Leistungsfähigkeit und Lebensdauer nicht beeinträchtigenden Varianten absieht. Bei im Laufe der ersten zwei Lebensjahre verstorbenen Kindern wurden bis 5% angeborene Vitien festgestellt. Die schweren Mißbildungen führen zum Tode des Trägers schon in den ersten Lebensmonaten oder -jahren. Von den angeborenen Herzfehlern, die man auch im Erwachsenenalter antrifft, sind einige so selten, daß ihre Besprechung sich hier erübrigt. Die relativ häufigen sind: 1. Septumdefekte, 2. offener Ductus Botalli, 3. Pulmonalstenose, 4. Transposition der großen Gefäße, Tetralogie de Fallot, 5. Dextrokardie.

Abgesehen von der Dextrokardie, die oft mit einem Situs inversus der Baucheingeweide einhergeht und klinisch bedeutungslos ist, weisen auf das Vorliegen eines kongenitalen Herzfehlers hin: 1. Das Bestehen seit der Geburt bzw. der Beginn der Beschwerden in früher Jugend, 2. Hemmung der allgemeinen Entwicklung (Kümmertyp, Infantilismus), 3. Vorbuchtung der linken vorderen Brustwand (Herzbuckel, Voussure), die aber auch bei den frühzeitig erworbenen Herzfehlern vorhanden sein kann, 4. allgemeine Cyanose (Morbus coeruleus) und Polyglobulie, 5. Trommelschlegelfinger, 6. ungewöhnliche Konfiguration des Herzens im Röntgenbild, 7. atypischer Auskultationsbefund. Je nach der Art der Mißbildung können diese Symptome aber auch teilweise oder vollständig fehlen.

Die genaue Diagnose wird sehr erschwert durch die häufige Kombination verschiedener Mißbildungen des Herzens und die Disposition der angeborenen Vitien zu verruköser und besonders septischer Endokarditis, so daß erworbene Klappenfehler sich zusätzlich einstellen können. Häufig muß man sich daher auf die allgemeine Diagnose „angeborener Herzfehler" beschränken. Die Sektion bringt immer wieder Überraschungen; oft liegen die Verhältnisse dann ganz anders als man gedacht hat. Die angeborenen Herzfehler haben in den letzten Jahren vermehrtes Interesse gefunden durch einige besonders in Amerika erzielte diagnostische und therapeutische Fortschritte. Durch die anscheinend ungefährliche Sondierung der Herzhöhlen mittels Katheter, die von der V. cubitalis her eingeführt werden und im Röntgenbild erkennbar sind, können z. B. Septumdefekte direkt demonstriert, abnorme Druckverhältnisse und Blutmischungen erkannt werden. Ferner sind verschiedene Mißbildungen operativ mit gutem Erfolg behandelt worden.

### 1. Septumdefekte.

a) Vorhofseptumdefekte. Offenes Foramen ovale findet sich in 20—30% der Autopsien überhaupt und ist klinisch bedeutungslos, da es im sonst normalen Herzen ventilartig verschlossen ist und nur bei abnormen Druckverhältnissen in den Vorhöfen das Auftreten der sog. paradoxen Embolie (von Venen des großen Kreislaufs in Arterien des großen Kreislaufs) ermöglicht. Größere Vorhofseptumdefekte führen zum Übertritt von Blut aus dem linken in den rechten Vorhof und damit zur Überfüllung des kleinen Kreislaufs mit Hypertrophie und Dilatation des rechten Ventrikels, Erweiterung und starker Pulsation des Pulmonalisbogens und der Hilusschatten bei nur unbedeutender Vergrößerung des linken Vorhofs. Die Auswurfmenge des rechten Ventrikels kann bei reinen Vorhofseptumdefekten doppelt so groß sein wie die des linken. Systolisches, gelegentlich diastolisches Geräusch über der Pulmonalis mit akzentuiertem 2. Pulmonalton, Blässe, leichte periphere Cyanose. Die Kombination mit Mitralstenose soll häufiger und prognostisch nicht ungünstig sein. Dann ist die Überfüllung des Lungenkreislaufs besonders deutlich.

b) Kammerseptumdefekte (Maladie de ROGER) sind meist mit Pulmonalstenose oder Transposition der großen Gefäße kombiniert. Sie können auch als Folge eines Septuminfarktes entstehen. Bei reinen Kammerseptumdefekten ohne sonstige Mißbildungen des Herzens strömt das Blut während der Systole aus der linken in die rechte Kammer und führt zu mäßiger Überlastung des Lungenkreislaufes und der rechten Kammer. Auch die linke Kammer hypertrophiert. Die gesamte Herzform wird nur wenig verändert. Klinische Auswirkungen gering (mäßige Cyanose). Lautes, langgezogenes systolisches Preßstrahlgeräusch über dem Sternum hörbar und oft fühlbar, seltener ein diastolisches.

### 2. Offener Ductus Botalli.

Der normalerweise in den ersten Lebenstagen verödende Verbindungsgang zwischen A. pulmonalis und Aorta kann persistieren und einen Kanal von wechselnder Dicke und Länge bilden. Auch hier ist die Kombination mit anderen Mißbildungen, insbesondere Septumdefekten, auch mit Pulmonalstenose, häufig. Infolge der Druckdifferenz strömt Blut aus der Aorta in die Pulmonalis. Dies führt zur Erweiterung des Pulmonalbogens, der buckelig vorgewölbt ist und vermehrt pulsiert, zu einer mäßigen Mehrbelastung der rechten und durch den Kurzschluß über den Lungenkreislauf auch der linken Kammer. Die Hypertrophie beider Kammern bleibt in mäßigen Grenzen (Abb. 32).

Durch den Abstrom des Blutes aus der Aorta wird das Stromvolumen m großen Kreislauf unter Umständen erheblich verringert, die Blutdruckamplitude, besonders nach Arbeit, vergrößert (niedriger diastolischer Druck) bei vermehrter Belastung beider Ventrikel. Die Kranken sind meist unterentwickelt, blaß, haben cyanotische Extremitäten und bekommen schließlich eine Herzinsuffizienz. Die Mißbildung disponiert zur Viridansinfektion.

Für die Diagnose wichtig ist ein systolisches oder kontinuierliches systolisch-diastolisches Geräusch am linken oberen Sternalrand mit Ausbreitung in die Carotiden und in den Rücken, oft fühlbares Schwirren, verstärkter 2. Pulmonalton, niedriger diastolischer Druck und typische Konfiguration des Röntgenbildes. Die Verminderung der peripheren Durchblutung, die Veränderung der Blutdruckamplitude und die Größe des Herzens können einen Anhalt für die Größe des Nebenschlusses geben.

In den letzten Jahren ist in USA. und Kanada in etwa 150 Fällen der offene Ductus operativ verschlossen worden und damit in etwa 80 Fällen komplette Heilung erzielt worden (Operationsmortalität etwa 8%). Die Indikationsstellung zur Operation erfordert absolut sichere Diagnostik und Ausschluß anderer Mißbildungen des Herzens. Bei gleichzeitig bestehender Pulmonalstenose wirkt der offene Ductus Botalli als Entlastung für das rechte Herz; seine Unterbindung ist dann nicht zweckmäßig.

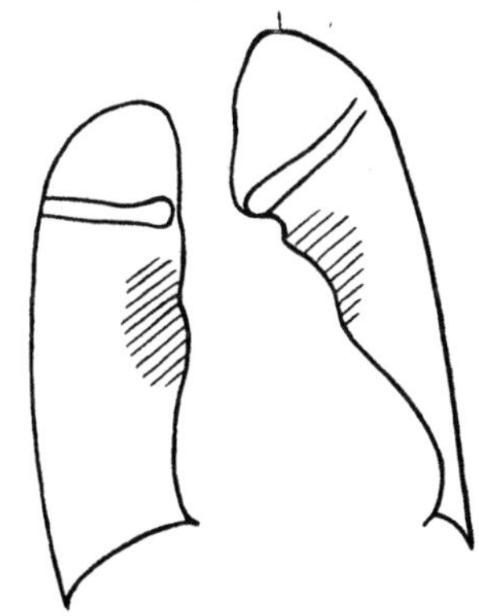

Abb. 32. Offener Ductus arteriosus Botalli (bei Thoraxdeformität). Stark vorspringender Pulmonalbogen. Vergrößerung der rechten und linken Kammer. Lungenstauung.

### 3. Pulmonalstenose

ist ebenfalls meist mit Septumdefekten, offenem Ductus arteriosus oder Transposition der großen Gefäße kombiniert. Die häufigste Kombination ist die Tetralogie de FALLOT (s. S. 422). Sie findet sich bei etwa 20% der kongenitalen Herzfehler, gelegentlich bei mehreren Mitgliedern derselben Familie. Selten sind die durch eine Endokarditis bedingten Pulmonalstenosen.

Die Stenosierung kann entweder in einer Verengung des Conus pulmonalis, des Ostiums oder der A. pulmonalis bestehen und verschiedene Grade bis zum vollständigen Verschluß annehmen. Sowohl der unmittelbar vor wie der hinter der Stenose gelegene Abschnitt pflegt erweitert zu sein. Das Röntgenbild zeigt eine Vergrößerung der rechten Kammer mit mitraler Konfiguration, bei eintretender Dekompensation auch des rechten Vorhofs. Der linke Vorhof ist nicht vergrößert. Helle Lungenfelder mit geringer Hiluszeichnung weisen auf die Blutarmut der Lungen hin. In den meisten Fällen von Pulmonalstenose (70—80%) finden sich auch Septumdefekte, so daß das Blut aus rechtem Vorhof und rechter Kammer infolge der dort vorhandenen Drucksteigerung zum Teil in das linke Herz strömt. Die starke allgemeine Cyanose, die meist als besonders charakteristisch für die Pulmonalstenose angesehen wird, ist auf solche gleichzeitig bestehenden Septumdefekte und die Beimischung venösen Blutes zum arteriellen Kreislauf zurückzuführen, während Septumdefekte bei sonst normalem Herzen das Blut vom linken in das rechte Herz leiten.

Kinder mit vollkommener Aplasie der A. pulmonalis sind bei gleichzeitig bestehenden Septumdefekten und offenem Ductus Botalli einige Monate am Leben geblieben. Auch die sehr seltenen angeborenen Tricuspidalstenosen finden sich auffallend häufig mit Pulmonalstenose und Vorhofseptumdefekt vergesellschaftet. Das Blut strömt dann zum großen Teil aus dem rechten Vorhof direkt in den linken, die rechte Kammer atrophiert. Klinik und Herzform dieser seltenen komplizierten Mißbildungen können hier nicht besprochen werden.

Bei den reinen Fällen von Pulmonalstenose hört man ein systolisches, schwirrendes Geräusch über der Pulmonalis, das oft in den Rücken, nicht aber in die Carotiden fortgeleitet wird, der 2. Pulmonalton ist abgeschwächt oder fehlt. Reicht das Geräusch weit nach unten, so ist dies auf den in den meisten Fällen vorhandenen Septumdefekt zurückzuführen. Der *Puls* ist infolge des kleinen Schlagvolumens klein und weich. Die ganze Körperentwicklung ist gehemmt, die Körpertemperatur oft niedrig, es besteht Neigung zu Symptomen der Hirnanämie. Ein *Herzbuckel* ist häufig vorhanden, der *Herzstoß* verbreitert. Der *Venenpuls* zeigt eine große Vorhofswelle. Eins der „klassischen Symptome" der Pulmonalstenose, die *Cyanose*, ist, wie gesagt, auf Septumdefekte zurückzuführen. Deshalb fehlt sie bei ganz reinen Fällen oder entwickelt sich erst in späteren Jahren infolge der sich herausbildenden Herzinsuffizienz. Mit der arteriellen Hypoxämie hängt die häufig vorhandene Polyglobulie (S. 338) zusammen, dasselbe gilt für die Trommelschlegelfinger, die sich auch bei anderen mit Hypoxämie einhergehenden Erkrankungen (Bronchiektasen) finden. Die kolbigen Auftreibungen der Finger und Zehenendglieder beruhen auf Weichteil- und Periostverdickungen, die Nägel sind oft uhrglasförmig gekrümmt.

Die meisten Kranken sterben vor Erreichung des 10. Lebensjahres, nur 19% werden älter als 20 Jahre. Auffallend häufig erkranken sie an Lungentuberkulose. Die Behandlung richtet sich nach den allgemeinen Grundsätzen.

1945 haben BLALOCK und TAUSSIG die Pulmonalstenose mit Cyanose der operativen Behandlung zugeführt. Durch eine Anastomose zwischen der A. brachiocephalica und dem rechten Ast der A. pulmonalis oder der A. subclavia sinistra und der linken Pulmonalarterie wird ein Teil des ungenügend mit $O_2$ gesättigten arteriellen Blutes durch die Lunge geleitet und die Cyanose dadurch weitgehend vermindert. Die dabei notwendige Unterbindung der großen arteriellen Gefäße hat keine Ischämie der betreffenden Versorgungsgebiete zur Folge. Die klinischen Erfolge sind gut, bei 400 Operierten im Alter von 4 Monaten bis 26 Jahren 16% Mortalität, vorwiegend infolge nicht erkannter sonstiger Mißbildungen des Herzens. Die weitere Entwicklung dieser operierten Herzfehler bleibt abzuwarten.

### 4. Transposition der großen Arterien.

Diese mehrere Formen umfassende Mißbildung ist auf Hemmung der komplizierten Vorgänge bei der embryonalen Entwicklung der großen Gefäße zurückzuführen, ihre spiralige Drehung bleibt mehr oder weniger aus, so daß die Aorta am Ursprung nicht links hinten und die Pulmonalis nicht rechts vorn gelegen ist, sondern die Aorta im extremen Fall rechts vorn (aus dem rechten Ventrikel), die Pulmonalis links hinten entspringt.

Bei der häufigsten Form dieser Mißbildung entspringt die Aorta mehr rechts über einem Defekt der Kammerscheidewand, erhält also sowohl arterielles als auch venöses Blut; gleichzeitig ist eine Pulmonalstenose vorhanden, die im Verein mit dem Septumdefekt zur Hypertrophie der rechten Kammer führt. Diese Mißbildung wird in der Weltliteratur meist als Tetralogie de Fallot bezeichnet (Septumdefekt, Pulmonalstenose, Hypertrophie der rechten Kammer, Rechtslage der Aorta). Die klinischen Symptome sind hochgradige Cyanose mit Polyglobulie und Trommelschlegelfingern, systolisches Geräusch über der Pulmonalis und dem Brustbein. Nur wenige Kranke werden älter als 20 Jahre und sind besonders gefährdet durch Lungentuberkulose und Endocarditis lenta. Erfolgreiche Operation durch BLALOCK. Gelegentlich ist diese Mißbildung kombiniert mit einer *Rechtslage des Aortenbogens*, die für sich allein eine nicht seltene harmlose Variation darstellt (s. S. 446).

## V. Herzerkrankungen bei Krankheiten der Inneren Sekretion, des Stoffwechsels und des Blutes.

**1. Hyperthyreose.** Bei der vollausgebildeten BASEDOWschen Krankheit gehören die Herz- und Kreislaufstörungen zu den Kardinalsymptomen. Herzklopfen ist eine regelmäßige Beschwerde, besonders bei Anstrengungen und Aufregungen. Die Herzfrequenz ist beschleunigt, das Minutenvolumen erhöht, meist stärker als der Stoffwechselsteigerung entspricht. Der systolische Blutdruck ist oft leicht gesteigert, der diastolische fast immer erniedrigt (große Blutdruckamplitude), der periphere Gesamtwiderstand im arteriellen Kreislauf herabgesetzt, die zirkulierende Blutmenge vergrößert. Es besteht also das Bild einer dauernden Aktivierung des Kreislaufs bei starker peripherer Durchblutung. Thyroxininjektion im Tierexperiment und beim Menschen ruft die gleichen Veränderungen hervor. Es erscheint also verständlich, daß infolge der dauernden Mehrbelastung des Herzens — auch in Körperruhe und im Schlaf — sich eine Herzinsuffizienz mit allen Symptomen der Kreislaufdekompensation entwickeln kann. Gelegentlich stehen die Kreislaufsymptome gegenüber den anderen so im Vordergrund, daß die Erkennung der BASEDOWschen Krankheit als Ursache der Beschwerden nicht wie sonst auf den ersten Blick gelingt.

Die dauernde Steigerung der Kreislaufleistung ist aber nicht die einzige Ursache der Herzschäden bei Hyperthyreose. Wie an der Leber finden sich auch am Herzmuskel die Zeichen einer serösen Entzündung. Dazu kommt die gesteigerte Empfindlichkeit der Hyperthyreose gegen Sympathicusreize und die damit in Zusammenhang stehende Neigung zu abnormen Reizbildungen (Extrasystolen, paroxysmale Tachykardie, Arhythmia absoluta). Die Neigung zu Extrasystolen ist schon bei leichteren Formen der Schilddrüsenhyperaktivität vorhanden; zunächst anfallsweise auftretendes, dann dauernd vorhandenes Vorhofflimmern und Vorhofflattern ist bei schwerem Basedow sehr häufig.

Das Herz der Basedowkranken kann normal groß oder besonders bei älteren Kranken bei Bestehen von Vorhofflimmern oder Kreislaufdekompensation vergrößert sein. Der linke Ventrikel ist nicht selten vergrößert, der Pulmonalbogen oft vorgebuchtet, möglicherweise, aber nicht ausschließlich, bedingt durch Trachealstenose mit erschwerter Exspiration und Steigerung des intrapulmonalen Drucks; so kann das Bild der mitralen Konfiguration entstehen. Nach Beseitigung der Hyperthyreose kann das Herz wieder normale Form und Größe annehmen. Fast immer sind die Pulsationen sehr lebhaft infolge des beschleunigten systolischen Druckanstiegs, des vergrößerten Schlagvolumens und der großen Blutdruckamplitude. Der Herzstoß ist oft verbreitert mit verstärkter Pulsation der Brustwand und im epigastrischen Winkel. Systolische Geräusche über der Pulmonalis (beschleunigte Strömung) und Betonung oder Spaltung des 2. Pulmonaltones sind häufig. Am peripheren Kreislauf ist die lebhafte Pulsation der Arterien, die starke Hautdurchblutung (gesteigerte Entwärmung), nicht selten ein Capillarpuls festzustellen.

Im Ekg sind oft auffallend hohe P- und T-Zacken vorhanden. Bei älteren Patienten und bei Eintritt einer Herzinsuffizienz pflegt die T-Zacke wieder flacher zu werden.

Rhythmusstörungen und Herzinsuffizienz bei Hyperthyreose sind durch Digitalis und die übliche Herzbehandlung oft schwer zu beeinflussen. Erst die Beseitigung der Überfunktion der Schilddrüse (Operation, Thiouracil-, Jodbehandlung) bessert auch die Herzinsuffizienz.

Die Jodbehandlung nach PLUMMER führt meist sehr bald zur Verminderung der Herzfrequenz und der Dekompensationserscheinungen, soll aber nur als Vorbereitung zur Operation durchgeführt werden, weil ohne Operation nach einigen Wochen die Wirkung umschlagen und der Zustand sich wieder sehr verschlechtern kann. Die moderne Chemotherapie der BASEDOWschen Krankheit mit Methylthiouracil oder Propylthiouracil (II, S. 248) bessert auch meist in kurzer Zeit die Tachykardie, die Neigung zu Rhythmusstörungen und die Herzinsuffizienz auch ohne Digitalisbehandlung. In schweren Fällen, besonders bei Arhythmia absoluta, kann Strophanthin ausgezeichnet wirken. In leichteren Fällen genügt die Anwendung von Beruhigungsmitteln (Luminaletten 0,015 4—6mal täglich 1 Tablette). Stets ist bei Hyperthyreosen auch an die Beseitigung von Herdinfekten zu denken.

Besteht neben einer Herzinsuffizienz aus anderer Ursache auch eine Hyperthyreose, so pflegt die Beseitigung der hyperthyreotischen Erscheinungen auch die Herzinsuffizienz zu bessern. Es ist versucht worden, bei schwerer Kreislaufdekompensation und bei Angina pectoris eine Senkung des Grundumsatzes und des Minutenvolumens durch operative Verkleinerung der normalen Schilddrüse bzw. durch Blockierung der Thyroxinsynthese mittels Thiouracil zu erreichen. Das operative Verfahren hat wegen der hohen Mortalität wenig Anhänger gefunden. Die durch Thiouracilpräparate erzeugte Hypothyreose soll bei Angina pectoris günstig wirken. Die Rhythmusstörungen der Hyperthyreosen sprechen oft gut auf Chinin und Chinidin an.

Es ist fraglich, ob der Symptomenkomplex, der als „vegetative Stigmatisation, Basedowoid, forme fruste des Basedow" bezeichnet wird, auf einer Steigerung der Schilddrüsentätigkeit beruht, obwohl manche Symptome (Glanzauge, leichte Struma, Tachykardie, vasomotorische Labilität, Neigung zum Erröten und Erblassen) dafür sprechen. Herzklopfen, Beklemmungsgefühle, Angina pectoris vasomotorica sind häufige Klagen. So lebhaft die Beschwerden, so spärlich ist der objektive Kreislaufbefund. Näheres s. Kapitel „Vegetative Labilität" (S. 385).

Therapie: Luminaletten, Lubrokal, Bellergal u. ä.

**2. Myxödem.** Bei Hypothyreose sind entsprechend dem verringerten Stoffwechsel Minutenvolumen und Schlagfrequenz des Herzens herabgesetzt, Blutdruck und Blutdruckamplitude niedrig, die Blutumlaufsgeschwindigkeit verlangsamt. Das Herz ist allseitig vergrößert, die Pulsationen sind flach und träge. An der Vergrößerung des Herzschattens ist oft auch ein Hydroperikard beteiligt. In schweren Fällen entwickelt sich fast immer eine ausgesprochene Kreislaufdekompensation. Trotzdem werden subjektive Herzbeschwerden infolge der allgemeinen Apathie auffallend wenig geäußert. Obwohl ausgesprochene Coronarsklerose (infolge Hypercholesterinämie) häufig ist, treten Angina-pectoris-Beschwerden selten auf. Im Ekg sind die Ausschläge klein, P- und T-Zacken sehr flach. Negatives T, auch Infarktkurven wurden beim Myxödem beobachtet. Die Potentiale im Ekg sind höher bei Nadelableitung (Veränderung der Hautkapazität), aber immer noch kleiner als beim Normalen, da offenbar das Ödem der Gewebe, auch des Herzmuskels selbst, einen Kurzschluß der Aktionspotentiale bewirkt.

Nach Behandlung mit Schilddrüsenpräparaten pflegen Herzgröße, Pulsfrequenz und Ekg wieder normal zu werden und die Kreislaufdekompensation zu verschwinden. Man beginne zunächst mit kleinen Dosen (täglich 1 mg Thyroxin), um eine *langsame* Umstellung zu erzielen, da bei plötzlicher Steigerung der Frequenz Herzbeschwerden auftreten und die Fortsetzung der Behandlung erschweren.

**3. Kropfherz.** Bei erheblicher Schilddrüsenvergrößerung mit hyperthyreotischen Symptomen entsprechen die Herz- und Kreislaufveränderungen dem oben geschilderten Bilde des „Basedowherzens"; bei hypothyreotischen Strumen finden sich die für das Myxödem charakteristischen Herzsymptome. Es ist die Frage viel diskutiert worden, ob eine ohne Änderung der innersekretorischen Funktion der Schilddrüse einhergehende Kropfbildung rein mechanisch zu Herzveränderungen führt, z. B. infolge Mehrbelastung des rechten Herzens durch Kompression der Trachea. Tatsächlich findet sich in solchen Fällen eine Hypertrophie des rechten Herzens und Rechtsinsuffizienz, die sich nach operativer Beseitigung der Trachealstenose wieder zurückbildet.

**4. Beri-Beri-Herz.** Die ausgesprochene $B_1$-Avitaminose, die Beri-Beri-Krankheit, zeigt neben der Polyneuritis und der allgemeinen Ödembildung eine mit Herzinsuffizienz einhergehende Dilatation des Herzens, die besonders den rechten Ventrikel und den rechten Vorhof betrifft, so daß das Bild des Mitralherzens mit starker Vorwölbung des Pulmonalbogens entsteht.

Die klinischen Symptome sind Herzklopfen, Atemnot, Abnahme der Blutdruckamplitude (hoher diastolischer Druck), Leberstauung (relative Tricuspidalinsuffizienz), allgemeine Ödeme, aber keine Lungenstauung. Vitamin $B_1$-Zufuhr führt zur völligen Heilung. Da das Vitamin $B_1$ eine wichtige Rolle im intermediären Kohlehydratstoffwechsel spielt (s. II, S. 102) und der Herzmuskel normalerweise das an $B_1$ reichste Organ ist, erscheint das Auftreten von Herzveränderungen bei Beriberi verständlich.

Neben dem voll ausgebildeten Beriberi-Herzen sind sowohl in Amerika als auch in Europa bei geringfügigem, chronischem $B_1$-Mangel neben Polyneuritis Herzerkrankungen mit Tachykardie, Dyspnoe, Ödembildung, Stauungsinsuffizienz bei normal großem oder wenig vergrößertem Herzen beschrieben worden, die auf $B_1$-Zufuhr zurückgehen sollen.

5. Das **„Fettherz“** ist ein klinischer Begriff und umfaßt die Herzstörungen, die sich bei starker Adipositas meist einstellen. Die Fettumwachsung und -durchwachsung des Herzens selbst beeinträchtigt die Herzkraft nicht, dagegen kann eine Reihe anderer Folgeerscheinungen der Fettsucht zur Überlastung und schließlich zum Versagen des Herzens führen: 1. Die erhebliche Gewichtszunahme steigert den Sauerstoffbedarf und die Kreislaufgröße besonders bei Anstrengungen. Der Fettsüchtige macht dauernd einen „Gepäckmarsch“. 2. Die Hochdrängung des Zwerchfells behindert das Herz durch Querlagerung, ferner die Atmung und den Lungenkreislauf, daher Überlastung besonders des rechten Herzens. 3. Die Einhüllung der Venen in Fett erschwert die Beförderung des Venenblutes durch extrakardiale Einflüsse. 4. Dazu kommt die häufige Kombination mit Hypertonie. Hochgradige Fettsucht führt so gut wie immer nach einer bestimmten Zeit zur Kreislaufdekompensation mit Arbeitsdyspnoe, Tachykardie, Ödemen, Leberstauung, oft auch Angina pectoris. Jeder Herzkranke ist durch eine Fettsucht zusätzlich schwer belastet. Deshalb muß eine Verminderung des Körpergewichts mit allen Mitteln angestrebt werden (s. Bd. II, S. 143). Bei Infektionskrankheiten und Operationen sind Fettsüchtige kollapsgefährdet.

6. Bei lang dauernder quantitativer und besonders qualitativer (Eiweißmangel) **Unterernährung** stellt sich eine auffallende Sinusbradykardie mit Absinken des Blutdrucks ein. Das Herz zeigt meist keine Änderung der Größe und Form. Kommt es zum eigentlichen Hungerödem, so ist das Herz oft vergrößert (Hydroperikard ?). Die Ödeme sind aber nicht als kardiale Ödeme aufzufassen, sondern durch das Absinken des kolloidosmotischen Drucks im Blut, Veränderung der Capillarpermeabilität und die meist vorhandene reichliche Wasser- und Salzzufuhr bedingt (s. Bd. II, S. 124). Bei zweckentsprechender langsamer Wiederauffütterung bilden sich die Ödeme relativ schnell zurück, die Ödemneigung bleibt aber oft monatelang bestehen. Bei zu schneller und reichlicher Wiederauffütterung entwickelt sich oft eine Fettsucht mit erheblichen Kreislaufsymptomen (Tachykardie, Atemnot, starkem Schwitzen, Herzbeschwerden, Kreislaufdekompensation).

**7. Anämieherz.** Bei hochgradiger Anämie ist die Herzfrequenz und das Minutenvolumen des Herzens dauernd gesteigert, um die verminderte Sauerstofftransportfähigkeit des Blutes durch erhöhte Volumleistung zu kompensieren. Fleckförmige Verfettungen der Herzmuskelfasern (Tigerherz) und Ekchymosen deuten auf eine direkte Schädigung der Herzmuskulatur durch Hypoxie, die sich auch im Ekg in Form von S-T-Depression und negativem T in einer oder mehreren Ableitungen äußern kann. Aber auch schwere Anämien können ein normales Ekg bieten. Klinisch findet sich Tachykardie, Atemnot bei Anstrengungen, herabgesetzte körperliche Leistungsfähigkeit, Stauungserscheinungen, Ödeme.

Die dauernde Vermehrung des Schlagvolumens und die Schädigung des Herzmuskels führen zu mäßiger Dilatation und Hypertrophie des Herzens. Systolische Herzgeräusche über der Herzbasis, auch über der Spitze, sind fast immer nachweisbar; akzentuierter 2. Pulmonalton ist häufig, ebenso das „Nonnensausen" über den Jugularvenen. Nach Wiederherstellung normaler Hämoglobinwerte im Blut bilden sich die Dekompensationserscheinungen des Kreislaufs zumeist zurück, ebenso, nicht immer, die elektrokardiographischen Veränderungen. Die Rückbildung der Herzvergrößerung bleibt manchmal aus und ist wohl abhängig von organischen Herzmuskelveränderungen, die sich durch die Anämie entwickelt haben.

Neben der Blutarmut wird die Kreislaufdekompensation in der üblichen Weise behandelt.

## VI. Traumatische und elektrische Herzschädigungen.

Schuß- und Stichverletzungen des Herzens, die die Herzwand durchtrennen, führen meistens durch Verblutung oder Herzbeuteltamponade zum Tode, besonders wenn die muskelschwachen Vorhöfe oder der rechte Ventrikel verletzt worden sind. Es sind aber auch zahlreiche Fälle bekannt, bei denen penetrierende Herzverletzungen nicht tödlich verlaufen sind, weil der Zusammenhalt der Muskelfasern den Wundkanal wieder verschlossen hat. Geschosse, die im Herzmuskel steckengeblieben sind, können völlig reaktionslos einheilen und machen oft erst dann subjektive Beschwerden, wenn der Arzt gelegentlich einer Röntgendurchleuchtung die Lage des Geschosses festgestellt und dies dem Patienten mitteilt. In seltenen Fällen sind auch innerhalb der Herzhöhlen frei flottierende glattwandige Geschosse jahrelang ohne wesentliche Beschwerden ertragen worden. Ist es im Anschluß an die Verwundung zu einer eitrigen Perikarditis gekommen, so kann sich im Laufe von Monaten und Jahren eine schwielige Concretio und Accretio pericardii entwickeln (s. S. 431).

Von internistischem Interesse sind die stumpfen Traumen des Brustkorbs, die auch ohne jede äußerliche Verletzung zu schweren Herzschädigungen führen können. Der jugendliche Brustkorb ist so elastisch, daß das Sternum bis fast auf die Wirbelsäule gedrückt werden kann, ohne daß Rippenfrakturen eintreten. Dabei können schwere Quetschungen des Herzens mit völliger Zerreißung der Muskulatur oder Ruptur der Aorta eintreten. Bei schon vorher geschädigten Herzen und bei abnormen Blutdrucksteigerungen (Isthmusstenose der Aorta) ist das leichter der Fall, aber zweifellos auch bei vorher völlig gesunden Kreislauforganen möglich.

Weniger heftige Traumen können eine traumatische Perikarditis (sicca oder haemorrhagica) auslösen.

Zerreißung der Aortenklappen (s. S. 378) oder Abriß von Sehnenfäden der Mitralklappe werden auch schon bei geringeren Traumen, ja bei starken Pressungen und dadurch bedingten Drucksteigerungen in Aorta und Herzhöhlen beobachtet, wenn die Klappen durch Lues, Arteriosklerose, Endokarditis geschädigt sind. Eine Aorteninsuffizienz mit akuter Kreislaufdekompensation oder plötzlich auftretende laute, musikalische, systolische Geräusche (Abriß von Sehnenfäden) finden so ihre Erklärung. Auch ein Aortenaneurysma oder ein Aneurysma dissecans kann traumatisch entstehen (S. 444, 445).

Von größerer klinischer Bedeutung sind traumatische Schädigungen des Myokards. Die unmittelbar nach einem stumpfen Trauma der Brustwand auftretende Kreislaufschwäche ist in den meisten Fällen im Sinne des reflektorisch ausgelösten Kollapses (Schockzustand, s. S. 375) aufzufassen. Sehr häufig sind es aber auch direkt das Herz betreffende funktionelle Störungen, die sich in Tachykardie, Bradykardie, Überleitungsstörungen, Kammerflimmern, Extrasystolen, Arhythmia absoluta mit Zeichen der akuten Herzinsuffizienz äußern. Nach tierexperimentellen Untersuchungen und pathologisch-anatomischen Befunden ist anzunehmen, daß traumatisch ausgelöste Coronarspasmen in diesem Bild der *Commotio cordis* eine große Rolle spielen. Beklemmung, Herzangst, Angina-pectoris-Beschwerden sind häufig vorhanden. Meist klingen die Beschwerden schnell wieder ab, aber so gut wie jede ernsthafte Störung der Coronardurchblutung hinterläßt Blutungen und Nekrosen im Herzmuskel. Auch ein Herzinfarkt kann sich nach einer Commotio cordis entwickeln.

Im allgemeinen treten traumatisch ausgelöste Herzveränderungen sofort nach dem Unfall auf, es können aber auch einige Stunden Wohlbefindens zwischen Trauma und Beschwerden liegen. Entwickelt sich eine Herzinsuffizienz erst im Laufe einiger Wochen nach dem Trauma, dann ist ein direkter Zusammenhang schon sehr zweifelhaft. Die Therapie besteht in Ruhe, Schmerzbekämpfung (Morphium), coronarerweiternden Mitteln (Nitroglycerin, Eupaverin, Euphyllin usw.); eine weitere Senkung des erniedrigten Blutdrucks muß aber vermieden werden. Bei penetrierenden Verletzungen und lebensbedrohender Herzbeuteltamponade hat das chirurgische Eingreifen mit Naht der Herzwunde schon oft das Leben gerettet.

Bei *elektrischen Unfällen* kann Kammerflimmern zum sofortigen Herztod führen. Bei nicht tödlichen Unfällen sind Beklemmungsgefühle in der Herzgegend, anginöse Beschwerden und Rhythmusstörungen (Extrasystolen, Vorhofflimmern, Reizleitungsstörungen) häufig. Nur in seltenen Fällen bleiben Rhythmusstörungen dauernd bestehen. Die Beschwerden können aber neurotisch fixiert werden bei völlig normalem Herzbefund.

## VII. Erkrankungen des Herzbeutels.

Die normale Aufgabe des Herzbeutels besteht darin, das Herz in seiner Lage zu fixieren, akute Überdehnungen des Herzens zu verhindern und die äußere Reibung bei der Kontraktion zu vermindern. Teilweises oder vollkommenes Fehlen des Herzbeutels macht aber keine klinischen Erscheinungen. Hämodynamisch bedeutungsvoll sind Flüssigkeitsansammlungen im Herzbeutel, die das Herz komprimieren und infolge der intraperikardialen Drucksteigerung den venösen Einfluß behindern können, sowie ausgedehnte narbige Veränderungen des Herzbeutels, die sowohl systolisch wie diastolisch die Herzaktion und den Bluteinfluß beeinträchtigen. Bei den Flüssigkeitsansammlungen spielt die Schnelligkeit ihrer Ausbildung eine große Rolle. Bei schnell entstehenden Herzergüssen (z. B. Hämoperikard bei Herzverletzungen) ist die Kompression des Herzens so stark, daß die Herztamponade durch die zunehmende Verkleinerung des Schlagvolumens schnell zum Tode führt. Bei langsam sich entwickelnden Ergüssen lockert sich das Gewebe des Herzbeutels durch die entzündlichen Veränderungen, kann sich ausdehnen und mehr als 2 Liter Flüssigkeit fassen.

**1. Akute Perikarditis.** Die häufigste Ursache der Perikarditis ist die rheumatische Entzündung, d. h. sie ist Ausdruck der allgemeinen mesenchymalen Reaktion auf einen Infekt, wie sie sich auch an anderen Organen und serösen Häuten abspielt. In den meisten dieser Fälle ist auch eine rheumatische Myokarditis vorhanden; ist auch der Endokard beteiligt, so spricht man von einer Pankarditis (s. S. 389). Nicht selten sind auch andere seröse Häute, wie Pleura, Peritoneum, beteiligt (Polyserositis). Da die Perikarditis sehr symptomarm verlaufen kann, werden viele Fälle sicher nicht diagnostiziert. In etwa 5% aller Sektionen werden Reste abgelaufener Perikarditis gefunden. Die zweithäufigste Ursache ist das Übergreifen einer Entzündung von der Pleura her, bei der Pleuropneumonie, bei der Pleuratuberkulose. Natürlich kann die Tuberkulose bei hämatogener Aussaat auch direkt den Herzbeutel befallen. Auch im Endstadium der Urämie findet sich ziemlich häufig eine Perikarditis, die als toxisch bedingt aufgefaßt wird. Im übrigen können fast alle Infektionskrankheiten einmal zu einer hämatogenen Perikarditis führen. Durchbrüche von Lungenabscessen, Oesophagusdivertikeln und -carcinomen, Bronchialcarcinomen in den Herzbeutel, Fortleitung der Entzündung von einer Mediastinitis, Peritonitis ist möglich. Bei Übergreifen von Carcinomen aus der Nachbarschaft entwickelt sich eine seröse, oft hämorrhagische, bei Mischinfektion eitrige Pericarditis carcinomatosa. Es gibt aber auch eine Perikarditis bei Carcinomträgern als allergische Reaktion, ähnlich der Endokarditis. Die Oberfläche des Herzens erreichende Herzinfarkte verursachen die umschriebene Pericarditis epistenocardica.

Im Beginn der Entzündung ist die sonst spiegelnde Oberfläche matt, trocken, gerötet, es kommt zur Abscheidung von Fibrin (Pericarditis fibrinosa sicca). Durch die Bewegungen des Herzens werden diese Fibrinauflagerungen ungleichmäßig auf der Oberfläche verteilt.

Bei mehr exsudativer Reaktion kommt es zur Bildung eines Ergusses, so daß man eine serofibrinöse oder seröse Perikarditis (Pericarditis exsudativa) vor sich hat.

Im Stadium der Abheilung werden die Fibrinauflagerungen hyalin umgewandelt und organisiert. Schließlich bleiben Sehnenflecke oder bei ausgedehnteren Prozessen Zotten (Cor villosum) auf der Herzoberfläche zurück. Die Sehnenflecke, die sich besonders an der Vorderfläche des Herzens über dem rechten Ventrikel bei Menschen jenseits des 50. Lebensjahres in über 50% der Sektionen finden, sind in der überwiegenden Mehrzahl Restzustände geringfügiger mechanischer und nicht infektiös-toxischer Schädigungen.

In anderen Fällen kommt es im Anschluß an eine Perikarditis zur teilweisen oder vollständigen Verklebung der Pleurablätter (Pericarditis adhaesiva, Perikardobliteration). Das Perikard kann sich, besonders wenn es sich um eine chronische fibrinöse Perikarditis handelt, in ein derbes Narbengewebe umwandeln, das das Herz fest umschließt (Concretio pericardii, s. S. 431) und häufig mit Kalk inkrustiert wird (Panzerherz).

*Klinisches Bild.* Das allgemeine klinische Bild der akuten Perikarditis ist oft uncharakteristisch und tritt zurück hinter den Symptomen der Grundkrankheit: Druck, Beklemmung, dumpfe Schmerzen in der Herzgegend mit Ausstrahlung in die linke Schulter werden gelegentlich, nicht immer angegeben. Der Kreislauf bietet häufig das Bild des mehr oder minder ausgesprochenen Kreislaufkollapses mit Tachykardie, kleinem weichem Puls und niedrigem Venendruck, auch wenn noch kein Erguß vorhanden ist (kardial ausgelöster Kollaps, S. 378). Man gewinnt den Eindruck, daß auch depressorische Reflexe vom entzündeten Perikard ausgehen können. Der Kreislaufzustand kann natürlich auch auf die Grundkrankheit und die oft gleichzeitig vorhandene Pankarditis zurückzuführen sein. Nicht sehr hohe Temperaturen, Senkungsbeschleunigung, Leukocytose sind meist vorhanden.

Auf jeden Fall sind die obersten Schichten des Myokards von der Entzündung mitbetroffen, so daß man von einer schalenförmigen Myokarditis sprechen kann. Sie äußert sich — nicht immer — im Ekg in dem Auftreten einer ST-Elevation (hoher Abgang der ST-Strecke von der R-Zacke), ein Bild, das dem beim Herzinfarkt ähnlich ist, aber mit dem Unterschied, daß die ST-Elevation meist in allen drei Ableitungen vorhanden ist und bei der Rückbildung nicht in die spitz-negative T-Zacke übergeht.

Charakteristisch für die trockene Perikarditis ist das durch die Fibrinauflagerungen bedingte Reibegeräusch, das ohrnahe, bald mehr weich, bald rauh und schabend und manchmal allein in der Systole, meist aber zweiteilig in Systole und Diastole oder dreiteilig auch in der Präsystole als Lokomotivengeräusch hörbar ist. Gelegentlich klingt es wie Lederknarren und ist auch fühlbar. Zur Unterscheidung von Herzfehlergeräuschen soll man beachten, daß sie oberflächlich zu entstehen scheinen, in allen Herzphasen von gleicher Intensität sind, plötzlich abbrechen, eine gewisse zeitliche Verschiebung gegen die Herztöne aufweisen und bei Druck mit dem Stethoskop sich verstärken. Am besten und regelmäßigsten sind die Reibegeräusche über dem Präkordium zu hören, das epistenokardische Reiben oft nur wenige Stunden an ganz umschriebener Stelle. Sind solche Reibegeräusche von kardialem Rhythmus auch mit der Atmung synchron und mehr am rechten oder linken Außenrand des Herzens zu hören, so handelt es sich um pleuroperikardiales Reiben bei Entzündung der dem Herzen aufliegenden Pleura. Bildet sich ein großer Erguß heraus, so verschwinden die perikarditischen Geräusche, am längsten halten sie sich über der Herzbasis und können dort auch wieder beim Aufrichten und bei Vorwärtsneigung hörbar werden. Die Herztöne bei Perikarderguß sind leise.

Die ersten Flüssigkeitsansammlungen — falls es sich nicht um abgesackte Exsudate handelt — finden sich im diaphragmalen Abschnitt und zwischen den großen Gefäßen. Größere Ergüsse umgeben das Herz allseitig. Der Herzbeutel ist nach unten, nach links und links hinten besonders dehnbar. Dort sammelt sich die Flüssigkeit in großer Schichtdicke. In typischen Fällen sieht man im Röntgenbild einen sehr breit nach links und hinten, weniger breit nach rechts ausladenden Herzschatten mit schmalem Gefäßband. Bei langsam sich entwickelnden Ergüssen und daher stark gedehntem, schlaffem Perikard hat die Herzsilhouette Zeltform, bei schneller Entwicklung mehr Kugelform (Bocksbeutel, Abb. 33a und b). Herzform und Röntgenbild sind bei der trockenen Perikarditis nicht verändert.

Gelegentlich kann man das Herz als Kernschatten innerhalb des Ergusses sehen. Im übrigen ist die Unterscheidung eines Ergusses gegenüber einem infolge Myokarditis oder Mitralaortenfehler dilatierten Herzen nicht immer einfach, besonders bei kleinen Ergüssen. Flüssigkeitsansammlungen von nur wenigen 100 ccm entgehen meist dem röntgenologischen und auch klinischen Nachweis. Für einen Erguß sprechen folgende Symptome: Abschwächung oder Aufhebung der Herzrandpulsationen (besonders im Kymogramm gut darstellbar), Fühlbarkeit des Herzstoßes innerhalb des Herzschattens, Fehlen der Lungenstauung (helle Lungenfelder) trotz der großen Herzsilhouette. Aber auch bei Heranziehung aller klinischen Symptome kann die sichere Differentialdiagnose unmöglich sein. Eine diagnostische Perikardpunktion ist in solchen Fällen oft zu riskant. Besonders schwierig ist auch die Entscheidung, ob neben einem vergrößerten und dekonfigurierten Herzen noch ein Erguß, etwa ein perikardiales Stauungstranssudat vorhanden ist. Tritt im Laufe der Behandlung eines hydropisch Dekompensierten eine *erhebliche* Verkleinerung des Herzens ein, so ist dies oft nicht auf eine bessere „Tonisierung" des Herzmuskels, sondern auf die Resorption eines Stauungstranssudates zurückzuführen. Natürlich gibt es auch reelle Änderungen der Herzgröße. Ähnliche Schwierigkeiten bietet die Abgrenzung einer Herzvergrößerung bei Myxödem von dem häufig gleichzeitig vorhandenen Erguß.

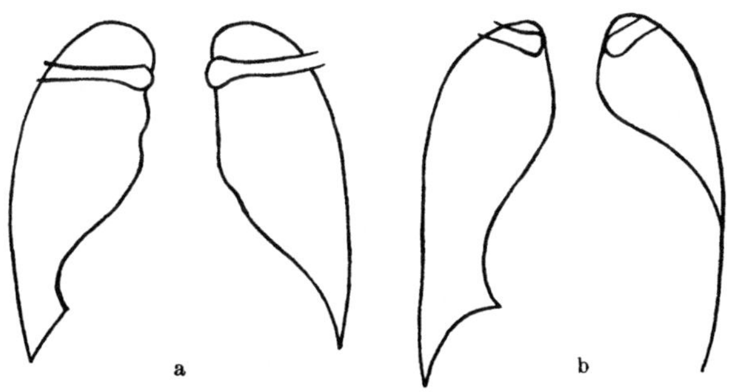


Abb. 33a u. b. Pericarditis exsudativa. a Zeltform, b Kugelform.

Das Ekg bei exsudativer Perikarditis zeigt neben der nur bei frischen entzündlichen Veränderungen nachweisbaren ST-Elevation auffallend kleine Potentialschwankungen, die auf einen Kurzschluß durch das Exsudat zurückzuführen sind.

Die *Perkussion* läßt zum Nachweis kleiner Ergüsse ebenso wie die Röntgenuntersuchung im Stich. Bei größeren Ergüssen wird die Perkussionsfigur zeltförmig, die obere Dämpfungsgrenze ist fast waagerecht und fällt im rechten Winkel seitlich ab; die Dämpfungsfigur des Gefäßbandes sitzt wie ein kurzer breiter Schornstein obenauf. Die absolute Herzdämpfung wird durch den Erguß erheblich vergrößert. Infolge der Ausdehnung großer Ergüsse auch nach links hinten kann über dem Rücken links unten Dämpfung und Kompressionsatmen auftreten. Lage des Herzstoßes hängt von etwaigen Formveränderungen des Herzens ab. In typischen Fällen ist er — wenn überhaupt — innerhalb des Dämpfungsbezirks fühlbar.

Die hämodynamischen Auswirkungen des Ergusses sind durch den Druck des Exsudates auf die zartwandigen Herzabschnitte, die großen Venen und die Vorhöfe bedingt Es kommt zur Einflußstauung, die Venen am Hals sind stärker gefüllt, das Minutenvolumen klein, dementsprechend auch die

Blutdruckamplitude bei niedrigem systolischem Druck. Der Puls ist weich und frequent. Die Einflußstauung kann durch das häufig bestehende Bild des Kreislaufkollapses modifiziert sein. Dyspnoe, auch Orthopnoe ist bei großen Ergüssen stets vorhanden. Alle diese Symptome sind um so stärker, je schneller sich der Erguß entwickelt.

Der Verlauf der exsudativen Perikarditis hängt von der Art des Grundleidens, der Größe und Beschaffenheit des Ergusses und der Beteiligung des Herzmuskels ab.

Die rheumatische Perikarditis ist fibrinös oder exsudativ. Der akute Schub (der Pankarditis) ist meist in 4—6 Wochen abgeklungen und wird durch Rückgang des Ergusses, Absinken der Herzfrequenz, Besserung der Atmung angezeigt. Übergang in eine chronisch schrumpfende Perikarditis ist immer möglich (s. S. 431). Es ist oft schwer zu entscheiden, ob die ausbleibende Resorption des Ergusses auf entzündliche oder mechanische Einflüsse zurückzuführen ist.

Die im Verlauf von Pneumonien oder Pleuropneumonien auftretende Perikarditis ist in der Hälfte der Fälle serofibrinös, in der Hälfte eitrig. Die moderne Chemotherapie hat die Zahl der Perikarditiden nach Pneumonie erheblich zurückgedrängt.

Die tuberkulöse Perikarditis neigt sehr zu chronischem Verlauf, sie ist entweder serofibrinös (hämorrhagisch) oder eitrig käsig mit Neigung zur Verkalkung.

Die infolge Fortleitung oder Durchbruches in der Nachbarschaft bestehender Prozesse entstandenen Herzbeutelentzündungen sind durch Mischinfektion meist eitrig und haben eine schlechte Prognose.

Die Prognose der Perikarditis hängt von der Heilbarkeit des Grundleidens ab. Etwa 30% der klinisch diagnostizierten Fälle kommen zum Exitus.

*Therapie.* Bettruhe, Regelung des Stuhlganges, um das Pressen zu vermeiden, Sorge für ausreichenden Schlaf durch Schlafmittel. Eisblase aufs Herz (von Rheumatikern oft nicht angenehm empfunden). Beseitigung des Grundleidens, wenn möglich (Herdinfekte). Bei rheumatischer Perikarditis Pyramidon und Salicylsäure in großen Dosen, bei postpneumonischer Perikarditis Sulfonamide oder Penicillin. Bei eitriger Perikarditis ist operative Freilegung notwendig, um dem Eiter Abfluß zu verschaffen.

Die Punktion des Ergusses wird notwendig, 1. wenn die Atemnot und die Kompression des Herzens bedrohlich werden, 2. wenn große Ergüsse keine Tendenz zur Resorption zeigen, 3. wenn der Verdacht auf eine eitrige Perikarditis besteht, zur Klärung der Diagnose. Auch die Entnahme nur kleiner Flüssigkeitsmengen bei der Probepunktion kann die Resorption anregen. Liegt gleichzeitig ein Pleuraerguß vor, so läßt man zunächst diesen ab und beobachtet die Wirkung; nicht selten bildet sich der Perikarderguß dann spontan zurück, sonst wird nach nochmaliger röntgenologischer Kontrolle auch der Perikarderguß punktiert.

Die Punktion eines Perikardergusses ist relativ einfach und ungefährlich. Man verwendet dazu am besten eine Rekordspritze mit Hahn und 1,5 mm dicker und 10 cm langer Nadel. Die Verwendung des flachen Troikart nach CURSCHMANN ist nur indiziert, wenn man wegen Verstopfung der Nadel trotz sicher vorhandenen Ergusses keine Flüssigkeit aspirieren kann. Die ungefährlichste Punktionsstelle ist über dem linken Ventrikel etwas innerhalb der Dämpfungsgrenze mit Richtung auf die Wirbelsäule. (Über die Ausdehnung des Ergusses muß man sich vorher durch das Röntgenbild genau orientieren.) Berührt die Nadelspitze das Herz, so spürt man eine kratzende Bewegung und zieht die Nadel etwas zurück. Den Weg durch die Pleura kann man vermeiden, wenn man im Winkel zwischen Schwertfortsatz und linkem Rippenbogen oder hinter der Mitte des Schwertfortsatzes steil nach oben sticht.

Schon während des Ablassens des Exsudates pflegen Atemnot und Cyanose sich zurückzubilden, Blutdruck und Pulsamplitude anzusteigen.

Das Ablassen eines Perikardergusses muß langsam erfolgen ($^1/_2$ Stunde), da sonst unangenehme Kreislauf- und Herzstörungen durch die Veränderung der Druckverhältnisse auftreten können. WENCKEBACH hat empfohlen, die Hälfte des abgelassenen Exsudates durch Luft zu ersetzen (Filtrierung durch sterile Watte), um das Entstehen von Verklebungen und Verschwartungen zu verhindern.

**2. Pericarditis chronica adhaesiva. Concretio und Accretio cordis.** Verwachsungen der beiden Blätter des Perikards können in verschiedener Ausdehnung nach jeder Perikarditis eintreten.

Selbst wenn sie größere Flächen betreffen, haben sie für die Herzaktion wenig Bedeutung, solange sie zart und elastisch sind. Sie entwickeln sich oft schon 8—14 Tage nach Beginn der akuten Entzündung. Eine erhebliche Behinderung der Füllung oder Entleerung des Herzens tritt jedoch ein, wenn es sich um dicke unnachgiebige Schwielen handelt und besonders, wenn diese mit der Umgebung, d. h. mit der vorderen Brustwand oder dem Mediastinum fest verlötet sind. Solche Schwielen entwickeln sich vornehmlich dann, wenn die Perikarditis mit starker Ausscheidung von Fibrin einhergegangen ist, das hyalin umgewandelt wird und oft verkalkt. Dazu neigen besonders chronische Verlaufsformen, wie wir sie bei der rheumatischen und tuberkulösen Perikarditis sehen. Kommt es, oft Jahre und Jahrzehnte nach der Perikarditis, zu dem im folgenden beschriebenen Krankheitsbild, so ist die Frage, ob es sich nur um mechanische Folgeerscheinungen handelt oder ob noch chronisch entzündliche Veränderungen bestehen, schwer zu entscheiden. Vieles spricht dafür, daß die entzündlichen Vorgänge meist noch nicht abgeklungen sind. Klinisch steht aber in diesen Fällen die mechanische Behinderung des Herzens im Vordergrund. Sie ist abhängig von Ausdehnung, Lokalisation und Starre der Schwielen. Sie können strangförmig oder flächenhaft sein oder die gesamte Herzbeutelfläche betreffen. Meist sitzen sie über der rechten Kammer, über den Vorhöfen, weniger oft über dem linken Herzen, die Herzspitze ist meist frei.

Durch eine Mediastinopericarditis adhaesiva kann der Herzbeutel auch nach außen hin und mit der vorderen Brustwand, der mediastinalen Pleura und dem hinteren Mediastinum, dem Zwerchfell und der Wirbelsäule schwielig verbunden sein. Dann sind auch die Herzbewegungen von außen her schwer behindert.

Die hauptsächlichste Auswirkung der Concretio pericardii oder der schwieligen Perikarditis ist die Einflußstauung, die zurückzuführen ist auf die Behinderung der diastolischen Erweiterung des Herzens, besonders des rechten, und die Einschnürung der V. cava cranialis und meist noch stärker ausgesprochen der V. cava caudalis. Die Schwielenbildung kann sogar gelegentlich auf die Mündungsstellen der Venae hepaticae übergreifen. Auch die Verziehung des Zwerchfells durch Adhäsionen kann die Vena cava caudalis einengen. Es ergibt sich somit das Bild hochgradiger Venendrucksteigerung und Stauung im großen Kreislauf. Durch die Verschwartung ist auch die Auswurfleistung des Herzens begrenzt. „Äußere" Verwachsungen beeinträchtigen zusätzlich die systolische Zusammenziehung der Kammern. Der Puls ist dementsprechend klein, weich, meist frequent. Im Venenpuls ist oft ein systolischer und diastolischer Kollaps nachweisbar.

Die starke Venendrucksteigerung ist an der hoch hinauf reichenden Füllung der Vena jugularis und der Handvenen sichtbar und meßbar. Noch ausgesprochener pflegen die Stauungserscheinungen im Gebiet der unteren Hohlvene zu sein: Stauungsleber, kardiale Pseudolebercirrhose, Ascites, Milzvergrößerung, Anasarka. Die cirrhotische Leber, auch die Milz, zeigt oft einen weißlichen schwieligen Überzug (Zuckergußleber und -milz). Häufig sind auch Pleuraergüsse vorhanden.

Das gleichzeitige Bestehen von Perikarditis, Pleuraerguß, Ascites hat zu der Annahme geführt, daß eine *gemeinsame* Erkrankung aller seröser Höhlen (Perikard, Pleura, Peritoneum), also eine Polyserositis oft Ursache dieses Leidens ist und nicht nur eine primäre Erkrankung des Perikards. Diese Frage läßt sich im Einzelfall meist nicht entscheiden.

Der Rückgang der Ergüsse in Pleura und Bauchhöhle nach operativer Beseitigung der mechanischen Herzbehinderung spricht mehr für die primäre Bedeutung der Perikardveränderungen.

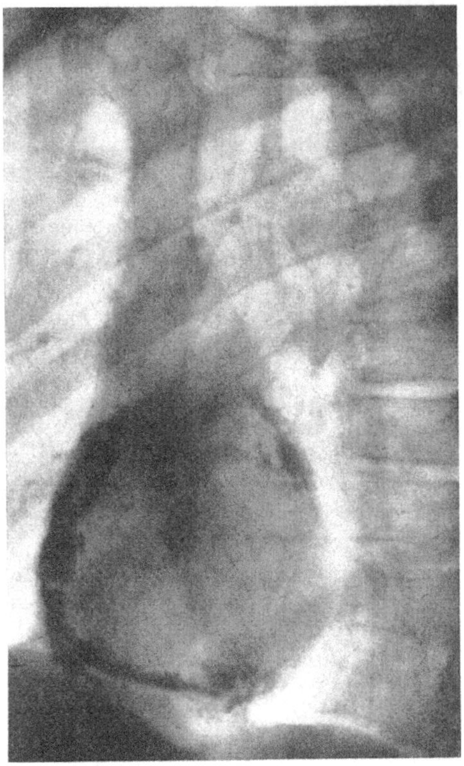

Abb. 34. Panzerherz im 2. schrägen Durchmesser. Schalenförmiger Kalkpanzer uber der rechten Kammer und den Vorhofen (vgl. Abb. 4).

Für Verständnis und Diagnose wichtig ist die relative Kleinheit des Herzens im Vergleich zum Ausmaß der venösen Stauung, die ja dem Bilde einer Insuffizienz der rechten Kammer entsprechen würde. Im Röntgenbild vermißt man die Vergrößerung der rechten Kammer und des rechten Vorhofs und die Lungenstauung (normale Vitalkapazität), da die Lunge zu wenig Blut enthält. Vergrößerungen des Herzschattens sind durch gleichzeitig bestehende Herzfehler oder abgesackte perikarditische Ergüsse bedingt. Meist zeigen die Bögen der Herzsilhouette einen mehr gestreckten geradlinigen Verlauf. Die Pulsationen des Herzens und seine Formveränderlichkeit sind abgeschwächt, im Kymogramm sind sie verändert oder fehlen, besonders auf der rechten Seite, im übrigen aber abhängig vom Sitz der Verschwartungen. Die äußeren Verwachsungen mit der Pleura mediastinalis können an zackigen Ausziehungen des Herzschattens erkannt werden. Bei Verwachsung mit der vorderen Brustwand bleibt das Herz bei der Inspiration an der vorderen Brustwand fixiert und wird mit in die Höhe gehoben. Bei Verwachsung mit dem Zwerchfell kann die inspiratorische Senkung der Zwerchfellkuppe ausbleiben. Die in Bauch-, Rücken- und Seitenlage normalerweise mit der Atmung eintretenden Verschiebungen des Herzens sind bei ausgedehnten Verwachsungen mit der Umgebung eingeschränkt oder aufgehoben; aber auch große Herzen ohne Verwachsungen sind schlecht verschieblich.

Die Perikardschwielen können im Laufe der Jahre zunehmend verkalken (Pericarditis calcarea) und zu einer fast völligen Ummauerung des Herzens mit Kalk führen (*Panzerherz*, Abb. 34). Meist ist die Verkalkung des Perikards nur umschrieben, besonders an den Umschlagstellen und im Sulcus coronarius ausgebildet. Auch umfangreiche Verkalkungen können klinisch beschwerdefrei verlaufen.

Neben den genannten Symptomen der Concretio und Accretio pericardii spielen folgende nicht immer vorhandene Zeichen eine wichtige Rolle: 1. *Systolische Einziehung* der vorderen Brustwand — gelegentlich mit diastolischem

Vorschleudern — ist nur dann beweisend, wenn sie die Rippenknorpel bzw. -knochen betrifft und bei der Inspiration deutlicher wird. Nicht nur die Accretio, auch die einfache Concretio kann dieses Symptom aufweisen, es kann auch bei sicherer Accretio fehlen. Systolische Einziehung der Zwischenrippenräume findet sich auch bei vergrößerten, stark pulsierenden Herzen. Systolische Einziehung am Rücken links hinten soll auch ohne Perikardverwachsung vorkommen. 2. Anschwellen der Halsvenen bei tiefer Inspiration. 3. Der arterielle Puls wird kleiner und weicher *(Pulsus paradoxus)* — nicht nur an der Radialis — wenn die Anspannung der Verwachsuugen bei Erweiterung des Thorax im Verlauf der Inspiration die Herzaktion und den Bluteinfluß behindern.

Die Concretio und Accretio pericardii wird sicher zu selten diagnostiziert. Wenn hoher Venendruck mit großer harter Leber und Ascites vorhanden sind, das Herz im Vergleich zur Stauung relativ klein und mangelhaft bei Lagewechsel verschieblich ist, Lungenstauung fehlt und die Vitalkapazität normal ist, dann ist das Vorliegen einer schwieligen Perikarditis sehr wahrscheinlich. Die Diagnose wird gestützt, wenn noch das eine oder andere der genannten Symptome vorhanden ist, und wenn die Digitalis- oder Strophanthintherapie versagt. Für die Beurteilung des Röntgenbildes ist — wenn nicht auffällige Verkalkungen vorhanden sind — ein sehr erfahrener Untersucher notwendig.

HOCHREIN hat darauf hingewiesen, daß ein wichtiges Frühsymptom das Auftreten herzsynchroner exspiratorischer Luftstöße während des Atemstillstandes an Stelle der normalen kardiopneumatischen Bewegungen im Pneumotachogramm ist.

Sind die Symptome der schwieligen Perikarditis aufgetreten, so pflegt der Kranke im Laufe weniger Jahre an zunehmender Kreislaufdekompensation zugrundezugehen, da auch die übliche Herztherapie meist nicht viel und nur vorübergehend nützt. Entscheidend helfen kann nur die operative Befreiung des Herzens aus der Umklammerung. Die *Kardiolyse*, die Resektion der Rippen vor dem Herzen, kann bei vorwiegender Accretio pericardii ausreichend sein. Meist ist die *Perikardektomie*, die Ausschälung des Herzens aus dem Panzer, notwendig. Der Erfolg ist oft ausgezeichnet. Ist die rheumatische Herzerkrankung noch aktiv oder das Myokard erheblich geschädigt, so lohnt sich der Eingriff meist nicht.

**3. Pneumoperikard.** Luft im Herzbeutel findet sich, abgesehen von den Fällen, wo die Luft bei der Punktion eines Perikardergusses eingedrungen oder eingefüllt worden ist, bei Verletzungen, Durchbruch von Lungenabscessen oder Kavernen, Speiseröhrendivertikeln, Magentumoren oder durch Infektion mit gasbildenden Bakterien. Praktisch handelt es sich immer um ein Seropneumoperikard oder Pyopneumoperikard. Luft innerhalb des meist verdickten Perikards ist röntgenologisch leicht erkennbar. Klinische Zeichen sind: Wechsel der Dämpfungsfigur bei Lagewechsel, heller Klopfschall über dem Brustbein, Plätschergeräusche, metallisch klingende Herz- und Reibegeräusche.

**4. Hydroperikard.** Nicht entzündliche Perikardtranssudate finden sich bei allgemeinem Hydrops, insbesondere schwerer Herzinsuffizienz, oft ohne daß der Erguß klinisch oder röntgenologisch nachweisbar wird. Reiben ist nicht hörbar; wird der Erguß punktiert, so findet man niedriges spezifisches Gewicht (unter 1015). Auffallende Verkleinerung des Herzschattens nach Kreislaufbehandlung bei Dekompensierten ist viel häufiger auf das Schwinden eines Hydroperikards als auf eine echte Verkleinerung des Herzens selbst zurückzuführen.

**5. Hämoperikard.** Findet sich bei Verletzungen des Herzens, Ruptur eines Aortenaneurysmas oder Herzwandaneurysmas und führt meist durch Herztamponade schnell, seltener nach Stunden oder Tagen, zum Tode. Hämorrhagische Exsudate treten bei Tuberkulose und Carcinose des Perikards sowie bei hämorrhagischen Diathesen auf.

**6. Perikarddivertikel,** von Erbsen- bis Faustgröße, selten kongenital, meist durch Vorwölbung einer nachgiebigen Perikardstelle unter dem Druck eines Exsudates entstanden, finden sich gelegentlich, besonders an der rechten Hälfte des Perikards. Sie sind von abgesackten Perikard- oder Mediastinalergüssen kaum zu trennen und klinisch bedeutungslos.

# B. Die Erkrankungen der Gefäße.

## I. Arteriosklerose.

Die Arteriosklerose ist eine Gefäßerkrankung, die zwar in der Hauptsache die Arterien, aber auch Venen, Herzklappen und Endokard befällt. Sie wird nach dem grützbeutelähnlichen Inhalt größerer Herde in den großen Gefäßen auch als Atheromatose bezeichnet. Sie ist die häufigste Gefäßerkrankung. Die Arteriosklerose findet sich vornehmlich in den höheren Lebensaltern, wenn sie gelegentlich auch schon frühzeitig einsetzt und auch in jüngeren Jahren zu ausgedehnten Veränderungen führen kann.

Ihrem ganzen Charakter nach ist sie eine vorwiegend degenerative Erkrankung, obwohl entzündliche Prozesse an den Gefäßen ihre Entwicklung einleiten können. Die entzündlichen Gefäßerkrankungen, d. h. die Arteriitis und Phlebitis spezifischer und unspezifischer Genese, die Endangiitis obliterans, Periarteriitis nodosa usw. gehören nicht mit zur Arteriosklerose. Auch die einfache Altersinvolution der Gefäße, die *senile* Ektasie, durch Fibrose der Muskelschicht — auch mit Verkalkung — und Vermehrung der elastischen Fasern in der Intima gekennzeichnet ist, gehört nicht zur Arteriosklerose, ist aber häufig der Boden für arteriosklerotische Veränderungen.

Ohne auf die pathologische Anatomie der Arteriosklerose näher eingehen zu wollen, sei auf folgende, auch für die Klinik wichtige Tatsachen hingewiesen: Die Hauptveränderungen bestehen 1. in der Ablagerung von Lipoiden (Lipoidose) innerhalb und außerhalb der Zellen, besonders der Intima, aber auch der Media mit dadurch ausgelösten degenerativen (Nekrose) und regenerativen Prozessen (Zunahme der kollagenen Fasern, bindegewebiger Verdickung), 2. in dem Auftreten hyaliner und mucinähnlicher Substanzen in der Intima und Media. Neuerdings wird besonders auf Grund hirnanatomischer Untersuchungen die Hyalinose, d. h. die hyaline Homogenisierung der Media mit Verlust der Elastica, die sich bei Hypertonie an den kleinen Gefäßen findet, von der eigentlichen Arteriosklerose abgetrennt, 3. in der Ablagerung von Kalk (Calcinose) sowohl in den lipoiden Intimaherden wie in der Media.

Die Lipoidose oder Atheromatose findet sich vornehmlich an den großen Arterien vom elastischen Typus und den Gefäßen der inneren Organe, die Mediaverkalkung an den großen, vorwiegend muskulären Extremitätenarterien, die Hyalinose an den Arteriolen der inneren Organe (Hirn, Nieren, Herz, Milz, Pankreas). Formale Genese und morphologische Besonderheiten werden in den Lehrbüchern der Pathologischen Anatomie behandelt.

Untersuchungen an menschlichen und tierischen Aorten haben ergeben, daß die Gefäße mit zunehmendem Lebensalter auch ohne sichtbare arteriosklerotische Veränderungen wasserärmer und reicher an Calcium, Phosphaten und Cholesterin werden. Auch andere Gewebe, die wie die Gefäßwand einen langsamen Stoffwechsel haben (bradytrophe Gewebe), wie z. B. Knorpel und Sehnen, neigen im Alter zu Ablagerungen schlecht löslicher Substanzen. Die Arteriosklerose kann also, bis zu einem gewissen Grade, als eine krankhafte Übersteigerung dieses zur Norm gehörenden Altersprozesses betrachtet werden.

Die hämodynamischen Auswirkungen der Arteriosklerose bestehen einmal in einem Starrerwerden, einer abnehmenden Dehnbarkeit der Gefäße, die ihren physikalischen Ausdruck findet in einer Zunahme des Elastizitätsmoduls der Gefäßwand. Hierdurch wird die Windkesselfunktion der großen Gefäße verändert. Die Druckschwankungen werden bei sonst gleichen Bedingungen größer, der systolische Blutdruck steigt, der diastolische sinkt, die Blutdruckamplitude nimmt zu. Die Druckwelle des arteriellen Pulses läuft schneller über die Arterien. Diese Wirkung wird zum Teil kompensiert durch die Altersektasie der Gefäße, die den Windkessel vergrößert.

An den kleinkalibrigen Gefäßen führt die Arteriosklerose zur Verengerung, nicht selten sogar zum vollständigen Verschluß des Lumens. Handelt es sich um Endarterien, oder bleibt die kollaterale Durchblutungssteigerung aus, z. B. weil auch andere Gefäße von der Erkrankung betroffen sind, so kommt es zur Ischämie bzw. zur Nekrose der betreffenden Gewebsabschnitte. An der arteriosklerotisch veränderten Intima kommt es leicht zur Entwicklung von Thrombosen und damit zum thrombotischen Gefäßverschluß. Die arteriosklerotischen Stellen zeigen eine herabgesetzte Zerreißfestigkeit, sie führt oft, besonders bei erhöhtem Blutdruck, zur Ruptur der Gefäßwand und zur Ausbildung eines Gefäßwandaneurysmus oder einer Gewebsblutung, die z. B. im Gehirn schwerwiegende Folgen haben kann.

Die hauptsächlichen Auswirkungen der Arteriosklerose sind also örtliche Durchblutungsstörungen. Dabei überrascht häufig die Diskrepanz zwischen dem klinischen Befund und der Schwere und Ausdehnung der dann auf dem Sektionstisch festgestellten anatomischen Gefäßveränderungen. Schwere arteriosklerotische Prozesse, die sich langsam entwickelt haben, können infolge Ausbildung eines Kollateralkreislaufs klinisch symptomlos verlaufen. Geringfügige Veränderungen an wichtigen Stellen (Gehirngefäße, Coronarien) können bei schneller Entwicklung zum Tode führen.

Viel diskutiert sind die Beziehungen der Arteriosklerose zur häufig gleichzeitig vorhandenen arteriellen Hypertension (s. Kapitel Nierenkrankheiten und S. 341 u. 371). Während man früher vielfach glaubte, daß die Arteriosklerose ganz allgemein die Ursache der Hypertension ist, kann man heute die Beziehungen klarer abgrenzen.

Von den drei Faktoren, die zu einer Blutdrucksteigerung führen können: dauernd erhöhtes Minutenvolumen des Herzens, Veränderung der Windkesselfunktion der Aorta, Erhöhung des Gesamtwiderstandes der peripheren Gefäße, ist der erste ohne Beziehung zur Arteriosklerose, häufig ist im Alter das Minutenvolumen sogar niedrig. Die Aortensklerose kann durch Starrerwerden der Wand des Windkessels zum Elastizitätshochdruck führen, d. h. zum Ansteigen des systolischen bei gleichbleibendem oder niedrigem diastolischem Blutdruck. Sehr oft wird dieser Effekt kompensiert durch die gleichzeitige Erweiterung des Windkessels. Für die dynamische Windkesselfunktion ist maßgeblich der Volumelastizitätskoeffizient $E' = k/V$, wobei Vergrößerung des die Elastizität der Wand bestimmenden Elastizitätsmoduls $k$ (Abnahme der Dehnbarkeit) durch Zunahme von $V$ (Windkesselvolumen) in der Wirkung auf den Blutdruck aufgehoben werden kann. Offenbar kann ein länger bestehender Elastizitätshochdruck durch mechanische Überlastung zur Hyalinose der Arteriolen und damit auch zum Widerstandshochdruck führen. Eine Vergrößerung des Gesamtwiderstandes der peripheren Gefäße tritt aber nur dann ein, wenn eine universelle Verengerung der Arteriolen vorliegt. Eine ausgedehnte Arteriosklerose der Nierengefäße kann auf dem Umweg über eine Drosselung der Nierendurchblutung zum humoral bedingten Widerstandshochdruck führen. Auch ein zentralnervös bedingter Hochdruck infolge arteriosklerotisch bedingter Durchblutungsstörungen der blutdruckregulierenden Zentren im Stammhirn ist diskutiert worden. Einzelheiten hierüber finden sich im Kapitel Nierenkrankheiten.

Im wesentlichen ist aber die Arteriosklerose nicht Ursache, sondern eher Folge der Blutdrucksteigerung. Durch häufige Blutdrucksteigerung kann im Tierexperiment Arteriosklerose erzeugt werden, beim experimentellen Hochdruck durch einseitige Drosselung der Nierendurchblutung entwickelt sich die Arteriosklerose nicht in der gedrosselten Niere, wo der Blutdruck niedrig ist, sondern in der anderen Niere, wo sich der gesteigerte Blutdruck auswirkt; bei Aortenisthmusstenose findet sich die Arteriosklerose vornehmlich in den mit erhöhtem Druck durchbluteten kranialen, weniger in den caudalen Gefäßabschnitten. Ferner ist festzustellen, daß die arteriosklerotischen Veränderungen sich besonders an druckmechanisch belasteten Gefäßabschnitten einstellen (Abgangsstellen der Gefäße). Die Hyalinose der Arteriolen in Gehirn, Niere, Milz, Pankreas — allerdings von einigen Pathologen nicht mit zur Arteriosklerose gerechnet —, wird ebenfalls als Folge und nicht als Ursache der Blutdrucksteigerung betrachtet, kann aber dann unter Umständen zum Widerstandshochdruck führen (s. oben). Nach alledem muß die Blutdrucksteigerung als einer der wichtigsten Faktoren für die Ausbildung der Arteriosklerose betrachtet werden.

Als Ursache für die Entwicklung degenerativer Veränderungen an den Gefäßen im Gefolge von Blutdrucksteigerungen wird auf Ernährungsstörungen der nur in den äußeren Schichten mit Vasa vasorum versehenen, in den inneren

Schichten vom Lumen her ernährten Gefäßwand hingewiesen. Auch flüchtige, aber gehäufte Blutdrucksteigerungen wirken sich in diesem Sinne aus.

Mechanische Faktoren reichen jedoch zur Erklärung der Arteriosklerose nicht aus. Zu oft findet sich eine Hypertonie ohne Arteriosklerose, umgekehrt ist ausgedehnte Arteriosklerose ohne Blutdrucksteigerung nach den obigen Ausführungen ebenfalls ohne weiteres verständlich. Trotz des häufigen Zusammentreffens und der gegenseitigen Wechselwirkung handelt es sich um zwei verschiedene Krankheitbsilder.

Seit langem wird von pathologisch-anatomischer Seite darauf hingewiesen, daß auch entzündliche Vorgänge an der Gefäßwand eine Arteriosklerose auslösen können. Dafür spricht nicht nur ihr Auftreten im Anschluß an akute Infektionskrankheiten und besonders an rheumatische Erkrankungen, sondern auch die Entwicklung einer sekundären Arteriosklerose bei ausgesprochen entzündlichen Gefäßerkrankungen, wie syphilitische Aortitis, Endangiitis obliterans und Periarteriitis nodosa. Gerade bei den anscheinend rein degenerativen Intimaverfettungen der Aorta ist nachgewiesen worden, daß eine ödemartige Flüssigkeitsvermehrung des subendothelialen Gewebes mit nachfolgender Sklerose die Grundlage für die Entstehung der Atheromatose bildet. An den peripheren Gefäßen erscheint das enge Ineinandergreifen entzündlicher und arteriosklerotischer Veränderungen nach den klinischen Beobachtungen besonders einleuchtend. Für die Entstehung der juvenilen Arteriosklerose muß der sog. rheumatischen Entzündung besondere Aufmerksamkeit gewidmet werden.

Allgemeine Stoffwechselstörungen haben Einfluß auf das Ausmaß der Verfettungen und Verkalkungen. Die experimentelle Intimaverfettung des Kaninchens nach Cholesterinfütterung stellt einen auf die Verhältnisse beim Menschen nicht übertragbaren Extremfall dar, da derartige Cholesterinüberschüttungen beim Menschen nicht vorkommen. Erhöhungen des Cholesterinspiegels im Blut bei Diabetes mellitus, Myxödem, Hypertonie und Arteriosklerose stehen wohl sicher zu den bei diesen Krankheiten vermehrt auftretenden Lipoidablagerungen in Beziehung. Reichliche Ernährung, besonders an Eiweiß und Fett, soll die Entwicklung der Arteriosklerose begünstigen; sichere statistische Unterlagen hierfür fehlen aber. Bei allgemeiner Calcinose (Hyperparathyreoidismus, Vitamin D- und A.T. 10-Überdosierung) finden sich auch in den Gefäßen Kalkablagerungen. Daß Nicotinabusus Coronarsklerose zur Folge hat, läßt sich statistisch nicht beweisen, scheint aber im Einzelfall klinisch oft eindrucksvoll. Empfindlichkeit und Gewöhnung spielen eine große Rolle, vielleicht begünstigt das Rauchen bei *den* Menschen die Arteriosklerose, die auf Nicotin mit Blutdrucksteigerung reagieren. Auch bei der chronischen Bleivergiftung ist die Arteriosklerose häufig. Eine große Rolle spielt zweifellos die erbliche Disposition, wie sie besonders bei der Cerebral- und Coronaraffektion hervortritt. Bei dem engen Zusammengehen von Hypertonie und Arteriosklerose ist es allerdings oft schwer zu entscheiden, welche von beiden erblich gehäuft auftritt.

Die klinischen Manifestationen der Arteriosklerose hängen ab von Lokalisation und Ausdehnung des Prozesses und werden bei den betreffenden Organen abgehandelt. Über Coronarsklerose (Angina pectoris, Herzinfarkt, Myokardsklerose) s. S. 393ff., Aortensklerose s. S. 441, cerebrale Sklerose s. dort, Nierenarteriosklerose und -arteriolosklerose s. Bd. II, S. 55ff., Extremitätengefäße (intermittierendes Hinken, arteriosklerotische Gangrän) s. S. 451, Pulmonalarteriolosklerose s. S. 509 usw.

Es sei nur noch ein Wort gesagt über das Gesamtbild einer ausgebreiteten Arteriosklerose. Der Befall vieler Gefäßprovinzen drosselt die allgemeine Leistungsfähigkeit und Vitalität der Kranken. Sie erscheinen vorzeitig gealtert, magern ab bei gutem Appetit, sogar Freßlust, die geistige Regsamkeit und Initiative läßt nach, Charakter und Temperament ändern sich, ebenso schwindet die körperliche Leistungsfähigkeit. Ungenügende Durchblutung von Gehirn, Nieren, endokrinen Drüsen, Muskulatur wirken hierbei zusammen. So kommt es zu allmählicher Drosselung der Organleistungen, die sich aber auch zeitweise wieder zurückbilden kann, vielleicht durch Ausbildung von Kollateralen.

Für die allgemeine Behandlung der Arteriosklerose gilt es, die Faktoren auszuschalten, die man, wenn auch nicht als ursächlich, so doch als begünstigend bezeichnen kann. Chronische Infekte sind sorgfältig zu suchen und zu beseitigen, an die Lues muß immer gedacht werden. Diabetes mellitus, Gicht, Fettsucht sind nach den Regeln der Stoffwechsellehre zu behandeln, besonders aber die Hauptkomponente, die Blutdrucksteigerung. Sowohl die Hypertonie als Krankheit ist nach den im Nierenkapitel besprochenen Regeln zu behandeln, wie auch das Auftreten zusätzlicher Blutdrucksteigerungen durch seelische Erregungen, Exzesse aller Art, unregelmäßige Lebensweise, körperliche Überanstrengung, Mangel an Schlaf, Excitantien (Nicotin) auszuschalten. Alle Extreme werden schlecht vertragen, auch die klimatischen (Hitze und Kälte). Kuraufenthalt in ruhigen Bädern mittlerer Höhenlage mit Waldklima, Anwendung milder hydriatischer Maßnahmen, Bürstenmassage, Regelung des Stuhlgangs der oft obstipierten Kranken sind zu empfehlen.

Die alten Ärzte waren von der Jodbehandlung überzeugt (Jodquellen, Kal. jod. 6mal 0,1 oder eines der zahlreichen organischen Jodpräparate); größere Statistiken sprechen nicht sehr überzeugend für den Wert der Jodtherapie. Wenn Jod wirkt, dann wohl über eine Aktivierung der Schilddrüse, die die periphere Durchblutung allgemein verbessert und die Vitalität steigert. Auf Jodüberempfindlichkeitserscheinungen (Jodschnupfen, Acne usw.) sowie auf die Entstehung eines Jodbasedows muß geachtet werden, besonders bei Strumenträgern in jodarmen Gegenden.

Die besten Erfolge medikamentöser Therapie sieht man bei der Anwendung der Sexualhormone (s. S. 452), die die periphere Durchblutung verbessern, die allgemeine Vitalität heben und so die oft sehr lästigen Symptome zum Verschwinden bringen.

Bei Herzinsuffizienz kann Digitalis- oder Strophanthintherapie durch Vergrößerung der Herzleistung auch die periphere Durchblutung bessern. Coffein (0,05—0,1) erweitert die Arterien des Gehirns, des Herzens und der Nieren und steigert die geistige Leistungsfähigkeit. Theobromin und Theophyllinpräparate können auf lange Zeit verordnet werden. Über die Behandlung der Durchblutungsstörungen der einzelnen Gefäßgebiete muß in den betreffenden Kapiteln nachgelesen werden.

## II. Die entzündlichen Gefäßerkrankungen.

Schon bei der Besprechung der Arteriosklerose ist darauf hingewiesen worden, wie groß die Bedeutung entzündlicher Vorgänge an den Gefäßen für die Entstehung der Arteriosklerose ist. Tatsächlich ist es oft unmöglich, entzündliche und arteriosklerotische Prozesse an den Gefäßen scharf zu trennen. Umgekehrt ist die Mitwirkung des Gefäßsystems an der Entwicklung von Entzündungen so wesentlich, daß viele Pathologen das Vorkommen von Entzündungsprozessen an gefäßlosen Geweben überhaupt abgelehnt haben.

Entzündliche Vorgänge an den Gefäßen sind viel häufiger, als in der Klinik angenommen wird. Soweit sie sich an den Extremitätengefäßen abspielen, werden sie unter Umständen sichtbar und fühlbar, an Herz, Gehirn, Leber, Niere, Nebenniere, Pankreas sind sie nur an den Funktionsstörungen der betreffenden Organe erkennbar und von direkten parenchymatösen Schädigungen nur schwer zu trennen.

Nach den Untersuchungen von RÖSSLE, KLINGE, GRUBER u. a. spielt hierbei die sog. rheumatische Entzündung der Gefäße eine ganz besondere Rolle, d. h. ein unspezifisches, hyperergisch-entzündliches Geschehen, das mit bestimmten Prädilektionsstellen das gesamte mesenchymale Gewebe befallen kann. Die Grundlage bildet eine besondere Reaktionslage des Organismus, die durch verschiedenartigste Vorgänge, besonders Infektionen, ausgelöst wird, die sich fern vom Ort der späteren rheumatischen Erkrankung abspielen. Auslösende Ursache sind dann im einzelnen nicht immer feststellbare neuerliche Infekte, Kältereize, Durchblutungsstörungen, neurale Einflüsse, die zur Entstehung der rheumatischen Entzündung an den Gefäßen führen. Diese Erkrankung erfaßt sowohl Arterien wie Venen und Capillaren, wie sie sich auch am Endokard und Myokard abspielen kann (s. d.).

Die entzündlichen Gefäßerkrankungen führen fast immer zu Einengungen oder zum Verschluß des Lumens, also zu Durchblutungsstörungen jenseits der erkrankten Stelle. Infolge der Veränderungen der Innenfläche der Gefäßwand, der Strömungsverlangsamung und der Veränderung der Gerinnungsfähigkeit des Blutes bei vielen entzündlichen Prozessen kommt es zur Bildung von Thromben (in Arterien und Venen), die oft weit über die primär entzündlich erkrankte Gefäßstelle hinausreichen. Geht dieser Prozeß an den Arterien schnell vor sich, so stellen sich schwere Ernährungsstörungen der betreffenden Versorgungsabschnitte bis zur Gangrän bzw. Nekrose ein; bei langsam sich entwickelndem Gefäßverschluß kann die Bildung von Kollateralen eine leidlich ausreichende Blutversorgung ermöglichen. Die mangelhafte Durchblutung ihrerseits führt ebenfalls zur Schädigung der Gefäßwände. So können auch zunächst rein funktionelle Durchblutungsstörungen zu organischen Gefäßerkrankungen führen, wie sich z. B. bei der RAYNAUDschen Krankheit nachweisen läßt. So entwickeln sich sowohl pathologisch-anatomisch wie klinisch-funktionell sehr ähnliche und gleichförmige Krankheitsbilder, bei denen der ursprüngliche Entstehungsmodus zwar noch erkennbar, aber durch sekundäre Veränderungen kompliziert ist.

BILLROTH und v. WINIWARTER haben 1879 eine entzündliche Erkrankung der Arterien unter dem Namen Endarteriitis obliterans ausführlich beschrieben. BUERGER hat 1905 und 1924 dieses Krankheitsbild ergänzt und auf die Bedeutung der gleichzeitigen entzündlichen Vorgänge an den Venen und der Thrombenbildung hingewiesen und deshalb die Bezeichnung Thrombangiitis obliterans gewählt. Da die Hauptveränderungen sich an der Intima abspielen, wird die Erkrankung jetzt meist als Endangiitis obliterans bzw. als WINIWARTER-BUERGERsche Krankheit bezeichnet.

Eine andere, viel seltenere entzündliche Gefäßerkrankung wurde von KUSSMAUL und MAIER (1865) beschrieben und als Periarteriitis nodosa bezeichnet, die vorwiegend die Media der kleinen Arterien befällt und zu verstreuten aneurysmatischen Erweiterungen dieser Gefäße führt, die gelegentlich als Knötchen unter der Haut tastbar werden. Nach neueren pathologisch-anatomischen Untersuchungen sind die beiden entzündlichen Gefäßerkrankungen als Formen derselben rheumatisch hyperergischen Gefäßentzündung aufzufassen. Für beide ist es auch charakteristisch, daß sie sich nicht nur an den Extremitätengefäßen, sondern auch an den Gefäßen der inneren Organe abspielen. Auch die Phlebitis und die Phlebitis migrans gehören zum selben Krankheitsgeschehen.

Die Frühveränderungen der **Endangiitis obliterans** in Arterien und Venen (Phlebitis migrans) finden sich in der Intima und zeigen einen akut entzündlichen Zustand mit schnell abklingender leukocytärer Infiltration, die einer produktiven Reaktion mit Proliferation von Epitheloidzellen und LANGHANSschen Riesenzellen Platz macht. So entstehen Bilder, die gelegentlich an eine Intimatuberkulose denken lassen. Im Lumen finden sich fibrinöse Thromben mit *Einschluß* von roten Blutkörperchen, die hyalin degenerieren, durch wuchernde Endothelzellen durchsetzt und schließlich in hyalines Narbengewebe umgewandelt werden. Fast regelmäßig spielen sich in diesen Gebieten dann arteriosklerotische Prozesse mit Ablagerung von Lipoiden und Kalk ab. So kommt es allmählich zu einer spaltförmigen Einengung des Lumens durch die Ausbildung des Granulationsgewebes und zu sekundären Thrombosen oder auch zum vollständigen Verschluß. Diese Thromben werden allmählich wieder rekanalisiert. Dem ganzen allmählich fortschreitenden Verlauf entspricht ein chronisches, sich über Jahre erstreckendes Krankheitsbild mit allmählicher Progressivität. So entstehen schließlich immer schwerere Durchblutungsstörungen, die an den Extremitäten zur sog. juvenilen Gangrän führen.

Bei akuterem Verlauf (nach Fleckfieber, Grippe, Typhus, Pneumonie) kann sich die Gangrän auch schnell entwickeln.

Die Endangiitis obliterans findet sich nicht nur an den Extremitätenarterien, sondern als Systemkrankheit auch an den Gefäßen der inneren Organe. Am Gehirn befällt sie besonders die Gefäße der Konvexität, übrigens auch die Carotis. Es entwickelt sich entweder das Bild der Ventrikelerweiterung, Hemiparese mit aphasischen, apraktischen, agnostischen, hemianopischen Symptomen oder einer Granulartrophie der Großhirnrinde mit häufig sehr uncharakteristischen psychischen Erscheinungen (s. Bd. II). Die entsprechenden Veränderungen an den Coronargefäßen führen zu Angina pectoris und Herzinfarkt (s. S. 395 u. 399). Nächst den Coronararterien sind die Lungengefäße relativ häufig befallen. Ferner wurden Veränderungen an den Gefäßen des Auges, der Milz, der Leber, des Darmes gefunden. Die Erkrankung der Gefäße der inneren Organe geht meist nicht parallel mit denen der Extremitätengefäße. Angina pectoris und plötzlicher Herztod durch Infarkt sind aber bei jugendlicher Extremitätengangrän nicht selten.

Klinisch weitaus am häufigsten ist die Endangiitis obliterans der Extremitätengefäße, besonders der Beine. Das Leiden verläuft, wenn man die ersten meist übersehenen Symptome mitrechnet, in einzelnen Schüben über viele Jahre, ja über 10—20 Jahre. Es handelt sich fast ausschließlich um *Männer* zwischen dem 15. und 45. Lebensjahr, Frauen sind nach großen Statistiken mit weniger als 1% beteiligt. Veränderungen an den Arterien und an den Venen (Phlebitis migrans) gehen gleichzeitig vor sich oder wechseln miteinander ab. Bei sorgfältiger Erhebung der Anamnese kann man oft feststellen, daß im Anschluß an eine Infektionskrankheit eine Gefäßentzündung an den Unterschenkeln aufgetreten ist, die meist als Venenthrombose aufgefaßt wurde. Seitdem leidet der Kranke an kalten Füßen und ist gegen Kälte besonders empfindlich, die Schmerzen an der Wade, Hacke oder an den Zehen auslöst. Bei einer ärztlichen Untersuchung wird gewöhnlich zunächst die Diagnose Ischias oder Rheumatismus gestellt. Die Schmerzen nach Abkühlungen und beim Laufen werden häufiger, es kommt zum intermittierenden Hinken, dem Muskelschmerz, der nach Bewegungen auftritt und in Ruhe verschwindet und wie Angina pectoris auf Hypoxie des Muskels beruht. Schließlich treten Ernährungsstörungen an den Endgliedern auf, kleine Entzündungen, Nekrosen, die nur langsam oder gar nicht heilen. Die Füße sind blaß in Horizontallage, blau beim Hinabhängen. In dieser Phase wird meist vom Arzt das Fehlen des Pulses an den Fußarterien und damit die Endangiitis obliterans festgestellt. An den Nägeln finden sich trophische Störungen (Rillen, Verdickungen). Durch die Behandlung wird das Leiden meist nur wenig aufgehalten und es kommt — keineswegs immer — zur trockenen Gangrän (juvenile Gangrän), die stückweise Amputation der Zehen, des Fußes, des Unterschenkels notwendig macht. Plötzliche arterielle Verschlüsse werden nur in etwa 5% der Fälle beobachtet. Seltener sind die oberen Extremitäten befallen, oft finden sich aber auch hier leichtere Durchblutungsstörungen (kalte Hände, Cutis marmorata). Fieber ist fast nie vorhanden, häufiger aber Senkungsbeschleunigung und Leukocytose. Spezielle Symptomatik und Differentialdiagnose s. S. 452.

Als Hauptursache der Gefäßerkrankung müssen wir Infektionskrankheiten und chronische Infekte (Fokalinfektion, Lues) annehmen. Auch nach örtlichen Erfrierungen können sich ganz ähnliche Gefäßveränderungen entwickeln.

Rassische Disposition und Gifte (Nicotin, Blei) spielen eine gewisse Rolle. Das seltene Erkranken der Frauen und die therapeutische Beeinflußbarkeit durch weibliches Sexualhormon weisen auf die Bedeutung der Keimdrüsen hin.

Die Therapie ist nicht so hoffnungslos. Das Wichtigste ist Beseitigung aller Fokalherde, soweit sie auffindbar sind, eventuell Durchführung einer antiluischen Kur. Auch damit wird dem Leiden oft nicht Einhalt geboten. Fieberkuren durch Pyriferinjektionen sollen die Abwehrkräfte des Körpers gegen den chronischen Entzündungsprozeß steigern und haben gelegentlich Erfolg. Sehr gut wirkt oft die Anwendung von weiblichen Sexualhormonen, abwechselnd mit männlichem Hormon. Die sonstige gefäßerweiternde Therapie wird S. 452 besprochen.

Bei der zweiten seltenen Form der entzündlichen Gefäßerkrankungen, der **Periarteriitis nodosa,** die pathologisch-anatomisch und pathogenetisch eng zur Endangiitis obliterans gehört, reicht der Gewebsschaden mehr in die Tiefe, so daß es zur fibrinösen Nekrose der Media kommt, die Elastizität der Wand nachläßt und sich miliare Aneurysmen ausbilden, die über das ganze Arteriensystem verstreut sind, zu Thrombosen Veranlassung geben und auch wieder narbig ausheilen können.

Die Krankheit als hyperergische Reaktion verläuft viel akuter und heftiger mit Fieber, ja sogar septischen Temperaturen, teilweise mit Leukocytose und beträchtlicher Eosinophilie, Milzschwellung und langsam sich entwickelnder Anämie. Die Symptome sind nach der Lokalisation verschieden. Relativ häufig ist eine hämorrhagische Nephritis mit Niereninsuffizienz und Ausgang in Urämie, heftige Schmerzen und Druckempfindlichkeit der Muskel- und Nervenstämme. Es wird daher zunächst an eine Polymyositis oder Polyneuritis gedacht. Auch die Coronararterien (Angina pectoris), Darmgefäße (heftigste Magendarmkoliken, Blutungen, Erbrechen, peritoneale Symptome), Hirngefäße (migräneartiger Kopfschmerz, Apoplexien), Retinalgefäße können befallen sein. Als Periarteriitis diagnostizierbar wird die Erkrankung meist erst dann, wenn schmerzhafte Knötchen im Verlauf der Gefäße in der Subcutis fühlbar werden.

Eine Probeexcision sichert die Diagnose. Die Krankheit ist sehr selten und wird noch seltener diagnostiziert. Sie entwickelt sich ebenfalls im Anschluß an die verschiedensten akuten Infektionskrankheiten (Scharlach, Angina, Grippe, Diphtherie usw.) oder bei Herdinfekten und führt in wenigen Tagen bis Monaten zum Tode. Etwa 10% der Fälle heilen aus. Bei Befallensein der Lungen-, Nieren- oder Abdominalgefäße ist die Prognose schlecht. Als Therapie kommt nur die Entfernung des Antigens in Frage.

Der allergische Charakter der Erkrankung tritt auch in der häufigen Kombination mit Asthma bronchiale zutage, dem regelmäßigen Vorhandensein einer Eosinophilie, dem Auftreten bei Trichinose und Serumkrankheit. Auch im Tierexperiment kann Periarteriitis nodosa durch wiederholte Seruminjektionen und andere allergisierende Maßnahmen erzeugt werden (Kombination mit der MASUGI-Nephritis). Die Krankheit soll auch spontan beim Axiswild, beim Schwein und Kalb vorkommen.

Auch bei der **embolischen mykotischen Arteriitis** bei Endocarditis lenta handelt es sich um eine an der Intima beginnende frühzeitig auf die Wände übergreifende destruierende Entzündung mit fibrinoider Nekrose, Ausbildung eines Aneurysmas und Granuloms, das als schmerzhafter Knoten wie bei Periarteriitis nodosa fühlbar wird. Derartige Herde sind auch an inneren Organen, an der Media der Aorta nachweisbar.

**Tuberkulöse Gefäßerkrankungen** finden sich innerhalb der tuberkulösen Herde und sind von lokaler Bedeutung.

Die **Syphilis der Gefäße** ist in den Frühstadien der Syphilis selten, dagegen häufig im Tertiärstadium. Die kleinsten Arterien sind bei jeder gummösen Entzündung stark beteiligt. Sie zeigen breite zellige Einlagerungen der Adventitia, Wucherung der Intima bis zum völligen Verschluß des Lumens. Die Arterien der Hirnbasis sind eine Prädilektionsstelle der Syphilis. Diese von HEUBNER zuerst beschriebene Endangiitis obliterans syphilitica wird bei den Gehirnerkrankungen (s. dort) besprochen. Die häufigste Lokalisation der Syphilis am Gefäßsystem ist die Aorta, besonders die Aorta ascendens. Aus praktischen Gründen soll die Aortensyphilis im Zusammenhang bei den Aortenerkrankungen (s. S. 442) besprochen werden.

## III. Erkrankungen der Aorta.

Die Aorta ist der Windkessel des großen Kreislaufs. Etwa die Hälfte des Schlagvolumens wird hier in der Systole gespeichert und während der Diastole weitergegeben. Je enger das Rohr und je starrer die Wandung, desto größer sind die Druckschwankungen zwischen Systole und Diastole, d. h. der systolische Druck wächst, der diastolische sinkt, die Amplitude wird größer. Starrerwerden der Wandung und Zunahme der Lichtung können sich hämodynamisch kompensieren. Auch der Tonus der Aortenmuskulatur ist auf Weite und Elastizität von Einfluß. Ein Maß für die Elastizität der Wandung ist die Pulswellengeschwindigkeit in der Aorta; je starrer die Wand ist, um so schneller pflanzt sich bei gleichem Blutdruck die Pulswelle fort. Blutdruck, Pulswellengeschwindigkeit und röntgenologisch erkennbare Formveränderungen der Aorta sind die wichtigsten direkten Zeichen zur Beurteilung der Aortenerkrankungen.

### 1. Aortensklerose.

Die Aorta ist eine Prädilektionsstelle der Arteriosklerose, die ja vornehmlich da auftritt, wo große Druckschwankungen und mechanische Belastungen auf die Gefäße einwirken. Die Unterscheidung zwischen primärer Arteriosklerose und sekundärer, wobei die arteriosklerotischen Herde in zunächst entzündlich veränderten Partien entstehen, ist heute fragwürdig geworden, nachdem wir wissen, wie oft Prozesse, die als entzündlich bezeichnet werden müssen, der Arteriosklerose vorausgehen. Die einer Aortitis syphilitica aufgepfropfte Arteriosklerose kann das Bild so beherrschen, daß die Diagnose der Grundkrankheit nur mikroskopisch möglich ist.

Die reine Aortensklerose kann infolge der Zunahme des Elastizitätsmoduls zu einer mäßigen Steigerung des systolischen bei normalem oder niedrigem diastolischem Blutdruck führen. Blutdruckveränderungen fehlen aber auch ganz, wenn die mit der Sklerose meist verbundene Verlängerung und Weitenzunahme der Aorta durch Vergrößerung des Windkessels diesen Effekt kompensiert. Die Zunahme der Pulswellengeschwindigkeit, gemessen zwischen A. carotis und A. femoralis, kann dann das einzige hämodynamische Zeichen der Aortensklerose sein. Sehr häufig ist die Aortensklerose Folge und Begleiterscheinung einer arteriellen Hypertension (s. S. 435).

Aortensklerose ohne gleichzeitige Hypertension äußert sich röntgenologisch vornehmlich in einer Verlängerung des Gefäßes (Elongation der Aorta). Der Aortenbogen ist stärker geschwungen, was besonders im 2. schrägen Durchmesser gut erkennbar ist und reicht höher hinauf (Pulsationen im Jugulum fühlbar). Der Aortenknopf tritt im Sagittalbild stärker hervor (dort oft eine Kalksichel sichtbar), das Herz erfährt durch das Tiefertreten der Aortenwurzel eine Kippung und Querlagerung, so daß die Herzbucht stärker ausgebildet ist und das Bild der Aortenkonfiguration des Herzschattens entsteht. Der linke Ventrikel ist bei der reinen Aortensklerose aber im allgemeinen nicht vergrößert. Die Aorta descendens verläuft nicht langgestreckt, sondern infolge der Verlängerung mehr oder minder stark gekrümmt und verdrängt den Oesophagus. Mit der Verlängerung verbunden ist meist — besonders in höherem Alter — eine diffuse Dilatation und vermehrte Schattenintensität der Aorta. Eine gleichzeitig bestehende Blutdrucksteigerung läßt diese Veränderung besonders deutlich hervortreten. Differentialdiagnose gegen Aortitis syphilitica s. S. 443.

Auskultatorisch ist oft ein akzentuierter oder klingender 2. Aortenton charakteristisch, soweit die Akzentuation nicht auf eine Blutdrucksteigerung zu beziehen ist. Sehr häufig sind als Folge der Rauhigkeit der Wand systolische Geräusche über der Aorta hörbar, die sich in die Carotiden fortpflanzen können. Daraus ist nur in den seltenen Fällen auf eine arteriosklerotisch bedingte Aortenklappenstenose zu schließen, bei denen auch die charakteristischen Blutdruck- und Pulsveränderungen (Pulsus parvus et tardus) nachzuweisen sind.

Brechen atheromatöse Herde in das Lumen durch, so kann es zu Thrombenbildung und zu arteriellen Embolien kommen (s. S. 453).

Aneurysmenbildung auf Grund einer Aortensklerose ist relativ selten. Im Anschluß an plötzliche Drucksteigerungen kann durch Einriß innerer Wandschichten ein Aneurysma dissecans (S. 445) oder eine Aortenruptur entstehen.

## 2. Aortitis syphilitica.

Schon im Sekundärstadium der Syphilis sind gelegentlich spezifische Infiltrate in der Aorta nachweisbar. Klinisch manifest wird die Aortitis syphilitica mit wenigen Ausnahmen erst im Tertiärstadium, 15—25 Jahre nach der Infektion. Sie wird auch bei Lues congenita beobachtet.

Die syphilitische Erkrankung findet sich vornehmlich in der Aorta thoracica und geht von den Vasa nutritia der Adventitia und Media aus. Hier finden sich kleinzellige Infiltrationen mit Nekrosen und Riesenzellen, auch kleine Gummen, die zur Zerstörung und Aufsplitterung der elastischen Lamellen der Media und Ersatz durch Narbengewebe führen. Sekundär sind fast immer mehr oder minder ausgeprägte arteriosklerotische Veränderungen vorhanden. Die Zerstörung der elastischen Lamellen und der Muskulatur hat eine Verminderung der Dehnungsfestigkeit der Wand zur Folge, so daß sich diffuse Erweiterungen oder sackförmige Ausbuchtungen (Aneurysmen) herausbilden können.

Die Erkrankung befällt vor allem den Anfangsteil der Brustaorta (Aorta ascendens), beginnt an oder dicht über den Klappen und erstreckt sich nur selten über den Bogen hinaus. Meist endet sie dann wie abgeschnitten am Durchtritt durch das Zwerchfell.

Die Entwicklung eines Aneurysmas, die Einbeziehung der Aortenklappen in den Krankheitsprozeß (Aorteninsuffizienz s. S. 410) und die Verengerung des Abgangs der Coronargefäße (Angina pectoris s. S. 395) sind die wichtigsten Komplikationen der Aortitis syphilitica.

Die Aortensyphilis ist bei Männern 4—5mal häufiger als bei Frauen. Nach älteren Statistiken findet sie sich bei 15—50% der von Syphilis Befallenen. Etwa 40% der an Aortitis Erkrankten haben gleichzeitig eine Nervensyphilis. Die Wa.R. im Blut ist recht häufig negativ, die Liquoruntersuchung daher in zweifelhaften Fällen zu empfehlen.

Die Erkrankung der Aorta manifestiert sich meist zwischen dem 40. und 60. Lebensjahr, durchschnittlich 20 Jahre nach der Primärinfektion. Erstes Zeichen sind in $^2/_3$ der Fälle anhaltende Schmerzen unter dem Brustbein, die als Druck oder als Brennen (brulûre retrosternale) mit Ausstrahlung in Hals, Schultern und Arme empfunden werden und zu trennen sind von Angina-pectoris-Beschwerden, die ebenfalls bei Aortitis (Einbeziehung der Coronarostien) auftreten können. Häufig ist ein systolisches Geräusch über der Aorta hörbar, der 2. Aortenton oft verstärkt und paukend, die Blutdruckamplitude mäßig vergrößert. Blutdruck- und Pulsdifferenzen zwischen rechtem und linkem Arm sind gelegentlich vorhanden, wenn die Abgangsstelle eines der großen Gefäße verändert ist. Eine Herabsetzung der Leistungsfähigkeit des Herzens ist meist auf das gleichzeitige Bestehen einer Coronarinsuffizienz, einer Aorteninsuffizienz oder einer syphilitischen Myokarditis zurückzuführen. Die unkomplizierte Aortitis ist eine symptomarme Erkrankung.

Das Fehlen markanter Symptome erschwert die Frühdiagnose. Das Röntgenbild bringt oft, aber nicht immer eine Klärung. Man findet meist eine diffuse oder umschriebene Erweiterung der A. ascendens, die am Gefäßband rechts randbildend sich vorbuchtet (Abb. 35a) und vor allem im linken vorderen Schrägbild deutlich wird und häufig vermehrt pulsiert. Dilatation der A. ascendens findet sich allerdings auch bei Hypertonus, Aortenstenose und -insuffizienz und Isthmusstenose der Aorta. Tritt eine solche Erweiterung in relativ jungen Jahren bei normal großem linkem Ventrikel auf, so muß man bei Fehlen der anderen eben genannten Ursachen in erster Linie an Aortitis denken.

Die Frühdiagnose ist deshalb so wichtig, weil nur eine intensive antiluische Behandlung die ernste Prognose der Erkrankung bessern kann.

In den meisten Fällen bleibt die Aortitis nicht symptomarm; durch das Auftreten einer Coronarstenose, Aorteninsuffizienz oder eines Aortenaneurysmas klärt sich plötzlich, leider meist erst zu spät, das Krankheitsbild.

Verziehungen und Verengungen der Coronarostien führen zur syphilitischen *Coronarstenose*, die sich in schweren lang dauernden, durch Nitroglycerin wenig

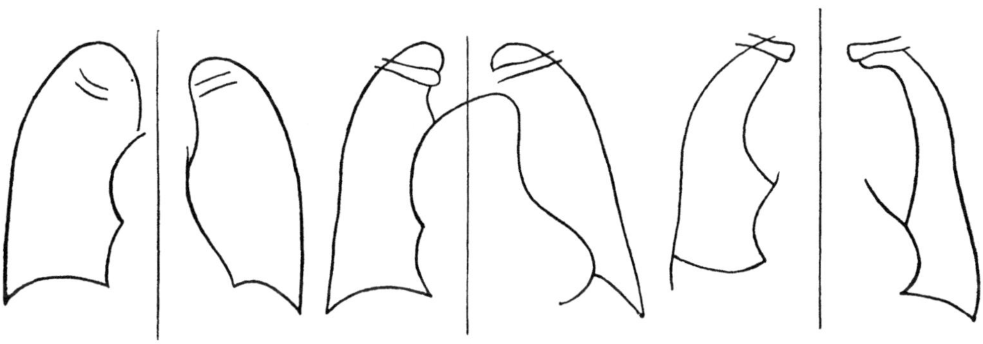

a b c

Abb. 35a—c. Aortitis syphilitica und Aortenaneurysma. a Aortitis mit spindelförmiger Erweiterung der Aorta ascendens. b Aneurysma der Aorta ascendens und des Aortenbogens. c Hochgradigstes Aneurysma der gesamten Brustaorta.

beeinflußbaren Angina-pectoris- oder Asthma-cardiale-Anfällen äußert. Ist gleichzeitig auch eine Aorteninsuffizienz vorhanden, so kann es durch die Hypertrophie des linken Ventrikels, das Absinken des für die Coronardurchblutung bedeutsamen diastolischen Blutdrucks und die Verengerung der Coronarostien besonders leicht zu einem Mißverhältnis von Blutbedarf und Blutzufuhr im Herzmuskel kommen (s. S. 394, 412).

Die Erweiterung des Klappenringes der Aorta und das Übergreifen des entzündlichen Prozesses auf die Klappensegel führt zur *Aorteninsuffizienz*, deren Symptomatologie und Differentialdiagnose S. 410 beschrieben worden ist.

*Therapie der Aortenlues.* Der Verlauf der syphilitischen Aortitis und ihrer Komplikationen ist immer progredient, wenn der Prozeß nicht durch eine antiluische Kur zum Stillstand gebracht werden kann. Der Beginn des symptomarmen Anfangsstadiums kann meist nicht sicher bestimmt werden. Vom Auftreten deutlicher klinischer Symptome an gerechnet sind 33% der Kranken nach 6 Monaten, 66% nach 2 Jahren, fast 100% nach 5 Jahren nicht mehr am Leben. Je ausgeprägter die Komplikationen, um so kürzer die Lebensdauer. Um so wichtiger ist die Frühdiagnose der Aortitis, damit die antiluische Therapie rechtzeitig einsetzen kann. Die Behandlung muß besonders bei syphilitischer Coronarstenose sehr vorsichtig eingeleitet werden, um eine akute Verquellung der Coronarostien als HERXHEIMERsche Reaktion zu vermeiden. Man gibt zuerst organische Jodpräparate oder Jodkali, nach einigen Wochen Wismut, erst dann kleine Dosen Neosalvarsan (0,075), die man auf 0,3—0,45 2mal wöchentlich steigert. Die Behandlung muß vorsichtig begonnen, aber schließlich energisch mit ausreichenden Dosen von Salvarsan oder Arsinoxyd durchgeführt werden, um mit einiger Sicherheit den Stillstand des Prozesses zu erreichen. Vor Beginn der Kur muß eine etwa bestehende Herzinsuffizienz beseitigt werden. Der Wert des Penicillins für die Behandlung der Aortitis ist noch zu klären. Bei Angina pectoris bewährt sich Strophanthin. Die nächste Kur kann sofort intensiver gestaltet werden.

Eine gleichzeitig vorliegende Herzinsuffizienz wird in der üblichen Weise behandelt, ebenso die Coronarinsuffizienz (S. 397). Bei Aortenaneurysmen ist die Ausschaltung von Blutdrucksteigerungen und körperlichen Anstrengungen besonders wichtig.

## 3. Aortenaneurysma.

In etwa 20—40% der Fälle von Aortitis, vorwiegend bei Männern, entwickelt sich ein Aneurysma, das zum raumbeengenden Prozeß im Mediastinum werden kann. Die Aneurysmen sind spindelförmig, kugelig oder sackförmig und hängen manchmal nur durch eine enge Öffnung mit der Aorta zusammen. Bei Einreißen der inneren Gefäßschichten kann sich auch ein ausgedehntes intramurales Hämatom, ein sog. Aneurysma dissecans entwickeln. Die Innenfläche des Aneurysmas ist meist mit parietalen Thromben besetzt, die Wand zeigt häufig Verkalkungen.

Das Aneurysma — eventuell auch mehrere — kann von der A. ascendens, vom Bogen und (selten) von der Aorta descendens (Häufigkeit 10:7:3) ausgehen und sich nach vorn, nach hinten oder seitlich entwickeln. Die Druck- und Verdrängungssymptome der betreffenden mediastinalen Organe bestimmen das klinische Bild. Wenn nicht gleichzeitig eine Coronarstenose oder eine Aorteninsuffizienz vorliegt, ist das Herz in Größe und Form wenig verändert. Aneurysmen können jahrelang unbeobachtet bestehen und zeigen meist erst im Laufe von Monaten eine Größenzunahme.

Seltener sind Aortenaneurysmen nicht luischer Genese. Grundsätzlich kann immer dann ein Aneurysma entstehen, wenn durch umschriebene Zerstörung der Wand die Dehnungsfestigkeit stark herabgesetzt wird. Die Aortensklerose ist im Vergleich zu ihrer Häufigkeit wohl nur selten die Ursache eines Aneurysmas, dann meist eines Aneurysma dissecans (S. 445). Mykotisch embolische Prozesse bei Endocarditis ulcerosa, Usuren der Wand von außen her durch Lungentuberkulose, Wirbelcaries sind weitere seltene Ursachen. Gelegentlich entwickelt sich ein Aneurysma nach Traumen oder nach exzessiver Blutdrucksteigerung (Heben schwerer Lasten) bei anscheinend gesunder Aorta. Praktisch treten diese Ursachen völlig zurück hinter der Syphilis.

In mehr als $^4/_5$ der Fälle sitzt das Aneurysma an der Aorta ascendens und am Aortenbogen. Kranke, bei denen das Aneurysma eine Druckusur des Sternums herbeigeführt hat und so direkt fühlbar wird, gehören im Gegensatz zu älteren Beschreibungen zu den Seltenheiten. Fühlbare Pulsationen am rechten Sternalrand und im rechten Jugulum, Verbreiterung der Dämpfung des Gefäßbandes, fühlbares Schwirren über dem Brustbein, laute systolische Geräusche sind wichtige klinische Hinweise. Ist die Abgangsstelle der A. brachiocephalica oder der A. subclavia sinistra verengt, so findet man einen kleinen verspäteten Puls und einen erniedrigten Blutdruck (Pulsus differens) an der A. radialis bzw. der Carotis der betreffenden Seite. Die weiteren Symptome sind durch Druck des Aneurysmas auf die Umgebung bedingt: Kompression der V. cava cranialis mit Venenstauung und Schwellung im Gebiet des Kopfes und des Armes, Kompression der Trachea, des linken Hauptbronchus (exspiratorische Dyspnoe, Stridor, Anfälle von Atemnot), partielle oder totale Lähmung des linken N. recurrens, der sich um den Aortenbogen schlingt, mit Kadaverstellung des linken Stimmbandes (Heiserkeit) und Parästhesien im Kehlkopf (Stechen, Trockenheit, Kitzelgefühl) — seltener des rechten bei Aneuraysmen der aufsteigenden Aorta und der A. brachiocephalica. Häufig sind Schluckstörungen durch Einengung und Verdrängung des Oesophagus. Bei Bogenaneurysmen können die Pulsationen eine systolische Abwärtsbewegung der Bronchien verursachen, die sich auf den Kehlkopf überträgt und als OLIVER-CARDARELLIsches Symptom bezeichnet wird. Druck auf den Grenzstrang des Sympathicus hat linksseitiges Auftreten des HORNERschen Syndroms (Miosis, Enophthalmus, Ptosis) zur Folge. Aneurysmen der absteigenden Aorta können Dämpfungen zwischen Wirbelsäule und linkem Schulterblatt hervorrufen. Rückenschmerzen mit Ausstrahlungen in Abdomen, Nieren- und Lebergegend sind durch Druck auf die Intercostalnerven bedingt; Wirbelusuren bis zur Kompression des Rückenmarks kommen vor. Das seltene Aneurysma der A. brachiocephalica ist fast immer mit einer Aortitis verbunden (Puls im rechten Arm klein und verspätet, Stauung im Gebiet der V. subclavia dextra und Druckneuralgien des rechten Plexus brachialis).

Heutzutage werden die Aortenaneurysmen meist schon in relativ frühen Stadien durch die häufiger durchgeführte Röntgenuntersuchung entdeckt (Abb. 35b u. c). So leicht die Erkennung eines raumbeengenden Prozesses im Mediastinum ist, so schwierig ist oft die Differenzierung des Aortenaneurysmas gegenüber anderen mediastinalen Erkrankungen (Tumoren der Lymphdrüsen, des Thymus, des Sympathicus, des mediastinalen Bindegewebes, der Lunge, des Perikards, Strumen, Teratome, Dermoide, s. auch Krankheiten des Mediastinum).

Für Aneurysma spricht es, wenn die Aorta auch sonst erweitert ist oder gleichzeitig eine Aorteninsuffizienz besteht, wenn die Wand glattbogig ist und Verkalkungen aufweist und eine systolisch expansive Pulsation zeigt. Verkleinerung nach Röntgenbestrahlung läßt ein Aneurysma ausschließen. Alle diese Symptome sind aber nicht zuverlässig, da sie gelegentlich auch bei anderen Tumoren gefunden und bei Aneurysmen vermißt werden. Die Bilder sind im einzelnen so wechselnd, daß sie hier nicht beschrieben werden können. Ihre richtige Deutung erfordert oft einen ganz besonders erfahrenen Röntgenologen.

Die Hauptgefahr des Aneurysmas liegt in der Perforation mit gelegentlich kleiner, meist massiver tödlicher Blutung in eines der umliegenden Organe (Perikard, Trachea, Pleura). Besonders akute Drucksteigerungen durch Pressen, Heben schwerer Lasten sind gefährlich.

### 4. Aneurysma dissecans.

Das *Aneurysma dissecans* ist den pathologischen Anatomen kein so seltenes Bild (1 auf 500 Sektionen bei Menschen über 20 Jahre), wird aber klinisch nicht oft diagnostiziert.

Meist handelt es sich um Männer jenseits des 50. Lebensjahres, bei Frauen spielt die Schwangerschaft in der Genese eine Rolle. Das Aneurysma dissecans ist ein intramurales Hämatom, das meist in der Aorta ascendens seinen Ursprung hat. Das Blut bahnt sich von einem atheromatösen Intimageschwür aus oft auf weite Strecken seinen Weg zwischen die Wandschichten der Aorta oder kann aus einer intramuralen Blutung in einem nekrotisch-cystischen Mediaherd mit nachfolgendem Einriß der Intima entstehen. Die von der Aorta abgehenden Gefäße (Arteria brachiocephalica, Intercostalgefäße, Nieren- und Mesenterialarterien usw.) können durch den intramuralen Bluterguß eingeengt oder auch abgerissen werden. Nicht so ausgedehnte Hämatome können auch wieder organisiert werden. Relativ häufig entwickelt sich ein Aneurysma dissecans bei Aorten-Isthmusstenose. Der Verlauf kann akut zum Tode führen (1% der plötzlichen Todesfälle), sich über Monate und Jahre erstrecken; nur in 10% der Fälle ist das Aneurysma nicht die Todesursache.

Das sich akut entwickelnde Aneurysma dissecans geht in 50% der Fälle mit schweren bohrenden Schmerzen in der Brust einher, die in die Gefäße ausstrahlen und an einen Herzinfarkt denken lassen, meist ist auch Tachykardie, Tachypnoe, Temperatursteigerung, Leukocytose vorhanden. Erfolgt der Tod nicht akut im Kollaps, so kann er im weiteren Verlauf der Krankheit infolge Durchbruch des Aneurysmas in Perikard oder Pleura, sowie infolge cerebraler Durchblutungsstörungen eintreten. Bei Einbeziehung der entsprechenden, von der Aorta abgehenden Gefäße entwickeln sich Nekrosen in Herz, Nieren und Darm. Meist findet sich eine Blutdrucksteigerung, die als Ursache der Aortensklerose schon vorher bestanden hat. Bei den chronisch verlaufenden Fällen sind fast immer schwere Herzmuskelschädigungen im Ekg nachweisbar, häufig findet sich eine Herzinsuffizienz. Die Therapie besteht in den seltenen, vor dem Tode diagnostizierten Fällen in strengster Schonung und in Behandlung der Kreislaufdekompensation.

### 5. Fehlbildungen der Aorta.

Die *Rechtslage des Aortenbogens* ist eine nicht seltene harmlose Variation. Hierbei entwickelt sich der Aortenbogen nicht aus der linken, sondern aus der rechten 4. Kiemenbogenarterie. Der Aortenknopf ist rechts sichtbar, die absteigende Aorta zieht über den rechten Hauptbronchus und dann mehr rechts vor der Wirbelsäule nach abwärts. Die Speiseröhre kann durch den Aortenbogen nach links und vorn verdrängt und auch durch die von einem divertikelartigen Rest der linken absteigenden Aortenwurzel entspringende A. subclavia eingeengt werden (Dysphagia lusoria).

**Isthmusstenose der Aorta.** Die während des fetalen Lebens vor der Einmündungsstelle des Ductus Botalli vorhandene Enge der Aorta (Aortenisthmus) kann persistieren oder sich auch vollständig schließen. Dann bleibt der Ductus Botalli offen. Träger dieser Anomalie werden meist nicht alt. Bei Erwachsenen findet man Stenosen der Aorta an der Insertionsstelle des geschlossenen Ductus arteriosus, wobei offenbar die Vernarbung des BOTALLIschen Ganges die Aorta mit einbezogen hat. Die Verengerung kann auch etwas höher am Abgang der A. subclavia sinistra oder etwas unterhalb des Ligamentum Botalli liegen.

Die hämodynamischen Veränderungen sind infolge Verkleinerung des Windkessels der Aorta und des Strömungshindernisses: hoher Blutdruck in den Arterien von Kopf, Hals und Armen, niedriger Blutdruck und verringerte Durchblutung in der unteren Körperhälfte. Die Blutdruckdifferenz wird bei Messung des Druckes an Arm und Bein erkannt, manchmal ist auch eine Differenz zwischen rechtem und linkem Arm vorhanden. Die Verengerung führt zur Entwicklung eines arteriellen Kollateralkreislaufes zur Aorta descendens über die Aa. mammariae internae und die Arterien der Schulter- und Halsmuskulatur. Die erweiterten Arterien sind am Hals und auf den Schulterblättern manchmal sichtbar — besonders beim Vorwärtsbeugen — und ein Schwirren in dieser Gegend fühlbar. Die erweiterten Intercostalarterien, die die Verbindung zwischen Aa. mammariae internae und Aorta descendens herstellen, verursachen im Röntgenbild erkennbare bogenförmige Druckusuren am Unterrand der dorsalen Rippenabschnitte. Die Blutdrucksteigerung, die von dem Ausmaß der Stenose und der Ausbildung des Kollateralkreislaufes abhängt, führt zu den üblichen Folgeerscheinungen am Herzen (Linksvergrößerung, Aortenknopf fehlt häufig). Das an der Herzbasis manchmal schwirrende, langgezogene systolische Geräusch ist auch an den Halsgefäßen und am Rücken hörbar.

Wenn die Kranken nicht in den ersten Lebensjahren sterben, können sie ein hohes Alter erreichen. Die mittlere Lebensdauer ist 34 Jahre.

Die Therapie hat sich bisher im wesentlichen auf die Bekämpfung der Herzinsuffizienz beschränkt. Neuerdings ist die Mißbildung auch operativ mit Erfolg angegangen worden. CRAFOORD hat die verengte Stelle der Aorta reseziert und die Enden durch Naht vereinigt. Die während der Operation zeitweise notwendige Abklemmung der Aorta ist möglich, da die distale Aorta durch die stark entwickelten Kollateralen Blut erhält. (Bei 15 Fällen 14 Heilungen.) Günstigster Zeitpunkt der Operation zwischen dem 6. und 20. Lebensjahr.

# IV. Die Erkrankungen der peripheren Gefäße.

In der peripheren Durchblutung treten die eigentlichen Hauptaufgaben des Kreislaufs in den Vordergrund, nämlich die ausreichende Blutversorgung der Organe in Beziehung zu ihrem Funktionszustand und die physikalische Wärmeregulation. Zahlreiche zentralnervöse, reflektorische, humorale und hormonale Einflüsse wirken in jedem Teilabschnitt auf den Zustand der peripheren Gefäße. Arterien, Capillaren und Venen bilden unter normalen Verhältnissen eine Funktionseinheit. In den einzelnen peripheren Gefäßabschnitten hängt die Durchblutungsgröße einmal ab vom Zustand des Gesamtkreislaufs, d. h. von Blutdruckhöhe, Minutenvolumen, von der Tonuslage des den Gefäßapparat regulierenden vegetativen Systems, von reflektorischen Einflüssen — Pressoreceptoren, konsensuellen Reaktionen zur anderen Körperseite, viscero-vasculären Reflexen — ferner direkten peripheren Einflüssen — Stoffwechselprodukten, nutritiven von den Geweben ausgehenden Reflexen —, schließlich direkten und indirekten Einwirkungen der Umgebungstemperatur. Es ist verständlich, daß hier ein im Einzelfall kaum übersehbares Zusammenspiel verschiedenartiger gleich- und gegensinniger Beeinflussungen vorliegt.

Unter normalen Verhältnissen reagieren Arteriolen, Capillaren und Venolen in sinnvoller Verbindung, so daß Erweiterung der Arteriolen in einem Gefäßabschnitt mit Erweiterung der betreffenden Capillaren, Eröffnung bisher verschlossener Capillaren und Erweiterung der abführenden Venen gekoppelt ist. Komplizierend greifen hier besonders an den Acren die arteriovenösen Anastomosen ein, die Blut direkt von Arteriolen zu Venolen im Kurzschluß leiten können. Unter pathologischen Bedingungen können dagegen Arteriolen, Capillaren und Venen divergent reagieren.

Funktionell wesentlich für die Gewebe ist, ob die Capillaren dem Bedarf der Gewebe und der Wärmeregulation entsprechend mit der adäquaten Blutmenge und mit adäquatem Druck durchblutet werden. Ferner können Veränderungen der Capillarwand selbst die Aufgaben der Capillaren im Austausch von Stoffen, Gasen und Wasser mit den Geweben schwer behindern. Letzteres ist der Fall bei Entzündungen der Gewebe, bei der sog. serösen Entzündung, bei thermischen und toxischen Schädigungen der Capillarwand, unter dem Einfluß des Sauerstoffmangels.

Wenn also die Capillaren die eigentlichen effektiven Abschnitte des peripheren Gefäßsystems darstellen, so spielen sie im Rahmen der peripheren Durchblutungsstörungen doch eine mehr passive Rolle. Der Schwerpunkt liegt in den meisten Fällen bei den Arterien und den Arteriolen, und zwar in den Fällen, die mit einer funktionell oder organisch bedingten Drosselung der arteriellen Durchblutung einhergehen.

Wenn man von Erkrankungen der peripheren Gefäße spricht, so hat man im wesentlichen die Erkrankungen der *Extremitätengefäße* im Auge. Entsprechend der Einteilung dieses Buches nach Organen werden die Gefäßerkrankungen folgendermaßen gruppiert: 1. organische und funktionelle Erkrankungen der Arterien, 2. Erkrankungen der Capillaren, 3. Erkrankungen der Venen. Dabei ist zu berücksichtigen, daß bei der engen funktionellen, anatomischen und pathogenetischen Verknüpfung häufig sowohl Arterien wie Capillaren und Venen betroffen sind, wenn auch im Einzelfall die Erkrankung des einen Abschnittes überwiegt.

## 1. Symptomatik und Differentialdiagnose der peripheren Durchblutungsstörungen.

Störungen der peripheren Durchblutung, also im wesentlichen der Durchblutung der Extremitäten sowie der Haut (Nase, Ohren usw.) äußern sich in Veränderungen der Hautfarbe, der Hauttemperatur, Schmerzen und Parästhesien, trophischen Störungen und schließlich sicht- oder fühlbaren Veränderungen der Gefäße selbst, ferner an den Extremitäten in Abnahme der muskulären Leistung (Schmerzen und schnelle Ermüdbarkeit). Von besonderer klinischer Bedeutung ist dabei die Trennung organisch und funktionell bedingter Störungen.

*Veränderungen der Hautfarbe* (Blässe, Röte, Cyanose) bestehen in Änderungen der Farb*intensität*, die im wesentlichen vom Füllungszustand der Capillaren und feineren Venenplexus abhängt, und der Farb*qualität*, die durch den Gehalt des in den Capillaren und Venen befindlichen Blutes an Sauerstoff bedingt ist. Bei den rein peripheren Zirkulationsstörungen kann angenommen werden, daß das arterielle Blut ausreichend mit $O_2$ gesättigt ist. Dann hängt die Farbe des Blutes in Capillaren und Venolen von der Durchblutungsgröße einerseits und dem Sauerstoffbedarf der Gewebe andererseits ab; je geringer die Durchblutung und je höher der Stoffwechsel, um so dunkler ist das Blut in venösen Capillarschenkeln und in den Venen. Der Sauerstoffbedarf hängt aber wesentlich von deren Temperatur ab; daher können infolge organischer Gefäßveränderungen schlecht durchblutete Extremitäten tief cyanotisch werden, wenn man sie in heißes Wasser taucht. Starke Erwärmung derartiger Glieder kann zur Gangrän führen. Die Beziehungen zwischen Hautfarbe und Durchblutung werden durch die arteriovenösen Kurzschlüsse kompliziert, da Eröffnung der arteriovenösen Anastomosen (z. B. bei Kälte) die Durchblutung unter Umgehung der Capillaren steigert, ohne daß den Geweben mehr Sauerstoff zugeführt wird. In engem Zusammenhang mit der Hautfarbe steht die *Hauttemperatur,* die bei konstanter Umgebungstemperatur fast ausschließlich von der Durchblutung abhängt.

Organische und funktionelle Störungen der peripheren Durchblutung können besonders deutlich unter speziellen Versuchsbedingungen demonstriert werden:

*Lageänderung.* Hebt man die Extremität senkrecht hoch, so wird bei organischen Arterienerkrankungen die Haut schnell leichenblaß, die Arterienpulse können verschwinden, Bewegungen des Fußes verursachen Muskelschmerzen. Stellt man die Extremität wieder senkrecht nach unten, so tritt beim Normalen nach wenigen Sekunden eine Rötung ein, die leergelaufenen Venen füllen sich auf. Ist die arterielle Durchblutung gedrosselt, so ist die Nachröte und die Venenfüllung stark verzögert und von einer Cyanose gefolgt.

*Reaktive Hyperämie nach arterieller Blutsperre.* Wird der arterielle Zufluß durch eine arterielle Abschnürbinde oder eine Blutdruckmanschette für etwa 5 Min. unterbrochen, so tritt beim Normalen nach Lösen der Sperre in wenigen Sekunden eine kräftige Hautröte (reaktive Hyperämie) und nach etwa 1 Min. ein Anstieg der Hauttemperatur ein, der nach etwa 10 Min. den Ausgangswert wieder erreicht. Je langsamer die Temperatur ansteigt, um so schlechter die arterielle Durchblutung. Die reaktive Hyperämie ist bei organischer arterieller Behinderung verzögert, in schweren Fällen fehlend, verzögert und wenig intensiv bei gleichzeitiger funktioneller Behinderung der arteriellen Erweiterung. Verzögerte Hyperämie mit fleckiger Rötung findet sich besonders bei Endangiitis obliterans. Sehr flüchtig ist die Nachröte bei Arteriosklerose und bei Morbus Raynaud.

*Hautfarbe und -temperatur nach Erwärmung und Abkühlung. Funktionelle* Durchblutungsdrosselungen werden durch Erwärmung gelöst. Die direkte Erwärmung der zu untersuchenden Gliedmaßen kann durch ein Wasserbad von 40° C oder einen Glühlichtkasten erfolgen. Die Cyanose bei Morbus Raynaud oder Akrocyanose schwindet danach schnell, da die funktionelle Sperre beseitigt wird. Bei organischer arterieller Erkrankung kann die Cyanose sogar zunehmen, da der $O_2$-Verbrauch der Gewebe steigt, die Durchblutung aber nicht vermehrt werden kann. Die vergleichende Hautthermometrie der beiden Hände oder Füße zeigt verzögerten Temperaturanstieg auf der erkrankten Seite bei organischer Durchblutungsbehinderung. Umgekehrt bewirkt die Abkühlung (Wasserbad von 15°) gerade bei funktionellen Störungen hochgradige Cyanose oder Blässe mit Schmerzen, die durch Erwärmung wieder rückgängig gemacht werden können. Sehr überzeugend sind die indirekten Temperaturveränderungen an Händen und Füßen bei Erwärmung des *Rumpfes* durch ein Glühlichtbad. Bei organischer arterieller Drosselung ist die Temperatursteigerung an Händen und Füßen gering oder fehlt ganz, funktionelle Drosselungen werden aufgehoben.

Verminderte Durchblutung der Extremitäten mit Absinken der Hauttemperatur läßt sich auch bei Gelenkversteifungen, Nervenlähmungen, Apoplexie, Poliomyelitis, Neuritis, Nervenschußverletzungen usw. und muskulärer Inaktivitätsatrophie nachweisen. Nach direkter Wärmeeinwirkung reagieren diese Gefäße aber wie normale mit Erweiterung. Die Durchblutungsdrosselung ist also nur funktionell bedingt.

Nicht unmittelbar nach Nervendurchschneidung, aber nach Eintritt der sekundären Nervendegeneration bleiben die zentral ausgelösten Gefäßregulationen aus. Sympathicusblockade (s. S. 450) hat bei normalen oder funktionell gedrosselten Gefäßen eine sofortige Hyperämie und Erwärmung zur Folge, die sich nach einiger Zeit wieder zurückbildet.

*Schmerzen* sind meist der Grund, warum Kranke mit Durchblutungsstörungen den Arzt aufsuchen. Auch von den Gefäßen können bei direkter mechanischer oder chemischer Reizung Schmerzen ausgehen, bei den Durchblutungsstörungen handelt es sich aber wohl sicher um einen „Erstickungsschmerz" der Gewebe. Das gilt sowohl für die organischen wie für die funktionellen Durchblutungsstörungen. Er entsteht bei einem Mißverhältnis von $O_2$-Bedarf der Gewebe und Sauerstoffzufuhr. Daher tritt beim Gehen der tief dumpfe Muskelschmerz der Claudicatio intermittens auf, wenn die Beingefäße durch eine Arteriosklerose (Mediaverkalkung) oder Endangiitis obliterans verengt bzw. nicht weitbar sind, oder wenn bei organischer Gefäßverengerung die Extremitäten erwärmt werden. (Der Schmerz kann in gleicher Weise beim Gesunden erzeugt werden, wenn man nach Anlegen einer arteriellen Abschnürbinde Muskelarbeit zu leisten versucht.) Auch die funktionelle Durchblutungsdrosselung beim Gesunden durch Kälte, beim Raynaudkranken im angiospastischen Anfall, erzeugt heftige Schmerzen, die oft von Prickeln und Juckreiz begleitet sind.

Die Durchblutungsstörung der Muskulatur kann durch den Arbeitsversuch, rhythmisches Heben eines Gewichtes mit der Fußspitze beim liegenden Kranken zahlenmäßig genauer erfaßt werden.

**Trophische Störungen.** Dauernde Herabsetzung der peripheren Durchblutung führt zu sog. trophischen Störungen der Gewebe. Die Haut wird glatt und gespannt, weniger verschieblich, die Nägel werden brüchig und zeigen Längsfurchung, die Fingerendglieder spitzen sich zu, der Knochen wird kalkarm (Knochenatrophie). Die charakteristische stärkere Wölbung der Nägel (Uhrglasnägel, Trommelschlegelfinger), die wir bei arterieller Anoxämie (kongenitale Herzfehler, Bronchiektasen) sehen, ist bei den rein peripheren Durchblutungsstörungen höchstens angedeutet vorhanden.

Die schlechte periphere Durchblutung setzt die Heilfähigkeit von Wunden und die Widerstandsfähigkeit der Gewebe bei Infektionen herab. In schweren Fällen kommt es zur *Nekrose*, sowohl bei organischen (Arteriosklerose, Endangiitis obliterans) als auch bei vorwiegend funktionellen Durchblutungsstörungen (RAYNAUDsche Krankheit, Ergotismus), auch bei lang dauernder Behinderung der Durchblutung durch Druck von außen (Decubitus). Wieweit direkte trophoneurotische und zirkulatorische Einflüsse hierbei maßgebend sind, ist oft schwer abzugrenzen. Vorwiegend *funktionell* bedingte Durchblutungsstörungen verursachen nur eng umschriebene, bald ausheilende Nekrosen, sehr unterschiedlich nach Ausdehnung und Lokalisation; zunächst meist umschrieben sind die Nekrosen bei Endangiitis obliterans (juvenile Gangrän); ganze Glieder können nekrotisch werden bei hochsitzender arterieller Embolie und Thrombose (Altersgangrän). Infiziert sich das absterbende Gewebe, so entwickelt sich eine feuchte Gangrän.

**Veränderungen an den peripheren Gefäßen selbst** sind neben den oben genannten Folgeerscheinungen der Mangeldurchblutung von besonderer diagnostischer Bedeutung.

1. Bei Beurteilung der Veranderungen an den peripheren Arterien sind die *häufigen anatomischen Variationen* zu berücksichtigen. Bei schwach fühlbarer A. radialis oder A. dorsalis pedis kann die A. ulnaris bzw. tibialis posterior besser ausgebildet sein. Infolge der mannigfachen Anastomosen und sich entwickelnder Kollateralen kann bei Gefäßverschlüssen z. B. die A. dorsalis pedis unfühlbar sein trotz funktionell ausreichender Durchblutung bzw. fühlbar sein trotz Vorliegen von Durchblutungsstörungen. Im allgemeinen kann aber das Fehlen der normalerweise gut fühlbaren Arterien als pathognostisches Zeichen verwertet werden. An der unteren Extremität ist die A. dorsalis pedis, poplitea und femoralis gut fühlbar bei der meist symmetrisch auftretenden RAYNAUDschen Krankheit, da das Hindernis in den kleinen Digitalarterien sitzt. Bei Endangiitis obliterans sind meist gerade die mittleren Arterien befallen und A. poplitea und A. dorsalis pedis schlecht fühlbar, auf einer Seite ausgesprochener als auf der anderen. Bei arteriosklerotischen Veränderungen sind die größeren Arterien stark geschlangelt und pulsieren oft stärker, die kleineren (A. radialis, temporalis) zeigen ungleichmäßige Verdickungen (Gänsegurgelarterie). Die Gefäße der unteren Extremitäten sind oft schlechter fühlbar bei Isthmusstenose der Aorta, bisweilen auch die Arterien des linken Armes, wenn die Stenose den Abgang A. subclavia sinistra einbezieht.

2. Die *Größe der pulsatorischen Oszillationen* kann auf sehr einfache Weise mit dem Oszillometer von RECKLINGHAUSEN gemessen werden, wobei die in der Blutdruckmanschette bei verschiedenem Manschettendruck auftretenden Oszillationen verglichen werden können. Auffallend kleine Ausschläge an einzelnen Extremitäten zeigen mechanische Durchblutungshindernisse in den betreffenden Gefäßen an.

3. Die *Röntgenuntersuchung der peripheren Gefäße* läßt Verkalkungen der Wand erkennen und ist sehr eindrucksvoll bei der Mediaverkalkung der großen Gefäße. Besonders aufschlußreich ist die Kontrastfüllung der Gefäße durch intraarterielle Injektion von jodhaltigen Kontrastmitteln (z. B. Vasoselectan) nach zeitweiliger Kompression der Arterie, wobei in kurzem zeitlichem Abstand die großen Arterien, die mittleren Arterien und schließlich die Venen dargestellt werden können. Technik und Beurteilung erfordert spezielle Übung und Erfahrung.

## 2. Erkrankungen der peripheren Arterien.

### a) Funktionelle Störungen.

Als **neurozirkulatorische Dystonie, Gefäßlabilität, Vasomotorismus** wird in nicht ganz gleich bedeutendem, aber meist doch dieselben veränderten Reaktionstypen charakterisierendem Sinne eine Neigung zu überschießenden vasomotorischen Reaktionen bezeichnet: Psychisch stark beeinflußbare Neigung zu lebhaftem Wechsel der Hautdurchblutung, zu Erröten und Erblassen, Schwindelanfällen und Blutandrang zum Kopf, kalten Händen und Füßen bei mäßiger Kälteeinwirkung, Dermographismus. Klinisch finden sich oft auch andere

Zeichen der vegetativen Stigmatisation (B-Typ, Glanzauge, spastische Obstipation, S. 385ff.). Organische Gefäßveränderungen fehlen vollkommen, Zeichen endokriner Dysregulation (Hypophysen-Zwischenhirnsystem, Schilddrüse, Keimdrüsen) sind oft angedeutet vorhanden und bieten dann Möglichkeiten zu therapeutischen Maßnahmen. Die Störungen sind mehr lästig als bedeutungsvoll. Hydro- und Klimatherapie wirken günstig.

Der **Digitus mortuus** ist ein besonders bei Frauen, bei Hypertonikern, auch bei Jugendlichen beiderlei Geschlechts nicht seltene Neigung zu Spasmen der Finger- oder Zehenarterien, so daß einer oder mehrere Finger leichenblaß und kalt werden, manchmal verbunden mit Parästhesien (Kribbeln, Stechen). Psychische Erregungen, Abkühlungen wirken auslösend.

Die Anfälle lösen sich nach Minuten oder Stunden von selbst, Gewebsveränderungen treten nicht ein. Organische Veränderungen an Gefäßen und Nerven sind nicht nachweisbar.

Therapie. Gefäßtraining durch Wechselbäder, Beseitigung von Fokalherden, Sexualhormone (s. S. 452), Behandlung der eventuell vorhandenen Hypertonie.

**RAYNAUDsche Krankheit.** Die RAYNAUDsche Krankheit beginnt mit anfallsweise auftretenden Spasmen der Digitalarterien in der kalten Jahreszeit, die sich jedoch nicht so bald lösen wie bei Digitus mortuus. Bevorzugt sind die Hände (2.—5. Finger), in späteren Stadien können auch Zehen, selten Nasenspitze, Zunge befallen sein. Die Finger werden zunächst blaß, nach einigen Minuten unter Parästhesien und Schmerzen cyanotisch, bis sich nach Stunden oder Tagen die normale Durchblutung wieder herstellt. Im Laufe der Jahre halten die Anfälle länger an, die Cyanose schwindet nicht mehr ganz, trophische Störungen, Weichteilschwellungen, Atrophie der Haut, kleine Nekrosen an den Fingerballen stellen sich ein. Bevorzugt ist das weibliche Geschlecht im 3.—4. Lebensjahrzehnt. Kälte wirkt auslösend, Wärme beseitigt den Spasmus, aber meist nur vorübergehend. Das Leiden kann nach einigen Anfällen wieder schwinden, in den meisten Fällen erstreckt es sich jedoch mit zunehmender Schwere über Jahre und Jahrzehnte.

Die Ursache der Krankheit soll in entzündlichen und degenerativen Veränderungen der Spinalganglien zu suchen sein. Im Beginn des Leidens handelt es sich um eine rein funktionelle Durchblutungsstörung. Nach längerem Bestehen stellen sich schwere organische Veränderungen an den Digitalarterien ein (Wucherungen und Infiltrationen der Intima, Verdickung der Muscularis mit Einengung des Lumens). Während im Anfang Anästhesie der Spinalganglien den Anfall durch Ausschaltung der vasokonstriktorischen Impulse beendet, ist später auch nach Ganglionektomie die Neigung der Gefäße zu Spasmen schon bei leichter Abkühlung sehr groß. Vegetative Labilität, Hyperthyreose, ovarielle Insuffizienz, Fokalinfektionen scheinen zum Auftreten der RAYNAUDschen Krankheit zu disponieren.

Differentialdiagnostisch spricht weibliches Geschlecht, Bevorzugung der oberen Extremität, das symmetrische Auftreten, Auslösung durch Abkühlung, gutes Pulsieren der großen Arterien, auch der A. radialis bzw. dorsalis pedis für RAYNAUD im Gegensatz zur Endangiitis obliterans. Funktionsproben der peripheren Durchblutung s. S. 447ff.

*Therapie.* Da, wie die Funktionsproben zeigen, bei der RAYNAUDschen Krankheit wenigstens im Anfang ein reiner Spasmus der Gefäße vorliegt, der nach Ansicht einiger Autoren von den erkrankten Spinalganglien ausgelöst wird, wird heute von vielen die frühzeitige Exstirpation der sympathischen Ganglien empfohlen. Hierbei kann entweder die Ausschaltung der präganglionären Sympathicusfasern (für den Arm von $Th_2$ und $Th_3$) oder die Exstirpation des Ganglion stellatum (Ganglion cerv. inf. und Ganglion thor. I) durchgeführt werden. Ausschaltung der Ganglien selbst hat eine erhöhte Adrenalin- und Kälteempfindlichkeit der Gefäße zur Folge. Ob ein Erfolg durch die Sympathicusoperation zu erwarten ist, kann durch vorherige zeitweise Blockade des Sympathicus durch eine Novocaininjektion in das Ganglion stellatum festgestellt werden (nicht ungefährlich). Die operative Behandlung ist jedoch nicht immer erfolgreich. Zunächst wird versucht, was mit konservativen Methoden zu erreichen ist. Durch vorsichtig durchgeführte Abhärtung (Wechselbäder) kann die Empfindlichkeit der Gefäße gegen Kälte vermindert werden. Kohlensäurebäder, Kohlensäuregasbäder, intermittierende venöse Stauung (S. 452) steigern die periphere Durchblutung. Ausgezeichnet wirkt oft Priscol, noch besser offenbar helfen anscheinend bestimmte neuartige Sympathicolytica wie Dehydroergotamin, Dioxane, Dibenamin. Im Anfall selbst kann intravenöse Injektion von Eupaverin versucht werden. Auch die Injektion der gefäßerweiternden „Gewebshormone“ Padutin, Eutonon, Lacarnol, Muskeladenosinphosphorsäure ist immer wieder versucht und empfohlen worden, wirklich überzeugende Erfolge sind selten. Sehr gut und anhaltend wirkt oft Injektion von Sexualhormonen, die eine mäßige, aber anhaltende Zunahme der peripheren Durchblutung zur Folge haben (s. S. 452), Fokalinfekte müssen beseitigt werden.

Große Ähnlichkeit mit der Raynaudschen Krankheit zeigt der *Ergotismus*, die akute oder chronische Vergiftung mit Mutterkornalkaloiden. Vergiftungen mit mutterkornhaltigem Roggenbrot sind sehr selten geworden, dagegen wird gelegentlich der Ergotismus bei lang andauernder Verordnung von Secalepräparaten gesehen. Die Empfindlichkeit gegen diese Stoffe ist sehr verschieden. Die Vergiftung äußert sich in spastischen Verengungen der Arteriolen und kleinen Arterien, die bald zu organischen Gefäßveränderungen und Thrombenbildung führen. In schweren Fällen kommt es zur Gangrän der Acren. Therapeutisch wirken wie im Tierexperiment hohe Dosen von Follikelhormon ausgezeichnet.

### b) Organische Erkrankungen der peripheren Arterien.

Die mit organischen Verengerungen der Arterien einhergehenden Erkrankungen spielen hinsichtlich Häufigkeit und Schwere die Hauptrolle unter den peripheren Gefäßerkrankungen.

**Arteriosklerose.** Die allgemeine Pathogenese und Symptomatologie der Arteriosklerose ist bereits besprochen worden (s. S. 434). Auch ausgedehnte Arteriosklerose der Extremitätenarterien braucht nicht immer zu eigentlichen Störungen der Durchblutung zu führen, wenn sich infolge langsamer Entwicklung der Veränderungen ein ausreichender Kollateralkreislauf herstellt. Umgekehrt können kleine Herde an bestimmten Stellen (A. poplitea) schwere Durchblutungsstörungen verursachen.

Die röntgenologisch gut erkennbare Mediaverkalkung der großen Extremitätengefäße ist eine häufige Veränderung in höherem Alter und die Ursache von intermittierendem Hinken, Schmerzen in den Hacken, kalten Füßen. Plötzlich auftretende, meist ausgedehnte Gangrän (Altersbrand) ist auf Thrombosenbildung an der arteriosklerotisch veränderten Intima zurückzuführen. Meist ist die A. poplitea der Sitz der Thrombose. Ganze Glieder können so plötzlich nekrotisch werden.

Bei der jetzt sehr selten gewordenen Gicht und besonders beim Diabetes mellitus ist eine frühzeitige Entwicklung ausgedehnter Arteriosklerose an den Extremitätengefäßen relativ häufig. Deshalb muß bei jeder Durchblutungsstörung und bei jeder sich entwickelnden Gangrän nach diesen Stoffwechselleiden geforscht werden. Kalte Füße, Claudicatio intermittens, Unfühlbarkeit der A. dorsalis pedis sind bei älteren Diabetikern recht häufige Symptome. Die Funktionsproben (s. S. 447ff.) ergeben die Beweise für eine organische Arterienerkrankung. Entwickelt sich eine Nekrose, meist an den Zehen, oft unter einer chronischen Nageleiterung verborgen, so besteht die Gefahr, daß sich in dem gegen Infektionen widerstandslosen Gewebe des Zuckerkranken eine ausgedehnte feuchte Gangrän entwickelt, die rückwirkend zur Verschlechterung der Stoffwechsellage führen und ein Coma diabeticum auslösen kann (s. a. Bd. II, S. 170).

Therapie s. S. 437, im übrigen wie bei Endangiitis obliterans.

Die **Endangiitis obliterans (WINIWARTER-BÜRGERsche Krankheit)** ist als allgemeine Gefäßerkrankung S. 438 ausführlich behandelt worden. Die klinisch auffallende Hauptlokalisation an den mittleren Arterien, besonders der unteren Extremität, führt zu den Zeichen der organisch bedingten Durchblutungsstörung (s. S. 447) mit Claudicatio intermittens, kalten Füßen, Schmerzen in der Wadenmuskulatur und in den Füßen auch in Körperruhe. Die Gefäßerkrankung ist wenigstens zunächst meist einseitig oder einseitig stärker ausgebildet. Die Untersuchung ergibt Fehlen des Pulses der A. dorsalis pedis, verminderte Oszillationen, im Arteriogramm kann die Gefäßverengung bzw. der vollständige Verschluß genau dargestellt werden. Entsprechend dem über Jahrzehnte sich erstreckenden Verlauf ist Zeit zur Ausbildung von Kollateralen, so daß plötzlich auftretende Gangrän größerer Abschnitte selten ist. Dagegen entwickeln sich oft kleinere Ulcerationen, die nur langsam abheilen und nicht selten stückweise Amputation ganzer Glieder notwendig machen.

*Therapie.* Neben der bereits besprochenen, unbedingt notwendigen Ausschaltung von Fokalinfektionen, Verhütung von Abkühlungen, ist das Hauptaugenmerk auf die Besserung der kollateralen Durchblutung durch physikalische, medikamentöse und chirurgische Maßnahmen gerichtet.

Physikalische Maßnahmen: 1. Wechselbäder. Erfolg meist nicht sehr überzeugend. 2. Intermittierende Venenstauung. Bei erhobenem Glied wird eine Blutdruckmanschette angelegt und bis zum diastolischen Blutdruck aufgepumpt, nach 2 Min. in Horizontallage Druck abgelassen, 1 Min. Pause, dann Wiederholung 1 Stunde lang. Einfachste und zweckmäßigste Methode. 3. Intermittierende arterielle Blutsperre für 10—15 Min., dann 10—15 Min. Pause. 4. Kohlensäurebäder. 5. Erwärmung des Körpers oder der *nicht* erkrankten Extremitäten im Heizkasten zur Auslösung der konsensuellen Hyperämie. Direkte Erwärmung der schlecht durchbluteten Extremität ist gefährlich, wegen der damit verbundenen Steigerung des lokalen $O_2$-Verbrauches. Gefahr der Gangrän. 6. Fieberbehandlung mit Pyrifer.

Medikamentöse Behandlung: Muskeladenosintriphosphorsäure intramuskulär. Nicotinsäureamid, Padutin, Kallikrein, Eutonon, Padutin in der Wirkung unsicher. Priscol (3mal $^1/_2$—3mal 2 Tabletten täglich oder intramuskulär) verbessert durch peripheren Angriff die Durchblutung und wirkt in leichteren Fällen ganz ausgezeichnet. Gute Erfolge werden neuerdings von angloamerikanischen Autoren mit intravenöser Infusion von Dibenamin berichtet, das die efferenten Impulse der sympathischen Ganglien blockieren soll, aber auch gelegentlich unangenehme Nebenwirkungen hat (Kreislaufkollaps). Nachuntersuchungen in Deutschland veranlassen zu weniger optimistischer Beurteilung. Andere neue Sympathicolytica werden noch überprüft. Intravenöse Injektion von Eupaverin, Papaverin, Purinderivaten zur Beseitigung spastischer Komponenten wird empfohlen. Weniger akut, aber dafür um so nachhaltiger wirken die Sexualhormone, mit denen in vielen Fällen ganz hervorragende Erfolge erzielt werden. Bei Frauen 1 mg Progynon oder 1 mg Cyren und 5 mg Testoviron 10 Tage lang, nach 10tägiger Pause Wiederholung des Turnus. Bei Männern statt dessen 25 mg Testoviron und 1 mg Progynon in derselben Reihenfolge.

Die chirurgischen Methoden gehen von dem Gedanken aus, daß zwar nicht die Beseitigung der organischen Gefäßveränderung, aber die Ausschaltung gefäßverengender sympathischer Impulse möglich ist. Diesem Zwecke dient die Resektion der betreffenden sympathischen Ganglien (s. S. 450). Sie hat nur dann Sinn, wenn eine vorher durchgeführte Novocainblockade der sympathischen Ganglien tatsächlich eine Besserung der peripheren Durchblutung ergibt. Auch die Exstirpation der entzündlich erkrankten Gefäßstrecke selbst (LERICHE) kann günstig wirken, da von dort vasokonstriktorische Reflexe auf die Gefäße der Nachbarschaft ausgehen. Sind die organischen Gefäßveränderungen sehr ausgedehnt, so ist auch von den chirurgischen Methoden kein Erfolg zu erwarten, da er darauf beruht, daß noch erweiterungsfähige Gefäße vorhanden sind. Die Behandlung der Nekrose und Gangrän gehört zum Bereich des Chirurgen. Ganz allgemein sei hier vor starker lokaler Wärmeanwendung gewarnt.

**Periarteriitis nodosa** s. S. 440.

**Arterienverschluß durch Embolie, Trauma, Erfrierung.** Embolische Verschlüsse der Extremitätenarterien durch Thromben, die aus dem Herzen (erweiterte Vorhöfe bei Mitralfehlern, Herzinfarkt, Endokarditis) oder selten als paradoxe Embolie bei offenem Foramen ovale aus den Venen des großen Kreislaufs stammen, sind in ihrer Symptomatik abhängig vom Sitz des Verschlusses und der Möglichkeit der Ausbildung eines Kollateralkreislaufs. Verschluß der Extremitätenarterien führt zu heftigem, anhaltendem Schmerz, Blässe und Temperaturabfall im ischämischen Gebiet, Ausfall der arteriellen Pulse. Meist entwickelt sich anschließend an den Embolus eine proximal und distal fortschreitende arterielle Thrombose, die die Aussichten der Ausbildung eines Kollateralkreislaufs erheblich beeinträchtigt. Stellt sich nicht in einigen Stunden ein leidlich ausreichender Kollateralkreislauf ein, so kommt es zur trockenen Nekrose oder seltener feuchten Gangrän des Gliedes. Solche Fälle gehören möglichst bald in die Hände des Chirurgen, der entweder eine Extraktion des Embolus oder, nach Ausbildung der Demarkation, die Amputation des Gliedes durchführt. Solange es nicht klar ist, daß ein operatives Vorgehen unvermeidbar ist, versucht man, die kollaterale Durchblutung durch intravenöse Injektion von Eupaverin, Priscol i. m. usw. zu verbessern. Lokale Anwendung von Wärme ist dringend zu widerraten, da hierdurch der Sauerstoffverbrauch der Gewebe gesteigert und das Entstehen der Nekrose beschleunigt wird. Die Entwicklung einer fortschreitenden arteriellen Thrombose wird durch gerinnungshemmende Mittel (Heparin, Dicumarol, s. S. 400) verhindert oder eingeschränkt. Erscheint die Operation unvermeidbar, so ist das Glied kalt zu halten, um die Gewebe bis zur Durchführung der Operation möglichst zu konservieren. Näheres siehe die Lehrbücher der Chirurgie.

Embolien kleiner Arterienäste sind besonders bei der Endocarditis lenta (S. 392) häufig und führen nur selten zu umschriebenen Nekrosen.

Auch nach größeren Quetschungen der Glieder kann sich eine traumatische, arterielle Thrombose entwickeln. Durchblutungsstörungen nach Art der RAYNAUDschen Krankheit werden bei Arbeitern gefunden, deren Extremitäten jahrelang Vibrationen und Erschütterungen durch Anklopfmaschinen und Preßluftwerkzeugen ausgesetzt waren. (Gußputzer, Steinklopfer, Nieter, Arbeiter in Schuhfabriken.)

Die *akute Erfrierung* ist zunächst eine funktionelle Durchblutungsstörung, die bei schweren Graden der Erfrierung zu organischen Gefäßveränderungen ähnlich denen der Endangiitis obliterans mit Thrombosen führt. Im akuten Stadium ist die Wiederherstellung der normalen Durchblutung durch Massage bei Kühlhaltung der erfrorenen Partien (langsame Erwärmung) das Mittel der Wahl. Die starke und anhaltende spastische Gefäßverengung kann durch frühzeitige Novocainblockade des Sympathicus wirksam durchbrochen, die Ausbildung von Thrombosen durch gerinnungshemmende Therapie (S. 400) eingeschränkt werden. Nach Abklingen der akuten Erscheinungen bleibt in schweren Fällen fast immer eine chronische Durchblutungsstörung zurück, die zum Teil durch chronische endangiitische Prozesse, zum Teil durch abnorm starke spastische Gefäßreaktionen auf Kältereize bedingt ist. Therapie der Spätveränderungen wie bei Endangiitis obliterans.

*Arteriovenöse Fisteln* der großen Extremitätengefäße nach Verletzungen sind für den Internisten deshalb von Interesse, weil sie den Gesamtkreislauf erheblich beeinflussen können. Durch die Fistelöffnung gehen beträchtliche Blutmengen direkt von der arteriellen Seite in den venösen Kreislauf. Der periphere arterielle Gefäßwiderstand ist daher herabgesetzt, das Minutenvolumen des Herzens muß dauernd erheblich gesteigert werden, um den Blutdruck auf normaler Höhe zu halten. Die Pulsfrequenz ist erhöht, wahrscheinlich durch Eingreifen des BAINBRIDGE-Reflexes infolge gesteigerten Venendrucks im rechten Vorhof. Kompression der Fistel führt zu sofortigem Anstieg des Blutdrucks und Absinken der Herzfrequenz. Bei länger bestehender arteriovenöser Fistel kommt es zu Herzvergrößerung und Herzinsuffizienz. Operativer Verschluß der Fistel beseitigt alle Kreislaufsymptome.

### 3. Funktionsstörungen der Capillaren.

Die Capillaren bilden zusammen mit den feinsten Arteriolen und Venolen die sog. Endstrombahn, deren Zustand und Funktion weitgehend von Blutzufluß, Blutabfluß und Funktionszustand des Gewebes abhängig und somit bei allen peripheren Durchblutungsstörungen beteiligt ist. Es gibt aber einige periphere Kreislaufstörungen, bei denen die krankhafte Veränderung vorzugsweise an der Endstrombahn zu suchen ist.

Bei der *Akrocyanose* finden sich flächenhafte Blaufärbungen an Waden, Ellenbogen, Händen, Füßen, Nasen, Ohren, oft verbunden mit einer teigigen Schwellung der Haut. Das Capillarmikroskop zeigt enge arterielle und erweiterte venöse Capillarschenkel und Venolen, einen sog. „hypertonisch-atonischen Symptomenkomplex". Bei Erwärmung schwindet die Cyanose, bei Kälte tritt sie deutlich hervor. Die cyanotische Haut ist meist etwas kühler als die Umgebung, da die Gesamtzirkulation in diesen Abschnitten verlangsamt ist. Schmerzen und sonstige Beschwerden fehlen; die arteriellen Pulse sind unverändert. Die Störung findet sich besonders bei jungen Mädchen in der Pubertät, aber auch bei Männern und hängt offensichtlich mit genitaler Unterfunktion zusammen, findet sich auch bei hypophysärer Insuffizienz, bei kachektischen Zuständen. Der Beginn ist meist eine leichtere Kälteschädigung, wie überhaupt diese Personen leicht an Frostschäden erkranken.

*Therapie.* Sexualhormone, Wechselbäder, Abhärtung.

Die *Erythralgien* an Händen und Füßen zeigen erweiterte Capillarschlingen mit stärkerer Durchblutung, erhöhter Hauttemperatur, Schwellung und heftigen Schmerzen, die sich bei herabhängenden Füßen und Wärmeeinwirkung steigern. Die Erkrankung findet sich bei Myelitis, Tabes, Neuritis, Kausalgie, Polycythämie und ohne sonstige erkennbare Ursache. Die Pathogenese der seltenen Erkrankung ist unklar.

Als QUINCKE*sches Ödem* bezeichnet man umschriebene, teigige Schwellungen der Haut und der Schleimhäute, die plötzlich auftreten und nach Stunden oder wenigen Tagen wieder verschwinden. Befallen werden vor allem Gesicht, Augenlider, Lunge, Hände und Füße, auch Rachen, Kehlkopf (Glottisödem!), Penis, Scrotum. Die Ödemflüssigkeit ist eiweißhaltig und verdankt einer Permeabilitätssteigerung der Capillaren ihre Entstehung. Familiäre Disposition, Eosinophilie, Auslösung durch bestimmte Nahrungsmittelallergene und besonders die therapeutische Beeinflußbarkeit durch intravenöse Calciumpräparate und Antihistaminsubstanzen (Antistin, Antergan) weisen auf den allergischen Charakter der Erkrankung hin.

## 4. Erkrankungen der peripheren Venen.

**Varizen.** Die Blutbeförderung in den Venen erfolgt durch den nach Passage der Capillaren vorhandenen Rest des Blutdruckes (vis a tergo) und die durch den Tonus und die Aktion der Skeletmuskulatur auf die Venen ausgeübte Kompression, wobei die Venenklappen als Strömungsventile wirken.

Die Venenklappen verhindern auch, daß der hydrostatische Druck der venösen Blutsäule auf den Venen der unteren Extremität lastet. Mit zunehmendem Alter kommt es bei vielen Menschen zur Erweiterung und Wandschwäche des Venensystems mit Schwund der Muscularis, so daß die oberflächlichen Venen als Krampfadern oder Varizen geschlängelt und prall gefüllt hervortreten, besonders auch bei Behinderung des venösen Abflusses durch gesteigerten intraabdominellen Druck (Schwangerschaft) oder Herzinsuffizienz. Werden schließlich infolge Erweiterung der Venen die Venenklappen insuffizient, so steigt der Druck in den Venen der unteren Extremität weiter an, es bilden sich immer stärkere Schlängelungen und Aussackungen der strotzend gefüllten Venen, nicht nur im subcutanen Gewebe, sondern auch in der Tiefe. Komprimiert man die V. saphena unterhalb des POUPARTschen Bandes, so sieht man, daß die Strömungsrichtung beim aufrecht stehenden Kranken nicht von unten nach oben, sondern umgekehrt von oben nach unten geht. Das Blut fließt dann durch Kommunikationen in die tiefgelegenen Venen und dort zum Körper zurück. Die Stromverlangsamung und Druckerhöhung in den varicösen Venen wirkt auf die Capillaren der umgebenden Gewebe, so daß es zu lokalem Ödem, zu trophischen Störungen der Haut (Ulcera cruris), Diapedesisblutungen und Pigmentierungen durch Hämosiderin kommt. Tiefgelegene Varicen verursachen Wadenkrämpfe.

Die Disposition zu Varicen ist ausgesprochen erblich bedingt und meist verbunden mit einer allgemeinen Bindegewebsschwäche. Neben den Beschwerden (leichte Ermüdbarkeit beim Stehen), dem Auftreten der schwer heilenden Ulcera cruris bringen die Varicen die Gefahr der Thrombophlebitis mit ihren Folgen. Wickeln der Unterschenkel mit elastischen Binden, Tragen von Gummistrümpfen bringt nur zeitweise Linderung. Bei schweren Varicen ist die Verödung durch Injektion von hochprozentigen Traubenzuckerlösungen oder die operative Beseitigung zu empfehlen. Leider bilden sich häufig Rezidive.

**Venenthrombose und Thrombophlebitis.** Die meist mit einem thrombotischen Verschluß des Gefäßes einhergehende Entzündung der Venenwand ist ein häufiges und in seinen oft lebensbedrohenden Folgen gefürchtetes Ereignis. Erst in den letzten Jahren hat die genaue Kenntnis der Ursachen der Venenthrombose ihre Behandlungsmöglichkeit ganz erheblich verbessert. Für die Entwicklung einer Venenthrombose sind drei Faktoren maßgeblich: 1. Strömungsverlangsamung, 2. Veränderungen des Gefäßendothels, 3. Steigerung der Gerinnungsfähigkeit des Blutes.

ad 1. Alle Zustände, wobei es zu einer Verlangsamung oder Stagnation der an sich schon langsamen Strömung in den Venen kommt, disponieren zur Entwicklung einer Thrombose (Varicen, Herzinsuffizienz, Bettlägerigkeit usw.).

ad 2. Veränderungen des Gefäßendothels sind meist durch entzündliche Veränderungen der Venen im weitesten Sinne bedingt. Die durch Fortleitung von Erregern aus Entzündungsherden der Nachbarschaft entstehenden

Phlebitiden (Uterusvenenthrombose bei Endometritis, Jugularvenenthrombose bei Angina, Pfortaderthrombose bei Appendicitis) können zum Sepsisherd werden und bedürfen sofortiger chirurgischer Behandlung. Die Mehrzahl der Phlebitiden entstehen als hyperergisch-entzündliche Fernreaktion im Anschluß an Infektionskrankheiten (Pneumonie, Grippe, Typhus usw.) und Operationen. Auch bei der Endangiitis obliterans und Periarteriitis nodosa sind meist nicht nur die Arterien, sondern auch die Venen befallen.

ad 3. Der wichtigste Faktor für die Entstehung einer Venenthrombose scheint eine vermehrte Gerinnungsfähigkeit des Blutes zu sein, der verschiedenartige Veränderungen des Gerinnungssystems zugrunde liegen können (s. Bd. II). Derartige Zustände finden sich nach Operationen, in der Schwangerschaft, bei den verschiedensten Infektionen.

*Klinisches Bild.* Besonders häufig, aber relativ harmlos ist die Thrombophlebitis der Hautvenen (V. saphena). Verhärtung, Rötung und Schmerzhaftigkeit der Vene bei leichter Temperaturerhöhung, entzündliche Ödeme der Umgebung sind eindeutige Symptome. Gefährlich sind die schwer erkennbaren Thrombosen der tiefen Bein- und Beckenvenen, von denen sich leicht Emboli losreißen können. Schmerzhaftigkeit der Muskulatur, Anschwellung des Gliedes durch die Behinderung des Blutabflusses zeigen Befallensein der tiefen Venen an. Ungünstig ist das Wandern der Thrombose auf die andere Extremität oder das gleichzeitige Entstehen mehrerer Thrombosen.

Näheres siehe Lehrbücher der Chirurgie.

Die örtlichen Symptome sind je nach Sitz und Ausdehnung der Thrombose verschieden. Die Thrombose des Hauptstammes der Vena femoralis und Vena iliaca führt zum blassen, manchmal leicht schmerzenden Ödem eines Beines, die Thrombose einzelner Beckenvenen wird oft erst aus der eintretenden Lungenembolie erkannt. Bei Thrombose der Vena cava inf. (durch Kompression, Einbruch von Tumoren usw.) im unteren Drittel sind beide Beine ödematös, die Venen in der Leistengegend und am unteren Abdomen meist erweitert. Bei der Thrombose im mittleren und oberen Drittel geht das Ödem entsprechend höher hinauf. Die Thrombose behindert dann die Nierentätigkeit (Albuminurie, Oligurie) bzw. den Abfluß aus den Lebervenen (Leberschwellung, Ascites, Milzschwellung).

Thrombosen der Armvenen sind sehr viel seltener als die der unteren Extremität. Die durch intravenöse Injektionen hervorgerufenen Thrombosen bleiben meist lokalisiert.

*Therapie.* Die Hauptgefahr der Thrombose liegt in dem von der eigentlichen primär erkrankten Stelle der Venenwand aus proximal gerichteten Wachsen des Thrombus. Dort haftet er fest, während der fortschreitende Thrombus zunächst ohne feste Verbindung mit dem Gefäß ist. Es ist heute möglich, das Fortschreiten der Thrombose durch Anwendung der gerinnungshemmenden Mittel (Heparin, Dicumarol s. S. 400) zu verhindern. Damit ist die Heilungsdauer wesentlich verkürzt und die Emboliegefahr fast auf Null herabgesetzt worden. Am besten ist es, in Fällen, wo erfahrungsgemäß die Gefahr einer Thrombophlebitis besteht, durch eine prophylaktische Dicumarolbehandlung einen der wichtigsten Entstehungsfaktoren, die vermehrte Gerinnungsfähigkeit des Blutes, unter täglicher Kontrolle der Prothrombinzeit (s. dort) auszuschalten. Durch Massage und Gymnastik sowie zeitiges Aufstehenlassen bettlägeriger Kranker kann die Blutstagnation als weiterer Thrombosefaktor an Bedeutung vermindert werden. Entgegen der früher geübten Bettbehandlung mit Hochlagerung des Beines und feuchten Umschlägen läßt man heute zweckmäßigerweise bei Unter- und Oberschenkelthrombosen die Kranken mit einem festen Zinkleimverband, der das

Knie freiläßt, herumlaufen, wenn der Allgemeinzustand es erlaubt. Die an sich ausgezeichnete Behandlung der oberflächlichen Thrombosen mit Ansetzen von Blutegeln ist durch die Dicumarolbehandlung überflüssig geworden.

Über die *Lungenembolie* s. S. 509.

## Literatur.

EDENS, E.: Die Krankheiten des Herzens und der Gefäße. Berlin: Springer 1929. — Die Digitalisbehandlung. Berlin u. Wien: Urban & Schwarzenberg 1934.

FISHBERG, A. M.: Heart failure. Philadelphia: Lea u. Febiger 1946. — FREY: Die Herz- und Gefäßkrankheiten. Berlin: Springer 1936.

HESS, W. R.: Regulierung des Blutkreislaufs. Leipzig: Georg Thieme 1930. — HOCHREIN, M.: Herzkrankheiten, Bd. I, Physiologie, Beurteilung und funktionelle Pathologie des Herzens. Dresden u. Leipzig: Theodor Steinkopff 1941.

LEPESCHKIN, E.: Das Elektrokardiogramm. Dresden u. Leipzig: Theodor Steinkopff 1947. — LEWIS, TH.: Herzkrankheiten. Berlin: Springer 1935.

RATSCHOW, M.: Die peripheren Durchblutungsstörungen. Dresden u. Leipzig: Theodor Steinkopff 1947.

SIEBECK, R.: Die Beurteilung und Behandlung Herzkranker. Berlin u. München: Urban & Schwarzenberg 1947.

WHITE, P. D.: Heart Disease. New York: The Macmillan Company 1947.

ZDANSKÝ, E.: Röntgendiagnostik des Herzens und der großen Gefäße. Wien: Springer 1939.

# Krankheiten der Atmungsorgane.

Von

## H. Assmann.

Mit 64 Abbildungen.

# I. Allgemeine Pathologie der Atmung.

## A. Vorbemerkungen zur normalen Anatomie und Physiologie der Atmungsorgane.

Die Atmungsorgane dienen dem Zweck, dem Körper durch Vermittelung des Blutes den zu den lebensnotwendigen Verbrennungsvorgängen erforderlichen Sauerstoff aus der atmosphärischen Luft zuzuleiten und die bei der Verbrennung gebildete Kohlensäure abzuführen.

Bei der Heranleitung der Luft an die Innenfläche der Lunge, an welcher sich dieser Gasaustausch abspielt, ist Vorsorge getroffen, daß die Luft vorgewärmt und mit dem nötigen Feuchtigkeitsgehalt versehen an die Atmungsfläche herantritt. Diese Erwärmung und Anfeuchtung der atmosphärischen Luft findet beim Durchtritt durch die Atmungswege: Nase, Kehlkopf, Luftröhre und Bronchien statt.

In den *Atmungswegen* sind ferner Vorrichtungen vorhanden, die einstreichende Luft von Staubteilen und Fremdkörpern zu reinigen. Zu diesem Zweck ist die durch die Nasenmuscheln stark vergrößerte Oberfläche der Nasenschleimhaut und die Schleimhaut der übrigen Luftwege mit Schleimdrüsen versehen, welche eine klebrige Schutzschicht über dem Epithel bilden. Die Schleimhaut der Bronchien, der Luftröhre und zum großen Teil auch des Kehlkopfs und der Nase ist mit einem Flimmerepithel bekleidet, dessen Strom nach außen gerichtet ist. An der glatten Muskulatur der Bronchien finden, wie dies jetzt durch röntgenkinematographische Aufnahmen deutlich gemacht ist, ebenfalls nach außen gerichtete Eigenbewegungen statt, welche auch an der Herausbeförderung etwa eingedrungenen Inhalts beteiligt sein können. Auch in den Alveolarwänden sind neuromuskuläre Elemente vorhanden, die auf gewisse Reize in einen Kontraktionszustand geraten können.

Eine weitere Schutzvorrichtung, welche der Fernhaltung ungeeigneter Luft von der Atmungsfläche dient, ist darin gegeben, daß in der Nase die Geruchsnerven verteilt sind und ferner sensible Nervenendigungen des Trigeminus ausgebreitet sind, welche den Niesreflex anregen. Bei Eindringen von irrespirabeln Gasen findet auf Reizung dieser Nerven reflektorisch ein Glottisschluß statt.

Der Beseitigung bakterieller Schädlichkeiten dient der besonders am Rachenring in Gestalt der Gaumen- und Rachenmandeln stark ausgebildete lymphatische Apparat. Hier ist andererseits eine wichtige Stelle, an welcher Bakterien in den Körper eindringen und herdförmige Ansiedlungen bilden können, die zur Ausbildung zahlreicher Infektionskrankheiten Anlaß geben.

Bezüglich der *Blutströmung* in der Lunge sind folgende Umstände von Wichtigkeit. Die Ernährung der Bronchialwandungen wird durch die dem großen Kreislauf angehörigen Bronchialarterien besorgt, welche aus der Aorta bzw. der Arteria mammaria interna stammen. Das aus ihren Verzweigungen hervorgehende Haargefäßnetz, welches sich in den Bronchialwandungen verteilt und das Blut zu den Bronchialvenen und weiter über die Vena azygos und cava superior zum rechten Vorhof leitet, steht in Verbindung mit dem Capillarsystem des kleinen Kreislaufs. Dieses erhält Blut von venöser Beschaffenheit aus den Lungenarterien und gibt es, nachdem es durch den Atmungsvorgang mit Sauerstoff versehen ist, an die Lungenvenen ab.

Die *Lymphgefäße* bilden ein fein verzweigtes Geflecht unterhalb der Pleura pulmonalis und stehen durch feine Öffnungen mit dem Pleuraspalt in Verbindung, so daß sie befähigt sind, im Pleuraraum befindliche Stoffe bzw. Flüssigkeit aufzunehmen und mit dem nach den Lungenwurzeln zu gerichteten Lymphstrom weiterzuleiten. Die Lymphgefäße der

Lungen begleiten die Lungenarterien und Bronchien, an deren Teilungsstellen Lymphknoten eingeschaltet sind. Größere Lymphknoten finden sich an den Lungenwurzeln und längs der Luftröhre (Lymphoglandulae tracheo-bronchiales). Von dort wird die Lymphe durch Lymphabflußgänge rechts in die Vena anonyma dextra, links in den Ductus thoracicus kurz vor seiner Einmündung in den Venenwinkel geleitet.

Die *Innervation* der Bronchien wird durch Äste des Nervus vagus, welcher die Constrictoren der Bronchien versorgt, und Verzweigungen des Sympathicus, welcher die Bronchodilatatoren innerviert, besorgt. Außerdem sind sensible Vagusendigungen in der Bronchialschleimhaut verteilt.

Der *Atmungsvorgang* vollzieht sich in den reich verzweigten Alveolen, deren Oberfläche etwa 100 qm beträgt, also ungefähr 50mal so groß wie die Körperoberfläche ist. Der Gasaustausch zwischen der Alveolarluft und dem Blut in den Lungencapillaren findet in einer zarten einzelligen Schicht von Plattenepithel und dazwischenliegenden kernlosen Platten statt. Hier geht der Sauerstoff von der Alveolarluft in das Blut und die Kohlensäure aus dem Blut in die Alveolen über.

*Die mechanischen Kräfte der Atmung* sind im Inspirium in den Rippenhebern, den Musculi scaleni und intercostales externi, sowie im Zwerchfell gelegen. Im Exspirium ist die Elastizität der bei der Atmung gedehnten Lunge, der im Inspirium gedrehten Rippenknorpel und der Bauchmuskeln sowie die Schwere des inspiratorisch gehobenen Brustkorbs wirksam; wahrscheinlich findet im Exspirium auch eine Anspannung der Musculi intercostales interni statt. Bei verstärkter Atmung werden außerdem im Inspirium die als Atemhilfsmuskeln wirkenden Musculi sternocleidomastoidei und die Brust- und Schultermuskeln angespannt, im Exspirium die Bauchmuskeln und der Musculus quadratus lumborum kontrahiert.

Je nachdem, ob bei der Einatmung mehr die Rippenheber oder das Zwerchfell in Tätigkeit treten, wird von einem costalen oder abdominalen Atemtypus gesprochen. Beim Mann überwiegt die abdominale, beim Weibe die costale Atmung. Gewöhnlich ist ein gemischter Atemtypus vorhanden.

Für die Kreislaufverhältnisse bei der Atmung spielt der von Donders entdeckte sog. *negative Druck* im Pleuraspalt eine Rolle, welcher freilich tatsächlich keine negative Größe darstellt, sondern nur der Differenz des positiven Atmosphärendruckes und der diesem entgegenwirkenden elastischen Kräfte der Lunge entspricht. Sein Vorhandensein ist dadurch bewiesen, daß nach Eröffnung des Thorax die Lunge sich zusammenzieht und Luft in die Brusthöhle einstreicht. Seine Größe ist von Donders an der Leiche durch ein in die Luftröhre eingebundenes Manometer nach Eröffnung des Thorax gemessen und zu 6 mm Hg bestimmt worden. Am Lebenden schwankt der Donderssche Druck je nach der Anspannung der elastischen Kräfte der Lungen bei ruhiger Atmung von 2,5 ccm $H_2O$ im Exspirium bis 8,7 ccm $H_2O$ im Inspirium (v. Neergard und Wirz). Dieser Donderssche Druck bewirkt, daß Blut aus den Körpervenen in den rechten Vorhof eingesogen wird.

Die *Luftmenge*, welche bei ruhiger Atmung während einer Atmungsphase ein- und ausgeatmet wird *(Respirationsluft)*, beträgt 300—700, durchschnittlich 500 ccm. Darüber hinaus kann bei tiefer Einatmung 1500 ccm eingesogen werden *(Komplementärluft)*, andererseits kann nach gewöhnlicher Ausatmung durch angestrengte Exspiration ebenfalls 1500 ccm ausgepreßt werden *(Reserveluft)*. Die gesamte Luftmenge, welche man nach äußerster Ausatmung bei angestrengter Inspiration einzuatmen vermag, wird *Vitalkapazität* genannt. Sie stellt also die Summe von Respirationsluft, Komplementärluft und Reserveluft dar und beträgt 3—4000 ccm. Nach äußerster Ausatmung bleibt noch etwa 1000—1500 ccm Luft in den Lungen zurück *(Residualluft)*. Die gesamte aus Vitalkapazität und Residualluft sich zusammensetzende Luftmenge, die sog.

*Totalkapazität* der Lunge, beträgt etwa 5000 ccm. Die Mitte zwischen normaler Ein- und Ausatmung wird *Mittellage* genannt (vgl. Abb. 5).

Die *Zahl der Atemzüge* des Erwachsenen beträgt in der Ruhe 16—20 in der Minute. Bei Neugeborenen ist sie sehr viel höher, etwa 50 und sinkt dann schnell auf durchschnittlich 36. Als Regel gilt, daß im Mittel auf einen Atemzug 4 Pulse kommen.

Der *Gasaustausch* in der Lunge kommt dadurch zustande, daß die Gase vom Ort der höheren Spannung nach dem niederer Spannung sich bewegen. Maßgeblich ist der Partiardruck des einzelnen Gases. Die Zusammensetzung der atmosphärischen Luft beträgt etwa 21% Sauerstoff, 78% Stickstoff, 1% Argon und 0,03% Kohlensäure. Demgegenüber hat die Alveolarluft durchschnittlich nur etwa 15% Sauerstoff, aber 5—7% Kohlensäure. Diesem prozentualen Gehalt entspricht ein Partiardruck des Sauerstoffs von etwa 100 mm Hg und der Kohlensäure von etwa 40 mm Hg in der Alveolarluft.

Die Diffusion der Gase zwischen der Alveolarluft und dem Blut ist unter normalen Verhältnissen so gut wie vollständig, so daß zwischen dem Kohlensäure- bzw. Sauerstoffgehalt der Alveolarluft und des Blutes nach dem Gasaustausch nur geringfügige Unterschiede bestehen. Der Sauerstoff und die Kohlensäure sind im Blut chemisch gebunden, aber in Form sog. dissoziabler Verbindungen, die von dem Partiardruck der betreffenden Gase abhängig sind.

Der Partiardruck für Kohlensäure ist am höchsten in der Alveolarluft, am geringsten in der atmosphärischen Luft. Die Partiardrucke für Sauerstoff verhalten sich umgekehrt. Die Diffusion der Gase von der Alveolarluft durch die Luftwege bis in die atmosphärische Luft und umgekehrt genügt bei ruhender Luft nicht, um die durch die Verbrennungsvorgänge in den Geweben gebildete und durch das Blut in die Alveolarluft überführte Kohlensäure zu entfernen und die zur Verbrennung erforderliche Sauerstoffmenge einzuführen. Vielmehr ist zur Deckung des Sauerstoffbedarfs des Körpers eine Zufuhr atmosphärischer Luft in die Alveolen und die Entfernung einer entsprechenden Menge Alveolarluft nach außen erforderlich. Dieser Gasaustausch wird durch die Atmung bewerkstelligt.

Durch den Atmungsvorgang tritt bei ruhiger Atmung, bei welcher etwa durchschnittlich 500 ccm Luft eingeatmet werden, eine Erneuerung der Alveolarluft nur etwa zum 8.—10. Teil ein, da in der Lunge nach erfolgter Ausatmung noch etwa 2500 ccm Luft (Residualluft und Reserveluft) zurückbleiben und überdies der an dem Gasaustausch unbeteiligte schädliche Raum zwischengeschaltet ist, welcher in den Lichtungen von Nase, Mund, Kehlkopf und Bronchien enthalten ist und auf etwa 140 ccm berechnet wird.

Die Atembewegungen werden vom *Atemzentrum* aus angeregt, welches in der Medulla oblongata, und zwar in der Formatio reticularis, gelegen ist (LEGALLOIS, Noeud vital von FLOURENS). Dieses entsendet auf der Bahn der Atemnerven zu den Atemmuskeln rhythmische Erregungen, welche die Atembewegungen und damit den normalen Gasaustausch in dem Zustand der Eupnoe hervorrufen. Es ist die Frage erörtert worden, ob außer dem Atemzentrum in der Medulla oblongata noch höher liegende Atemzentren im Hirnstamm in der Gegend der Thalami optici und der Vierhügel vorhanden sind; wahrscheinlich handelt es sich dabei um zentrale Apparate, welche die Tätigkeit des Atemzentrums im verlängerten Mark im Sinne einer Anregung oder Hemmung beeinflussen können.

Wenn der Partiardruck der Kohlensäure in der Alveolarluft durch Verstärkung der Verbrennungsvorgänge in den Körpergeweben steigt und dementsprechend der Sauerstoffbedarf sich erhöht, wird der erforderliche vermehrte Gasaustausch durch eine Verstärkung der Atembewegungen bewirkt. Dies kommt dadurch zustande, daß der vermehrte Kohlensäuregehalt des Blutes einen chemischen Reiz auf das Atemzentrum ausübt. Maßgeblich ist dabei das Verhältnis der freien zur gebundenen Kohlensäure $\frac{CO_2}{NaHCO_3}$ (HENDERSON-HASSELBALCH).

Durch Ansteigen dieses Wertes wird das Atemzentrum gereizt und von diesem auf nervösem Wege ein vermehrter Impuls den Atemmuskeln zugeführt. Wenn durch die verstärkte Atemtätigkeit der Kohlensäuregehalt der Alveolarluft und infolge davon auch der des Blutes wieder gesunken ist, vermindert sich dessen Reizwirkung auf das Atemzentrum, und die Atemzüge werden wieder flacher. Diese auf humoralem Wege bewirkte *chemische Steuerung*, welche durch den Kohlensäuregehalt des Blutes über dessen Ionenkonzentration auf das Atemzentrum ausgeübt wird, gewährleistet einen den Bedürfnissen angepaßten Austausch der Gase und eine konstante Aufrechterhaltung der H-Ionenkonzentration des Blutes.

Neben dieser unmittelbaren chemischen Steuerung wird nach neueren Untersuchungen (HEYMANS) eine Vereinigung von humoralen und nervösen Vorgängen bei der Regulation der Atmung angenommen. Im kardioaortalen Gebiet, in den Sinus carotici und im Glomus caroticum befinden sich reflexogene Zonen, welche durch chemische Einflüsse, nämlich durch Kohlensäureüberschuß und eine Erhöhung der H-Ionenkonzentration des Blutes, ferner auch durch Sauerstoffabnahme erregt werden (Chemoreceptoren) und auf nervösem Wege die Reize auf die Atembewegungen übertragen; bei Umkehrung dieser Verhältnisse wirken sie dämpfend. Ähnlich gelagerte reflexogene Zonen sprechen auf Änderung des Blutdruckes an (Pressoreceptoren). Steigerung des Blutdrucks ruft eine Senkung desselben, Verlangsamung des Herzschlages und Hemmung der Atmung, Abnahme des Blutdrucks das Gegenteil hervor. Hierdurch ist eine Verknüpfung von Atmungs- und Kreislaufregulation geschaffen.

Außerdem findet eine rein *nervöse Selbststeuerung der Atmung* statt, welche als HERING-BREUER*scher Reflex* bezeichnet wird. Dieser kommt so zustande, daß bei der inspiratorischen Dehnung der Lunge die in dieser endigenden afferenten Vagusfasern gereizt werden und reflektorisch die weitere Inspiration hemmen sowie eine anschließende Exspiration auslösen. Dagegen wird bei exspiratorischer Erschlaffung der Lunge ein Reiz auf die die Inspirationsmuskeln in Tätigkeit setzenden Nerven ausgeübt.

Auch von zahlreichen anderen afferenten Nerven aus werden dem Atemzentrum Einflüsse teils erregender, teils hemmender Art zugeführt, so von den sensiblen Nerven, welche in der Schleimhaut der Atemwege, Nase, Kehlkopf und Bronchien, sowie auch in den Atemmuskeln verbreitet sind, ferner von den den Blutdruck regelnden nervösen Geflechten.

Im Anschluß an den Atmungsvorgang sind noch einige reflektorisch ausgelöste besondere *Atmungsbewegungen* zu besprechen.

*Husten* und *Niesen*. Beim Husten und Niesen findet eine krampfhafte verstärkte Ausatmung durch Anspannung der Bauch- und Lendenmuskeln statt, nachdem meist eine tiefe Einatmung vorangegangen ist. Beim Husten ist zunächst die Stimmritze geschlossen; infolgedessen tritt eine erhebliche Steigerung des intraalveolären Druckes ein; bei plötzlichem Nachlassen des Glottisschlusses entweicht dann die unter hohem Druck stehende Luft aus der Lunge nach außen. Hierdurch können Schleimpartikel und Fremdkörper aus den Atemwegen herausbefördert werden. In ähnlicher Weise findet beim Niesen ein Verschluß der Choanen der Nase durch Kontraktion der Schlund- und Gaumenmuskeln statt, der dann durch Erhöhung des Druckes in den Atemwegen plötzlich gesprengt wird

Der Vorgang des Hustens und Niesens wird reflektorisch von der Schleimhaut der Bronchien und der Luftröhre durch Reizung der Nervenendigungen des Nervus vagus, der des Niesens von der Nasenschleimhaut durch Reizung des Trigeminus ausgelöst. Diese Reize werden einem im verlängerten Mark in der Nähe des Atemzentrums gelegenen Zentrum zugeführt.

Sowohl beim Husten als beim Niesen entsprechen die intrathorakalen Druckverhältnisse denen des VALSALVAschen Versuches (nach tiefer Einatmung Versuch der Ausatmung und Pressen bei geschlossener Stimmritze). Durch die Stärke der intrathorakalen Drucksteigerung wird auch der Kreislauf beeinflußt, indem dem rechten Ventrikel erhöhte Widerstände erwachsen und die Einströmung des Blutes aus den Körpervenen in den rechten Vorhof behindert wird; bei heftigen Hustenstößen wird eine pralle Füllung der Venen des Halses und des Gesichtes sichtbar. Anhaltender Husten kann zu einer Dehnung der Lunge (Emphysem) und Hypertrophie der rechten Herzkammer Anlaß geben.

*Gähnen.* Beim Gähnen, welches durch Hirnanämie ausgelöst wird, findet eine tiefe Inspirationsbewegung statt. Durch die dabei eintretende Erniedrigung des intrathorakalen Druckes wird Blut aus den Körpervenen in das Herz eingesogen und dadurch der Kreislauf befördert.

## B. Pathologische Physiologie der Atmung.

Von dem besprochenen Zustand einer guten Funktion der Atmung (Eupnoe) kommen schon beim Gesunden Abweichungen vor, unter welchen der durch die Atmung bewirkte Gasaustausch den Bedürfnissen des Körpers nicht genügt. Es tritt dann eine beschleunigte und vertiefte angestrengte Atmung auf, welche als *Dyspnoe* bezeichnet wird. Ein Beispiel ist die bei starker Muskelanspannung auftretende sog. Arbeitsdyspnoe.

Bei höheren Graden der Dyspnoe werden die Atemhilfsmuskeln an Hals, Brust und Schultern in Tätigkeit gesetzt, durch welche der Brustkorb gehoben wird. Ihre Anspannung ist am wirksamsten bei aufrechter Körperhaltung *(Orthopnoe)*, wenn der Schultergürtel durch Aufstützen der Arme festgestellt wird.

Die stärkste Behinderung des Gasaustausches wird als Erstickung *(Asphyxie)* bezeichnet. Sie kommt z. B. bei Verlegung der Atemwege durch Fremdkörper oder bei starker Verengerung derselben durch Bildung von Membranen oder Druck von Tumoren, ferner bei Lähmung der Atemmuskulatur sowie bei Kollaps beider Lungen durch doppelseitigen Pneumothorax usw. zustande.

Wenn diese Verhältnisse plötzlich entstehen, treten zunächst die gewöhnlichen Erscheinungen der Dyspnoe in Gestalt von beschleunigter, vertiefter und angestrengter Atmung auf. Sodann folgt das zweite Stadium mit Anspannung aller Hilfsmuskeln, Nasenflügelatmen und oft Eintritt von Krämpfen. Diese werden dadurch hervorgerufen, daß der Reiz des erhöhten Kohlensäuregehaltes des Blutes auf das dem Atemzentrum benachbarte Krampfzentrum im verlängerten Mark überspringt. Im dritten Stadium erfolgt nach Überreizung Lähmung des Atemzentrums. Die Atemzüge flachen ab und hören schließlich ganz auf. Infolge Sauerstoffmangel des Blutes entwickelt sich eine schnell zunehmende Cyanose. Die Herztätigkeit überdauert die Atembewegungen noch einige Zeit, der Puls ist langsam infolge Vagusreizung und stark gespannt infolge eines durch Erregung des Vasomotorenzentrums bewirkten allgemeinen Gefäßkrampfes. Durch Reizung benachbarter Zentren werden die Pupillen erweitert und die Zentralapparate von Blase und Mastdarm sowie der Erektion erregt. Im vierten Stadium erfolgen einige Zeit nach Eintritt des Atemstillstandes noch ein paar kurze schnappende Atemzüge; bald darauf setzt der Puls aus, und das Leben erlischt. Noch in diesem letzten Stadium und sogar noch nach Aussetzen der Herztätigkeit kann durch künstliche Atmung und Herzreize das Leben wieder angefacht werden. Dabei geht die Atmung über das dyspnoische Stadium allmählich zum eupnoischen über.

Wenn die Asphyxie nicht plötzlich, sondern allmählich eintritt, wie dies z. B. bei mäßiger Einengung, nicht völliger Verlegung der Luftröhre oft geschieht, so erfolgt ein sog. Einschleichen des Reizes durch Kohlensäureüberladung, welcher nicht auf die benachbarten Zentren übergreift. Es fehlen dann die genannten Krampf- und übrigen Reizerscheinungen, der Tod tritt sanft unter allmählichem Nachlassen der Atemzüge und der Herztätigkeit ein.

Unter krankhaften Verhältnissen können verschiedene *Ursachen der Dyspnoe* unterschieden werden, deren Entstehungsart freilich vielfach übereinstimmt.

1. Eine *pulmonale Dyspnoe* tritt bei Behinderung des Gasaustausches in der Lunge z. B. bei Verengung der Luftwege, Verkleinerung der atmenden Oberfläche durch Entzündung, Atelektase, Tumoren der Lunge, durch Pleuraerguß oder Pneumothorax ein.

Eine andere Art der pulmonalen Dyspnoe kommt bei Stauung im kleinen Kreislauf zustande und wird teils auf den dabei eintretenden Zustand der Lungenstarre (von BASCH) bezogen, teils und wohl hauptsächlich durch eine verminderte Durchlässigkeit der Wandungen der Lungencapillaren und Alveolarepithelien für Gas erklärt. Dieser Zustand, welcher *Pneumonose* genannt wird, ist durch Verminderung der Sauerstoffsättigung des arteriellen Blutes bei normaler Sauerstoffspannung in der Alveolarluft gekennzeichnet. Er wird auch bei der Einwirkung von ätzenden Gasen, insbesondere Phosgen, noch vor dem Eintritt des Lungenödems angenommen. Unter allen diesen Verhältnissen handelt es sich also um eine Behinderung des Gasaustausches in der Lunge.

2. Eine *kardiale Dyspnoe* kommt beim Nachlassen der Herzkraft zustande Hierbei wird der Blutstrom in den Capillaren der Körpergewebe verlangsamt und das Blut dadurch in einem gegenüber der Norm vermehrten Maße mit Kohlensäure beladen. In diesem Zustand befindet sich auch das Blut, welches das Atemzentrum durchströmt, das hierdurch erregt wird. Oft sind Mischungen mit pulmonaler Dyspnoe bei gleichzeitig vorhandener Stauung im kleinen Kreislauf vorhanden. Bei den besonders nächtlich auftretenden Anfällen von kardialer Dyspnoe wird auch eine reflektorische Reizung des Atemzentrums von der gestauten Lunge aus erörtert (s. auch Abschnitt Kreislauf S 335).

3. Eine *Dyspnoe durch Stoffwechselprodukte mit chemischer Reizwirkung* wird z. B. bei urämischen Zuständen beobachtet. Hierbei handelt es sich um eine echte Acidose. Auch die später noch zu besprechenden Atemstörungen beim Coma diabeticum, die auf einer Überladung des Blutes mit abnormen Säuren beruhen, sind hier anzuführen.

4. Eine *cerebrale Dyspnoe* entsteht bei verschiedenartigen Erkrankungen des Gehirns, die direkt, wenn sie in der Nachbarschaft des Atemzentrums in der Medulla oblongata oder übergeordneter höherer Zentren liegen, oder indirekt lediglich durch Druckwirkung aus der Ferne einen Reiz auf das Atemzentrum ausüben. Auch eine bei Hypertonie auftretende Dyspnoe wird von STRAUB auf Reizung des Atemzentrums durch Gefäßveränderungen organischer oder spastischer Natur zurückgeführt. Die infolge direkter Reizung des Atemzentrums entstehende Atemstörung wird als *zentrogene Dyspnoe* bezeichnet.

5. Auch auf nervösem Wege kann das Atemzentrum reflektorisch von der Peripherie aus bei Reizen von der Pleura her, die z. B. bei Berührung derselben mit der Pneumothoraxnadel entstehen, ferner bei Reizung der Nasenäste des Trigeminus usw. erregt werden.

6. Eine *psychogene Dyspnoe* oder Tachypnoe kommt bei Hysterie und seelischen Erregungszuständen vor. Auch durch den Willen kann die Atmung stark beeinflußt, z. B. lange angehalten und in ihrem Typus verändert werden.

Abgesehen von der zentrogenen und der von peripheren nervösen Reizen reflektorisch erregten sowie der durch psychogene Impulse entstehenden Dyspnoe kommt die Dyspnoe meist auf *hämatogenem* Wege zustande, indem durch Änderungen der Blutbeschaffenheit ein Reiz auf das Atemzentrum ausgeübt wird. Wie bereits beim Mechanismus der normalen Atmung ausgeführt wurde, ist hierbei der Quotient $\frac{CO_2}{NaHCO_3}$ maßgeblich. Sowohl eine Zunahme des Gehaltes des Blutes an Kohlensäure, welche im Zähler des Bruches steht, als auch eine Abnahme der im Nenner befindlichen $NaHCO_3$ bewirkt eine Reizung des Atemzentrums. Eine Vermehrung der Kohlensäure des Blutes findet sich bei der pulmonalen und kardialen Dyspnoe; eine Verminderung von $NaHCO_3$ wird durch eine Azidose des Blutes, welche die Alkalireserve desselben beschlagnahmt, herbeigeführt. Bei der durch Muskelanstrengungen entstehenden Arbeitsdyspnoe spielt sowohl eine Vermehrung der Kohlensäure als auch eine durch Bildung von Milchsäure und Phosphorsäure bewirkte Azidose des Blutes eine Rolle, die beide im gleichen Sinne wirken.

Eine Umkehrung dieses Verhältnisses, nämlich eine Verminderung des Quotienten $\frac{CO_2}{NaHCO_3}$, ist bei einer Alkalose des Blutes vorhanden. Diese kommt z. B. im Stadium der Verdauung vor, wenn die sauren Valenzen durch Abscheidung von reichlichen Salzsäuremengen in den Magen abgeschwächt sind. Eine Verminderung der Kohlensäure des Blutes kommt nach mehrfachen kurz aufeinanderfolgenden tiefen Atemzügen, die willkürlich herbeigeführt werden können, zustande. Unter solchen Umständen fallen die Reize auf das Atemzentrum fort oder sind unterschwellig. Deshalb setzt die Atmung aus; es tritt der Zustand der *Apnoe* ein. Hierbei kann es zu tetanischen Kontraktionen kommen.

Bei der bisherigen Besprechung ist hinsichtlich des Gasaustausches das Verhalten der Kohlensäure in den Vordergrund gestellt worden, weil dieses in der Regel das Atemzentrum beherrscht. Außerdem kann aber auch das Verhalten des Sauerstoffes von Bedeutung sein, indem auch Sauerstoffmangel unabhängig von der Kohlensäureüberladung des Blutes einen Einfluß von freilich weit geringerer Bedeutung auf das Atemzentrum ausübt. Sauerstoffmangel findet sich z. B. bei Anämien, bei Kohlenoxyd- und Methanvergiftungen, in Höhenluft bei einem Aufenthalt in einer Höhe über 3000—4000 m, die für Bergsteiger und Flieger eine Rolle spielt. Durch Sauerstoffmangel wird ebenfalls das Atemzentrum gereizt, freilich bei weitem weniger stark als durch Kohlensäureüberladung. Der Reiz wirkt wahrscheinlich nicht direkt, sondern auf reflektorischem Wege auf das Atemzentrum ein. Auch unter diesen Verhältnissen kommt es zu einer beschleunigten vertieften und angestrengten Atmung. Gleichzeitig tritt Herzklopfen, Kopfschmerz, Schwindel, starke Müdigkeit und Schläfrigkeit, die sich bis zur vollkommenen Benommenheit steigern kann, ein.

Außer der gewöhnlichen dyspnoischen Atmung werden besondere Atemtypen unter bestimmten Verhältnissen beobachtet.

Eine sog. *große Atmung,* die durch auffallende tiefe, dabei ziemlich langsame Atemzüge gekennzeichnet ist, ist von KUSSMAUL beschrieben und nach ihm benannt worden. Sie findet sich bei Überladung des Blutes mit Säuren ($\beta$-Oxybuttersäure, Acetessigsäure), die am stärksten beim Coma diabeticum ausgesprochen ist, und ferner bei Erschöpfung der Glykogenvorräte des Körpers durch hochgradige Inanition entsteht. Wie bereits vorher ausgeführt wurde, wird hierbei die Alkalireserve von den genannten Säuren beschlagnahmt und die freiwerdende Kohlensäure bewirkt eine Reizung des Atemzentrums, diese führt eine Vertiefung der Atmung und dadurch eine vermehrte Abrauchung der Kohlensäure herbei.

Periodische Atmung. Eine weitere Abart der Atmung ist durch periodischen Wechsel der Atemzüge gekennzeichnet.

Der BIOT*sche Atemtypus,* bei welchem Gruppen von gleich tiefen Atemzügen durch Pausen unterbrochen werden, findet sich bei cerebralen Erkrankungen verschiedener Art, insbesondere bei Hirntumoren, Meningitis und bei Gefäßstörungen, die das Atemzentrum beeinflussen. Bei erhöhtem Hirndruck wird oft auch eine unregelmäßige Atmung, die mit langsamen, mitunter vertieften und seufzerartigen Atemzügen nach zwischengeschalteten Atempausen einhergeht, beobachtet. Sie ist sehr charakteristisch und kann geradezu von diagnostischer Bedeutung für das Vorliegen eines erhöhten Hirndruckes sein.

Eine besondere Art periodischer Atmung ist nach CHEYNE-STOKES benannt. Hierbei werden an- und abschwellende Atemzüge durch einen längeren Stillstand der Atmung unterbrochen, in dem oft eine leichte Benommenheit oder ein völliger Schlafzustand eintritt. Nach einiger Zeit beginnt die Atemtätigkeit wieder, zuerst mit einigen kurzen und flachen Atemzügen. Diese nehmen an Tiefe zu und erreichen bald einen Höhepunkt, von dem sie dann wieder abfallen. Mit dem Beginn der Atmung erwacht auch das Bewußtsein, mit dem Abfall oder nach Aufhören der Atmung erlischt es wieder. In der Atempause steigt der Blutdruck, bei Beginn der Atmung fällt er wieder steil ab. Im Schlafzustand während des Atemstillstandes werden die Pupillen eng und reaktionslos, beim Aufwachen erweitern sie sich wieder zur Norm und reagieren auf Lichteinfall. Dieser CHEYNE-STOKES-Atemtypus wird am häufigsten bei Urämie, schweren Graden von Anämie und bei Schwächezuständen des Herzens namentlich bei Hypertonie, ferner bei verschiedenartigen cerebralen Erkrankungen sowie bei Morphiumvergiftung beobachtet. Außerdem kommt er bei Aufenthalt in großen Höhen und im Winterschlaf von Tieren, mitunter auch bei Schlafzuständen gesunder Menschen vor.

Auf Grund klinischer Beobachtungen ist das Zustandekommen der CHEYNE-STOKESschen Atmung meist durch eine Herabsetzung der Erregbarkeit des Atemzentrums erklärt worden, die bei den genannten Zuständen anzunehmen ist. Der übliche Reiz der Kohlensäure im Blut ist dann unterschwellig. Bei Aufhören der Atmung nimmt der Kohlensäuregehalt des Blutes zu. Wenn er eine gewisse Höhe erreicht hat, löst der Reiz nunmehr zunächst geringe, dann stärkere Atemzüge aus, bis der überschüssige Kohlensäuregehalt des Blutes durch die Atmung wieder heruntergedrückt wird. Alsdann verringern sich die Atemzüge und hören schließlich ganz auf. Für diese anscheinend den Vorgängen recht gut gerecht werdende Erklärung hat freilich die Untersuchung der Blutgase nicht beweisende Unterlagen geliefert. Vielmehr wird auf Grund solcher Untersuchungen zum Teil angenommen, daß Sauerstoffmangel reflektorisch die CHEYNE-STOKESsche Atmung auslöst. Die Blutdruckschwankungen werden durch das Ansteigen und Fallen des Kohlensäurespiegels im Blut hervorgerufen, welcher einen Reiz auf die Kreislaufzentren in der Medulla oblongata ausübt.

Änderungen des mechanischen Atemtypus. Auch der mechanische Atemtypus kann Abweichungen von der Norm aufweisen. Es wird statt des gewöhnlich vorhandenen gemischten Atemtypus eine rein abdominale Atmung (vgl. S. 459) bei Unbeweglichkeit des Brustkorbes bei der Spondylarthritis ancylopoetica (STRÜMPELL-MARIE-BECHTEREWscher Erkrankung) beobachtet. Dagegen findet sich ein rein costaler Atemtypus bei schmerzhaften Erkrankungen des Abdomens, so besonders bei allgemeiner Peritonitis, ferner bei raumbeschränkenden Prozessen der Bauchhöhle, großen Tumoren, Gravidität usw.

Einseitige Behinderung der Atmung kommt bei schmerzhaften Erkrankungen einer Lunge, des Brust- und Zwerchfelles, subphrenischen Abscessen, ferner bei angeborenen Verbildungen und erworbenen Schrumpfungsprozessen einer Thoraxhälfte, z. B. durch chronische Pneumonie, Pleuraschwarten usw. (Rétrécissement thoracique) vor (vgl. S. 542).

# II. Spezielle Pathologie der Atmungsorgane.

## A. Erkrankungen der oberen Luftwege (Nase und Kehlkopf).

### 1. Akuter Nasenkatarrh (Schnupfen).

Dem Schnupfen liegt eine katarrhalische Entzündung der Nasenschleimhaut zugrunde. Diese tritt am häufigsten als selbständige Erkrankung auf, seltener als Begleitsymptom sonstiger Infektionskrankheiten, namentlich bei Masern, Syphilis, Rotz. Eine besondere nichtinfektiöse eigenartige Form des Schnupfens, der sog. Heuschnupfen und der angioneurotische Nasenkatarrh (Rhinitis vasomotoria), wird in einem besonderen Abschnitt geschildert werden.

**Ätiologie.** Bei dem allbekannten Krankheitsbild des gewöhnlichen Schnupfens handelt es sich, wie die breite ärztliche Erfahrung lehrt, um eine übertragbare Krankheit, deren Eintritt durch Erkältungen und Durchnässungen sehr begünstigt wird, insbesondere wenn dabei keine körperliche Anstrengung stattfindet. Die Empfindlichkeit der einzelnen Menschen für die Erkrankung ist recht verschieden. Bei dazu veranlagten Personen tritt der Schnupfen immer wieder auf.

Der Erreger des Schnupfens ist unbekannt. Wahrscheinlich handelt es sich um ein ultravisibles filtrierbares Virus. Im Nasensekret werden zwar häufig verschiedenartige Bakterien, insbesondere Pneumokokken, Streptokokken. Micrococcus catarrhalis, Influenzabacillen gefunden; in der Regel sind diese aber nicht als Erreger der ursprünglichen Erkrankung, sondern nur als eine Mischinfektion anzusehen.

Abgesehen von dem übertragbaren Schnupfen kommt ein akuter Nasenkatarrh auch nach Einwirkung mechanischer und besonders chemischer Reize vor. So kann Aufenthalt in staubiger Luft dazu Anlaß geben. Eine unter Umständen sehr heftige Entzündung kann bei Menschen, die dafür eine besondere Empfindlichkeit besitzen, nach innerlichem Gebrauch von Jod oder Einatmung selbst kleinster staubförmiger Mengen von radix ipecacuanhae eintreten.

Die *Symptome* des Schnupfens bestehen zunächst in einem kratzenden brennenden Gefühl, welches häufig zuerst im Rachen, dann erst in der Nasenschleimhaut auftritt. Dann folgt Absonderung einer wäßrigen Flüssigkeit. die unter häufigem Niesen entleert wird. Allmählich, gewöhnlich nach 1—2 Tagen nimmt die Absonderung eine zunehmende schleimig-eitrige Beschaffenheit an. Nach einigen weiteren Tagen schwindet die Sekretion. Auf der Höhe des Schnupfens ist die Nasenatmung durch die Schwellung der Schleimhaut behindert. Die Geruchs- und Geschmacksempfindung ist gestört. Die Temperatur ist meist wenig erhöht, das Allgemeinbefinden gewöhnlich nicht bedeutend gestört. Mitunter ist aber doch ein Gefühl beträchtlicher Mattigkeit und Abgeschlagenheit vorhanden. Häufig wird über Kopfschmerzen geklagt, auch Appetitmangel kann vorhanden sein.

In der Regel tritt nach einigen Tagen bis zu einer, höchstens zwei Wochen Heilung ein. In manchen Fällen schreitet die katarrhalische Entzündung jedoch absteigend auf den Kehlkopf und die Luftröhre, auch auf die Bronchien fort und führt hier zu einer ähnlichen Erkrankung der Schleimhäute, die gleichfalls mit Absonderung von zunächst serösem, dann schleimig-eitrigem Sekret einhergeht und Heiserkeit sowie Husten hervorruft. Gewöhnlich klingen auch diese katarrhalischen Erscheinungen nach kurzer Dauer ab.

Als *Komplikationen* können in den Nebenhöhlen der Nase, auf welche die katarrhalische Entzündung sich fortpflanzt, Eiterungen auftreten, die nach Schwinden des allgemeinen Nasenkatarrhs bestehen bleiben. Sie werden durch ein dumpfes Druckgefühl, das der Gegend der Nebenhöhlen entspricht, und einen nur gelegentlich, besonders beim tiefen Neigen des Kopfes auftretenden Abfluß des eitrigen Sekrets in die Nasenhöhle erkannt. Beim Empyem der Stirnhöhle treten häufig Schmerzen in der Stirn, bei einem Empyem der HIGHMORS-Höhle Schmerzen in den Backenknochen und dem Oberkiefer sowie oft ebenfalls in der Stirn, bei Eiterungen der Keilbeinhöhle tiefsitzende Kopfschmerzen, die in den Nacken ausstrahlen können, auf. Mitunter zeichnen sich diese Schmerzen durch ihre periodische Wiederkehr zu bestimmten Stunden aus. Dabei kann erhebliches Fieber vorhanden sein. Eine weitere Komplikation entsteht dadurch, daß die katarrhalische Entzündung der Nasen- und Rachenhöhle sich auf die Tube fortsetzt und die Schwellung der Schleimhaut deren Lichtung verschließt. Alsdann tritt nicht selten eine seröse bzw. eitrige Mittelohrentzündung auf. Alle diese mit Eiterungen einhergehenden Folgeerscheinungen werden meist durch Streptokokken hervorgerufen.

**Behandlung.** In leichteren Fällen des Schnupfens ist eine besondere Behandlung nicht nötig. Es kann der Versuch gemacht werden, bei Auftreten der ersten Reizempfindungen in Rachen und Nase durch Aspirin (1 g) oder Pyramidon (0,5 g) den Ausbruch der Erkrankung zu verhindern. Es gelingt dies aber nur in seltenen Fällen. Durch eine Schwitzkur mit Trinken von reichlich heißer Flüssigkeit und heißen Packungen sowie Aspiringaben kann der Verlauf abgekürzt werden. Ist bereits eine starke Sekretion vorhanden, so ist andererseits Dursten das beste Mittel zu ihrer Beschränkung. Örtlich können Risinsalbe oder Formanwatte angewandt werden. Auch kleine Jodmengen (Jod 0,1, Kal. jod. 0,5, Glycerin ad 30,0 1—2mal täglich 5 Tropfen) werden empfohlen. Eine starke Schwellung der Schleimhaut kann durch Einpinseln mit einer 1% Adrenalinlösung oder Einträufeln von Adrianol gemildert werden.

Entzündungen der Nebenhöhle der Nase werden im akuten katarrhalischen Stadium am besten mit Kopflichtbädern behandelt. Ist bereits ein Empyem eingetreten, so ist fachärztliche, unter Umständen operative Therapie erforderlich.

## 2. Heuschnupfen.

Symptomatisch dem gewöhnlichen Schnupfen ähnlich, aber ätiologisch davon völlig zu trennen ist eine als Heuschnupfen bezeichnete Erkrankung, welche bei dafür empfänglichen Personen, meist bei jugendlichen oder erwachsenen Männern, zur Zeit der Gräserblüte eintritt. Der Heuschnupfen gehört ebenso wie das Bronchialasthma zu den allergischen Erkrankungen. Bei diesen wird durch Einverleibung besonderer Reizstoffe auf parenteralem Wege eine Überempfindlichkeit erzeugt, welche bei wiederholter Einwirkung derselben Stoffe zu heftigen Reizerscheinungen führt. Näher sind diese Vorgänge bei der allgemeinen Darstellung der Allergie und Anaphylaxie und bei der Schilderung des Asthma bronchiale ausgeführt.

**Symptome.** Der Heuschnupfen tritt meist in der Form einer sehr heftigen katarrhalischen Entzündung der Nasenschleimhaut auf, die sowohl mit reichlicher Sekretion als auch mit heftigen schmerzhaften Empfindungen an der Nase, starkem Niesreiz und oft mit starken Kopfschmerzen einhergeht. Gewöhnlich ist damit eine Entzündung der Augenbindehaut verbunden, die stark gerötet ist und reichliche Tränenabscheidung sowie Brennen in den Augen verursacht. Es kann dabei sogar ein Ödem der Augenlider auftreten. Auch ein Katarrh des Kehlkopfes und der Bronchien und namentlich nachts auftretende heftige asthmatische Anfälle können den Heuschnupfen begleiten. Im Blut wird ebenso wie beim sonstigen Bronchialasthma und anderen allergischen Vorgängen eine mitunter beträchtliche Eosinophilie gefunden.

Eine dem Heuschnupfen ähnliche Form eines vasomotorischen Schnupfens, welche auch mit Bindehautkatarrh und Kopfschmerzen einhergeht, aber auch nicht an Heuschnupfen leidende Menschen befällt, habe ich bei verschiedenen Personen nach Baden in moorigen Seen und Teichen beobachtet.

**Therapie.** Besonders zum Heuschnupfen neigende Personen, die alljährlich daran in mehr oder weniger schwerer Form erkranken, suchen sich einem Wiederausbruch dadurch zu entziehen, daß sie zur Zeit der Grasblüte sich möglichst im Zimmer aufhalten und jeden Ausgang auf Felder und Wiesen vermeiden. Schwer vom Heuschnupfen geplagte Personen fliehen an andere Orte, in denen zu der betreffenden Zeit keine Grasblüte vorhanden ist, so auf See, an den Strand oder ins Hochgebirge.

Eine Prophylaxe kann ferner in der Weise getrieben werden, daß genügende Zeit vor der Grasblüte eine Desensibilisierung mit Pollenextrakten vorgenommen wird. Am meisten Erfolg verspricht eine Kur dann, wenn festgestellt ist, gegen welche Pollenarten der Kranke besonders empfindlich ist. Dies kann durch Erfahrung bekannt sein oder durch besondere Versuche, unter Umständen auch durch Impfungen mit selbst hergestellten Aufschwemmungen von Pollen in $^1/_{10}$ Normalnatronlauge oder mit käuflichen Testlösungen ermittelt werden.

Zur Hautprobe ist die sog. Scarifikationsmethode zu empfehlen, bei welcher eine Reihe oberflächlicher Hautschnitte ausgeführt wird; in diese werden die Pollenlösungen eingeträufelt. Die Reaktion wird als positiv bezeichnet, wenn nach einigen Minuten bis höchstens nach einer halben Stunde nach der Impfung eine Rötung und Schwellung von mindestens 0,5 cm Durchmesser entsteht. Dann werden Proben mit abgestuften Verdünnungen angestellt, um den Empfindlichkeitsgrad festzustellen. Die Verdünnung, welche eben keine positive Reaktion mehr gibt, wird als therapeutische Anfangsdosis gewählt.

Von anderen wird die intracutane Impfung bevorzugt; jedoch ist diese Methode nicht ganz ungefährlich, weil es dabei, freilich in seltenen Fällen, zu heftigen allgemeinen Reizerscheinungen unter dem Bilde des Heuschnupfens und Bronchialasthmas, auch zu schweren Schockzuständen kommen kann. Ganz vereinzelt sind sogar Todesfalle dabei beobachtet.

Um die Mühe der Selbstbereitung eines spezifischen Impfstoffes zu ersparen, sind fabrikmäßige Pollenextrakte von Mischungen derjenigen Blütensorten hergestellt, welche am häufigsten Heuschnupfen hervorrufen. Derartige Präparate sind z. B. die therapeutischen Pollenallergene (Höchst) und das von den I. G Farben hergestellte Helisen. Mit diesen werden Hautimpfungen in steigender Dosis gemäß einem bestimmten Schema vorgenommen. Eine derartige Kur dauert etwa 8 Wochen. Mit beiden Präparaten sind in einer Anzahl von Fällen, aber nicht ausnahmslos günstige Erfolge erzielt worden.

Damit der erstrebte Impfschutz zur Zeit der Grasblüte vorhanden ist, muß die Kur schon im März begonnen werden, nachdem vorher Impfproben zur Ermittlung der Art der Empfindlichkeit angestellt waren. Wenn der Heuschnupfen bereits ausgebrochen ist, wird Einstreichen von Pollantinsalbe in die Nase und Einträufeln von flüssigem Pollantin in den Bindehautsack empfohlen, ist aber nicht immer von zuverlässiger Wirkung. Das Pollantin ist ein antitoxisches Serumpräparat. Eine allgemeine passive Immunisierung mit derartigen Serumstoffen hat sich nicht bewährt.

Neuerdings wird das intramuskulär, intravenös oder in Tabletten per os zu verabfolgende Antistin empfohlen; es wirkt dem Histamin entgegen, das bei anaphylaktischen Zuständen eine wesentliche Rolle spielt. Auch durch eine Kalkbehandlung, z. B. gluconsaures Calcium mehrmals teelöffelweise oder intravenöse Injektionen von Afenil, kann versucht werden, den Überempfindlichkeitszustand zu mildern. Tropp gibt prophylaktisch und therapeutisch Pervitin (täglich 1—3 Tabletten), angeblich ohne schädigende Allgemeinerscheinungen gesehen zu haben. Örtlich kann eine Antistin-Privinlösung 3mal täglich 4 Tropfen gegen die Schwellung der Nasenschleimhaut nach vorherigem Schneuzen angewandt werden. Gegen das Heuasthma sind auch die beim Bronchialasthma angeführten Mittel, insbesondere Ephetonin und Aludrin, zu empfehlen.

### 3. Angioneurotischer Schnupfen (Rhinitis vasomotoria).

Ähnlich wie der Heuschnupfen verhält sich eine andere Art von sog. angioneurotischem Schnupfen, der auch nicht übertragbar ist und der bei dazu veranlagten Personen auf chemische oder nervöse Reize hin auftritt. Eine Empfindlichkeit gegen Grasblütenpollen pflegt dagegen hierbei nicht zu bestehen.

Der vasomotorische Schnupfen befällt die daran leidenden Personen oft unvermittelt, mitunter ohne erkennbare äußere Veranlassung, manchmal deutlich im Anschluß an körperliche Überanstrengung oder seelische Anspannung. In anderen Fällen wird die Einwirkung eines Allergens angenommen, doch ist dies nur selten einwandfrei sichergestellt; so ist in einzelnen Fällen eine Empfindlichkeit gegen Oxyuren nachgewiesen.

Symptome. Der Anfall setzt plötzlich mit Sekretion einer serösen Flüssigkeit ein, die meist bald, spätestens nach einigen Stunden wieder aufhört und nicht eitrige Beschaffenheit annimmt. Oft sind dabei halbseitige, mitunter heftige Kopfschmerzen nach Art der Migräne vorhanden. Der Zustand ist überhaupt der Migräne und den übrigen Formen der sog. angioneurotischen Diathese verwandt.

Therapeutisch helfen mitunter Aspirin (1 g) oder Pyramidon (0,5 g) oder sog. Mischpulver (Antipyrin 0,5, Phenacetin 0,25, Coffein 0,1, Codein phosphor. 0,015, Sacchar. 0,2). Bei starker Schwellung der Schleimhaut können Lösungen von Adrenalinpräparaten (Privin, Adrianol, Endrine) in die Nase eingeträufelt werden.

## 4. Chronischer Nasenkatarrh.

Ein chronischer Nasenkatarrh entwickelt sich meist als selbständiges Leiden bei dauernder Einwirkung äußerer Reize, wie Rauch, Staub, ätzender Gase usw. Mitunter sind äußere Veranlassungen nicht zu ermitteln.

Es wird eine hypertrophische und atrophische Form des chronischen Nasenkatarrhs unterschieden.

Bei der *hypertrophischen* Form ist die Schleimhaut gerötet und geschwollen. Mitunter zeigt sie auch polypenartige Wulstungen. Hierdurch wird die Lichtung der Nase eingeengt und die Nasenatmung behindert. Die Sprache nimmt bei diesem sog. Stockschnupfen einen nasalen Beiklang an. Meist besteht eine schleimig-eitrige Sekretion. Mitunter tritt Nasenbluten auf. Geruch und Geschmack sind oft gestört, häufig sind Kopfschmerzen vorhanden. Wenn die häufig am hinteren Ende der unteren Muschel sitzenden Wucherungen bis zum weichen Gaumen herabreichen, tritt ein Fremdkörpergefühl auf, das zum rückwärtigen Schnäuzen reizt. Nicht selten sind die bereits bei dem akuten Nasenkatarrh erwähnten Komplikationen von Katarrhen und Eiterungen der Nebenhöhle sowie des Mittelohrs.

Die Behandlung besteht in Spülungen mit angewärmter physiologischer Kochsalzlösung oder Borsäurelösung, Anwendung von Inspirolspray sowie in Kopflichtbädern.

Empfehlenswert ist ein Kuraufenthalt in Ems oder Reichenhall. Wenn eine starke Hypertrophie der Nasenschleimhaut besteht, welche die Nasenlichtung verlegt, ist fachärztliche operative Beseitigung des Hindernisses angezeigt.

Bei der *atrophischen* Form ist die Schleimhaut im Gegensatz zur hypertrophischen Form verdünnt und blaß. Mit fortschreitender Atrophie werden die Muscheln immer kleiner und dadurch die Lichtung des Nasenraumes größer. Das Epithel der Schleimhaut verwandelt sich in derbes Plattenepithel, während die Schleimdrüsen verschwinden. Die trockene atrophische Schleimhaut ist nur mit einem spärlichen eitrigen Sekret bedeckt, welches oft zu festhaftenden Borken eintrocknet. Durch faulige Zersetzung dieser Massen entwickelt sich ein sehr übler Geruch, welcher der Erkrankung die Bezeichnung Ozaena (Stinknase) eingetragen hat. Die Beschwerden der Kranken sind meist nicht erheblich. Sie bestehen in Gefühl der Trockenheit in der Nase und Verlust des Geruchsvermögens. Die schwerstwiegende Folge besteht darin, daß der Gestank eine nahe Berührung mit anderen Personen oft unmöglich macht und damit die Kranken von manchen Berufen und Gemeinschaften ausschließt.

*Differentialdiagnostisch* kommt eine *tuberkulöse* und besonders eine *luische* Erkrankung der Nase, endlich in den ehemaligen östlichen Grenzgebieten das seltene *Rhinosklerom* in Frage, auf Grund derer sich ebenfalls bei Mischinfektionen eine Ozaena entwickeln kann. Die Tuberkulose führt zur Bildung von Knötchen; bei der Lues kommt es nicht selten zur Zerstörung des Knochens, die zum Einsinken des Nasenrückens und zur Ausbildung einer Sattelnase führt.

Die *Behandlung* verspricht insofern keinen vollen Erfolg, als eine Wiederherstellung der normalen Schleimhautbeschaffenheit nicht möglich ist. Es kann jedoch die Trockenheit und die infolge der Atrophie eintretende Mischinfektion bekämpft und eine Hyperämie angeregt werden. Dies geschieht durch Spülung mit 1%iger Kochsalzlösung, 3—4%iger Borsäure-, 1—2%iger Milchsäure- oder 0,3%iger Kaliumpermanganatlösung. Besonders empfohlen wird die Einstäubung oder das Aufschnupfen von Traubenzucker (Dextropur) in Pulverform, welcher eine Durchfeuchtung der trockenen Schleimhaut bewirkt. Zur Erweichung der Borken ist das Einlegen von Wattetampons mit Boraxglycerin oder Jod-Jodkalilösung zu empfehlen, die häufig gewechselt werden müssen. Ferner kann eine operative Verkleinerung des Naseninneren versucht werden.

### *Entzündungen der Nase bei Infektionskrankheiten.*

Die bei einzelnen Infektionskrankheiten, so bei *Diphtherie, Rotz* usw. auftretenden entzündlichen Erkrankungen der Nase sind bei diesen Erkrankungen abgehandelt.

## 5. Geschwülste der Nase.

Unter den gutartigen Geschwülsten spielen die häufigen *Polypen* eine praktisch wichtige Rolle, da sie oft die Nasenatmung behindern und zu chronischen Katarrhen Anlaß geben; auch können sie reflektorisch Asthmaanfälle auslösen.

Bösartige Geschwülste, *Carcinome* und *Sarkome,* der Nase und ihrer Nebenhöhlen sind selten. Sie rufen Blutungen und schleimig-eitrige Absonderungen der Schleimhaut hervor und führen später zu Zerstörungen des knöchernen Gerüstes der Nase und der benachbarten Knochen des Gesichtes und der Schädelbasis.

Bezüglich der näheren Symptome und operativen Behandlung der Geschwülste der Nase muß auf Lehrbücher der Chirurgie und Nasenheilkunde verwiesen werden.

## 6. Nasenbluten.

Außer infolge von Verletzungen treten Nasenblutungen häufig als Symptom einer Allgemeinerkrankung auf, die auch sonst zu Blutungen Anlaß gibt, z. B. bei einer allgemeinen hämorrhagischen Diathese, so bei Hämophilie, ferner bei verschiedenen Purpuraformen, bei Skorbut, bei Anämie, Leukämie, Polycythämie, andererseits bei Herzfehlern, Hypertonie, Schrumpfniere sowie im Verlauf verschiedener akuter Infektionskrankheiten, besonders bei Typhus, ferner bei Scharlach, Pneumonie, Grippe usw. und bei septischen Erkrankungen. Außerdem haben manche Menschen die Neigung zu heftigen Nasenblutungen, ohne daß eine Allgemeinerkrankung vorhanden ist. Am häufigsten tritt die Blutung am vorderen unteren Ende der Nasenscheidewand auf, am sog. Locus Kieselbachii, in welchem sich oft besonders stark entwickelte Blutgefäße finden.

Die *Therapie* der akuten Blutung besteht unabhängig von der Grundkrankheit in Einhaltung völliger Ruhe, wobei besonders Schnauben und Abwischen der Nase zu vermeiden ist. Außerdem kann auf die Nase eine Eisblase gelegt werden. Meist steht hierbei die Blutung durch Thrombenbildung von selbst. Wenn sie jedoch andauert, so kann ein mit Adrenalinlösung getränkter Wattetampon in die Nase eingeführt oder die blutende Stelle mit Chromsäure geätzt oder mit dem Thermokauter verschorft werden. Wenn die Quelle einer andauernden Blutung nicht sicher aufgefunden werden kann, ist eine Tamponade des hinteren Nasen-Rachenraums angezeigt. Diese kann mittels eines durch den unteren Nasengang bis in den Rachen durchgeführten Katheters, an den ein Tampon oder Gazestreifen befestigt wird und der dann zurückgezogen wird, oder mittels eines sog. BELLOQschen Röhrchens ausgeführt werden. Die Tampons sollen in der Regel nicht länger als 24 Stunden liegen bleiben, um einer Infektion, die sich sonst leicht auf die Tuben oder das Mittelohr ausbreitet, vorzubeugen. Außerdem kann auch eine innerliche Bekämpfung der Blutung, z. B. durch intravenöse Injektion einer 10%igen Kochsalzlösung versucht werden. Bei schweren Blutverlusten ist eine Bluttransfusion angezeigt.

## 7. Akuter Kehlkopfkatarrh.

Der *akute Kehlkopfkatarrh* entsteht ähnlich wie der akute Katarrh der Nase, des Rachens und der Luftröhre meist infolge einer Erkältung, welche den Boden für eine bakterielle Infektion vorbereitet, oder infolge einer Schädigung durch rauchige oder staubreiche Luft oder chemisch reizende Gase. Oft ist auch eine Überanstrengung der Stimmbänder beim Singen, Schreien, andauerndem und lautem Sprechen die Veranlassung zu seinem Auftreten. Ferner wird ein akuter Kehlkopfkatarrh im Verlauf von manchen Infektionskrankheiten, so bei Masern, Grippe sowie nicht selten bei Typhus beobachtet. Auch schließt er sich häufig an einen Schnupfen an.

Die Symptome bestehen in einem kratzenden, stechenden Gefühl im Hals und in Heiserkeit bis zu völliger Stimmlosigkeit, oft auch in einem trockenen Reizhusten. Auswurf ist kaum oder nur in geringem Maße vorhanden und dann von schleimiger Beschaffenheit. Die Temperatur ist nicht erheblich erhöht, das Allgemeinbefinden nur selten wesentlich gestört.

Bei der Spiegelung des Kehlkopfes ist eine Rötung und Schwellung der gesamten Schleimhaut sichtbar. Die Stimmbänder sind mitunter von den stark geschwollenen Taschenbändern bei der Phonation größtenteils überlagert. Sie zeigen statt der normalen weißen Farbe eine allgemeine oder fleckige Rötung. Häufig ist bei der Phonation ein mangelhafter Schluß der Stimmritze zu sehen, indem zwischen den Stimmbändern ein schmaler ovalärer Spalt klafft. Die Parese der Stimmbänder wird durch ein Übergreifen des Entzündungsprozesses auf die Muskulatur erklärt.

Ernstere Erscheinungen werden bei kleinen Kindern beobachtet, bei denen der akute Kehlkopfkatarrh auch als *Pseudocroup* bezeichnet wird. Der Vergleich mit dem echten Croup der Diphtherie ist deshalb gewählt, weil ebenso wie bei jener nicht selten Stenoseerscheinungen im Kehlkopf auftreten. Diese rühren aber bei dem pseudocroupösen akuten Kehlkopfkatarrh lediglich von einer starken Schwellung der Schleimhaut, welche bei den engen Verhältnissen des kindlichen Kehlkopfes eine erhebliche Verengerung desselben hervorrufen kann, und von einem reflektorisch ausgelösten Spasmus der Glottis her; dagegen sind diphtherische Beläge nicht vorhanden.

Das charakteristische und alarmierende Merkmal des Pseudocroups besteht darin, daß in der Regel nachts, wohl infolge von Anhäufung und Antrocknung von Sekret auf der geschwollenen Schleimhaut, plötzlich Hustenanfälle auftreten, zwischen welchen lang gezogene laut hörbare Einatmungsgeräusche eingeschaltet sind. Da der Lufteintritt durch den Kehlkopf in die Lungen behindert ist, werden bei der infolge des Luftmangels mit Anspannung aller

Hilfsmuskeln verstärkten Einatmung tiefe Einziehungen in den Zwischenrippenräumen und im Epigastrium sichtbar. Die Kinder haben ein ängstliches Aussehen. Im Anfall kann Cyanose und beschleunigter Puls auftreten. Meist klingen diese besorgniserregenden Erscheinungen aber ziemlich schnell ab, nachdem schließlich doch genügend Luft in die Lungen eingetreten ist, und die Kinder schlafen wieder ruhig ein. Solche Anfälle können sich mehrmals nachts wiederholen. Am Tage ist den Kindern von den Schrecken der Nacht wenig anzumerken. Sie haben nur einen leichten Husten und eine etwas heisere Stimme. Auch bei bedrohlicher Form der Anfälle geht der Pseudocroup der Kinder doch meist in Heilung aus.

Die *Behandlung des akuten Kehlkopfkatarrhs* besteht zunächst in Fernhaltung aller Schädlichkeiten und Ruhigstellung des erkrankten Organs. Am besten ist völliges Schweigen durchzuführen. Besonders im Beginn ist eine Schwitzkur mit Lichtbädern oder warmen Umschlägen, Zufuhr warmer Getränke nach Einnahme von 1—2 g Aspirin (Dosis für Erwachsene) zu empfehlen. Weiter sind Inhalationen mit Emser Wasser und Mischung von Emser Kränchenbrunnen mit heißer Milch innerlich zweckmäßig. Bei starkem Hustenreiz sind Codeintropfen (0,5 auf 20,0, 8—10 Tropfen) oder Paracodintabletten (0,01) nicht zu entbehren.

Beim *Pseudocroup der Kinder* versucht man die erhöhte Reizbarkeit durch Paracodinsirup (jenseits des 1. Lebensjahres $^1/_4$—$^1/_2$ Kaffeelöffel) oder Allionaltabletten (Dosierung nach dem Lebensalter) herabzusetzen.

## 8. Chronischer Kehlkopfkatarrh.

Ein *chronischer Kehlkopfkatarrh* entsteht durch andauernde Einwirkung der beim akuten Katarrh geschilderten Schädlichkeiten, am häufigsten als Berufskrankheit bei Sängern, Rednern, Lehrern, die den Kehlkopf überanstrengen, und andererseits bei starken Rauchern und Gastwirten infolge von Tabak- und Alkoholschädigung und bei Arbeitern in solchen Betrieben, bei welchen staubige Luft entwickelt wird.

Die Krankheitserscheinungen bestehen ähnlich wie beim akuten Katarrh in einem wunden und rauhen Gefühl im Hals, Heiserkeit und Husten. Fieber sowie Störungen des Allgemeinbefindens fehlen gewöhnlich.

Bei jeder chronischen Heiserkeit ist genaueste Untersuchung mittels des Kehlkopfspiegels geboten, da sich hinter dem Bild eines chronischen Kehlkopfkatarrhs nicht selten ernstere Erkrankungen verbergen. Insbesondere können tuberkulöse und luische, ferner auch lepröse Erkrankungen des Kehlkopfes, andererseits Neubildungen, namentlich der gewöhnlich schleichend sich entwickelnde Kehlkopfkrebs, und endlich Stimmbandlähmungen aus den verschiedensten Ursachen, zumeist unter dem uncharakteristischen Bilde einer anhaltenden Heiserkeit verlaufen und nur durch die Kehlkopfspiegelung rechtzeitig erkannt werden.

Auch beim chronischen Kehlkopfkatarrh ist ähnlich wie beim chronischen Nasenkatarrh eine hypertrophische und eine atrophische Form zu unterscheiden.

Bei der *hypertrophischen* Form ist eine Schwellung der Schleimhaut freilich meist in geringerem Grade als beim akuten Katarrh vorhanden. Die Rötung ist nicht so stark ausgesprochen wie bei jenem. Die Stimmbänder sind graurötlich gefärbt. Häufig werden Verdickungen der Schleimhaut an einzelnen Stellen, so zwischen den Aryknorpeln, an den Taschenbändern und auch an den wahren Stimmbändern beobachtet. An diesen kommen auch umschriebene schalenartige Wülste und fibromatöse Bildungen, die als Sängerknötchen bezeichnet werden, vor.

Bei der weit selteneren *atrophischen* Form ist die Schleimhaut verdünnt und von schmutzig-rötlicher Farbe. Zuweilen finden sich borkige Beläge ähnlich wie bei der atrophischen Form des Nasenkatarrhs (Ozaena), mit welcher der atrophische Kehlkopfkatarrh vereinigt vorkommt.

Die Behandlung hat hauptsächlich die Vermeidung der Schädlichkeiten zum Ziel und ist ohne Beseitigung derselben meist ohne dauernden Erfolg. Zur örtlichen Behandlung sind Inhalationen mit Emser Wasser und Pinselung mit 1—2%iger Argentum nitricum-Lösung oder Jodglycerin (Jod 0,1, Kal. jod. 0,5, Glyc. 30,0) geeignet. Sehr zweckmäßig sind Badekuren in Bad Ems, Salzbrunn und Reichenhall.

## 9. Glottisödem.

Ein Ödem der Kehlkopfschleimhaut kommt bei verschiedenen örtlichen Erkrankungen derselben vor, so bei Tuberkulose, Lues und Krebs; außerdem kann es nach Einatmung ätzender Gase und bei anderen entzündlichen Prozessen sowie bei Fremdkörpern, die in den Kehlkopf eingedrungen sind, sich entwickeln.

Aus allgemeiner Ursache infolge abnormer Durchlässigkeit der Capillarwandungen entsteht ein Glottisödem bei Nephritis und bei der angioneurotischen Diathese, die sich hauptsächlich in urtikariellen Erscheinungen und dem sogenannten QUINCKEschen Ödem äußert. Namentlich bei diesen Formen tritt ein Glottisödem bisweilen ganz plötzlich auf und kann hohe Grade erreichen, so daß dadurch der Lufteintritt behindert wird und Erstickungsgefahr auftritt.

Die Symptome bestehen in diesem Falle in stridoröser Atmung und den übrigen Erscheinungen der Kehlkopfstenose, Einziehung der Zwischenrippenräume usw., die S. 489 näher geschildert sind. Bei Spiegelung des Kehlkopfes ist eine Anschwellung der Epiglottis und der Plicae aryepiglotticae, oft auch der Taschenbänder sichtbar.

Die *Behandlung* richtet sich gegen die Grundursache. Ein akutes Ödem ist durch Auflegen einer Eisblase auf den Kehlkopf, Inhalationen von Adrenalinspray und intravenöse Einspritzung von Antistin (vgl. S. 468) oder einer kalkhaltigen Lösung, z. B. Afenil zu bekämpfen. Bei Erstickungsgefahr ist die Ausführung der Tracheotomie geboten.

## 10. Kehlkopftuberkulose.

Die *Tuberkulose des Kehlkopfes* kommt nur ganz ausnahmsweise als primäre Erkrankung, in der Regel als Folge- und Begleiterkrankung einer Lungenphthise vor, indem das aus Zerfallshöhlen der Lunge ausgehustete bacillenhaltige Sputum am Kehlkopf haftet und dort örtliche Veränderungen hervorruft. Seltener ist eine hämatogene Entstehung von Tuberkeln im Kehlkopf.

Die tuberkulöse Erkrankung der Kehlkopfschleimhaut beginnt mit Bildung kleiner Knötchen, welche später verkäsen, dann zerfallen und kleine sogenannte lentikuläre Geschwüre mit unscharfen, wallartigen verdickten Rändern bilden. Weiterhin entstehen ausgedehnte tuberkulöse Infiltrate, die mit ödematösen Schwellungen und unregelmäßigen Verdickungen der Schleimhaut einhergehen und zu tiefgreifender Geschwürsbildung führen. Sie finden sich am häufigsten in der Regio interarytaenoidea, an den Taschenbändern, den wahren Stimmbändern und am Kehldeckel, von dem aus sie auf den Zungengrund übergreifen können. Durch Fortschreiten auf das Perichondrium kann eine Perichondritis sich entwickeln.

Die *Symptome* bestehen zunächst in Heiserkeit. Wenn der Kehldeckel und besonders der Zungengrund ergriffen wird, ist das Schlucken äußerst schmerzhaft. Bei geschwürigen Prozessen der Stimmbänder und Aryknorpel tritt ein quälender heiserer Husten ein. Die Untersuchung mit dem Kehlkopfspiegel läßt die besprochenen Veränderungen, Knötchen, Infiltration n und Geschwüre, sowie ein oft begleitendes Ödem erkennen.

Die *Behandlung* hat für völlige Schonung des Kehlkopfes zu sorgen. Am besten ist eine Schweigekur durchzuführen. Örtlich werden Einspritzungen von 10%igem Mentholöl in den Kehlkopfeingang, in schweren Fällen Einpinselungen mit 20—50%iger Milchsäurelösung oder Verschorfung mit dem Galvanokauter von fachärztlicher Seite ausgeführt. Auch Bestrahlungen mit der Quarzlampe und Röntgenstrahlen können zuweilen günstig wirken. Zur Linderung der Beschwerden, namentlich um die oft sehr lästigen Schmerzen beim Schlucken zu bekämpfen, sind Pinselungen mit 1%iger Pantocainlösung unter Adrenalinzusatz von großem Wert. Freilich hält die Wirkung meist nicht lange an. Eine länger dauernde Anästhesie kann durch Alkoholinjektionen in den Nervus laryngeus superior erzielt werden. Überraschend ist die schmerzstillende Wirkung des Chemotherapeuticums Thiosemicarbazon.

### 11. Kehlkopfsyphilis.

*Luische Veränderungen* werden am Kehlkopf selten im Sekundärstadium ın Gestalt breiter Papeln, weit häufiger im Tertiärstadium in Form gummöser Infiltrationen beobachtet. Diese entwickeln sich ziemlich schnell und zeigen starke Zerfallsneigung. Die daraus entstehenden luischen Geschwüre haben scharfe Ränder und erscheinen dadurch wie ausgestanzt. Der Geschwürsgrund hat ein speckiges Aussehen. Aus den Geschwüren entstehen Narben, die schrumpfen und starke Verziehungen der Schleimhaut hervorrufen. Die luischen Veränderungen sitzen am häufigsten am Kehldeckel an der Vorderwand des Kehlkopfes und an den Stimmlippen. Oft entwickelt sich eine luische Perichondritis, die zur Einschmelzung der Knorpel führt. Diese hochgradigen Zerstörungen und unregelmäßigen Narbenschrumpfungen sind für Lues charakteristisch. Oft finden sich gleichartige Veränderungen im Rachen sowie an der Luftröhre und an den Bronchien.

Die klinischen Symptome bestehen in einer rauhen, heiseren Stimme; wesentliche Allgemeinerscheinungen sind bei alleiniger Erkrankung des Kehlkopfes gewöhnlich nicht vorhanden. Durch Narbenschrumpfung können Stenoseerscheinungen mit schwerer Atemnot entstehen.

Die Behandlung ist im Sinne einer antiluischen Kur mit Salvarsan, Quecksilber und Wismut, in den Zwischenzeiten durch innerliche Jodgaben (10,0 auf 150,0 mehrmals täglich 1 Eßlöffel) durchzuführen. Bei narbiger Stenose ist die Tracheotomie angezeigt.

### 12. Perichondritis laryngea.

Sowohl aus den besprochenen Ursachen der Tuberkulose und Syphilis als auch beim Carcinom des Kehlkopfes und ferner bei schweren Krankheitsfällen von verschiedenen Infektionskrankheiten, namentlich beim Typhus, auch bei Pocken, Diphtherie usw., in denen eitrige Sekundärinfektionen bei den oft benommenen Kranken sich einstellen, kann durch Übergreifen der entzündlichen Prozesse der Schleimhaut auf das Perichondrium eine *Perichondritis* entstehen und im Anschluß daran der Knorpel nekrotisch werden und zerfallen. Am häufigsten betrifft dieser Prozeß die Gießbecken- und den Ringknorpel, selten den Schildknorpel oder den Kehldeckel.

Die Symptome bestehen in Heiserkeit und Husten. Bei starkem Ödem infolge einer phlegmonösen Entzündung können auch Stenoseerscheinungen auftreten. Im Kehlkopfspiegel sieht man an der betreffenden Stelle eine Rötung und Schwellung der Schleimhaut, später eine Zerfallshöhle, in deren Grund der Knorpel frei liegen kann, und in der Umgebung oft ein stark entzündliches Ödem.

Die Behandlung kann bei dieser schweren Erkrankung nur von fachärztlicher Seite ausgeführt werden und hat in Eröffnung von Abscessen, unter Umständen nach Larynxfissur, sowie bei Stenoseerscheinungen in Ausführung der Tracheotomie zu bestehen.

## 13. Kehlkopflähmungen.

*Lähmungen der Kehlkopfmuskeln* entstehen entweder durch primäre Erkrankung der Muskeln selbst oder durch Störungen ihrer Innervation. Unmittelbare *Schädigungen der Muskeln* kommen häufig beim akuten Kehlkopfkatarrh durch Übergreifen des Entzündungsprozesses von der Schleimhaut auf die Muskulatur vor. Sie betreffen hier hauptsächlich die Adductoren und sind im Kehlkopfspiegel an einer leichten ovalären Öffnung der Stimmritze bei der Phonation zu erkennen.

Weit mannigfaltigere Störungen kommen durch *Schädigung der* die Muskeln versorgenden *Nerven* zustande. Zum Verständnis der einzelnen Krankheitsbilder sind folgende anatomische Vorbemerkungen unerläßlich:

Der Nervus laryngeus superior, welcher aus dem Vagus stammt, versorgt mit motorischen Fasern nur den M. cricothyreoideus und die Muskeln der Epiglottis, mit sensiblen Fasern die Schleimhaut des ganzen Kehlkopfes. Der N. laryngeus inferior (N. recurrens vagi) versorgt alle übrigen Muskeln des Kehlkopfes.

Nach ihrem funktionellen Verhalten werden unter den an der Stimmbildung beteiligten Muskeln folgende Gruppen unterschieden:

1. *Glottisöffner* (Abductoren, welche die Stimmlippen voneinander entfernen): M. cricoarytaenoidus posticus.

2. *Glottisschließer* (Adductoren, welche die Stimmlippen einander nähern): M. cricoarytaenoideus lateralis und M. arytaenoideus transversus s. interarytaenoideus.

3. *Stimmlippenspanner:* M. thyreoarytaenoideus und M. cricothyreoideus anticus.

*I. Lähmung des N. laryngeus superior* bewirkt eine Lähmung des M. cricothyreoideus anticus und hat zur Folge, daß die Stimmbänder erschlafft sind. Die Stimme ist rauh und die Tonbildung gestört. Infolge der Lähmung der zur Epiglottis ziehenden Muskeln ist der Kehlkopf unbeweglich.

Von größerer Wichtigkeit ist der Verlust der Sensibilität des Kehlkopfes und Kehldeckels. Der Hustenreflex ist erloschen. Infolgedessen findet leicht Verschlucken statt, und es entstehen Aspirationspneumonien.

*II. Lähmungen des N. laryngeus inferior* (N. recurrens) kommen am häufigsten durch einen Druck auf den Nerven in seinem peripheren Verlauf zustande.

*Linksseitige Recurrenslähmung* wird bei Druck von Aneurysmen auf den um den Aortenbogen sich herumschlagenden Nerven beobachtet, ferner in seltenen Fällen durch Kompression zwischen Aorta und Arteria pulmonalis beim Ductus Botalli apertus. Auch bei hochgradiger Mitralstenose kommt eine linksseitige Recurrensparese mitunter vor und wird hier meist auf Druck durch den stark erweiterten linken Vorhof zurückgeführt; tatsächlich ist aber auch hierbei eine Kompression des Nerven zwischen Aorta und der bei Mitralstenose gleichfalls sehr stark erweiterten Arteria pulmonalis anzunehmen, da der Nerv weniger nahe Beziehungen zu dem tiefer liegenden linken Vorhof als zu der dicht unter der Aorta liegenden Arteria pulmonalis hat.

*Rechtsseitige Recurrenslähmung* kommt bei den seltenen Aneurysmen der Arteria subclavia, um welche der Nerv auf der rechten Seite herumzieht, vor.

Auf beiden Seiten werden Recurrenslähmungen durch vergrößerte Bronchiallymphknoten, Bronchial- und Oesophaguscarcinome, Mediastinalgeschwülste,

Strumen, schrumpfende Lungenprozesse mit mediastinalen Pleuraschwarten beobachtet.

Toxische Schädigungen des N. recurrens kommen bei verschiedenen Infektionskrankheiten (Diphtherie, Sepsis, Typhus) sowie bei chronischen Vergiftungen vor. Außer solchen peripheren Schädigungen entstehen Lähmungen des N. recurrens, selten des gesamten Vagus durch Kernschädigung in der Medulla oblongata bei Syringomyelie, Tabes, multipler Sklerose, Bulbärparalyse z. B. im Verlauf einer amyotrophischen Lateralsklerose usw. Die Symptome richten sich danach, ob die gesamten im N. recurrens verlaufenden Fasern oder nur einzelne Fasergruppen geschädigt sind. Bei unvollständiger Recurrenslähmung überwiegt nach dem SEMON-ROSENBACHschen Gesetz die Schädigung der Abductoren, während die Funktion der Adductoren zunächst erhalten ist. Diese werden erst bei weiterem Fortschritt der Erkrankung gelähmt.

a) Bei *vollständiger Recurrenslähmung* ist das betreffende Stimmband bei der Atmung und auch bei der Phonation in mittlerer Stellung völlig bewegungslos (sog. Kadaverstellung). Bei starker Phonation überschreitet das gesunde Stimmband die Mittellinie. Dadurch findet eine Überkreuzung der Aryknorpel statt, und es entsteht eine Schiefstellung der Glottis. Die Sprache ist unrein und heiser.

Bei beidseitiger vollständiger Recurrenslähmung stehen beide Stimmbänder in Kadaverstellung. Die Atmung ist nicht gestört. Es besteht vollständige Aphonie und die Unmöglichkeit zu husten.

b) Bei *unvollständiger Recurrenslähmung,* welche nur die Glottiserweiterer betrifft, entsteht das charakteristische Bild der sog. *Posticuslähmung* (Lähmung des M. cricoarytaenoideus posticus). Im Kehlkopfspiegel sieht man am gelähmten Stimmband das Fehlen einer inspiratorischen Abweichung nach außen. Die Stimme ist etwas unrein. Bei einseitiger Lähmung ist die Atmung nicht wesentlich behindert. Eine beidseitige Posticuslähmung infolge unvollständiger Recurrensparese kann dagegen eine schwere Behinderung der Atmung, sogar höchste inspiratorische Dyspnoe dadurch zur Folge haben, daß die Stimmbandöffner auf beiden Seiten gelähmt sind und die antagonistischen Adductoren einen festen Schluß beider Stimmbänder bewirken. Die Inspiration, bei welcher die geschlossenen Stimmbänder angesogen werden, ist deshalb von einem heftigen Stridor begleitet und erschwert. Die Exspiration ist dagegen frei, da der Luftstrom bei der Ausatmung die Stimmbänder zur Seite schiebt. Im Kehlkopfspiegel sieht man nur einen schmalen Spalt der Glottis. der bei der Inspiration statt einer Erweiterung noch enger wird.

c) *Lähmung der Thyreoarytaenoidei (Internusparese).* Eine Lähmung der Stimmbandspanner (Internusparese) kommt häufig durch muskuläre Schädigung bei der akuten und chronischen Laryngitis vor und bildet die wesentlichste Ursache der dabei bestehenden Heiserkeit. Sie ist im Kehlkopfspiegel an einer leichten Öffnung der Stimmritze bei der Phonation zu erkennen.

d) *Lähmung der Arytaenoidei transversi (Transversuslähmung).* Bei dieser selten allein vorkommenden Störung, die zuweilen bei Kehlkopfkatarrh beobachtet wird, ist die Stimme heiser. Im Kehlkopfspiegel ist bei der Phonation der vordere Abschnitt der Stimmbänder bis an die Processus vocales geschlossen, nur hinten klafft ein kleiner dreieckiger Spalt.

*III.* Eine *vollständige Lähmung des N. vagus,* welche das Ausbreitungsgebiet des N. laryngeus superior und inferior zusammen betrifft, kommt bei Geschwülsten an der Schädelbasis und Frakturen derselben vor. Es entsteht dabei eine motorische und sensible Lähmung der entsprechenden Kehlkopfseite und eine motorische Lähmung des Pharynx. Beim Schlucken ist der Gaumenbogen der gelähmten Seite unbeweglich.

Außer den genannten organischen Störungen werden am Kehlkopf nicht selten hysterische Lähmungen beobachtet, durch welche die Symptome der Stimmlosigkeit und geräuschvollen Inspiration hervorgerufen werden. Hysterische Lähmungen sind stets doppelseitig, da ein einzelnes Stimmband nicht willkürlich bewegt bzw. außer Funktion gesetzt werden kann. Ist eine einseitige Lähmung vorhanden, so ist also deren organischer Ursprung sicher.

Die *Behandlung* der Stimmbandlähmungen richtet sich ganz nach deren Ursache. Örtlich kann der galvanische oder faradische Strom angewandt werden. Dieser ist insbesondere im Verein mit energischer Psychotherapie bei hysterischen Lähmungen zu empfehlen.

## 14. Laryngospasmus.

Der *Laryngospasmus* oder *Stimmritzenkrampf* kommt fast nur bei kleinen Kindern bis zum 3. Lebensjahr vor. Er entsteht auf dem Boden einer spasmophilen Diathese, bei welcher eine abnorme Erregbarkeit motorischer Nerven vorhanden ist und sich oft auch in anderen Erscheinungen von Muskelkrämpfen sowohl in tetanischen als in eklamptischen Anfällen äußert. Außerhalb der Anfälle wird eine galvanische und mechanische Übererregbarkeit der motorischen Nerven gefunden. Als Ursache dieser Übererregbarkeit wird bei der Tetanie eine Insuffizienz der Epithelkörperchen vermutet. Sicher bestehen Beziehungen zur Rachitis, bei welcher der Laryngospasmus häufig auftritt. Mitunter wird eine familiäre Veranlagung beobachtet.

Im Erwachsenenalter tritt ein Laryngospasmus ziemlich selten bei Tabes in Gestalt sog. Larynxkrisen und bei Epilepsie auf. Ähnliche Erscheinungen werden auch bei Hysterie beobachtet.

*Symptome.* Der Laryngospasmus tritt meist ganz plötzlich anfallsweise auf. Der Anfall beginnt mit einer schnappenden Einatmung, dann tritt Atemstillstand ein. Das Gesicht wird blaß, dann cyanotisch, von kaltem Schweiß bedeckt. Die Augen werden verdreht, und es treten tonisch-klonische Zuckungen an den Gliedmaßen auf. Der einzelne Anfall dauert entweder nur wenige Sekunden oder längere Zeit bis zu 2 Minuten. In schweren Fällen tritt Bewußtlosigkeit, selten sogar der Tod ein. Gewöhnlich löst sich der Krampf, und es erfolgen einige tiefe stridoröse Atemzüge, dann wird die Atmung wieder frei und es tritt völliges Wohlbefinden ein. Die Zahl der Anfälle ist äußerst wechselnd. Sie können nur ganz vereinzelt oder sehr gehäuft, fast stündlich auftreten und sich monatelang immer wiederholen.

Die *Behandlung* richtet sich gegen die mit dem Laryngospasmus gewöhnlich verbundene Rachitis, bei welcher Phosphor-Lebertran (Phosphor 0,01, Ol. jecoris Aselli 100,0 1—2mal täglich 1 Teelöffel), ferner Vigantol und ultraviolette Strahlen mittels der künstlichen Höhensonne verabfolgt werden. Zur Herabsetzung der Erregbarkeit werden Kalkpräparate, z. B. Calc. lactic. mehrfach bis 5 g gegeben. Während des Anfalles sollen die Kinder aufgerichtet werden, und man versucht die Atmung durch Besprengen mit kaltem Wasser, Reiben der Haut und Auflegen von Senfteig anzuregen. Bei Kreislaufschwäche sind Campher, Cardiazol und Coffeininjektionen angezeigt.

## 15. Geschwülste des Kehlkopfes.

Die verschiedenartigen *Geschwülste* des Kehlkopfes rufen zunächst meist nur eine Heiserkeit der Sprache hervor, wie sie in gleicher Weise auch beim einfachen Kehlkopfkatarrh beobachtet wird. Zur rechtzeitigen Erkennung des Ursprunges des Leidens ist eine Kehlkopfspiegelung unerläßlich.

*Gutartige Neubildungen* sind teils Fibrome, teils Papillome, seltener Angiome Chondrome, Myxome sowie Mischgeschwülste.

Die *Fibrome*, welche gewöhnlich als Kehlkopfpolypen bezeichnet werden, sitzen meist an den Stimmbändern und bilden dort stecknadel- bis erbsengroße Knötchen von glatter Oberfläche und regelmäßiger Form. Ähnliche Knötchen, welche nicht nur aus Bindegewebe, sondern aus einem gefäßreichen Granulationsgewebe bestehen, entwickeln sich bei anhaltenden Reizen, bei dauerndem Schreien bei Kindern und bei häufigem Reden und Singen. Sie werden als Kinderknötchen oder Sängerknötchen bezeichnet.

Die *Papillome* sind warzige blumenkohlartige Wucherungen von unregelmäßiger Oberfläche. Sie treten mitunter multipel auch an symmetrischen Stellen der Stimmbänder beiderseits auf. Sie werden schon im frühen Kindesalter beobachtet.

Bösartige Neubildungen.

Abgesehen von den seltenen Sarkomen kommt nur der *Kehlkopfkrebs* in Betracht. Er entwickelt sich in der Regel im höheren Alter und geht meist von einem Stimmband, seltener von anderen Teilen des Kehlkopfes aus.

Die Symptome bestehen zunächst in Heiserkeit. Erst wesentlich später können Husten, Schlingbeschwerden, Halsschmerzen auftreten, die charakteristischerweise nicht selten ins Ohr ausstrahlen.

Die Untersuchung mit dem Kehlkopfspiegel zeigt in dem Anfangsstadium lediglich eine Rötung und geringe Verdickung nur eines Stimmbandes oder an einer anderen Stelle des Kehlkopfes, später eine Geschwulst von unebener Oberfläche, oder, wenn bereits Zerfallserscheinungen eingetreten sind, eine oft mit Schleim oder Eiter bedeckte Geschwürsfläche. Die Schleimhaut in der Umgebung ist oft gerötet und geschwollen. Mitunter wird auch eine Perichondritis (vgl. S. 474) beobachtet. Zur Sicherstellung der Diagnose, die im Anfang gegenüber gutartigen Geschwülsten, im Stadium der Ulceration gegenüber Tuberkulose und Syphilis Schwierigkeiten bereiten kann, sind oft Probeexcisionen unerläßlich, die unter Umständen wiederholt ausgeführt werden müssen.

Metastatische Lymphknotenschwellungen am Hals treten bei Carcinomen der Stimmbänder oft erst verhältnismäßig spät auf. Deshalb sind bei rechtzeitiger Diagnose und Operation Dauerheilungen hierbei nicht selten. Dagegen pflegen sich bei anderem Sitz des Krebses im Kehlkopf Metastasen weit früher zu entwickeln.

In späteren Stadien der Erkrankung kommt es durch Mischinfektion zu übelriechendem Auswurf, Blutungen, Aspirationspneumonien und allgemeiner Entkräftung. Die Krankheitsdauer beim Kehlkopfkrebs schwankt zwischen 1—2 und etwa 5 Jahren.

Die *Behandlung* der gutartigen und bösartigen Geschwülste besteht in ihrer operativen Entfernung oder Röntgentiefenbestrahlung.

## B. Erkrankungen der Luftröhre und Bronchien.

### 1. Akute Tracheitis und Bronchitis.

*Eine akute katarrhalische Entzündung der Luftröhre und Bronchien* entsteht häufig bei dazu veranlagten Menschen im Anschluß an Erkältungen. Der erblichen Veranlagung ist eine erhebliche Bedeutung beizumessen. Häufig werden kräftige und untersetzte Menschen von pyknischem Habitus befallen. Als äußere Veranlassung kommt, abgesehen von Erkältungen, Einatmung von staubiger Luft und reizenden Gasen in Betracht, deren Wirkung in einem andern Abschnitt geschildert wird (vgl. S. 547). Wahrscheinlich spielen außer der Veranlagung und auslösenden äußeren Veranlassung bei der akuten

Tracheitis und Bronchitis auch Infektionserreger eine Rolle. Bei manchen gehäuft auftretenden Fällen werden Pneumokokken im Auswurf nachgewiesen. In anderen Fällen finden sich Streptokokken oder der gewöhnlich nicht pathogene Micrococcus catarrhalis, in anderen eine Mischflora von unspezifischen Bakterien, ohne daß eine besondere Bakterienart als Erreger angeschuldigt werden könnte.

Als Begleiterscheinung wird eine akute Bronchitis bei verschiedenen Infektionskrankheiten, so besonders bei Typhus, Keuchhusten, Masern, Pocken, ferner bei manchen Formen der Grippe und bei dem als Schnupfen bezeichneten akuten Katarrh der Nasenschleimhaut beobachtet. Führendes Krankheitssymptom ist die Bronchitis bei der hauptsächlich in den Tropen vorkommenden, gelegentlich auch nach Europa verschleppten CASTELLANI*schen Krankheit*. Diese wird durch Spirochäten hervorgerufen, die im Auswurf nachgewiesen werden können.

**Symptome.** Durch die katarrhalische Schwellung der Schleimhaut werden die dort endigenden sensiblen Nerven gereizt. Es entsteht hierdurch zunächst das Gefühl des Wundseins, das hauptsächlich in der Luftröhre und hinter dem Brustbein empfunden wird, und oft ein schwer unterdrückbarer Hustenreiz, der zu wiederholten Hustenstößen führt. Infolge der häufigen starken Anspannungen der Brustmuskulatur bei den Hustenstößen treten oft Brustschmerzen und Seitenstiche auf. Nur mit Mühe wird spärlicher zäher, glasiger Schleim entleert; erst später, mitunter erst nach Tagen, tritt eine Lockerung und Verflüssigung des Auswurfes ein, der allmählich mehr schleimig-eitrige Beschaffenheit annimmt und reichlicher wird. In seltenen Fällen ist blutiger Auswurf vorhanden, verhältnismäßig häufig bei Grippe.

Über den Lungen ist das Atemgeräusch zunächst unverändert, dann etwas unrein, von groben brummenden oder pfeifenden und giemenden Geräuschen begleitet oder ganz verdeckt. Ferner können je nach der Beschaffenheit des zähen oder flüssigen Auswurfes Rasselgeräusche von trockener oder feuchter Form auftreten, deren Kaliber sich nach der Größe der befallenen Bronchien richtet. Die Rasselgeräusche sind von nicht klingendem Charakter, solange die Luftwege allein erkrankt sind. Bei Hinzutreten von bronchopneumonischen Infiltrationen der Lunge selbst können die Rasselgeräusche klingende Beschaffenheit annehmen.

Der Klopfschall über den Lungen ist zunächst unverändert. Kommt es bei heftigem Husten zu einer akuten Lungenblähung, so ist der Klopfschall abnorm voll, hypersonor. Wenn bronchopneumonische Lungeninfiltrationen vorhanden sind, kann der Lungenschall einen tympanitischen Beiklang annehmen.

Das Röntgenbild der Lunge ist kaum verändert. Die sog. Lungenzeichnung, welche normalerweise hauptsächlich von den Blutgefäßen, nur zum geringen Teil von den Bronchialwänden gebildet wird, kann infolge Schwellung der Bronchialschleimhaut und Hyperämie etwas verstärkt erscheinen. Im Zustand der Lungenblähung sind die Lungenfelder abnorm hell. Bei komplizierenden bronchopneumonischen Verdichtungen treten entsprechende fleckförmige oder größere zusammenhängende Trübungen auf.

Das Allgemeinbefinden ist oft nicht unerheblich gestört. Die Temperatur kann gesteigert sein. Auch bei geringem Fieber besteht oft ausgesprochenes Krankheitsgefühl, der Appetit ist vermindert; oft wird über Kopfschmerzen geklagt. Eine wesentliche Behinderung der Atmung tritt nur auf, wenn die kleinen Bronchien allgemein ergriffen sind oder bronchopneumonische Prozesse sich zu der Bronchitis hinzugesellen. Alsdann wird auch Pulsbeschleunigung und bei schwachem Herzen eine Beeinträchtigung des Kreislaufes beobachtet.

**Behandlung.** Die Behandlung des akuten Katarrhs der Luftröhre und der Bronchien wird am besten durch eine Schwitzkur mit Trinken von reichlichen Mengen heißer Flüssigkeit, z. B. Fliedertee oder Brusttee und Gaben von 1—2 g Aspirin eingeleitet. PRIESSNITZsche Umschläge bringen oft Linderung der begleitenden Brustschmerzen. Bei stärkerem Hustenreiz sind Codeinpräparate besonders nachts unentbehrlich. Zur Lockerung des Auswurfes dienen Infusum radicis ipecacuanhae (0,4: 180 mehrmals täglich 1 Eßlöffel) und Radix senegae (5,0:180 mehrmals täglich 1 Eßlöffel), sowie Mischung von Emser Kränchen und heißer Milch zu gleichen Teilen. Bei denjenigen Formen, welche auf asthmatischer Grundlage beruhen, wirken Ephetonintabletten (zu 0,05) und Ephedrintabletten (zu 0,05) sowie Ephetoninhustensaft (mehrmals täglich $^1/_2$—1 Eßlöffel) günstig ein. Vielfach sind auch Inhalationen mit Emser Salz ähnlich wie bei der chronischen Bronchitis von Nutzen.

## 2. Besondere Formen der akuten Bronchitis.

Von diesem gewöhnlichen Bild des akuten Bronchialkatarrhs werden gewisse Abweichungen beobachtet, von denen besonders folgende von praktischer Wichtigkeit sind.

**Bronchiolitis acuta.** Werden die feinen Bronchialäste und insbesondere die den Zugang zu den Lungenbläschen vermittelnden Bronchiolen in diffuser Ausdehnung ergriffen, so tritt hierdurch ein beträchtliches, unter Umständen sogar lebensbedrohliches Atemhindernis ein. Es entsteht Dyspnoe, Cyanose, Beteiligung der Hilfsmuskeln an der angestrengten Atmung und Nasenflügelatmen; beim nachgiebigen kindlichen Thorax treten sichtbare inspiratorische Einziehungen der Zwischenrippenräume oder auch der ganzen seitlichen und vorderen Partien des Brustkorbes auf. In solchem schweren Zustand ist auch der Puls beschleunigt und oft von verminderter Füllung. Indem die Luft zum Teil noch durch die Bronchiolen vermöge der kräftigen Inspirationsbewegungen eingesogen wird, durch die schwächere Exspirationskraft aus ihnen aber nicht ausgetrieben werden kann, entsteht unter Umständen sehr schnell ein Zustand der akuten Lungenblähung, der sich in einem Tiefertreten und einer schlechten Verschieblichkeit der Lungengrenzen, Verkleinerung der absoluten Herzdämpfung und lautem vollem Lungenschall äußert. Überall sind hauptsächlich inspiratorische, zum Teil auch exspiratorische feinblasige Rasselgeräusche hörbar. Diese Form wird besonders bei kleinen Kindern beobachtet und als *Capillärbronchitis* bezeichnet. Sie ist oft von bronchopneumonischen Infiltrationen der Lunge begleitet. Bei Erwachsenen tritt eine akute Bronchiolitis selten auf; am häufigsten kommt sie bei der Grippe vor, bei welcher sie lebensbedrohliche Zustände hervorrufen kann. Bei alten Leuten mit geschwächtem Herzen stellt eine akute Bronchiolitis eine gefährliche Krankheit dar.

Die *Behandlung* hat hier nicht nur den Zustand der Atmungsorgane, sondern besonders auch des Kreislaufes zu berücksichtigen. Bei der Capillarbronchitis der kleinen Kinder sind Senfpackungen und lauwarme Bäder mit etwas kühleren, aber nicht kalten Übergießungen zur Anregung der Expektoration zu empfehlen. Als Zusatz zu den vorher genannten lösenden Infusen radicis ipecacuanhae und senegae wird der die Atmung und die Herzaktion anregende Liquor ammonii anisatus 3—4mal täglich 5—10 Tropfen in Haferschleim verwandt. Bei geschwächtem Herzen und bei alten Leuten ist von vornherein eine Digitalistherapie angezeigt. Besteht ein erheblicher Grad von Cyanose und allgemeiner venöser Stauung, so ist ein Aderlaß oft von guter Wirkung.

**Bronchiolitis obliterans.** Wenn bei einer Entzündung der Bronchiolen eine tiefgreifende Zerstörung der Schleimhaut eintritt, können sich aus wucherndem

Granulationsgewebe bindegewebige Pfröpfe entwickeln, welche das Lumen der Bronchiolen verstopfen und in die Alveolen hineinwuchern. Aus diesen wird bei einem Verschluß der Bronchiolen die Luft reserbiert. Es entstehen so kleine bindegewebige Knötchen, die hinsichtlich ihrer Größe und diffusen Verbreitung außerordentlich an miliare Tuberkel erinnern. Zum Unterschied ist abgesehen von der verschiedenen histologischen Beschaffenheit hervorzuheben, daß hier die Knötchen nicht wie oft bei der Miliartuberkulose in den Spitzenteilen der Lunge größer und dichter angeordnet sind.

Auch die klinischen Symptome sind entsprechend diesem anatomischen Verhalten außerordentlich ähnlich wie bei der Miliartuberkulose. Es besteht hochgradige Dyspnoe ohne nachweisbaren groben Befund über den Lungen. Bei genauer Untersuchung sind aber doch deutliche Veränderungen festzustellen, indem der Klopfschall besonders voll, von etwas tympanitischem Beiklang ist und die Lungengrenzen gewöhnlich erweitert gefunden werden. In der Regel ist feinblasiges Rasseln und Knacken in diffuser Verbreitung zu hören. Das Röntgenbild ist ganz ähnlich wie bei der Miliartuberkulose von zahlreichen gleichartigen etwa stecknadelkopfgroßen Flecken übersät, die über den Spitzen nicht größer als in den übrigen Lungenteilen sind. Gewöhnlich besteht hohes Fieber.

Zum Unterschied von der Miliartuberkulose ist oft die Entstehung aus einer akuten Bronchiolitis nachzuweisen, welcher die geschilderten Erscheinungen von Dyspnoe nach einem mitunter fast beschwerdefreien Zwischenraum von einigen Wochen nachfolgen. Verhältnismäßig am häufigsten wird dieser an sich seltene Ausgang einer akuten Bronchiolitis bei Einwirkung von ätzenden Gasen, z. B. solchen, die Nitrite enthalten, ferner nach Grippe beobachtet. Die Erkrankung verläuft oft tödlich.

Die *Behandlung* kann sich mit Aussicht auf Erfolg nur gegen die der obliterierenden Bronchiolitis vorangehende akute Entzündung in der bei dieser beschriebenen Weise richten. Ist bereits eine bindegewebige Organisation des Granulationsgewebes und Ausbildung von verstopfenden Pfröpfen eingetreten, so sind diese Veränderungen nicht mehr rückbildungsfähig. Bei der hierdurch eintretenden Atemnot sind Einatmungen von Sauerstoff unentbehrlich.

**Bronchitis fibrinosa.** Eine seltene Abart der Bronchitis stellt die sog. Bronchitis fibrinosa dar, bei welcher Fibrin und Mucin in solcher Menge abgeschieden wird, daß hierdurch Ausgüsse der Lichtungen der Bronchien entstehen. Die zunächst der Schleimhaut fest anhaftenden Gerinnsel können sich später lockern und ausgehustet werden. Besonders wenn man sie in Wasser ausbreitet, wird ihre gemäß den Verästelungen der Bronchien verzweigte Gestalt am besten erkannt.

Die fibrinöse Bronchitis wird nicht durch einen spezifischen Erreger hervorgerufen. Sie kommt teils scheinbar primär, teils nach Einatmung ätzender Gase, ferner bei entzündlichen Erkrankungen der Atmungsorgane aus verschiedener Ursache, verhältnismäßig am häufigsten bei Grippe und croupöser Pneumonie vor.

Die Erkrankung setzt meist plötzlich mit hohem Fieber, bisweilen auch mit Schüttelfrost ein. Das Fieber kann tage- oder wochenlang anhalten, auch nach vorübergehender Senkung wieder auftreten. Die örtlichen Symptome über den Lungen stimmen mit denen der gewöhnlichen Bronchitis überein. Wenn durch die Gerinnsel eine größere Zahl von Luftröhrenästen verstopft und dadurch der Lufteintritt in die entsprechenden Alveolarbezirke verhindert wird, entsteht stärkerer Luftmangel, Dyspnoe und Cyanose. In schweren Fällen kann Erstickungstod eintreten.

Außer der geschilderten akuten Krankheitsform gibt es mehr chronisch verlaufende Fälle, welche mit weniger stürmischen und weniger schweren Erscheinungen meist ohne erhebliche Temperatursteigerungen einhergehen. Sie zeigen oft schubweise Verstärkungen, die asthmatischen Anfällen ähnlich sehen und mit diesen durch das Vorkommen von eosinophilen Zellen und CHARCOT-LEYDENschen Krystallen im Sputum wohl auch eine Wesensverwandtschaft erkennen lassen.

Durch die *Behandlung* ist zu versuchen, eine Lockerung und Lösung der Fibringerinnsel herbeizuführen. Man gibt zu diesem Zweck die üblichen Expektorantien wie Infusum radicis ipecacuanhae in verhältnismäßig starker Dosis (0,8:180 eßlöffelweise). Es ist empfohlen worden, auch brechenerregende Dosen zu verwenden. Da hierbei Kollapserscheinungen mit gefährlicher Blutdrucksenkung auftreten können, scheint mir aber in dieser Hinsicht vor allem bei der Verwendung von Apomorphin Vorsicht geboten zu sein. Größte Aufmerksamkeit ist auf Erhaltung des Kreislaufes zu richten. Besonders wenn das Herz geschwächt ist, ist Digitalis- oder Strophanthinbehandlung, bei Atemnot die Darreichung von Coramin (40—50 Tropfen per os oder 1—2 ccm intramuskulär oder intravenös) zu empfehlen. Bei starker Cyanose sind Aderlässe und Sauerstoffeinatmung angezeigt.

## 3. Chronische Bronchitis.

Auch die chronische Bronchitis entwickelt sich oft auf konstitutioneller Grundlage, ferner infolge äußerer Schädlichkeiten bei Einatmung reizender Gase und staubhaltiger Luft, wie sie in manchen Berufen, so bei Müllern, Bäckern, Bergleuten, Arbeitern in Spinnereien und Wollfabriken sowie bei starken Rauchern vorkommt, oder sie schließt sich an einen ursprünglich akuten Katarrh an, der nicht zur völligen Ausheilung gelangt. Dies tritt gelegentlich besonders nach Keuchhusten, auch nach Masern ein. In anderen Fällen entsteht ein chronischer Bronchialkatarrh sekundär bei primärer andersartiger Erkrankung, so bei kyphoskoliotischen Verkrümmungen der Wirbelsäule und dadurch veränderter Gestaltung des Brustkorbes, bei Lungenemphysem, bei Lungenschrumpfung infolge tuberkulöser oder chronisch-pneumonischer Lungenprozesse, ferner bei Lungenstauung infolge von Kreislaufstörungen usw.

Die *pathologisch-anatomischen Veränderungen* bestehen teils in einer Schwellung und chronischen Verdickung der Schleimhaut, an welche sich auch eine Verdickung der muskulären und knorpeligen Bronchialwände anschließen kann, teils in einer allmählich eintretenden Atrophie der Schleimhaut und der übrigen Teile der Bronchialwandungen. Hierbei kann das zylindrische Epithel der Bronchialschleimhaut eine Abplattung erleiden, so daß es fast Plattenepithelcharakter annimmt. Durch Untergang der elastischen Elemente der Bronchialwand wird diese nachgiebig, und es entwickeln sich infolge der Drucksteigerung bei Husten oft Erweiterungen, namentlich der kleinen und mittleren Bronchien.

Die *klinischen Symptome* sind von der Art des Bronchialkatarrhs abhängig, bei welchem hauptsächlich eine trockene und eine feuchte Form unterschieden werden kann. Die trockene Form ist durch Abscheidung eines spärlichen zähen, glasigen Schleims gekennzeichnet, welcher der Wand fest anhaftet und nur schwer ausgehustet werden kann. Indem der Luftstrom an diesen zähen Schleimbelägen vorbeistreicht und sie in Schwingungen versetzt, entstehen pfeifende und giemende oder auch brummende Geräusche, die oft auf Entfernung hörbar sind. Bei der flüssigen Form wird ein schleimig-eitriges Sputum entleert, welches sich beim Atmen und Husten mit der Luft in den Atemwegen mischt und zur Entstehung von feuchten Rasselgeräuschen verschiedenen Kalibers Anlaß gibt.

Die Krankheitserscheinungen sind oft in ihrer Stärke wechselnd. Nicht selten kommen anfallsweise Verschlimmerungen vor, die in der Regel in der kalten Jahreszeit und bei naßkalter Witterung auftreten. Die Beeinträchtigung des Allgemeinbefindens ist im allgemeinen geringer als bei der akuten Bronchitis. Meist fehlt höheres Fieber. Andererseits sind die später zu besprechenden Folgeerscheinungen, namentlich eine Rückwirkung auf das Herz, von ernsterer Natur.

Als Abarten, in denen der Auswurf von besonderer Beschaffenheit ist, sind die *Bronchoblenorrhöe*, die *Bronchitis pituitosa*, der *eosinophile Katarrh* und die *putride Bronchitis* zu nennen. Die seltene chronische Form der *fibrinösen Bronchitis* ist bereits bei der häufigeren akuten Form derselben besprochen worden (vgl. S. 481).

Bei der *Bronchoblenorrhöe* wird ein sehr reichlicher flüssiger schleimig-eitriger Auswurf entleert, wobei zahlreiche feuchte Rasselgeräusche entstehen. Diese Formen finden sich hauptsächlich bei zylindrischen Bronchiektasien.

Durch einen sehr reichlichen Auswurf ist auch die seltene *Bronchitis pituitosa* ausgezeichnet. Die Beschaffenheit desselben ist auffallend dünnflüssig, schaumig, eiweißarm, fast rein serös mit nur geringen Eiterbeimengungen. Diese starken Expektorationen werden mitunter anfallsweise beobachtet. Sie werden als nervöse Reizerscheinungen aufgefaßt. In manchen Fällen ist eine Einbettung des Nervus vagus in tuberkulöse bronchopulmonale Drüsen festgestellt worden.

Als eine besondere Form der chronischen Bronchitis ist ferner der *eosinophile Katarrh* anzuführen, bei welchem das Sputum einen reichlichen Gehalt an eosinophilen Zellen und oft auch CHARCOT-LEYDENschen Krystallen zeigt. Diese Form ist ihrem Wesen nach mit dem Asthma bronchiale verwandt und nur durch das Ausbleiben starker Anfälle unterschieden.

Von ernster Bedeutung ist die *putride* Form der chronischen *Bronchitis*. Bei dieser hat der Auswurf infolge von Zersetzung durch Fäulniserreger eine fötide Beschaffenheit angenommen. Diese kommt hauptsächlich dort zustande, wo eine Stagnation von Sputum vorhanden ist, besonders häufig bei Bronchiektasien. Der Auswurf zeigt hierbei meist eine Dreischichtung. An der Oberfläche schwimmen mit Luft untermischte schleimig-eitrige Ballen, von denen aus Schleimfäden in die mittlere mißfarbige Schicht hinabhängen. Am Boden befindet sich eine gleichmäßige aus Zerfallsmassen bestehende Schicht, in der oft weißliche Körnchen zu erkennen sind, die sog. DITTRICHschen Pfröpfe. Sie bestehen aus Fäulnisbakterien, Leptothrixfäden und besonders Fettsäurenadeln, die mikroskopisch durch ihre geschwungene Gestalt und physikalisch durch ihre Löslichkeit in Kalilauge sowie bei Erhitzung gekennzeichnet sind. Der üble Geruch der fötiden Bronchitis belästigt die Patienten ebenso wie ihre Zimmergenossen sehr.

Wenn die Expektoration dieser fauligen Massen zeitweise gehemmt ist, tritt oft Fieber ein, welches nach einer häufig plötzlich erfolgenden sog. maulvollen, stark stinkenden Entleerung wieder abfällt.

Im Anschluß an eine fötide Bronchitis entwickeln sich mitunter gangränöse Prozesse der Lunge; andererseits tritt eine fötide Bronchitis als Begleiterscheinung einer primären Lungengangrän auf.

Die verschiedenen Formen der chronischen Bronchitis können zu *Komplikationen* führen. Namentlich die trockene Form, zum Teil auch andere Arten derselben, welche mit häufigen Hustenanfällen einhergehen, geben durch Steigerung des intrapulmonalen Druckes zu einer Erweiterung besonders der kleinen Bronchien und der Alveolen Anlaß. Hierdurch entstehen erhöhte Widerstände für den arteriellen Lungenkreislauf. Diese wiederum haben eine Hypertrophie des rechten Ventrikels zur Folge, der im weiteren Verlauf oft insuffizient wird. Namentlich im höheren Alter stehen schließlich oft Herzschwäche und Kreislaufstörungen im Vordergrund der klinischen Erscheinungen und führen nicht selten das Ende herbei. Sämtlichen Formen der chronischen Bronchitis schließen sich nicht selten bronchopneumonische Verdichtungen der Lunge an. Bei der eitrigen und besonders der putriden Bronchitis kommt es mitunter zur metastatischen Entwicklung von Hirnabscessen.

Die *Behandlung* hat namentlich beim trockenen Katarrh für eine Verflüssigung des zähen Sekrets und eine Erleichterung des Auswurfes zu sorgen. Zu diesem Zweck werden Jodkalilösung (5,0 : 150 eßlöffelweise), ferner die schon bei der Behandlung der akuten Bronchitis genannten Expektorantien wie Mixtura solvens, Infusum radicis ipecacuanhae 0,4 : 180 und radicis senegae, Aufgüsse von Brusttee (Species pectorales), Emser Kränchenbrunnen mit heißer Milch, ferner Inhalieren mit Emser Salz verordnet. Ferner werden Guajacpräparate wie Guajacol in Dosen zu 0,2—0,3 g oder Sirolin mehrmals täglich teelöffelweise oder Anastilinjektionen i. m. oder i. v. gegeben. Trink- und Inhalationskuren in Heilorten mit alkalisch salinischen Wässern wie Ems, Kreuznach, Soden, Reichenhall sind besonders empfehlenswert. Oft wirkt ein Aufenthalt in reiner Luft, z. B. in Meran günstig ein. Bei den mehr flüssigen mit eitrig schleimigem Auswurf einhergehenden und auch den putriden Formen werden die ätherischen Öle enthaltenden sog. Balsamica wie Terpentin, Fichtennadel- und Eukalyptusöl zum Inhalieren verordnet. Solche Balsamica können auch innerlich z. B. in Form der Myrtolkapseln mehrmals täglich zu 0,25 und als intramuskuläre Injektion einer 20% Lösung von Eukalyptusöl (2—3mal wöchentlich einige Kubikzentimeter intraglutäal) verabfolgt werden. Bei der putriden Bronchitis werden die Fäulnisprozesse mitunter durch intravenöse Salvarsan- und Trypaflavininjektionen günstig beeinflußt. Eine erhebliche Hemmung des Hustenreizes durch Medikamente ist nach Möglichkeit zu vermeiden, damit nicht eine Stagnation des Auswurfes entsteht. Nur bei quälendem Husten, welcher die Nachtruhe stört und ein geschwächtes Herz angreift, ist die Verwendung von Codein (0,01 bis 0,02), Paracodin (0,01) oder Dionin (0,015) nicht zu vermeiden. Beim eosinophilen Katarrh ist Ephedrin (0,05), Ephetonin (0,05) oder eine Zusammenstellung derselben mit ätherischen Ölen, wie sie im Ephetoninhustensaft vollzogen ist, von Nutzen.

Außer der medikamentösen Behandlung sind auch physikalische Heilmethoden anzuwenden; so wirken oft Glühlichtbäder, lauwarme Wasserbäder und PRIESSNITZsche Umschläge, mitunter auch Aufenthalt in pneumatischen Kammern, welche in den genannten Kurorten vorhanden sind, günstig ein. Bei geschwächtem Herzen besonders alter Leute ist die Verordnung von Digitalis angezeigt.

### 4. Bronchiektasien.

Bei den *Bronchialerweiterungen* werden der Form nach solche von *zylindrischer* und *sackförmiger* Gestalt unterschieden. Die ersteren sind meistens diffus, besonders in den Unterlappen verbreitet, die letzteren finden sich gewöhnlich in mehr umschriebener Anordnung in einzelnen Lungenabschnitten.

Der Entstehung nach werden *angeborene* und erworbene Bronchiektasien unterschieden.

Die *angeborenen* Bronchiektasien sind seltener als die erworbenen. Sie zeigen pathologisch-anatomisch einen auffälligen Pigmentmangel ihrer Wandungen, welcher aber auch bei frühzeitig erworbenen Bronchiektasien beobachtet wird. Sie kommen meist in Form wabenartig aneinanderliegender Hohlräume, die nur durch bindegewebige, kein Lungengewebe enthaltende Septen voneinander getrennt werden, ferner in Form großer cystenähnlicher

Höhlen vor. Die kongenitalen wabenartigen Bronchiektasien finden sich nach KARTAGENER meist im rechten Oberlappen und linken Unterlappen, ferner in akzessorischen Lappen, die am häufigsten in paravertebralen Abschnitten der Unterlappen vorkommen; verhältnismäßig oft werden gleichzeitig weitere kongenitale Anomalien und Mißbildungen in anderen Organen, so ein situs viscerum inversus angetroffen.

Die sog. Sacklunge besteht aus einem einheitlichen oder aus mehreren Höhlen zusammengesetzten Hohlraum; die Bronchusteilung in feinere Äste ist hierbei ausgeblieben.

Die *erworbenen Bronchiektasien* entwickeln sich zum Teil infolge der bei Hustenanfällen häufig eintretenden Steigerung des intraalveolären Druckes z. B. bei Keuchhusten, trockener chronischer Bronchitis, ferner beim Emphysem namentlich der alten Leute. Hierbei werden besonders zylindrische Erweiterungen der Unterlappen beobachtet. Die sackförmigen Bronchiektasien entstehen meist innerhalb von geschrumpftem Lungengewebe, sowohl bei chronisch cirrhotischen Prozessen tuberkulöser oder luischer Art als bei unspezifischen karnifizierenden und indurierenden Pneumonien, ferner infolge des Zuges von Pleuraschwarten. Die Entstehung von Bronchiektasien wird oft durch gleichzeitige Herabsetzung der Elastizität der Bronchialwand und entzündliche Veränderungen derselben begünstigt. An den Bronchialwandungen wird teils eine Hypertrophie mit Verdickung derselben, teils Atrophie beobachtet.

**Symptome.** In den Hohlräumen der erweiterten Bronchien kommt es oft zu einer Stagnation von Bronchialsekret, welches meist von flüssiger, schleimig-eitriger Beschaffenheit, bei Infektion mit Fäulnisbakterien mitunter auch von putridem Charakter ist. Die Sputummengen sind meist reichlich; sie betragen oft mehrere 100 ccm an einem Tage. Morgens, nach dem Aufwachen erfolgt oft eine maulvolle Expektoration der während des Schlafes angesammelten Flüssigkeit. Der Auswurf hat meist eine dreischichtige Beschaffenheit, indem auf der Oberfläche mit Luftblasen untermischte schleimig-eitrige Massen schwimmen, die Mitte aus trüber Flüssigkeit besteht und unten ein Bodensatz von Zerfallsmassen sich sammelt, unter denen oft DITTRICHsche Pfröpfe gefunden werden (vgl. S. 483). Gelegentlich werden Blutbeimengungen im Sputum beobachtet. Mitunter treten auch erhebliche Hämoptysen auf, welche in seltenen Fällen sogar den Tod durch Verbluten herbeiführen können.

Der *physikalische Befund* über den Lungen zeigt nicht immer deutliche Veränderungen. Das Atemgeräusch ist gewöhnlich bläschenförmig, nur bei großen, nahe der Lungenoberfläche befindlichen Hohlräumen bronchial oder amphorisch. Oft werden Rasselgeräusche verschiedenen Kalibers gehört. Wenn dabei über peripheren Lungenabschnitten, z. B. in den unteren Lungenpartien, in denen schon eine Aufteilung der Bronchien zu kleineren Ästen stattgefunden hat, großblasige Rasselgeräusche gehört werden, so spricht dies für das Vorhandensein von Hohlräumen, die entweder Bronchialerweiterungen oder Kavernen sein können. Letztere sind oft aus anderen Gründen, am sichersten durch das Verhalten im Röntgenbild auszuschließen. Selten sind bronchiektatische Hohlräume so groß und so nahe der Oberfläche gelegen, daß in ihnen ein Schallwechsel beobachtet wird. Der Klopfschall ist gewöhnlich nicht oder nur wenig verändert. Über großen wandständigen Hohlräumen wird mitunter tympanitischer Schall wahrgenommen. Dämpfungen werden nur dann angetroffen, wenn gleichzeitig narbige Induration oder entzündliche Infiltration des umgebenden Lungengewebes vorhanden ist.

Am deutlichsten können die Verhältnisse im *Röntgenbild* überblickt werden, welches Zahl und Gestalt der Hohlräume oft deutlich erkennen läßt. Bei zylindrischen Bronchiektasien sind längliche dichotomisch sich teilende helle

Streifen, besonders in den Unterlappen, bei den sackförmigen Ektasien rundliche Aufhellungen (vgl. Abb. 1), die zum Teil trauben- oder wabenartig aneinandergereiht sind, sichtbar. Um die Hohlräume herum werden von den oft verdickten Bronchialwandungen dunkle Randstreifen gebildet. Wenn die Hohlräume mit Sekret gefüllt sind, entstehen statt der Aufhellungen entsprechend gestaltete längliche oder rundliche Verschattungen. Bei nur teilweiser Füllung mit Flüssigkeit und Luft werden sehr markante horizontale Schattenspiegel mit darüber

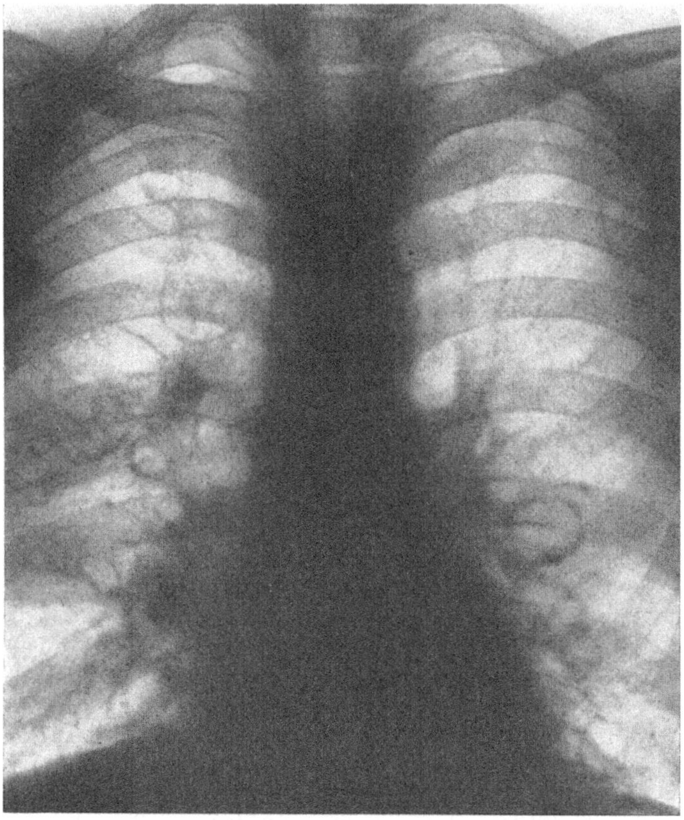

Abb. 1. Sackförmige Bronchiektasien. Multiple bronchiektatische Kavernen (Ringschatten) in beiden Lungenfeldern.

befindlichen Luftaufhellungen gefunden. Bei Induration oder Infiltration des umgebenden Lungengewebes zeigt das Lungenfeld entsprechende Verschattungen. Innerhalb dieser sind die lufthaltigen Hohlräume oft als Aufhellungen zu erkennen, mitunter werden sie aber durch starke Verschattungen von Lungenverdichtungen oder auch begleitenden Pleuraschwarten ganz verdeckt. In solchen Fällen, in denen die gewöhnliche Röntgenaufnahme versagt, können die bronchiektatischen Hohlräume noch in sehr klarer Weise dadurch dargestellt werden, daß eine schattengebende Flüssigkeit, in der Regel 40% Jod enthaltendes Jodipin Merck, nach vorheriger Anästhesie des Kehlkopfes durch die Luftröhre in die Bronchien eingespritzt wird. Alsdann sind die gefüllten Bronchiektasien in ihrer sackförmigen, traubenförmigen oder zylindrischen oder kolbenförmig aufgetriebenen Gestalt bis in die feinsten Einzelheiten auch durch die sonst deckenden Schatten des Abdomens, des Herzens und der Wirbelsäule zu erkennen (vgl. Abb. 2 und 3). Diese Methode ist besonders dann anzuwenden, wenn die Frage der Operation erwogen wird. Denn es ist hierbei von großer Wichtigkeit zu wissen, ob eine ein- oder doppelseitige Erkrankung vorliegt und wie die örtliche Anordnung der Bronchiektasien beschaffen ist. Nicht angezeigt ist die Methode in den Fällen, in denen die Diagnose ohnehin völlig klar ist, und bei Jodüberempfindlichkeit. Bei der Sacklunge wird ein auffallend helles Lungenfeld ohne jede Gefäß- und Bronchialzeichnung angetroffen; dagegen können einige zarte, randständige

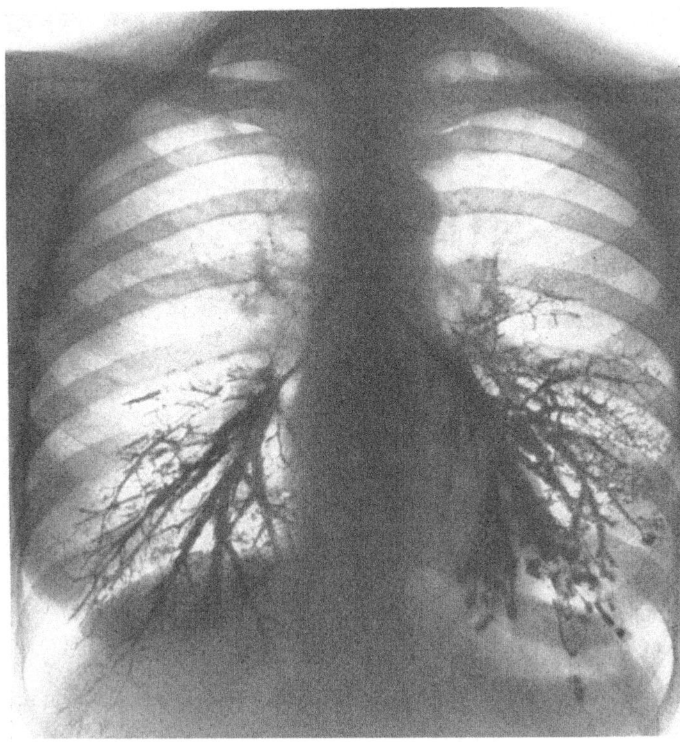

Abb. 2. Bronchiektasien im linken Unterlappen nach Jodipinfüllung. Rechts normale schlanke Bronchien.

Streifen vorkommen, die von den Wandungen oder Septen des Sackes gebildet sind. Das Bild ist einem Pneumothorax sehr ähnlich, läßt aber einen Lungenstumpf vermissen.

**Komplikationen.** Durch das in den Bronchiektasien angehäufte Sekret werden oft Störungen des Allgemeinbefindens ausgelöst, die in Appetitmangel, Blässe, gelegentlichen Temperatursteigerungen bestehen. Nicht selten wird auch plötzlich auftretendes, oft wieder bald zurückgehendes hohes Fieber beobachtet, welches meist auf entzündlichen Erscheinungen des Lungengewebes in der Nachbarschaft der Bronchiektasien beruht. Oft werden hierdurch auch ausgedehntere schwere Pneumonien hervorgerufen, die eine der häufigsten Todesursachen der mit Bronchiektasien behafteten Patienten darstellen. Bei putrider Beschaffenheit des Sputums kann es ferner zur Entwicklung einer Lungengangrän kommen, welche das Leben schwer gefährdet. Eine weitere, nicht seltene Komplikation der Bronchiektasien, die fast stets tödlich endet, ist die metastatische Entstehung von Hirnabscessen. Bei reichlichem eitrigem Sputum tritt nach langjährigem Verlauf oft eine amyloide Degeneration zahlreicher Organe ein, die häufig am ersten an der Ausbildung einer palpablen vergrößerten harten Milz oder an einer in der Menge auffallend schwankenden Abscheidung von Eiweiß im Urin erkannt wird.

Durch Resorption toxischer Stoffe des faulig zersetzten Auswurfes wird ferner die Bildung von *Trommelschlegelfingern* angeregt, welche ein wichtiges diagnostisches Merkmal von Bronchiektasien darstellen. Die Verdickung der Endglieder betrifft hauptsächlich die Weichteile; die knöchernen Phalangen

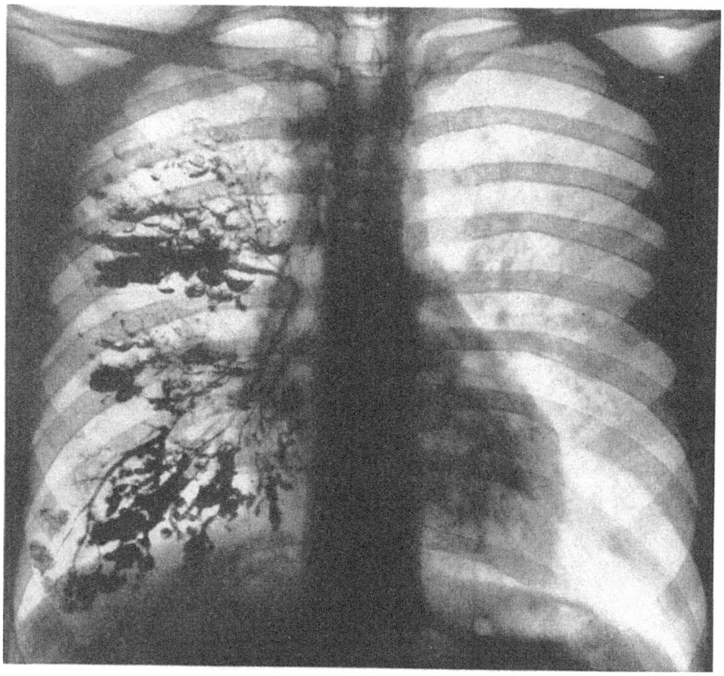

Abb. 3. Sackförmige Bronchiektasien im rechten Lungenfeld. Jodipinfüllung.

sind, wie das Röntgenbild zeigt, in der Regel kaum verändert. In manchen Fällen finden sich aber im Röntgenbild sichtbare knöcherne periostale Auflagerungen sowohl an den Phalangen als an den Metacarpalknochen und dem distalen Ende der Unterarmknochen (Osteoarthropathie hypertrophiante pneumique PIERRE MARIE). Entsprechende Veränderungen werden auch an den Füßen beobachtet.

Die **Behandlung** hat hauptsächlich eine Beschränkung und Besserung der Beschaffenheit des in den Bronchiektasien gebildeten Sekrets zum Ziel, während eine Änderung der anatomischen Verhältnisse der Bronchialerweiterungen kaum möglich ist. Eine wirksame Verminderung der Auswurfmenge ist am ehesten durch strenge Durchführung von Durstkuren bei Bronchiektasien zu erreichen. Diese wohl erfolgreichste Art der Behandlung wird leider oft nicht mit der nötigen Energie durchgeführt. Die Entleerung des Auswurfes wird durch zweckmäßige, im Einzelfall näher zu bestimmende Lagerung des Patienten herbeigeführt. Zu diesem Zweck wird nach dem Vorschlage von QUINCKE das Fußende des Bettes durch Einschieben von Untersätzen höhergestellt. Auf medikamentösem Wege wird eine Beschränkung der Sekretion und teilweise

Desinfektion durch Anwendung der Balsamica Terpentin-, Latschen-, Eucalyptusöl versucht, die in der bei Beschreibung der fötiden Bronchitis angegebenen Form verabfolgt werden (vgl. S. 484). Bei schweren Erkrankungen kommt in hierfür geeigneten vorwiegend einseitigen Fällen ein operatives Vorgehen in Betracht, welches entweder in der gefährlichen, aber volle Heilungschancen bietenden Resektion der erkrankten Lungenlappen oder in der mitunter auch erfolgreichen Thorakoplastik mit Einengung des Brustkorbes durch Resektion zahlreicher Rippen besteht. Die Aussichten und Gefahren eines operativen Eingriffes sind in jedem Falle dieses langwierigen, Lebensgenuß und Berufsfähigkeit schwer beeinträchtigenden Leidens sorgfältig abzuwägen.

## 5. Stenosen der Trachea und Bronchien.

Eine Stenose der großen Luftwege, Trachea und Bronchien, kann durch Kompression von außen oder durch narbige Schrumpfung der Wandungen, endlich durch Verlegung der Lichtung durch Fremdkörper zustande kommen.

**Trachealstenose.** Eine *Trachealstenose* entsteht am häufigsten durch Druck von Strumen, ferner von Aneurysmen und Mediastinaltumoren verschiedener Art, unter denen Lymphosarkome in erster Linie zu nennen sind. Namentlich bei der Kompression durch Strumen wird die Verengerung nicht immer nur durch den äußeren Druck bewirkt, sondern es spielt hierbei manchmal auch eine Erweichung der Knorpelringe eine Rolle, infolge deren es zu einer Einknickung der säbelscheidenartig verengten Luftröhre kommt. Eine narbige Schrumpfung der Trachea entwickelt sich infolge von luischen Geschwüren oder chronischen Granulationsgeschwülsten, die bisweilen nach Tracheotomie entstehen.

*Symptome.* Eine erhebliche Trachealstenose ist sofort an dem lauten, auf Entfernung hörbaren stridorösen Geräusch der meist verlangsamten Atemzüge zu erkennen. Differentialdiagnostisch kommt nur eine Stenose des Kehlkopfes in Betracht, die durch laryngoskopische Untersuchung zu erkennen ist.

Infolge der Behinderung des Lufteintrittes in die Lungen treten inspiratorische Einziehungen der Brustwand an den Zwischenrippenräumen und der Bauchwand im Epigastrium auf. Wird der Gasaustausch in den Lungen erheblich beeinträchtigt, so ist eine Cyanose des Gesichtes und bei starkem Luftmangel eine qualvolle Verzerrung der Züge zu beobachten. An den gewaltsamen Atembewegungen sind alle Hilfsmuskeln beteiligt. Da diese in aufrechter Stellung bei Aufstützen der Arme am wirkungsvollsten betätigt werden können, sieht man die Patienten im Zustand höchster Atemnot oft stehen (Orthopnoe). Der Puls kann im Inspirium kleiner werden und eine deutliche Erniedrigung des Blutdruckes zeigen, da das arterielle Blut infolge des inspiratorisch stark verminderten intrathorakalen Druckes im Brustkorb zurückgehalten wird.

Eine wirksame *Behandlung* ist nur durch operative Beseitigung der Stenose oder durch Röntgenbestrahlung komprimierender Geschwülste möglich. Bei Kompression durch Aneurysmen und solche intrathorakalen Geschwülste, bei welchen eine operative Entfernung oder eine Strahlenbehandlung nicht in Frage kommt, kann versucht werden, durch Einführung von einer langen bis zur Bifurkation hinabreichenden Kanüle von einer Tracheotomieöffnung aus der Luft einen Weg zu bahnen. Außerdem ist Sauerstoffatmung angezeigt.

**Bronchusstenose.** Eine *Bronchusstenose* wird weitaus am häufigsten durch ein Bronchialcarcinom, ferner durch Kompression von Aneurysmen und Mediastinaltumoren, weit seltener durch narbige Schrumpfung luischer Geschwüre hervorgerufen. Der nicht seltene Verschluß durch eingeatmete Fremdkörper, welcher eine operative Entfernung derselben erfordert, kann hier nicht näher behandelt werden.

*Symptome.* Ein Stenosengeräusch wie bei der Verengung der Trachea wird bei der Stenose eines einzelnen Bronchus, auch eines Hauptbronchus, vermißt, da die in den Brustkorb einstreichende Luft freien Weg durch den Bronchus der anderen Seite hat. Dagegen findet die Luft keinen oder nur mangelhaften Zutritt zu den hinter der Stenose gelegenen Lungenpartien. In diesen entsteht daher meist eine Atelektase; infolgedessen ist hier das Atemgeräusch und der Stimmfremitus abgeschwächt oder aufgehoben. Der Perkussionsschall kann verkürzt sein. In seltenen Fällen wird die Stenose durch die stärkere inspiratorische Kraft, aber nicht bei der schwächeren Exspiration überwunden. Alsdann tritt im Inspirium Luft in die hinter der Stenose gelegenen Lungenpartien ein, aber im Expirium nicht aus ihnen heraus. Es entwickelt sich ein hochgradiges Emphysem, über dem ein lauter voller Lungenschall hörbar ist. Oft ist quälender Hustenreiz vorhanden.

Am deutlichsten werden diese Verhältnisse bei der *Röntgendurchleuchtung* überblickt. Das Röntgenbild läßt oft die stenosierende Ursache in Gestalt eines Bronchialcarcinoms, eines Aneurysmas oder Mediastinaltumors an einer entsprechend gestalteten Verschattung erkennen und zeigt über den hinter der Stenose gelegenen Lungenpartien bei der in der Regel vorhandenen Atelektase derselben eine Trübung oder Verschattung, bei einer ausnahmsweise auftretenden Lungenblähung dagegen eine ungewöhnlich starke Helligkeit. Infolge der Behinderung der respiratorischen Volumschwankungen der hinter der Stenose gelegenen Lungenteile ist das inspiratorische Tiefertreten des Zwerchfelles sehr beschränkt. Gewöhnlich wird ein hochstehendes nur wenig bewegliches Zwerchfell beobachtet. Ist durch die Stenose ein erheblicher Teil der Lunge von der Atmung ausgeschaltet, so rücken die Mediastinalorgane, am deutlichsten das Herz und die Trachea, im Inspirium nach der Seite der Stenose herüber.

Die Stelle der Stenose selbst kann durch Einspritzung von Jodipin, welches einen Ausguß des Bronchus bildet, oft sehr deutlich nachgewiesen werden. Ferner ist die Stenosierung eines größeren Bronchus oft durch die Bronchoskopie festzustellen.

Als Komplikation tritt in den mangelhaft beatmeten Lungenteilen nicht selten eine pneumonische Entzündung insbesondere bei Entstehung der Stenose durch ein Bronchialcarcinom ein. Auch eine eitrige Bronchitis, Lungenabsceß und Gangrän kann sich in den hinter der Stenose gelegenen Abschnitten entwickeln. Besonders häufig geschieht dies beim Verschluß durch Fremdkörper und Bronchialcarcinome.

Die *Behandlung* hat die Ursache der Bronchialstenose zu berücksichtigen. Bei Fremdkörpern ist operative Entfernung geboten. Bei Tumoren kann Röntgenbestrahlung, die mitunter deutliche, aber leider nur vorübergehende Erfolge zeitigt, versucht werden. Bei einer luischen Stenose ist antiluische Behandlung mit Salvarsan-, Quecksilber-, Wismutkuren, ferner Darreichung von Jodkali innerlich angezeigt.

## 6. Asthma bronchiale.

Unter der Bezeichnung *Asthma* versteht man eine anfallsweise auftretende Behinderung der Atmung besonderer Art. Diese beruht beim Bronchialasthma im Gegensatz zu einer durch Herzinsuffizienz bedingten einfach dyspnoischen Atmung auf einer Verengerung der gesamten Bronchien kleinen Kalibers, die durch einen Krampf der Bronchialmuskulatur und gleichzeitige Absonderung eines zähen Schleimes aus den Bronchialschleimdrüsen bewirkt wird. Dieser Vorgang kommt durch eine Erregung der Nervenendigungen des Nervus vagus zustande. Es kann auch eine Expektoration durch Reizung des Vagus ausgelöst und durch eine Lähmung desselben unterdrückt werden. Die Verkleinerung des

Gesamtquerschnittes der zuführenden Luftwege an den Bronchien kleinen Kalibers hat zur Folge, daß die Luft durch die starken inspiratorischen Kräfte noch in die Alveolen eingesogen wird, bei der schwächeren Exspiration aber nicht mehr vollständig heraustreten kann. Es entwickelt sich schnell der Zustand einer akuten Lungenblähung. Hierdurch ist der Gasaustausch der Lunge behindert; es tritt Atemnot auf, die wegen der vorwiegenden Erschwerung und Verlängerung des Exspiriums als exspiratorische Dyspnoe bezeichnet wird; doch ist in der Regel auch die Inspiration merklich behindert.

**Symptome.** Die äußeren Zeichen dieses Zustandes bestehen in laut hörbaren pfeifenden und giemenden Geräuschen, welche beim Durchtritt der Luft durch die verengten Bronchiolen zustande kommen, indem die an ihren Wandungen haftenden zähen Schleimbeläge in Schwingungen versetzt werden. Diese Geräusche sind sowohl im Inspirium als besonders im Exspirium deutlich, oft auf Entfernung hörbar. Das Atemgeräusch wird durch sie fast völlig verdeckt. Oft ist eine inspiratorische Einziehung der Zwischenrippenräume zu beobachten. Bei der sich bald entwickelnden akuten Lungenblähung ist der Brustkorb faßförmig erweitert. Die Lungengrenzen stehen tief und sind wenig oder kaum verschieblich. Die absolute Herzdämpfung ist stark verkleinert, der Schall über den Lungen ungewöhnlich voll, hypersonor.

Die Röntgendurchleuchtung zeigt sehr helle Lungenfelder, den Brustkorb in Inspirationsstellung mit horizontalem Verlauf der Rippen und breiten Zwischenrippenräumen. Das Zwerchfell steht tief, wird inspiratorisch stark angespannt, kann aber infolge des Blähungszustandes der Lunge im Exspirium nicht in seine Ruhelage zurückkehren und führt daher nur geringe Bewegungen aus. Ein Zwerchfellkrampf, der zum Teil irrtümlich angenommen worden ist, liegt dagegen nicht vor.

Das Gesicht ist im Zustand der erschwerten Atmung meist bläulich verfärbt, dabei oft blaß. Der Puls ist in schweren Anfällen beschleunigt. Gewöhnlich gehen die asthmatischen Anfälle ohne Temperatursteigerungen einher. Die Dauer der Anfälle ist sehr verschiedenartig. Sie kann Stunden, aber auch Tage betragen. Am häufigsten treten die Anfälle nachts auf, sie können aber auch zu jeder Zeit sich einstellen. Nach Beendigung des Anfalles können alle krankhaften Symptome und alle Beschwerden völlig verschwinden. Es kann vorkommen, daß nach einer qualvollen Nacht am nächsten Tage bei der ärztlichen Untersuchung gar kein Befund zu erheben ist und der Patient einen völlig gesunden Eindruck macht. In vielen Fällen besteht aber ein Dauerzustand von trockenem Bronchialkatarrh und ein gewisser Grad von Lungenerweiterung, so daß die Anfälle mehr als akute Verschlimmerung eines chronischen Leidens erscheinen.

Als dauernde Folgeerscheinungen stellten sich oft ein allmählich zunehmendes Emphysem und folgende Herzschwäche ein. Als Komplikation können Atelektasen und bronchopneumonische Prozesse auftreten, die bisweilen lang dauerndes Fieber hervorrufen. Bei größerer Ausdehnung derselben und gleichzeitigem Asthma entstehen schwere Zustände von Atemnot und Cyanose.

Während des Anfalles wird zunächst kein Auswurf entleert, da der zähe Schleim den Bronchialwandungen fest anhaftet. Wenn bei Nachlassen des Anfalles eine gewisse Verflüssigung des Sekrets eintritt, werden die Schleimpfröpfe mit Mühe ausgehustet. Dabei sind die Ausgüsse der Bronchiolen mitunter schon mit bloßem Auge, oft noch deutlicher bei schwacher Vergrößerung als weißliche Fädchen sichtbar, die als CURSCHMANNsche Spiralen bezeichnet werden. Sie lassen bei mikroskopischer Betrachtung einen stark glänzenden schmalen Zentralfaden und eine in vielfachen Drehungen spiralig gewundene Schleimhülle erkennen. Außerdem sind in dem zäh-schleimigen Auswurf oft reichlich eosinophile Leukocyten und die aus diesen entstehenden oktaedrisch gestalteten CHARCOT-LEYDENschen Krystalle zu finden.

Auch im Blut ist bei Asthmatikern in der Regel eine Vermehrung der eosinophilen Leukocyten in verschiedener Stärke vorhanden. Statt der normalen Zahl von 1—2%, höchstens 4%, werden etwa 8—10%, in vereinzelten Fällen bis 30% eosinophile Zellen gefunden. Die Eosinophilie ist besonders außerhalb der Anfälle zusammen mit einer gewissen Lymphocytose nachzuweisen. Im Beginn der Anfälle selbst tritt meist eine polynukleäre Leukocytose mit Rückgang oder Schwinden der eosinophilen Zellen auf, die aber am Ende des Anfalles wieder in die Höhe gehen.

**Ursache und Wesen des Asthma bronchiale.** Die Exsudation von zähem Schleim, die spastische Kontraktion der glatten Muskulatur sowie die auffällige Vermehrung der eosinophilen Leukocyten, die sowohl im Blut als im Auswurf ausgeprägt ist, verbindet das Asthma bronchiale mit ähnlichen Krankheitsvorgängen, die an anderen Organen sich abspielen. Diese lassen einen Zusammenhang mit dem Bronchialasthma auch insofern erkennen, als sie gelegentlich bei denselben Menschen und oft bei Angehörigen derselben Familie beobachtet werden. Es wird daher von einer *exsudativen* bzw. *eosinophilen Diathese* gesprochen, die sich in folgenden Erscheinungen äußert. Eine ähnliche anfallsweise Absonderung von zähem, mit eosinophilen Zellen durchsetzten Schleim kommt im Dickdarm unter gleichzeitiger Kontraktion der glatten Muskulatur bei der sog. Colitis mucosa vor. Andere Erscheinungen, welche auf einer Kontraktion der glatten Muskulatur der arteriellen Hirngefäße, daneben wahrscheinlich auch auf einer Exsudation von Flüssigkeit aus den Plexus chorioidei in die Seitenventrikel und die Meningen beruhen, werden bei Migräneanfällen beobachtet. Auch das mit einer Exsudation von Gewebsflüssigkeit einhergehende QUINCKEsche Ödem, ferner urtikarielle und ekzematöse Veränderungen der Haut gehören hierher. Es ist mehrfach beobachtet, daß verschiedene Mitglieder der gleichen Familie teils diese, teils jene Krankheitserscheinungen zeigen. Es liegt also vielfach eine vererbbare konstitutionelle Grundlage diesen Vorgängen zugrunde.

Andererseits hat die ärztliche Beobachtung ergeben, daß diese Erscheinungen und unter ihnen ganz besonders das Bronchialasthma nicht selten durch bestimmte äußere Einflüsse hervorgerufen werden, welche bei normalen Personen keinerlei Folgen nach sich ziehen. Am bekanntesten ist das Heufieber, welches bei dazu veranlagten Personen zur Zeit der Grasblüte auftritt und mit starker Reizung der Augenbindehäute und der Nasenschleimhaut zu reichlicher wäßriger Exsudation, ferner auch mit ausgesprochenen Anfällen von Bronchialasthma einhergeht (vgl. S. 467). In ähnlicher Weise können die verschiedenartigsten Stoffe, die auf den normalen Menschen ohne jede Wirkung sind, bei dazu veranlagten überempfindlichen Personen Anfälle von Bronchialasthma und mitunter auch andere der genannten Erscheinungen auslösen. Dies geschieht z. B. bei der Einatmung von Haaren und Federn der Haustiere, von den verschiedensten Staubarten, so von Blütenstaub, von Mehl usw. Bei einer epidemieartigen Häufung von Asthmaanfällen, die in einem italienischen Dorf beobachtet wurde, machte ANCONA die Entdeckung, daß diese durch Einatmung von Mehlstaub zustande kamen, daß dabei aber nicht das Mehl an sich, sondern Verunreinigungen desselben durch beigemengte Milben den den Asthmaanfall auslösenden Reiz darstellten. Von chemischen Reizstoffen ist besonders das *Ursol* zu nennen, welches zum Färben von Pelzen verwandt wird und bei manchen Leuten, die beruflich in der Pelzwarenindustrie tätig sind, Asthma hervorruft. In anderen Fällen können bestimmte Reizstoffe nicht ohne weiteres nachgewiesen werden. Die Erfahrung lehrt aber, daß Asthmaanfälle bei bestimmten Personen nur bei

Aufenthalt in einer bestimmten Gegend auftreten, an anderen Orten dagegen ausbleiben. Auf Grund derartiger Beobachtungen hat man von Klimareizstoffen, sog. Klimaallergenen, gesprochen. STORM v. LEEUWEN hat folgenden lehrreichen Versuch angestellt: Er reiste mit Personen, die in ihrer Heimat Holland an schweren asthmatischen Anfällen litten, in einen hochgelegenen Ort in der Schweiz, wo sie ihre Anfälle verloren. Als er in dem Zimmer etwas Staub, den er aus der heimatlichen Wohnung aus Holland mitgenommen hatte, verstreute, traten bei einer Person asthmatische Anfälle auf. Unter solchen sog. Hausallergenen schuldigt STORM v. LEEUWEN besonders Schimmelpilze an, die oft in alten Matratzenstoffen wuchern. Nicht immer kann aber eine besondere Art derartiger Reizstoffe nachgewiesen werden. Mitunter, freilich nur in seltenen Fällen, ist Einwirkung von Reizen vom Magen-Darmkanal aus anzunehmen, die durch Aufnahme und Verdauung von Nahrungsstoffen zustande kommen. So treten außer urtikariellen Exanthemen auch Asthmaanfälle bei manchen Menschen nach Genuß von Krebsen, Erdbeeren und anderen Nahrungsmitteln auf. Gemeinsam ist all diesen eigenartigen Vorkommnissen, daß es sich um Überempfindlichkeitsreaktionen gegenüber Stoffen handelt, die auf den normalen Organismus ohne wesentliche Wirkung sind. Solche abnormen Reaktionen werden deshalb als andersartige Wirkungsweise — Allergie — bezeichnet. Zum Teil treten sie von vornherein bei entsprechend veranlagten Personen auf; zum Teil entwickelt sich die Überempfindlichkeit erst bei wiederholter Einwirkung desselben Stoffes, nachdem der Organismus schon früher einmal mit demselben in Berührung gekommen war. Dieser Vorgang, bei welchem zunächst von einer parenteralen Einwirkung von Eiweißstoffen ausgegangen war, wird Anaphylaxie genannt.

Die Überempfindlichkeit gegen bestimmte Stoffe kann in ähnlicher Weise, wie dies von STORM v. LEEUWEN in dem vorher erwähnten Beispiel gezeigt wurde, durch einen Versuch nachgewiesen werden, indem man bestimmte Stoffe auf den Organismus einwirken läßt und dadurch asthmatische Anfälle erzeugt oder ein Ausbleiben sonst regelmäßig auftretender Asthmaanfälle nach Entfernung dieser Stoffe beobachtet. Eine andere Methode besteht darin, daß man kleine Mengen des betreffenden Stoffes mit verdünnter NaOH-Lösung versetzt und auf eine skarifizierte Stelle der Haut bringt. Bei positivem Ausfall entwickelt sich nach $^1/_2$—1 Stunde an dieser Stelle eine leichte Schwellung mit einem geröteten Hof. In einer Anzahl von Fällen hat man beobachtet, daß die gleichen Stoffe, welche bei den hierfür empfänglichen Menschen eine Hautreaktion bewirken, auch einen Asthmaanfall auslösen. Ein solches paralleles Verhalten ist aber nicht regelmäßig vorhanden; es kommen Hautreaktionen auch bei ganz normalen Personen vor und werden andererseits bei überempfindlichen Asthmatikern vermißt. Der Wert derartiger Reaktionen wird hierdurch eingeschränkt. Von manchen, besonders amerikanischen Forschern (COCA u. a.) wird ihnen eine erhebliche Bedeutung beigemessen, das allgemeine Urteil ist aber weit zurückhaltender.

Die Impfungen sind nicht völlig ungefährlich, da mitunter ganz unerwartet starke Reaktionen, auch schockartige Zustände, in ganz vereinzelten Fällen bei intracutaner Injektion sogar mit tödlichem Ausgang beobachtet worden sind. Aus allen diesen Gründen haben sich diese theoretisch sehr interessanten, aber bei der Notwendigkeit der Prüfung einer außerordentlich großen Zahl von Stoffen sehr mühsamen Untersuchungen in den deutschen Kliniken bisher nicht allgemein einbürgern können. Durch die fabrikmäßige Herstellung von Mischproben, unter denen die wichtigsten in Betracht kommenden Reizstoffe in erprobter Dosierung gruppenweise zusammengefaßt sind, ist jetzt eine wesentliche Vereinfachung und größere Sicherung des Verfahrens erzielt worden.

Auch bakterielle Stoffe und Infektionskrankheiten, insbesondere Pneumonien, sollen den Boden für Entwicklung des Bronchialasthmas bereiten können, da man mitunter das Auftreten von Bronchialasthma nach Überstehen von Infektionskrankheiten, vorwiegend Lungenentzündungen, beobachtet hat. Andererseits ist es vielen Ärzten aufgefallen, daß während einer fieberhaften Erkrankung, gerade auch während einer Lungenentzündung, sonst gehäuft auftretende Anfälle aussetzen. Dieser Vorgang kann in Beziehung zu den Erfolgen einer unspezifischen Therapie mit fiebererregenden Mitteln gesetzt werden (vgl. S. 496).

Von dem allergischen Asthma ist ein nervöses Asthma scharf zu trennen versucht worden, da man beobachtet hat, daß auch ohne stoffliche Reize, insbesondere bei neuropathisch veranlagten Personen, namentlich bei psychischer Erregung, sogar schon auf die bloße Vorstellung eines Anfalles hin, echte asthmatische Anfälle eintreten können. Tatsächlich erscheint aber eine scharfe Scheidung des allergischen vom nervösen Asthma kaum berechtigt. Auch beim allergischen Asthma, welches durch stoffliche Reize ausgelöst wird, werden durch diese die Nervenendigungen des Vagus, welche die Ringmuskulatur und die Schleimdrüsen der Bronchien innervieren, erregt. Das gleiche kann durch nervöse Reize, die z. B. reflektorisch von Polypen und Entzündungen der Nasenschleimhaut her ausgelöst werden, oder durch psychische Erregungszustände zustande kommen. Auch ist daran zu denken, daß nervöse und humorale Vorgänge im Organismus vielfach unlösbar miteinander verknüpft sind und sich wechselseitig beeinflussen; es sei unter anderem an den Morbus Basedow erinnert, bei welchem psychische Erregungen oft die Erkrankung auslösen und verschlimmern und umgekehrt die vermehrte Ausscheidung des Schilddrüsensekrets eine allgemein nervöse Erregung hervorruft.

**Differentialdiagnose.** Ein völliger Wesensunterschied besteht dagegen zwischen dem Bronchialasthma und dem sog. *hysterischen Asthma,* bei welchem es sich lediglich um eine hochgradig beschleunigte pseudodyspnoische Atmung handelt, ohne daß dabei eine Stenose der Bronchien durch Muskelkrampf oder Sekretabscheidung vorhanden ist. Durch Überventilation kann es dabei zu alkalotischer Verschiebung der Blutreaktion kommen und dadurch eine latente oder manifeste Tetanie ausgelöst werden.

Auch beim *cerebralen Asthma* der *Hypertoniker* können durch Reizung des Atemzentrums infolge Zirkulationsstörungen ähnliche Zustände zustande kommen.

Bei *Urämie* entsteht bisweilen eine schwere Dyspnoe infolge Acidose mit Verminderung der Alkalireserve des Blutes, die teils durch Niereninsuffizienz, teils durch vermehrtes Auftreten saurer Stoffwechselprodukte infolge Eiweißzerfalls hervorgerufen wird.

Nicht immer so klar ist die Unterscheidung von dem sog. *Asthma cardiale,* welches bei Lungenstauung infolge Herzinsuffizienz zustande kommt. Zwar handelt es sich hier der Entstehung und dem Begriff nach um einen anderen Vorgang, bei welchem die durch mangelhafte Ventilation des Blutes bedingte Dyspnoe und oft auch ein beginnendes Lungenödem das wesentlichste Moment darstellt. Es werden aber mitunter auch beim Asthma cardiale ähnliche Symptome von vorwiegend exspiratorischer Dyspnoe mit Sekretion eines zähen glasigen Schleimes beobachtet, die sich schlagartig durch die beim Asthma bronchiale wirkungsvollen Asthmolysininjektionen bessern, so daß auch hier, wenigstens in manchen Fällen, die Annahme reflektorisch erregter verwandter Vorgänge recht naheliegt.

Dem Wesen nach verwandt mit dem Bronchialasthma ist der schon bei der chronischen Bronchitis erwähnte *eosinophile Katarrh,* der sich in Abscheidung eines zähen Bronchialsekrets und hierdurch hervorgerufenen giemenden Geräuschen und einer Eosinophilie des Sputums und des Blutes äußert, aber nicht mit asthmatischen Anfällen einhergeht. Es ist anzunehmen, daß beide Zustände auf der gleichen Grundlage beruhen und daß dabei vorkommende Anfälle von Bronchialasthma nur akute Steigerungen des chronischen Leidens darstellen.

Die **Behandlung** des Asthma bronchiale hat zum Ziel, den bestehenden Anfall zu beseitigen, und ferner der Neigung zu neuen Anfällen entgegenzuwirken.

Im Anfall ist die diesen auslösende Erregung des Nervus vagus abzuschwächen. Dies geschieht am erfolgreichsten durch das den Gegenspieler des Vagus, den Nervus sympathicus, reizende Adrenalin und verwandte Stoffe oder durch das den Vagus lähmende Atropin und ähnlich wirkende Alkaloide. Das Adrenalin wird in einer Menge von $^1/_2$ ccm der $1^0/_{00}$igen Lösung subcutan injiziert. Ähnlich wirken Injektionen von Asthmolysin, welches eine Mischung von Adrenalin und Hypophysin darstellt. Durch diese Mittel kann oft ein schwerer Anfall beseitigt werden. Auch die adrenalinähnlich wirkenden Präparate Ephedrin und Ephetonin, welche als subcutane Injektionen in einer Dosis von 0,05 oder als Tabletten von 0,05 g gegeben werden, Aludrin als Tabletten von 0,02 und zur Inhalation in 1%iger Lösung, ferner Sympatol in Tabletten von 0,1 g wirken oft lindernd. Von ähnlicher, aber meist nicht so schneller Wirkung sind Injektionen von Atropin zu 1 mg oder Eumydrin zu 4 mg. Besser eignen sich die Atropinpräparate in Form der von TROUSSEAU angegebenen Kur in wochenlang fortgesetzten 2mal täglich verabfolgten Injektionen von $^1/_2$ mg Atropin zur Linderung länger dauernder asthmatischer Zustände. Ähnlich wirken die in getrockneten Stramoniumblättern enthaltenen verwandten Alkaloide. Sie werden zusammen mit Nitriten als Räucherpulver und zur Herstellung der sog. Asthmazigaretten verwandt, die im Anfall zu rauchen sind.

Eine zweckmäßige Mischung der krampflösenden Stoffe von Adrenalin, Atropin und Cocain mit anderen Mitteln stellt eine von EDENS angegebene Lösung dar:

| | |
|---|---|
| Atropin sulf. . . . . . . . . . | 0,03 |
| Cocain hydrochlor. . . . . . . . | 0,03 |
| Kal. sulf. . . . . . . . . . . . | 0,3 |
| Glycerin pur. . . . . . . . . . | 3,0 |
| Suprarenin hydrochlor. 1:1000 ad | 25,0 |

welche mit Hilfe eines Gebläses in einem sog. TUCKERschen oder anderen Inhalationsapparat verstäubt und während des Anfalles eingeatmet wird.

Sowohl im Anfall als außerhalb desselben können Kalkpräparate, welche allgemein bei Überempfindlichkeitszuständen die Erregung dämpfen, in Form von Afenilinjektionen oder von Kalzantabletten per os verwandt werden. Neuerdings wird das dem Histamin entgegenwirkende Antistin empfohlen, das intramuskulär, intravenös oder in Tabletten zu 0,1 verabfolgt wird.

In schweren Fällen sind mitunter Injektionen von Morphium-Atropin von Nutzen, aber nur ausnahmsweise anzuwenden, falls die vorher genannten Mittel, insbesondere die Adrenalinpräparate, versagen.

Zur Behandlung des oft auch außerhalb der Anfälle bestehenden hartnäckigen trockenen Katarrhs und zur Vorbeugung von Anfällen ist seit langem die Anwendung von Jodkalilösung (2,5 : 150, 3mal täglich 1 Eßlöffel) eingeführt; dabei ist jedoch genau auf etwa bestehende Jodempfindlichkeit zu achten; bei Trägern von Strumen ist die Jodbehandlung zu vermeiden. In manchen refraktären Fällen wirken Aspirin oder Felsoltabletten, die mehrmals täglich zu nehmen sind, günstig ein.

Abgesehen von der medikamentösen Behandlung sind physikalische Heilmethoden oft von guter Wirkung. So werden elektrische Glühlichtbäder oder

Aufenthalt in pneumatischen Kammern, wie sie in manchen Kurorten bestehen, verordnet.

Besonders bewährt haben sich Röntgenbestrahlungen, bei welchen es ziemlich gleichgültig ist, ob sie auf die Gegend der Lunge, der Milz oder auf einen anderen Körperteil gegeben werden. Wahrscheinlich beruht ihre Wirkung auf chemischen Reizen, indem durch die Röntgenstrahlen Körperzellen zerstört und ihre Produkte im Körper verbreitet werden. Eine Röntgenbestrahlung ist zu unterlassen, wenn in der Lunge tuberkulöse Herde vorhanden sind, da diese unter Umständen durch die Bestrahlung aktiviert werden können. Vor jeder therapeutischen Anwendung von Röntgenstrahlen ist daher eine diagnostische Untersuchung der Lunge zum Nachweis bzw. Ausschluß tuberkulöser Herde angezeigt. Auch Injektionen von Tuberkulin oder von dem fiebererregende Bakterientoxine enthaltenden Pyrifer und von anderen eiweißhaltigen Stoffen werden angewandt; ihre Wirkung ist wahrscheinlich ebenso wie die der Röntgen- und auch Höhensonnenbestrahlung als unspezifische Reizkörpertherapie aufzufassen.

Ferner können Injektionen von starken Insulindosen bis zur Erzeugung eines hypoglykämischen Schocks, der dann durch Traubenzuckerzufuhr behoben werden kann, den asthmatischen Zustand bessern. Die theoretische Erklärung der Wirkungsweise ist noch umstritten. Es handelt sich wohl nicht nur um eine reaktive Adrenalinausschüttung, sondern vielleicht um Änderungen im Verhältnis der Mineralstoffe mit Erniedrigung des Kaliumspiegels und Erhöhung des ionisierten Calciums, vielleicht auch um ein Freiwerden histaminähnlicher Substanzen. Eine Gegenanzeige gegen diese Behandlung stellen Herzerkrankungen dar.

Außerdem ist versucht worden, eine spezifische Therapie in der Weise zu treiben, daß man durch genaue Erhebung der Anamnese und durch Impfungen mit sog. Tests ermittelt, ob eine Überempfindlichkeit gegen bestimmte Stoffe besteht, und dann durch wiederholte Injektionen mit Lösungen dieser Stoffe in aufsteigender Dosis eine Desensibilisierung des Körpers herbeiführt. Die auf diesem mühsamen Wege bisher erzielten Erfolge halten sich im allgemeinen bisher in ziemlich bescheidenen Grenzen. Dort, wo eine ausgesprochene Überempfindlichkeit gegen bestimmte Stoffe nachzuweisen ist, kann eine solche desensibilisierende Behandlung empfehlenswert sein. In erster Linie ist die Ausschaltung bekannter Schädlichkeiten herbeizuführen.

In dieser Hinsicht wirkt oft eine Ortsveränderung günstig ein. Am meisten ist Aufenthalt in Höhenluft (Engadin) oder an der Nordsee zu empfehlen. In manchen Fällen, die nach Rückkehr von der Reise in ihrem Heimatort immer wieder Anfälle bekommen, kann eine dauernde Verlegung des Wohnsitzes notwendig werden. Dabei kann nur der Versuch lehren, welcher neue Wohnort geeignet ist, da dies aus der allgemeinen Beschaffenheit des Klimas nicht immer ohne weiteres geschlossen werden kann.

Auch in den Orten, in denen die Patienten immer wieder von asthmatischen Anfällen geplagt werden, können sie manchmal in den nach den Angaben von STORM V. LEEUWEN hergestellten allergenfreien Kammern vor Anfällen bewahrt bleiben, welchen eine durch Filtration von Staubteilen befreite und gekühlte Luft zugeführt wird. STORM V. LEEUWEN hat über günstige Erfolge mit diesen berichtet.

In diätetischer Hinsicht ist eine salzarme, obst- und gemüsereiche Kost zu empfehlen.

Es ist versucht worden, auf operativem Wege durch Resektion sympathischer Ganglien und ähnliche Maßnahmen die nervöse Erregbarkeit der Bronchialmuskulatur herabzusetzen, obwohl es theoretisch viel eher begründet erscheinen würde, den Einfluß des antagonistischen Vagus auszuschalten. Die Angaben über operative Erfahrungen sind nicht einheitlich und vorläufig nicht überzeugend.

In denjenigen Fällen, in denen Polypen oder Entzündungen der Nase und ihrer Nebenhöhlen als Reizquelle für die Auslösung eines Bronchialasthmas in Frage kommen, empfiehlt sich deren operative Beseitigung; mitunter sind dadurch gute Erfolge erzielt worden.

## C. Erkrankungen der Lunge.

### 1. Lungenemphysem.

Unter *Lungenemphysem* wird im ärztlichen Sprachgebrauch eine Aufblähung der Lunge verstanden, welche einen Dauerzustand darstellt und zu anatomischen Folgeerscheinungen im Sinne atrophischer Veränderungen geführt hat. Dagegen wird eine akute wieder rückbildungsfähige Blähung der Lunge, wie sie z. B. im Asthmaanfall oder beim anaphylaktischen Shock eintritt, als Volumen pulmonum auctum bezeichnet. In beiden Fällen sind die Lungen erweitert. Bei der Sektion sind die vorderen Ränder beider Lungen einander genähert und bedecken einen großen Teil des Herzens. Beim Lungenemphysem, bei welchem dauernde Strukturveränderungen der Lunge vorliegen, fallen die Lungen bei Eröffnung des Thorax nicht in der sonst üblichen Weise zusammen; die Lungenränder erscheinen deutlich abgestumpft. Bei der histologischen Untersuchung zeigen sich die Lungenbläschen erweitert, bei längerem Bestehen dieses Zustandes tritt Verlust ihrer traubenförmigen Gestalt und Umwandlung in strukturlose Blasen von zum Teil erheblicher Größe ein, und es entwickelt sich ein für das Lungenemphysem charakteristisches Schwinden des interstitiellen Gewebes, mit einer Verengerung und Verödung der zwischen den erweiterten Alveolen gedrückten Blutcapillaren.

**Ätiologie.** Eine wesentliche Ursache der Entstehung des Lungenemphysems ist oft in einer angeborenen Veranlagung zu suchen, auch wenn das ausgesprochene Krankheitsbild erst in höheren Lebensjahren in Erscheinung tritt. Vielfach ist Erblichkeit des Emphysems und der hierbei meist sich findenden Bauart des breiten faßförmig gestalteten Brustkorbes nachzuweisen. Auf welche Weise die im Laufe des Lebens sich immer stärker herausbildende Lungenerweiterung zustande kommt, ist nicht völlig geklärt und vielleicht auch nicht in ganz einheitlicher Weise zu beantworten.

In erster Linie wird eine abnorm schnelle Abnutzbarkeit der elastischen exspiratorischen Kräfte angenommen, welche mit dem Elastizitätsverlust übergedehnter Gummibänder verglichen wird. Bei der histologischen Untersuchung ist auch eine Verminderung der elastischen Fasern gefunden worden; doch ist aus solchen morphologischen Veränderungen der Lunge allein die Entstehung des Emphysems nicht zu beweisen, da sie sich von der üblichen Altersrückbildung nicht immer wesentlich unterscheiden.

Eine andere wichtige Änderung im feinen anatomischen Bau der emphysematösen Lunge, auf welche Beitzke die Aufmerksamkeit gelenkt hat, besteht darin, daß die Bronchioli respiratorii erweitert sind und die Lichtungen der Luftwege beim Übergang vom engeren Bronchiolus respiratorius zu den weiteren Alveolargängen sich nicht wie normalerweise plötzlich, sondern nur ganz allmählich trichterförmig vergrößern. Hierdurch leidet die Mischung der verbrauchten Alveolarluft mit der bei der Atmung frisch zugeführten Luft und damit die Sauerstoffsättigung des Blutes.

Nach einer Theorie, welche von W. A. Freund aufgestellt ist, liegt der primäre Vorgang beim Emphysem in einer Veränderung der Rippenknorpel, welche vorwiegend die obersten Rippen betrifft und in einer abnorm starren asbestartigen Beschaffenheit mit gleichzeitiger zentraler Erweichung besteht. Durch den Verlust der Elastizität der Rippenknorpel wird die exspiratorische

Verkleinerung des Brustkorbes behindert und der Thorax in Inspirationsstellung fixiert. Nach dieser Anschauung ist die Lungenerweiterung die Folge der Thoraxstarre. Nach einer anderen Theorie von Löschcke beruht die Unbeweglichkeit des Thorax vor allem auf einer kyphotischen Krümmung der oberen Brustwirbelsäule, welche die Bewegung der Rippen beschränkt. Nicht entschieden ist, ob diese tatsächlich oft beim Emphysem gefundenen Veränderungen des Brustkorbes und der Wirbelsäule als Ursache oder als Folge der Lungenerweiterung aufzufassen sind oder ob es sich um gemeinsam auf

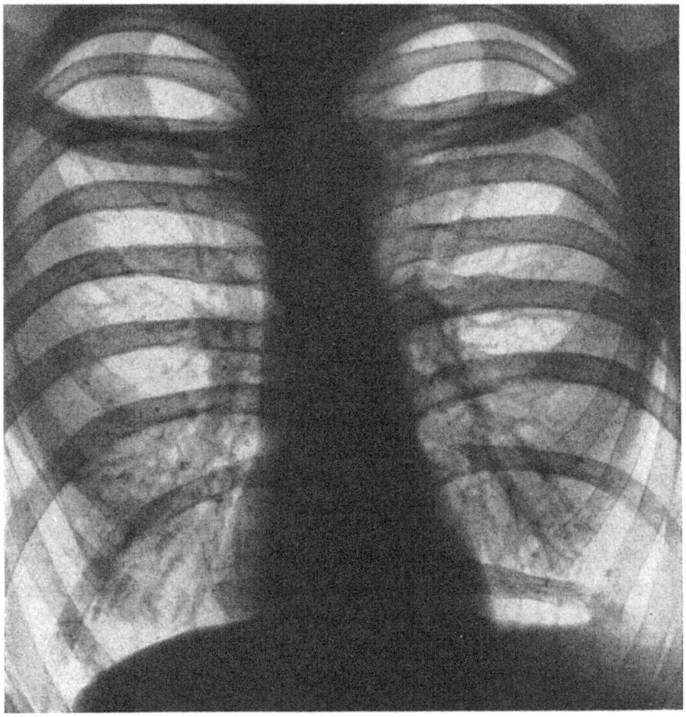

Abb. 4. Lungenemphysem.

konstitutioneller Grundlage nebeneinander entstandene Veränderungen handelt. Ohne die Wichtigkeit konstitutioneller Abweichungen in der Bauart des Brustkorbes zu verkennen, ist man vom klinischen Standpunkt geneigt, die wesentlichste Veränderung an der Lunge selbst in einer Abnutzung der elastischen Kräfte zu suchen, welche ein Zusammenfallen der Lunge im Exspirium unmöglich macht und zu einem dauernden Inspirationszustand führt. Bei dem Zustandekommen einer Kyphose können Altersveränderungen und krampfhafte Hustenbewegungen infolge der meist beim Emphysem vorhandenen chronischen Bronchitis eine Rolle spielen.

Außer einer wohl oft anzunehmenden konstitutionellen Minderwertigkeit und Altersabnutzung sind es in vielen Fällen äußere Umstände, welche die Ausbildung eines Emphysems hervorrufen oder begünstigen, indem sie den intrapulmonalen Druck erhöhen. Dies geschieht bei Hustenanfällen, welche am häufigsten bei trockener chronischer Bronchitis vorkommen, sowie bei schwerer körperlicher Arbeit, namentlich beim Heben und Tragen schwerer Lasten, ferner bei Einengung der Luftwege, die durch die stärkeren Inspirationsbewegungen leichter als durch die schwächeren exspiratorischen Kräfte überwunden werden, z. B. bei chronischer Stenose der Trachea oder andererseits der Bronchiolen, endlich in stärkerem Maß bei Berufsbläsern, sowohl beim Blasen von Musikinstrumenten als auch in Glasbläsereien. Wenn aus solchen Gründen der Luftdruck in den Lungen dauernd oder doch häufig stark erhöht wird, kann ein Emphysem im Laufe der Zeit sich entwickeln, auch ohne daß dabei eine konstitutionelle Schwäche der elastischen Kräfte angenommen zu werden braucht.

**Symptome.** Die Erweiterung der Lunge zeigt sich perkutorisch in einem Tiefstand der unteren Lungengrenzen, welche in der rechten Brustwarzenlinie in Höhe der 7. und 8. Rippe, hinten in Höhe des 12. Brustwirbeldornes bis 1. Lendenwirbeldornes stehen, und in einer verminderten oder aufgehobenen Verschieblichkeit derselben bei der Atmung. Infolge Überlagerung des Herzens durch die geblähte Lunge ist die absolute Herzdämpfung verkleinert. Der Klopfschall über den Lungen ist laut und abnorm voll, hypersonor; er wird als Schachtelton bezeichnet. Das Atemgeräusch pflegt ziemlich leise zu sein. Häufig sind infolge einer begleitenden Bronchitis Rasselgeräusche hörbar. Die Ausatmung ist deutlich verlängert.

Im *Röntgenbilde* erscheinen die Lungenfelder von vermehrter Helligkeit; hiervon hebt sich die Schattenzeichnung der Lunge mit verstärkter Deutlichkeit ab (vgl. Abb. 4). Das Zwerchfell steht tief und führt nur geringe Bewegungen bei der Atmung aus.

Namentlich bei dem auf konstitutioneller Grundlage entwickelten Emphysem zeigt der starr erweiterte Brustkorb die schon erwähnte breite faßförmige Gestalt, horizontalen Rippenverlauf, einen vergrößerten Tiefendurchmesser, weite Thoraxapertur mit einem stumpfen epigastrischen Winkel. Infolge der Erschwerung der Atmung werden schon bei geringen Anstrengungen die Hilfsmuskeln angespannt; am Hals ist eine Anspannung der Musculi Sternocleidomastoidei und Scaleni sichtbar.

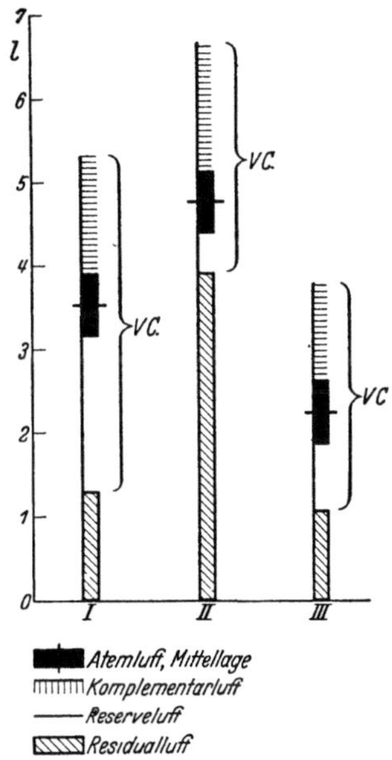


Abb. 5. Luftverteilung in den Lungen bei I. normalem Verhalten, II. Emphysem, III. Pleuraerguß, Pneumothorax, V. C. Vitalkapazität. (Nach Schön: Lehrbuch der speziellen pathologischen Physiologie. Jena: Gustav Fischer 1935.)

### Begleit- und Folgeerscheinungen des Emphysems.

Die Behinderung der Ausatmung durch die Minderung der elastischen Kräfte hat zur Folge, daß nach Beendigung der Atmung zu viel Luft in der Lunge zurückbleibt; die Residualluft ist vermehrt. Auch bei angestrengtester Exspiration kann nur wenig Luft aus der geblähten Lunge entleert werden; die Reserveluft ist verringert. Die geringe Kraft der Exspiration kann in einfacher Weise schon daran erkannt werden, daß ein etwas entfernt stehendes Licht nicht ausgeblasen werden kann. Somit ist die aus der bei der üblichen ruhigen Atmung gewechselten Respirationsluft sowie aus der bei tiefer Einatmung eingesogenen Komplementärluft und der Reserveluft sich zusammensetzende Vitalkapazität erheblich verringert (vgl. Abb. 5). Obwohl hierdurch keine sehr ergiebige Lüftung der Lungen möglich ist, genügt die Oxydation des Blutes doch bei der gewöhnlichen flachen Atmung meist, den Bedarf in der Ruhe und bei geringer Betätigung zu decken. Höheren Anforderungen, die bei stärkeren körperlichen Anstrengungen gestellt werden, ist dagegen die Sauerstoffversorgung des Blutes nicht gewachsen.

Eine Insuffizienz des Gasaustausches, welche bei höheren Graden von Emphysem beobachtet wird, kommt hierbei nicht nur unmittelbar durch eine Verkleinerung der Atemausschläge, sondern auch durch eine weiterhin sich entwickelnde Kreislaufstörung zustande. Die Verringerung der Atmungsbreite hat eine verminderte Ansaugung des Blutes aus den Venen in das Herz zur Folge. Außerdem muß die rechte Herzkammer beim Lungenemphysem gegen vermehrte Widerstände arbeiten. Die in den verengten interalveolären Wänden gedrückten und verödeten Lungencapillaren stellen ein Hindernis im Lungenkreislauf dar, welches die rechte Kammer zunächst durch Hypertrophie zu überwinden strebt. Ein Ausdruck dieser Hypertrophie und der dadurch hervorgerufenen Drucksteigerung in der Pulmonalarterie ist eine besonders unter dem linken Rippenbogen deutlich fühlbare verstärkte epigastrische Pulsation und eine Verstärkung des 2. Pulmonaltones. Auf die Dauer vermag der rechte Ventrikel diese vermehrte Arbeit nicht zu leisten; es bleibt Residualblut in ihm zurück, und er wird früher oder später dilatiert. Alsdann setzt sich die Stauung auf den rechten Vorhof und die in diesen mündenden Körpervenen fort. Am Hals sind besonders während der Hustenanfälle die Venenstämme strotzend mit Blut gefüllt. Auch die zum Zufuhrgebiet der Vena cava superior gehörenden Bronchialvenen unterliegen der Stauung.

Die im Röntgenbild sichtbare Form des Herzens wird durch die Hypertrophie und Dilatation des rechten Ventrikels, die sich in der Folge auch auf den rechten Vorhof zu erstrecken pflegt, außerdem auch durch den Tiefstand des Zwerchfelles beeinflußt. Das Schattenbild des Herzens erscheint verhältnismäßig schmal, nur der rechte Herzanteil ist in der Regel etwas verbreitert. Am oberen linken Herzrand fällt der vorgebuchtete Stammbogen der Arteria pulmonalis auf, durch diesen und den darunter ansetzenden verstärkten Conus pulmonalis wird die Herzbucht abgeflacht.

Infolge der Behinderung des Einlaufes des venösen Blutes in das Herz, zum Teil auch infolge der vorher besprochenen unmittelbaren Beeinträchtigung des Gasaustausches in den Lungen durch das Emphysem ist eine Cyanose der Lippen und Wangen ausgeprägt. Bei höheren Graden der Stauung treten Hydrothorax, Leberschwellung, Ascites und Beinödeme auf.

Häufig besteht infolge Stauung der Bronchialvenen eine venöse Hyperämie und eine katarrhalische Schwellung der Schleimhaut der Bronchien, die sehr beträchtlich sein kann. Es werden daher vielfach beim Lungenemphysem trockene oder feuchte Rasselgeräusche gehört. In schweren Fällen kann ein laut pfeifendes Atemgeräusch mit mühsamer keuchender Exspiration schon auf Entfernung hin hörbar sein.

Auf dem Boden der das Emphysem begleitenden chronischen Bronchitis entwickeln sich bei nachlassender Herzkraft namentlich im Alter oft hypostatische und bronchopneumonische Infiltrationen, die in der Regel in den unteren Lungenpartien auftreten.

Eine gefährliche Komplikation des Lungenemphysems stellt eine *tuberkulöse Erkrankung* der Lunge dar. Sie macht oft ziemlich schnelle Fortschritte und ist auch aus dem Grunde nicht leicht zu bekämpfen, weil beginnende Veränderungen durch den lauten Schall der geblähten Lunge häufig verdeckt und erst fortgeschrittene Stadien erkannt werden. Die Aufklärung gelingt am leichtesten durch die Röntgenuntersuchung und den Bacillennachweis.

In manchen Fällen erreicht die Erweiterung der Lungenbläschen stellenweise einen so hohen Grad, daß einzelne erbsen- bis hühnereigroße Blasen entstehen *(bullöses Emphysem).* Infolge der dabei auftretenden Dehnung der Wandungen können diese namentlich bei Hustenstößen einreißen, und es entsteht ein Spontanpneumothorax, dessen Symptome auf S. 647 näher geschildert sind. Bei Eindringen der Luft in das Zwischengewebe der Lunge kann sich ein *interstitielles Emphysem* entwickeln (vgl. S. 502).

**Behandlung.** Hauptaufgabe der ärztlichen Betreuung sind vorbeugende Maßnahmen. Alle diejenigen äußeren Umstände, welche bei der Entstehung des Emphysems als ursächlich bedeutungsvoll genannt worden sind, sind, soweit es möglich ist, auszuschalten oder einzuschränken. Insbesondere wenn eine konstitutionelle Anlage zum Emphysem von vornherein erkennbar ist oder wenn die ersten Erscheinungen des Emphysems sich einstellen, soll schwere körperliche Arbeit möglichst vermieden werden und namentlich keine Betätigung als Bläser von Instrumenten und in der Glasindustrie stattfinden.

Eine aktive Behandlung kann sich mit Erfolg mehr gegen die Komplikationen des Emphysems als gegen dieses selbst richten. *Bronchialkatarrhe* von trockener und flüssiger Art sind nach den in diesem Abschnitt gegebenen Vorschriften, so durch Glühlichtbäder, Expektorantien, unter denen besonders das Jodkali als altbewährtes Mittel zu nennen ist, Aufenthalt in reiner staubfreier Luft zu bekämpfen. Erscheinungen von *Herzinsuffizienz* sind mit Digitalis- oder Strophanthingaben zu beheben. Bei starker venöser Stauung sind Aderlässe angezeigt. Bei dyspnoischen Zuständen kann Sauerstoffatmung Erleichterung schaffen. Starker Hustenreiz ist durch Codeinpräparate zu lindern.

Klimatische Kuren in Ems, Salzbrunn, Soden, Kreuznach, Reichenhall können besonders durch Einwirkung auf den begleitenden Bronchialkatarrh eine wesentliche Besserung des Befindens bringen. Für den Winter ist Aufenthalt an der Riviera, im Sommer in mittlerer Höhenlage in den Alpen (Meran) oder in subalpinen Waldgebieten (Schwarzwald usw.) in den für einen Ortswechsel in Betracht kommenden Fällen empfehlenswert.

Sind die Veränderungen erst in der Entwicklung begriffen und nicht zu hochgradig, so können systematische Ausatmungsübungen oft eine Besserung herbeiführen. Diesem Zwecke dient die von HOFBAUER eingeführte Summtherapie, bei welcher der Kranke unter Anspannung der Bauchmuskeln die Luft langsam durch die verengte Stimmritze entweichen läßt, und möglichst vollständige Ausatmungsübungen, die bei gleichzeitiger Beugung des Rumpfes mit über der Brust gekreuzten Armen ausgeführt werden. Durch den erhöhten Bauchdruck wird das Zwerchfell hochgedrängt und aus dieser Stellung heraus zu größeren Bewegungen bei der nächsten Einatmung befähigt, so daß größere Ausschläge der Atmung zustande kommen.

In Fällen, bei denen das Exspirium besonders erschwert ist, kann versucht werden, durch Massage und Druck auf den Brustkorb bei der Ausatmung mittels der aufgelegten Hand oder besonders konstruierter Apparate dem gequälten Patienten Linderung zu verschaffen. Unter Umständen kann Ausatmung in verdünnte Luft Erleichterung bringen.

Alle diese Mittel sind freilich nur imstande, gewisse Besserungen des Zustandes herbeizuführen. Eine wesentliche Beeinflussung oder gar Heilung des emphysematösen Grundleidens ist dagegen kaum möglich. Zwar hat man versucht, von der FREUNDschen Theorie ausgehend, auf operativem Wege durch Resektion von Stücken der oberen Rippenknorpel eine bessere Beweglichkeit des starren Thorax herbeizuführen; doch sind sehr überzeugende Erfolge hiermit nicht erzielt worden und auch kaum zu erwarten, da die Lungenveränderungen bei ausgeprägtem Emphysem nicht mehr rückbildungsfähig sind.

Außer dem geschilderten allgemeinen substantiellen Lungenemphysem gibt es noch andere teils weniger wichtige, teils nur selten vorkommende Arten von Emphysem.

**Komplementäres oder vikariierendes Emphysem.** Werden einzelne Lungenabschnitte durch narbige Schrumpfung oder Atelektase verkleinert und von der Atmung mehr oder weniger ausgeschaltet, so kommt es in benachbarten Lungenteilen vielfach zu einer vikariierenden Ausdehnung normaler Lungenabschnitte und einer Erweiterung der Lungenbläschen, welchen sich die vorher geschilderten weiteren Veränderungen des Emphysems anschließen. Ein derartiges vikariierendes Emphysem stellt sich z. B. in benachbarten Lungenteilen bei zahlreichen cirrhotischen Lungenprozessen tuberkulöser und nicht spezifischer Art sowie bei Atelektasen infolge von kyphoskoliotischer Thoraxverkrümmung, von Bronchusstenosen und aus verschiedenen anderen Ursachen ein. Ein vikariierendes Lungenemphysem, welches nur auf einzelne Lungenabschnitte beschränkt ist, ist klinisch nicht von wesentlicher Bedeutung.

**Interstitielles Emphysem.** Ein interstitielles Emphysem entsteht verhältnismäßig selten durch Eintritt von Luft in das Zwischengewebe der Lungen in den Interalveolarsepten. Es kommt nach Verletzungen der Lunge, ferner bei Einreißen der Alveolen durch plötzliche Drucksteigerung bei heftigen Hustenstößen, besonders bei Bronchiolitis vor. Indem die Luft bei der Einatmung durch die Rißstelle in das interstitielle Gewebe der Lunge eingesogen und bei der Ausatmung sowie namentlich beim Husten weiter in die Umgebung hineingedrückt wird, kann sich ein interstitielles Emphysem verhältnismäßig schnell über große Abschnitte der Lunge verbreiten. Es kann auch über die Lungenwurzel hin auf das Zwischengewebe zwischen äußerem Pleurablatt und Perikard im Mediastinum übergreifen und auf das Unterhautzellgewebe am Hals, im Gesicht und am übrigen Körper sich fortsetzen. An den der Betastung zugänglichen Stellen ist es hier durch fühlbares Knistern leicht festzustellen. Auch können im Röntgenbild helle Stellen z. B. im Mediastinum erkannt werden. Geringere Grade des interstitiellen Lungengewebes sind bedeutungslos. Tritt ein beträchtliches Mediastinalemphysem auf, so können hierdurch Erstickungserscheinungen hervorgerufen werden. Meist bildet sich ein interstitielles Lungenemphysem nach Schluß der Rißstelle verhältnismäßig schnell zurück.

## 2. Atelektase.

Als *Atelektase* wird ein luftleerer Zustand des Lungengewebes bezeichnet. Während die Atelektase der Fetallunge beim Neugeborenen normalerweise durch die ersten Atemzüge größtenteils aufgehoben wird, bleiben bei schwächlichen Kindern mitunter einige Lungenteile luftleer. In der Regel werden auch diese bald beim Schreien mit Luft gefüllt. Ausgedehntere Atelektasen, welche bestehen bleiben, werden bei manchen Formen von Lungenmißbildungen beobachtet. Hierbei kann z. B. eine Lunge vollständig luftleer sein. Anatomisch ist die Entstehung einer angeborenen oder im frühen Lebensalter erworbenen Atelektase an einem auffälligen Pigmentmangel des Gewebes zu erkennen, während bei Atelektasen, die in späteren Jahren sich eingestellt haben, diese Lungenteile infolge Staubinhalation pigmenthaltig zu sein pflegen.

Die erworbenen Atelektasen kommen durch Resorption der Luft bei Verschluß der zuführenden Luftwege oder durch Kompression und Entspannung der betreffenden Lungenabschnitte zustande. Außerdem können auch Kontraktionszustände des neuromuskulären Apparates in den Alveolarwandungen bei der Entstehung luftleerer Bezirke eine Rolle spielen (Sturm).

Im Kindesalter finden sich atelektatische Partien zwischen lufthaltigen gewöhnlich vermischt mit bronchopneumonischen Infiltrationsherden oft bei katarrhalischen Entzündungen, namentlich der feineren Bronchien, so besonders bei der Capillärbronchitis. Ferner sind die sog. „epituberkulösen Infiltrationen“, die sich bei der Tuberkulose des Kindesalters besonders häufig, aber nicht ausschließlich in näherer oder weiterer Umgebung tuberkulöser geschwollener Lymphknoten und auch tuberkulöser Lungenherde finden, nach den Untersuchungen von RÖSSLE als Resorptionsatelektasen aufzufassen, welche durch Kompression des dieses Gebiet versorgenden Bronchus entstanden sind. Nach Rückbildung der Lymphknotenschwellung oder der Lungenherde können die atelektatischen Teile wieder lufthaltig werden. Andererseits kann sich bei Einbruch eines tuberkulösen Lymphknotens in den Bronchus eine tuberkulöse Pneumonie des atelektatischen Bezirkes anschließen.

Bei Erwachsenen kommen Atelektasen oft bei bronchopneumonischen und cirrhotischen Prozessen, sowohl auf unspezifischer als auf tuberkulöser Grundlage vor. Am häufigsten sind sie über den untersten Lungenabschnitten bei bettlägerigen Kranken, namentlich bei alten, schwachen Leuten, die nicht mehr ordentlich durchatmen können. In größeren Bezirken finden sich Resorptionsatelektasen bei Bronchusstenosen und -verschlüssen, die am häufigsten durch ein Bronchialcarcinom, ferner durch Lues, Fremdkörper usw. zustande kommen. Auch durch Aspiration von Blut bei Hämoptysen können Atelektasen hervorgerufen werden.

Regelmäßig vorhanden sind Atelektasen oberhalb von großen Pleuraergüssen, welche auf die benachbarte Lunge drücken oder sie entspannen, ferner bei Pneumothorax, besonders wenn derselbe unter höherem Druck steht, sowie bei Hochdrängung des Zwerchfelles durch Ascites usw.

Eine örtlich beschränkte Kompressionsatelektase kommt am vorderen Rand der linken Lunge im Bereich der sog. Lingula häufig bei Mitralstenose vor; das hierdurch bei der Atmung entstehende knisternde Geräusch kann geradezu als diagnostisches Zeichen für diesen Herzfehler bewertet werden. Die Atelektase kommt hier durch Druck des verstärkten Conus pulmonalis zustande. Auch bei großer Ausdehnung des linken Vorhofes nach hinten, wie sie namentlich bei Mitralstenosen beobachtet wird, ferner in noch höherem Grad bei einer Ausfüllung des hinteren Recessus des Herzbeutels durch einen perikarditischen Erguß wird Atelektase der hierdurch komprimierten Partien des linken Unterlappens beobachtet.

Bei den hochgradigen Verkrümmungen, welche der Thorax bei Kyphoskoliose der Wirbelsäule oft erleidet, finden sich atelektatische Abschnitte häufig neben geblähten Lungenteilen an anderen Stellen.

Sog. „gerichtete“ plattenförmige Atelektasen (FLEISCHNER), die im Röntgenbilde als quer oder schräg verlaufende Schattenstreifen im sonst hellen Lungenfelde erscheinen, kommen hauptsächlich in den unteren Lungenabschnitten etwas oberhalb des Zwerchfells vor, und zwar am häufigsten wenn sich unterhalb desselben entzündliche Prozesse, wie z. B. ein paranephritischer Absceß oder eine Pankreatitis abspielen; sie können als diagnostische Wegweiser hierauf dienen. Seltener finden sie sich bei thorakalen Erkrankungen, so bei Stauungslungen, dekompensierten Herzfehlern, ferner bei Myokardinfarkt und bei Kontusionen der Brustwand. Sie werden von FLEISCHNER auf Verstopfung einzelner Bronchialäste bezogen, dagegen von STURM als reflektorisch ausgelöste Kontraktionsatelektasen in segmental angeordneten Lungenabschnitten, also als echter Lungenkrampf angesehen. Sie können mit stechenden Schmerzen einhergehen.

Zusammenfassend ist zu sagen, daß Atelektasen bei zahlreichen krankhaften Zuständen der Lunge vorkommen. Besonders durch JACOBÄUS ist nachgewiesen, daß sie nicht nur bei gröberen Bronchusstenosen und -verschlüssen, sondern vielfach auch bei entzündlichen Veränderungen der Lunge und der feineren Atmungswege eine weit größere Rolle spielen, als früher meist angenommen wurde.

**Symptome.** Die klinischen Zeichen einer Atelektase bestehen in Aufhebung oder Abschwächung des Klopfschalles und des Atemgeräusches, welches gleichzeitig einen hauchenden Charakter im Sinne des bronchialen oder bronchiovesiculären Atmens hat. Häufig findet sich kleinblasiges Rasseln beim Durchstreichen der Luft durch sekretgefüllte Bronchien und auch Knistern, welches durch Eindringen der Luft in die verklebten, bei der Einatmung auseinander weichenden Alveolarwandungen entsteht. Im Röntgenbilde ist der atelektatische Bereich durch eine gleichmäßige, zarte, „milchglasartige" Trübung ausgezeichnet. Wird der Rand derselben durch eine Lappengrenze gebildet, so ist diese infolge der Raumverminderung des atelektatischen Bezirks konkav eingebuchtet. Wenn die Atelektase ausgedehnte Lungenabschnitte betrifft, so werden die Zwischenrippenräume eingezogen und es tritt Hochstand der betreffenden Zwerchfellhälfte und Verziehung des Herzens nach der erkrankten Seite hin ein.

Eine *Behandlung* hat sich gegen die Ursache zu richten, welche die Atelektase hervorruft. Z. B. ist ein Fremdkörperverschluß von Bronchien zu beseitigen, ein großer, die Lungen komprimierender Pleuraerguß ist durch Punktion zu entfernen usw. In der Regel findet bald ein Wiedereintritt von Luft in die vorher luftleer gewesenen Lungenabschnitte statt.

### 3. Akuter Lungenkollaps.

Eine besondere Art einer mitunter sehr ausgedehnten Atelektase ist namentlich im amerikanischen Schrifttum als *akuter Lungenkollaps* bekannt. Unter der Bezeichnung „massive idiopathische Atelektase" oder auch „akute lobäre idiopathische Atelektase" ist von PASTEUR und unter neueren Autoren besonders von SANTE ein Zustand beschrieben, in dem ein oder mehrere Lungenlappen aus noch nicht ganz geklärter Ursache ohne gröbere Verstopfung der zuführenden Luftwege luftleer werden. Diese Erscheinungen sind hauptsächlich nach abdominalen Operationen, nach Beckenfrakturen sowie bei postdiphtherischer Zwerchfellähmung beobachtet worden. SANTE nahm an, daß eine Aufhebung des Hustenreflexes durch irgendeinen toxischen oder reflektorischen Einfluß in Verbindung mit Störungen der Atmungsfunktion eine Sekretansammlung und dadurch einen vorübergehenden Verschluß des zuführenden Bronchus herbeiführt. Da ein Sekretpfropf aber oft vermißt wird, vermuten JACOBÄUS und BRONKHORST eine spastische Kontraktion der Bronchien an dieser Stelle und nimmt STURM einen reflektorisch ausgelösten Krampf des Lungengewebes selbst an, welcher von abdominalen oder thorakalen Erkrankungen und Traumen sowie Operationen, ferner auch von den Mandeln nach Tonsillektomie erregt werden kann. Klinisch macht sich der plötzliche Eintritt dieses Zustandes durch oberflächliche beschleunigte Atmung, Atemnot, Cyanose und Nachschleppen der erkrankten Seite, manchmal auch durch Schmerzen in derselben bemerkbar. Das Röntgenbild zeigt im Bereich der Atelektase eine homogene Verschattung, die in der Regel der verminderten Ausdehnung eines Lappens entspricht, und Verziehung der anliegenden Organe, Herz, Mediastinum und Zwerchfell nach der Richtung der räumlich verkleinerten atelektischen Lunge hin sowie eine Verschmälerung der Intercostalräume in dem betreffenden Bezirk. Im Pleuraraum kann durch Manometermessung ein über die Norm verminderter (negativer) Druck nachgewiesen werden. Der Zustand kann sich sehr schnell, z. B. durch

Rollen des Patienten auf die gesunde Seite und Hustenstöße wieder lösen und eine entsprechende Aufhellung im Röntgenbilde eintreten. Auch durch Erregung eines starken Atmungsreizes mittels Einatmen von 5%iger Kohlensäuremischung kann die Lunge wieder entfaltet werden.

### 4. Lungenödem. (S. a. S. 332, 334.)

Ein *Lungenödem* entsteht durch Übertritt von Blut- und Gewebsflüssigkeit durch die durchlässig gewordenen Wandungen der Gefäße und der Alveolen in die Lunge. Es sammelt sich alsdann eine eiweißreiche seröse Flüssigkeit in

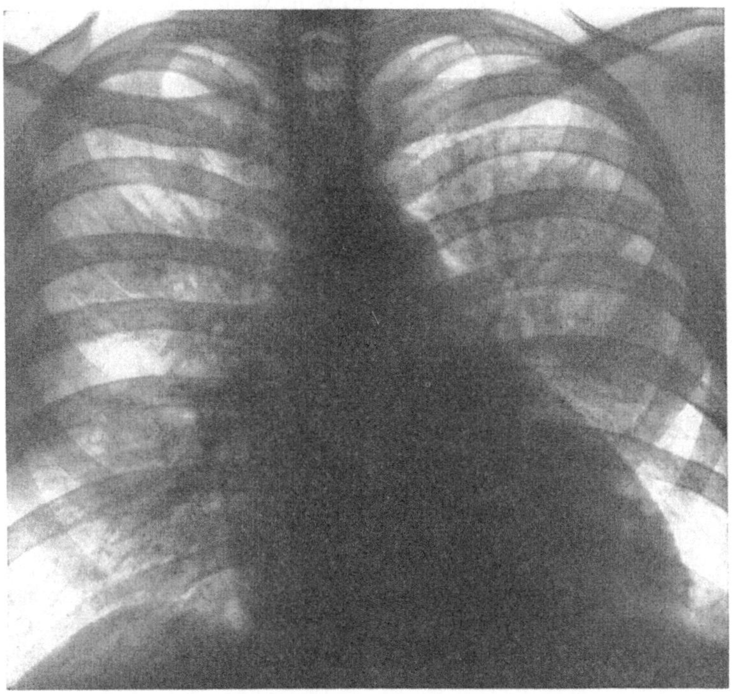

Abb. 6. Lungenödem bei dekompensierter Schrumpfniere. Diffuse Trübungen hauptsächlich in den mittleren Lungenfeldern.

den Lungenbläschen an und verbreitet sich zum Teil zuerst in den feinen, dann in den gröberen Luftwegen. Die häufigste Ursache der Abscheidung von Ödem ist Stauung in den Lungenvenen. Es findet sich daher meist bei solchen Zuständen, bei welchen die Entleerung des Blutes der Lungenvenen gehemmt ist, also bei nachlassender Kraft des linken Herzens. Häufig wird ein Lungenödem besonders bei Hypertonie beobachtet, wenn die Kraft des überanstrengten linken Ventrikels plötzlich nachläßt. Aber auch in vielen anderen Fällen tritt Lungenödem beim Erlahmen der Herzkraft ein. Am ehesten findet es sich in den abhängigen und mittleren dorsalen Lungenpartien. Im agonalen Stadium verbreitet es sich dann über die ganze Lunge (s. auch S. 336).

Ein weiterer Umstand, welcher die Entstehung von Ödem begünstigt, ist eine abnorme Durchlässigkeit der Capillarwandungen, welche sich besonders bei Nephritis findet. Als bedrohliches, plötzlich hereinbrechendes Ereignis kommt Lungenödem schon bei den akutesten Formen der Glomerulonephritis vor. Unterdem gleichzeitigen Einfluß von Lungenstauung infolge Erlahmen der Herztätigkeit entwickelt sich Lungenödem oft beim nephrogenen Hochdruck des Schrumpfnierenherzens.

Eine abnorme Durchlässigkeit der Wandungen der Capillaren und der Alveolen kommt ferner bei der Einwirkung gewisser Gifte vor. Am bekanntesten ist die Entstehung des Lungenödems unter der Ätzwirkung von Gasen wie Chlor oder Phosgen. Es werden hierbei schnell große Mengen von Flüssigkeit in die Lungen ausgeschieden, welche dadurch eine hochgradige Zunahme ihres Volumens und Gewichts erfahren (vgl. S. 547).

Eine andere Ursache der Entstehung von Lungenödem ist eine zu schnelle und zu ausgiebige Entleerung von Flüssigkeitsergüssen der Pleura durch Punktion. Bei der plötzlichen Entlastung des vorher komprimierten Lungengewebes kommt es zu starker Hyperämie und Übertritt von Blutflüssigkeit in die soeben entfalteten Alveolen.

Auch durch nervöse Einflüsse kann ein Ödem der Lunge entstehen, so auf dem Boden einer sog. angioneurotischen Diathese; es ist dies freilich ein sehr seltenes Vorkommnis.

**Symptome.** Die klinischen Symptome des Lungenödems bestehen in einer Verkürzung des Klopfschalles und einer Abschwächung oder Aufhebung des Atemgeräusches. Meist ist nur ein reichliches feinblasiges Rasseln zu hören, welches durch Mischung von Luft und Flüssigkeit in den feinen Atemwegen entsteht; es findet sich am häufigsten über den abhängigen Lungenpartien. Sofern noch die Kraft zur Expektoration vorhanden ist, wird ein reichlicher seröser blutiger Auswurf entleert. Bei nachlassender Herzkraft verbreitet sich das Rasseln schnell über die Lungen, bald werden auch die größeren Luftwege mit Flüssigkeit gefüllt, welche bei zunehmender Schwäche und Trübung des Bewußtseins nicht mehr ausgehustet wird. Es tritt das Todesröcheln ein, welches durch Auf- und Abbewegung von Luft und Flüssigkeit in den großen Bronchien und in der Luftröhre zustande kommt.

**Behandlung.** Die Behandlung des Lungenödems richtet sich in erster Linie gegen die wesentlichste Ursache desselben, das Nachlassen der Herzkraft. Sobald Lungenödem auftritt, ist die energische Anwendung von Belebungsmitteln des Herzens angezeigt. Am besten wirken intravenöse Strophanthininjektionen, welche freilich nur gegeben werden dürfen, wenn innerhalb der letzten 36 Stunden nicht Digitalis verabfolgt wurde, ferner die Reizmittel für den Kreislauf Campher, Coramin, Kardiazol, bei gleichzeitiger mangelhafter Atmung Lobelin. Zur Entlastung des rechten Herzens ist ein Aderlaß vorzunehmen, sofern der Kreislauf noch soweit erhalten ist, daß Blut aus der Vene herausfließt; ferner sind Sauerstoffeinatmungen angezeigt. Auch Kalkzufuhr zur Abdichtung der Gefäßwandungen kann versucht werden, bei chronischer Ödemneigung durch perorale Zufuhr von Calzan oder Calcium Sandoz, bei akutem Ödem als intravenöse Injektion von 10% Calciumgluconat.

## 5. Lungenstauung.

Bei Überfüllung der Lungengefäße mit Blut, an der sowohl die Lungenvenen und -capillaren als die Arterien beteiligt sind, entwickelt sich ein durch anatomische Veränderungen und klinische Symptome gekennzeichneter Zustand, der kurz als Lungenstauung bezeichnet wird. Er kommt am häufigsten bei Mitralfehlern, insbesondere Mitralstenosen zustande, bei welchen das Blut im linken Vorhof in der Regel am stärksten gestaut wird, ferner bei chronischen Schwächezuständen des linken Herzens, so bei Myokarditis und Myodegeneratio cordis, bei dekompensierter Hypertonie, seltener bei Aortenfehlern, bei welchen der linke Ventrikel oft lange muskelkräftig bleibt. (S. a. Kap. Kreislaufkrankh.).

Die wichtigsten Veränderungen der Stauungslunge finden sich in den Capillaren, welche stark erweitert, strotzend mit Blut gefüllt sind und sowohl die interalveolären Septen verbreitern als in das Lumen der Alveolen selbst girlandenartig vorspringen. Sekundär tritt eine verstärkte Bildung des interstitiellen Bindegewebes auf. Die Lunge nimmt im ganzen eine derbe Beschaffenheit an und büßt ihre Elastizität ein. Nach einem vielfach unmerklich sich vollziehenden Austritt von Erythrocyten durch die Gefäßwandungen in das interstitielle Gewebe und durch die Alveolarwand hindurch werden bräunliche Körnchen von eisenhaltigem Blutfarbstoff (Hämosiderin) gebildet, die teils im Zwischengewebe eingelagert, teils von den Alveolarepithelien, zum Teil auch von Leukocyten aufgenommen und in das Lumen der Alveolen abgeschieden werden. Es entwickelt sich der schon bei Betrachtung mit dem bloßen Augen auffallende Zustand der sog. *braunen Induration* der Lunge.

Sowohl auf Grund dieser anatomischen Veränderungen als nach dem cyanotischen Aussehen und der mangelnden körperlichen Leistungsfähigkeit dieser Kranken, die auch bei fehlender Stauung im großen Körperkreislauf auffällt, ist zu vermuten, daß der Gasaustausch in den Lungen gestört ist. Diese Annahme ist bereits vor dem tatsächlichen Nachweis gemacht und teils auf eine Lungenstarre (von Basch), teils auf eine mangelnde Gasdurchlässigkeit der in ihrer Ernährung gestörten Capillarwandungen bezogen worden. Für einen solchen Zustand hat Brauer den Begriff der Pneumonose geprägt. Eine meßbare Veränderung der alveolären Sauerstoffspannung ist dabei nicht vorhanden, wohl ist aber eine herabgesetzte Sauerstoffsättigung im peripheren arteriellen Blut festgestellt, die nach Atmung von reinem Sauerstoff wieder den normalen Wert erreichte. Ferner wurden von Krötz durch Unterdruckversuche latente Störungen des Sauerstoffaustausches in der Stauungslunge deutlich gemacht, welche nach Erhöhung des Sauerstoffpartiardruckes wieder verschwanden. Die Vitalkapazität der Stauungslunge ist herabgesetzt.

Die *klinischen Symptome* der Lungenstauung sind je nach ihrem Grad recht verschieden und häufig wechselnd. Oft sind sie abgesehen von einer fast stets mehr oder weniger deutlichen Cyanose in der Ruhe überhaupt nicht ausgeprägt und finden nur in einer Kurzatmigkeit bei körperlichen Anstrengungen Ausdruck. Bei stärkeren Graden der Lungenstauung wird oft namentlich über den hinteren unteren Partien der Lunge feinblasiges Rasseln und bisweilen auch Knistern wahrgenommen. Das Rasseln rührt von einer vermehrten Schleimsekretion der durch Stauung der Bronchialvenen geschwollenen Bronchialschleimhaut her, wobei die Stauung derselben durch Kollateralen mit den blutüberfüllten Lungenvenen oder unmittelbar vom rechten Vorhof her zustande kommen kann. Das Knistern kommt zustande, wenn die Alveolarlumina durch die gestauten Capillaren nahezu ausgefüllt und die im Exspirium aneinanderliegenden Wandungen der Lungenbläschen beim Einstreichen des Luftstromes im Inspirium auseinandergerissen werden. Diese Erscheinungen zeigen oft einen erheblichen Wechsel je nach dem Zustand des von der Herzkraft abhängigen Kreislaufes. Das Atemgeräusch kann hierbei verschärft erscheinen und bronchovesiculären Charakter annehmen. Zu einer erheblichen Verkürzung des Klopfschalles kommt es in der Regel nicht oder erst dann, wenn ausgedehnte hypostatische Verdichtungen über den unteren Lungenpartien auftreten. Oft ist Hustenreiz vorhanden, auch wenn kein Auswurf entleert wird. Tritt Sputum auf, so ist dieses schleimig, nicht selten mit Blutfasern untermischt oder auch im ganzen blutig gefärbt. Bei mikroskopischer Untersuchung werden fast regelmäßig mit braunen Hämosiderinkörnchen gefüllte Zellen, welche nach Zusatz von einigen Tropfen Salzsäure und 2%iger Ferrocyankalilösung die Berlinerblaureaktion geben, und wechselnd frische Erythrocyten gefunden. Nicht selten werden kleinere und größere Mengen reinen Blutes ausgehustet. Diese Hämoptysen im Verein mit dem Stauungskatarrh über den Lungen geben oft zu der geradezu typischen Fehldiagnose einer Lungentuberkulose bei Mitralstenose Anlaß. Ein solcher Irrtum liegt um so näher, als mitunter bei Mitralstenose auch über der linken Spitze eine deutliche Schallverkürzung nachweisbar ist, die lediglich auf Hyperämie und Luftverminderung ohne spezifische Veränderung des Lungengewebes beruht.

Das *Röntgenbild* der Stauungslunge zeigt infolge des verminderten Luft- und vermehrten Blutgehaltes eine allgemeine, meist nur geringe Trübung. Die Gefäßzeichnung ist durch die vermehrte Blutfüllung verstärkt. Am deutlichsten

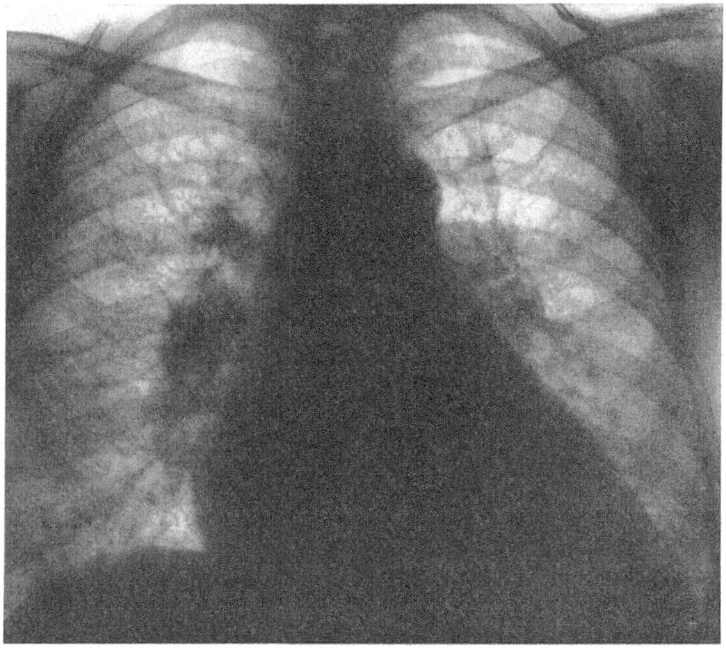

Abb. 7. Stauungslunge bei Mitralfehler.
Stark verbreiterte Hilusschatten infolge Erweiterung der Pulmonalarterienäste.

und in meßbarer Weise tritt eine Verbreiterung an den Hilusschatten hervor, welche von den Ästen der Lungenarterie gebildet werden (vgl. Abb. 7). Besonders in der Hilusgegend, zum Teil aber auch im übrigen Lungenfeld auffallende kreisrunde Flecken, welche im Bereich der Schattenstreifen vornehmlich an ihren Verzweigungen liegen, rühren von senkrecht zur Filmebene in der Richtung der Strahlen verlaufenden Blutgefäßen her, die genau im Querschnitt getroffen sind. Die Flecken sind oft sehr intensiv und dürfen nicht mit Kalkherden verwechselt werden. Außerdem wird in manchen Fällen von länger bestehender chronischer Stauung eine zarte Tüpfelung der Lungenfelder mit feinen Fleckchen beobachtet, die dem Bild der Miliartuberkulose außerordentlich ähnlich sieht. Sie kommt bei der Stauungslunge dadurch zustande, daß hierbei aus Herzfehlerzellen und gewuchertem Bindegewebe gebildete Knötchen von ähnlicher Größe wie Miliartuberkel in gleichmäßiger Verteilung über die Lunge verstreut sind.

Im Verlauf der Lungenstauung kommt es bei nachlassender Herzkraft oft zu hypostatischer Atelektase namentlich der unteren Lungenabschnitte und zu einer meist beiderseitigen Ausbildung eines Hydrothorax (vgl. S. 644), ferner bei sekundärer Infektion zum Auftreten von bronchopneumonischen Infiltrationen. Bei plötzlicher Erlahmung des linken Ventrikels tritt oft Lungenödem auf (vgl. S. 332, 505).

Begrifflich ist diese allgemeine Lungenstauung von einer rein *arteriellen Blutüberfüllung* zu unterscheiden, welche bei vermehrten Widerständen an den Verzweigungen vor und in den Capillaren eintritt. Diese geben zu einer Hypertrophie des rechten Ventrikels und zur Blutdrucksteigerung in den Lungenarterien Anlaß. Solche arterielle Blutstauung findet sich beim Lungenemphysem, welches mit Einengung und Verödung der Capillaren einhergeht, bei ausgedehnten Schrumpfungen der Lunge, bei Kyphoskoliose, die infolge der Verunstaltung des Brustkorbes teils zu Atelektase, teils zu Emphysem der Lunge führt. In allen diesen Fällen entwickelt sich oft eine meist nicht sehr hochgradige sekundäre Sklerose der Wandungen der Pulmonalarterie. Außerdem kommt selten aus nicht sicher geklärter Ursache eine primäre Sklerose und auch eine obliterierende Entzündung der Pulmonalarterien vor. Im klinischen Bild tritt eine auffällig starke Cyanose hervor, auch ohne daß eine starke Dyspnoe vorhanden zu sein braucht.

Ein solches Zustandsbild, das anatomisch durch Sklerose der Pulmonalarterien und klinisch durch eine starke Cyanose ausgezeichnet ist, ist von Ayerza und Arrilaga als besondere Krankheit beschrieben und nach diesen Autoren benannt worden. Für die Kranken ist nach ihrem charakteristischen Aussehen von ihnen die Bezeichnung „Cardiaques noirs“ geprägt worden. Es erscheint sehr fraglich, ob die Ursache dieser Erkrankung wirklich gemäß ihren ursprünglichen Angaben in einer luischen Veränderung der Pulmonalarterie und auch der Bronchien besteht und ob überhaupt eine ätiologisch einheitliche Krankheit und nicht vielmehr nur ein bei der Pulmonalsklerose bereits bekanntes Symptomenbild vorliegt.

Die *Behandlung* der Lungenstauung richtet sich gegen die Ursache und sucht die Herzkraft zu heben. Es ist daher je nach der Lage des Falles eine Digitalis- oder Strophanthinbehandlung, bei plötzlicher Kreislaufschwäche außerdem die Anwendung von Coramin, Campher, Cardiazol angezeigt. Bei hochgradiger Cyanose und Atemnot ist Sauerstoffatmung anzuwenden. Besteht eine an der Überfüllung der großen Körpervenen kenntliche Stauung im rechten Herzen, so schafft ein Aderlaß von 300—500 ccm oft eine merkliche Entlastung. Bei starkem Hustenreiz und quälender Atemnot sind Codeinpräparate zu verwenden. Bei Schlafstörungen von Herzkranken ist von der Wohltat des Morphiums Gebrauch zu machen. Sehr wichtig ist auch eine richtige Lagerung des Patienten mit erhöhtem Oberkörper. Recht zweckmäßig sind besonders hergestellte Betten, in denen der Rücken- und Kopfteil hoch und der Fußteil niedrig gestellt werden kann (s. a. S. 341ff).

## 6. Lungenembolie und -infarkt (s. a. S. 384).

*Embolien* der Lungenarterien kommen durch losgerissene Thromben zustande, welche am häufigsten in den Venen der Beine und des Beckens, nicht selten auch in einem geschwächten rechten Herzen, sowohl im rechten Vorhof als im Spitzenteil des rechten Ventrikels, sitzen. Embolien werden im Anschluß an fieberhafte infektiöse Erkrankungen und Operationen im Unterbauch, die zur Bildung von Thromben im Bereich der Vena cava inferior Anlaß geben, ferner im Wochenbett und andererseits bei Schwächezuständen des Herzens beobachtet. Das Schicksal eines von der embolisch verschlossenen Lungenarterie versorgten Lungenbezirkes kann sich verschiedenartig gestalten. Ist Herz und Kreislauf im übrigen unversehrt und wird der bei Embolie häufig auftretende erste Schock überwunden, so wird die Störung bei nicht allzu großen Embolien gewöhnlich bald durch Blutzufuhr aus benachbarten arteriellen Gefäßbezirken, die miteinander durch ein reich verzweigtes Capillarnetz in Verbindung stehen, ausgeglichen, und es bleiben die anatomischen und klinischen Zeichen der Infarktbildung aus. Erfolgt dagegen eine Embolie in einer gestauten Lunge, was bei der Häufigkeit einer der Embolie zugrunde liegenden Herzschwäche oft vorkommt, so tritt Bildung eines Lungeninfarktes ein. Dieser kommt so zustande, daß das Blut rückläufig aus den gestauten Venen des betreffenden Bezirkes und von anastomosierenden venösen Gefäßen der Nachbarschaft in das von der arteriellen Blutzufuhr abgeschlossene Gebiet einströmt und durch die in ihrer Ernährung geschädigten Gefäßwandungen sowohl in das interstitielle Lungengewebe als durch die Alveolarwände hindurchtritt. Im allgemeinen besteht wohl diese von den pathologischen Anatomen seit VIRCHOW und COHNHEIM vertretene und klinisch von KARL GERHARDT ausgebaute Lehre zu Recht, und es ist der nicht selten von klinischer Seite zu wenig beachtete Umstand hervorzuheben, daß eine bereits vorher vorhandene Lungenstauung eine wichtige Grundlage für die bei der Infarktbildung sich abspielenden Vorgänge schafft. Nach klinischer Erfahrung ist die Lungenstauung aber vielleicht nicht immer als unbedingte Voraussetzung dieser Infarktbildung anzusehen, da man gelegentlich auch die klinischen Symptome des Infarkts nach Losreißen peripherer Thromben bei Infektionen und nach Operationen auch bei anscheinend Herzgesunden ohne klinisch nachweisbare Lungenstauung auftreten sieht. Freilich ist hierbei das Bestehen einer in der Ruhe nicht merklichen Schwäche des Herzens nicht mit voller Sicherheit auszuschließen.

In dem infarzierten Gebiet setzt im Anschluß an den Blutaustritt von roten Blutkörperchen ins Gewebe eine Durchtränkung mit seröser Blutflüssigkeit ein, und es wird die restliche in den Alveolen zurückgebildete Luft resorbiert. Es entsteht ein scharf begrenzter luftleerer Bezirk von meist kegelförmiger Gestalt, dessen Spitze in dem embolischen Gewebsverschluß und dessen Basis in der Regel an der Pleuraoberfläche gelegen ist. An dieser entwickelt sich häufig eine trockene oder feuchte Entzündung mit Bildung eines serös-hämorrhagischen Ergusses. Im Lungengewebe werden aus dem gelösten Blutfarbstoff körnige Hämosiderinschollen gebildet, welche durch ihren Eisengehalt ausgezeichnet sind; im nekrotischen Gebiet werden auch eisenfreie Hämatoidinkrystalle gefunden. Später tritt oft eine mehr oder weniger vollständige Resorption von Blutkörperchen und Flüssigkeit sowie eine Wiederentfaltung und Luftfüllung der Alveolen ein. In anderen Fällen erfolgt zum Teil eine bindegewebige Induration des Infarktes.

Sehr selten ist eine aseptische Erweichung der infarzierten Massen mit Bildung einer Zerfallshöhle, in welche die Stümpfe von Bronchialgefäßen und nekrotisiertem Gewebe als polypenartige Gebilde hineinragen.

Sind die Emboli infiziert, was bei septischen Erkrankungen oft der Fall ist, so kommt es im infarzierten Bezirk von vornherein zur Bildung eines Lungenabscesses oder einer Lungengangrän, an die sich häufig ein Pleuraempyem anschließt.

Die Embolien und folgenden Infarkte treten häufiger rechts als links und öfter in den Unterlappen bzw. im Mittellappen als in den Oberlappen auf.

Abgesehen von Embolien kommen auch an Ort und Stelle entstandene Thrombosen der Lungenarterien vor. Es sind dies seltene Ereignisse, die in größeren Ästen der Lungenarterie namentlich durch Kompression durch Mediastinaltumoren, häufiger in kleineren Ästen bei verschiedenartigen Giftwirkungen, z. B. der Einatmung von Narcoticis (Äther, Chloroform) beobachtet werden. Die Folgeerscheinungen sind ähnlich wie bei Embolien.

Die *klinischen Symptome der Lungenembolien* sind wesentlich abhängig von der Größe der Arterien, in welche hinein die Embolie stattgefunden hat, ferner davon, ob es sich um einen bloßen Verschluß mit baldiger Wiederherstellung der Zirkulation ohne wesentliche Schädigung des Lungenparenchyms oder um Infarktbildung handelt.

Embolien des Stammes und mitunter auch eines großen Astes der Lungenarterie haben plötzlichen Tod zur Folge. Wenn nach einer infektiösen Erkrankung genesene Personen oder Wöchnerinnen nach der Entbindung ganz plötzlich vom Tode ereilt werden, so ist die Ursache hiervon in der Regel eine Lungenembolie. Die eben noch gesund erscheinenden Menschen empfinden plötzlich einen Schmerz in der Brust, machen wenige beschleunigte Atemzüge und fallen tot um. Zuweilen treten kurz vorher einige krampfartige Zuckungen auf; diese sind auf Reizung des Krampfzentrums in der Medulla oblongata durch die plötzlich eintretende Hirnanämie zu beziehen, welche infolge der Verlegung des Kreislaufes in den Lungen entsteht. Erfolgt der Tod weniger plötzlich und ist zu einer ärztlichen Untersuchung Zeit und Gelegenheit gegeben, so kann links vom Brustbein in Höhe des dritten Zwischenrippenraumes entsprechend der Lage des Stammes der Pulmonalarterie bisweilen ein lautes systolisches Geräusch gehört werden. Der Puls ist klein und beschleunigt, die Atmung dyspnoisch; die Gesichtsfarbe blaß oder blaß cyanotisch, die Stirn von Schweiß bedeckt. Meist tritt der Tod nach wenigen Minuten ein (s. auch S. 378). In manchen Fällen, in denen der Verschluß der Arterie nicht vollständig ist, erholt sich der Patient langsam. Die Gesichtsfarbe rötet sich, und die Beschaffenheit des Pulses wird besser. Es tritt nunmehr Hustenreiz und Auswurf von Blut oder blutigem Schleim von zäher himbeergeleeartiger Beschaffenheit auf. Über den Lungen ist auf der Seite des von der Embolie betroffenen Astes abgeschwächtes Atemgeräusch und kleinblasiges Rasseln zu hören. Die erkrankte Seite bleibt oft sichtbar bei der Atmung zurück. Häufig führt nach einer solchen Erholung eine folgende Embolie doch noch den Tod herbei. In anderen Fällen tritt im Anschluß an Embolie größerer Äste Fieber auf; oft schließt sich eine pneumonische Infiltration an.

Embolien mittlerer und kleiner Äste sind meist weniger folgenschwere Ereignisse. Auch hierbei sind oft plötzlich auftretende Brustschmerzen und im ersten Augenblick shockartige Erscheinungen vorhanden, die aber meist schnell vorbeigehen. Unter Umständen tritt später an umschriebener Stelle des von der Embolie betroffenen Bezirkes Bronchialatmen und Knistern auf. Veränderungen des Perkussionsschalles sind in der Regel nicht nachweisbar. Bald erfolgt völlige Wiederherstellung.

Weit ausgesprochener sind dagegen die *Symptome eines Lungeninfarktes,* bei welchem es zur blutigen Durchtränkung und zum Teil auch Nekrose von Lungengewebe kommt. Hierbei entwickelt sich ebenso wie beim Myokardinfarkt innerhalb von 1—2 Tagen Fieber, welches entweder nur subfebrile Werte zeigt oder bis 39° ansteigen kann, ferner eine sehr ausgesprochene Leukocytose, die 20000 und mehr erreichen kann, endlich eine starke Erhöhung der Blutsenkungsgeschwindigkeit. Über dem erkrankten Bezirk sind Bronchialatmen, Knistern und feinblasige Rasselgeräusche hörbar.

Das *Röntgenbild* zeigt umschriebene, meist nicht ganz scharf begrenzte, der Gestalt des Infarktes entsprechende Verschattungen. Diese können, je nachdem ob der Infarkt in der Längsrichtung oder im Quer- oder Schrägschnitt projiziert wird, dreieckig, rundlich (vgl. Abb. 8) oder elliptisch oder auch mehr unregelmäßig gestaltet sein. Entsprechend der häufigsten Lokalisation der Infarkte werden die Verschattungen häufiger rechts als links und mehr in den unteren als in den oberen Partien beobachtet.

Oft tritt nach einigen Tagen pleuritisches Reiben an umschriebener Stelle auf, an welcher Patient Schmerzen angibt. Etwa in der Hälfte der Fälle entwickelt sich ein Pleuraerguß von seröser, vielfach hämorrhagischer Beschaffenheit. Er zeigt oft leicht entzündliche Eigenschaften und hält so die Mitte zwischen Transsudat und Exsudat. Das spezifische Gewicht beträgt meist 1008—1015, selten ist es höher als 1020. Der Eiweißgehalt schwankt zwischen 1—4%, die RIVALTAsche Probe ist meist positiv.

Die anfängliche Temperatursteigerung und auch die entzündlichen Erscheinungen an der Pleura sind in der Regel aseptischer Natur, sofern nicht von vornherein eine septische Embolie vorliegt. In diesem letzteren Falle kommt es zur Bildung von Lungenabsceß, Gangrän und oft von Empyem, deren klinische Symptome an entsprechender Stelle geschildert sind. Außerdem kann sekundär

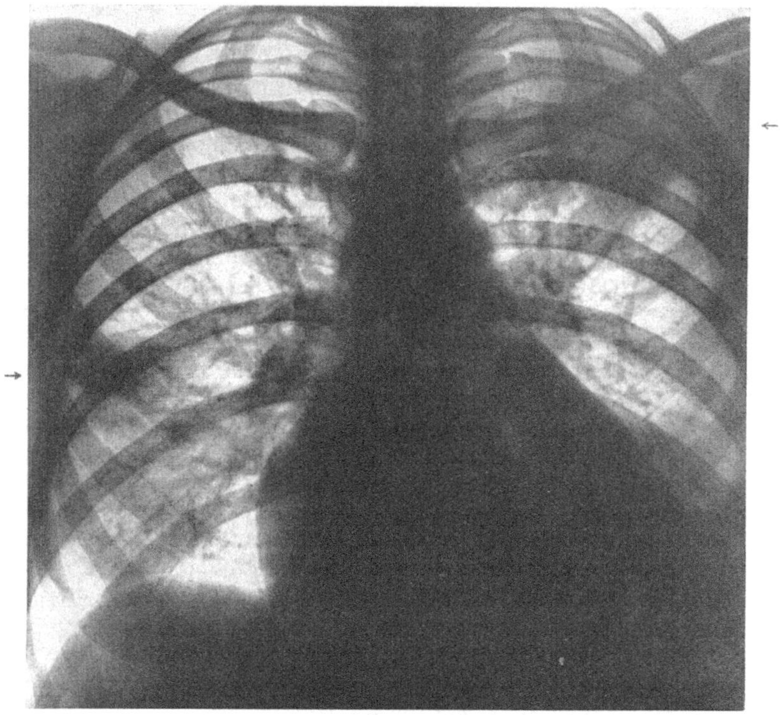

Abb. 8. Lungeninfarkte bei Mitralfehler.
Ein größerer Infarkt unterhalb der linken Clavicula, ein kleinerer im mittleren rechten Lungenfeld (Pfeile).

von den Bronchien aus eine Infektion im infarzierten Bezirk am häufigsten durch Pneumokokken oder Streptokokken erfolgen und auf diese Weise eine sog. Infarktpneumonie, weit seltener eine sekundäre Vereiterung des Infarkts eintreten. Hierbei stellen sich erneut höhere Temperaturen ein, und es tritt auch reichlich schleimiges hämorrhagisches oder auch eitriges Sputum auf. Auch putride Beschaffenheit des Auswurfs kommt bei Gangränbildung vor.

Sehr selten ist die vorher erwähnte aseptische Einschmelzung des Infarkts. Hierbei tritt Luft in die Zerfallshöhle ein, und es entsteht im Röntgenbild das Ringschattenbild einer Kaverne. Der Zustand ist differential-diagnostisch von einer tuberkulösen Kaverne oder einem Lungenabsceß nur durch Untersuchung des Auswurfs zu unterscheiden.

Im Anschluß an einen Lungeninfarkt kann gelegentlich perikardiales Reiben auftreten, wenn der Infarkt in der Nachbarschaft des Herzens sitzt und der entzündliche Prozeß vom Brustfell auf den Herzbeutel übergreift. Eine Unterscheidung von einem Myokardinfarkt, der sehr ähnliche Symptome, nämlich

Fieber, Leukocytose, erhöhte Blutsenkungsgeschwindigkeit und perikardiales Reiben zeigt, ist durch das für Lungeninfarkt sprechende, daneben hörbare gröbere Pleurareiben, blutigen Auswurf und andererseits Fehlen der beim Myokardinfarkt nur sehr selten vermißten elektrokardiographischen Veränderungen herbeizuführen.

Nach größeren, stark hämorrhagischen Infarkten wird mitunter Ikterus beobachtet. Sein Auftreten ist als Beweis einer extrahepatischen Bildung von Bilirubin angeführt worden. Wahrscheinlich ist das vermehrte Angebot von Blutfarbstoff in der Tat bei der Gallenfarbstoffbildung von Bedeutung; eine Mitwirkung der Leber läßt sich dabei aber kaum ausschließen, zumal diese in den Fällen, in denen ein Lungeninfarkt auftritt, sich in der Regel im Zustand der Stauung befindet und somit einen gewissen Grad von Funktionsstörung erwarten läßt.

*Behandlung.* Eine Behandlung der Embolie des Pulmonalarterienstammes und seiner großen Äste kann nur in Ausnahmefällen erfolgreich sein. Von TRENDELENBURG ist sofortige operative Eröffnung der Lungenarterie, Herausziehen des Embolus und Vernähen der Arterienwand empfohlen und der kühne Gedanke von einigen anderen Chirurgen später in die Tat umgesetzt worden. Praktisch kommt ein solches Vorgehen, welches blitzschnell zu erfolgen hat, nur bei Patienten in Betracht, die sich von vornherein in einer chirurgischen Klinik befinden, in der alles für diesen Fall vorbereitet ist. Sonst muß sich der Arzt darauf beschränken, zur Linderung des Schmerzes und der Todesangst Morphium zu geben und in länger sich hinziehenden, nicht ganz aussichtslos erscheinenden Fällen Exzitantien mit Vorsicht zu verabfolgen. Plötzlich wirkende Mittel wie intravenöse Strophanthininjektionen sind in den Fällen, in denen eine Embolie von Thromben des geschwächten rechten Herzens aus anzunehmen ist, zu vermeiden, weil dadurch leicht ein Losreißen neuer Thromben bewirkt werden kann. Bei begleitender Pleuritis sind warme Umschläge an der schmerzhaften Stelle, Codeintropfen oder Dikodidtabletten innerlich zu verordnen. Eine geschwächte Herzkraft soll durch Digitalisierung per os oder per rectum zu heben versucht werden. In jedem Falle von Embolie und Infarkt ist strengste Einhaltung von Bettruhe für längere Zeit erforderlich, um einem Losreißen weiterer Thromben und Eintritt neuer Embolien vorzubeugen.

## 7. Fett- und Luftembolie.

Außer der Embolie von Blutgerinnseln in die Lungenarterie kommen auch *Fettembolien* vor. Diese treten häufig nach Knochenbrüchen, selten aus anderer Ursache ein. Das durch die Körpervenen in das rechte Herz und in die Lungenarterien gelangende Knochenmarksfett verteilt sich meist in zahlreichen Capillaren der Lunge, ein Teil pflegt diese zu passieren und kann dann noch zu Embolien des großen Kreislaufs führen, insbesondere durch Verschluß der Hirnendarterien zu schweren Störungen Anlaß geben. Fettembolien der Lunge rufen oft schockartige Erscheinungen mit plötzlichen Beklemmungs- und Angstgefühlen und Kleinerwerden des Pulses hervor, die bald wieder vorübergehen. Da das Fett in feine Tröpfchen zerfällt, führt es in der Regel nicht zum Verschluß größerer Äste und zur Infarktbildung. Demgemäß fehlen auch die hierbei geschilderten klinischen Erscheinungen.

Auch *Luftembolien* der Lungenarterien kommen vor. Sie entstehen bei Eintritt von Luft in operativ oder durch Verletzung eröffnete Körpervenen, in denen ein stark negativer Druck herrscht. Durch die Mischung von Blut und Luft wird Schaum gebildet, der über dem rechten Herzen ein brodelndes sog. Mühlengeräusch verursacht. Der Blutschaum wird weiter in die Lungenarterien befördert, in denen er ein Kreislaufhindernis bildet, so daß dem rechten Herzen ein vermehrter Widerstand erwächst und das linke Herz keine genügende Blutversorgung erhält. Hierauf wird größtenteils der plötzliche Tod bei Luftembolie durch Eintritt von Luft in die Körpervenen zurückgeführt. Eine andere auf experimentelle Untersuchungen gestützte Erklärung der Todesursache geht dahin, daß Luftteilchen die Lungencapillaren passieren, im großen Kreislauf in die Coronararterien des Herzens oder in die Arterien des Gehirns gelangen und in diesen gegen jede Ernährungsstörung hoch empfindlichen Organen eine tödliche Störung verursachen.

Derartige arterielle Luftembolien entstehen gewöhnlich unmittelbar ohne Passage der Lungencapillaren durch Lufteintritt in die Pulmonalvenen, welcher bei Verletzung der Lunge, z. B. bei Anlage eines Pneumothorax zustande kommt. Es werden hierbei mitunter halbseitige Lähmungen beobachtet, die sich häufig nach einiger Zeit wieder zurückbilden. Ein charakteristisches Zeichen von Luftembolien im großen Kreislauf sind eigenartige Geschmacksempfindungen und Parästhesien in der Zungenspitze sowie eine auffallende Blässe einer Zungenhälfte, die durch Lufteintritt in eine Zungenarterie entstehen.

Eine ursächlich wirksame therapeutische Beeinflussung der Fett- und Luftembolien ist kaum möglich. Bei Luftembolien infolge Verletzung von Venen des großen Kreislaufs wird sofortige Beckenhochlagerung empfohlen, um ein Aufsteigen der Gasblasen in die Beckenvenen herbeizuführen. Plötzliche Schwächezustände des Herzens sind mit intravenösen Injektionen von Strophanthin und im höchsten Notfall bei Aussetzen der Herzkontraktion durch intrakardiale Injektion von 0,5 ccm einer 1‰igen Adrenalinlösung zu bekämpfen. Ferner können Reizmittel des Kreislaufs wie Coramin, Campher, Cardiazol sowie Sympatol, das ähnlich wie Adrenalin wirkt, gegeben werden.

## 8. Croupöse Lungenentzündung

*(genuine, fibrinöse, lobäre Pneumonie).*

Die *croupöse Lungenentzündung* wird auch als akute genuine, fibrinöse, lobäre Pneumonie bezeichnet, um mit diesen Beiworten Eigenschaften zum Ausdruck zu bringen, welche sie von der gewöhnlich langsamer sich entwickelnden, von den Bronchien ausgehenden, meist nur Läppchen oder Lappenteile befallenden, fibrinärmeren Bronchopneumonie unterscheiden. Die croupöse Lungenentzündung ist eine häufige Erkrankung, welche fast alle Lebensalter ziemlich gleichmäßig befällt. Sie wird durch bestimmte bakterielle Krankheitserreger hervorgerufen; doch ist ihre Ansteckungsfähigkeit so gering, daß die Lungenentzündung kaum zu den Infektionskrankheiten gerechnet wird und Absonderungs- und Desinfektionsmaßnahmen gewöhnlich für überflüssig gehalten werden.

**Ätiologie und Pathogenese.** Die croupöse Lungenentzündung wird in der Regel durch den zuerst von FRÄNKEL, dann von WEICHSELBAUM näher beschriebenen Pneumococcus hervorgerufen. Der Erreger findet sich fast stets im Auswurf, im Exsudat der Lungen und oft auch im Blut der Kranken. Außer bei der Lungenentzündung wird der Pneumococcus aber auch häufig in anderen Fällen und bei vielen Schleimhautkatarrhen der Atemwege und bei Erkrankungen der serösen Häute und Meningen, außerdem aber auch vielfach in der Mundhöhle von gesunden Personen gefunden. Aus welchem Grund der als apathogener Keim weit verbreitete Pneumococcus in besonderen Fällen als Krankheitserreger auftritt, ist nicht restlos geklärt. Es werden hierfür Unterschiede in den biologischen Eigenschaften der Pneumokokken verantwortlich gemacht, auf Grund deren verschiedenartige Typen differenziert werden können. Außerdem sind aber auch Verschiedenheiten in der Krankheitsbereitschaft bzw. Widerstandsfähigkeit des menschlichen Organismus in Betracht zu ziehen.

Der *Pneumococcus* ist ein etwas länglich gestalteter, nach den Enden zu sich verjüngender, daher als lanzettartig oder kerzenförmig bezeichneter grampositiver Coccus, welcher meist in Doppelform auftritt und vielfach, besonders im Sputum, von einer Kapsel umgeben ist. Unter Umständen, so in Bouillonkultur, werden auch kurze Ketten gebildet. Durch Kultur und Impfversuch sind Übergänge zu Streptokokken beobachtet. Der Pneumococcus kann am leichtesten auf Nährböden, die Blut oder Serum enthalten, gezüchtet werden. Er ist für verschiedene Tierarten von verschiedener Pathogenität. Charakteristisch ist die tödliche Wirkung der intraperitonealen Impfung von Pneumokokken bei der Maus, welche in wenigen Tagen an Pneumokokkensepsis zugrunde geht.

Während die morphologische Beschaffenheit der Pneumokokken einheitlich ist, sind in ihrem biologischen Verhalten Unterschiede von NEUFELD entdeckt und besonders in Amerika näher erforscht worden, die zur Aufstellung von 4 Haupttypen, abgesehen von zahlreichen weiteren Unterarten, geführt haben. Von diesen sind die Typen 1—3 dadurch ausgezeichnet, daß sie von Immunseren, welche von den einzelnen Stämmen hergestellt sind, in spezifischer Weise agglutiniert werden, während der Typus 4 keine Agglutination zeigt. Am häufigsten werden Typus 1 und 2 bei der croupösen Pneumonie gefunden, weit seltener Typus 3, welcher durch besonderen Schleimgehalt und in der Regel schweren Verlauf ausgezeichnete Pneumonien hervorruft und mit dem Streptococcus mucosus SCHOTTMÜLLER identisch ist. Der Typus 4 findet sich selten in croupösen Pneumonien, dagegen häufig bei Bronchopneumonien; außerdem ist er als Saprophyt in der Mundhöhle gesunder Menschen weit verbreitet.

Außer bei Pneumonie wird der Pneumococcus als Erreger bei verschiedenen Formen von Pleuritis, Endo- und Perikarditis, Peritonitis, Meningitis, Katarrhen und Eiterungen von Mittelohr, Nasen und Nebenhöhlen sowie bei Ulcus corneae nachgewiesen. Auch kann er eine allgemeine Sepsis hervorrufen.

Weit seltener als der Pneumococcus FRÄNKEL-WEICHSELBAUM werden andere Bakterien bei croupöser Pneumonie während des Lebens im Sputum und bei der Autopsie im Exsudat der Alveolen gefunden. Es handelt sich hauptsächlich um den Pneumobacillus FRIEDLÄNDER sowie in manchen Fällen um Streptokokken.

Der *Pneumobacillus* FRIEDLÄNDER ist ein sehr kurzes, daher kokkenähnlich wirkendes, gramnegatives Stäbchen, welches auch in Doppelform auftritt und in der Regel von einer Schleimhülle umgeben ist. Die FRIEDLÄNDER-Pneumonien sind durch eine stark schleimige Beschaffenheit des Exsudates ausgezeichnet.

*Streptokokken* treten selten als alleinige Erreger einer Pneumonie auf. Weit häufiger rufen sie Mischinfektionen, namentlich bei Grippepneumonien, hervor und geben hierbei zu schweren Krankheitsbildern Anlaß (vgl. S. 533).

Die Voraussetzung für eine krankheitserregende Wirkung dieser Bakterien, in erster Linie des Pneumococcus, wird oft durch eine äußere Schädigung oder Schwächung des menschlichen Organismus geschaffen. Am häufigsten bilden Erkältungen, seltener Erschütterungen oder Verletzungen des Brustkorbes (traumatische bzw. Kontusionspneumonien), ferner allgemeine Schädigungen der Widerstandskraft durch Hunger usw. die Veranlassung zum Ausbruch der Erkrankung.

Bei Einwirkung erheblicher äußerer Schädlichkeiten wie Erkältungen, Entbehrungen, seelischer Aufregungen und allgemein ungünstiger hygienischer Verhältnisse auf geschlossen zusammenlebende Menschenmassen, z. B. in Kriegsgefangenenlagern, treten epidemieartige Häufungen von Krankheitsfällen an Pneumonie auf. Besonders unter solchen Umständen, zuweilen aber auch unter sonst gewöhnlichen äußeren Verhältnissen wird ein auffallend ungünstiger Ausgang der zu bestimmten Zeiten und in bestimmten Gegenden auftretenden Pneumonien, in anderen Fällen wieder eine recht gutartige Verlaufsart beobachtet. Man spricht von einem „Genius epidemicus“, der gerade bei der Pneumonie eine große Rolle spielt, ohne daß oft die Ursache dieses verschiedenartigen Verhaltens mit Bestimmtheit angegeben werden kann.

Der Eintritt der Erreger in den Körper findet aller Wahrscheinlichkeit nach auf dem Luftwege statt, indem Bakterien unmittelbar in die Lunge eingeatmet werden. Hierfür sprechen insbesondere Tierversuche, bei welchen durch Einblasen von Pneumokokken in die Luftröhre und ihre Äste typische lobäre Pneumonien erzeugt worden sind. Es kommen jedoch auch andere Wege des Eintritts und der Verbreitung der Krankheitserreger in Betracht, so das Eindringen zunächst in die Bronchien und erst von dort aus in die Lunge, ferner der Blut- und Lymphweg und endlich die Verbreitung von der Pleura her. Im Blut können Pneumokokken bei sorgfältiger Untersuchung in der Mehrzahl der Fälle von Lungenentzündung nachgewiesen werden. Hieraus ist aber nicht auf eine hämatogene Infektion der Lunge von anderer Seite aus, etwa von der Mundhöhle oder den Mandeln her, sicher zu schließen, sondern es kann sich sehr wohl um einen Übertritt der Pneumokokken von Krankheitsherden der Lunge aus ins Blut handeln.

Im Blute des erkrankten Organismus ist die Bildung gewisser Antikörper, so von Agglutininen, Präcipitinen, Opsoninen, Bakteriotropinen, nachgewiesen worden; insbesondere geht die Krise mit schlagartig einsetzender Antikörperbildung einher. Dennoch wird durch das Überstehen der Krankheit keine ausgesprochene Immunität erzeugt. Die ärztliche Beobachtung lehrt vielmehr, daß manche Menschen nicht selten im Laufe des Lebens mehrere Lungenentzündungen durchmachen, also durch das Überstehen der Krankheit keine hinreichende Schutzkraft erlangen. Es ist hierbei wohl eine besondere Anfälligkeit bestimmter Personen den Pneumokokken gegenüber anzunehmen.

Von der Pneumonie werden alle Lebensalter, mit Ausnahme von Kindern im ersten halben Jahr, befallen. Auch intrauterine Infektionen bei pneumonischer Erkrankung der Mutter sind beobachtet. Die Geschlechter werden im Kindesalter nahezu gleichmäßig befallen. Im Erwachsenenalter tritt die Pneumonie etwa doppelt so häufig bei Männern wie bei Frauen auf. Die Ursache hierfür wird in den größeren äußeren Schädigungen, welche häufiger die Männer treffen, gesehen. Am häufigsten werden Berufe, welche oft Erkältungen und großen Anstrengungen ausgesetzt sind, wie Soldaten, Erdarbeiter usw. ergriffen.

Jahreszeitlich treten Pneumonien am häufigsten im Winter und Frühjahr, wesentlich seltener im Sommer auf.

*Pathologische Anatomie.* Die pathologisch-anatomischen Vorgänge pflegen bei den croupösen Pneumonien in sehr typischer, regelmäßiger Weise sich abzuspielen. Es werden seit LAËNNEC folgende Stadien unterschieden: 1. Das Stadium der *Anschoppung* (Engouement). Es ist durch starke Hyperämie und beginnenden Austritt von seröser Flüssigkeit in die Alveolen gekennzeichnet. 2. Das Stadium der *roten Hepatisation.* In diesem erfolgt vollständige Ausfüllung der Alveolen mit dem serösen Exsudat und Übertritt von Erythrocyten aus der Blutbahn durch die Alveolarwandungen in das Exsudat, in welches Fibrin abgeschieden wird. Aus dem lufthaltigen Organ ist eine feste leberähnliche Masse geworden. Die Schnittfläche der Lunge nimmt durch die Ausfüllung der Alveolen mit fibrinreichem Exsudat eine leicht körnige Beschaffenheit an. 3. Es folgt das Stadium der *grauen Hepatisation,* welches allmählich am Ende der ersten Woche in das der graugelben oder gelben Hepatisation übergeht. Der Übergang der roten in die graue Farbe kommt dadurch zustande, daß eine reichliche Einwanderung von Leukocyten in das vorher nur Erythrocyten enthaltende Exsudat in den Alveolen einsetzt. Später verfetten die Leukocyten und nehmen dadurch eine mehr gelbliche Färbung an. Von der Schnittfläche läßt sich eine rahmige Schicht abstreifen. 4. Bei der darauf folgenden, meist im Beginn der 2. Woche eintretenden *Lösung* setzt sehr schnell eine Auflösung des fibrinreichen Exsudats durch die von FRIEDRICH MÜLLER entdeckten proteolytischen Fermente der Leukocyten ein. Durch diese wird Abbau der Eiweißstoffe bis zu niederen Spaltprodukten der Aminosäuren, ähnlich wie bei der Verdauung im Magen-Darmkanal, bewirkt. Die verflüssigten Massen werden sehr schnell auf dem Lymph- und Blutwege resorbiert, nur zum geringsten Teil ausgehustet. Allmählich dringt die Luft in die wieder sich entfaltenden Alveolen ein. Eine vollständige Wiederherstellung des Normalzustandes wird aber erst im Laufe mehrerer Wochen, lange nach Beendigung der manifesten klinischen Krankheitserscheinungen erreicht.

Die örtliche Verteilung der Infiltrationen ist in der Regel lappenmäßig angeordnet. Meist ist nur ein Lappen, nicht selten sind aber auch mehrere Lappen ergriffen. Dabei kann die Infiltration in verschiedenen Lappen in verschiedenen Stadien ausgebildet sein. Mitunter sind auch nur einzelne Teile von Lappen, insbesondere häufig die Randpartien befallen.

Fast regelmäßig wird eine Mitbeteiligung des Brustfells an dem Entzündungsprozeß beobachtet. Die Oberfläche der Pleura ist trübe, häufig mit Fibrinflocken bedeckt; oft ist ein begleitendes Pleuraexsudat vorhanden.

**Verlauf und klinische Symptome.** Diesen pathologisch-anatomischen Vorgängen entspricht ein ebenso in Stadien einzuteilender klinischer Krankheitsverlauf.

Die Krankheit setzt plötzlich aus vollständiger Gesundheit heraus oder seltener nach geringem, 1 oder 2 Tage anhaltendem, uncharakteristischem Übelkeitsgefühl mit einem heftigen Schüttelfrost und Steigerung der Temperatur auf 39,5—40,5 ein. Bei Kindern ist der plötzliche Fieberausbruch oft, bei Erwachsenen selten von Erbrechen begleitet. Die Kranken haben ein charakteristisches Aussehen, welches den erfahrenen Arzt die Diagnose der Pneumonie oft schon vor Erhebung des örtlichen Lungenbefundes stellen läßt. Sie liegen mit hochroten Wangen und flacher, stark beschleunigter, anstoßender Atmung, die oft von einem andauernden kurzen Husten begleitet ist, im Bett. Häufig ist eine Anspannung der Hilfsmuskulatur bei der Atmung und Nasenflügelatmen zu beobachten. Die erkrankte Seite bleibt bei der Atmung meist deutlich zurück. Der Puls ist dem Fieber entsprechend beschleunigt, oft dikrot.

Während der ersten beiden Tage, in denen die *Anschoppung* der Lunge einsetzt, ist ein verbreitetes Knistern über den erkrankten Lungenteilen zu hören, welches durch ein Auseinanderreißen der zusammenklebenden Alveolarwandungen im Inspirium hervorgerufen wird (Crepitatio indux). Infolge der Entspannung des Lungengewebes tritt eine Tympanie, bisweilen eine leichte Schallverkürzung, in der Regel aber noch keine ausgesprochene Dämpfung auf. Das Atemgeräusch ist abgeschwächt und unbestimmt. Während des darauf folgenden Stadiums der *Hepatisation,* in welchem die Lunge vollständig luftleer wird, ist die Dämpfung vollkommen und Bronchialatmen hörbar. Oft ist ausgesprochene Bronchophonie vorhanden, die am deutlichsten mit aufgelegtem Ohr wahrgenommen wird, wenn der Patient leise die Zahl 66 ausspricht. Der Stimmfremitus ist verstärkt. Das Knistern ist verschwunden; mitunter sind einige feuchte Rasselgeräusche, die in den Bronchien entstehen, hörbar. In nicht ganz seltenen Fällen wird das für Pneumonie charakteristische Bronchialatmen vermißt, und es ist über der Stelle der Dämpfung überhaupt kein Atemgeräusch zu hören. Dieser Befund wird auch ohne Hinzutreten eines Pleuraexsudates, bei welchem er sich gleichfalls findet, dann erhoben, wenn die feineren Bronchien in großer Zahl von Fibringerinnseln verstopft sind. Diese Erscheinungen pflegen ebenso wie das hohe Fieber bis zum Ende der 1. Woche oder Anfang der 2. Woche anzuhalten. Alsdann, meist am 7. oder 9. Tag, tritt unter gleichzeitigem Schweißausbruch ein Temperaturabfall ein, der als *Krise* bezeichnet wird. Darauf folgt eine tiefe Temperatursenkung auf etwa 35—36° mit entsprechender Verlangsamung des Pulses. Gelegentlich werden noch kleine Nachschwankungen der Temperatur beobachtet, ohne daß dafür neu auftretende Krankheitsherde verantwortlich zu machen sind. Seltener tritt eine langsame über Tage sich hinziehende lytische Entfieberung ein.

Bei der nunmehr erfolgenden *Lösung* des Exsudates strömt wieder Luft in die Alveolen ein. Ihre zunächst verklebten Wandungen werden im Inspirium wiederum auseinandergerissen, was zum Auftreten der Crepitatio redux Anlaß gibt. Vielfach werden nunmehr auch reichliche Rasselgeräusche gehört, welche durch Schleimsekret in den Bronchien zustande kommen. Nach Auflösung des Exsudates und mit dem Wiedereintritt der Luft schwinden die Infiltrationserscheinungen schnell; gelegentlich ist aber leises Bronchialatmen noch längere Zeit zu hören.

Die genannten Infiltrationserscheinungen sind in einer Ausdehnung ausgesprochen, welche den infiltrierten Lappen entspricht. Bei einer Oberlappenpneumonie finden sie sich über der Vorderfläche von oben bis zur 4. Rippe abwärts und hinten über der Spitze bis zur Spina scapulae, bei einer Unterlappenpneumonie hinten unten bis zur Spina scapulae, bei einer Infiltration des Mittellappens rechts vorn unten bis zur 4. Rippe aufwärts. Dazu ist noch zu bemerken, daß bei Oberlappenpneumonie eine Dämpfung über der Vorderfläche des Brustkorbs erst verhältnismäßig spät, etwa vom 3. Tage an aufzutreten pflegt, nachdem vorher schon eine Tympanie bei aufmerksamer Perkussion nachweisbar war. Es kommt dies daher, daß die Infiltration meist nicht sogleich den ganzen Lappen ergreift, sondern in der Regel zuerst die dorsalen Partien

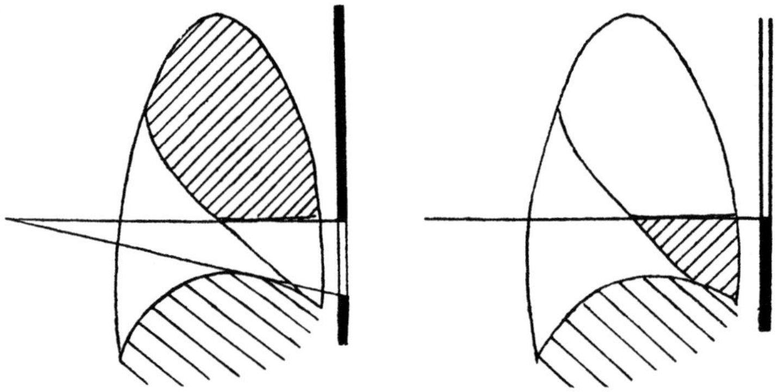

Abb. 9. Schematische Darstellung einer Oberlappen- und einer Mittellappenpneumonie, welche auf den brustanliegenden Röntgenfilm projiziert werden.

befällt und erst allmählich auf die vorderen Abschnitte übergreift. Dies ist aus gleichzeitiger Verfolgung der Röntgenbilder deutlich zu erschließen.

Das *Röntgenbild* zeigt im Stadium der Anschoppung eine dem erkrankten Bezirk entsprechende, in der Regel mit der Lappengrenze scharf abschneidende Trübung. Im Stadium der roten Hepatisation geht diese in eine völlige Verschattung über. Nach der Lösung hellt sich die Verschattung wiederum auf; jedoch schwindet sie nicht so schnell und nicht so vollkommen wie die perkutorisch nachweisbare Dämpfung, sondern bleibt teilweise meist noch wochenlang nach der Krise bestehen. Besonders fällt noch längere Zeit eine Verbreiterung der die sog. Lungenzeichnung bewirkenden Schattenstreifen auf. Diese ist wohl nicht nur auf Hyperämie der Blutgefäße oder Schleimfüllung der Bronchien, sondern auf Atelektase der an die Bronchialwand anstoßenden Alveolen zu beziehen, die sich noch nicht wieder entfaltet haben und einen Mantel um das Bronchialrohr bilden. Erst ganz allmählich vollzieht sich die Wiederaufhellung der Lungenfelder und Herstellung der normalen Lungenzeichnung.

Die Abgrenzung der lobären Verschattungen entspricht genau den anatomischen Verhältnissen (vgl. Abb. 9). So erscheint eine Infiltration des rechten Oberlappens als Verschattung des rechten oberen und mittleren Lungenfeldes, welche nach unten mit horizontal in Höhe der 4. Rippe verlaufender Grenze abschneidet (vgl. Abb. 10). Dieselbe Linie grenzt eine durch eine Infiltration des Mittellappens hervorgerufene Verschattung des unteren rechten Lungenfeldes gegen das darüberliegende helle Lungenfeld ab (vgl. Abb. 11). Bei Infiltrationen des Unterlappens tritt die Abgrenzung zwischen dem unteren dunklen und dem oberen hellen Lungenfeld bei horizontalem Strahlengang in der

Regel nicht so scharf hervor, weil der Querschnitt des Unterlappens sich ganz allmählich bis zu seiner etwas oberhalb des Lungenhilus gelegenen oberen Grenze verdünnt. Dagegen ist eine scharfe gradlinige Begrenzung bei querem Strahlengang sichtbar, welche entsprechend dem Ober-Unterlappenspalt schräg von oben hinten nach vorne unten verläuft und das Lungenfeld in eine untere und hintere dunkle und eine vordere obere helle Hälfte teilt.

Bei unvollständiger Infiltration der einzelnen Lappen sind die Verschattungen weniger ausgedehnt und weniger scharf begrenzt. Häufig werden sog. marginale Infiltrationen beobachtet, welche in den Randpartien der Lappen entwickelt sind und sich in der beschriebenen Weise scharf gegen das helle Lungenfeld im

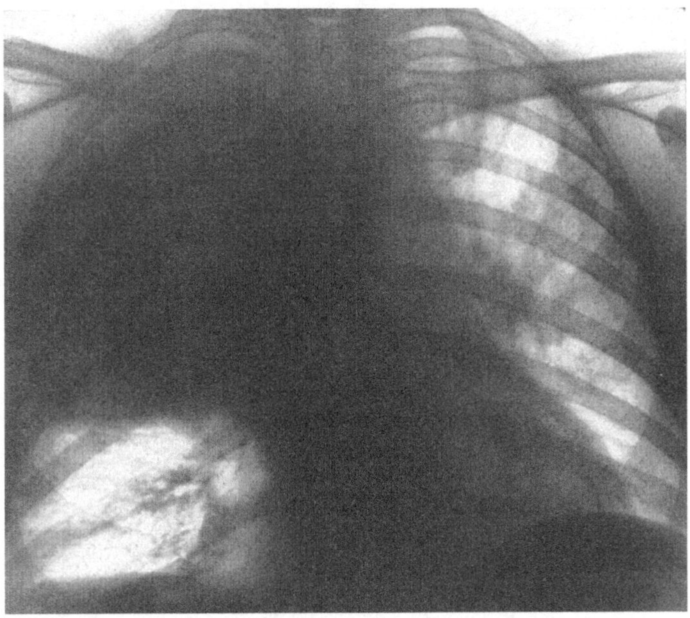

Abb. 10. Pneumonie des rechten Oberlappens.

Bereich des angrenzenden normalen Lappens abheben, dagegen innerhalb des teilweise infiltrierten Lappens einen unscharfen Übergang der Verschattung zur Aufhellung zeigen. Oft wird ein typischer Befund bei teilweiser Infiltration des rechten Oberlappens erhoben, welcher in einer dreieckigen Verschattung besteht; die Grenzen des Dreiecks werden unten von dem horizontal verlaufenden Obermittellappenspalt, seitlich von der Brustwand, medial von einer schräg von oben außen nach unten innen innerhalb des Oberlappens verlaufenden Linie gebildet (triangle pneumonique). Im queren Durchmesser entspricht dem eine stumpfwinklige Verschattung der Randpartien des Oberlappens, welche in der großen Lappenspalte gegenüber dem Unterlappen, in der kleinen Lappenspalte gegenüber dem Mittellappen scharf begrenzt ist, innerhalb des Oberlappenbereichs dagegen unscharf ins helle Lungenfeld übergeht. In anderen Fällen werden mehr zentrale, nahe dem Hilus gelegene Verschattungen beobachtet. Auch andere segmental angeordnete Verschattungen werden beschrieben.

Mit diesen örtlichen Veränderungen der Lunge gehen *allgemeine Störungen* und Krankheitserscheinungen seitens anderer Organe einher. Der *Auswurf*, der etwa am 2. Tage aufzutreten pflegt, ist gewöhnlich von ziemlich zäher Beschaffenheit, schleimig, mit Blut untermischt, selten rein blutig, häufig infolge des gelösten veränderten Blutfarbstoffs rostbraun (rubiginös) gefärbt. Gegen Ende der 1. Woche im Stadium der grauen Hepatisation pflegt der Blutgehalt des Sputums zurückzutreten und der Auswurf eine mehr schleimig-eitrige Beschaffenheit anzunehmen. In seltenen Fällen fehlt jeglicher Auswurf.

Die bei Pneumonie in der Regel stark beschleunigte *Atmung* genügt trotz ihrer flachen Beschaffenheit meist, den Sauerstoffbedarf des Körpers im

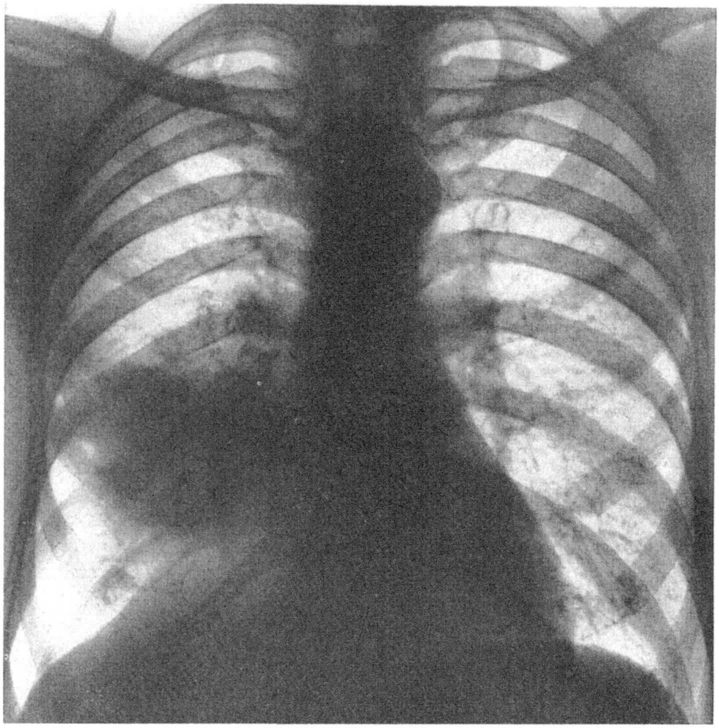

Abb. 11. Mittellappenpneumonie.

wesentlichen zu decken. Auch bei Infiltration mehrerer Lappen ist die atmende Fläche der noch gesund erhaltenen Lungenteile gewöhnlich ausreichend. Es wird zwar bei Pneumonie durchschnittlich eine gewisse Herabsetzung der Sauerstoffsättigung des peripheren arteriellen Blutes, welches einen Rückschluß auf das Verhalten des Lungenvenenblutes zuläßt, von dem normalen Durchschnittswert von 95% auf etwa 80—93% beobachtet, doch tritt in der Regel bei erhaltener Herzkraft außer bei ganz ausgedehnten Infiltrationen großer Lungenabschnitte keine schwere Cyanose allein infolge einer Verkleinerung der atmenden Lungenfläche auf. Wohl ist die Atmung beschleunigt und oft dyspnoisch; es rührt dies aber weniger von einem Sauerstoffhunger als von dem hohen Fieber, oft auch von Schmerzen, die dauernd von den Atembewegungen am Brustfell ausgelöst werden, her. Schwere Beeinträchtigungen der Oxydation des Blutes, die sich bereits in dem Aussehen des Patienten, in der Cyanose der Lippen und Wangen ausprägen, kommen meist durch ein Erlahmen der Herzkraft zustande, welches bei schwerer Pneumonie oft eintritt.

Das *Verhalten des Herzens und des Kreislaufs* ist von der allergrößten Bedeutung und für den Ausgang der Pneumonie in der Regel entscheidend. Zwar werden anatomisch keine so groben Veränderungen am Herzmuskel beobachtet, wie dies bei anderen Infektionskrankheiten, insbesondere bei der Diphtherie und bei Scharlach vorkommt, auch ist der Klappenapparat meist unverändert;

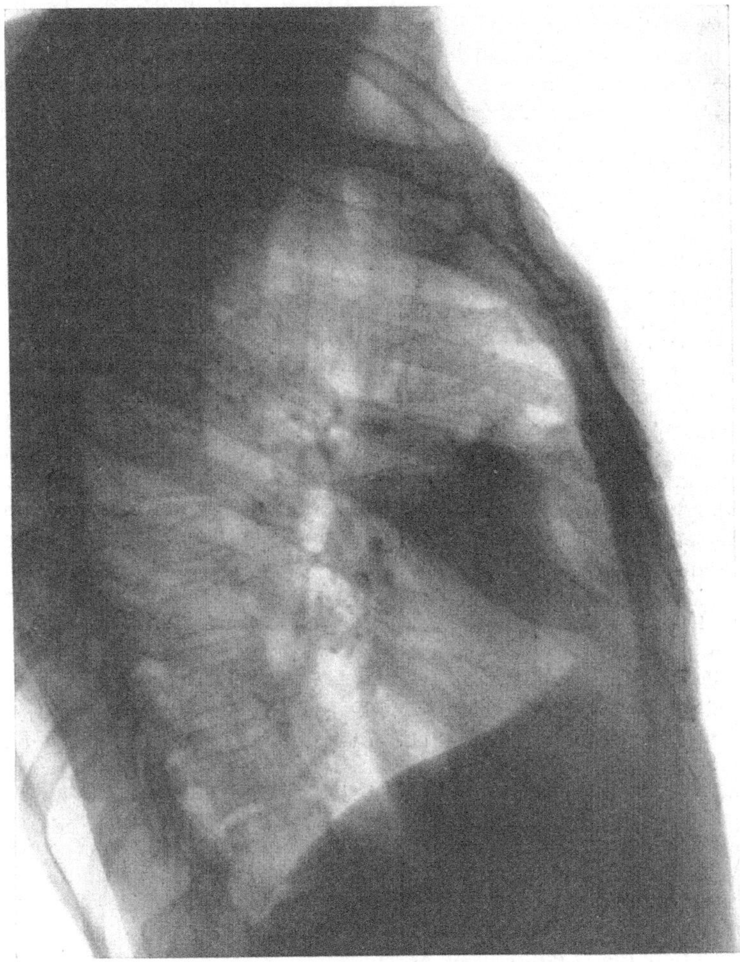

Abb. 12. Mittellappenpneumonie im Querbild.

jedoch finden sich auch bei der Pneumonie oft erhebliche Veränderungen der Herzstromkurve. Vor allem wird dies bei solchen Kranken beobachtet, deren Herz von vornherein nicht als besonders leistungsfähig anzusehen war, so bei alten Leuten und insbesondere bei Trinkern. Bei solchen Personen tritt oft eine akute oder langsam zunehmende und vielfach nicht mit Erfolg zu bekämpfende Herzschwäche auf. Aber auch bei jungen Leuten mit kräftigem Herzen kann unerwartet ein Nachlassen der Herzkraft einsetzen. Eine Verschlechterung des Pulses rührt oft auch von einer Herabsetzung des Vasomotorentonus her, auf die die allgemein bei Pneumonie oft beobachtete und bei Hypertonie besonders ausgeprägte Erniedrigung des Blutdrucks zurückzuführen ist. Im Verlauf der Pneumonie treten nicht selten plötzliche Kollapserscheinungen auf, die entweder auf Schwäche des Herzens oder Lähmung der Vasomotoren zu beziehen sind und sich manchmal durch Exzitantien bessern, aber nicht immer vollständig zu beheben sind.

Unter den übrigen Organen zeigt am häufigsten das *Brustfell*, das anatomisch sehr häufig an einer Erkrankung der Lungen beteiligt ist, klinische Krankheitssymptome. Sehr oft wird pleuritisches Reiben, am häufigsten in der Achselgegend und am vorderen seitlichen Lungenrand gehört. Noch häufiger weisen Seitenstiche und Schmerzen bei der Atmung auf eine entzündliche Erkrankung der Pleura hin, auch wenn keine auskultatorischen Symptome vorhanden sind. Oft tritt ein seröser, serofibrinöser oder serös-eitriger Erguß auf. Auch rein eitrige Exsudate, Empyeme, kommen nicht selten vor. Sie stellen sich sowohl im Verlauf als nach Ablauf der Pneumonie ein.

In ähnlicher Weise wird, freilich weit seltener, eine Mitbeteiligung des *Herzbeutels* beobachtet, an dem trockenes Reiben oder Auftreten eines Ergusses mit entsprechender Dämpfung festzustellen ist.

Beachtung verdient weiterhin das Verhalten des Abdomens. Dieses ist besonders in schweren Fällen oft meteoristisch aufgetrieben und der Leib gespannt. Häufig besteht Appetitlosigkeit, ferner Obstipation, seltener treten Durchfälle auf. Besonders im Anfang der Pneumonie auftretende Leibschmerzen sind oft nicht auf eine besondere Erkrankung des Abdomens zurückzuführen, sondern entstehen durch Ausstrahlung des Schmerzes von der Erkrankung der Lunge und des Brustfells aus. Nicht selten geben namentlich bei kindlichen Pneumonien beobachtete Leibschmerzen zu der irrtümlichen Annahme einer Appendicitis Anlaß. Weit seltener ist eine Pneumokokkenperitonitis.

Die Leber kann bei Pneumonie eine Parenchymschädigung erleiden und infolge davon Ikterus auftreten. Solche sog. *biliösen Pneumonien* nehmen oft, aber nicht immer einen schweren Verlauf. Im Urin ist alsdann Bilirubin nachzuweisen. Urobilin und Urobilinogen werden bei Pneumonie sehr häufig auch in anderen Fällen gefunden.

Die Milz ist bisweilen leicht vergrößert, selten palpabel.

Von seiten der Nieren wird oft eine leichte febrile Albuminurie, seltener eine gröbere Störung in Form einer Glomerulonephritis oder einer Nephrose beobachtet.

Der *Harn* ist während des Fiebers bei Pneumonie meist hochgestellt, reich an Uraten. Der Kochsalzgehalt ist auf der Höhe der Erkrankung vermindert, da Kochsalz in das Exsudat der Alveolen in großer Menge abgeschieden wird. Später nach Lösung der Pneumonie und Resorption des Exsudats tritt Kochsalz reichlich im Harn auf. In dieser Phase wird oft auch eine Vermehrung von Harnstoff und Harnsäure gefunden, welche von den abgebauten stickstoffhaltigen Stoffen der Leukocyten herrühren.

An der Haut wird in den ersten Tagen der Erkrankung häufig ein *Herpes* der Lippen oder der Wangen oder Kinngegend beobachtet. Sein Auftreten kann in unklaren Fällen für Pneumonie und gegen Typhus verwertet werden.

Im *Verhalten des Blutes* ist meist eine Leukocytose oft recht beträchtlichen Grades um etwa 15—20000 herum festzustellen. Nach der Lösung tritt ein Rückgang der polynucleären Leukocyten und in der Regel eine leichte Lymphocytose ein. Eine von vornherein bestehende Leukopenie ist selten und gilt als prognostisch ungünstiges Zeichen. Auch diese Fälle können aber einen günstigen Ausgang nehmen.

Aus dem Blut können in der großen Mehrzahl von Pneumonien Pneumokokken gezüchtet werden. Von diesem nahezu regelmäßigen Befund zu unterscheiden ist der Begriff der *Pneumokokkensepsis,* welcher durch einen besonders reichlichen Gehalt an Krankheitserregern im Blut und vor allem durch klinisch schwere allgemeine Krankheitserscheinungen und metastatisch auftretende Eiterherde an verschiedenen Stellen des Körpers ausgezeichnet ist.

Eine besonders gefährliche metastatische Ansiedlung von Pneumokokken findet mitunter an den *Meningen* statt; es entwickelt sich dann die in der Regel tödlich endende eitrige Pneumokokkenmeningitis. Sie ist durch die bekannten klinischen Erscheinungen der Hirnhautentzündung, Kopfschmerzen, Nackensteifigkeit, KERNIGsches Symptom und unter Umständen durch Erbrechen und Druckpuls gekennzeichnet. Die Lumbalpunktion ergibt trüben, stark leukocytenhaltigen Liquor, in welchem Pneumokokken nachgewiesen werden können.

Ähnliche klinische Symptome, freilich meist nicht so schwerer Art, werden nicht selten auch in anderen Fällen beobachtet, bei denen eine klare Beschaffenheit der Cerebrospinalflüssigkeit gefunden und nur eine gewisse Druckerhöhung des Liquors festgestellt wird. Es handelt sich hierbei lediglich um einen *Meningismus*, der nicht durch Ansiedlung von Keimen, sondern nur durch Abscheidung von Toxinen hervorgerufen wird und in der Regel ohne besondere Behandlung abklingt. Namentlich bei Kindern können die Symptome Kopfschmerzen und Nackensteifigkeit und auch Delirien so ausgesprochen sein, daß dadurch klinisch leicht der Eindruck der Meningitis erweckt wird. Eine sichere Entscheidung ist nur durch die Lumbalpunktion möglich. Liegt lediglich ein Meningismus vor, so geht der schwere und bedrohlich erscheinende Zustand nach kritischer Entfieberung der Pneumonie in überraschend schneller Zeit völlig zurück.

Delirante Zustände und Benommenheit werden auch ohne Reizerscheinungen von seiten der Meningen nicht selten bei Pneumonie auf der Höhe des Fiebers beobachtet. Mitunter tritt eine Steigerung der Verwirrung gleichzeitig mit einer weiteren Temperaturerhöhung kurz vor der Krise auf, die als Perturbatio critica bezeichnet wird. Mit Eintritt der Krise weicht das schwere Krankheitsbild einer schnell eintretenden Beruhigung und Genesung.

Bei Alkoholikern entwickelt sich nicht selten während der Pneumonie ein Delirium tremens, welches besonders hohe Gefahren durch die dabei oft auftretende Herzschwäche bietet.

Der endgültige Ausgang der Pneumonie ist in der Mehrzahl der Fälle auch bei anfänglich schweren Krankheitserscheinungen günstig. Gefährdet sind besonders Personen mit geschwächtem Herzen, namentlich Greise und ganz besonders Alkoholiker.

**Besondere Verlaufsformen und Komplikationen.** Nicht alle Pneumonien, welche dem Typus der genuinen, croupösen, fibrinösen Pneumonie entsprechen, können auch mit dem sonst allgemein gleichsinnig gebrauchten Beiwort lobär belegt werden, insofern sie nicht einen ganzen Lappen, sondern nur Lappenteile ergreifen. Es ist schon bei der Schilderung des Verlaufs und der physikalischen Symptome davon gesprochen worden, daß nicht selten, namentlich bei Oberlappenpneumonien, zunächst die Randpartien, in anderen Fällen nahe der Lungenwurzel gelegene Bezirke ergriffen werden, von denen aus sich die pneumonische Infiltration erst allmählich über einen ganzen Lappen ausbreitet. Es kann aber auch bei der Infiltration einzelner Lappenteile sein Bewenden haben und ein Fortschreiten des Prozesses auf den ganzen Lappen ausbleiben. Betrifft die Infiltration einen in den mittleren Partien gelegenen, allseitig von lufthaltigen Lungen umgebenen Bezirk, so kann die physikalische Untersuchung mittels Perkussion und Auskultation jeglichen Krankheitsbefund vermissen lassen. Dagegen deckt die Röntgenuntersuchung derartige zentral gelegene Infiltrationsherde mit Sicherheit auf. Die allgemeinen klinischen Krankheitssymptome können bei zentraler Pneumonie denen mit vollständiger lobärer Infiltration durchaus gleichen; auch die Schwere des Krankheitsbildes ist vielmehr von der allgemeinen Intoxikation und der Beeinflussung des Kreislaufs als von der Ausdehnung des Lungenprozesses abhängig.

Bezüglich der Dauer des Krankheitsverlaufs zeigen die Pneumonien mancherlei Abweichungen von der Durchschnittszeit von 7—9 Tagen. Eine hippokratische Regel besagt, daß die Krise meist an einem ungeraden Tage auftritt. Nicht selten ist dies außer dem 7. und 9. der 5., weniger oft der 11. Tag. Die Krise erfolgt aber auch häufig an den dazwischen liegenden geraden Tagen. Außerdem gibt es ganz kurz verlaufende sog. Eintags- oder Abortivpneumonien, bei denen häufig nur Teile eines Lappens ergriffen werden, und andererseits Fälle mit länger sich hinziehendem Verlauf. Mitunter erfolgt nach kritischem Fieberabfall ein neuer Temperaturanstieg. Dieser kann durch ein Rezidiv, d. h. ein erneutes Auftreten einer pneumonischen Infiltration in dem zuerst erkrankt gewesenen Lungenlappen, oder durch pneumonische Erkrankung eines anderen Lappens, abgesehen von anderweitigen Komplikationen an der Pleura usw., entstehen. In manchen Fällen von sog. Wanderpneumonie wird ein Lappen nach dem anderen ergriffen. Dabei beobachtet man manchmal, daß in den später befallenen Teilen der pneumonische Prozeß schneller die verschiedenen Stadien durchläuft. Hieraus wird theoretisch auf das Vorkommen gewisser Immunisierungsvorgänge bei der Pneumonie geschlossen; praktisch sind diese freilich von keiner großen Bedeutung, zumal Wiedererkrankungen an Pneumonie nicht selten beobachtet werden.

Im Verlauf der Pneumonie treten bisweilen plötzliche tiefe Temperatursenkungen mit gleichzeitigem Pulsabfall und Schweißausbruch ein, die ganz der Krise ähneln. Sehr bald steigt die Temperatur aber wieder zur früheren Höhe an, und die endgültige Krise erfolgt erst später. Diese vorzeitigen Temperaturabfälle werden als Pseudokrise bezeichnet. Sie sind durch das Verhalten des Pulses von den ebenfalls plötzlich erfolgenden Temperaturstürzen bei Kollapszuständen zu unterscheiden, bei welchen der Puls nicht gleichsinnig mit der Temperatur sinkt, sondern frequent bleibt bzw. meist noch schneller und gleichzeitig klein wird.

Eine *verzögerte Lösung* der Pneumonie kann in der Weise erfolgen, daß zwar nach kritischem Fieberabfall die Temperatur niedrig bleibt, aber lange die physikalischen Symptome einer Infiltration in Gestalt von Bronchialatmen und von Schallverkürzung erhalten bleiben, oder es zieht sich auch die Entfieberung ungewöhnlich lange hin. Dennoch kann auch hierbei noch nach Monaten endgültige Lösung der Infiltration erfolgen.

In anderen Fällen bleibt jedoch die vollständige Lösung aus, und es tritt eine Organisation des Exsudats durch junges gefäßreiches Bindegewebe ein. Es erfolgt eine sog. *Karnifikation* der Pneumonie. Hierbei wird dauernde Schallverkürzung, Bronchialatmen und im Röntgenbild Bestehenbleiben der Verschattung beobachtet. Später tritt Schrumpfung dieses „fleischähnlichen" (karnifizierten) Gewebes ein. Es ist dies an einem Einsinken der Brustwand über dem geschrumpften Bezirk, Verengerung der Zwischenrippenräume und mangelhafter Ausdehnung der Brustkorbhälfte bei der Atmung sowie Hochstand und mangelhafter Beweglichkeit des Zwerchfells zu erkennen. Als weitere Folge des Schrumpfungsvorganges bilden sich nicht selten Bronchiektasien aus, die zu einer dauernden Sekretion von schleimig-eitrigem Auswurf Anlaß geben.

Abgesehen von diesem Organisations- und Schrumpfungsprozeß hören in manchen Fällen von chronischer Pneumonie die entzündlichen Vorgänge im Lungengewebe nicht auf. Wenn sie an einer Stelle zurückgehen, leben sie an anderen Orten wieder auf. Hierdurch wird ein lang anhaltender Fieberzustand unterhalten, der mitunter Remissionen zeigt, aber vielfach später wieder aufflackert. Allmählich tritt ein beträchtlicher Verfall der Kräfte ein. Dieses chronische Krankheitsbild, das die physikalischen Symptome der Infiltration und im Röntgenbild eine diffuse Verschattung, oft zugleich mit Schrumpfungserscheinungen darbietet, zeigt eine nahezu völlige Übereinstimmung mit chronischen indurativen tuberkulösen und luischen Prozessen und auch mit Bronchialcarcinomen, die vielfach mit entzündlichen Erscheinungen einhergehen, so daß eine Differentialdiagnose zwischen diesen Zuständen oft außerordentlich schwierig ist und eine Entscheidung mitunter erst nach längerem Verlauf getroffen werden kann. Schließlich klingen die Entzündungsvorgänge bei der chronischen Pneumonie mitunter mit Hinterlassung von Schrumpfungserscheinungen doch noch ab; in anderen Fällen führt die zunehmende Entkräftung zum Tode; vielfach schließen sich auch die im folgenden erwähnten Komplikationen an.

Weitere abnorme Ausgänge der Pneumonie sind die in *Absceß- oder Gangränbildung*. An umschriebener Stelle treten meist durch Mischinfektion mit Streptokokken Eiterbildungen und sodann Gewebseinschmelzungen im Lungengewebe während der pneumonischen Infiltration oder nach deren Lösung ein. Nach Durchbruch des Eiters in einen Bronchus strömt Luft in die gebildete Absceßhöhle ein. Der Eiter wird in der Hauptmasse meist auf einmal „maulvoll" ausgehustet. An der Stelle der Absceßhöhle findet sich im Röntgenbild eine rundliche Aufhellung, an deren Grund oft ein von eitriger Flüssigkeit gebildeter waagerechter Spiegel sichtbar ist. Meist erfolgt Heilung durch Aushusten des Abscesses in die Bronchien, seltener Durchbruch in die Pleurahöhle mit Bildung eines Empyems oder Fortschreiten der eitrigen Infiltration auf ausgedehnte Lungenteile und Einbruch des Eiters in die Blutbahn mit Ausbildung eines septisch pyämischen Zustandes, der meist tödlich endet. Bei Hinzutreten von Fäulniserregern kann eine Lungengangrän aus einer Pneumonie sich entwickeln.

*Sekundär* kann eine croupöse Pneumonie bei andersartigen Infektionskrankheiten auftreten. Insbesondere ist dies mitunter, aber ziemlich selten beim *Typhus* der Fall, bei welchem viel häufiger hypostatische Bronchopneumonien beobachtet werden. Die lobären Pneumonien bei Typhus, von welchen hier die Rede ist, werden in der Regel durch Pneumokokken hervorgerufen. Die Krankheit verläuft zunächst unter dem Bilde einer Pneumonie, der weitere Verlauf zeigt aber insofern ein abweichendes Verhalten, als die erwartete Krise ausbleibt, ein Milztumor sich entwickelt und die sonstigen Krankheitserscheinungen des Typhus immer mehr hervortreten. Nur in Ausnahmefällen werden beim Bild des sog. Pneumotyphus Typhusbacillen selbst in der Lunge als Erreger der Lungenentzündung nachgewiesen. Hiervon zu unterscheiden sind die namentlich früher als typhöse Pneumonie bezeichneten Fälle, die wegen ihrer starken Benommenheit an das Symptomenbild des Typhus erinnern, tatsächlich aber ätiologisch mit diesem nichts zu tun haben, vielmehr nur durch starke Toxinwirkung der Pneumokokken auf das Gehirn ausgezeichnet sind.

Recht ähnlich wie Pneumokokkenpneumonien können sich *tuberkulöse Pneumonien* verhalten, indem der physikalische Befund und das Röntgenbild völlige Übereinstimmung bei den Infiltrationen verschiedenartiger Ätiologie zeigen. Ein meist mehr allmählicher Beginn, das Fehlen eines anfänglichen Schüttelfrostes und das Ausbleiben der Krise und der Lösung, anderseits das Auftreten von Tuberkelbacillen im Sputum klären den Sachverhalt auf. Nicht selten wird auch von einem Übergang einer Pneumonie in Tuberkulose gesprochen. Tatsächlich liegt aber meist bereits von vornherein eine tuberkulöse Infiltration vor, die nur nicht sogleich als solche erkannt ist. Es ist freilich auch möglich, daß durch eine pneumonische Entzündung bereits vorher in der Lunge vorhandene tuberkulöse Herde aufgerührt werden und frische Infiltrationserscheinungen hervorrufen.

Von *Komplikationen* anderer Organe nehmen die des *Brustfells* die erste Stelle ein. Wie bereits erwähnt wurde, ist anatomisch die Pleura bei Pneumonien, welche bis an das Brustfell heranreichen, stets an der Entzündung mitbeteiligt. Sehr häufig ist auch klinisch eine trockene Pleuritis oder ein seröser, serofibrinöser oder serös-eitriger Erguß nachzuweisen. Diese entzündlichen Vorgänge können durch Resorption oder Punktion wieder vollständig zurückgehen. Weit wichtiger sind dagegen rein eitrige Absonderungen in die Pleurahöhle, die teils frei in derselben sich ausdehnen, teils durch Verwachsungen örtlich abgegrenzt sind. Die *Empyeme* haben eine große klinische Bedeutung, weil sie ein nach Lösung der Pneumonie nicht aufhörendes Fieber von meist intermittierendem Typus mit tiefen morgendlichen Senkungen und hohen abendlichen Anstiegen hervorrufen und durch Toxinwirkung den Organismus schwer schwächen. Abgesackte Eiterungen sind oft nicht leicht nachzuweisen, besonders wenn gleichzeitig ein seröser Erguß in der freien Pleurahöhle besteht. Auch die Röntgenuntersuchung kann in solchen Fällen versagen, wenn sie keine Differenzierung innerhalb der allgemeinen Verschattung erkennen läßt. Alsdann kann oft noch ein entzündliches Ödem oder eine örtlich umschriebene Druckempfindlichkeit der Brustwand auf den darunter sitzenden Eiterherd hinweisen. Abgesackte Empyeme sitzen erfahrungsgemäß häufig in der Achselgegend, ferner nicht selten in den Interlobärspalten (vgl. S. 641) und auch zwischen den mediastinalen und pulmonalen Pleurablättern. Bei solchen oft versteckten Lokalisationen dürfen wiederholte Punktionen mit ziemlich dicker Kanüle nicht gescheut werden, um den Sitz des Eiters und damit die Ursache des nicht endenden Fiebers zu finden.

In entsprechender Weise ist eine als Komplikation und Folge von Pneumonie mitunter auftretende *Perikarditis* an Reibegeräuschen oder Auftreten einer Dämpfung sowie einem mitunter diagnostisch wegweisenden geringen Hautödem in der Gegend des Sternums zu erkennen.

Weitere metastatisch entstandene Komplikationen an den Meningen usw. sind auf S. 523 beschrieben.

Gewisse *Unterschiede des Verlaufs* der Pneumonie treten bei verschiedenen Lebensaltern hervor. Die kindlichen Pneumonien sind meist durch Beginn mit Erbrechen, hohes Fieber, schwere Beeinträchtigung des Allgemeinbefindens, oft Trübung des Bewußtseins, Delirien und die Symptome des Meningismus, Nackensteifigkeit usw. ausgezeichnet. Trotz dieser schweren Erscheinungen haben sie in der Regel eine sehr günstige Prognose, indem sie fast ausnahmslos in Heilung ausgehen. In ausgesprochenem Gegensatz hierzu verläuft die Erkrankung bei alten Leuten oft als asthenische Pneumonie mit ziemlich geringen oder fehlenden Temperatursteigerungen und geringen Intoxikationserscheinungen, so daß mitunter die Schwere der Erkrankung nicht bemerkt oder nicht genügend gewürdigt wird. Der Verlauf ist aber weit hartnäckiger, der Ausgang oft tödlich. Die Geringfügigkeit des Fiebers ist bei diesen Greisenpneumonien dadurch zu erklären, daß der Organismus nicht mehr die Kraft zu den entsprechenden Reaktionsvorgängen aufbringen kann.

Eine besonders ungünstige Prognose haben die Pneumonien bei Trinkern, die oft eine starke Anfälligkeit gegenüber Pneumonie zeigen und ihr häufig erliegen. Der Tod erfolgt hier meist infolge Schwäche des schon von vornherein durch den Alkoholismus geschädigten Herzens. Besonders oft ist dies der Fall, wenn wie so häufig ein Delirium tremens im Laufe der Pneumonie ausbricht.

Gegenüber den durchaus im Vordergrund stehenden Pneumokokkenpneumonien spielen durch den *Bacillus* FRIEDLÄNDER hervorgerufene Lungenentzündungen zahlenmäßig keine große Rolle. Sie sind durch Entleerung eines schleimigen Sputums ausgezeichnet und zeigen meist ein ziemlich schweres

Krankheitsbild. Nicht selten wird bei ihnen eine verzögerte Lösung und Übergang in Schrumpfung beobachtet.

**Behandlung.** Das erste Erfordernis bei der Krankenbehandlung der Pneumonie ist, für Ruhe des Patienten zu sorgen. Alles überflüssige Aufrichten, Umbetten usw. ist nach Möglichkeit zu vermeiden. Die Kranken sind mit Hemden zu versehen, die am Rücken geöffnet werden. Beim Wechseln der PRIESSNITZschen Umschläge ist jede starke Bewegung und jede Anstrengung der Kranken zu unterlassen. Auch die ärztlichen Untersuchungen sind auf das dringend nötige Maß zu beschränken und möglichst am liegenden Patienten vorzunehmen. Zur Untersuchung der Rückenteile ist der Kranke vorsichtig auf die Seite zu drehen, nicht unnötig aufzurichten. In regelrecht verlaufenden Fällen ist eine tägliche Untersuchung der Lungen nicht unbedingt erforderlich. Das sorgfältig zu prüfende Verhalten des Pulses, der Temperatur, der Atmung und das Aussehen des Kranken sagen dem erfahrenen Arzte oft genug. Röntgenuntersuchungen haben in klaren Fällen, wenn keine besondere Anzeige dafür besteht, zu unterbleiben. Um so wichtiger ist es, sie in eingehender Weise heranzuziehen, wenn es sich darum handelt, einen versteckten, der operativen Eröffnung bedürftigen Eiterherd nachzuweisen.

Von sehr großer Bedeutung ist die allgemeine Pflege, vor allem die Sorge für eine ausreichende Flüssigkeitsaufnahme. Die Kost ist leicht verdaulich, vorwiegend flüssig oder breiig, vitaminreich zu gestalten. Obst und Obstsäfte namentlich von Citronen und Apfelsinen sind zu bevorzugen. Im allgemeinen besteht kein Grund zu einer besonderen therapeutischen Alkoholzufuhr; doch soll chronischen Alkoholikern der Alkohol nicht während der Pneumonie entzogen werden. Bei hohem Fieber und Bewußtseinstrübung sind kühle Umschläge auf die Stirn und kühle Packungen der Gliedmaßen angezeigt. Örtlich wirken feuchte PRIESSNITZsche Umschläge um die Brust namentlich auf die durch Reizung des Brustfells entstehenden Schmerzen günstig ein. Bei Störung der Expektoration und Darniederliegen des Kreislaufs können Senfpackungen Gutes leisten. Das Krankenzimmer soll gut gelüftet, von mittlerer Wärme, eher kühl, nicht überheizt sein.

Für den Ausgang einer Pneumonie in erster Linie maßgeblich ist meist das Verhalten des Kreislaufs. Der Beschaffenheit von Herz und Puls ist daher die genaueste Beachtung zu widmen. Weil das Schicksal der an Pneumonie erkrankten Patienten hauptsächlich von dem Zustand des Herzens abhängig ist, geht das Bestreben vieler Ärzte dahin, die Widerstandsfähigkeit des Herzens durch eine in jedem Falle von vornherein eingeleitete Digitaliskur zu erhöhen. Nur bei den Pneumonien der Kinder, bei denen ein günstiger Ausgang fast stets zu erwarten ist, wird dieses für überflüssig gehalten. Gegen eine schematisch allgemein angewandte prophylaktische Digitalisierung sprechen aber folgende Gründe: Es ist recht fraglich und nach unseren pharmakologischen Kenntnissen sogar recht unwahrscheinlich, daß man die Kraft und Widerstandsfähigkeit gesunder Herzen durch Digitalis überhaupt steigern kann. Als Nachteil der wahllosen Digitalisierung ist anzuführen, daß man sich im kritischen Augenblick, wenn eine bei Pneumonie nicht seltene Herzschwäche plötzlich eintritt, der unter Umständen lebensrettenden Anwendung des wichtigsten Mittels, nämlich der intravenösen Strophanthininjektion, begibt, welche bei vorhergehender Digitalisierung nicht ohne Gefahr verabfolgt werden kann. Schwere Zustände von Herzschwäche erfordern aber sofortige Gaben von Strophanthin, und zwar unter Umständen in einer ziemlich hohen Einzeldosis. Aus diesen Gründen geht mein persönlicher Standpunkt dahin, bei gesund erscheinenden Herzen nicht von vornherein Digitalis zu geben, sondern je nach dem Verhalten des Herzens und Kreislaufs bei Schwächezuständen desselben intravenöse

Strophanthininjektionen bei Erwachsenen in einer Dosierung zwischen 0,3 und 0,5 mg, ausnahmsweise im Notfalle auch in größerer Dosis bis etwa 0,7 mg, dann aber in ganz besonders langsamer Ausführung der Einspritzung, anzuwenden. Bei kranken oder schwachen Herzen, die einen Myokardschaden erkennen oder vermuten lassen, und allgemein bei den besonders gefährdeten Trinkern sowie bei alten Leuten halte ich aber auch eine medikamentöse Behandlung des Herzens von vornherein für angezeigt. Ob diese mittels einer Digitaliskur, zu der sich besonders Digitalisdispert- oder -exkludzäpfchen eignen, oder intravenöser Strophanthininjektionen von etwa durchschnittlich 0,25—0,3 mg bzw. bei nachlassender Herzkraft auch in größeren Dosen durchgeführt wird, ist zum Teil von äußeren Umständen abhängig zu machen. Bei Behandlung der Patienten in einer Klinik erscheint es wertvoll, jederzeit die schärfste Waffe der Strophanthininjektion in beliebiger Dosis bereit zu halten. Dies ist aber nur möglich, wenn vorher keine Digitaliskur eingeleitet ist. Bei häuslicher Behandlung, bei welcher häufige intravenöse Injektionen auf Schwierigkeiten stoßen, kann aber einer von vornherein vorzunehmenden Digitaliskur schwacher Herzen der Vorzug gegeben werden.

Bei venöser Stauung und insbesondere bei Eintritt von Lungenödem ist oft ein Aderlaß von 300—500 ccm von ausgezeichneter Wirkung. Er ist im Verein mit der Strophanthininjektion zu den wesentlichsten therapeutischen Maßnahmen bei der Pneumonie zu rechnen.

Bei Schwäche der Vasomotoren sind subcutane Coffeininjektionen von 0,2 g oder Gaben von Sympatol oder Cardiazol peroral, subcutan oder intravenös von etwa 1 ccm, endlich von Coramin in der gleichen Anwendung oder die früher mehr gebräuchlichen Campherinjektionen, und zwar in ziemlich großen Dosen von 5—20 ccm des 20%igen Oleum camphoratum forte angezeigt. Ferner wird in England und Amerika häufig, in Deutschland bisher nur selten, Strychninum nitricum zur Anregung des Vasomotorentonus verwandt und besonders von EPPINGER in verhältnismäßig hohen Dosen von durchschnittlich 5mal 3 mg täglich in subcutaner Verabfolgung warm empfohlen.

Bei mangelhafter Oxydation des Blutes leistet Sauerstoffeinatmung gute Dienste. Zur Anregung der Atmung können Lobelininjektionen ($^1/_2$—1 cg subcutan, intramuskulär oder intravenös) gegeben werden.

Hinter dieser wichtigsten auf Aufrechterhaltung der Herzkraft und des Kreislaufs gerichteten Behandlung standen die gegen die Lungenentzündung selbst gerichteten Mittel früher zurück. Ein so erfahrener Arzt wie STRÜMPELL hat seine Ansicht über den Wert der Medikamente bei der Pneumonie in den etwas skeptischen Satz zusammengefaßt, daß diese meist trotz jeder Therapie heilt, womit er sich allerdings hauptsächlich gegen die wahllose Anwendung zahlreicher nur das Fieber herabsetzender chemischer Präparate wandte. Gerade in den letzten Jahren ist dieser früher berechtigte Standpunkt allgemein verlassen worden. Sowohl die *Chemotherapie* als auch die *Serumbehandlung* haben in vielen Fällen eine deutliche günstige Beeinflussung des Ablaufs und zum Teil auch des Ausgangs der Lungenentzündung erkennen lassen. Für die allgemeine Anwendung an erster Stelle steht heute die Chemotherapie, und zwar haben sich in neuester Zeit die Sulfonamide Eleudron (Cibazol), Pyrimal usw. und Penicillin von überraschender Wirkung erwiesen.

Besonders auffällig ist die in den meisten Fällen schon am ersten oder zweiten Tag nach Beginn der *Sulfonamidbehandlung* eintretende Senkung der Temperatur und die Besserung des Allgemeinbefindens, das eine wesentliche Beruhigung erkennen läßt. Auch der örtliche Befund auf der Lunge wird oft merklich beeinflußt, indem die Erscheinungen der Infiltration, Dämpfung und Bronchialatmen, schnell zurückgehen oder verschwinden. Eine leichte Schallverkürzung und eine Verschleierung im Röntgenbild bleibt freilich noch längere Zeit bestehen. Der Gesamteindruck ist der, daß das stürmische schwere Krankheitsbild in eine mildere Erscheinungsform übergeführt wird. Das Auftreten von Komplikationen, insbesondere von Emyemen, wird durch die Sulfonamidbehandlung nicht verhindert. Die Behandlung wird am besten stoßweise ausgeführt, indem an den beiden ersten Tagen je nach der Körperbeschaffenheit je 6—8 g, an den 3—5 folgenden Tagen je 3—5 g Sulfonamide verabfolgt werden. Sofern Erbrechen eine mündliche Verabreichung behindert, kann das Mittel auch intravenös oder intramuskulär mehrmals täglich in Ampullen zu 1 g in der gleichen Gesamtdosis wie bei der peroralen Verabreichung gegeben werden. Eine länger dauernde Verabfolgung von Sulfonamiden ist zu widerraten, da gelegentlich hiernach Meth- und Sulfhämoglobinbildung beobachtet wird.

In sulfonamidresistenten Fällen wird neuerdings *Penicillin* in 3stündlichen intramuskulären Gaben von etwa 25—50000 OE mit gutem Erfolg angewandt.

Von chemotherapeutischen Mitteln ist ferner das zuerst von AUFRECHT zur Behandlung der Pneumonie empfohlene *Chinin* zu nennen. Eine deutliche bactericide Wirkung des Chininderivates Optochin gegenüber Pneumokokkenkulturen ist von MORGENROTH nachgewiesen. Das ursprünglich empfohlene Optochinum hydrochloricum wird zwar wegen der in einigen Fällen beobachteten Sehnervenatrophie nicht mehr angewandt. Von dem Optochinum basicum (4mal täglich 0,25 in den ersten 3 Krankheitstagen) sind aber keine derartigen Schädigungen, dagegen vielfach günstige Wirkungen berichtet worden. Besonders bewährt sind Solvochin (1—2mal täglich 2 ccm intramuskulär in den äußeren oberen Quadranten der völlig entspannten Glutäalmuskulatur), ferner die Verbindungen von Chinin mit dem die Gefäßwände abdichtenden und entzündungshemmenden Calcium, so das Chinin-Calcium Sandoz (1—2mal täglich 10 ccm intramuskulär oder in besonders schweren Fällen anfangs auch intravenös) und das Solvochin-Calcium (1mal täglich 5 ccm intramuskulär). Diese Mittel sind frühzeitig, möglichst in den 3 ersten Tagen der Pneumonie anzuwenden. Später kann auch das geringere Dosen von Chinin im Verein mit Campher und ätherischen Ölen enthaltende Transpulmin (1—2 ccm intramuskulär) gegeben werden.

Neben der Chemotherapie, namentlich der Sulfonamidbehandlung, verdient die *Serumtherapie* wegen ihrer Erfolge in bestimmten geeigneten Fällen Beachtung; ihrer allgemeinen Anwendung steht aber der sehr hohe, für den Massengebrauch noch unerschwingliche Preis und der Umstand entgegen, daß sie nur in einem gewissen Teil der Fälle Erfolg verspricht. Die Serumtherapie hat sich nur dann als wirksam erwiesen, wenn das gegen den im Einzelfalle vorliegenden Pneumokokkentyp gerichtete Immunserum rechtzeitig verwendet wird. Deshalb ist die sofortige Differenzierung des Erregers aus dem Sputum des Kranken erforderlich.

Sie erfolgt am schnellsten und einfachsten durch die von NEUFELD angegebene *Quellungsreaktion.*

Wenn man typische kapselbildende Kokken in einer Sputumflocke festgestellt hat, verreibt man sie in Kochsalzlösung und bringt nach Zugabe von etwas Methylenblaulösung auf einen Objektträger einzelne Tröpfchen der Aufschwemmung mit den verschiedenen typenspezifischen Seren zusammen. Die Untersuchung zeigt in dem Tröpfchen mit dem homologen Serum eine starke Quellung der Kapseln, die in den anderen Tröpfchen fehlt.

Außerdem kann man auch die *Agglutinationsreaktion* im Tierversuch zur Typendifferenzierung benutzen, die freilich etwas längere Zeit beansprucht.

Zu diesem Zweck wird eine Maus mit 0,5—1,0 ccm Sputum intraperitoneal geimpft. In der Peritonealhöhle tritt bereits nach 3—8 Stunden eine so starke Vermehrung der Pneumokokken ein, daß das mit einer Capillare entnommene Exsudat zur Anstellung einer Agglutinationsreaktion mit typenspezifischem, die Typen I, II und III agglutinierenden

Kaninchenserum geeignet ist. Bei Typ IV (später auch Gruppe X genannt) tritt keine Agglutination ein.

Von dem so für den vorliegenden Typus als passend erkannten Pneumokokkenserum werden möglichst innerhalb der ersten 3 Krankheitstage größere Mengen von je 25—100 ccm entsprechend 20—80000 Einheiten in etwa 8stündigen Zwischenräumen intravenös injiziert; bei späterer Anwendung ist die Wirkung viel unsicherer. Bei der subcutanen, aber auch bei der intramuskulären Einverleibung kommen die Immunstoffe größtenteils nicht in ebenso wirksamer Form wie bei der intravenösen Injektion zur Resorption. Die genauere Dosierung richtet sich nach der Schwere des Krankheitsfalles. Im allgemeinen werden in Fällen mit Bakteriämie größere Dosen injiziert als in denen ohne Bakteriämie.

Wenn eine Typendifferenzierung aus Mangel an Sputum oder aus sonstigen Gründen zunächst nicht gelingt, kann man vorläufig polyvalentes oder Pneumokokken-I-Serum, das der bei uns am häufigsten vorkommenden Erregerart entspricht, geben und dann nach Feststellung des Erregertyps die Behandlung mit dem diesem Typ entsprechenden Serum fortsetzen.

Besonders bewährt hat sich die typenspezifische Serumbehandlung bei schweren Fällen, die durch den Pneumokokkentyp I und II hervorgerufen sind. Bei vergleichenden Reihenuntersuchungen, in denen eine Behandlung teils mit, teils ohne Serum durchgeführt wurde, hat sich gezeigt, daß die Sterblichkeitsziffer dieser Gruppen durch eine spezifische Serumtherapie deutlich herabgesetzt wird.

Pneumonien, die durch Typ III der Pneumokokken verursacht sind, werden durch die Serumtherapie nicht beeinflußt. Ebenso versagen die Pneumokokkensera gegenüber den Komplikationen der Pneumonie.

Zur Vermeidung von anaphylaktischen Erscheinungen wird 3—4 Stunden vor der Injektion der therapeutischen Dosis 0,5—1 ccm Serum intramuskulär oder subcutan gegeben, um dadurch eine Desensibilisierung herbeizuführen. Eine weitere Sicherung wird dadurch erzielt, daß man vom typisierten Serum zunächst einige Kubikzentimeter des auf Körpertemperatur erwärmten Serums langsam intravenös injiziert und einige Minuten etwaige Reaktionserscheinungen abwartet, bis man weiter injiziert.

In eiligen Fällen verdünnt man das Serum 1:10 mit physiologischer Kochsalzlösung und spritzt von dieser Verdünnung alle 5 oder 10 Minuten intramuskulär (wobei die Nadel liegen bleiben kann) 1, 3, 10, 25 ccm, dann 1 ccm unverdünntes Serum ein und gibt nach weiteren 15 Minuten das unverdünnte Serum langsam intravenös.

Als unspezifischer Reiz zur Anregung der Widerstandskräfte des Organismus wirken Eigenblutinjektionen, die etwa in einer Menge von 30 ccm intraglutäal verabfolgt werden.

Gegen einzelne Symptome, z. B. den oft sehr lästigen Hustenreiz und Brustschmerzen sind die Codein- und Dioninpräparate, z. B. Dicodidtabletten zu 0,01 zu empfehlen. Bei sehr quälendem Husten und großer Unruhe kann die Anwendung des Morphiums, obwohl dies wegen seiner die Erregbarkeit des Atemzentrums herabsetzenden Wirkung nicht gerne bei Pneumonie verabfolgt wird, doch unter Umständen empfehlenswert sein, um dem Kranken zu einer ruhigen Nacht und damit zu einer wertvollen Schonung der Kräfte zu verhelfen. Gegen Schlaflosigkeit an sich können Allional, Somnifen usw. gegeben werden. Bei Delirium tremens der Säuferpneumonien ist Paraldehyd 3—5 g wegen seiner den Kreislauf am wenigsten angreifenden Wirkung anderen Narkotizis vorzuziehen. In solchen Zuständen darf die gewohnte Alkoholzufuhr nicht unterbleiben.

Die Verwendung fieberherabsetzender Mittel erscheint im allgemeinen unangebracht und ist nur in solchen Fällen zu empfehlen, in denen ungewöhnlich hohes Fieber und eine Trübung des Sensoriums besteht und durch kühle Umschläge und Packungen nicht ausreichend bekämpft werden kann.

## 9. Bronchopneumonie.

Als *Bronchopneumonie* werden solche Lungenentzündungen bezeichnet, bei welchen um eine primäre Erkrankung der Bronchien sich sekundär entzündliche Infiltrationsherde des Lungengewebes bilden. Zunächst werden einzelne oder mehrere zusammenhängende Lungenläppchen ergriffen. Durch Zusammenfließen solcher Herde können aber auch Infiltrationen ausgedehnter Lungenbezirke zustande kommen. Nach diesem Verhalten werden die Bronchopneumonien auch als lobuläre oder herdförmige Pneumonien bezeichnet und damit in Gegensatz zu dem lobären Typus der croupösen Pneumonie gestellt. Ein weiterer anatomischer Unterschied besteht in der Fibrinarmut des Exsudates.

Herdförmige oder lobuläre Pneumonien entstehen außer in der beschriebenen Weise von den Bronchien aus auch auf dem Blutwege, so bei septischen Erkrankungen oder embolisch in die Lunge verschleppten Thromben usw. Im klinischen Sprachgebrauch werden diese herdförmigen Infiltrationen metastatischer Art, die sich im Symptomenbild kaum von den von den Bronchien ausgehenden herdförmigen Pneumonien unterscheiden, meist ebenfalls, wenn auch nicht ganz mit Recht, Bronchopneumonien genannt.

**Ätiologie.** Die Ätiologie dieser unter mannigfachen Umständen vorkommenden lobulären Pneumonien ist sehr verschiedenartig; insbesondere treten in den verschiedenen Lebensaltern verschiedene Ursachen in den Vordergrund.

Im Kindesalter kommen häufig lobuläre Pneumonien vor, die sich an eine katarrhalische Entzündung der Bronchien anschließen. Sie treten hauptsächlich bei schwächlichen Kleinkindern bei Erkältungen oft aus unbedeutender äußerer Veranlassung, ferner im Verlauf zahlreicher Infektionskrankheiten des Kindesalters, am häufigsten bei Masern und Keuchhusten, sodann bei Diphtherie und Scharlach auf.

Im Erwachsenenalter, in dem der Körper auf der Höhe der Kraft steht, sind Bronchopneumonien weit seltener. Sie kommen hier bei bestimmten Infektionskrankheiten, weitaus am häufigsten bei der Grippe, ferner bei einer Infektion mit Streptokokken, Enterokokken und Staphylokokken sowie bei einer Anzahl in Deutschland seltener Erkrankungen, so ziemlich regelmäßig bei der Papageienkrankheit (Psittakose), ferner bei Rotz, Milzbrand, Tularämie, Pest, bei den Pilzerkrankungen Streptothrichose, Aspergillose und Blastomykose sowie bei der CASTELLANIschen Krankheit vor. Endlich werden sie nach Einwirkung reizender Gase beobachtet.

In jedem Lebensalter, am häufigsten freilich in höherem Lebensalter, kommen Bronchopneumonien nach Operationen vor, wobei einerseits Aspiration von Schleim in der Narkose, andererseits aber auch embolische Verschleppung von Thromben aus dem Operationsgebiet, wenn dies im Gebiet der Vena cava nferior gelegen war, in Frage kommt. Im Anschluß an die Aspiration von Fremdkörpern bilden sich häufig örtliche Entzündungen in den Lungen um den Fremdkörper herum und im Bereich des verschlossenen Bronchus. Die Aspirationspneumonien treten ferner infolge von Schluckstörungen bei gelähmten und benommenen Personen auf.

Bei alten und allgemein geschwächten Leuten werden Bronchopneumonien sehr häufig angetroffen. Sie entwickeln sich hier in der Regel in den unteren Lungenabschnitten, in denen es infolge Kreislaufschwäche durch Stauung zu Atelektasen gekommen war, zu welchen dann Entzündungserscheinungen hinzutreten.

*Pathologische Anatomie.* Entsprechend dieser verschiedenartigen Entstehung der Bronchopneumonien ist das anatomische Bild derselben nicht ganz einheitlich. Meist handelt es sich um nicht ganz scharf gegen die lufthaltige Umgebung abgegrenzte luftleere Bezirke, die durch ihre blaurote Färbung und dichte Beschaffenheit auffallen. Teils sind diese ziemlich regellos in den Lungen verstreut, teils mantelförmig um die Bronchien herum angeordnet. Diese sog. peribronchialen Infiltrationen werden besonders bei Grippe, Masern, Scharlach und anderen Infektionskrankheiten des Kindesalters beobachtet. Sie finden sich hierbei hauptsächlich in den dorsalen paravertebralen Partien der Oberlappen.

Im histologischen Bild zeigen sich die Alveolen von einem serösen, fibrinarmen Exsudat und zahlreichen Alveolarepithelien sowie Leukocyten erfüllt. Im Gegensatz zu den croupösen Pneumonien fehlt in der Regel eine stärkere Auswanderung von Erythrocyten aus der Blutbahn in das Exsudat; dies ist nur bei Bronchopneumonien von bestimmter Ätiologie, insbesondere bei der Pest, ferner zum Teil bei Grippe, Milzbrand, Rotz häufiger der Fall.

Durch Zusammenfließen einzelner Herde, welche einen Lappen nahezu erfüllen, kann eine sog. pseudolobäre Infiltration zustande kommen. In anderen gesunden Lungenteilen wird mitunter eine emphysematöse Aufblähung beobachtet. Die weitere Entwicklung der Exsudationsherde gestaltet sich ähnlich wie bei der croupösen Pneumonie, doch ist gewöhnlich nicht eine ausgesprochene Abgrenzung einzelner Stadien wie bei dieser vorhanden. Die Lösung des Exsudats erfolgt auch hier hauptsächlich durch Resorption auf dem Blut- und Lymphweg.

**Klinische Symptome.** Auch die lobuläre Form der Lungenentzündung geht mit Fieber einher. Der Beginn desselben ist im Gegensatz zur lobären Pneumonie in der Regel mehr allmählich; ein anfänglicher Schüttelfrost fehlt gewöhnlich. Das Fieber ist meist von mittlerer Höhe, bisweilen auch recht hoch, häufig schwankend. Seine Dauer ist sehr verschieden zwischen einigen Tagen bis zu vielen Wochen, auch Monaten. Der Abfall des Fiebers erfolgt fast nie kritisch, sondern allmählich in lytischer Weise. Das Allgemeinbefinden wird hauptsächlich durch die toxische Beschaffenheit der Erkrankung beeinflußt; zum Teil ist es auch von der Ausdehnung des Krankheitsprozesses abhängig. Bei schweren toxischen Entzündungen wird oft starke Cyanose und kleiner frequenter Puls beobachtet. Der Ausgang wird teils durch die Schwere der Infektion, teils durch die Widerstandskraft des Körpers bestimmt. Er ist deshalb bei Kleinkindern und Greisen oft ungünstig.

Die örtlichen klinischen Symptome richten sich hauptsächlich nach dem Sitz, der Ausdehnung und Zahl der Infiltrationsherde. Liegen diese in der Nähe der Lungenoberfläche, so ist in ihrem Bereich Schallverkürzung zum Teil mit tympanitischem Beiklang infolge Entspannung des umgebenden Lungengewebes, bei zusammenhängender Infiltration eine ausgesprochene Dämpfung vorhanden. Auskultatorisch findet sich abgeschwächtes, unbestimmtes oder bronchovesiculäres, über größeren Verdichtungen bronchiales Atmen; zuweilen ist Bronchophonie vorhanden. Häufig werden kleine und mittelblasige Rasselgeräusche gehört, welche in den mit Schleim gefüllten Bronchien entstehen. Innerhalb der Infiltrationsbezirke haben diese einen klingenden Charakter. Bei zentralem Sitz der Herde können physikalische Symptome nur spärlich sein oder auch ganz fehlen.

Das Röntgenbild zeigt Schattenherde von einer den Infiltrationsherden entsprechenden Größe, die sich gegen das helle Lungenfeld meist unscharf abgrenzen (vgl. Abb. 13). Mitunter ist eine Verbreiterung der Hilusschatten zu bemerken, die teils von einer verstärkten Blutfüllung, teils von einer oft vorhandenen entzündlichen Schwellung der bronchopulmonalen Lymphdrüsen herrührt.

Häufig ist schleimig-eitriger Auswurf vorhanden. Blutbeimengungen oder vollständig blutige Beschaffenheit des Sputums kommt bei Bronchopneumonien bestimmter Ätiologie, so mitunter bei Grippe, ferner bei Psittakose, häufiger bei Milzbrand und Rotz, sehr oft bei der CASTELLANIschen Krankheit und bei der Pestpneumonie vor; bei andersartigen Bronchopneumonien wird Bluthusten gewöhnlich vermißt.

**Einzelne Krankheitsformen der Bronchopneumonie.** Nach dieser allgemeinen Schilderung der Bronchopneumonie sollen einzelne besonders wichtige Krankheitsformen derselben näher beschrieben werden.

**Bronchopneumonie bei Grippe.** Bei der *Grippe* bildet die Bronchopneumonie eine häufige und bedeutungsvolle Komplikation. Sie tritt gerade bei dieser Krankheit in recht verschiedenen Formen auf.

Durch akuten Beginn und Schwere der Krankheit ausgezeichnet waren besonders die zu Kriegsende 1918 auftretenden Lungenentzündungen, die oft zusammenhängende ausgedehnte Infiltrationen bildeten und einen oder mehrere Lappen mehr oder weniger vollständig betrafen. Im klinischen Krankheitsbild

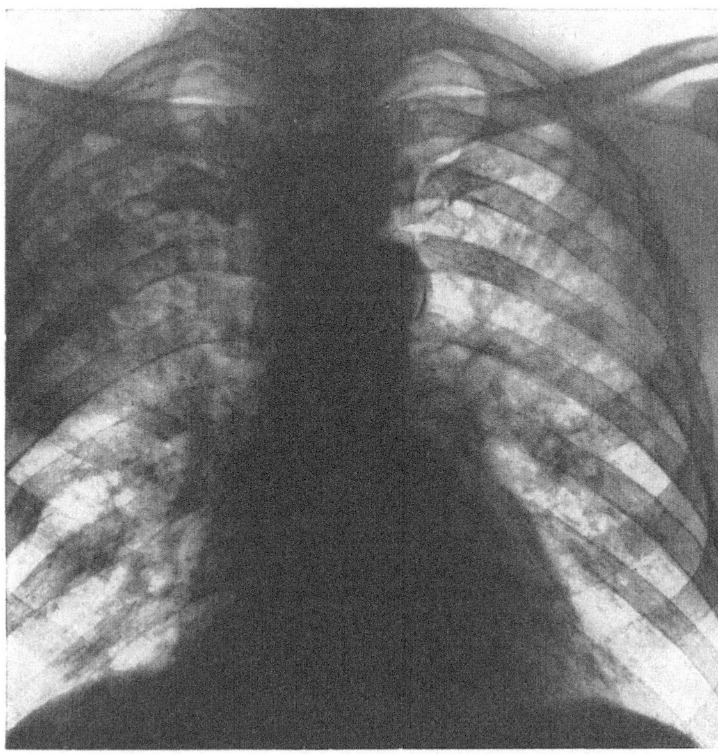

Abb. 13. Konfluierende Bronchopneumonie bei Grippe.

traten sofort noch vor deutlicher Ausbildung der physikalischen Lungenerscheinungen livides blasses Aussehen, eingefallene Gesichtszüge, kleiner frequenter Puls, ungemein schweres Krankheitsgefühl auch bei kräftigen Menschen hervor. Örtlich war über den erkrankten Stellen ähnlich wie bei der croupösen Pneumonie Bronchialatmen und Knistern, außerdem klein- und mittelblasiges Rasseln infolge der starken Schleimbildung in den Bronchien hörbar. Im Röntgenbild waren ausgedehnte ganz diffuse Verschattungen sichtbar. Anatomisch zeigten diese Lungen einen ungewöhnlich starken Saftgehalt und tief blaurote Verfärbung. Der Ausgang der Grippe-Lungenentzündungen war bei dieser Epidemie häufig tödlich, obwohl von der Erkrankung oft ganz besonders kräftige jugendliche Personen, insbesondere Soldaten aller Nationen, ergriffen wurden. Der Tod erfolgte oft schon in den ersten Tagen der Erkrankung unter dem Bild der schwer toxischen Kreislauflähmung. In anderen Fällen wurde ein tödlicher Ausgang durch später eintretende Komplikationen bedingt, indem im Anschluß an die Grippepneumonie sekundär eine Streptokokkeninfektion eintrat, welche oft zu einer Lymphangitis und interstitiellen Entzündung der

Lungen sowie zur Bildung von Lungenabscessen und häufig von abgesackten Empyemen führte. Diese ungemein schweren Formen der Grippepneumonie sind nach dem Erlöschen der großen Epidemie von 1918 später viel seltener aufgetreten. Es sind aber gelegentlich auch weiterhin bei kleineren Epidemien Häufungen von derartigen Fällen vorgekommen.

Namentlich bei diesen späteren Grippewellen, die auch jetzt mitunter auftreten, werden ferner kleinere herdförmige Infiltrationen angetroffen, welche häufig durch ihre umschriebene Ausdehnung auffallen. So werden nicht selten

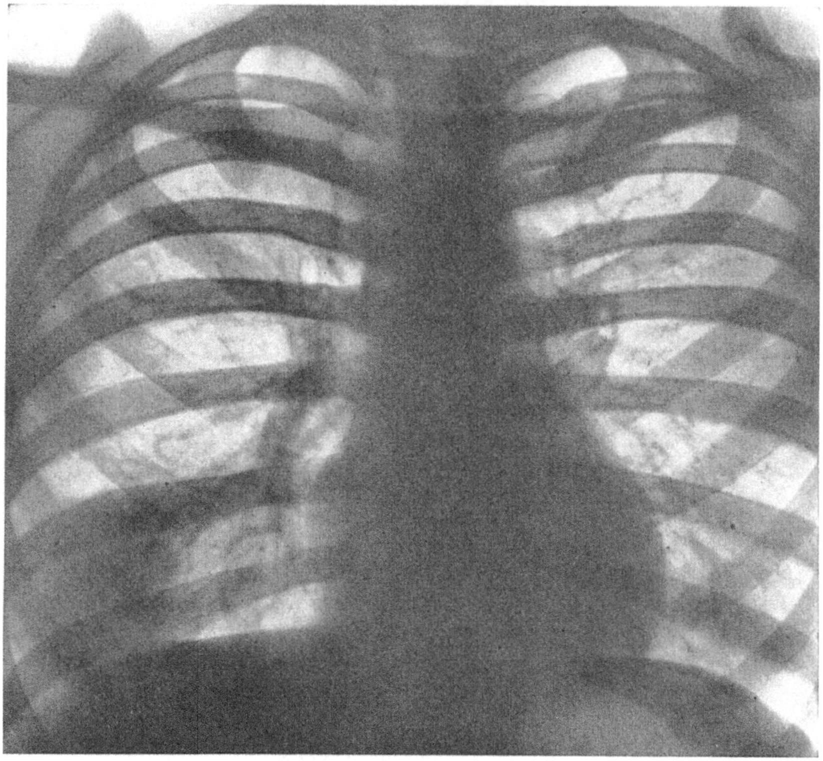

Abb. 14. Rundliches Infiltrat im rechten unteren Lungenfeld bei Grippe.

nur im Röntgenbild deutlich erkennbare herdförmige rundliche Verdichtungen, die häufiger in den Unter- als in den Oberlappen sitzen, beobachtet (vgl. Abb. 14). Bei diesen Formen kann die Differentialdiagnose gegenüber tuberkulösen Frühinfiltraten außerordentlich schwierig sein. Meist vollzieht sich jedoch die Lösung der herdförmigen Pneumonien schneller als bei den tuberkulösen Infiltrationen.

Ferner werden bei Grippe sonst selten vorkommende kleinste verstreute bronchopneumonische Herde, sog. miliare Bronchopneumonien, beobachtet, die kleine Infiltrationsherdchen um zahlreiche Bronchiolen herum darstellen. Das Krankheitsbild ist hierbei ähnlich wie bei der Miliartuberkulose. Der Klopfschall ist wenig verändert, zeigt keine ausgesprochene Dämpfung, aber oft auffallende Tympanie, das Atemgeräusch ist abgeschwächt oder unbestimmt. Über den Lungen verstreut sind sehr feinblasige Rasselgeräusche vielfach neben Knistern zu hören. Im Röntgenbild sind die Lungenfelder ähnlich wie bei der

Miliartuberkulose mit kleinen Fleckchen übersät; jedoch sind die einzelnen Fleckchen der miliaren Grippepneumonie meist etwas größer und weniger scharf begrenzt als die bei der miliaren Tuberkulose (vgl. Abb. 15).

Nicht ganz selten tritt bei Grippepneumonie Ausgang in Karnifikation und bindegewebige Induration ein. Mitunter entwickelt sich in entsprechender Weise aus der miliaren Bronchopneumonie eine Bronchiolitis obliterans (vgl. S. 480).

*Virus-Pneumonie.* Während der letzten Jahre des vergangenen Krieges wurden hauptsächlich in Italien und auf dem Balkan atypische Pneumonien

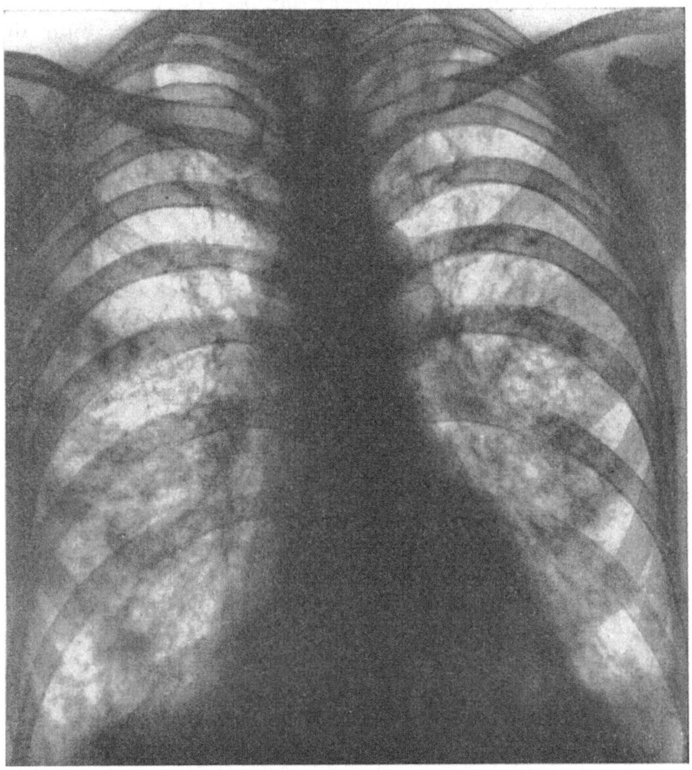

**Abb. 15. Miliare Bronchopneumonie bei Grippe.**

zum Teil in epidemischer Häufung beobachtet, die durch ein vom Grippeerreger durch erheblichere Größe unterschiedenes „Virus" hervorgerufen wurden, das später mit der beim Queenslandfieber gefundenen Rickettsia burneti identifiziert wurde. Sie waren klinisch durch ein im Gegensatz zum geringen oder fehlenden physikalischen Befund stehendes schweres Krankheitsgefühl und eine im Gegensatz zu hohem Fieber auffallende Bradykardie von 60—80 Schälgen sowie eine Leukopenie von 4—6000 Zellen und relative Lympho-Monocytose ausgezeichnet. Die Krankheit setzt plötzlich mit hohem Fieber, starken Kopfschmerzen und quälendem Reizhusten ohne wesentlichen Auswurf ein; das Fieber bleibt etwa 6—10 Tage auf der Höhe und fällt dann innerhalb von 2—4 Tagen lytisch ab. Im Röntgenbild sind frühzeitig herdförmige, rundliche oder band- und fächerförmige Verschattungen von Markstück- bis Handtellergröße mit meist zentralem Sitz nachzuweisen. Der Ausgang ist fast stets günstig. Durch Sulfonamide ist der Verlauf nicht zu beeinflussen. Ähnliche Erkrankungen sind später in der Schweiz und in Süddeutschland aufgetreten.

**Bronchopneumonien bei sonstigen Infektionskrankheiten.** Häufig werden ferner bronchopneumonische Prozesse bei *Masern* beobachtet. Sie treten hier meist in Form zahlreicher über die Lungen verstreuter kleiner und größerer Herde auf, die mitunter zu größeren Infiltrationen zusammenfließen. Die physikalischen Symptome und das Röntgenbild entsprechen dem anatomischen Verhalten. Der Ausgang ist bei kräftigen Kindern meist günstig, bei schwächlichen bilden die Bronchopneumonien die häufigste Ursache der Todesfälle bei Masern.

Ähnliche Bronchopneumonien kommen ferner bei *Keuchhusten, Diphtherie, Scharlach* vor. Von besonders ungünstiger Prognose sind diejenigen bei Diphtherie auftretenden Infiltrationen, welche sich an eine absteigende diphtherische Erkrankung der Bronchien anschließen, in denen es zur Bildung tief hinabreichender röhrenförmiger Membranen kommt.

Bei *Typhus* und auch bei der *Pest* kommen Lobulärpneumonien und auch massive Infiltrationen vor, die mehr oder weniger einen Lappen erfüllen. Diese sind beim Typhus bereits auf S. 525 geschildert. Bei der Pest werden sie durch den Pestbacillus hervorgerufen. Sie beginnen meist mit Bluthusten und führen in der Regel nach kurzer Zeit zum Tode.

Die meist zentral gelegenen Bronchopneumonien bei der *Psittacose* rufen oft ein sehr an Flecktyphus erinnerndes schweres Krankheitsbild hervor, das nicht selten unter den Zeichen einer schweren Intoxikation mit heftigen Kopfschmerzen und einem Gemisch von Benommenheit und motorischer Unruhe infolge Kreislaufschwäche tödlich endet. Das Sputum ist meist spärlich, eitrig oder bräunlich gefärbt. Bisweilen wird ein grobfleckiges Exanthem beobachtet, dem eine Schuppung folgen kann. Das RUMPEL-LEEDEsche Phänomen ist meist positiv. Das zunächst ziemlich schnell ansteigende, dann kontinuierliche Fieber fällt bei der Heilung lytisch, nicht kritisch ab. Über den Lungen sind auch bei zusammenhängenden Infiltrationen in der Regel nur tympanitische Schallverkürzungen, keine satten Dämpfungen und im Röntgenbild zusammenhängende, mitunter keilförmige Verschattungen von meist geringerer Intensität als bei der croupösen Pneumonie vorhanden, da noch ein gewisser Luftgehalt in den erkrankten Bezirken erhalten zu bleiben pflegt. Die Infiltrationen zeigen oft Neigung zum Verschwinden und Wiederauftreten an anderer Stelle (Pneumonia migrans).

Sowohl bei den Bronchopneumonien der Psittakose als bei der *Streptothrichose, Aspergillose* und *Blastomykose,* ferner bei Rotzpneumonien tritt nicht selten eine eitrige Einschmelzung und Absceßbildung auf. Das gleiche kommt auch bei Bronchopneumonien vor, die durch den FRIEDLÄNDER-Bacillus hervorgerufen werden.

Im Krankheitsbild der durch Spirochäten erzeugten CASTELLANI*schen Krankheit,* die zunächst zu einer diffusen Bronchitis und im Anschluß daran nicht selten zu Bronchopneumonien führt, fällt oft ein starker Blutgehalt des Sputums auf. Der Krankheitsverlauf kann sich lange hinziehen, der Ausgang ist aber meist günstig.

Fast stets tödlich endeten dagegen die Bronchopneumonien bei *Milzbrand,* die durch Milzbrandbacillen hervorgerufen sind und sich meist an eine nahe der Bifurkationsstelle gelegene Ulceration der Bronchialschleimhaut anschließen. Penicillin ist bei Milzbrandinfektionen wirksam.
Auch die metastatischen bei *Rotz* auftretenden Bronchopneumonien, die oft zu Abszedierung und Gangränbildung Anlaß geben, führen meist zum Tode.

Bei den bronchopneumonischen Herden, die im Anschluß an eine *septische Infektion* des Blutes am häufigsten mit Streptokokken auftreten, hängt der Ausgang hauptsächlich davon ab, ob der primäre Krankheitsherd beseitigt wird. Alsdann können die metastatischen Lungenherde bisweilen noch ausheilen.

Neuerdings sind die Aussichten durch Behandlung mit Penicillin und auch Supronal (De-Ma) wesentlich gebessert.

Eine sehr wichtige Erkrankung stellen die Bronchopneumonien bei Säuglingen und Kleinkindern dar, bei denen sie oft zum tödlichen Ende führen. Die Kinder fallen durch ihr bläulich blasses Aussehen und eine dyspnoische Atmung auf und zeigen oft Nasenflügelatmen, auch Einziehung der unteren Rippenräume.

Von sehr ernster Bedeutung sind ferner die Aspirationspneumonien, die bei Benommenheit und Schlucklähmungen auftreten, und die hypostatischen Bronchopneumonien schwacher und alter Leute. Es gelingt in diesen Fällen oft nicht, durch ärztliche Mittel den sinkenden Puls zu heben.

Die Bronchopneumonien, welche sich nach Einwirkung ätzender Gase entwickeln, werden in einem besonderen Abschnitt besprochen (vgl. S. 547 u. 548).

*Flüchtige Lungeninfiltrate*, auf deren hyperergischen Charakter oft eine beträchtliche *Eosinophilie* des Blutes hinweist, sind zuerst von LÖFFLER beschrieben. Sie werden bei mannigfachen allergischen Zuständen, so bei Anwesenheit von Ascariden, deren Larven in einem bestimmten Entwicklungsstadium die Lungengefäße passieren (WILD und LÖRTSCHER), ferner bei Asthma bronchiale, Urticaria und QUINCKEschem Ödem sowie bei Einatmung von Blütenstaub, namentlich von Liguster- und Lindenblüten, nach verschiedenartigen Infektionen und auch aus nicht geklärter Ursache beobachtet. Eine von LEITNER behauptete Beziehung zu tuberkulösen Prozessen wird von LÖFFLER bezweifelt. Ihr jahreszeitliches Auftreten läßt eine ausgesprochene Häufung im Sommer erkennen. Mitunter sind schnell vorübergehende Temperatursteigerungen vorhanden. Der Auswurf ist manchmal durch eine gelbe Farbe ausgezeichnet; er kann auch Blut enthalten. Im Röntgenbilde sind meist unscharf begrenzte Schatten sichtbar, die in verschiedenen Lungenabschnitten gelegen sein können und in der Regel eine schnelle Rückbildung, manchmal auch ein schubweises Auftreten an anderer Stelle zeigen.

In sehr seltenen Fällen fällt bei Lungeninfiltrationen *unspezifischer* Art die WASSERMANNsche und insbesondere die KAHNsche Reaktion des Blutes positiv aus (HEGGLIN und GRUMBACH, JAHNEL).

**Behandlung.** Auch bei der *Behandlung* der Bronchopneumonie kommt es ähnlich wie bei der croupösen Pneumonie auf Aufrechterhaltung der Herzkraft und des Kreislaufes an (vgl. S. 527). Sulfonamide können versucht werden; doch haben sie nicht regelmäßige Wirkung wie bei der croupösen Pneumonie. In manchen Fällen ist die Behandlung mit Supronal (De-Ma), von dem 5 bis 6 Tage täglich 10—12 g zusammen mit etwa 3 g Natr. bicarb. gegeben werden, oder mit Penicillin (3stündlich 30—50000 OE.) erfolgreich. Außerdem können bei Fällen, die mit einer schleimigen Absonderung in den Bronchien einhergehen, Expektorantien, so Infus. radicis ipecacuanhae (0,4 : 180 mehrmals täglich 1 Eßlöffel) und radicis senegae (5,0 : 180 mehrmals täglich 1 Eßlöffel) gegeben werden, denen zur Anregung der Atmung oft Liquor ammonii anisatus (3—4mal täglich 5—10 Tropfen, auch in Haferschleim) zugesetzt wird. Zur Linderung des Hustenreizes sind auch hier Paracodintabletten oder Paracodinsirup (bei Kindern über 1 Jahr $^1/_4$—$^1/_2$ Kaffeelöffel) zweckmäßig. Morphium ist bei Kleinkindern streng zu vermeiden.

Von wesentlicher Bedeutung bei der Behandlung der Bronchopneumonie besonders bei Kleinkindern, aber auch im späteren Alter, ist die Anwendung physikalischer Heilmittel, namentlich der PRIESSNITZschen Umschläge. Außerdem können lauwarme Bäder, unter Umständen mit etwas kühleren, aber nicht zu kalten Übergießungen, zur Anregung der Atmung gegeben werden. Bei stockender Atmung ist ein Zusatz von Senfmehl zu den Bädern von anregender Wirkung.

Bei schwerer Cyanose sind Aderlässe und Sauerstoffatmung angebracht. Mitunter werden günstige Erfolge von Bluttransfusionen beobachtet.

Im übrigen wird auf das bei der Behandlung der croupösen Pneumonie Gesagte verwiesen (vgl. S. 527).

## 10. Lungenabsceß.

*Lungenabscesse* entstehen entweder im Anschluß an Lungenentzündungen oder infizierte Verletzungen der Lungen, seltener durch eitrige Einschmelzung von Tumoren, von Infarkten, Echinokokken oder andererseits metastatisch durch Einschleppung von Eitererregern in die Blutgefäße der Lunge. Hierbei kommt es sowohl zur Bildung von einzelnen Abscessen als auch zur Entstehung zahlreicher Eiterherde, von denen die Lunge bei einer Septicopyämie durchsetzt werden kann. Begünstigt wird die Entstehung von Lungenabscessen durch Herabsetzung der Widerstandsfähigkeit des Gewebes, welche besonders beim Diabetes vorhanden ist.

Die zum Absceß führende Leukocyteninfiltration des Lungengewebes vollzieht sich in sehr gleichmäßiger Form, so daß rundliche Eiteransammlungen und bei Entleerung des Eiters annähernd kuglig geformte Höhlen entstehen. Häufig erfolgt Durchbruch des Eiters in die Bronchien und führt hierdurch zur Spontanheilung des Abscesses. Seltener kommt Durchbruch in die Pleura mit Bildung eines Empyems oder in das benachbarte Mediastinum, ferner sekundärer Einbruch in die Blutbahn mit Bildung von metastatischen Herden z. B. im Gehirn vor.

**Klinische Symptome.** Die Infektion mit Eitererregern und Resorption der von ihnen gebildeten toxischen Produkte ruft Fieber von intermittierendem oder mehr kontinuierlichem Typus in oft beträchtlicher Höhe und eine Beeinträchtigung des Allgemeinbefindens hervor. Oft sind die Allgemeinerscheinungen nicht nur durch den Lungenabsceß selbst, sondern durch die Ursache, welche zu der Absceßbildung geführt hat, bedingt, z. B. durch eine Pneumonie, in der sich ein Absceß gebildet hat, oder durch eine eitrige Thrombose der Beckenvenen, die zur metastatischen Entstehung des Abscesses Anlaß gegeben hat. Im Bilde einer allgemeinen Blutvergiftung kommen besondere Krankheitserscheinungen auch zahlreicher in der Lunge verstreuter Abscesse kaum zum Ausdruck.

Örtliche Krankheitssymptome werden durch einen Lungenabsceß dann hervorgerufen, wenn er eine gewisse Größe erreicht hat und nahe der Oberfläche der Lunge gelegen ist. Die Erscheinungen entsprechen dem einer umschriebenen Infiltration des Lungengewebes; es besteht dann Dämpfung und unbestimmtes, meist abgeschwächtes Atemgeräusch. Wenn der Eiter dagegen entleert und Luft in die Absceßhöhle eingedrungen ist, können Kavernensymptome wie Tympanie und amphorisches Atmen, unter Umständen Metallklang auftreten. Derartige Erscheinungen werden aber nur selten bei verhältnismäßig großen Absceßhöhlen festgestellt. Bei oberflächlichem Sitz nimmt oft das Brustfell an der Entzündung teil, es tritt Pleurareiben, weniger häufig ein Erguß auf. Bei zentralem Sitz können alle physikalischen Symptome, welche die Perkussion und Auskultation betreffen, völlig fehlen.

Die sicherste Auskunft über Vorhandensein, Sitz, Größe und Gestalt von Abscessen gibt meist das *Röntgenbild.* Dieses zeigt bei Eiteransammlungen im Lungengewebe rundliche, meist ziemlich scharf gegen die Umgebung abgesetzte Verschattungen, bei Luftfüllung der Absceßhöhle entsprechend gestaltete Aufhellungen. Diese sind bei einem frei im Lungengewebe liegenden Absceß gegenüber der Umgebung durch einen meist ziemlich zarten Schattensaum abgegrenzt. Liegt ein Absceß in einer pneumonischen Infiltration, so hebt er sich innerhalb der dadurch hervorgerufenen Verschattung nur ab, wenn Luft in die Absceßhöhle eingedrungen ist. Alsdann tritt diese als rundliche Aufhellung in der umgebenden Verschattung hervor. Wenn die Höhle von Luft und Eiter zusammen erfüllt ist, so ist am Grunde eine horizontal begrenzte Verschattung, darüber eine Aufhellung sichtbar (vgl. Abb. 16). Der Flüssigkeitsspiegel stellt sich bei Lagewechsel im Sinne der Wasserwaage ein.

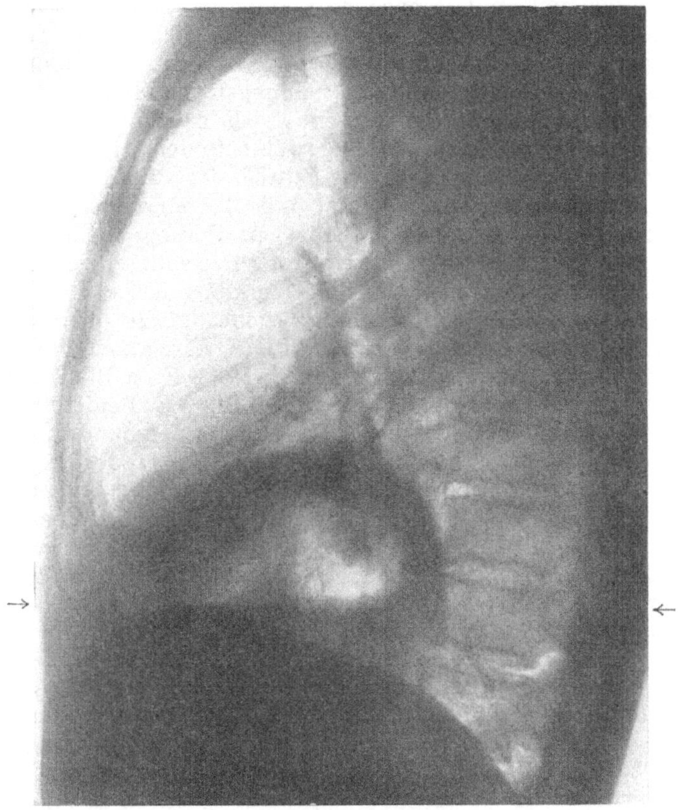

Abb. 16. Lungenabsceß im Querbild bei frontalem Strahlengange. Der eitrige Inhalt am Grunde bildet einen waagerechten, durch die seitlichen Pfeile bezeichneten Spiegel, darüber Luft.

Auswurf tritt erst bei Durchbruch des Abscesses in einen Bronchus ein. Gewöhnlich werden dabei auf einmal recht große Mengen maulvoll ausgehustet, worauf ein Abfall des Fiebers erfolgt. Der Auswurf hat eine eitrige Beschaffenheit. Er hat einen nicht sehr hervortretenden etwas fad süßlichen, nicht ausgesprochen stinkenden Geruch. Bei mikroskopischer Untersuchung können außer Leukocyten bisweilen elastische Fasern, ferner mitunter Hämatoidinkrystalle gefunden werden, die vielfach auch schon makroskopisch als bräunliche Körnchen sichtbar sind. Lungenfetzen sind im Absceßsputum gewöhnlich nicht nachzuweisen, da das Lungengewebe fermentativ verdaut wird. Im Ausstrich des Eiters können meist die Eitererreger Streptokokken, Pneumokokken oder Staphylokokken festgestellt werden. Seltener finden sich FRIEDLÄNDER-Bacillen und andere Bakterien, welche bei der sekundären Vereiterung bronchopneumonischer Infiltrationen vorkommen. Durch die eitrige Gewebseinschmelzung können Blutgefäße arrodiert und dadurch Bluthusten hervorgerufen werden. Schwere Hämoptysen infolge eines Lungenabscesses sind aber selten.

Der *Krankheitsverlauf* von Lungenabscessen ist recht verschiedenartig. Bei vollständiger Entleerung des Eiters durch die Bronchien kann schnelle und vollständige Heilung eintreten. Die Absceßhöhle schließt sich überraschend schnell, wie in fortlaufenden Röntgenuntersuchungen festzustellen ist. Ist die Entleerung aber unvollständig und sammelt sich nach nur teilweisem Aushusten immer wieder Eiter im Grund der Absceßhöhle an, so entsteht ein länger dauerndes Krankheitsbild mit je nach dem Füllungs- oder Entleerungszustand der Absceßhöhle sehr wechselnden Temperaturen. Nicht selten wird das umgebende Lungengewebe sekundär infiltriert und damit eine weitere Ursache zu Fieber und toxischen Resorptionserscheinungen geschaffen. Dennoch tritt nach längerem wechselvollem Verlauf schließlich häufig Spontanheilung ein.

Bei chronischem Verlauf leidet das Allgemeinbefinden schwer. Es entwickelt sich eine sekundäre Anämie, Appetitlosigkeit, Kräfteverfall, unter Umständen Amyloiddegeneration zahlreicher Organe und Trommelschlegelfingerbildung. Durchbruch des Abscesses in die Pleurahöhle mit Bildung eines Empyems oder Eintritt des Eiters in die Blutbahn sowie fortschreitende eitrige Infektion der Lungen führen nicht selten einen tödlichen Ausgang herbei.

**Behandlung.** Die *Behandlung* ist in Rücksicht auf die häufigen Spontanheilungen zunächst meist konservativ zu gestalten. Wir sahen gute Erfolge von Inhalation eines Penicillin-Spray (2mal täglich 50000 E. in 10 ccm Aqua dest.). neben dreistündlichen i.m. Injektionen von 100000 E. Penicillin. Um eine sekundäre Infektion mit Fäulniserregern zu bekämpfen, sind intravenöse Injektionen von Salvarsan in Dosen von 0,15 bis 0,3 mg oder Trypaflavin (in Ampullen zu 10 ccm der 2% Lösung) zu empfehlen. Gut bewährt haben sich intravenöse Injektionen von 40%igem Alkohol, die in einer Menge von etwa 20 ccm gegeben werden. Ferner werden Inhalationen mit ätherischen Ölen, denen eine desinfizierende Kraft zugesprochen wird, z. B. mit Terpentin oder Latschenöl, bzw. intramuskuläre Injektionen von 20% Eucalyptusöl oder perorale Gaben von Myrtol zu 0,3 angewandt. SCHLIEPHAKE empfiehlt Kurzwellenbehandlung.

In den Fällen, in denen keine Expektoration des Eiters eintritt und dauerndes Fieber bestehen bleibt, ist operative Eröffnung geboten und nicht zu lange aufzuschieben. Diese kann schließlich auch dann angezeigt sein, wenn trotz Durchbruch des Eiters in die Bronchien keine vollständige Entleerung und damit keine Entfieberung eintritt und der Kräftezustand nachläßt. Vor der Operation ist der Sitz des Abscesses durch Röntgenuntersuchungen, die in verschiedenen, mindestens in zwei zueinander senkrechten Ebenen angestellt sind, zu bestimmen.

Um eine Zerfallshöhle, die sich nicht spontan schließt, zu verkleinern, ist die Anwendung eines Pneumothorax empfohlen worden. Wegen der Gefahr, hierdurch das Übergreifen des Eiterprozesses auf die Pleura zu begünstigen, habe ich von solchen Versuchen gewöhnlich Abstand genommen.

## 11. Lungengangrän.

Die *Lungengangrän* entwickelt sich in ähnlicher Weise wie der Lungenabsceß teils im Gefolge einer bereits vorher vorhandenen Entzündung der Lunge oder durch Aspiration von Fremdkörpern, z. B. von Speiseteilen oder von unreinem Wasser bei der Gefahr des Ertrinkens, durch Übergreifen einer Entzündung der Nachbarschaft z. B. eines Oesophaguscarcinoms auf die Lunge oder andererseits metastatisch auf dem Blutweg von einem in putrider Zersetzung befindlichen Eiterherd aus, der an anderer Stelle des Körpers gelegen ist.

Die gangränöse Infiltration des Lungengewebes ist meist nicht so gleichmäßig rundlich geformt und nicht so scharf von der Umgebung abgesetzt wie beim Lungenabsceß. Ebenso sind die Wandungen der Zerfallshöhle unregelmäßiger, oft buchtig gestaltet.

**Klinische Symptome.** Die Resorption der putriden Stoffe der Lungengangrän bewirkt Fieber und eine meist schwerere Störung des Allgemeinbefindens als die Eiterresorption beim Lungenabsceß. Es besteht Fieber von wechselnder

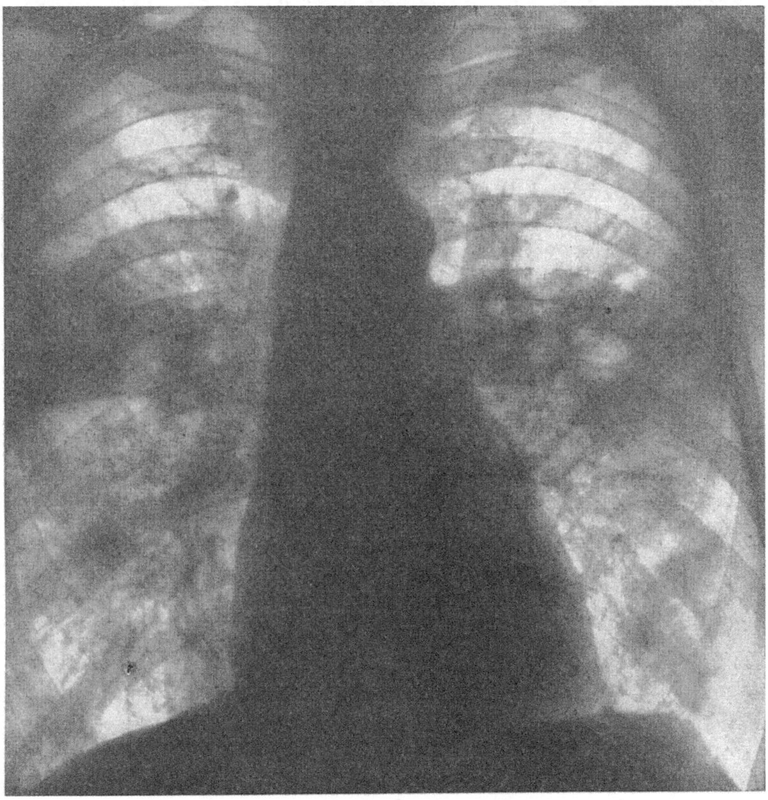

Abb. 17. Lungengangrän. (Autoptische Kontrolle.)

Höhe; die Gesichtsfarbe ist fahl und grau, die Züge sind meist eingefallen. Wegen des den Patienten selbst belästigenden widerlichen Geruches und Geschmackes des Auswurfes und hauptsächlich infolge der allgemeinen Intoxikation liegt der Appetit meist schwer darnieder. Es pflegt weit schneller als beim Absceß eine allgemeine Entkräftung einzutreten.

Der Auswurf ist bei Durchbruch des Gangränherdes in die Bronchien auch von eitriger Beschaffenheit, aber mehr mißfarbig und von durchdringendem stinkendem Geruch. Gewöhnlich ist eine deutliche Dreischichtung des Sputums in eine obere schleimige, eine mittlere flüssige und eine untere aus gleichmäßigem Detritus bestehende Schicht wie bei der putriden Bronchitis vorhanden. Im Bodensatz werden bei mikroskopischer Untersuchung Fettsäurenadeln, ferner Leptothrixfäden, Fäulnisspirochäten und massenhaft Bakterien gefunden. Oft können auch entgegen anders lautenden Mitteilungen elastische Fasern nachgewiesen werden. Nicht selten sind schon makroskopisch schwärzliche

Lungenfetzen im Sputum sichtbar. Mitunter treten Blutbeimengungen im Auswurf und auch reichliche Hämoptysen auf.

Das Röntgenbild zeigt meist weniger scharf begrenzte Verschattungen und weniger regelmäßig gestaltete Hohlräume als beim Absceß. Diese liegen gewöhnlich nicht in hellen Lungenfeldern, sondern innerhalb von Verschattungen, die durch Infektion des umgebenden Lungengewebes hervorgerufen sind (vgl. Abb. 17).

Die örtlichen Infiltrationserscheinungen und Höhlensymptome über den Lungen entsprechen denen des Lungenabscesses. Oft wird auch bei der Lungengangrän eine begleitende Pleuritis beobachtet.

Der *Verlauf* einer Lungengangrän ist im Durchschnitt wesentlich ungünstiger als der eines Lungenabscesses. Verhältnismäßig selten kommt es zur Demarkation des von der putriden Zersetzung befallenen Lungengewebes und Abstoßung desselben durch Aushusten. Gewöhnlich schreitet die Fäulnis in die Umgebung weiter fort, führt zu schweren Intoxikationserscheinungen, ferner zum Übergreifen auf die Pleura mit Bildung eines jauchigen Empyems oder zu Einbruch in die Blutbahn und metastatischer Entstehung von putriden Eiterherden in anderen Organen. Meist erfolgt auf solche Weise der Tod, sofern nicht durch Operation der Krankheitsherd beseitigt wird.

**Behandlung.** In Rücksicht auf diesen meist ungünstigen Verlauf ist ein baldiges operatives Vorgehen bei der Gangrän trotz der Gefährlichkeit des Eingriffes mehr angezeigt als beim Absceß, der weit häufiger, als dies früher gewöhnlich angenommen wurde, in Spontanheilung ausgeht. Von internen Behandlungsmethoden sind dieselben Mittel wie beim Absceß zu verwenden, leider haben sie nur selten Erfolg. Die verhältnismäßig beste Wirkung wird noch von intravenösen Salvarsan- und Trypaflavininjektionen gesehen, die deshalb energisch anzuwenden sind. Auch Penicillin kann versucht werden.

### 12. Lungenschrumpfung.

Eine *Lungenschrumpfung* entwickelt sich im Gefolge der verschiedensten Lungenerkrankungen, z. B. im Anschluß an unvollständige Lösung einer Pneumonie mit Übergang in Karnifikation, ferner bei den cirrhotischen Formen der Tuberkulose; sie ist an diesen Stellen besonders beschrieben. Eine kurze zusammenfassende Darstellung erscheint aber deshalb geboten, um den aus verschiedenen Ursachen entstehenden gleichartigen Endzustand einheitlich zu schildern, und ferner, um eine Übersicht über weitere Entstehungsarten zu geben, die an anderen Stellen nicht erwähnt sind. So kommt eine bindegewebige Durchsetzung mit folgender Schrumpfung, die auch als CORRIGAN*sche Cirrhose* bezeichnet wird, nach lang dauernder Inhalation von Paraffinöl vor, welches zur Behandlung chronischer Erkrankungen der Nase in die Nasenhöhle eingeführt wurde, ferner nach Einwirkung großer Dosen von Röntgenstrahlen, die zur Bekämpfung eines Mammacarcinoms auf den Brustkorb verabfolgt wurden.

Aus allen diesen verschiedenen Ursachen, auf den Reiz des als Fremdkörper wirkenden Paraffinöles oder des von einer pneumonischen Infiltration her liegen gebliebenen Exsudats, auf die chemische Einwirkung der von tuberkulösen Herden abgesonderten Stoffe oder der von Röntgenstrahlen zerstörten Gewebszellen, tritt zunächst eine Wucherung von jungem gefäßreichem Bindegewebe auf, welches später eine derbe Beschaffenheit annimmt und schrumpft. Die Lunge nimmt an Dichte zu und an Volumen und Luftgehalt ab. Die Organe der Nachbarschaft rücken in den durch die Schrumpfung der Lunge verkleinerten Thoraxraum ein.

Oft ist auch das Brustfell mitbeteiligt, an dem zunächst entzündliche Prozesse sich abspielen und dann Schwartenbildung erfolgt; diese übt dann ihrerseits einen Narbenzug auf die Umgebung aus.

Die *klinischen Symptome* bestehen in Schallverkürzung, Verschärfung bzw. bronchialer Veränderung des Atemgeräusches, einer streifigen oder schließlich allgemeinen Verschattung des Lungenfeldes im Röntgenbild, Verkleinerung der betreffenden Brustkorbhälfte, die bei der Atmung deutlich zurückbleibt, Einengung der Zwischenrippenräume und Hochziehung des mangelhaft beweglichen Zwerchfelles, Verlagerung der Mediastinalorgane, insbesondere Luftröhre und Herz, in die geschrumpfte Brustseite.

Als Folge des Narbenzuges bilden sich oft Bronchiektasien aus, deren klinische Symptome an anderer Stelle geschildert sind (vgl. S. 485). Eine weitere Folge betrifft das rechte Herz, dem durch Verödung zahlreicher Gefäßverzweigungen im Narbengewebe erhöhte Widerstände erwachsen. Bei diesen Zuständen entwickelt sich daher oft eine Hypertrophie und später eine Dilatation des rechten Ventrikels. Im Aussehen der Kranken fällt eine deutliche Cyanose auf. Derartige Lungenschrumpfungen führen also allmählich zu einer Erkrankung des Herzens, deren Erscheinungen im Krankheitsbild immer mehr in den Vordergrund treten.

Einer *Behandlung* ist der Zustand der Lungen kaum zugänglich. Die ärztlichen Maßnahmen können sich nur gegen die verschiedenen Folgeerscheinungen richten und haben vor allem auf Schonung und Erhaltung der Herzkraft Bedacht zu nehmen.

## 13. Pneumonokoniosen.

Die *Staubkrankheiten der Lungen* stellen eine ausgesprochene Berufskrankheit dar, welche bei denjenigen Berufen häufig vorkommt, die zur Einatmung von Staub Anlaß geben. Der Staub wird zuerst von den Bronchien und Alveolarepithelien aufgenommen, geht zum Teil dann in die Lymphgefäße über und wird dort schon in der Peripherie abgelagert oder zum Teil auch nach der Lungenwurzel zu weitergeschafft und in den dorthin führenden Lymphbahnen sowie besonders in den bronchopulmonalen Lymphknoten an den Lungenwurzeln angehäuft. Es entstehen hier einerseits im Lungengewebe selbst kleine bronchopneumonische Herdchen, die später von Bindegewebe durchwachsen werden und zur Bildung derber Knötchen führen (Endoperialveolitis nodosa), andererseits Indurationen der perivasculären und peribronchialen Lymphstränge und der Lymphknoten, welche an den Teilungsstellen der Gefäße und Bronchien gelegen sind und nach dem Hilus zu an Größe zunehmen (Peribronchitis und Perivasculitis nodosa). Die Dichte der Knötchen wird weniger durch den eingeatmeten Staub selbst als durch reaktive bindegewebige Wucherungen im interstitiellen Gewebe und an den Lymphknoten hervorgerufen. Häufig kommt es hierbei zu beträchtlichen sekundären Kalkeinlagerungen, die vom Organismus selbst gebildet werden und nicht durchweg aus dem vielfach ganz anders zusammengesetzten eingeatmeten Steinstaub stammen.

Die Stärke der Veränderungen ist sowohl von der Menge als von der Art des eingeatmeten Staubes abhängig.

**Anthrakosis.** Bei der Einatmung von Kohlenstaub dringt Kohlepigment in die Lungenalveolen, die Lymphbahnen und das interstitielle Lungengewebe ein und wird oft in derartigen Massen abgelagert, daß die Lungen von Bergwerksarbeitern häufig ganz schwarz erscheinen. In hochgradigen Fällen kommen auch Einschmelzungen in den von Kohlenstaub völlig erfüllten Lungenabschnitten vor *(Phthisis atra)*. Jedoch werden durch die Kohle nur geringe Reizerscheinungen hervorgerufen und auch keine erheblichen bindegewebigen Wucherungen angeregt. In der Regel tritt keine wesentliche örtliche Störung und keine nennenswerte Beeinträchtigung des Allgemeinbefindens auf. Insbesondere ist oft bei der Anthrakose hervorgehoben worden, daß im Gegensatz zu anderen Staubkrankheiten nicht eine häufige Vergesellschaftung mit Tuberkulose beobachtet wird.

Ganz anders liegen jedoch die Verhältnisse, wenn außer dem Kohlenstaub auch Steinstaub eingeatmet wird, wie dies z. B. bei den Gesteinshauern auch in Kohlenbergwerken der Fall ist. Alsdann werden hierdurch die vorher allgemein beschriebenen Knötchenbildungen in der Lunge und die Verdichtungen der Lymphbahnen und Lymphknoten neben der Schwarzfärbung der Lunge erzeugt.

**Silicosis.** Einen besonders starken Reiz üben die kieselsäurehaltigen Gesteinssplitter des Sandsteins aus, die sich durch ihre harte Beschaffenheit und spitze Gestalt auszeichnen und zur Silicose führen. Hierbei wird nach neueren Anschauungen (MAVROGORDATO, HALDANE) angenommen, daß die Veränderungen nicht nur durch die mechanische Wirkung des Steinstaubes, sondern hauptsächlich durch den chemischen Reiz der freien Kieselsäure hervorgerufen werden, welche in den Gewebssäften gelöst wird. Die Silicose wird sowohl bei den Bergleuten in Sandsteinbrüchen als auch bei Arbeitern, die mit der Verarbeitung kieselsäurehaltiger Stoffe bei der Steingut- und Tonwaren-, Porzellan- und Scheuerpulverherstellung und bei der Asbestfabrikation beschäftigt sind, angetroffen.

Die bei Einatmung von eisenhaltigem Staub, z. B. in Eisenbergwerken, in der Papier- und Glasindustrie, bei Scherenschleifern und Feilenhauern entstehenden Pneumokoniosen wurden früher auf die Einwirkung von Eisenteilchen bezogen und deshalb als *Siderosis* bezeichnet. Jetzt mißt man dagegen den beigemengten oder vom Schleifstein herstammenden Silikaten den Hauptanteil an der Entstehung auch dieser Staublungenkrankheit bei und betrachtet sie als eine Misch- oder Teilform der Silicosis.

**Chalicosis usw.** Auch bei der Einatmung von anderen Arten von Steinstaub und staubförmigen Stoffen werden ähnliche, meist freilich geringere Veränderungen beobachtet, so bei Bergleuten, die in Kalksteinbrüchen arbeiten, und bei Arbeitern, die mit der Verarbeitung von Granit, Schiefer, Zement, Schwefel und anderem staubhaltigem Material beschäftigt sind.

**Klinische Symptome.** Allen diesen verschiedenen Staubinhalationskrankheiten ist das klinische Bild gemeinsam, das in Erscheinungen einer diffusen Bronchitis mit verbreiteten, aber meist zunächst nur spärlichen Rasselgeräuschen besteht. Veränderungen des Atemgeräusches und Klopfschalles finden sich erst, wenn starke zusammenhängende Verdichtungen des Gewebes hinzutreten.

Den deutlichsten Einblick in die vorliegenden anatomischen Veränderungen gewährt das *Röntgenbild,* welches verschiedene Stadien des Krankheitsprozesses erkennen läßt.

1. Zunächst wird meist eine Verdichtung der Hilusschatten durch bindegewebige indurierte Lymphknoten und eine Verstärkung der vom Hilus peripherwärts ausgehenden Schattenstränge beobachtet. In der Peripherie tritt eine feine netzförmige Zeichnung durch Induration der feineren Lymphgefäße auf.

2. Bei der ausgebildeten Steinhauerlunge sind viele im Lungenfeld verstreute Fleckchen als Ausdruck derber fibröser Knötchen sichtbar, welche besonders an den Kreuzungspunkten der Lymphgefäße entstehen.

3. Ein fortgeschrittenes Stadium ist durch größere Schattenbezirke gekennzeichnet, die durch zusammenfließende bindegewebige Herde, chronisch pneumonische Verdichtungen, Atelektase und Pleuraschwarten hervorgerufen werden. Eine differentialdiagnostisch wichtige Eigenschaft der pneumonokoniotischen Prozesse ist die meist, wenn auch nicht ausnahmslos bei ihnen ausgesprochene symmetrische Anordnung auf beiden Seiten.

Die den anatomischen Verhältnissen entsprechenden Veränderungen im Röntgenbild gehen keineswegs immer mit den klinischen Erscheinungen parallel und dürfen nicht allein als Maßstab der Schwere der Erkrankung bei der ärztlichen Beurteilung bewertet werden. Ich selbst sah z. B. bei Reihenuntersuchungen von Bergarbeitern eine ausgesprochene Fleckenzeichnung der Lungenfelder nicht nur bei Kranken, sondern auch in einem erheblichen Teil der gesunden, gänzlich beschwerdefreien und voll arbeitsfähigen Bergleute im Schneeberger Bezirk. Andererseits ist die *Asbestose*, welche hauptsächlich zu einer diffusen Lungenfibrose ohne wesentliche Knotenbildung führt, durch ein Mißverhältnis zwischen der hierauf zurückzuführenden Atemnot und einem nur

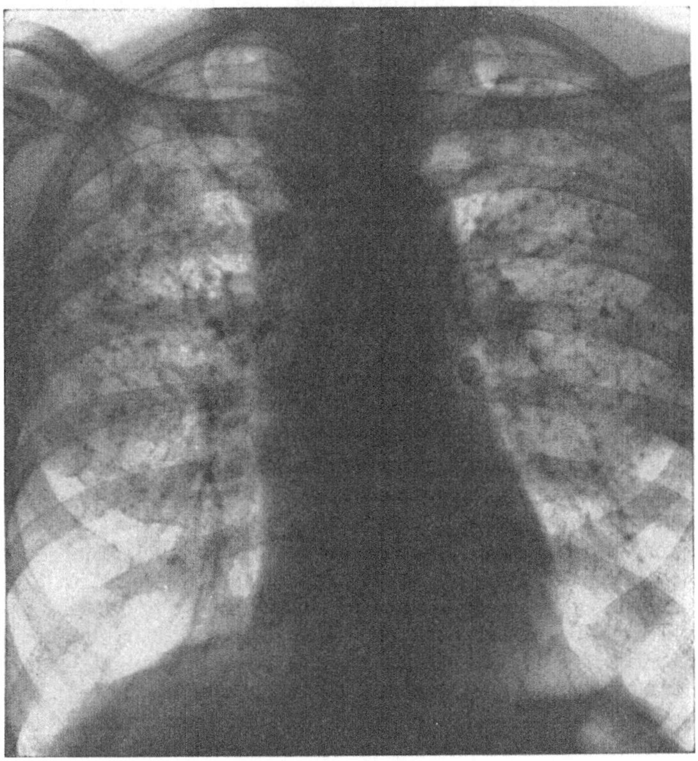

Abb. 18. Steinhauerlunge.

geringfügigen physikalischen und röntgenologischen Befund ausgezeichnet. Die Beeinträchtigung des Allgemeinbefindens und der Leistungsfähigkeit ist von den Begleit- und Folgeerscheinungen abhängig. Diese betreffen sowohl die Bronchialschleimhaut, an der sich oft katarrhalische Reizerscheinungen abspielen, als auch die Lungen, an welchen sich bronchopneumonische Entzündungen und in der Folge Indurationsvorgänge entwickeln und sekundär nicht selten eine emphysematöse Blähung ausbildet, und späterhin das Herz, welches hierdurch zu einer Hypertrophie des rechten Ventrikels angeregt wird. Klinisch finden diese Veränderungen in diffus verbreiteten Rasselgeräuschen, einer Erweiterung und schlechteren Verschieblichkeit der Lungengrenzen sowie in einer Verstärkung des zweiten Pulmonaltons Ausdruck.

Die gefährlichste Begleit- und Folgeerscheinung, welche bei Staubkrankheiten der Lunge, insbesondere bei der Silicosis und Siderosis oft beobachtet wird, ist eine *tuberkulöse Erkrankung der Lungen*. Das häufige Auftreten einer Tuberkulose bei fortgeschrittener Pneumonokoniose wird so erklärt, daß durch den

Reiz des Steinstaubes die Entwicklung einer Tuberkulose begünstigt wird. Meist werden bereits in der Lunge vorhandene ruhende Keime zum Aufflackern gebracht. Der durch den Steinstaub hervorgerufene starke Anreiz zur Bindegewebsbildung bewirkt, daß auch die tuberkulösen Veränderungen zur Induration zu neigen pflegen und dementsprechend einen oft langwierigen torpiden Verlauf zeigen, der häufig das Allgemeinbefinden eine Zeitlang verhältnismäßig wenig beeinträchtigt. Früher oder später kommt es aber nicht selten außerdem zu käsig-pneumonischen Prozessen, die mit Fieber- und Zerfallserscheinungen einhergehen und auch den allgemeinen Verfall der Körperkräfte einleiten. So bildet die Tuberkulose häufig den Schlußakt der Pneumonokoniose. Die Diagnose der tuberkulösen Erkrankung ist oft nicht leicht, so lange nicht Bacillen im Auswurf gefunden werden, zumal auch die Tuberkulose mit Knötchenbildung und bindegewebigen Veränderungen einhergeht, die im Röntgenbild sehr ähnliche Erscheinungen hervorrufen. Auch käsig-pneumonische Infiltrationen sind von unspezifischen pneumonokoniotischen Verdichtungen schwer zu unterscheiden. Für Tuberkulose spricht insbesondere das Auftreten von Kavernen und am sichersten der Bacillennachweis, der bei sorgfältig wiederholter Prüfung meist gelingt.

Nach der 3. Verordnung über Ausdehnung der Unfallversicherung auf Berufskrankheiten vom 16. 12. 1936 wird eine Silicose in Verbindung mit Tuberkulose entschädigt, wenn die Gesamterkrankung schwer ist, erhebliche Staublungenveränderungen vorliegen und diese einen aktiv fortschreitenden Verlauf der Tuberkulose verursacht oder ungünstig beeinflußt haben.

Eine weitere ebensowohl praktisch als theoretisch höchst bedeutsame Folgeerscheinung einer Pneumonokoniose ist die *Entwicklung eines Bronchialkrebses* Diese kommt aber nur in den Schneeberger und Joachimstaler Gruben und einigen außereuropäischen Bergwerken mit ähnlichen Gesteinsformationen vor. Die als *Schneeberger Lungenkrebs* bezeichnete Erkrankung ist im Abschnitt über die Lungentumoren näher beschrieben (vgl. S. 620).

*Akute Pneumonokoniosen.* Auch durch nur kurze Einatmung staubförmiger Stoffe, namentlich, wenn diese eine chemische Reizwirkung entfalten, können Lungenerkrankungen entstehen, die als akute Pneumonokoniosen bezeichnet werden. So führt die Einatmung von Thomasphosphatmehl, das als Düngemittel verwandt wird, bei den damit beschäftigten Arbeitern zu akuten fieberhaften Erkrankungen, die unter den Erscheinungen einer Pneumonie verlaufen. Der Auswurf ist anfangs grauschwärzlich und nimmt später oft eine blutige Beschaffenheit an. Der Ausgang dieser sog. *Schlackenpneumonie* ist oft ungünstig.

**Behandlung.** Eine Bekämpfung der Staubkrankheit ist nur im prophylaktischen Sinne durch gesundheitspolizeiliche und gewerbehygienische Maßnahmen möglich, welche die Entwicklung von Staub tunlichst einschränken. Allerlei Vorrichtungen in Gestalt von Gasmasken, welche die Einatmung des Staubes verhindern sollen, haben sich praktisch wenig bewährt, da die Arbeiter sie bei der schweren Arbeit als hinderlich und unbequem empfinden und daher nicht benutzen. Bereits erkrankte Arbeiter sind aus dem Betrieb zu entfernen und, wenn irgend möglich, einem anderen Beruf zuzuführen. Bei den Arbeitern in den gefährdeten Betrieben sind von Zeit zu Zeit Reihenuntersuchungen einschließlich Röntgendurchleuchtung anzustellen, um die Geschädigten frühzeitig herauszufinden. Eine wesentliche Rückbildung bereits bestehender anatomischer Veränderungen ist kaum möglich. Akute Reizzustände der Bronchien können durch Aufenthalt in frischer Luft, Inhalation usw. gebessert werden. Chronische Bronchialkatarrhe sind in der bei der Bronchitis angegebenen Weise zu behandeln.

### 14. Lungenerkrankungen infolge von Einwirkung ätzender Gase.

Die Einwirkungen ätzender Gase auf die Atmungsorgane sind zum Teil bereits an einzelnen Stellen, insbesondere bei der Schilderung der Verätzungen des Kehlkopfes und der Luftröhre, ferner bei der Beschreibung der Bronchopneumonie sowie des Lungenödems erwähnt worden.

Wenn von ätzenden bzw. giftigen *Gasen* gesprochen wird, so ist dieser Ausdruck oft insofern nicht ganz richtig, als es sich nur bei einem Teil der so bezeichneten Stoffe um *Gase* im physikalischen Sinne handelt. Zu einem anderen Teil sind es flüssige oder sogar feste Stoffe, welche in feinster Verteilung schwebend in der Luft gehalten werden. Das gilt auch für die Kampfstoffe, die im ersten Weltkrieg angewandt wurden, deren Verwendung als Kampfmittel durch internationale Abkommen jetzt verboten ist. Es handelt sich dabei um Phosgen, Chlorpikrin, Chlorgas, die schwere Lungenveränderungen hervorbringen, ferner um bestimmte Arsenverbindungen (Arsentrichlorid, Diphenylarsinchlorid, Diphenylaminarsinchlorid), die Reizwirkungen auf die Bindehaut und Nasen- und Rachenschleimhäute ausüben, drittens um das Dichloräthylsulfid und andere Verbindungen, die stark ätzend auf die Haut, aber auch auf die Schleimhäute wirken und bei Einatmung Bronchopneumonien hervorrufen können.

Da einige dieser Substanzen in der chemischen Industrie Verwendung finden oder als Zwischenprodukte auftauchen, können Betriebsunfälle bei Undichtwerden von Behältern usw. entstehen. In Betracht kommen z. B. sog. Stickoxyde (Nitrosegase), die akute Ätzwirkungen auf der Schleimhaut der Atmungswege entfalten. Sie verursachen eine akute Laryngotracheitis und Bronchitis. Im Anschluß daran können sich Bronchopneumonien und eine Bronchiolitis obliterans entwickeln.

Beim Einatmen von Chlorgas und ähnlich wirkenden Stoffen steht die Einwirkung auf das Alveolarepithel im Vordergrund, die meist nicht sofort, sondern für gewöhnlich nach einer Latenzzeit von einigen Stunden in Erscheinung tritt. Es wird zunächst der Gasaustausch der geschädigten Alveolarepithelien behindert (Pneumonose). Sodann werden sie durchlässig für die Blutflüssigkeit; das Plasma tritt aus dem Blut in die Alveolen über und vermischt sich hier mit der Luft. Es erfüllt bei stärkeren Vergiftungen große Teile der Lunge, die dadurch feucht und schwer werden. Infolge der qualitativen Verschlechterung des Gaswechsels und der quantitativen Verringerung der noch atmenden Oberfläche tritt ein Sauerstoffhunger ein, welcher den Patienten zwingt, immer stärker die Atemmuskulatur anzustrengen. Die Folge dieser vermehrten und verstärkten Inspirationsbewegungen ist eine akute *Lungenblähung*, welche neben dem Ödem auftritt; ja es kann sogar durch die krampfhaften Atembewegungen zu einem Zerreißen der Alveolen kommen und dadurch ein interstitielles Lungenemphysem und in der Folge auch Hautemphysem entstehen. Die Hauptsache aber ist das *Ödem* der Lungen, die dadurch das 5—6fache ihres normalen Gewichtes erreichen können. Ein solcher Kranker bietet das Bild eines schwer nach Luft ringenden Menschen mit blauen Lippen und Wangen; die aus den Lungen herausquellende Ödemflüssigkeit, die durch die ein- und ausgeatmete Luft zu Schaum geschlagen wird, erzeugt in der Luftröhre ein hörbares Röcheln. In ihrer Erstickungsnot sind die Patienten höchst unruhig, von Todesangst erfüllt.

Außer der Erstickungsgefahr durch Ausschaltung immer größerer Teile der atmenden Lungenfläche droht auch die Gefahr der *Erlahmung des Herzens*. Für dieses entstehen vermehrte Widerstände in zweifacher Hinsicht: 1. insbesondere für das rechte Herz durch die geschilderten Zustände in den Lungen,

Ödem und Emphysem; 2. für das gesamte Herz dadurch, daß das Blut dickflüssig und dadurch schwer beweglich wird, nachdem ein großer Teil der Blutflüssigkeit durch die Capillarwandungen und Alveolarepithelien in die Lunge abgeschieden ist. Die Viscosität des Blutes ist erhöht, die Zahl der Erythrocyten kann bis 9000000 im Kubikmillimeter gesteigert sein. Es entwickelt sich hierdurch schnell eine Dilatation des gesamten Herzens, insbesondere aber des rechten Ventrikels und eine venöse Stauung im großen Kreislauf.

Körperliche Anstrengungen müssen bei diesen Zuständen unbedingt vermieden werden. Die gesteigerte körperliche Tätigkeit hat nämlich einen vermehrten Sauerstoffbedarf zur Folge, der Mensch muß schneller und tiefer atmen und saugt auf diese Weise viel mehr Gas in sich hinein, wenn er sich vorsichtig langsam aus dem gefährdeten Bezirk entfernt. Sowohl vorher prophylaktisch als auch bei eingetretenen Vergiftungserscheinungen therapeutisch ist Ruhigstellung erstes Erfordernis. Der Kranke selbst darf seine Muskulatur in keiner Weise anstrengen, also auch nicht gehen, sondern muß getragen und passiv entkleidet werden; alsdann ist er warm einzuhüllen, um den Sauerstoffverbrauch soweit wie möglich einzuschränken. Manuelle künstliche Atmung ist zu vermeiden. Bei schweren Atmungsstörungen ist Sauerstoffeinatmung erforderlich. Auch psychische Beruhigung des Patienten ist von größtem Wert.

Eine direkte Verminderung der Durchlässigkeit der Alveolarwandungen, welche in theoretischen Versuchen durch Kalkzufuhr usw. erstrebt wurde, ist praktisch kaum in genügendem Maße durchführbar. Wichtig ist dagegen künstliche Sauerstoffzufuhr und ferner Entlastung des rechten Herzens durch einen ausgiebigen Aderlaß von 6—700 ccm. Hierbei ist zu beachten, daß das dickflüssige Blut durch Kanülen kaum ausströmt; es ist daher die Vene freizulegen und mit dem Messer zu spalten; fließt das Blut auch dann nicht heraus, so ist in eine andere Vene Kochsalzlösung zu infundieren, um das Blut zu verflüssigen. Ferner ist die Herzkraft durch Strophanthin- und Traubenzuckerinjektionen zu heben.

Alles kommt darauf an, daß der Kranke über den ersten gefährlichen Tag hinwegkommt. Übersteht er diesen, so ist er meist gerettet. Denn mächtig setzen bald die Aufsaugungsvorrichtungen des Körpers ein, indem das Ödem durch die Lymphgefäße fortgeleitet wird. Tritt erst spontan wieder ein Dünnerwerden des Blutes durch Nachfließen von Gewebssaft in die Gefäße ein, so ist die größte Gefahr überwunden.

Auch Krankheiten durch sekundäre Infektion in Gestalt von Pneumonien und Bronchopneumonien kommen vor, sind aber nicht häufig. Das Herz kann noch tage- oder wochenlang Störungen, insbesondere eine beschleunigte Pulsfrequenz erkennen lassen. Dauerschädigungen der Atmungs- und Kreislauforgane sind selten.

## 15. Lungentuberkulose.

### a) Geschichtliche Einleitung.

Die *Lungenschwindsucht* (*Phthisis pulmonum* von φθίνειν dahinschwinden) ist bereits den Ärzten des Altertums bekannt gewesen. Ihre klinischen Erscheinungen sind von Hippokrates genau geschildert. Die anatomische Form der Knötchen, von denen die Bezeichnung Tuberkulose herrührt, ist zuerst von Sylvius (1640—1674), sodann von Bayle (1774—1816) am Grundtyp des Miliartuberkels beschrieben. Bayles Schüler Laennec (1781—1826) unterschied die knötchenförmigen von den oft in Verkäsung übergehenden infiltrativen Prozessen; obwohl er hiermit in formaler Hinsicht eine Zweiteilung vornahm, erkannte er vermöge seiner klinisch ärztlichen Erfahrung doch die ätiologische Einheit beider Formen und wurde somit zum Begründer des sog. Unitarismus. Dagegen nahm Virchow als Vertreter des Dualismus eine verschiedenartige Entstehung der verschiedenen Formen an, die er namentlich auf Grund mikroskopischer Unterschiede scharf trennte. Experimentelle Forschungen von VILLEMIN 1865, ferner von COHNHEIM, welcher in der Impfung in die vordere Augenkammer von Kaninchen eine zweckmäßige Methode für den Nachweis tuberkulösen Materials entdeckte, ließen aber die ätiologische Gleichartigkeit der verschiedenen anatomischen Formen erkennen. Endgültig geklärt ist die Frage der Ätiologie durch ROBERT KOCH, der 1882 den Tuberkelbacillus entdeckte und Methoden zu seiner kulturellen Züchtung angab. Auch die Erforschung der in den Tuberkelbacillen enthaltenen toxischen Stoffe, ihrer Einwirkung auf den infizierten Organismus und der in diesem hervorgerufenen Reaktionen ist durch grundlegende Versuche von KOCH 1890 eröffnet.

Eine Verknüpfung der anatomischen Vorgänge mit den in verschiedenen Phasen der Entwicklung der Tuberkulose sich ändernden Reaktionen des Organismus hat RANKE seit 1913 vorgenommen. Seine Stadienlehre kann zwar keinen Anspruch auf allgemeine Gültigkeit erheben, hat aber ein tieferes Verständnis für die Entstehung der zahlreichen im Ablauf der Tuberkulose auftretenden Erscheinungsformen vermittelt. Einen genaueren Einblick in die verschiedenartigen Entwicklungsvorgänge der Lungentuberkulose hat sodann die serienweise Verfolgung der Befunde im Röntgenbild gewährt.

In therapeutischer Hinsicht von grundsätzlicher theoretischer Bedeutung ist die ebenfalls auf die Vorarbeit von KOCH zurückgehende spezifische Therapie, wenn sie auch die anfänglich in sie gesetzten Hoffnungen nicht erfüllt hat. Von sehr großem praktischem Wert erweist sich in dazu geeigneten Fällen die von FORLANINI 1880 geschaffene Kollapsbehandlung mittels Pneumothorax, an dessen Stelle erforderlichenfalls die Phrenicusexairese (STÜRTZ) oder die Thorakoplastik (BRAUER, SAUERBRUCH) treten kann.

Der Bekämpfung der Tuberkulose im Einzelfall und als Volkskrankheit dienen das besonders in Deutschland ausgestaltete Heilstättenwesen, das von BREHMER 1859 angebahnt ist, ferner die in Deutschland als Fürsorgestellen, im Ausland vielfach als Dispensaires bezeichneten Einrichtungen, unter denen eine der ersten von CALMETTE in Lille geschaffen ist, sowie eine in allen Kulturländern mit immer größerer Sorgfalt ausgeübte staatliche Überwachung durch die Gesundheitsbehörden.

### b) Verbreitung und Häufigkeit der Tuberkulose.

Die Lungentuberkulose ist eine sehr verbreitete und häufige Erkrankung Obwohl ihr Verlauf durchschnittlich keineswegs so ungünstig ist, wie man früher meist angenommen hatte, sondern eine frühzeitig einsetzende Behandlung verhältnismäßig gute Aussichten eröffnet, sind doch sehr zahlreiche Todesfälle in allen Klimaten auf Rechnung der Lungentuberkulose zu setzen. In Deutschland starb vor dem letzten Kriege noch durchschnittlich jeder 20. Mensch an Lungentuberkulose, jeder 17. an Tuberkulose überhaupt (nach der Statistik des Jahres 1936). Ähnlich liegen die Verhältnisse in den übrigen europäischen Staaten. Dabei hatte in den letzten Jahrzehnten eine fortschreitende Abnahme der Lungentuberkulose bei allen Kulturnationen eingesetzt, die nur in den letzten Jahren des ersten Weltkrieges und der anschließenden Nachkriegszeit durch eine steil ansteigende, aber bald wieder noch tiefer absinkende Zacke unterbrochen wurde (vgl. Abb. 19). In Deutschland und Österreich ist die vorübergehende Zunahme infolge der hier damals herrschenden besonders ungünstigen Ernährungsverhältnisse am stärksten ausgeprägt gewesen. Die kleinere Nachzacke der deutschen Kurve fällt in die Inflationszeit. Die allgemeine Abnahme der Lungentuberkulose wird auf die bei der endemischen Verbreitung der Tuberkulose allmählich eintretende Auslese der widerstandsfähigen Individuen und auf die in allen Kulturländern eifrig betriebenen Fürsorgemaßnahmen zurückgeführt. Von vielen wird auch der wirtschaftlichen Hebung der früher am schlechtesten gestellten Volksschichten Bedeutung beigemessen. Nachdem durch die Auswirkungen des zweiten Weltkrieges Wohnungs- und Ernährungsverhältnisse, die beiden für die Verbreitung der Tuberkulose maßgeblichsten Umstände, in katastrophaler Weise verschlechtert worden sind, ist wieder eine starke Zunahme der Tuberkulose zu erwarten und auch schon zu bemerken.

In der Verteilung auf Stadt und Land bestand früher ein erheblicher Unterschied zuungunsten der Großstädte. Infolge der genannten Maßnahmen hatte sich aber gerade in diesen die Lage wesentlich gebessert, so daß nur noch geringe Unterschiede zwischen Stadt und Land bestanden.

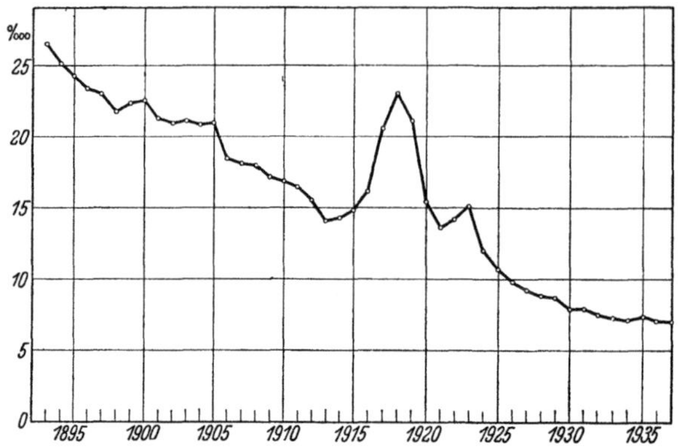


Abb. 19. Tuberkulosesterblichkeit im Deutschen Reich in Stadt und Land in den Jahren 1893—1937 auf je 10000 Lebende berechnet.

Die Verteilung auf die *Geschlechter* ist ziemlich gleich, sofern die alle Altersklassen umfassenden Gesamtzahlen betrachtet werden. In gewissen Lebensaltern sind aber deutliche Unterschiede vorhanden, die sich im ganzen ausgleichen. In der Zeit der Pubertät, welche offenbar einen ungünstigen Einfluß auf die Entwicklung der Lungentuberkulose ausübt, überwiegen die weiblichen Todesfälle an Tuberkulose entsprechend dem früheren Eintritt der Reife beim weiblichen Geschlecht. In den späteren Lebensaltern, jenseits des 30. Jahres, sind dagegen Todesfälle bei Männern, wahrscheinlich infolge ihrer stärkeren beruflichen Beanspruchung, häufiger (vgl. Abb. 20).

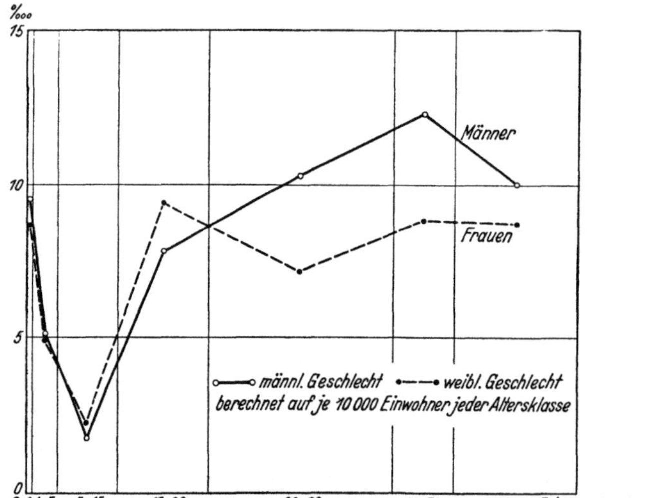


Abb. 20. Tuberkulosesterblichkeit im Deutschen Reich nach Altersklassen und Geschlecht im Jahre 1932.

Die einzelnen *Berufe* zeigen eine recht verschiedene Sterblichkeit an Tuberkulose, für die verschiedene Gründe maßgeblich sein dürften. Am häufigsten ist die Zahl der Todesfälle infolge von Tuberkulose bei Gesteinshauern, Feilenhauern, Scherenschleifern usw., bei welchen durch Einatmung des in diesen Berufen entwickelten schädlichen Staubes sich eine sog. Staublunge ausbildet, welche der Verbreitung einer Lungentuberkulose Vorschub leistet (vgl. S. 545). Auffällig oft erliegen der Tuberkulose auch die im Gasthausgewerbe beschäftigten Personen, bei denen chronischer Alkoholabusus, mangelnder Schlaf, wenig Bewegung in frischer Luft sich besonders schädlich auswirken. Im allgemeinen zeigt die statistische Übersicht über die Sterblichkeitsziffern der verschiedenen Berufe an Lungentuberkulose deutlich, daß hierbei die allgemeinen hygienischen Verhältnisse eine große Rolle spielen (vgl. nachstehende Tabelle).

## Verteilung der Lungenphthise auf einzelne Berufe.

**Nach einer englischen Statistik der Berufssterblichkeit, bei welcher die Vergleichszahlen nur die 25—65jährigen umfassen. (Aus dem Handbuch der Sozialen Hygiene und Gesundheitsfürsorge von A. Gottstein, A. Schlossmann, L. Teleky.)**

| | | | |
|---|---|---|---|
| Alle Männer | 141 | Tischler, Holzarbeiter | 174 |
| Geistliche | 45 | Brauer | 181 |
| Landwirte | 50 | Schneider | 186 |
| Ärzte | 64 | Gastwirte | 196 |
| Landarbeiter | 70 | Buchdrucker | 208 |
| Kohlenbergleute | 75 | Buchbinder | 213 |
| Müller | 92 | Schuhmacher | 222 |
| Bäcker, Zuckerbäcker | 117 | Seeleute | 257 |
| Fuhrleute | 144 | Töpfer, keramische Arbeiter | 282 |
| Handelsangestellte | 172 | Scheren-, Messer-, Feilen-, Nadelmacher | 306 |
| Steinarbeiter | 172 | darunter Feilenmacher | 434 |
| darunter Steinhauer überhaupt | 237 | Messer und Scherenmacher | 466 |
| „ Granit | 127 | Gasthausbedienstete | 309 |
| „ Kalkstein | 129 | Händler und Hausierer | 419 |
| „ Sandstein | 415 | | |
| Schieferarbeiter | 220 | | |

**Wir sehen hier die verschiedensten Umstände und Schädlichkeiten zu erhöhter Tuberkulosesterblichkeit führen: ungünstige Auslese für den Beruf (Schneider, Schuhmacher, Buchbinder, Buchdrucker, Händler und Hausierer); Staubeinatmung: Steinarbeiter (man beachte den Unterschied zwischen Kalkstein und Sandstein!), Messer-, Scheren- und Feilenmacher; Alkoholismus: Brauer, Gastwirte, Gasthausangestellte.**

Weit größer noch als die schon beträchtliche Mortalität an Lungentuberkulose ist die Morbidität und ganz besonders groß die Infektion mit Tuberkelbacillen, die nur zur Bildung einzelner tuberkulöser Herde führt, ohne daß hierdurch der ganze Körper in einen merklichen Krankheitszustand gerät. Auf Grund von genauesten Sektionen hat Nägeli unter den Leichen Erwachsener, die aus dem Kanton Zürich stammten, in 96—97% der Fälle irgendwelche tuberkulöse Herde gefunden. Diese Feststellung ist durch spätere Nachprüfungen an Leichen, die aus städtischer Bevölkerung herrührten, im wesentlichen bestätigt worden, wenn auch meist etwas geringere Prozentzahlen gefunden wurden. Andererseits haben die Sektionen von Soldaten, die im Krieg gefallen waren, gezeigt, daß doch gar nicht ganz selten auch völlig tuberkulosefreie Lungen angetroffen werden. In Übereinstimmung mit den Sektionsergebnissen von Nägeli fallen die Tuberkulinreaktionen, welche lediglich anzeigen, daß der Körper irgendwelche tuberkulöse Herde beherbergt, ohne über deren Aktivität irgend etwas auszusagen, bei den meisten erwachsenen Personen in den Städten der reichlich mit Tuberkulose durchsetzten Kulturländer positiv aus. Geringer ist die Verhältniszahl bei Bevölkerungen, die abseits vom Verkehr leben (Heimbeck).

Bei Kindern kann man die fortgesetzte Durchseuchung, die namentlich in der Schulzeit zunimmt, durch systematische Prüfung mittels Tuberkulinreaktionen verfolgen. Im Alter von 4 Jahren fielen die Tuberkulinreaktionen nach dem Durchschnitt der von Pirquet-Moro sowie von Hamburger und Monti aufgestellten Statistiken in 25%, im Alter von 14 Jahren in 70% positiv aus. In neueren Untersuchungen ist die Zahl der positiven Tuberkulinreaktionen geringer gefunden worden, und zwar vorwiegend in den dünner besiedelten und verkehrsärmeren nordischen Ländern, aber auch in Deutschland. Nach den von Roloff 1943 zusammengefaßten Angaben ist die durch Tuberkulinproben festgestellte Durchseuchung in Deutschland im Alter von 14 Jahren in 30—50%, mit 20 Jahren in 70—90% erreicht. Die Infektion erfolgt also durchschnittlich in einem fortgeschritteneren Alter als früher. Dies geht auch aus den anatomischen Untersuchungen von Uehlinger hervor, die an dem gleichen Material in Zürich angestellt worden sind, an dem Nägeli vor Jahren seine Aufsehen erregende Statistik veröffenlicht hat. Deshalb kann bei jugendlichen Erwachsenen etwa im Alter zwischen dem 16. und 25. Lebensjahre mehr mit der Möglichkeit einer Primärtuberkulose gerechnet werden als früher; gegen Ende des 3. Lebensjahrzehntes ist aber auch eine nahezu vollständige Durchseuchung der Bevölkerung in Deutschland anzunehmen. Inwieweit diese Feststellungen durch die schweren Auswirkungen des Krieges und der Nachkriegszeit geändert sind, ist noch nicht durch größere Statistiken zu belegen.

### c) Ätiologie.

Der von KOCH entdeckte und als Erreger der Tuberkulose nachgewiesene *Tuberkelbacillus* ist ein schlankes Stäbchen von etwa 0,002—0,004 mm Länge. Er hat eine gerade oder leicht geknickte Gestalt. Im Auswurf und anderen Abscheidungen liegen die Stäbchen oft parallel nebeneinander oder in Häufchen zusammen; im Harn sind sie oft zu zopfartigen Gebilden ausgewachsen.

Der Tuberkelbacillus ist ausgezeichnet durch eine große Widerstandsfähigkeit gegen Säuren, welche seine wachsartige Hülle schwer angreifen können. Hierauf ist sein färberischer Nachweis nach dem von ZIEHL-NEELSEN angegebenen Verfahren gegründet.

Das auf einem Objektträger in dünner Schicht aufgetragene und durch mehrmalige vorsichtige Erhitzung über der Gasflamme fixierte Sputum wird mit Carbolfuchsinlösung gefärbt und sodann über der Flamme bis zum wiederholten Aufkochen erhitzt. Darauf wird das Präparat durch kurzes Eintauchen in 5%ige Schwefelsäure oder 25%iger Salpetersäure entfärbt. Dann wird der Objektträger mit 70%igem Alkohol abgespült, bis er farblos erscheint. Schließlich wird eine Gegenfärbung gewöhnlich mit Methylenblau angewandt, durch welche alle anderen Bestandteile gefärbt werden, und der Objektträger kurz mit Wasser abgespült und getrocknet. Die Tuberkelbacillen, welche die Fuchsinlösung aufgenommen und allein der Säurewirkung widerstanden haben, erscheinen rot, alle anderen Stoffe in der zur Gegenfärbung verwandten Farbe.

Bei spärlichem Bacillengehalt wird oft das Antiforminverfahren angewandt, durch welches die meisten anderen Bestandteile zerstört und nur die Tuberkelbacillen unverändert gelassen werden.

Sehr erleichtert wird der Nachweis von Tuberkelbacillen durch Benutzung des Fluorescenzmikroskops, mittels dessen die durch Auraminlösung gefärbten und zum Unterschied von anderen durch nachfolgenden Salzsäurealkohol nicht entfärbten Bacillen schnell an der hierdurch erlangten Fluorescenz erkannt werden.

Nach dem Gramverfahren färben sich die Tuberkelbacillen positiv. Es kann besonders hierdurch, zum Teil auch durch die ZIEHL-NEELSEN-Färbung, eine körnige Struktur der Tuberkelbacillen nachgewiesen werden. Mitunter findet ein völliger Zerfall in einzelne Körnchen statt, die als „MUCHsche Granula“ bezeichnet werden.

Das färberische Verhalten, insbesondere die Säurefestigkeit haben die Tuberkelbacillen mit einigen anderen Bacillenarten, namentlich den Leprabacillen, die freilich durch ihre geringere Größe unterschieden sind, ferner einigen saprophytisch im Smegma, im Sputum von Bronchiektatikern, sowie anderen auf Gräsern lebenden und bisweilen durch Kuhmist in die Butter übergehenden, endlich auf Wasserleitungshähnen sich findenden Stäbchen gemeinsam. Hierdurch können gelegentlich Verwechslungen entstehen. Zur Unterscheidung dient das Kulturverfahren und die Impfung von Meerschweinchen.

Zur Züchtung werden glycerinhaltige Nährböden, Glycerinagar oder Glycerinbouillon, neuerdings besonders die HOHNschen Eiernährböden verwandt. Die Bacillenkultur bildet auf der Bouillon ein bröckliges Häutchen, das am Rande des Glases hinaufsteigt, auf festen Nährböden einen krümeligen Belag.

Die Impfung auf Meerschweinchen erfolgt durch Einbringung des zu untersuchenden Materiales in das Peritoneum. Bei Anwesenheit von Tuberkelbacillen entsteht nach 4 bis 6 Wochen eine Schwellung und Verkäsung der Lymphknoten im Abdomen und in der Leistengegend, sowie oft eine Aussaat von Knötchen in verschiedenen Organen, namentlich in Leber, Milz, Lunge, Peritoneum. In der Regel werden die Tiere zur Feststellung des Befundes nach 6 Wochen getötet.

Außer der Stäbchen- und der Körnchenform wird von CALMETTE das Vorkommen eines ultravisiblen Virus behauptet. Diese Annahme kann aber bisher nicht als bewiesen gelten.

Der Tuberkelbacillus tritt in verschiedenen Arten auf, die in verschiedenen Wirten leben. Von Wichtigkeit sind der Typus humanus, der Typus bovinus sowie der Erreger der Geflügel- und der Kaltblütertuberkulose. Ihre Unterscheidung erfolgt durch Tierimpfung. Zum Teil lassen sich geringe Unterschiede auch an dem kulturellen Verhalten auf geeigneten Nährböden nachweisen.

Der *Typus humanus* erzeugt den weitaus größten Teil der Tuberkuloseerkrankungen beim Menschen, ebenso auch bei Affen, die in unseren Breiten unter ihnen nicht zusagenden klimatischen Bedingungen gehalten werden. Außerdem wird er selten bei einigen Haustieren wie Hunden, Katzen und Schweinen gefunden; bei Rindern, Ziegen und Schafen ist er nicht beobachtet. Meerschweinchen sowie etwas weniger leicht Kaninchen können mit dem Typus humanus infiziert werden.

Der *Typus bovinus* erzeugt die Perlsucht der Rinder und verwandter Tierarten. Er tritt gelegentlich auch beim Menschen auf, besonders bei solchen Personen, die beruflich viel mit perlsuchtkranken Tieren zu tun haben und sich leicht Hautverletzungen zuziehen wie besonders Schlächter und Melker. Ferner können durch Genuß von Milch, welche von perlsüchtigen Kühen stammt, Darminfektionen namentlich bei kleinen Kindern entstehen, während der Darm erwachsener Menschen sich gegenüber Perlsuchtbacillen im allgemeinen resistent verhält. Meerschweinchen können mit dem Typus bovinus ebenso leicht wie mit dem Typus humanus infiziert werden. Kaninchen sind empfänglicher für den Typus bovinus als für den Typus humanus.

Der *Erreger der Geflügeltuberkulose* ist nur in seltenen Ausnahmefällen beim Menschen nachgewiesen, wo er meist Hauttuberkulosen und septische Krankheitsbilder hervorruft.

*Kaltblütertuberkelbacillen* werden bei Fischen, Schlangen und Amphibien gefunden. Sie können auch auf Schildkröten übertragen werden. Warmblüter sind nicht empfänglich.

### d) Infektionsquellen und -wege.

Die häufigste *Infektionsquelle* ist der offentuberkulöse Mensch, der mit dem Auswurf reichlich Tuberkelbacillen aushustet. Die Bacillen können nach der Lehre von FLÜGGE in feinen mit den Hustenstößen entleerten Tröpfchen in der Luft in der Schwebe gehalten werden. Werden sie von Menschen, die sich in unmittelbarer Nähe von Offentuberkulösen befinden, eingeatmet, so können sie bei diesen eine Inhalationstuberkulose erzeugen. Bei Pflegepersonal, Familienangehörigen von Offentuberkulösen, mit denen sie häufig in dichte Berührung treten, mag diese Art der Infektion eine wesentliche Rolle spielen. Für Fernerstehende ist diese Gefahr als geringer zu veranschlagen, da derartige Tröpfchen sich nicht in größerer Entfernung des Kranken in der Luft halten; dagegen wird der Erdboden ebenso wie Teppiche und Möbelstücke in der Umgebung des Kranken mit den ausgehusteten niedersinkenden Tuberkelbacillen übersät. Der feuchte und ganz besonders der leichter bewegliche eingetrocknete Staub kann durch jede Luftbewegung aufgewirbelt werden und in die Lungen durch Einatmung gelangen. Auf diese Weise ist wohl der größte Teil der Infektionen bei Erwachsenen zu erklären.

Bei Kindern spielt außerdem die sog. Schmierinfektion eine Rolle, indem die Kinder mit Tuberkelbacillen verunreinigten Staub vom Erdboden, Teppichen usw. mit den Fingern aufnehmen und die Finger kindlicher Gewohnheit gemäß in den Mund stecken. Auf diese Weise ist ein Eindringen der verschluckten Bacillen am Mundring, den Tonsillen und durch die Darmwand möglich. Bei Kindern kommt auf diesem Wege auch eine Infektion mit Perlsuchtbacillen besonders in Betracht, die sich bei der großen Verbreitung der Perlsucht der Rinder sehr häufig in der Milch finden. Durch Pasteurisieren der Milch ist ein verhältnismäßiger, durch längeres Kochen, welches freilich den gesundheitlichen Wert der Milch herabsetzt, ein vollkommener Schutz gegen diese Art der Infektion möglich. Auch in den Milchprodukten Butter und Käse kommen Perlsuchtbacillen häufig vor; da diese aber von Kleinkindern, deren Darm besonders empfänglich für Tuberkelbacillen ist, weit weniger als Milch genossen werden, spielt die Milchinfektion eine größere Rolle.

Während BEHRING dieser Art der Tuberkuloseinfektion durch die Milch perlsüchtiger Kühe eine große und sogar überwiegende Bedeutung zugemessen hat, hat KOCH diese Gefahr im Verhältnis zum vorherrschenden Wege der Inhalation von menschlichen Tuberkelbacillen nicht für sehr erheblich gehalten. Nach neueren freilich schwer zu beurteilenden Statistiken ist die Perlsuchtübertragung durch die Milch bei Kleinkindern als durchaus beachtlich anzusehen; sie stellt aber nur einen kleinen Teil, wahrscheinlich weniger als 10% der menschlichen Tuberkuloseinfektionen dar, die in der überwiegenden Mehrzahl durch Inhalation vom Typus humanus erfolgen.

Ferner können Bacillen sowohl vom Typus humanus als bovinus, die einerseits von menschlichen Leichen, andererseits von perlsüchtigen Kühen stammen, durch verletzte Stellen der Haut eindringen und Hauttuberkulose bei Ärzten, die Sektionen ausführen (Leichentuberkel), andererseits bei Schlächtern und Melkern hervorrufen. Außer bei diesen Berufsinfektionen kommt die Haut als Eintrittspforte von Tuberkelbacillen nur ausnahmsweise in Betracht.

Eine *angeborene* Tuberkulose ist mit Sicherheit nur in sehr seltenen Fällen beobachtet, in denen sie durch intrauterine Infektion des Fetus auf dem Wege über die Placenta von einer tuberkulösen Mutter her erfolgte. Eine theoretisch in Betracht kommende Infektion der Samen- oder Eizelle ist nicht erwiesen und praktisch kaum anzunehmen.

### e) Disposition.

Die Entscheidung, ob die in den Körper eingedrungenen Bacillen eine Infektion desselben hervorrufen, ist nicht nur von der Art, Menge und Virulenz des Erregers, sondern auch zu einem sehr großen Teil von der Empfänglichkeit bzw. Widerstandsfähigkeit des Körpers abhängig. Von erheblicher Bedeutung ist hierbei eine *erbliche Disposition*; diese ist bereits früher vermutet und in der vorbakteriologischen Zeit sogar zum Teil für allein maßgeblich gehalten, dann nach Entdeckung des Erregers aber vielfach zu gering geachtet worden. Die Ergebnisse der modernen Erbforschung, besonders der von DIEHL und VERSCHUER gemachten Erhebungen an Zwillingen, von denen die eineiigen sich hinsichtlich einer tuberkulösen Erkrankung häufiger konkordant verhalten als zweieiige, lassen aber die Bedeutung der erblichen Disposition für Tuberkulose klar erkennen. Besonders auffällig sind einzelne Beobachtungen, in denen eineiige Zwillinge an verschiedenen Orten unter verschiedenen Lebensbedingungen aufwuchsen und trotzdem in fast gleichem Lebensalter an sehr ähnlichen Formen der Lungentuberkulsoe erkrankten.

Der empfängliche Mensch hat unter den üblichen Lebensbedingungen soviel Gelegenheit zur Infektion, daß sie in der Regel früher oder später bei ihm eintritt; umgekehrt verleiht angeborene Widerstandsfähigkeit einen beträchtlichen Schutz gegenüber zahlreichen Infektionen.

Dieser Schutz ist aber nicht vollkommen und deshalb darf die Erkenntnis der Bedeutung der erblichen Disposition nicht dazu verleiten, im Kampf gegen die Tuberkulose, der in erster Linie gegen den Erreger und seine Verbreitungsmöglichkeiten geführt werden muß, irgendwie nachzulassen. Auch innerhalb der gefährdeten Familie ist nach wie vor auf Absonderung von Offentuberkulösen und Desinfektion ihrer Ausscheidungen der größte Wert zu legen und darf keiner fatalistischen Nachlässigkeit Raum gegeben werden.

Worin die *ererbte Disposition* besteht, ist keineswegs geklärt. Einzelne Umstände, die nach weit verbreiteter Auffassung für maßgeblich gehalten wurden, wie Enge der oberen Brustapertur (FREUND-HART), Verknöcherung der ersten Rippe, langer schmaler Bau des Brustkorbes (Habitus phthisicus) scheinen nicht einen so hohen Einfluß auf die Ansiedlung und Ausbreitung der Lungentuberkulose zu haben, wie vielfach angenommen worden ist. Dagegen ist die Bedeutung der allgemeinen erblichen Disposition anzuerkennen.

Eine *erworbene Disposition* kann durch zahlreiche Einflüsse, welche die allgemeine Widerstandskraft schwächen, geschaffen werden. In erster Linie sind mangelhafte Ernährung, Kummer und Sorge zu nennen. Das starke, wenn auch nur vorübergehende Ansteigen der Tuberkulose in allen am ersten Weltkrieg beteiligten Staaten, ganz besonders in dem ausgehungerten Deutschland, in den letzten Kriegs- und ersten Nachkriegsjahren hat hierfür ein beredtes Beispiel gegeben (vgl. Abb. 19). Eine erneute noch verstärkte Zunahme unter den katastrophalen Folgen des zweiten Weltkrieges ist in nächster Zukunft zu befürchten. Sodann spielen allgemeine hygienische Bedingungen, Bewegung, Luft und Licht eine Rolle. Ungünstige Verhältnisse in dieser Hinsicht, wie sie in Gefängnissen und Gefangenenlagern herrschen, pflegen die Verbreitung der Lungentuberkulose sehr zu begünstigen. Auch werden hierbei besonders bösartige Verlaufsformen sowohl mit massigen Lymphknotenschwellungen und Erkrankungen der serösen Häute als mit auffallend schneller Verkäsung ausgedehnter Lungenabschnitte beobachtet. Andererseits vermag auch eine übergroße Sonnenbestrahlung zum Aufflackern vorher schlummernder tuberkulöser Herde zu führen, wie Beobachtungen namentlich an Jugendlichen immer wieder lehren. Verschiedene andere Erkrankungen, besonders Masern, Keuchhusten und Grippe scheinen der Tuberkulose den Weg zu bahnen, da man sie häufig im Gefolge dieser Krankheiten auftreten sieht. Eine besondere Disposition wird durch die Zuckerkrankheit geschaffen, bei der schwere Formen der Tuberkulose besonders häufig auftreten und vielfach einen ungewöhnlich bösartigen Verlauf nehmen. Auch chronischer Alkoholismus bildet häufig den Schrittmacher für die Lungentuberkulose.

Eine *Organdisposition* durch mangelhafte Lüftung der Lunge infolge Verminderung der costalen Atmung ist bei der Spondylarthritis ancylopoetica geschaffen, bei welcher die Rippen- und Wirbelgelenke versteift sind, so daß die Ausdehnungsfähigkeit des Brustkorbes hochgradig herabgesetzt ist. Dementsprechend wird in den Endstadien dieser Erkrankung häufig Lungentuberkulose beobachtet. Eine mangelhafte Durchblutung der Lungen, welche bei der angeborenen Pulmonalstenose vorliegt, schafft für die Ansiedlung und Entwicklung der Tuberkelbacillen offenbar günstige Verhältnisse, da die Lungentuberkulose fast regelmäßig die Todesursache von Menschen mit angeborener Pulmonalstenose bildet. Umgekehrt wird behauptet, daß eine Lungenstauung, wie sie namentlich bei Mitralfehlern vorliegt, einen gewissen Schutz gegenüber der Lungentuberkulose bieten soll. In der Tat scheint die Lungentuberkulose hierbei etwas weniger häufig als durchschnittlich vorzukommen; sie stellt dabei aber keine große Seltenheit dar.

Auch innersekretorische Einflüsse können für die Entwicklung der Lungentuberkulose von einer gewissen Bedeutung sein. Das auffallende Emporschnellen der Erkrankungsziffer an Lungentuberkulose bei Mädchen im frühen Pubertätsalter, welche die Durchschnittszahl der Erkrankungen bei den später reifenden Knaben und Jünglingen der gleichen Jahresklassen weit übertrifft, spricht durchaus in diesem Sinne. Auch lehren Einzelbeobachtungen von besonders schnellen Fortschritten der Lungentuberkose in der Gravidität und namentlich im Puerperium, daß die großen Umwälzungen, welche bei diesen Zuständen im weiblichen Organismus vor sich gehen, einen die Tuberkulose begünstigenden Einfluß ausüben können. In größeren Statistiken, welche in sorgfältiger Weise besonders von SCHULTZE-RHONHOFF und HANSEN ausgeführt sind, tritt dies nicht so in Erscheinung wie in Einzelbeobachtungen, die an genau verfolgten Fällen von kritischen Ärzten gemacht sind (BRÄUNING).

Akute äußere Einwirkungen, insbesondere Traumen, befördern nur selten den Eintritt einer tuberkulösen Erkrankung. Wenn bei Begutachtungen derartige Zusammenhänge zur Erörterung stehen, so können nur ganz besonders deutliche, auf ursächliche Beziehungen hinweisende Verhältnisse im Einzelfalle zu einer Bejahung dieser Frage führen; im allgemeinen ist ein unmittelbarer und meist auch ein mittelbarer Zusammenhang zu verneinen. Dies gilt auch für Lungenverletzungen durch Geschosse. Anatomische Erfahrungen lehren, daß bei Steckschüssen in einer tuberkulösen Lunge die Umgebung des Geschosses in der Regel nicht durch irgendwelche auffälligen Veränderungen ausgezeichnet ist. In einzelnen Ausnahmefällen ist dies freilich nachgewiesen.

### f) Allergie und Immunität.

Von großem Einfluß auf Art und Verlauf der Tuberkulose ist das Überstehen einer früheren tuberkulösen Infektion. Es ist einerseits eine Änderung der Empfindlichkeit im Sinne einer Steigerung oder Abschwächung und andererseits die Gewinnung eines erhöhten Schutzes gegenüber der Infektion begrifflich und tatsächlich zu unterscheiden. Der erste Vorgang wird als Allergie, der zweite als Immunität bezeichnet. Oft bestehen Beziehungen zwischen beiden Zustandsänderungen; in anderen Fällen scheinen sie sich aber unabhängig voneinander zu verhalten.

Die Grundlagen für die Erkenntnis derartiger Erscheinungen sind von KOCH in folgendem Versuch gegeben:

Wenn man ein gesundes Meerschweinchen mit einer Reinkultur von Tuberkelbacillen impft, dann verklebt in der Regel die Impfwunde und scheint in den ersten Tagen zu verheilen; erst im Laufe von 10—14 Tagen entsteht ein hartes Knötchen, welches bald aufbricht und bis zum Tode des Tieres eine ulcerierende Stelle bildet. Aber ganz anders verhält es sich, wenn ein bereits tuberkulös erkranktes Meerschweinchen geimpft wird. Am besten eignen sich hierzu Tiere, welche 4—6 Wochen vorher erfolgreich geimpft wurden. Bei einem solchen Tier verklebt die kleine Impfwunde auch anfangs, aber es bildet sich kein Knötchen, sondern schon am nächsten oder zweiten Tag tritt eine eigentümliche Veränderung an der Impfstelle ein. Dieselbe wird hart und nimmt eine dunklere Färbung an, und zwar beschränkt sich diese nicht allein auf die Impfstelle selbst, sondern breitet sich auf die Umgebung bis zu einem Durchmesser von 0,5—1 cm aus. In den nächsten Tagen stellt sich dann immer deutlicher heraus, daß die so veränderte Haut nekrotisch ist; sie wird schließlich abgestoßen, und es bleibt dann eine schwache Ulceration zurück, welche gewöhnlich schnell und dauernd heilt, ohne daß die benachbarten Lymphknoten infiziert werden. „Die verimpften Tuberkelbacillen wirken also ganz anders auf die Haut eines gesunden als auf diejenige eines tuberkulösen Meerschweinchens."

Es ist also bei der zweiten Infektion des Meerschweinchens eine örtliche Überempfindlichkeit festzustellen; gleichzeitig hat aber der Organismus eine erhöhte Widerstandskraft in der Hinsicht erlangt, daß er der Infektion länger widersteht als bei einmaliger Infektion. In einem gewissen Teil der Versuche kann die Überempfindlichkeitsreaktion so hohe Grade erreichen, daß hierdurch der Tod eintritt.

Ähnlich wie eine Neuinfektion mit lebenden Bacillen wirkt auch die Injektion von abgetöteten Bacillen und ihren chemischen Produkten, die gleichfalls zuerst von Koch hergestellt wurden. Er verwandte einerseits das Filtrat von Tuberkelbacillen, die auf Glycerinbouillon gezüchtet waren (Alt-Tuberkulin), und andererseits getrocknete Bakterienkulturen, die zerrieben und in physiologischer Kochsalzlösung aufgeschwemmt wurden (Neu-Tuberkulin). Den wirksamsten Bestandteil stellen die in den Bacillenleibern enthaltenen Endotoxine dar. Auch bei Injektion dieser Stoffe ist an einem früher infizierten Organismus bei Tier und Mensch eine Überempfindlichkeitsreaktion zu beobachten, die sich in einem Aufflammen der Entzündung am ursprünglichen Krankheitsherd kundgibt. Die diagnostische Bedeutung derartiger Tuberkulinreaktionen wird später im Abschnitt über die Diagnose erörtert werden. Von Koch gehegte Hoffnungen, durch wiederholte Injektion dieser Stoffe eine Immunität hervorzurufen und dadurch eine Heilung der Erkrankung herbeizuführen, haben sich aber nicht bestätigt. Ganz abgesehen von der diagnostischen und therapeutischen Verwertung ist durch die grundlegenden Versuche von Koch erwiesen, daß die Entwicklung der tuberkulösen Krankheitsvorgänge bei einer zweiten Infektion wesentlich anders vor sich geht als bei einmaliger Infektion.

Ähnliche Erscheinungen, die bei wiederholter Injektion anderer chemisch wirksamer Stoffe und insbesondere bei wiederholter Infektion mit anderen Krankheitserregern zustande kommen, sind von Behring und Römer genau erforscht und sodann von Pirquet in genialer Weise in ein System gebracht und zum Aufbau seiner Allergielehre verwandt worden. Auf diesem Grunde hat auch Ranke sein Lehrgebäude aufgerichtet, in dem morphologisch-anatomische Zustände in Beziehung zu immun-biologischen Vorgängen gebracht sind. Anknüpfend an die schon von Petruschky unternommene Einteilung der Lungentuberkulose analog der Syphilis in drei Stadien unterscheidet Ranke bei der Tuberkulose folgende Stadien:

Im ersten Stadium erfolgt die primäre Infektion bei unveränderter Abwehrkraft. Im zweiten Stadium tritt eine Ausbreitung der Tuberkulose mit reichlicher Streuung auf dem Lymph- und Blutwege und gleichzeitig eine Überempfindlichkeit des Organismus ein, die in starken Entzündungserscheinungen um die Krankheitsherde zum Ausdruck kommt. Im dritten Stadium geschieht eine weitere Ausbreitung vorwiegend nur entlang vorgebildeten Straßen in sog. Kanälen, d. h. auf dem Bronchialwege, entlang den Ureteren, dem Darm usw.; dabei ist die Empfindlichkeit und deshalb die Stärke der Entzündungserscheinungen herabgesetzt; der Körper hat eine erhöhte Widerstandsfähigkeit erhalten, so daß etwaige hämatogene Streuungen nicht mehr angehen.

Durch diese Verknüpfung immun-biologischer Zustände mit morphologisch-anatomischen Vorgängen ist die Erkenntnis gefördert und der Forschung eine fruchtbare Anregung gegeben worden. Diese hier nur in den Grundzügen wiedergegebene Lehre wird den Tatsachen namentlich hinsichtlich des ersten und zweiten Stadiums, die von Ranke im Kindesalter besonders genau studiert sind, im allgemeinen gerecht. Anspruch auf allgemeine Gültigkeit kann ihr aber nicht beigemessen werden, und es sind wohlbegründete Einwände dagegen erhoben worden. So kommen namentlich im dritten Stadium in gewissen Phasen vielfach Überempfindlichkeitserscheinungen ganz ähnlich wie im zweiten Stadium und auch hämatogene Streuungen vor. Unbeschadet solcher mit den Tatsachen nicht in Einklang zu bringender Widersprüche steckt aber doch in der Lehre von Ranke ein wertvoller Kern.

Weitere Fortschritte brachten nicht theoretische Spekulationen, welche im modernen Schrifttum der Lungentuberkulose einen übermäßig breiten Raum einnehmen, sondern systematische tierexperimentelle Untersuchungen. So studierte Schwartz an Versuchstieren, namentlich Kaninchen, die Unterschiede, die bei einmaliger und andererseits bei wiederholter Infektion mit Tuberkelbacillen entstehen, welche er auf verschiedenen Wegen einführte. Entsprechend dem vorher auf S. 556 besprochenen Kochschen Grundversuch, entstehen bei hämatogener Neuinfektion teils shockartige Zustände, an denen einzelne Versuchstiere zugrunde gehen, teils, wenn sie am Leben bleiben, auf erhöhter Empfindlichkeit beruhende Reaktionen, die in Hyperämie, Ödem, Zellproliferation und im Auftreten von Nekrosen bestehen und sich vorwiegend an Lunge, Leber und Milz abspielen. Später schließen sich resorptive und indurative Heilungsvorgänge an. Die Tiere, welche das entzündliche Reaktionsstadium überstehen, bleiben länger am Leben als die nur einmalig infizierten Tiere. Diese Vorgänge, welche beweisen, daß durch die zweite Infektion eine erhöhte Empfindlichkeit, aber in der Folge auch eine erhöhte Widerstandsfähigkeit erzeugt wird, werden zu den im zweiten Rankeschen Stadium der hämatogenen Dissemination und erhöhten Empfindlichkeit bei Menschen beobachteten Erscheinungen in Parallele gesetzt. Bei intratrachealer Erstinfektion und andererseits bei ebenfalls intratracheal erfolgender Neuinfektion nach stattgehabter Vorinfektion wurden bei Kaninchen exsudative Lungenherde erzeugt, die vorwiegend in den paravertebralen Gegenden sitzen. Die nach der zweiten Infektion entstandenen Herde zeichnen sich gegenüber den durch einmalige Infektion hervorgerufenen Herden durch größeren Umfang, stärkere entzündliche Reaktion der Umgebung, in der Folge aber durch größere Neigung zur Resorption und Induration aus, so daß auch hier ein stärkerer Grad von Empfindlichkeit und andererseits ein gewisser Grad von Immunität im Verhältnis zu den Erscheinungen bei einmaliger Infektion zutage tritt. Diese Vorgänge zeigen eine unverkennbare Ähnlichkeit mit den beim Frühinfiltrat des Menschen beobachteten Erscheinungen und werden von Schwartz auch damit verglichen.

Zusammenfassend lehren die bisherigen, freilich noch nicht abgeschlossenen Forschungen, daß erneute Infektionen eine veränderte sog. allergische Reaktionslage des Körpers erkennen lassen, die vielfach mit einem erhöhten, wenn auch relativen Immunitätszustand verbunden ist und sich in einer Änderung der anatomischen Vorgänge und des weiteren Verlaufs der Tuberkulose äußert.

Auch in den klinischen Erscheinungsformen lassen sich Unterschiede bei primärer und später wiederholter, sog. postprimärer Infektion feststellen, welche auf allergische Vorgänge zu beziehen sind. Wenn Unterschiede des klinischen Bildes der Tuberkulose bei verschiedenen Lebensaltern, insbesondere zwischen der Tuberkulose des Kindesalters und der Erwachsenentuberkulose, aufgestellt worden sind, so sind diese größtenteils darauf zurückzuführen, daß es sich bei Kindern oft um primäre, bei Erwachsenen in den durchseuchten Kulturländern meist um wiederholte (postprimäre) Infektionen handelt. Bei den ersten besteht das Bild des Primärkomplexes nach Ranke, d. h. eines Primärherdes und starker Lymphknotenschwellung im Abflußgebiet. Bei der Erwachsenentuberkulose, bei welcher es sich in der Regel um eine wiederholte Infektion handelt, fehlt dagegen meist eine stärkere Beteiligung der Lymphknoten. Zum Ausdruck dessen, daß von der ersten Infektion herrührende immunbiologische Einflüsse bei dem nach der zweiten Infektion entstandenen Bild sich geltend machen, ist diese von Roemer als *Superinfektion* bezeichnet und von der *Reinfektion* geschieden worden, bei welcher diese immunbiologischen Einflüsse im Laufe der Jahre verloren gegangen sind und deshalb der Organismus auf eine erneute Infektion ebenso reagiert wie bei der ersten. Auf diese Weise wird namentlich von Schürmann die Tatsache erklärt, daß nicht selten gerade im Greisenalter wieder ähnliche Formen der Tuberkulose wie im Kindesalter mit reichlicher Schwellung und Verkäsung der Lymphknoten im Gegensatz zum sonstigen Verhalten bei der Tuberkulose der Erwachsenen beobachtet werden. Schürmann nimmt dabei an, daß die veränderte Reaktionsfähigkeit (Allergie) etwa 50 Jahre besteht und daß nach Ablauf dieser Zeit wieder der ursprüngliche

Zustand des unberührten Organismus eintreten kann. Der Beweis dafür, daß es sich bei den Tuberkulosen von kindlichem Typus im Greisenalter tatsächlich um Reinfektionen handelt, ist dadurch geführt, daß anatomisch neben den frisch entzündeten, geschwollenen und verkästen Lymphknoten reaktionslose Kalkherde als Zeichen einer vor langen Jahren erfolgten und zur Ruhe gekommenen Infektion nachgewiesen wurden. SCHWARTZ hat ähnliche Befunde bereits in früheren Lebensaltern erhoben und dafür die gleiche Erklärung gegeben, bei welcher also angenommen wird, daß die Allergie hier bereits früher erloschen ist.

Während das Bild des Primärinfektes bei stark durchseuchter Bevölkerung weitaus am häufigsten in der Kindheit beobachtet wird, kommen bei abgeschieden lebenden Personen Erkrankungen, die unter den Erscheinungen der Erstinfektion verlaufen, auch im Erwachsenenalter vor. Hierdurch wird bewiesen, daß die Krankheitserscheinungen nicht in erster Linie vom Lebensalter, sondern von den immunbiologischen Zuständen abhängig sind. Derartige Fälle einer Primärinfektion von Erwachsenen sind u. a. von HEIMBECK bei Krankenschwestern beschrieben, die aus entlegenen Gegenden Norwegens stammten und kurze Zeit nach Aufnahme ihres Pflegedienstes in Lungenheilstätten an Tuberkulose von kindlichem Typus mit starker Beteiligung der Lymphknoten erkrankten. Ähnliche Beobachtungen hat ARBORELIUS in Schweden bei Rekruten veröffentlicht, die aus unverseuchten Landbezirken stammten und nach Eintritt ins Heer mit ähnlichen tuberkulösen Erscheinungen erkrankten. Bei diesen von ARBORELIUS als Zeltinfektion bezeichneten Vorgängen wurden deutliche Unterschiede gegenüber solchen Fällen beobachtet, welche aus verseuchten, meist städtischen Bezirken herkamen und bereits eine frühere Infektion durchgemacht hatten; diese boten das gewöhnliche Bild der Erwachsenentuberkulose ohne nennenswerte Beteiligung der Lymphknoten dar. Der Beweis, daß die einen vorher von Tuberkulose unberührt waren, die anderen eine tuberkulöse Infektion hinter sich hatten, war durch das Ergebnis der bei den ersten negativ, bei den zweiten positiv ausgefallenen PIRQUETschen Reaktion bei der Einstellung *vor* der Zeltinfektion erbracht. Während des letzten Weltkrieges hat die Zahl der Primärtuberkulosen bei jugendlichen Erwachsenen auch unter den Angehörigen der deutschen Wehrmacht auffällig zugenommen.

Bei starker Ausbreitung der Tuberkulose in bestimmten Bevölkerungen entsteht eine von PETRUSCHKY so bezeichnete *Durchseuchungsresistenz.* Von manchen wird angenommen, daß der fortschreitende Abfall der Tuberkulosesterblichkeit in den Kulturländern, abgesehen von den früher genannten hauptsächlich wirksamen Umständen, vielleicht auch mit hierauf zurückgeführt werden kann. Umgekehrt liegt es nahe, das auffallend bösartige, oft unter dem Bild einer schweren akuten Infektionskrankheit, verlaufende Auftreten der Tuberkulose bei Völkern, die bisher nie mit der Tuberkulose in Berührung gekommen waren, auf einen Mangel an einem solchen Durchseuchungswiderstande zu beziehen. Worauf dieser Durchseuchungswiderstand beruht, bedarf noch näherer Aufklärung. Es ist hierbei zunächst an eine gewisse vererbbare Immunisierung der gesamten Bevölkerung gedacht worden (CUMMINS u. a.). Diese Annahme, welche mit den bei der eingeborenen Bevölkerung unverseuchter Gebiete in allen Weltteilen, z. B. bei den Indianern Amerikas und den Polynesiern auf den Inseln des Stillen Ozeans gemachten Beobachtungen gut in Einklang steht, wird freilich von den Forschern, die sich tierexperimentell mit diesen Fragen beschäftigt haben (NEUFELD, B. LANGE), abgelehnt, ist hierdurch aber nicht sicher widerlegt worden. Von anderen wird eine Auslese der mit besonderer natürlicher Widerstandskraft ausgestatteten Individuen angenommen, während die tuberkuloseempfänglichen allmählich aussterben. Sichere Beweise sind für keine der beiden Theorien erbracht worden.

Es ist der Versuch gemacht worden, den Stand der erworbenen Allergie bzw. Immunität durch den Ausfall von Tuberkulinimpfungen zu prüfen, deren Einzelheiten im Abschnitt über die Diagnose näher erörtert werden. Diese zeigen in der Tat an, ob eine tuberkulöse Infektion einmal stattgefunden hat oder nicht. Über das Maß etwa vorhandener Schutzkräfte gibt die Reaktion aber keine Auskunft. Im allgemeinen ergeben zwar stark entzündliche Erkrankungen eine stark positive, schleichende und torpide oder abgeklungene Prozesse eine geringere Reaktion; es kann aber nicht durchweg eine Parallele zwischen Aktivität des tuberkulösen Prozesses und Stärke der Reaktion festgestellt werden. Deshalb eignet sich der Ausfall der Tuberkulinreaktionen nicht zum Maßstab des allergischen bzw. immunbiologischen Zustandes.

### g) Entwicklung der Lungentuberkulose.

Anschließend an die eben besprochene Erkenntnis, daß immunbiologische Kräfte die pathologisch-anatomischen morphologischen Vorgänge sowohl örtlich als bezüglich der Ausbreitung der Erkrankung wesentlich beeinflussen, sollen zunächst die *Entwicklungsgänge* und sodann die *anatomischen Zustandsbilder* der Lungentuberkulose beschrieben werden.

Die *Entwicklungsgänge* sind außerordentlich mannigfaltig und in einer Weise verschlungen, daß zwischen den in einer Richtung fortschreitenden Reihen Querverbindungen bestehen; z. B. kann eine auf dem Blutweg fortschreitende Erkrankung in den Bronchialbaum einbrechen und sich auf diesem Wege weiter verbreiten und umgekehrt ein bronchogener Krankheitsprozeß hämatogene Metastasen setzen. Dazu kommt, daß die Veränderungen keineswegs an allen Stellen der Erkrankung gleichartig ausgeprägt sind und die Entwicklungsgänge auch nicht überall gleichsinnig zu verlaufen brauchen. Fortschritte der Erkrankung an einer Stelle bestehen oft gleichzeitig neben Heilungsvorgängen an anderen Orten. Hieraus ergeben sich derart verschiedenartige Entwicklungsgänge und Zustandsbilder, daß alle Versuche, das anatomische Geschehen in ein Schema zu pressen, zum Scheitern verurteilt sind. Es kann sich bei einer Darstellung der Verhältnisse nur darum handeln, eine allgemeine Übersicht über die häufigsten Entwicklungsreihen und die am meisten beobachteten Zustandsbilder zu geben. Verhältnismäßig am einfachsten liegen die Verhältnisse gleich nach der Ansteckung mit dem Tuberkelbacillus; im späteren Verlauf werden sie immer verwickelter.

**1. Primärherd und Primärkomplex.** Die erste Gewebsveränderung, welche durch Einatmen von Tuberkelbacillen in der Lunge hervorgerufen wird, wird als *Primärherd* bezeichnet. Die anatomische Gestalt und Beschaffenheit des Primärherdes ist von KÜSS und besonders eingehend von GHON als exsudative rundliche Bildung von verschiedener Größe, durchschnittlich etwa der einer Erbse, beschrieben worden. Der Primärherd tritt meist in der Einzahl auf. Es können aber auch gleichzeitig mehrere, nach den Forschungen von GHON in einzelnen Fällen auch eine ganze Anzahl von Primärherden an verschiedenen Stellen der Lunge vorkommen. Die Primärherde werden in allen möglichen Teilen der Lunge angetroffen. Es wird hier kein besonderes Lokalisationsgesetz bezüglich der Lappenverteilung beobachtet, nur ist zu bemerken, daß die Lungenspitzen verhältnismäßig selten befallen werden. Oft sitzen die Primärherde in den Endverzweigungen kleinerer Bronchialäste nahe unter der Pleura.

Das weitere Schicksal der Primärherde ist am häufigsten Verkäsung mit folgender Verkalkung und Abkapselung durch Bindegewebsbildung. Es kann auch nahezu restlose Resorption eintreten. In diesen beiden Fällen kann jedenfalls im klinischen Sinne von einer Abheilung des Herdes gesprochen werden. Es kann aber auch ein Übergreifen der exsudativen tuberkulösen Entzündung vom Primärherd auf die Umgebung stattfinden und eine ausgedehnte Infiltration und Atelektase des benachbarten Lungengewebes entstehen. Diese kann wiederum resorbiert werden und somit ausheilen oder aber der Verkäsung verfallen und, indem sie immer weiter um sich greift, einen bösartigen Verlauf nehmen. Sowohl innerhalb des Primärherdes selbst als innerhalb einer davon ausgehenden käsig-pneumonischen Infiltration des umgebenden Lungengewebes kann eine Gewebseinschmelzung stattfinden und aus den so gebildeten Kavernen eine Verschleppung des tuberkulösen Materials auf dem Bronchialwege in andere Lungenabschnitte zustande kommen.

An Häufigkeit überwiegt weitaus die Abheilung des Primärherdes durch Verkalkung und Induration oder auch durch Resorption. Derartige verkalkte stecknadelkopf- bis erbsengroße Herde werden bei genauer Sektion der Lunge häufig angetroffen; ihre Auffindung wird durch Anwendung des Röntgenverfahrens erleichtert, indem die Kalkherde scharf gezeichnete intensive Schattenflecken im Röntgenbild hervorrufen. Daß Primärherde aber auch spurlos resorbiert werden können, geht daraus hervor, daß in nicht seltenen Fällen, bei welchen im Leben eine positive Tuberkulinreaktion nachgewiesen war, bei genauester Sektion einschließlich Röntgenuntersuchung keine Anzeichen von tuberkulösen Herden aufgefunden werden können. Kommt es andererseits nach Übergreifen des Prozesses auf die Umgebung oder durch bronchogene Verbreitung von einem kavernös erweichten Primärherd aus zur Bildung käsig-pneumonischer Prozesse, so führt diese Art der Erkrankung, die besonders bei Infektionen im frühen Kindesalter nicht selten angetroffen wird, meist rasch zum Tode.

Weit häufiger als die kontinuierliche Ausbreitung in das umgebende Lungengewebe ist die Verschleppung von Tuberkelbacillen auf dem Lymphwege in die dazu gehörigen broncho-pulmonalen Lymphknoten, welche in entzündliche Schwellung geraten und anschließend oft verkäsen. Diese Ausbreitung auf dem Lymphwege kommt nahezu regelmäßig auch in den Fällen zustande, in denen der Primärherd selbst in der eben beschriebenen Weise zur Abheilung gelangt. Auch in den Lymphwegen, welche zwischen Primärherd und den Lymphknoten des Abflußgebietes an der Lungenwurzel eingeschaltet sind, erzeugt der Transport von Tuberkelbacillen bzw. ihren toxischen Produkten eine entzündliche Schwellung und vereinzelt auch das Auftreten kleiner Knötchen. Anschließend wird ferner eine Hyperämie der begleitenden Blutgefäße und eine Entzündung mit starker Schleimproduktion der benachbarten Bronchien beobachtet. Diese den Primärherd, die abfließenden Lymphgefäße und die dazu gehörigen Lymphknoten an der Lungenwurzel betreffenden Vorgänge sind besonders von RANKE genau erforscht und von ihm als *Primärkomplex* bezeichnet worden. Sie sind auch am Lebenden sehr deutlich im Röntgenbild dadurch zu verfolgen, daß die oft eintretende Verkäsung und noch mehr eine folgende Verkalkung im Primärherd und an den zugehörigen Lymphknoten intensive Schattenbildung verursacht (vgl. Abb. 21 und 36); im frischen Entzündungsstadium können ferner die dazwischen liegenden verbreiterten Lymph- und Blutbahnen als verstärkte Schattenstreifen hervortreten.

Auch von den Lymphknoten der Lungenwurzeln aus können infolge von Verbreitung der Tuberkelbacillen und ihrer toxischen Produkte in die Umgebung entzündliche Infiltrationen in Form einer kollateralen (perifokalen) Entzündung entstehen. Häufig entwickeln sich im Anschluß hieran auch Entzündungen im benachbarten interlobären Pleuraspalt, die gewöhnlich bald wieder abklingen (vgl. Abb. 23 und 24). In einzelnen Fällen kann eine von der Lungenwurzel in die Umgebung sich ausbreitende tuberkulöse Infiltration

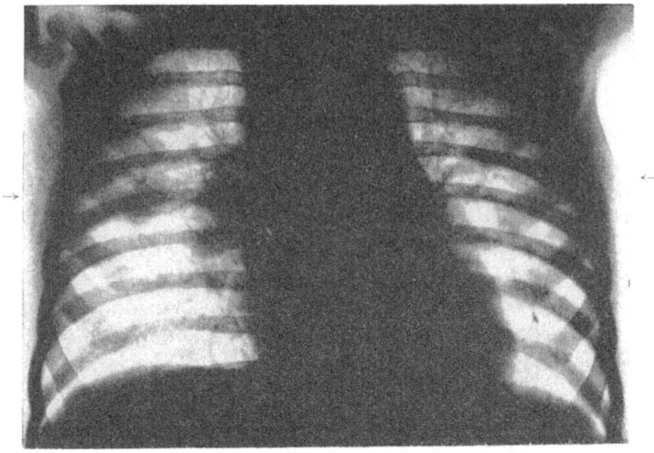

Abb. 21. Kindlicher Primärherd im rechten Lungenfeld (Pfeil) und Vergrößerung der Lymphknoten am rechten Hilus.

bestehen bleiben und auch weiter fortschreiten. Dieser unter dem Begriff der Hilustuberkulose im Schrifttum bekannten Form ist meines Erachtens wegen der Seltenheit des Vorkommens nicht die Bedeutung zuzuerkennen,

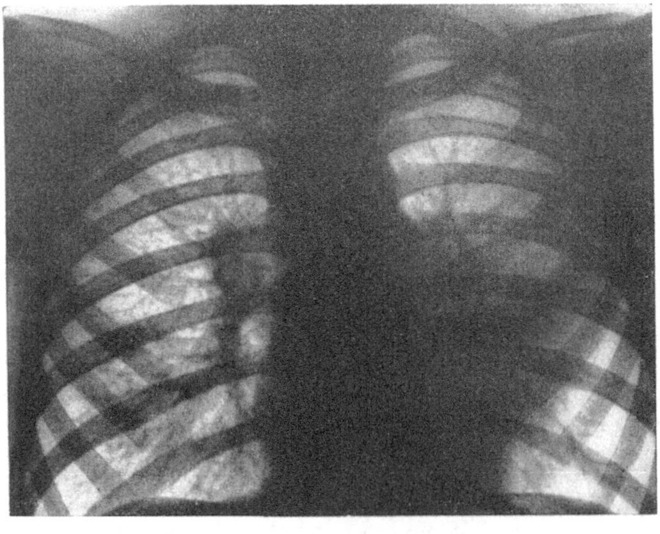

Abb. 22. Verdichtung im linken mittleren Lungenfeld.
Beiderseits Vergrößerung der bronchopulmonalen Lymphknoten (verbreiterte Hilusschatten) bei kindlicher Tuberkulose.

die ihr eine Zeit lang vielfach beigemessen wurde. Anstoß hierzu haben wohl Röntgenbeobachtungen ergeben, die auf Aufnahmen bei sagittalem Strahlengang in der Tat nicht selten eine Verschattung im mittleren Lungenfeld in der Umgebung der Lungenwurzeln zeigen. Im frontalen Durchmesser hergestellte Queraufnahmen lassen aber erkennen, daß die Verschattung oft in einer anderen Ebene, entweder davor in den vorderen Partien des Oberlappens oder häufiger dahinter in der Spitze des Unterlappens gelegen ist. Ein erheblicher Teil auch der in der Umgebung des Hilus gelegenen Verschattungen ist nicht auf spezifische Infiltrate, sondern auf Atelektase bestimmter Lungenabschnitte zu beziehen, deren zuführender Bronchus durch tuberkulöse Lymphknoten in der Hilusgegend, seltener durch tuberkulöse Herde der Lunge selbst

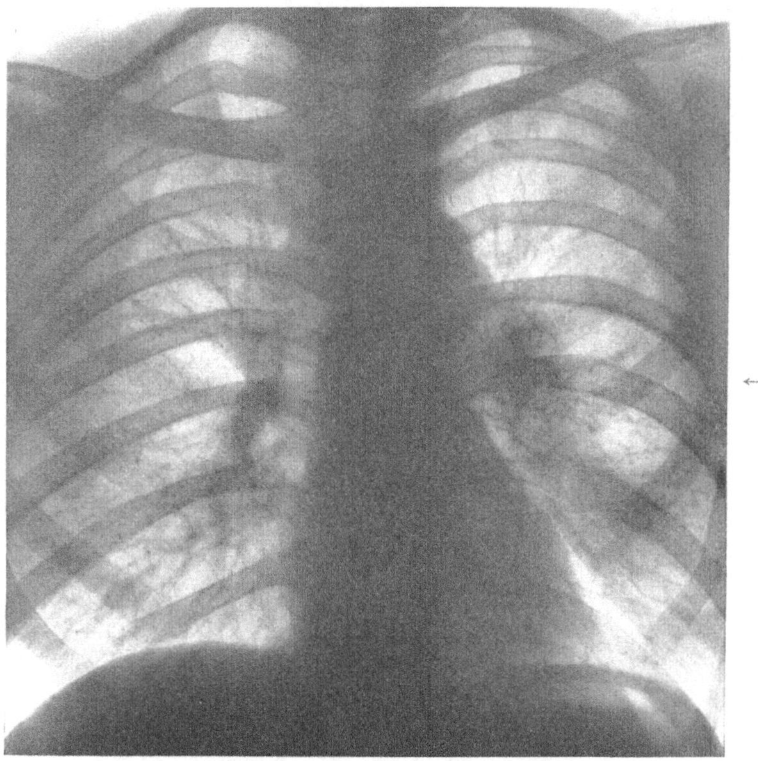

Abb. 23. Akute Lymphknotenschwellung am linken Hilus bei wahrscheinlich primarer tuberkulöser Infektion im Alter von 23 Jahren.
Eine leichte diffuse Verschattung im linken unteren Lungenfeld beruht nicht auf einer Infiltration, sondern auf einem interlobären Exsudat, welches sich häufig an Lymphknotenschwellungen anschließt (vgl. Querbild in Abb. 24).

komprimiert wird; bei der Enge der Lichtungen der kindlichen Bronchien kommt dies leicht zustande. Infolge der Volumenverminderung der atelektatischen Abschnitte ist in diesen Fällen das Mediastinum nach der erkrankten Seite verzogen, die Grenze des atelektatischen Bereichs ist konkav gestaltet. Solche Resorptionsatelektasen, welche sowohl in näherer als auch in weiterer Umgebung der Stelle der Bronchusstenosen vorkommen, bilden nach den überzeugenden anatomischen Untersuchungen von Rössle das anatomische Substrat eines Teiles der von Eliasberg und Neuland sog. „epituberkulösen Infiltrationen“. Sie sind bei Rückgang der Bronchuskompression weitgehend rückbildungsfähig. Tritt dagegen ein Durchbruch von tuberkulösen Lymphknoten in den Bronchus ein, so entwickeln sich in den betreffenden Lungenabschnitten und zum Teil auch an anderen Stellen durch Verstreuung von

Tuberkelbacillen auf dem Bronchialwege spezifisch tuberkulöse Infiltrationen, welche oft der Verkäsung und folgenden kavernösen Einschmelzung verfallen. Kavernen, die im Röntgenbild bei sagittalem Strahlengang oft in unmittelbare Nähe des Hilus projiziert werden, sind tatsächlich, wie Queraufnahmen bei frontalem Strahlengang lehren, in der Regel weiter dorsalwärts in der Spitze

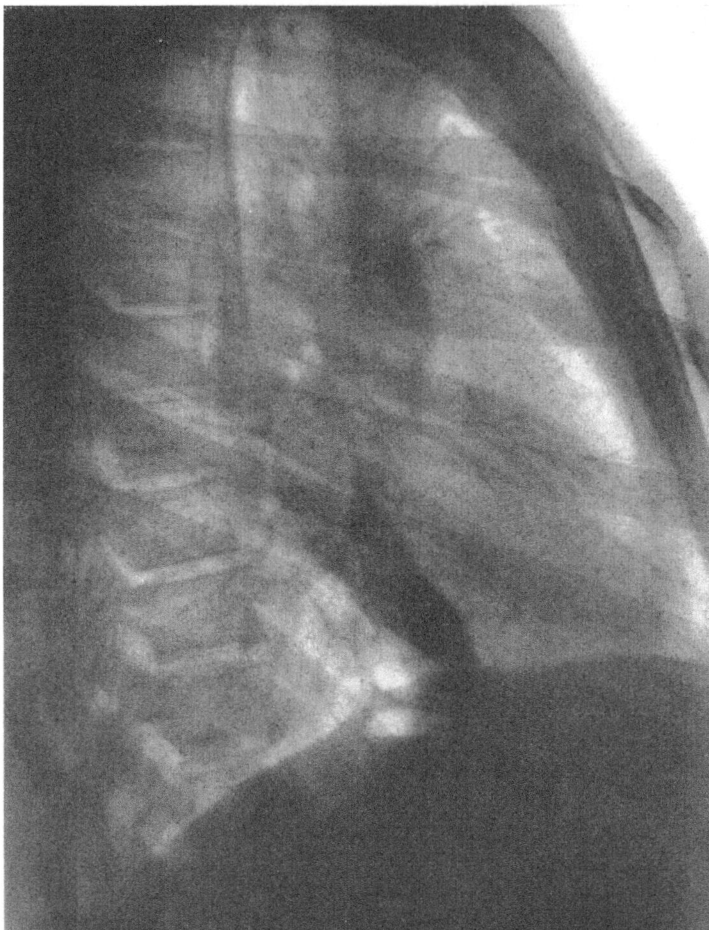

Abb. 24. Interlobäres Exsudat bei tuberkulöser Lymphknotenschwellung am linken Hilus im Querbild (vgl. die Aufnahme im sagittalen Durchmesser auf Abb. 23).

des Unterlappens oder weiter vorn in den unteren Abschnitten der Oberlappen gelegen (vgl. Abb. 28, 29 u. 30). Dagegen können am Hilus selbst Hohlräume an Stelle von Lymphknoten zustande kommen, die ihren käsigen Inhalt in einen Bronchus entleert haben (SCHWARTZ). Für eine von den Hiluslymphknoten aus entlang den Lymphwegen, und zwar entgegen der gewöhnlichen Richtung des Lymphstroms nach den Lungenspitzen zu aufsteigende Ausbreitung der Lungentuberkulose, welche von STÜRTZ und RIEDER angenommen wurde, haben spätere Forschungen keine Anhaltspunkte ergeben. Diese Mutmaßung ist insbesondere auf Grund anatomischer Erfahrungen abzulehnen.

Die *Verkäsung der Lymphknoten* geht oft in Verkalkung über, die Lymphknotenkapsel erfährt eine bindegewebige Induration. Auf diese Weise verheilt auch der tuberkulöse Prozeß an den Lymphknoten der Lungenwurzel, hier freilich meist mit Hinterlassung umfangreicherer, auch im Röntgenbild als intensive Schattenflecken deutlich sichtbarer Veränderungen. In manchen Fällen schreitet die Erkrankung von den Hiluslymphknoten der zum Primärherd gehörigen Seite zu den Lymphknoten des Mediastinums und denen der gegenüberliegenden Lungenwurzel hin fort. Nicht selten geht die Infektion auch auf Lymphknoten des Halses und des Bauches über, so daß eine ausgedehnte Lymphknotentuberkulose entsteht.

Häufig wird von den Lymphknoten aus unmittelbar oder auf dem Wege über die Lymphbahnen, welche in den Venenwinkel an der linken Halsseite einmünden, die Blutbahn infiziert und dadurch Anlaß zu hämatogenen Streuungen gegeben, die im nächsten Abschnitt näher beschrieben werden.

**2. Lympho-hämatogene Streuungen.** Am häufigsten von einem tuberkulösen Lymphknoten, seltener von einem Lungenherd aus nehmen auf dem Blutweg übertragene Streuungsherde ihren Ausgang. Die *lympho-hämatogene Verbreitung* der Tuberkulose bietet das morphologische Hauptkennzeichen des von Ranke aufgestellten *2. Stadiums* der Lungentuberkulose. Dies ist ferner nach Ranke durch eine erhöhte Gewebsempfindlichkeit und dementsprechend starke Entzündungsbereitschaft ausgezeichnet. Hierdurch erscheint es verständlich, daß ein Einbruch von Tuberkelbacillen in die Blutbahn in diesem Stadium zu so ausgedehnten Streuungsherden Anlaß gibt, während diese in anderen Stadien, insbesondere in dem 3. Stadium nach Ranke, in welchem nach seiner Lehre eine relative Immunität besteht, weit seltener angetroffen werden. Denn obwohl auch in diesem Stadium wahrscheinlich häufig ein Übertritt von Tuberkelbacillen in die Blutbahn stattfindet, geht diese Aussaat infolge des höheren Gewebswiderstandes dann nicht mehr in so ausgedehnter Weise an. Da der Blutstrom die Bacillen von der Einmündung der Lymphwege in den Venenwinkel über das rechte Herz zunächst in die Lungenarterie führt, pflegen die hämatogenen Streuungsherde in der Lunge am reichlichsten zu sein. Die Tuberkelbacillen gelangen zum Teil auf dem Blutweg aber auch durch die Lungencapillaren und das linke Herz hindurch in den arteriellen Körperkreislauf und geben hier am häufigsten in den blutreichsten Bauchorganen, in der Leber und der Milz, zur Bildung hämatogener Tuberkel Anlaß. Sie kommen hier im klinischen Bild viel seltener zum Ausdruck, als sie anatomisch gefunden werden; doch weist auch im Leben oft ein palpabler Milztumor, auf welchen besonders W. Neumann großen diagnostischen Wert legt, auf das Vorhandensein hämatogener Streuungen hin. Mitunter treten infolge hämatogener Streuung tuberkulöse Hautveränderungen auf, die sehr verschiedenartige Formen aufweisen können (s. S. 590). Nicht selten kommen auch hämatogene Verschleppungen von Bacillen in die Meningen vor, in denen dann in der Regel eine tödlich endende Meningitis entsteht. Sehr häufig sind Entzündungen der serösen Häute, besonders des Brust- und Bauchfells.

Die hämatogenen Streuungen finden entweder einmalig oder wahrscheinlich weit häufiger wiederholt statt. Die Streuungsdichte kann zwischen massenhafter Aussaat bei Miliartuberkulose und Bildung vereinzelter Knötchen bei der *Miliaris discreta* (Bard, Neumann) schwanken (vgl. Abb. 37). Der Ausdruck *Miliartuberkulose* rührt von milium — das Hirsekorn — her und bezeichnet also ursprünglich nur die Größe und Gestalt der Knötchen, die einem Hirsekorn gleichen; er wird aber im Sprachgebrauch in der Regel mit dem Begriff der Entstehung der Knötchen auf dem Blutweg verbunden. Die Größe der hämatogenen Streuungsherde ist andererseits nicht an Hirsekorngröße gebunden, sondern kann von weit kleineren, kaum stecknadelkopfgroßen Herdchen bis zu recht groben, etwa graupengroßen Knoten schwanken. Auffälligerweise pflegt die Größe der Knötchen, wenn sie einige Wochen Zeit zum Auswachsen haben, in den Spitzen größer als in den übrigen Lungenteilen zu sein. Es scheint also in den Lungenspitzen eine örtliche Organdisposition für die Entwicklung von miliaren Tuberkeln vorhanden zu sein. Vielleicht ist hierauf auch das häufige isolierte Vorkommen von Spitzenherden, die man als SIMONsche *Spitzenmetastasen* bezeichnet, zurückzuführen, indem man annimmt, daß die hämatogene Streuung in den Spitzen besser angeht als in den übrigen Lungenteilen. Während eine ausgedehnte akute Miliartuberkulose in der Regel, wenn auch nicht ausnahmslos, zum Tode führt, sind spärlichere Streuungen häufig mit dem Leben vereinbar. Sie können durch Resorption oder Induration ausheilen. In vereinzelten Fällen geschieht dies auch bei dichter Aussaat, so daß dann von einer geheilten Miliartuberkulose gesprochen werden kann.

Sofern an die hämatogene Streuung starke Bindegewebsbildung sich anschließt, entsteht das von NEUMANN so benannte Zustandsbild der *Fibrosa densa.* Dabei tritt häufig sekundär ein Lungenemphysem auf. Bei ausgedehnter bindegewebiger Induration (Fibrosa diffusa) und folgender Schrumpfung entwickelt sich eine *Lungencirrhose,* bei welcher dem rechten Herzen vermehrter Widerstand erwächst. Derartige Zustände können mehr unter dem Bild einer Herzinsuffizienz als einer Lungenerkrankung verlaufen. Mitunter ist dabei das Lymphgefäßsystem stark beteiligt, welches zum Abflußgebiet der hämatogenen Herde gehört, in dem eine *Lymphangitis reticularis* (VON HANSEMANN, SCHÜRMANN) sich entwickelt. Ferner kommen eigenartige torpide verlaufende hämatogene Streuungen in den verschiedensten Organen vor, die histologisch durch eine großzellige sklerosierende Hyperplasie des Granulationsgewebes, immunbiologisch durch einen negativen Aufall der Tuberkulinreaktionen ausgezeichnet sind (BOECKsches Sarkoid vgl. S. 590).

Um die hämatogenen Streuungsherde herum können Entzündungsprozesse des umgebenden Lungengewebes auftreten. Es ist dies *eine* Entstehungsmöglichkeit der später zu besprechenden Formen der Infiltrate. Bei Durchbruch hämatogen entstandener Lungenprozesse in den Bronchialbaum kann sekundär eine auf dem Bronchialweg fortschreitende Lungenphthise entstehen.

**3. Verbreitung auf dem Bronchialweg.** Entweder von einem unmittelbar mit den Luftwegen in Zusammenhang stehenden Lungenherd, sowohl dem echten Primärherd als einem durch aerogene Superinfektion entstandenen Herd (vgl. S. 569) oder auch von einem eben beschriebenen hämatogenen Lungeninfiltrat aus, sowie auch durch Durchbruch eines verkästen Lymphknotens in den Bronchialbaum kann *eine auf dem Bronchialweg fortschreitende Lungentuberkulose* ihren Ausgang nehmen. Das Fortschreiten auf dem Bronchialweg kann entlang dem Bronchialsystem durch Verkäsung der Bronchialwandungen in Gestalt einer käsigen Bronchitis und Peribronchitis oder durch Verschleppung von Tuberkelbacillen mit dem Luftstrom infolge Aspiration in verschiedene Lungenabschnitte erfolgen, die sowohl dem ersten Herd benachbart als auch weit von ihm entfernt sein können. Häufig findet eine Verbreitung von Herden, die im Obergeschoß gelegen sind, in Teile des Unterlappens sowohl derselben als auch der gegenüberliegenden Seite statt. Bei den bronchogenen Streuungsherden handelt es ich um exsudativ-pneumonische Prozesse von sehr verschiedenartigem Umfang. Es können auf diesem Wege sowohl lobuläre, bronchopneumonische Herde (**Abb. 44**) als auch ausgedehnte pneumonische Infiltrate entstehen. Ihre weitere Entwicklung kann unabhängig von ihrer Größe entweder in Resorption oder selten Induration oder häufiger in Verkäsung mit oft folgender kavernöser Einschmelzung bestehen. Oft werden besonders marginale, d. h. den Lappenrändern benachbarte

Abschnitte der Oberlappen und die Spitze des Unterlappens befallen. Die bronchogene Lungentuberkulose stellt eine häufige Form der ununterbrochen oder schubweise fortschreitenden, bald schneller, bald langsamer zum Tode führenden Lungenschwindsucht dar.

Die vorangehende Gruppierung typischer Ausbreitungswege der Lungentuberkulose ist im Anschluß an die bereits im vorigen Abschnitt über Allergie und Immunität entwickelte Dreistadienlehre von Ranke vorgenommen worden. Wie dort bereits auseinandergesetzt wurde, hat Ranke enge Verknüpfungen zwischen immun-biologischen Vorgängen und Verbreitungswegen der Tuberkulose angenommen Im allgemeinen können diese auch für das am regelmäßigsten und geschlossensten auftretende Bild der Primärperiode und des Primärkomplexes sowie auch für das anschließende zweite Stadium der lymphohämatogenen Streuungsperiode, die mit ausgesprochen starken Empfindlichkeitserscheinungen einherzugehen pflegt, als zutreffend anerkannt werden. Bei der Ausbreitung auf dem Bronchialweg, welche nach der Rankeschen Einteilung in der Regel im 3. Stadium eintritt und nach dieser Lehre gewöhnlich mit einer verminderten Empfindlichkeit verbunden sein soll, ist eine Herabsetzung der Allergie aber keineswegs immer ausgeprägt; vielmehr kommen nicht selten bei dem schubförmigen Verlauf, welcher bei einer Verbreitung auf dem Bronchialweg oft beobachtet wird und besonders von französischen Klinikern in Gestalt einzelner typischer Krankheitsbilder beschrieben worden ist, gar nicht selten stark entzündliche Reaktionen vor, die den Ausdruck einer gesteigerten Allergie ähnlich wie im zweiten Stadium von Ranke bilden. Deshalb kann jedenfalls in dieser Hinsicht das Lehrgebäude von Ranke, welches sich für das allgemeine Verständnis der Entwicklungsgänge der Lungentuberkulose als fruchtbar erwiesen hat, nicht völlig aufrecht erhalten werden. Es ist übrigens von Ranke selbst in freierer Weise errichtet worden, als eine spätere übertrieben schematische Auslegung es dargestellt hat.

---

Es bedürfen nun noch einzelne für die Entwicklung der Lungentuberkulose wichtige Vorgänge, die zum Teil in den vorstehend gezeichneten Hauptlinien berührt, aber noch nicht eingehend geschildert sind, einer besonderen Beschreibung.

Es gilt dies vor allem vom *Ausgangspunkt*, von dem aus die *Tuberkulose der Erwachsenen* fortzuschreiten pflegt.

Es ist einerseits möglich, daß in abgeschlossen lebenden, wenig von Tuberkulose durchsetzten Bevölkerungskreisen die *Erstinfektion* erst im Erwachsenenalter auftritt. Solche Beobachtungen sind vor allem in nordischen Ländern bei der ländlichen Bevölkerung gemacht worden (s. S. 559). In manchen Fällen kann der in allen Lungenteilen, nur in der Regel nicht im Spitzengebiet vorkommende Primärherd nachgewiesen werden, in anderen ist er nicht festzustellen. Die auffallendste Veränderung im Röntgenbilde bilden meist einseitige, bogig begrenzte Verschattungen in der Hilusgegend, die auf geschwollene, oft verkäste Lymphknoten zu beziehen sind. Auch Verschattungen des Lungengewebes in der Umgebung kommen vor, die ebenso wie im Kindesalter auf Atelektase durch Kompression der zuführenden Bronchialäste durch die geschwollenen Drüsen, zum Teil auch auf eine Entzündung des umgebenden Lungengewebes oder auf ein anschließendes interlobäres Exsudat zu beziehen sind (vgl. Abb. 22 u. 23). Es folgen multiple Lymphdrüsenschwellungen und Entzündungen der serösen Häute als Zeichen lymphohämatogener Aussaat. Entsprechend dem öfter als früher beobachteten negativen Ausfall der Tuberkulinreaktionen ist auch in Deutschland ein häufigeres Vorkommen von Primäraffekten bei Erwachsenen festzustellen. In der Mehrzahl der Fälle erfolgt aber in den stark durchseuchten

Kulturländern die erste Infektion, freilich oft unbemerkt, schon im Kindesalter; eine offenbare Erkrankung tritt dagegen meist erst im späteren Lebensalter auf. Es ist dann die Frage aufzuwerfen, ob ein mit der ersten Infektion zusammenhängender Krankheitsprozeß oder ein neu erworbener Krankheitsherd die Tuberkulose der Erwachsenen einleitet.

In wahrscheinlich seltenen Fällen ist an ein Aufflackern des schon zur Ruhe gekommenen, in der Kindheit erworbenen Primärherdes zu denken, in welchem sich trotz Induration und Verkalkung lebende Bacillen jahrelang halten können. Häufiger kann ein Aufbruch eines von hier verstreuten Herdes angenommen werden, der durch besondere Umstände äußerer oder innerer Art, z. B. durch berufliche Anstrengungen, Infektionskrankheiten, endokrine Einflüsse wie beim Eintritt der weiblichen Pubertät, aktiviert wird. Diese Entstehung wird nach neueren anatomischen Untersuchungen z. B. von WURM für häufig gehalten und hat jetzt wohl unter dem katastrophalen Einfluß von Hunger und allgemeiner Entkräftung in weiten Teilen des deutschen Volkes eine ungewöhnliche Zunahme erfahren. Nach der besonders von ASCHOFF vertretenen Auffassung wird sonst aber in der Regel eine neue Infektion angenommen, die als *Reininfektion* oder richtiger als *Superinfektion* bezeichnet wird. Die Benennung Superinfektion ist deshalb besser, weil damit angedeutet wird, daß die Reaktionslage des Körpers von der kindlichen Infektion her beeinflußt ist. Als Ausdruck dieser veränderten Reaktionslage ist z. B. die bei solchen Superinfektionen mangelnde oder geringe Schwellung der Lymphknoten im Abflußgebiet, insbesondere an den Lungenwurzeln, und ein weit geringeres Angehen hämatogener Streuungsherde als im Gefolge der Erstinfektion anzuführen.

Da die ärztliche Beobachtung gelehrt hat, daß die ersten klinischen Krankheitszeichen gewöhnlich in den obersten Lungenabschnitten bemerkt werden, da ferner anatomische Befunde zeigen, daß tuberkulöse Knötchen auch bei Personen, die im Leben als gesund erschienen sind, am häufigsten in den Lungenspitzen sich finden, und da endlich bei fortgeschrittenen Erkrankungen in den obersten Lungenabschnitten die ältesten und häufigsten, in den unteren dagegen die frischesten Veränderungen gelegen sind, hat sich die lange Zeit allein herrschende Lehre gebildet, daß die Lungentuberkulose beim Erwachsenen regelmäßig von solchen *Lungenspitzenherden* ihren Ausgang nimmt und von dort allmählich in apicocaudaler Richtung abwärts schreitet. Die Entstehung der Spitzenknötchen ist früher meist auf Einatmung von Tuberkelbacillen bezogen worden, wird aber nach der jetzt vorwiegend vertretenen Auffassung (HÜBSCHMANN, SIMON) auf hämatogene Streuung von dem Primärherd aus zurückgeführt. Bei fortlaufenden Untersuchungen von Trägern einer solchen Spitzentuberkulose, die durch Röntgenuntersuchung festgestellt war, fand BRÄUNING, daß nur ein geringer Prozentsatz später an fortschreitender Tuberkulose erkrankte. Für diese Fälle von Spitzentuberkulose deren Ausdruck im Röntgenbild um so deutlicher ist, je mehr es sich um ältere indurierte Knötchen handelt, ergab sich also die Auffassung der relativen Gutartigkeit und erheblichen Heilungsaussicht der Spitzenherde. Von ungleich größerer Bedeutung erweisen sich die frischen Veränderungen, die einerseits von BRAEUNING am Krankenpflegepersonal in deutschen Lungenheilstätten, andererseits von MALMROS und HEDVALL an schwedischen Studenten gefunden wurden, nachdem bei vorangegangenen Untersuchungen im Beginn der Tätigkeit, abgesehen von einer positiven Tuberkulinreaktion, normale Verhältnisse nachgewiesen worden waren. Hierbei stellten BRAEUNING hauptsächlich infiltrative, MALMROS und HEDVALL hauptsächlich fleckige Verschattungen, von ihnen so genannte Initialherde, teils im Spitzengebiet, teils in den subapikalen Abschnitten fest und beobachteten in einem Teil der Fälle ein Fortschreiten auf andere, tiefer liegende Lungenteile.

In vorher angeblich nie krank gewesenen und anscheinend aus voller Gesundheit heraus ganz kürzlich erkrankten Fällen, und zwar vornehmlich bei Personen, die in tuberkuloseverseuchter Umgebung einer starken Infektionsgefahr ausgesetzt waren, stellte ASSMANN nur im Röntgenbild erkennbare *isolierte rundliche Herde* fest, die am häufigsten bei sagittalem Strahlengang dicht unterhalb des Schlüsselbeins projiziert werden, (vgl. Abb. 25). Wie Queraufnahmen zeigen, haben sie jedoch weiter dorsalwärts in den paravertebralen Abschnitten ihren

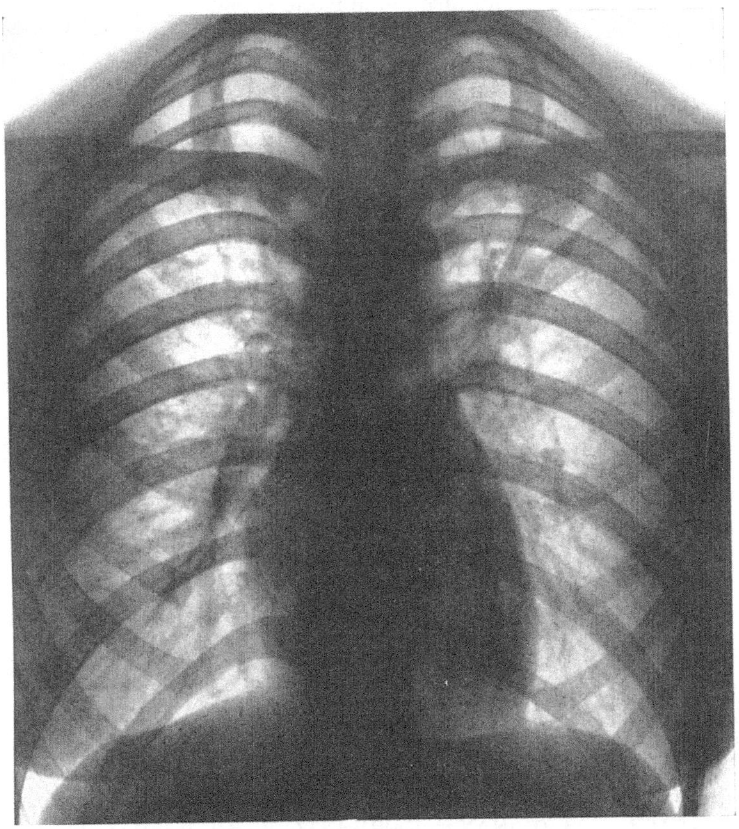

Abb. 25. Tuberkulöser Frühherd unterhalb der linken Clavicula (Pfeil).

Sitz. Dagegen wurden die Spitzenfelder gewöhnlich frei von Krankheitsherden gefunden. In weit selteneren Fällen werden isolierte Krankheitsherde gleicher Art in anderen Lungenteilen, so besonders in der Spitze des Unterlappens festgestellt. Fortlaufende Beobachtungen zeigten, daß in derartigen Herden oft Einschmelzungen stattfinden und hierauf eine Ausstreuung in die Umgebung erfolgt (vgl. Abb. 26 und 27). Das häufige Vorkommen einer derartigen Entwicklung der Tuberkulose der Erwachsenen von einzelnen größeren, in der Regel nicht in der Spitze, sondern meist tiefer subapikal gelegenen Herden aus durch Verbreitung auf dem Bronchialweg ist namentlich von REDEKER in einer großen Zahl von Beobachtungsserien erwiesen. Das Hauptgewicht wird von ASSMANN auf die beschriebenen rundlichen Herde selbst, von REDEKER mehr auf allgemeine Infiltrationen, die zum Teil um derartige Herde herum sich entwickeln können und oft auch mehr diffus ausgebreitet sind, gelegt. Für diese ist von SIMON der Name „*Frühinfiltrat*" geprägt worden, der sich im Schrifttum allgemein durchgesetzt hat. Das anatomische Substrat der Rundherde ist von ASSMANN in käsig-pneumonischen Prozessen vermutet worden. Die mehr diffusen Infiltrate, welche besonders von REDEKER und ROMBERG beschrieben worden sind, werden von ihnen als sog. perifokale Reaktionen (kollaterale Entzündungen) um zentrale Krankheitsherde herum angesehen. Es erscheint wohl möglich, daß zumal bei den flüchtigen, bald wieder zurückgehenden Verschattungen im Röntgenbild ähnlich wie bei den sog. epituberkulösen Infiltraten im Kindesalter auch Resorptionsatelektasen eine Rolle spielen können. Anatomisch

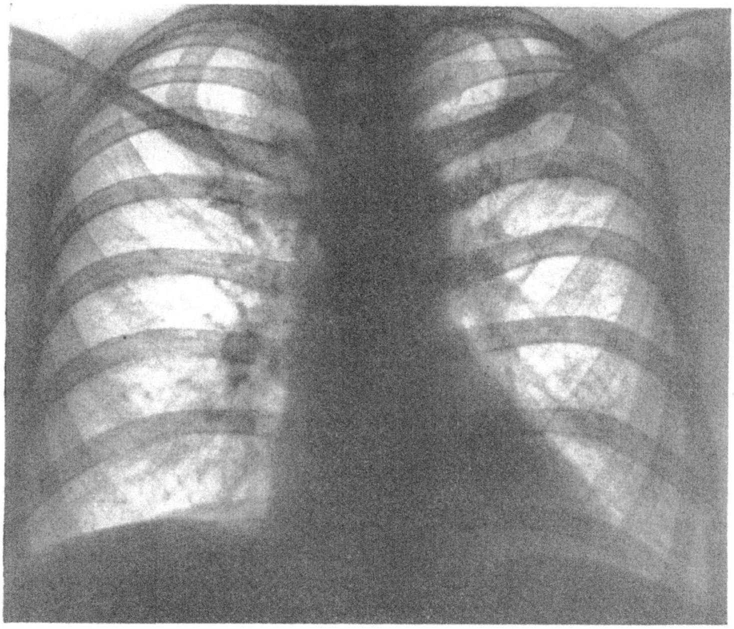

Abb. 26. Frühinfiltrat, welches im Bereich und unterhalb des linken Schlüsselbeins projiziert ist. Innerhalb desselben leichte zentrale Aufhellung (infolge beginnender Einschmelzung).

ist die Natur des Frühinfiltrates noch umstritten. In verschiedenen anatomischen Darstellungen (PAGEL, SCHÜRMANN, SCHWARTZ u. a.) ist das Vorkommen derartiger Herde beschrieben und ihre Bedeutung für die Entwicklung der auf dem Bronchialweg fortschreitenden Tuberkulose der Erwachsenen gewürdigt worden. Sie werden auch von anatomischer Seite als käsig-pneumonische Infiltrate oder käsige Herde bezeichnet. Schon weit früher hat BIRCH-HIRSCHFELD als *Erstherde bei Erwachsenen* isolierte rundliche käsige Herde an den Wandungen mittlerer Bronchialäste namentlich im Bereich des Ramus apicalis und auch des Ramus subapicalis posterior beschrieben und den dorsalen Sitz dieser Herde hervorgehoben.

Die Entstehung der genannten Herde ist ebenso wie von BIRCH-HIRSCHFELD für seine anatomischen Befunde auch von ASSMANN für die von ihm im Röntgenbild festgestellten Schatten in erster Linie auf Inhalation von tuberkelbacillenhaltigem Material zurückgeführt worden. Anlaß für diese Auffassung gab der Umstand, daß diese Beobachtungen an Personen gemacht wurden, welche früher anscheinend stets gesund gewesen waren, kurz vor der Erkrankung aber mit tuberkelbacillenhaltigem Material in nahe Berührung gekommen waren. Diese

Auffassung wird auch von STARLINGER auf Grund klinischer und von SCHWARTZ auf Grund experimenteller Beobachtungen vertreten, in denen dieser durch intratracheale Neuinfektion von bereits früher infizierten Kaninchen gleichartige käsig-pneumonische Infiltrationen erzeugen konnte. Von anderen Seiten wird im Verfolg der zur Zeit sehr in Aufschwung gekommenen Bewertung der Bedeutung der hämatogenen Infektionen die Ansicht geäußert, daß es sich in der Regel um ein Aufflackern alter, auf dem Blutweg entstandener Streuungsherde handele.

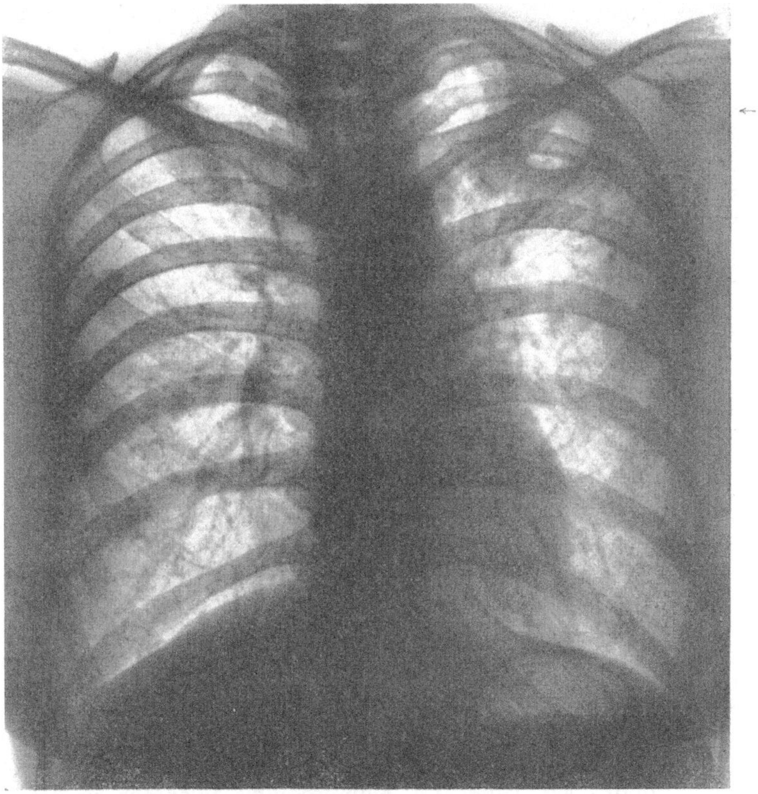

Abb. 27. Fruhkaverne unterhalb der linken Clavicula (Pfeil). Bronchogene Streuung im linken Lungenfeld.

Dies nimmt besonders REDEKER an. Da er aber auch das Frühinfiltrat meist im Anschluß an einen Aufenthalt der Erkrankten in tuberkuloseverseuchter Umgebung auftreten sah, hält er eine Stimulierung endogen-hämatogener Streuungsherde durch exogene Superinfektion in Form von Inhalation tuberkulösen Materials für vorliegend. Daß in manchen Fällen Infiltrationen um hämatogene Streuungsherde, und zwar wiederum mit einer auffallenden Vorliebe in den subapikalen, dorsalen, paravertebralen Partien sich bilden, ist auch von ASSMANN festgestellt, welcher derartige Befunde gelegentlich bei Miliartuberkulose beobachtete; ferner sah er einen Frühherd bei einem vorher gesunden Arzt mit nachweislich vorher normalem Röntgenbild, nachdem sich dieser einen Leichentuberkel an der Hand zugezogen hatte. In der Mehrzahl der Fälle wird von ihm aber mit Wahrscheinlichkeit auf Grund der klinischen Beobachtungen eine aerogene Superinfektion angenommen.

Von LÖSCHCKE wird die Ansicht vertreten, daß das sog. Frühinfiltrat eine bronchogene Streuung gröberen Korns von früher entstandenen Spitzenherden her darstellt. Wenn solche Spitzenherde nicht nachweisbar sind, könnte dies durch Unzulänglichkeit der Röntgenaufnahme erklärt werden. Mittels des Röntgenschichtverfahrens wurden neuerdings von KREMER sowohl neben Infiltraten und anderen Veränderungen als auch isoliert örtliche Verdickungen von Bronchialästen im Spitzengebiet festgestellt, welche er auf eine tuberkulöse Spitzenbronchitis bezieht und für den Ausgangspunkt von Infiltraten und anderen bronchogenen Streuungen hält. Solche Streuungen kommen zweifellos häufig vor, und zwar sind die Streuungsherde gewöhnlich vielfältig. Damit wäre aber das meist, wenn auch nicht immer isolierte Auftreten der Frühherde schwer in Einklang zu bringen. Es ist zu betonen, daß lange nicht alle Infiltrationen, die im Röntgenbild oder anatomisch beobachtet werden, in den von ASSMANN und REDEKER geprägten Begriff des Frühherdes bzw. Frühinfiltrats einbezogen werden dürfen. Daß außerdem im Verlauf der Erkrankung sowohl um hämatogene Streuungsherde herum als durch bronchogene Aspiration zahlreiche, in der äußeren Erscheinung ähnliche Infiltrationen auftreten können, ist klinisch und anatomisch längst bekannt und ganz besonders für den häufigen *schubweisen Verlauf der Lungentuberkulose* von französischen Klinikern nachdrücklich betont worden (BEZANÇON, SERGENT, RIST und AMEUILLE u. a.). Zur Unterscheidung vom Frühinfiltrat hat REDEKER hierfür den Ausdruck Spätinfiltrat vorgeschlagen. Derartige Infiltrate können aber in allen Entwicklungsstadien auftreten.

Die Frage der *Häufigkeit* der im Beginn der Lungentuberkulose vorkommenden Infiltrationen ist nur an einem großen Beobachtungsmaterial zu lösen, in dem durch systematische Röntgenreihenuntersuchungen das frische Auftreten von Veränderungen festgestellt wird, nachdem einige Zeit vorher ein ganz freies Verhalten der Lunge nachgewiesen war. In derartigen umfangreichen Untersuchungen, die vornehmlich, aber nicht ausschließlich an stark einer tuberkulösen Infektion ausgesetzten Personen angestellt waren, hat BRAEUNING einen überwiegend häufigen infiltrativen Beginn (in 82% der Fälle) gefunden, und zwar zum größeren Teil in Gestalt typischer Frühinfiltrate, zum kleineren Teil in Form infiltrativ-fleckiger gemischter Verschattungen. Dagegen stellten MALMROS und HEDVALL in entsprechenden Untersuchungen, die vorher tuberkulinpositive Studenten und Lehrschwestern betrafen, überwiegend häufig Initialherde namentlich im Spitzengebiet und auch im weiteren Oberfeld fest und wiesen fast in der Hälfte der Fälle Kavernen nach, haben dagegen Infiltrationen vom Typus des Frühinfiltrats nur selten angetroffen.

Die Entstehung, Beschaffenheit und das weitere Schicksal der *tuberkulösen Infiltrate* ist sehr verschiedenartig. Zunächst sind von den spezifischen Gewebsveränderungen die unspezifischen, auf Kompressionsatelektase zu beziehenden Verdichtungen abzutrennen, welche bei Wiederfreiwerden des Bronchiallumens sich schnell zurückbilden können. Wahrscheinlich spielen sie neben spezifischen Gewebsveränderungen bei der Entstehung vieler Lungenverdichtungen eine bisher nicht genügend gewürdigte Rolle. Die echten tuberkulösen Infiltrate sind auf Toxinwirkung der Tuberkelbacillen zurückzuführen. Dabei kann es sich um Diffusion von Toxinen aus einem benachbarten bacillenhaltigen Herd in die Umgebung handeln — derartige Infiltrate werden als *perifokale* oder besser nach TENDELOO als *kollaterale Entzündungen* bezeichnet — oder es liegt eine Überschwemmung des Lungenparenchyms mit Tuberkelbacillen selbst vor, deren Giftstoffe dann in der Regel in stärkerem Maße entzündungserregend wirken. Je nach dem Grad der Toxinwirkung und der Reaktionsfähigkeit des Organismus entsteht lediglich eine Hyperämie und ödematöse Durchtränkung, zum Teil mit reichlicher Abstoßung von Epithelien und geringer Abscheidung von Fibrin (*Congestion pulmonaire* WOILLEZ, *Splenopneumonie* GRANCHER, *Desquamativpneumonie* BUHL) oder eine Nekrotisierung des Gewebes, die gemäß der charakteristischen Wirkungsweise des tuberkulösen Toxins häufig in Verkäsung übergeht. Zwischen diesen

Grenzfällen kommen Übergänge vor. Besonders bei den leichteren Formen und in den Anfangsstadien ist völlige Resorption und Heilung möglich; bei eingetretener Nekrotisierung und Verkäsung kann dagegen keine vollständige Rückbildung mehr eintreten. Es kommt dann vielmehr häufig zu kavernöser Einschmelzung.

Bei allen Arten der Infiltrate können reaktive Bindegewebsneubildungen entstehen und zu Indurationsvorgängen Anlaß geben, in deren Folge eine narbige Schrumpfung sich entwickeln kann.

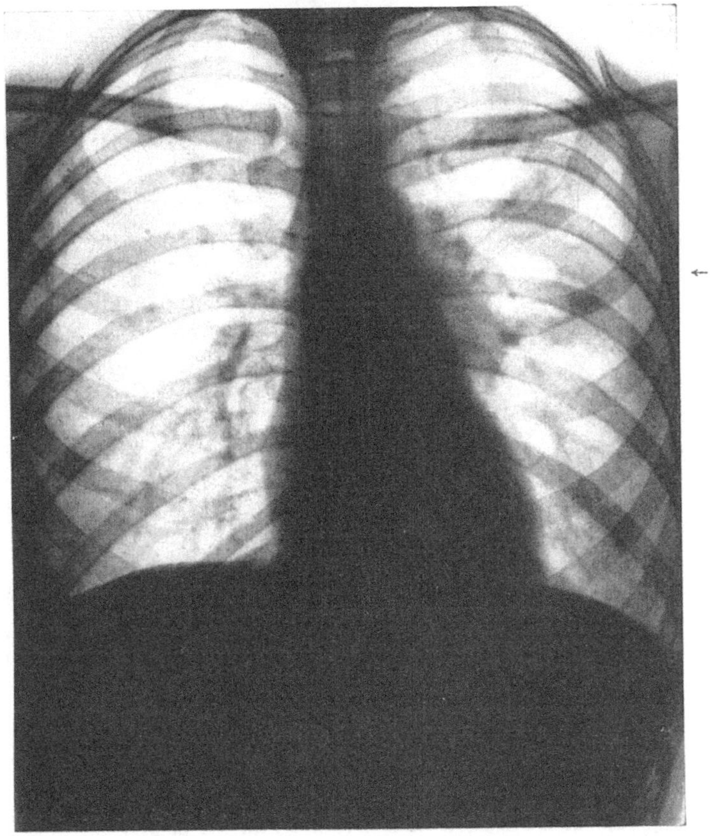

Abb. 28. Kaverne in der Spitze des linken Unterlappens, dicht neben dem linken Hilus, erscheint auf Aufnahme im sagittalen Durchmesser als „Pseudohiluskaverne“. Frische Infektion einer vorher gesunden Ärztin etwa 1 Jahr nach ihrer Eheschließung mit einem gleich darauf an offener Tuberkulose erkrankten Ehemann.

Die *Kavernenbildung,* welche bei nekrotisierenden Vorgängen, insbesondere im Gefolge von Verkäsung, eintritt, spielt im Verlauf der Lungentuberkulose eine besonders wichtige Rolle, weil von den mit Tuberkelbacillen reichlich besetzten Kavernenwandungen aus oft eine Verstreuung von Bacillen auf dem Bronchialwege stattfindet. Das Auftreten von Kavernen gilt daher mit Recht als ein die Prognose wesentlich verschlechternder Umstand.

*Kavernen* kommen in allen Stadien, auch bereits im Beginn der Tuberkulose vor, wie gerade durch die Röntgenuntersuchung erwiesen und von Rieder bereits frühzeitig erkannt ist. Sowohl der Primärherd als die durch Superinfektion entstandenen Frühherde bzw. Frühinfiltrate können vom Zentrum aus einschmelzen. Nach Durchbruch in einen Bronchus, welcher die Zerfallsmassen abführt (Bronche de drainage, LAËNNEC), entstehen dadurch Zerfallshöhlen mit anfänglich unregelmäßigen Wandungen, die sich in der Folge bald glätten, so daß regelmäßig gestaltete kugel- oder eiförmige, luftgefüllte Hohlräume zustande kommen. Diese Frühkavernen können sich auffallend schnell innerhalb weniger Tage bilden, unter Umständen aber auch in überraschend kurzer Zeit

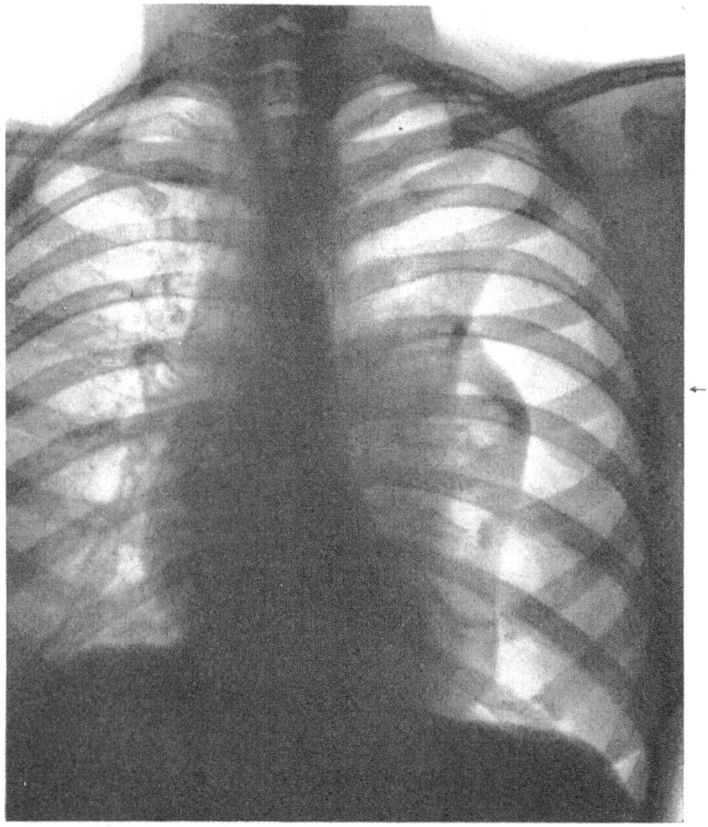

Abb. 29. Kaverne in der Spitze des li. Unterlappens. Erscheint jetzt deutlicher nach Kompression des Unterlappens durch Pneumothorax. Derselbe Fall wie in Abb. 28. Später Heilung.

wieder verkleinern und nahezu vollkommen verschwinden, indem sich das umgebende gesunde Lungengewebe um den Defekt herum zusammenzieht. Schließlich kann um die dicht aneinanderliegenden Kavernenwandungen eine indurative Vernarbung eintreten. Im Röntgenbild ist dann statt eines Ringschattens mit hellem Zentrum ein kleiner übrig bleibender Schattenfleck zu beobachten. Ein derartig günstiger Ausgang ist auf Grund fortlaufender Röntgenbeobachtungen bei frischen Kavernen, die innerhalb von gesundem Lungengewebe gelegen sind, als nicht ganz selten zu bezeichnen. Weit häufiger ist aber, sofern keine Behandlung durch künstlichen Lungenkollaps eintritt, ein Fortschreiten der Einschmelzung und Bildung von Aspirationsmetastasen, so daß die Ansicht von der ominösen Bedeutung der Kavernen trotz sicher beobachteter Heilungen im allgemeinen aufrecht erhalten werden muß.

Diese in Frühstadien der Lungentuberkulose auftretenden Kavernen sind entsprechend dem bevorzugten Sitz der käsigen Infiltrationen, aus denen sie durch Gewebseinschmelzung entstehen, vorwiegend in den *dorsalen paravertebralen* Partien gelegen, und zwar am häufigsten in der *subapicalen Gegend des Oberlappens,* demnächst in der *Spitze des Unterlappens.* Im ersten Falle werden die Kavernen im Röntgenbilde bei sagittalem Strahlengange unterhalb der Clavicula projiziert (sog. „infraclaviculäre Kavernen", vgl. Abb. 27), im zweiten in die Gegend des Lungenhilus („Pseudohiluskavernen, vgl. Abb. 28, 30). In beiden Fällen sind sie aber dorsalwärts gelegen, wie das Querbild im frontalen Strahlengange zeigt. Der wahre Sitz der „Pseudohiluskavernen" in der Spitze

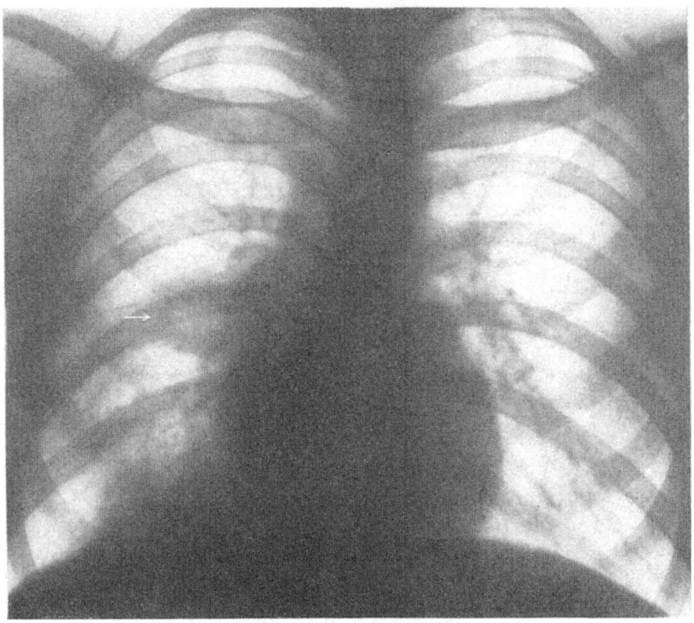

Abb. 30. Kaverne in der Spitze des rechten Unterlappens (Pseudohiluskaverne). Sie wird im queren Durchmesser ganz dorsal projiziert. Frische Infektion durch einen offen tuberkulösen Zimmernachbarn.

des Unterlappens ist besonders deutlich nach Anlegung eines Pneumothorax zu erkennen, in welchem eine Trennung der einzelnen Lappen hervortritt (vgl. Abb. 29).

Auch im Laufe der hämatogenen Streuungen können Kavernen auftreten. Diese sind in der Regel dadurch ausgezeichnet, daß sie auffallend zarte Wandungen haben und keine Reaktionserscheinungen der Umgebung zeigen; sie sind aus dem gesunden Lungengewebe wie mit dem Locheisen ausgestanzt und wegen der fehlenden Veränderung der Umgebung im Röntgenbild mitunter schwer zu erkennen (vgl. Abb. 31).

Im späteren Verlauf der Tuberkulose, in welchem ausgedehntere Verkäsungen häufig sind, nimmt die Kavernenbildung vielfach einen größeren Raum ein. Da in diesem Stadium häufig gleichzeitig Bindegewebsbildung auftritt, wird durch die narbigen und schrumpfenden Vorgänge eine gleichmäßige Gestaltung der Hohlräume und eine Zusammenziehung des umgebenden Gewebes verhindert. Derartige sog. Spätkavernen, die in den fortgeschrittenen Stadien der *Phthisis ulcero-fibrosa* auftreten, weisen oft unregelmäßige buchtige Gestalt auf; sie sind von bindegewebigen Wandungen umgeben und keiner spontanen Rückbildung fähig (vgl. Abb. 32).

*Entzündliche Veränderungen der serösen Häute,* welche oft die tuberkulösen Erkrankungen der Lunge begleiten, werden in verschiedenen Entwicklungsstadien der Lungentuberkulose angetroffen und gehören zu ihren häufigen Kennzeichen. Bereits bei der Ausbildung des Primärkomplexes treten oft im Anschluß an eine Schwellung und Verkäsung der Lymphknoten im Lungenwurzelgebiet Entzündungen der interlobären Pleura auf, die im Röntgenbild erkennbar

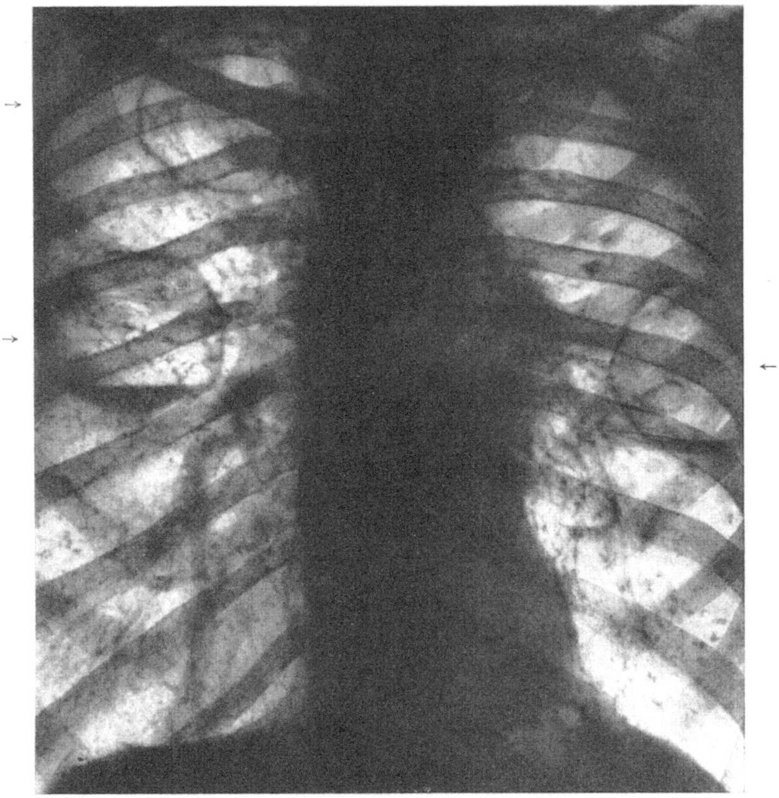

Abb. 31. Mehrfache Kavernen ohne Infiltration der Umgebung bei hämatogener tuberkulöser Aussaat.

sind (vgl. Abb. 23 und 24). Sie klingen in der Regel bald unter Hinterlassung von Adhäsionen und zarten Schwarten ab.

Bei der hämatogenen Aussaat zahlreicher Lungenherde im Sekundärstadium nach RANKE ist oft das Brustfell mitbeteiligt. Es kommen hier sowohl freie als abgegrenzte, oft interlobäre Flüssigkeitsergüsse und auch trockene Entzündungen vor. Die serösen Pleuraexsudate erscheinen dabei oft klinisch als selbstständige Erkrankungen, deren tuberkulöse Natur früher vielfach verkannt wurde; die zugrunde liegende hämatogene Aussaat bleibt, wenn sie nicht erheblich ist und bald der Rückbildung durch Resorption oder Vernarbung verfällt, meist unerkannt. Die alte klinische Erfahrung, daß solchen Pleuraergüssen nicht *selten nach einiger Zeit, oft nach* 1—2 Jahren, eine manifeste tuberkulöse Lungenerkrankung nachfolgt, und der bisweilen im Röntgenbild gelingende Nachweis von zarten Fleckchen in den Lungenfeldern, die später wieder verschwinden können, lehren aber, daß auch diese scheinbar idiopathische oder

„rheumatische“ Pleuritis in der Regel tuberkulösen Ursprungs und auf hämatogene Aussaat zurückzuführen ist. Noch häufiger als die serösen Ergüsse sind umschriebene trockene Brustfellentzündungen, die gelegentlich Bruststiche, aber verhältnismäßig selten physikalisch nachweisbare Symptome verursachen. Von ihrer Häufigkeit kann man sich nur so eine Vorstellung machen, wenn man die große Zahl pleuritischer Adhäsionen und Schwarten bedenkt, die bei Sektionen auch scheinbar lungengesunder Menschen angetroffen werden und aller Wahrscheinlichkeit nach zu einem sehr großen Teil auf tuberkulöse Infektion zurückzuführen sind. Dies gilt auch von den besonders häufigen kappenförmigen

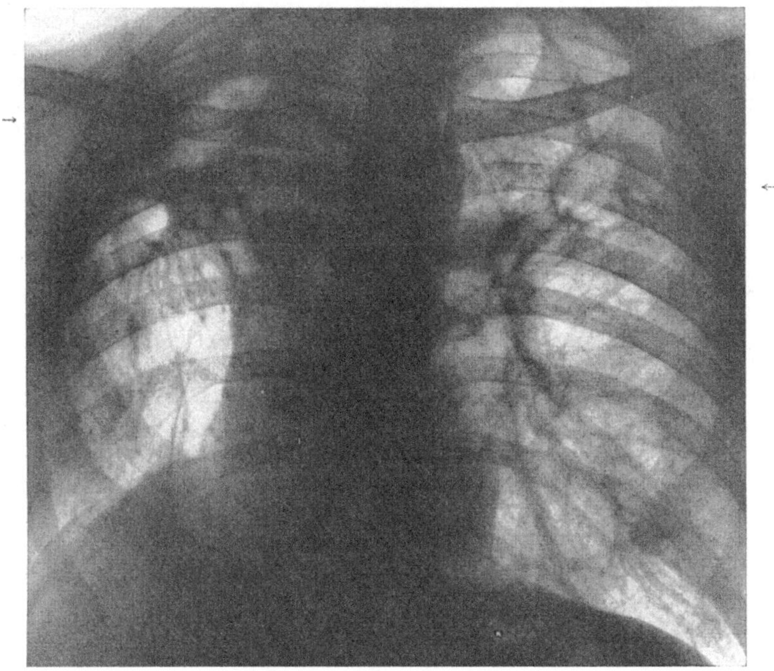

Abb. 32. Tuberculosis ulcero-fibrosa.
Starke Schrumpfung und Induration des rechten Oberlappens, im Inneren desselben eine Kaverne (Pfeil). Der rechte Hilus ist hochgezogen, Hochstand des rechten Zwerchfells. Auch im linken oberen Lungenfeld Kaverne (Pfeil) und indurative Strangbildung.

*Spitzenschwielen,* die in der Umgebung abgeheilter indurativer und verkalkter Knötchen gefunden werden.

Auch in den folgenden Stadien der manifesten Lungentuberkulose kommen umschriebene und allgemeine, trockene und flüssige Entzündungen des Brustfells oft vor. Sie schließen sich häufig an Lungenherde an, die an die Pleura heranreichen. Von der französischen Klinik besonders gewürdigt sind dabei diejenigen Formen, welche die häufigen Infiltrate der Randabschnitte der Lungenlappen begleiten und zusammen mit diesen als Cortico-pleurite und Periscissurite bezeichnet werden (Bezançon, Sergent, Sabourin).

Seltener sind tuberkulöse *Herzbeutelentzündungen.*

Nicht so häufig wie Erkrankungen des Brustfells, aber z. Z. unter dem Einfluß durch mangelhafte Ernährung und Erschöpfung verminderten Widerstandskraft in auffälliger Zunahme kommen *tuberkulöse Erkrankungen des Bauchfells* zusammen mit *mesenterialer Lymphdrüsentuberkulose* vor. Bei dieser wird oft ein langdauerndes remittierendes, bisweilen auch intermittierendes Fieber beobachtet.

### h) Tuberkuloseformen der verschiedenen Lebensalter.

Es soll nunmehr eine kurze Übersicht über die in verschiedenen *Lebensaltern* am häufigsten vorkommenden Formen der Lungentuberkulose gegeben werden. Es ist jedoch vorweg zu bemerken, daß das Lebensalter an sich nicht in erster Linie die Form der Lungentuberkulose bedingt. Von vorherrschendem Einfluß ist vielmehr der Umstand, ob eine Primärinfektion oder eine Super- oder Reinfektion vorliegt, und welches allergische Verhalten hierdurch hervorgerufen wird, endlich, welche Verbreitungswege hauptsächlich in Betracht kommen.

Im *Säuglings-* und *ersten Kindesalter* kommt der vorher geschilderte Primärherd und anschließende Primärkomplex vor; hiervon können hämatogene Streuungen und Infiltrationen ausgehen. In je jüngeren Lebensaltern die Infektion erfolgt, um so bösartiger pflegt sie zu verlaufen. Im Säuglingsalter führen die meisten tuberkulösen Infektionen zum Tode.

In den anschließenden Kinderjahren sind die Formen die gleichen; die Widerstandskraft des Organismus und damit die Heilungstendenz zeigt aber eine schnelle Zunahme. Primärherd und Primärkomplex heilen mit fortschreitendem Lebensalter häufiger aus oder führen zu einer ausgebreiteten Lymphknotentuberkulose, die aber meist einen verhältnismäßig gutartigen Verlauf zu nehmen pflegt. Die hierbei häufig auftretenden Kompressionsatelektasen des Lungengewebes sind oft rückbildungsfähig und flüchtiger Natur. Tritt in diesen Kinderjahren jenseits des Säuglingsalters der Tod durch Tuberkulose ein, so handelt es sich in der Regel um käsige Pneumonien, die entweder unmittelbar vom Primärherd oder vom Durchbruch eines verkästen Lymphknotens in den Bronchus ihren Ausgang nehmen, oder um eine Miliartuberkulose mit oder ohne hämatogen entstandene Meningitis.

Bei den im *schulpflichtigen Alter* erworbenen Primärherden ist Heilung durch Induration und Verkalkung die Regel. Nicht selten schließt sich eine Lymphknotentuberkulose an. Auch hier kommen häufig hämatogene Streuungen und Infiltrierungen oft flüchtiger Art vor. Die ungünstiger verlaufenden, zum Teil mit Kavernenbildung einhergehenden exsudativen Formen zeigen gegenüber den bei Erwachsenen beobachteten Erkrankungen keine wesentlichen Unterschiede.

Dem *Pubertätsalter* geben namentlich beim weiblichen Geschlecht offenbar unter dem innersekretorischen Einfluß der erwachenden Tätigkeit der Keimdrüsen auftretende, schnell fortschreitende exsudative, oft rasch in Verkäsung übergehende Formen ein besonderes Gepräge, so daß Aschoff hierfür den Ausdruck der „*Pubertätsphthise*" geschaffen hat. Grundsätzlich handelt es sich aber um die gleichen Formen und Verbreitungswege, wie sie in allen Lebensaltern beobachtet werden.

Bei der *Erwachsenentuberkulose,* bei welcher die Beteiligung des männlichen Geschlechts mit zunehmendem Alter immer mehr hervortritt und schließlich überwiegt, spielt nach den bisherigen Anschauungen eine *Neuinfektion* meist eine wichtige Rolle. Da in einer von Tuberkulose durchsetzten Bevölkerung in der Regel schon eine meist unbemerkt verlaufende Infektion im Kindesalter erfolgt ist, hat der Körper eine relative Durchseuchungsresistenz erhalten. Die Neuinfektion, die deshalb als *Superinfektion* bezeichnet wird, trifft daher auf eine veränderte Reaktionslage des Organismus, die im Gegensatz zur Erstinfektion eine mangelnde oder geringe Beteiligung der Lymphknoten, geringfügige hämatogene Aussaat und vielmehr eine Verbreitung auf dem Bronchialweg in der früher geschilderten Weise zur Folge hat. In stark verseuchter Umgebung eröffnet oft ein Frühinfiltrat den Krankheitsverlauf. Spitzentuberkulosen zeigen häufig eine starke Heilungstendenz. Unter ungünstigen äußeren Verhältnissen ist oft ein Aufbruch alter bisher ruhender Herde anzunehmen. Nicht so selten, wie man früher annahm, und zwar hauptsächlich bei Bewohnern verkehrsarmer Gegenden, kommen auch bei Erwachsenen echte *Primärinfektionen* vor, die ähnlich wie im Kindesalter mit starker Beteiligung der Lymphknoten und häufig mit Erkrankungen der serösen Häute einhergehen.

Im *Greisenalter* verlaufen die tuberkulösen Erkrankungen mitunter unter besonderen Erscheinungen. Es kommen hier häufig mit Emphysem verbundene, zum Teil cirrhotische Formen vor. In manchen Fällen fällt nach langwierigem Verlauf plötzlich ein schnelles Fortschreiten der Erkrankung und starke Neigung von Infiltrationen zur Verkäsung auf, was mit einem Darniederliegen der Abwehrkräfte in Verbindung gebracht werden kann. Gewisse im Greisenalter nicht ganz selten auftretende Formen mit starker Schwellung und Verkäsung der Lymphknoten und hämatogener Aussaat zeigen eine bemerkenswerte Ähnlichkeit mit dem Verhalten der kindlichen Tuberkulose. Es wird dies von SCHÜRMANN mit der Annahme erklärt, daß der Organismus im Laufe der Jahre die vermöge der in der Regel durchgemachten Kindheitsinfektion erworbene Durchseuchungsresistenz verloren hat und nunmehr wie ein unberührter Körper auf eine neue Infektion wieder ebenso wie auf eine Primärinfektion reagiert. Es liegt also alsdann eine echte *Reinfektion,* nicht — wie gewöhnlich bei Erwachsenen — eine Superinfektion vor.

### i) Pathologisch-anatomische Zustandsbilder.

Nach dieser Übersicht über die wesentlichsten Entwicklungsgänge der Lungentuberkulose und ihren Ablauf in den verschiedenen Lebensaltern sollen nunmehr die häufigsten *anatomischen Zustandsbilder* beschrieben werden. Eine Vollständigkeit der Darstellung ist angesichts des bunten Formenreichtums auch hier unmöglich. Von vornherein muß im Auge behalten werden, daß, wenn eine Einteilung in verschiedene Erscheinungsformen versucht wird, hiermit keine unveränderlichen Typen gekennzeichnet werden können, welche die Erkrankung in allen Teilen darbietet und im ganzen Verlauf beibehält. Vielmehr kommen recht verschiedenartige Formen in den einzelnen Abschnitten getrennt oder auch in bunter Vermischung nebeneinander und auch in zeitlicher Folge im selben Abschnitt nacheinander vor. Auch hier bedeutet eine zum Zweck der Übersicht gegebene Einteilung keine wirkliche Trennung.

Unter den morphologischen Vorgängen sind *zwei Haupttypen* zu unterscheiden, die durch Gewebsneubildung entstandenen *Knötchen,* nach welchen die Krankheit die Bezeichnung Tuberkulose erhalten hat, und die exsudativen *Infiltrationen* des Lungengewebes. Beide Formen sind äußerlich so verschieden voneinander, daß VIRCHOW sie auch als ätiologisch verschieden ansah und die exsudativ pneumonischen Zustandsbilder überhaupt nicht der Lungentuberkulose zurechnete. Dieser scharfe Dualismus konnte nach dem Nachweis, daß beide Erscheinungsformen durch den Tuberkelbacillus hervorgerufen werden, nicht anfrecht erhalten werden. Wohl ist aber eine gewisse Zweiteilung der ätiologisch eiuheitlichen morphologischen Vorgänge in einerseits knötchenbildende *produktive* und andererseits in *exsudative* Prozesse nach dem Vorgang von ORTH und ASCHOFF beibehalten worden. Die Bedeutung einer solchen morphologischen Trennung wird aber dadurch stark gemindert, daß bunte Mischungen neben- und nacheinander häufig vorkommen (MARCHAND). Nach der Ansicht von HÜBSCHMANN wird jeder produktive Prozeß durch eine vorangehende exsudative Phase eingeleitet. Man kann also höchstens zeitweise *vorwiegend produktive* und *exsudative Prozesse* (GRÄFF und KÜPFERLE) und auch diese nur in einem Teil der Fälle unterscheiden. Anschließend an diese Vorgänge, und zwar hauptsächlich im Gefolge der produktiven Gewebsneubildungen treten oft Bindegewebswucherungen, *indurative* Prozesse, auf, die später in Schrumpfung übergehen und zum Bild der Cirrhose führen. Demgemäß können nach ASCHOFF

1. produktive (acinös-nodöse),
2. exsudative (lobär- und lobulär-pneumonische),
3. cirrhotische

Formen unterschieden werden.

Diese Einteilung nach histologisch gekennzeichneten Typen entspricht weitgehend einer auf Grund der makroskopisch-anatomischen Bilder von EUGEN ALBRECHT aufgestellten Einteilung, die ALBERT FRÄNKEL in Beziehung zu den klinischen Erscheinungsformen gesetzt hat. Hiernach werden unterschieden:

1. knoten- und knötchenförmige,
2. pneumonische und bronchopneumonische,
3. indurative Formen.

Freilich ist zu bemerken, daß die knötchenförmigen Veränderungen nicht immer nur produktiver, sondern im Gegenteil selten rein produktiver, häufig gemischter, mitunter sogar vorwiegend exsudativer Natur sind. Im großen und ganzen kann aber eine weitgehende Übereinstimmung beider Einteilungen festgestellt werden, die dementsprechend in fast synonymer Weise angewandt werden und sich praktisch durchgesetzt haben. Die makroskopisch-anatomischen Zustandsbilder können auch im Röntgenbild deutlich unterschieden werden.

Was die feinere *histologische Bauart* anbetrifft, so ist die Struktur der *produktiven* Vorgänge zunächst an der Grundform tuberkulöser Gewebsneubildung, dem Miliartuberkel, zu erläutern. Dieser ist aus verschiedenen Zellformen zusammengesetzt, welche ein nekrotisches Zentrum umgeben. Diesem zunächst stehen hauptsächlich längliche Zellen mit schwach färbbarem Zelleib und auch schwach färbbarem ovalären Kern, die sog. Epitheloidzellen, sowie einzelne durch ihre Größe und ihren Kernreichtum auffallende Zellen, die sog. Riesenzellen. Die bei der Tuberkulose gebildeten, von LANGHANS beschriebenen Riesenzellen sind dadurch vor anderen ausgezeichnet, daß die oft sehr zahlreichen etwa 50—100 Kerne an der Peripherie einer Seite palisadenartig nebeneinander im Halbkreis angeordnet sind. Im Körper der Riesenzellen können nicht selten Tuberkelbacillen nachgewiesen werden. Diese Zellarten sind am meisten für die tuberkulösen Gewebsveränderungen charakteristisch. Um sie herum findet sich häufig, aber nicht regelmäßig ein Wall von lymphatischen Rundzellen und Plasmazellen, oft auch von polynucleären Leukocyten. Mit zunehmendem Alter des Tuberkels verfällt das nekrotische Zentrum mehr und mehr der Verkäsung, wodurch der anfangs grau erscheinende Tuberkel eine immer mehr gelbliche Farbe annimmt.

Der Tuberkel kann wachsen, indem die Nekrose im Zentrum sich vergrößert und die Zellwucherungen in der Umgebung fortschreiten. Oft werden in der Umgebung unter der gleichen Einwirkung von Bacillen ähnliche Tuberkel gebildet. Gewöhnlich tritt sehr bald eine Wucherung von Bindegewebszellen und Gefäßen in der Umgebung auf, allmählich geht das wuchernde Granulationsgewebe in das indurative Stadium über.

Die Knötchen können einzeln in zunächst gesunder Umgebung entstehen, wie es bei der hämatogenen Aussaat der Fall ist, oder in zusammenhängenden Verbänden in die Umgebung fortschreiten, wie es bei der bronchogenen Verbreitung die Regel ist. Sie sind hier in den Lungenläppchen (Acini) angeordnet; deshalb ist die Beschreibung einer *acinösen-nodösen Form* der Lungenphthise von ASCHOFF geprägt, die hauptsächlich aus produktiven Gewebsbildungen hervorgegangen ist (vgl. Abb. 33). Daneben können freilich auch exsudative Vorgänge eine Rolle spielen. Deshalb wird von ASCHOFF neben der produktiven auch eine exsudative acinös-nodöse Form in seiner Einteilung der Lungenphthise aufgeführt. Die praktische Unterscheidung stößt jedoch auf Schwierigkeiten. Mischungen sind derart häufig, daß in der Regel nur von einer acinös-nodösen Form gesprochen wird.

Die *exsudativen* Vorgänge sind gekennzeichnet durch Hyperämie und Abscheidung von Ödem und zum Teil auch von Fibrin, das aber gerade bei den tuberkulösen gegenüber andersartigen Exsudationen, z. B. bei der croupösen Pneumonie zurücktritt. Außerdem werden reichlich Alveolarepithelien abgeschieden; hiernach ist die Bezeichnung Desquamativ-Pneumonie von BUHL geschaffen worden. Neben exsudativen Vorgängen spielt zum Teil auch einfache Atelektase von Lungenparenchym eine Rolle, die durch Verschluß der zuführenden Bronchialäste oder durch Druck der benachbarten raumbeschränkenden exsudativen Bildungen entsteht.

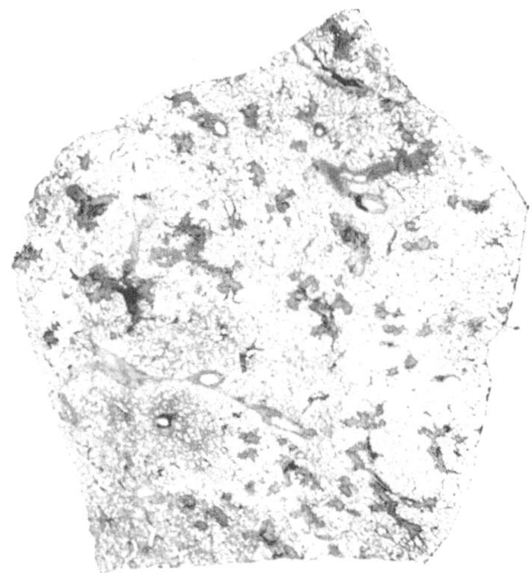

Abb. 33. Tuberkulöse Formen im anatomischen Übersichtsbild. Produktive Knötchenform.

Die *exsudativen Vorgänge* können sich auf einzelne Lungenläppchen in gesunder Umgebung beschränken und damit in Form broncho-pneumonischer Prozesse auftreten oder zusammenhängende Abschnitte befallen, wobei namentlich die Randteile bevorzugt werden, oder endlich auf ganze Lappen sich erstrecken (vgl. Abb. 34).

Das weitere Schicksal dieser exsudativen Vorgänge, die in dem vorangegangenen Abschnitt über die Entwicklungsgänge der Lungentuberkulose (S. 566) näher geschildert worden sind, ist, kurz zusammengefaßt, entweder Resorption oder Übergang in Verkäsung, die oft weiterhin der Einschmelzung verfällt, oder bindegewebige Vernarbung. Die Bindegewebsbildung tritt im Gefolge exsudativer Vorgänge gewöhnlich in weit geringerem Maße auf als bei den produktiven Gewebsneubildungen. Zu betonen ist die Möglichkeit weitgehender Resorption auch bei ausgedehnter Exsudation, sofern nicht eine Gewebsnekrose eingetreten ist. Eine käsige Pneumonie ist dagegen kaum einer Rückbildung mehr fähig. Abgesehen von diesen exsudativen Prozessen kommen Verdichtungen des Lungenparenchyms durch Atelektase vor, welche durch Kompression von Bronchien durch tuberkulöse Lymphknoten oder Lungenherde bewirkt werden. Nach Rückbildung der Ursache können die atelektatischen Partien wieder lufthaltig werden. Zumal da die verschiedenartigen Verdichtungen im Röntgenbild sämtlich als gleichförmige Verschattungen erscheinen, ist ihre Natur und weitere Entwicklung von vorneherein nicht sicher zu bestimmen.

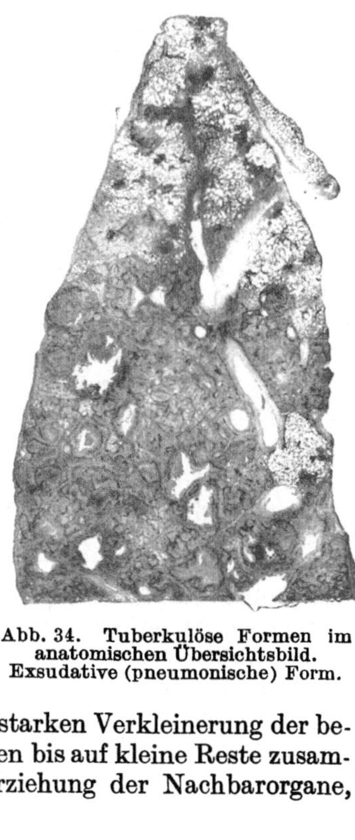

Abb. 34. Tuberkulöse Formen im anatomischen Übersichtsbild. Exsudative (pneumonische) Form.

Die *indurativen*, zur Cirrhose führenden Vorgänge werden durch Bindegewebsbildung hervorgerufen. Sie begleiten häufiger und in stärkerem Maße die produktiven als die exsudativen Prozesse. In späteren Stadien führen sie durch Schrumpfung des neu gebildeten Bindegewebes zur starken Verkleinerung der befallenen Teile. Auf diese Weise können ganze Lappen bis auf kleine Reste zusammenschrumpfen. In der Folge tritt dann eine Verziehung der Nachbarorgane, nämlich anderer Lungenabschnitte, der Luftröhre, des Herzens und auch der Intercostalwandungen nach den geschrumpften Lungenteilen hin ein. Durch Abknickung der zuführenden Bronchialäste kommt es in einzelnen Abschnitten zu atelektatischen Zuständen; andererseits tritt in der Umgebung oft ein vikariierendes Emphysem auf. Durch Zug auf die Bronchialwandungen kommen Verziehungen und Gestaltsveränderungen der Bronchien mit Bildung von Bronchiektasen zustande. Bei erheblicher Ausdehnung der cirrhotischen Prozesse erwachsen dem rechten Herzen verstärkte Widerstände, welches daher hypertrophiert und, wenn es den vermehrten Anforderungen nicht gewachsen ist, in der Folge dilatiert wird.

Diese Einteilung in produktive, exsudative und cirrhotische Vorgänge (ASCHOFF), welcher im wesentlichen die in knoten- und knötchenförmige, pneumonische oder bronchopneumonische und indurative Formen (ALBRECHT-FRÄNKEL) entspricht, bildet, wie eingangs bemerkt wurde, nur ein unzulängliches schematisches Gerüst, das eine gewisse Ordnung und Übersicht über die vorkommenden Veränderungen gestattet, aber der unerschöpflichen Mannigfaltigkeit der vielfach ineinander übergehenden Formen nicht vollständig gerecht wird.

## k) Klinische Symptomatologie.

Die *allgemeinen klinischen Symptome* der Lungentuberkulose werden größtenteils durch Resorption toxisch wirkender Stoffe hervorgerufen, welche von den Tuberkelbacillen und den von ihnen zerstörten Geweben, ferner auch von mischinfizierenden Bakterien gebildet werden. Andere besondere klinische Erscheinungen sind auf den örtlichen krankhaften Lungenbefund zurückzuführen.

*Fieber.* Infolge der genannten toxischen Wirkungen werden Temperatursteigerungen sehr häufig beobachtet. Bei schleichendem Beginn der Lungentuberkulose sind sie anfangs meist niedrig, subfebril bis etwa 38° und steigen erst in späteren Stadien zu höheren Werten an. Nach den Erfahrungen, welche besonders die klinischen Beobachtungen beim Frühinfiltrat (ASSMANN, REDEKER) betreffen, wird aber nicht selten gerade im Beginn der Lungentuberkulose der Erwachsenen teils ziemlich plötzlich teils langsamer auftretend ein etwa 38°—39° betragendes, eine Reihe von Tagen anhaltendes Fieber angetroffen, welches dann allmählich abklingt. Es entsteht hierbei ein grippeähnliches Krankheitsbild. Ebenso kommen im weiteren Verlauf nicht selten fieberhafte Perioden vor, welche den bei der Schilderung der Entwicklungsgänge der Lungentuberkulose beschriebenen exsudativen Schüben entsprechen. In späteren Stadien, namentlich dann, wenn buchtige Zerfallshöhlen vorhanden sind, in denen eitrige Massen stagnieren und reichlich Mischinfektionen erfolgen, wird oft ein hektisches Fieber beobachtet, welches durch morgendliche Senkung und abendliche hohe Erhebungen ausgezeichnet ist.

Im allgemeinen ist das Verhalten der Temperatur ein recht verläßlicher Maßstab dafür, ob ein stark aktiver, besonders mit Exsudation oder Gewebszerfall einhergehender Prozeß vorliegt oder ob die Erkrankung in verhältnismäßig gutartigen vorwiegend produktiven bzw. cirrhotischen Formen verläuft oder auch ganz zur Ruhe gekommen ist. Auch wenn die Temperaturen in der Ruhe völlig normal sind, kann ein verborgener aktiver Krankheitsprozeß bisweilen daran erkannt werden, daß erst nach vorangegangener Bewegung Temperatursteigerungen auftreten.

In diagnostischer Hinsicht erwecken anhaltende subfebrile Temperaturen den Verdacht auf beginnende Lungentuberkulose auch dann, wenn kein sicherer physikalischer Befund zu erheben ist und sich eine andere Ursache des Fiebers nicht auffinden läßt. Freilich ist zu berücksichtigen, daß auch versteckte Infektionen, z. B. in Mandeln, Zähnen oder Nebenhöhlen der Nase, ferner thyreotoxische Zustände und eine schleichende Endokarditis zu gleichartigen leichten Temperatursteigerungen Anlaß geben können. Endlich ist die wenig bekannte, aber durch jahrelange Beobachtungen gesicherte Tatsache zu beachten, daß bei einzelnen Personen mit leicht nervöser erregbarer Konstitution die Körpertemperaturen auch in gesundem Zustand um mehrere Zehntel Grade höher liegen können, als den gewöhnlich angegebenen Normalwerten entspricht.

*Schweiße.* Meist als Begleiterscheinung des Fiebers, und zwar in der Regel bei dessen Abfall, tritt eine vermehrte Schweißabsonderung bei Lungentuberkulösen auf. Besonders charakteristisch für diese Erkrankung sind die lästigen Nachtschweiße. Diese können auch ohne erhebliche Temperatursteigerungen auftreten und werden deshalb zum Teil auf unmittelbare Erregung der Schweißsekretion durch toxische Produkte bezogen.

*Magen- und Darmstörungen.* Auf toxische Allgemeinwirkung ist auch ein oft hartnäckiger Appetitmangel der Tuberkulösen zurückzuführen. Bei der Untersuchung des Magensaftes findet sich mitunter, aber keineswegs immer eine Herabsetzung der Säurewerte, der an sich keine wesentliche Bedeutung zuzuerkennen ist. Oft besteht auch Druck in der Magengegend, ferner Unregelmäßigkeit des Stuhlganges. Nicht selten werden Durchfälle auch dann angetroffen, wenn keine Beteiligung des Darmes an der tuberkulösen Erkrankung anzunehmen ist. In fortgeschrittenen Stadien der Lungenerkrankung sind Durchfälle oft auf eine gleichzeitig bestehende Darmtuberkulose oder auf eine amyloide Degeneration des Darms zu beziehen.

*Ernährungs- und Kräftezustand.* Zum Teil auf solche Magen- und Darmstörungen, hauptsächlich aber auf unmittelbare toxische Einwirkung ist eine Herabsetzung des Ernährungs- und Kräftezustandes zurückzuführen, welche den meisten Fällen von Lungentuberkulose eigen ist. Besonders starke Abnahme zeigen die hoch fieberhaften exsudativen und die mit Mischinfektionen einhergehenden Prozesse; bei diesen wird oft eine beträchtliche Erhöhung des Grundumsatzes gefunden. Es entwickelt sich sodann bei längerem Verlauf die hochgradige Abzehrung, welche der Erkrankung den Namen Phthisis, Schwindsucht, eingetragen hat.

Sind die exsudativen Vorgänge abgeklungen, so kann gleichzeitig mit dem Fieberabfall wieder eine wesentliche Gewichtszunahme eintreten; diese wird namentlich bei klimatischen und diätetischen Ruhekuren beobachtet.

Die ohne Exsudation einhergehenden rein cirrhotischen Formen lassen oft ganz eine Abnahme des Gewichtes und des Kräftezustandes vermissen; diese Fälle können ein ganz gesundes Aussehen darbieten.

*Erscheinungen von seiten des Herzens.* Häufig schon im Beginn, namentlich aber im späteren Verlauf ist eine Beschleunigung sowie besonders eine leichte Erregbarkeit des Herzschlages auf psychische Einflüsse und körperliche Anstrengungen hin zu beobachten. Gar nicht selten verbirgt sich unter dem Bild der Herzneurose, das die von Herzklopfen geängstigten Patienten zum Arzt führt, eine beginnende Lungentuberkulose. Mit höherem Fieber ist regelmäßig eine Pulsbeschleunigung verbunden.

An der allgemeinen Abzehrung nimmt schließlich auch die Herzmuskulatur teil. Auch kann der Herzmuskel bei allgemeiner Amyloidose mitergriffen sein. Schwere degenerative Myokardschädigungen, wie sie bei vielen akuten Infektionskrankheiten vorkommen, werden in der Regel bei der Lungentuberkulose vermißt. Deshalb kommt es auch bei schweren Erkrankungen der Lunge in der Regel nicht zu einer schon in der Ruhe zutage tretenden Herzinsuffizienz. Nur bei besonderen Formen, welche mit starker Bindegewebsbildung einhergehen (Lungencirrhose, Fibrose, Lymphangitis reticularis) oder mit einem Emphysem verbunden sind, werden dem rechten Herzen besondere Widerstände geboten, und es können sich bei einem Erlahmen desselben Stauungen im großen Kreislauf entwickeln. Solche Fälle erscheinen dann oft mehr herz- als lungenkrank.

*Blut.* Lungentuberkulöse haben meist eine blasse Gesichtsfarbe. Dies ist oft auch dann der Fall, wenn die Untersuchung des Blutes keine Verminderung der roten Blutkörperchen und des Blutfarbstoffes ergibt, und auf mangelhafte Durchblutung der Haut infolge toxischer Wirkung zurückzuführen. In anderen selteneren Fällen bietet das Blutbild aber die Erscheinungen einer sekundären Anämie mit starker Herabsetzung des Hämoglobingehaltes und geringerer Verminderung der Erythrocytenzahl dar.

Die Leukocyten können verschiedenartige Veränderungen aufweisen. Bei gutartigen Formen und insbesondere in den Heilphasen wird oft eine Vermehrung der Lymphocyten und auch der eosinophilen Zellen (ROMBERG) beobachtet. Exsudative Vorgänge und Mischinfektionen, welche namentlich die fortgeschrittenen Stadien der Lungentuberkulose begleiten, weisen dagegen meist eine Vermehrung der polynukleären Leukocyten und unter diesen eine Linksverschiebung des Blutbildes auf, in dem jugendliche Formen in verstärktem Maße auftreten. In der Regel sind diese leukocytären Veränderungen nicht in sehr erheblichem Grade ausgeprägt und geringer als bei anderen nichttuberkulösen entzündlichen Prozessen, so z. B. der croupösen Pneumonie, der Lungengangrän usw.

Die *Blutsenkung* ist bei der aktiven Lungentuberkulose, insbesondere bei den exsudativen Formen, in der Regel beschleunigt und stellt neben dem Fieber einen wichtigen Maßstab für den entzündlichen Charakter des Prozesses dar. Wenn solche Schlüsse auf das Verhalten der Lungenerkrankung gezogen werden, müssen andersartige nichtspezifische Entzündungsvorgänge, welche gleichfalls eine Beschleunigung der Blutsenkung hervorrufen, ausgeschlossen werden können.

Ein *Bacillengehalt des Blutes* wurde zuerst in größeren Untersuchungsreihen von LIEBERMEISTER nachgewiesen und auch von anderen Forschern bestätigt. Er kommt nicht nur bei der Miliartuberkulose, sondern nicht selten auch bei chronischer Lungentuberkulose, namentlich in fortgeschrittenen Stadien, vor.

*Spezifische Blutreaktionen,* durch welche eine bestehende oder überstandene Infektion nachgewiesen wird, sind bei der Tuberkulose bisher nicht in so brauchbarer Weise wie bei der Syphilis in Gestalt der WASSERMANNschen Reaktion bekannt. Es ist eine Reihe von Serumreaktionen angegeben, welche die Komplementbindung, Präcipitation oder Flockung betreffen; ihre Ergebnisse haben sich aber bisher nur von einer sehr bedingten praktischen Bedeutung erwiesen, die im Abschnitt über Diagnostik näher auseinandergesetzt ist (vgl. S. 607).

*Urin.* In fieberhaften Stadien wird bei der Lungentuberkulose nicht selten eine meist geringfügige *Albuminurie* beobachtet. Ein stärkerer, oft erheblich schwankender Eiweißgehalt wird bei amyloider Entartung der Niere gefunden, die bei schwerer Lungenschwindsucht nicht selten auftritt. Außerdem kommt bei der Lungentuberkulose ohne spezifische Erkrankung der Nieren mitunter eine Nephritis vor, die mit Albuminurie und Hämaturie sowie Zylinderabscheidung einhergehen kann. Bei einer tuberkulösen Erkrankung der Nieren selbst wird sowohl eine Hämaturie als auch eine Abscheidung von weißen Blutkörperchen angetroffen.

Bei schweren, mit starkem Rückgang des Körpergewichtes einhergehenden Fällen findet sich sowohl in fortgeschrittenen Stadien als bei akuten Schüben im ganzen Verlauf der Phthise oft eine positive *Diazoreaktion,* deren Auftreten daher von ungünstiger Bedeutung ist.

*Nervöse Symptome* werden namentlich in Form einer allgemeinen nervösen Reizbarkeit und andererseits leichten Ermüdbarkeit beobachtet, die sich schon in beginnenden Stadien bemerkbar machen können. Bekannt sind gewisse psychische Eigenarten der Phthisiker, die sich besonders bei lang ausgedehnten Kuren in einem stark egozentrischen Wesen äußern. Auch in vorgeschrittenen Stadien zeigen die Phthisiker oft eine auffallende Euphorie, die bei todgeweihten Fällen in merkwürdigem Gegensatz zu dem zerrütteten Körperzustand steht.

*Husten.* Unter den Symptomen, welche durch die organische Erkrankung der Lungen selbst hervorgerufen werden, ist in erster Linie der Husten zu nennen. Er kommt in allen Formen vor. In den Anfangsstadien wird oft ein zunächst für nervös gehaltenes Hüsteln beobachtet. Für die Tuberkulose der Bronchialdrüsen, welche einen Druck auf benachbarte Nerven ausüben, ist ein schwer unterdrückbarer Reizhusten charakteristisch, freilich nicht pathognomonisch, da er in ähnlicher Weise auch bei anderen Erkrankungen, so z. B. bei lymphogranulomatösen Drüsen und beim Bronchialkrebs angetroffen wird. Die mit bronchitischen Veränderungen einhergehenden Fälle haben oft, namentlich früh morgens, Hustenreiz und Hustenanfälle. Oft wird starker Hustenreiz bei kavernösen Einschmelzungen angetroffen; doch kann auch bei großen Kavernen mitunter Husten auffälligerweise völlig vermißt werden.

*Auswurf.* Das Vorhandensein, die Beschaffenheit und Menge von Auswurf bei der Lungentuberkulose richtet sich hauptsächlich nach dem Verhalten der Bronchien, indem oft ein schleimbildender Katarrh die Lungenveränderungen begleitet, und auch nach etwa vorhandenen Einschmelzungsprozessen des Lungengewebes. Ein Schleimgehalt des Auswurfes, der auch mit etwas Eiter vermischt sein kann, stammt aus den entzündeten Bronchien. Ballen oder sog. münzenförmige Klumpen, die in dem mit Flüssigkeit gefüllten Speiglas auf den Boden hinuntersinken, rühren in der Regel von Kavernen her. Bei Bildung von Bronchiektasien, welche sich bei chronisch cirrhotischer Lungentuberkulose entwickeln, kann der Auswurf einen süßlich fötiden Geruch zeigen.

Nicht selten ist dem Auswurf Tuberkulöser Blut beigemengt, auch kommen ausgedehnte Hämoptysen vor. Der Bluthusten, welcher von tuberkulösen Veränderungen und nicht von Infarkten oder sonstigen Stauungszuständen oder von Bronchiektasien herrührt, zeigt in der Regel Zerstörungsprozesse der Lungen an. Er wird entsprechend dem Vorkommen von Frühkavernen auch schon in den Anfangsstadien beobachtet.

Bei Ausbreitung des Auswurfes auf einen dunklen Teller fallen bisweilen flache rundliche linsenförmige Teilchen auf, die von losgelösten Teilen der Kavernenwandungen herrühren; sie enthalten meist reichlich Tuberkelbacillen und oft elastische Fasern.

Tuberkelbacillen werden im Auswurf oft schon im Anfangsstadium, und zwar besonders dann in reichlicher Menge angetroffen, wenn Einschmelzungen in Frühinfiltraten eintreten. In anderen beginnenden Stadien sind sie nicht immer regelmäßig zu finden. Bei fortgeschrittenen Prozessen werden sie kaum je dauernd vermißt.

Auch auf den Nachweis von elastischen Fasern ist Wert zu legen, da sie das Vorhandensein von Zerstörungsprozessen erkennen lassen.

*Atemstörungen* werden in der Ruhe gewöhnlich erst in hochgradig fortgeschrittenen Stadien beobachtet, wenn bereits große Teile der Lunge durch den Krankheitsprozeß ausgeschaltet sind. Weit eher treten sie auf, wenn die Patienten leichten Anstrengungen ausgesetzt werden. Zur Dyspnoe neigen besonders die cirrhotischen und die mit Emphysem einhergehenden Formen. Ferner zeigen Fälle mit ausgedehnter hämatogener oder bronchogener Aussaat von tuberkulösen Herden oft einen hochgradigen Lufthunger.

*Brustschmerzen* werden in allen Stadien der Erkrankung, aber gewöhnlich nicht in heftiger Form beobachtet. Sie rühren häufig von einer Mitbeteiligung des Brustfelles her und werden auch bei vielen kleinen unerkannt verlaufenden Schüben, welche mit einer Pleurabeteiligung einhergehen, angetroffen. Außerdem kommen sie bei heftigen Hustenanfällen, zum Teil infolge Anspannung der Muskulatur vor; zum Teil sind sie auch durch Reizübertragung im Sinne der HEADschen Zonen zu erklären.

**Befund.** Der *Befund* der Untersuchung der Brustorgane läßt folgende Veränderungen erkennen:

*Inspektion.* Die Gestalt des Brustkorbes ist für die Entwicklung der Lungentuberkulose von einer gewissen Bedeutung. Insbesondere wird ein langer schmaler flacher Thorax mit geringer Atmungsbreite als *Habitus phthisicus* bezeichnet und als Disposition zum Erwerb von Lungentuberkulose aufgefaßt. Doch wird die Bedeutung dieses Zeichens vielfach überschätzt; denn es kommt diese Wuchsform nicht selten auch bei Lungengesunden vor, und andererseits findet sich eine Lungentuberkulose häufig bei den verschiedensten auch gutgeformten Bauarten des Thorax.

Auch auf eine *Enge der oberen Brustapertur* (FREUND, HART) ist nicht der diesem Zeichen früher beigemessene Wert zu legen. Dagegen ist jede Beeinträchtigung der Ausdehnung einer Brustkorbhälfte bei an sich symmetrischem Wuchs ein sehr wichtiges Zeichen einer einseitigen Erkrankung, die natürlich nicht nur auf Tuberkulose zu beruhen braucht. Besonders deutlich kommt eine einseitige Behinderung der Atmung in den Unterschlüsselbeingruben zum Ausdruck, und zwar auch dann, wenn der krankhafte Lungenprozeß nicht in deren unmittelbarer Nähe, sondern irgendwo in der Tiefe gelegen ist. Deshalb ist der Beobachtung der Ausdehnung des Brustkorbes bei der Atmung ein sehr großer Wert beizumessen.

Die *Perkussion* zeigt über verdichteten Lungenpartien eine Schallverkürzung bzw. Dämpfung und bei Entspannung des benachbarten Lungengewebes einen tympanitischen Schall. Die *Auskultation* läßt über solchen Stellen ein verschärftes Atemgeräusch hören. Alle Einzelheiten ergeben sich aus den allgemeinen Gesetzen der physikalischen Diagnostik. Besonders häufig wird bei den acinös-nodösen Prozessen, bei welchen verdichtete mit normalen lufthaltigen Lungenpartien untermischt sind, eine relative Verschärfung des Atemgeräusches namentlich im Exspirium beobachtet, ohne daß eine ausgesprochene Dämpfung oder Bronchialatmen zu bestehen braucht. Unter Nebengeräuschen ist vornehmlich auf Rasselgeräusche zu achten, die durch einen begleitenden Katarrh der Bronchien entstehen. Mit besonderer Sorgfalt sind sowohl die Spitzen als auch besonders die dorsalen Partien zwischen den oberen Teilen der Schulterblätter zu untersuchen, da sich in diesen Gegenden die ersten Veränderungen bei der Lungentuberkulose Erwachsener abzuspielen pflegen.

Eine überragende Bedeutung kommt dem Nachweis von Kavernen zu, weil diese gefährliche Streuungszentren für eine weitere Verbreitung der Erkrankung auf dem Bronchialweg darstellen. Die von den alten Meistern der physikalischen Diagnostik aufgestellten Kennzeichen der Kavernen in Gestalt von verschiedenartigem Schallwechsel und einem tympanitischen Beiklang, einem bronchialen oder amphorischen Atemgeräusch, großblasigem metallisch klingendem Rasseln sowie von quatschenden oder juchzenden Geräuschen, denen nach meinen Erfahrungen besonderer diagnostischer Wert zukommt, sind auch jetzt zu beachten. Es ist aber nicht zu leugnen, daß sie an Bedeutung viel verloren haben, nachdem die Röntgenuntersuchung mit weit größerer Sicherheit und Genauigkeit über das Vorhandensein sowie über die Größe, Form und Lage von Kavernen Auskunft gibt und nur selten versagt. Durch das Schichtverfahren ist die Darstellung von Kavernen weiter sehr wesentlich vervollkommnet worden. Die Röntgenuntersuchung gestattet in sehr vielen Fällen auch dort den Nachweis von Kavernen, wo die physikalische Untersuchung durch Perkussion und Auskultation von diesen nichts ahnen läßt.

Die *Veränderungen im Röntgenbild* ergeben sich aus der Darstellung der anatomischen Verhältnisse, deren Schattenbild sie darstellen, und bedürfen deshalb keiner näheren allgemeinen Besprechung. Um so mehr wird bei der Schilderung der einzelnen Formen der tuberkulösen Veränderungen hierauf eingegangen werden. Allgemein ist nur die ganz überragende Wichtigkeit der Röntgenuntersuchung für die Erkennung feiner Lungenveränderungen überhaupt und ganz besonders für den Nachweis zentral gelegener Verdichtungsherde und Kavernen hervorzuheben. Eine Lungenuntersuchung ohne Röntgenuntersuchung ist als unvollständig und, wenn Verdacht auf Lungentuberkulose besteht, als fehlerhaft zu bezeichnen. Auch bei dieser hohen Wertschätzung der Röntgenuntersuchung darf diese aber nur im Rahmen der Gesamtuntersuchung angewandt werden, zumal ätiologisch verschiedenartige Erkrankungen ganz ähnliche und sogar gleichartige Veränderungen im Röntgenbild hervorrufen können.

Aus der vorstehenden Schilderung der wichtigsten anatomischen Zustandsbilder und der allgemeinen klinischen Erscheinungen, welche durch sie hervorgerufen werden, ergibt sich die Symptomatologie der einzelnen Formen der Lungentuberkulose. Diese ist entsprechend der Mannigfaltigkeit der zugrunde liegenden anatomischen Befunde sehr verschiedenartig. Im folgenden sollen die am meisten charakteristischen, häufig wiederkehrenden Bilder beschrieben werden.

## Besondere Symptomatologie einzelner wichtiger Formen der Lungentuberkulose.

**Primärherd und Primärkomplex.** Die primäre Infektion verläuft meist unerkannt, da sie in der Regel keine wesentlichen Erscheinungen macht. Vielleicht ist das erste Auftreten von Übelkeit, Mattigkeit und Temperatursteigerungen, die allmählich zunehmen und dann erst beachtet zu werden pflegen, auf die primäre Infektion zu beziehen. Örtliche physikalische Symptome werden durch den kleinen Primärherd selbst nicht hervorgerufen. Wenn durch die Störung des Allgemeinbefindens eine ärztliche Untersuchung veranlaßt wird, so ergibt die Röntgendurchleuchtung bei noch fehlendem sonstigen physikalischen Befund meist schon die Zeichen des ausgebildeten Primärkomplexes. Diese bestehen in einem dem Primärherd entsprechenden Schattenfleck, der an irgendeiner Stelle im Lungenfeld gelegen ist, und einer durch Lymphknotenschwellung hervorgerufenen Verschattung im zugehörigen Lungenwurzelgebiet, welche durch ihre Größe und Form von dem normalen Hilusschatten zu unterscheiden ist (vgl. Abb. 21). Die Lymphknotenschatten sind gegen das helle Lungenfeld mit bogenförmig verlaufenden und bei Schwellung mehrerer aneinander liegender Lymphknoten mit Einkerbungen versehenen Rändern abgegrenzt (vgl. Abb. 23). Sowohl um den Primärherd selbst als um die geschwollenen Lymphknoten am Lungenhilus können perifokale Entzündungen, von Redeker so genannte Primärinfiltrierungen, auftreten und dadurch im Röntgenbild umfangreiche, meist unscharf begrenzte Verschattungen hervorgerufen werden. Es entstehen so hantelförmige Schattenbilder, bei denen die bipolaren Anschwellungen durch einen dünneren Stiel miteinander verbunden werden. Dieser Stiel wird von den dazwischen liegenden geschwollenen Lymphbahnen, hyperämischen Blutgefäßen und entzündeten Bronchien gebildet. Am häufigsten können solche Bilder bei der systematischen Untersuchung von Kindern in solchen Familien entdeckt werden, in denen eine Person an offener Lungentuberkulose leidet. Oft werden ausgedehntere Verschattungen beobachtet, welche auch die Lymphknoten im anschließenden Mediastinum und an der

Lungenwurzel der gegenüberliegenden Seite betreffen. Über die Lage der gewöhnlich befallenen Lymphknoten und ihre Beziehung zu den normalen Bestandteilen des Lungengerüstes, unter denen die Blutgefäße hauptsächlich schattenbildend hervortreten, unterrichtet Abb. 35.

Es ist in jedem Falle eine genaue Unterscheidung einer durch Lymphknotenschwellung hervorgerufenen Verschattung von den normalen Hilusgefäßschatten zu treffen; da beide wegen der benachbarten Lage von Lymphknoten und Blutgefäßen ohne Grenze ineinander übergehen, entstehen leicht diagnostische Schwierigkeiten. Eine seitliche bogenförmige oder gekerbte Begrenzung und eine örtliche Verbreiterung der Schatten läßt auf Schwellung von Lymphknoten schließen. Dagegen ist es nicht angängig, aus einer gleichmäßigen Verstärkung der Hilusschatten allein, sofern diese eine der Norm entsprechende Gestalt aufweisen, eine Vergrößerung der Lymphknoten herzuleiten, da eine solche allgemeine Schattenverstärkung auch durch eine vermehrte Blutgefäßfüllung, z. B. bei Stauungszuständen, hervorgerufen wird.

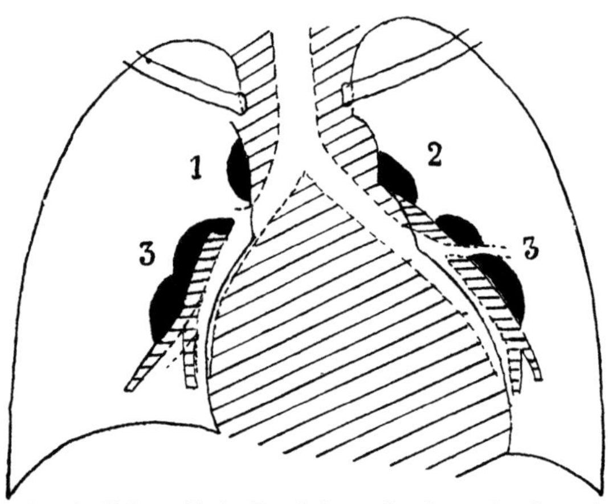


Abb. 35. Schematische Darstellung der Lage der Lymphknoten auf Grund zahlreicher Vergleiche von Röntgenbildern und anatomischen Befunden (von ASSMANN gezeichnet).
Es sind nur die für die Randbildung in Betracht kommenden Lymphknoten schwarz dargestellt. Dagegen sind aus Gründen der Klarheit die inmitten des Mediastinums liegenden Lymphknoten, welche sich im Röntgenbild nicht abheben, fortgelassen.
*1* r. paratrachealer Lymphknoten, *2* li. tracheobronchialer Lymphknoten zwischen Aortenknopf und Bogen des Pulmonalisstammes, *3* bronchopulmonale Lymphknoten am Lungenhilus beiderseits.
Die Bronchiallumina sind ausgespart, die Bronchialwände gestrichelt. Die Äste der Arteria pulmonalis (lateral vom Bronchus) sind quergestreift.

Im klinischen Bild der *Lymphknotentuberkulose* treten die toxischen Allgemeinerscheinungen: Fieber, Abgeschlagenheit, Blässe des Gesichtes, Appetitlosigkeit und Gewichtsabnahme, besonders bei jüngeren Kindern deutlich hervor und können zu einem schweren Zustand Anlaß geben. Durch Druck auf benachbarte Nerven kann ein schwer unterdrückbarer Reizhusten hervorgerufen werden, der ein diagnostisch wichtiges Verdachtssymptom auf Bronchialdrüsentuberkulose darstellt. Hochgradige Lymphknotenschwellungen der Hilusgegend bzw. des Mediastinums können durch Druck auf die Bronchien oder die Luftröhre ein exspiratorisches Keuchen veranlassen. Sie sind unter Umständen auch durch die Perkussion festzustellen, indem sie eine Schallverkürzung bzw. Dämpfung zwischen Wirbelsäule und Schulterblatt hervorrufen. Da sie die Schallleitung begünstigen, kann die normalerweise bei Kleinkindern nur über dem 7. Halswirbel, bei älteren Kindern bis zum 2. Brustwirbel hörbare Flüsterstimme bis zum 4. oder 5. Brustwirbel hinab wahrgenommen werden (D'ESPINEsches Zeichen); bei geringeren Schwellungen ist diese Erscheinung aber ebenso wie eine Schmerzhaftigkeit der beklopften Wirbeldorne (Spinalgesie) nur wenig ausgesprochen und deshalb als ein recht wenig zuverlässiges Zeichen zu bewerten, welches hinter den klaren Ergebnissen der Röntgenuntersuchung an Bedeutung weit zurücksteht.

Nach Rückgang des akut entzündlichen Stadiums tritt oft eine Rückbildung der anfangs durch Schwellung der Lymphknoten und ödematöse Durchtränkung der Umgebung hervorgerufenen Verschattung im Röntgenbild ein, welche schärfer gegen die Umgebung abgegrenzt wird. Die Intensität der Schatten nimmt demgegenüber meist infolge Eintritt von Verkäsung oder Verkalkung im Inneren der Lymphknoten zu (vgl. Abb. 36).

Wie bei der Schilderung der Ausbreitungsmöglichkeiten der Lungentuberkulose beschrieben wurde, kann um den Primärherd herum nicht nur eine flüchtige Infiltrierung entstehen, sondern eine fortschreitende Infiltration sich ausbilden, die in käsige Pneumonie übergeht. Dieses vor allem bei Säuglingen und Kleinkindern in den ersten beiden Lebensjahren beobachtete ungünstige Ereignis macht sich durch hohes Fieber, Kräfteverfall und bei größerer

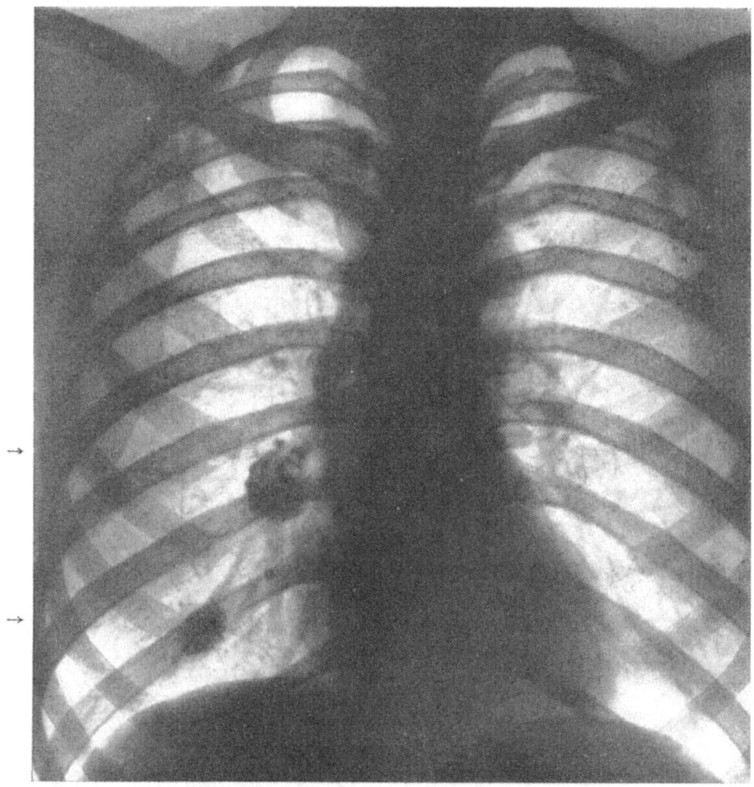

Abb. 36. Verkalkter Primärkomplex rechts.
Beim unteren Pfeil verkalkter Primärherd, beim oberen Pfeil verkalkte Lymphknoten am rechten Hilus.

Ausdehnung der Infiltration auch durch Auftreten von Dämpfung und Bronchialatmen bemerkbar. Auch hier gibt das Röntgenbild über die Ausdehnung der Infiltration durch entsprechende Verschattung am deutlichsten Auskunft.

**Hämatogene Streuungen.** Oft im unmittelbaren Anschluß an eine tuberkulöse Erkrankung des Primärherdes und der Lymphknoten, mitunter auch später dieser folgend und häufig in Schüben verlaufend tritt eine *hämatogene Streuung* ein, welche gewöhnlich in erster Linie die Lunge, häufig aber auch andere Organe betrifft. Die von diesen neuen tuberkulösen Herden ausgehenden toxischen Wirkungen sind die gleichen wie bei der Lymphknotentuberkulose und treten im klinischen Bild meist nicht besonders unterschiedlich hervor. Durch Perkussion und Auskultation sind die kleinen Herde nicht nachweisbar. Im Röntgenbild können sie namentlich, wenn sie in größerer Zahl vorhanden sind, an einer zarten Fleckung der Lungenfelder erkannt werden (vgl. Abb. 37). Bei dichter Aussaat entsteht das Bild der Miliartuberkulose, welches später besonders geschildert werden wird (vgl. S. 591).

Häufig wird eine begleitende Pleuritis sicca oder exsudativa, seltener eine Peritonitis oder Perikarditis beobachtet. Hämatogene Streuungsherde in der Choreoidea des Auges, in den Nieren, in Knochen und Gelenken, in der Haut können durch das Auftreten von im Augenspiegel sichtbaren Tuberkeln des Augenhintergrundes, von Hämaturie, von Auftreibungen der Knochen, z. B. Spina ventosa, Gelenkschwellungen, verschiedenartigen Hautveränderungen in Gestalt von Tuberkuliden zum Ausdruck kommen. Mitunter werden in diesem Stadium knotenförmige hyperämische Verdickungen der Haut besonders auf der Streckseite der Unterschenkel und Unterarme beobachtet, welche als Erythema nodosum bezeichnet werden. Ihre tuberkulöse Natur ist freilich

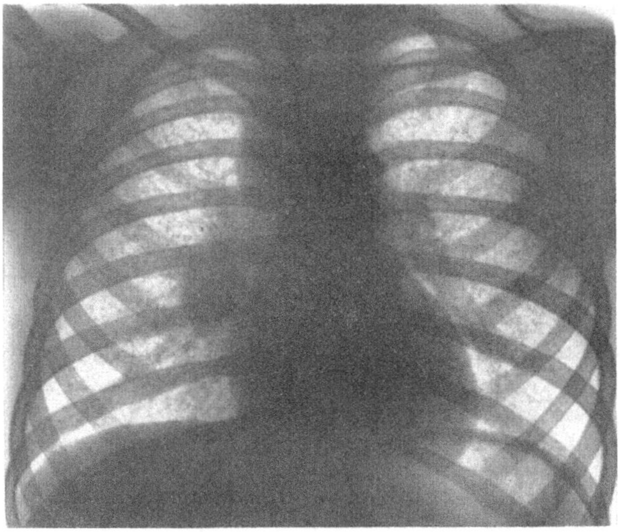

Abb. 37. Tuberkulöse Lymphknotenschwellung besonders am rechten Hilus. Hämatogene Streuung feiner Knötchen in beiden Lungenfeldern.

nicht in jedem Falle sichergestellt; wahrscheinlich kommen gleichartige Bildungen aus verschiedener Ursache, sowohl infolge von Tuberkulose als auch bei Gelenkrheumatismus zustande. Auch in Nebenhoden, Hoden und weiblichen Adnexen kommen Streuungen vor. Am gefährlichsten ist eine Ansiedlung von Tuberkelbacillen in den Meningen, an welchen eine in der Regel tödlich endende tuberkulöse Meningitis entsteht. Im Gehirn auftretende Konglomerattuberkel können ebenfalls schwere, aber meist langsamer verlaufende Krankheitserscheinungen hervorrufen.

Je später die hämatogene Aussaat der Primärinfektion folgt, um so weniger stürmische Erscheinungen pflegt sie hervorzurufen, da die anfangs gesteigerte Empfindlichkeit der Gewebe allmählich zurückgeht und eine zunehmende Widerstandsfähigkeit sich ausbildet. In solchen über Jahre sich hinziehenden hämatogenen Schüben kommt es im späteren Kindes- und Jugendalter zu Iritis, ferner an der Haut zum Bild des Lupus pernio und zu multiplen Knochenherden, die als Ostitis multiplex cystoides bezeichnet werden und im Röntgenbild rundliche Aufhellungen der Knochenschatten hervorrufen. Auch kann das durch einen torpiden, meist gutartigen Verlauf und in der Regel fehlende Tuberkulinempfindlichkeit ausgezeichnete Bild des sog. BOECK*schen Sarkoids* entstehen. Bei diesem sind im Röntgenbild der Lunge verdichtete Hilusschatten und davon strahlenförmig ausgehende Schattenstränge und

Flecken sichtbar, die weitgehend zurückgebildet werden können. Milz und Leber zeigen oft eine Vergrößerung und feste Beschaffenheit infolge von Einlagerung derber Knötchen. Ferner können die von HEERFORDT beschriebene chronische Uveoparotitis und der in chronischen derben Schwellungen der Speichel- und Tränendrüsen bestehende MIKULICZsche Symptomenkomplex durch den gleichen Krankheitsvorgang hervorgerufen werden. Gelegentlich werden hierbei auch nervöse Symptome wie besonders periphere Facialis- und Gaumensegellähmungen sowie polyneuritische und zentralnervöse Krankheitserscheinungen, auch Polyurie beobachtet. Der histologische Charakter der Gewebsveränderungen ist durch eine sklerosierende großzellige Hyperplasie mit massenhaften Epitheloidzellen und nachfolgender starker Bindegewebsbildung, aber ohne Verkäsung gekennzeichnet (MYLIUS-SCHÜRMANN).

Auf eine tuberkulöse Ätiologie zurückzuführen sind auch die in diesem Stadium bei Kindern häufigen *skrofulösen Erscheinungen,* welche besonders bei gleichzeitig vorhandener exsudativer Diathese sich entwickeln und in verschiedenartigen ekzematösen Veränderungen der Haut, Blepharitis, Augenbindehautphlyktänen und Lymphknotenschwellungen namentlich am Hals bestehen.

**Miliartuberkulose.** Die bei reichlicher hämatogener Aussaat von Tuberkelbacillen entstehende *Miliartuberkulose* ruft ein eigenartiges Krankheitsbild hervor. Sie nimmt am häufigsten ihren Ausgang von verkästen Lymphknoten oder seltener von verkästen Lungenherden. In manchen, aber nicht in allen Fällen wird bei der Autopsie ein Einbruch in den Ductus thoracicus (PONFICK) oder in die Wand von Lungenvenen, in welchen Intimatuberkel entstehen (WEIGERT), gefunden. Am häufigsten tritt die Miliartuberkulose im Sekundärstadium nach RANKE bei Kindern und jugendlichen Personen im Anschluß an eine ausgedehnte Lymphknotentuberkulose auf. Sehr viel seltener wird sie bei einer fortgeschrittenen Phthise der Erwachsenen im sog. Tertiärstadium beobachtet. Dies läßt darauf schließen, daß außer dem in allen Stadien vorkommenden Einbruch von Tuberkelbacillen in die Blutbahn die Empfänglichkeit des Organismus, die im Sekundärstadium am größten ist, und andererseits die Erhöhung seiner spezifischen Widerstandsfähigkeit, die bei der tertiären Phthise angenommen wird, von wesentlicher Bedeutung ist. Bei darniederliegenden Körperkräften kurz vor dem Tode wird eine Miliartuberkulose wieder häufiger angetroffen. Auch innersekretorische Einflüsse, welche die allgemeine Widerstandskraft des Organismus herabsetzen, und andere Infektionskrankheiten, namentlich Masern, begünstigen den Eintritt einer Miliartuberkulose.

Die Aussaat von Miliartuberkeln erfolgt oft in sehr zahlreichen Organen. Besonders reichlich pflegt sie in den Lungen, oft auch in der Milz und in der Leber zu sein. In der Regel sind die Lungen durchaus vorherrschend ergriffen (vgl. Abb. 38). Dabei zeigt sich eine besondere Disposition der oberen Lungenabschnitte, in denen auch bei gleichmäßiger Aussaat die einzelnen Tuberkel schneller zu wachsen und eine erheblichere Größe als in den tieferen Lungenteilen zu erreichen pflegen.

Die *klinischen Symptome* sind teils allgemeiner, teils örtlicher Natur. Die allgemeinen Symptome, welche den Charakter einer schweren Intoxikation tragen, stehen in der Regel im Vordergrund. Bei der akuten Form der Miliartuberkulose ist gewöhnlich hohes kontinuierliches Fieber von 39—40$^0$ vorhanden; bei der chronischen Form steigt die Temperatur von geringen subfebrilen Werten allmählich zu höheren Graden an. Der Puls ist namentlich bei hoch fieberhaften Fällen klein und frequent. Stets ist eine hochgradige Blässe ausgeprägt, welche von Blutleere der Hautcapillaren, weniger von einer Verminderung des Hämoglobingehaltes herrührt. Meist ist damit eine Cyanose der Lippen und Wangen verbunden, die je nach dem Grad des Lungenbefalles und der toxischen Allgemeinwirkung mehr oder minder stark ausgeprägt ist. In entsprechendem Maße ist die Atmung beschleunigt. Oft ist hochgradige Dyspnoe vorhanden, welche in geradezu pathognomonischem Gegensatz zu dem geringen physikalischen Befund über den Lungen steht. Aus diesem auffallenden Mißverhältnis allein kann oft der Verdacht auf das Vorliegen einer Miliartuberkulose geschöpft werden.

Bei genauerer Untersuchung ist freilich meist auch über den Lungen ein Abweichen vom normalen Verhalten festzustellen. Am meisten kennzeichnend, aber nicht immer vorhanden ist ein allgemein verbreitetes Knistern. Es kommt dadurch zustande, daß der Luftgehalt zahlreicher Alveolen durch die eingesprengten Miliartuberkel so stark eingeengt ist, daß ihre Wandungen im Exspirium aneinanderliegen und nur im Inspirium von dem Luftstrom auseinandergesprengt werden. In etwas fortgeschritteneren Stadien, bei welchen es oft zur Bildung kleiner bronchopneumonischer Herdchen kommt, kann auch klein- bis mittelblasiges Rasseln hörbar sein. Das Atemgeräusch ist nicht in erheblichem Maße verändert; häufig ist es etwas rauh oder unrein. Der Klopfschall zeigt keine ausgesprochene Dämpfung, nur bei Hinzutreten bronchopneumonischer Verdichtungen unter Umständen leichte Verkürzung. Dagegen ist häufig ein abnorm voller Schall hörbar, der durch eine bei der verstärkten Atmung auftretende Lungenblähung hervorgerufen wird, ferner mitunter ein tympanitischer Beiklang, welcher durch eine Entspannung des Lungengewebes infolge Einlagerung der zahlreichen Knötchen zustande kommt. Bisweilen kann auch eine Erweiterung der Lungengrenzen festgestellt werden.

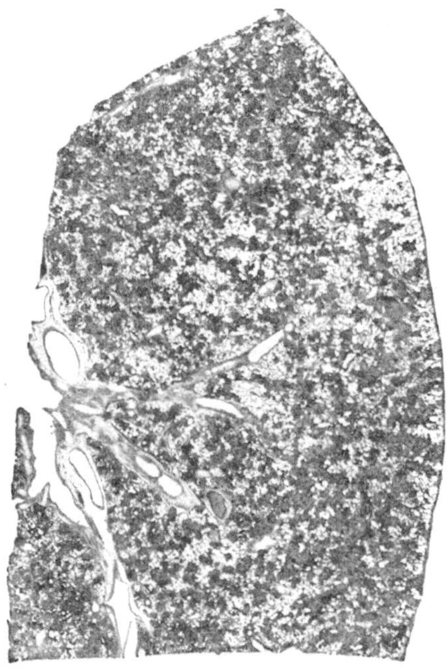

Abb. 38. Tuberkulöse Formen im anatomischen Übersichtsbild. Miliartuberkulose (disseminierte Knötchen).

Weit deutlicher als die hörbaren Zeichen ist der im Röntgenbild sichtbare Befund. Die Lungenfelder erscheinen gesprenkelt bzw. getüpfelt, mit feinen Fleckchen übersät, deren Größe sich nach der Größe der Miliartuberkel richtet (vgl. Abb. 39). Dieser Befund ist äußerst charakteristisch und das wichtigste Mittel zur Diagnose, jedoch nicht pathognomonisch, da ganz ähnliche getüpfelte Bilder auch bei verstreuten Verdichtungsherden anderer Art vorkommen. So werden fast gleichartige Befunde bei Bronchiolitis obliterans und miliarer Carcinose beobachtet. Eine Verstreuung zahlreicher, aber meist etwas größerer und unscharf begrenzter Flecken findet sich bei unspezifischer Bronchiolitis, auch bei Dissemination spezifisch tuberkulöser auf dem Bronchialwege verstreuter Herdchen. Eine Tüpfelung mit meist noch stärker ausgeprägten, oft zackig gestalteten Flecken, wird bei der Staublunge beobachtet (vgl. Abb. 18). In seltenen Fällen können auch verstreute Knötchen bei Stauungszuständen im Lungenkreislauf, ferner bei der Lymphogranulomatose, Aktinomykose und Lues ähnliche Bilder erzeugen. Diese entfernteren, meist schon aus anderen klinischen

Gründen auszuschließenden Möglichkeiten beeinträchtigen aber nur wenig den hohen diagnostischen Wert des Röntgenbefundes bei der Miliartuberkulose.

Das Blut weist bei Miliartuberkulose meist eine absolute Vermehrung der polynukleären Leukocyten und in der Regel eine relative, bisweilen auch eine absolute Verminderung der Lymphocyten auf. Diese ist von erheblichem differentialdiagnostischem Wert, namentlich gegenüber dem Typhus. Oft wird eine gewisse sekundäre Anämie mit Verminderung des Hämoglobingehaltes beobachtet.

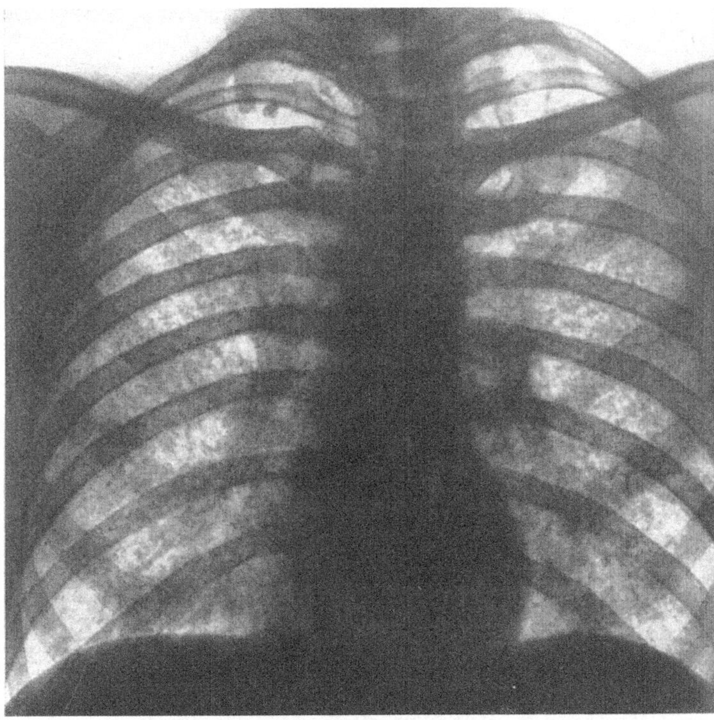

**Abb. 39. Subakute Miliartuberkulose (Sektion).**

Ein Nachweis von Tuberkelbacillen im strömenden Blut gelingt nicht immer. Er ist von keiner entscheidenden diagnostischen Bedeutung, da auch bei chronischer Lungenphthise ohne Miliartuberkulose nicht selten Tuberkelbacillen im Blut gefunden werden.

Im Urin ist oft eine febrile Albuminurie und bei schwerem Krankheitszustand häufig die Diazoreaktion festzustellen.

Im Auswurf, der, wenn überhaupt, meist nur spärlich vorhanden ist, werden mitunter, aber keineswegs immer Tuberkelbacillen nachgewiesen.

Von großem diagnostischem Wert ist der Befund von Chorioidealtuberkeln, die durch Augenspiegelung im Augenhintergrund festgestellt werden können. Sie werden freilich meist nicht im Anfang, sondern erst im voll ausgebildeten Stadium der Erkrankung gefunden.

Außerordentlich erleichtert wird die Diagnose der allgemeinen Miliartuberkulose, wenn die hämatogene Streuung auch die Meningen ergriffen und das charakteristische Bild der Basalmeningitis erzeugt hat. Die dadurch ausgelösten Krankheitserscheinungen, Kopfschmerz, Nackensteifigkeit, Benommenheit,

Lähmung basaler Hirnnerven usw., treten dann meist vorherrschend auf, so daß demgegenüber der Lungenbefund leicht übersehen werden kann. Die meningeale Form der Miliartuberkulose ist bei Kindern im Sekundärstadium der Tuberkulose besonders häufig, bei Erwachsenen weit seltener.

Durch die Durchsetzung der Milz mit Miliartuberkeln und allgemeine Hyperämie wird oft eine palpable mäßige, selten erhebliche Vergrößerung dieses Organs hervorgerufen.

An der Leber ist auch bei einer Beteiligung derselben am krankhaften Prozeß klinisch meist nichts Wesentliches festzustellen. Am Magen-Darmkanal wird

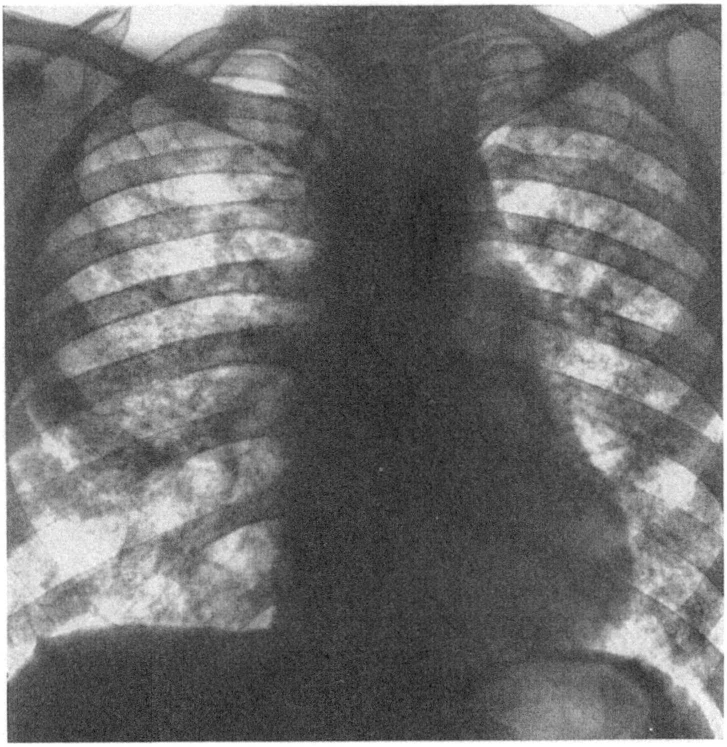

Abb. 40. Subchronische Miliartuberkulose. (Autoptische Kontrolle.)

gewöhnlich Appetitlosigkeit, mitunter Verstopfung, andererseits auch Durchfall beobachtet.

In seltenen Fällen tritt auf der Haut ein roseolenartiger Ausschlag oder auch eine Aussaat von feinen Knötchen auf.

Zusammenfassend sind als wichtigste diagnostische Zeichen das Mißverhältnis von Cyanose und Dyspnoe gegenüber einem geringen Lungenbefund, das getüpfelte Röntgenbild der Lunge und der Nachweis von Chorioidealtuberkeln im Augenhintergrund hervorzuheben.

In *differentialdiagnostischer* Hinsicht ist bei der hoch fieberhaften akuten Miliartuberkulose nach dem ersten Krankheitseindruck auch Typhus, Sepsis, schwere Grippe, zentrale Pneumonie, Endokarditis zu erwägen und durch hierauf gerichtete genaue Untersuchungen insbesondere des Blutes usw. auszuschließen.

Am schwierigsten ist die Unterscheidung von dem freilich sehr seltenen Krankheitsbild der Bronchiolitis obliterans, welche einen ganz ähnlichen klinischen und röntgenologischen Befund über der Lunge ergeben kann; doch pflegen hierbei weniger toxische Allgemeinerscheinungen ausgesprochen zu sein.

Der *Verlauf der akuten* Miliartuberkulose ist in der Regel innerhalb weniger Wochen tödlich. Die Krankheitsdauer beträgt meist 2 bis 3, seltener 6 bis 8 Wochen.

Weit weniger häufig und erst durch die allgemeine Anwendung der Röntgenuntersuchung mehr bekanntgeworden ist eine *chronische* Form der Miliartuberkulose, welche sich aus ganz geringen Anfängen mit leicht gesteigerter Temperatur erst allmählich zu einem schweren hochfieberhaften Krankheitsbild entwickelt. Zunächst fehlt meist vollständig ein krankhafter Lungenbefund oder es ist höchstens hier und da spärliches Knacken hörbar. Die Patienten können noch umhergehen, ohne etwas von ihrer schweren Erkrankung zu ahnen, wenn schon im Röntgenbild eine dichte Übersäung mit kleinen Schattenflecken sichtbar ist. Die Schwere der Intoxikation ist aber doch schon an der meist hochgradigen Blässe kenntlich. In solchen Fällen ermöglicht nur das Röntgenbild die Diagnose. Mitunter wird erst dadurch, daß aus anderer Ursache eine Röntgenuntersuchung vorgenommen wird, der unerwartete Befund aufgedeckt. Trotz der Geringfügigkeit der anfänglichen Krankheitserscheinungen nehmen diese langsam fortschreitend zu. Nach Wochen oder mitunter erst nach mehreren Monaten steigt allmählich erst das Fieber, und es treten in immer mehr verbreitetem Maße knackende und Rasselgeräusche über der Lunge auf; es entwickelt sich eine allmählich zunehmende Cyanose und Dyspnoe, bis schließlich ein der akuten Miliartuberkulose ähnliches schweres und tödlich endendes Krankheitsbild zustande kommt.

Nur in seltenen, und zwar mehr in chronischen und subakuten als in den ganz akut einsetzenden Krankheitsfällen kommt Heilung vor, die durch bindegewebige Abkapselung der Miliartuberkel erreicht wird, wie bei dem aus anderer Ursache erfolgten Tod durch Autopsie belegt ist. Außerdem kommt auch Resorption der Herde in Betracht. Sehr beachtlich sind die neuen chemotherapeutischen Erfolge mit Streptomycin und Thiosemicarbacid.

**Sepsis tuberculosa acutissima „Typhobacillose" (Landouzy).** Außer der typischen Miliartuberkulose, welche durch Bildung hämatogen entstandener hirsekornähnlicher Tuberkel von typisch tuberkulösem Gewebsaufbau gekennzeichnet ist, kommt auch eine namentlich von französischen Klinikern beschriebene sepsisähnliche Form der Überschwemmung des Blutes mit Tuberkelbacillen vor, bei welcher lediglich nekrotische Herde gebildet werden. Diese lassen histologisch keine charakteristischen tuberkulösen Veränderungen erkennen, enthalten aber reichlich Tuberkelbacillen. Der Ausgangspunkt wird meist von einem latenten oder wenig umfangreichen Herd gebildet.

Das klinische Krankheitsbild weist nur uncharakteristische Erscheinungen wie Mattigkeit, Fieber, Kopfschmerzen auf, zeigt dagegen keinen Organbefund, auch keine im Röntgenbild erkennbaren Veränderungen an den Lungen, nur besteht meist eine Milzschwellung. Wegen der Ähnlichkeit mit den Erscheinungen beim Abdominaltyphus ist dies Krankheitsbild von Landouzy als „Typhobacillose" bezeichnet worden. Zur Sicherung der klinischen Diagnose ist der Nachweis von Tuberkelbacillen im strömendem Blut erforderlich, der durch Impfung auf Eiernährböden oder durch den Tierversuch geführt werden kann. Diese Tuberkelbacillensepsis kann akut tödlich verlaufen, aber auch nach kürzerer oder längerer Zeit zur Heilung gelangen.

**Verschiedene Formen von Infiltrationen.** In allen Stadien und auf allen Verbreitungswegen kommen Infiltrationen des Lungengewebes vor, so im Primärstadium im Anschluß an den Primärherd, an die diesen begleitenden Lymphknotenschwellungen, an hämatogene und lymphogene Streuungen, durch

Verschleppung von bacillenhaltigem Material auf dem Bronchialweg. Die Infiltrationen können alle Übergänge von einem entzündlichen Ödem zur glatten Desquamativ-Pneumonie bis zur käsigen Pneumonie mit Ausgang in kavernöse Einschmelzung zeigen und dementsprechend einen ganz verschiedenartigen Verlauf nehmen. Während die käsigen Pneumonien entweder unmittelbar durch die Schwere der Intoxikation oder mittelbar durch Verstreuung von Kaverneninhalt in andere Lungengebiete in der Regel zum Tode führen, können nicht verkäsende tuberkulöse Infiltrationen sich weitgehend zurückbilden. Insbesondere gilt dies von den aus einem entzündlichen Ödem bestehenden perifokalen bzw. kollateralen Entzündungen (TENDELOO). Einer auffallend schnellen Rückbildung sind Kompressionsatelektasen fähig, welche durch Druck von tuberkulösen Lymphknoten oder Lungenherden auf einen Bronchus zustande kommen. Sie bilden das anatomische Substrat mancher als *„flüchtige Infiltrierungen“* bezeichneter Verschattungen im Röntgenbild, die sich oft überraschend schnell wieder aufhellen (vgl. Abb. 41 u. 42). Diese werden hauptsächlich im Kindesalter beobachtet und sind zuerst von SLUKA in der Umgebung der Hiluslymphknoten, später von ELIASBERG und NEULAND unter der Bezeichnung der „epituberkulösen Infiltrationen“ beschrieben. Ähnliche schnell vorübergehende Verschattungen im Röntgenbild kommen im Anschluß an tuberkulöse Herde auch bei Erwachsenen vor, wie besonders von HAUDEK und FLEISCHNER gezeigt wurde.

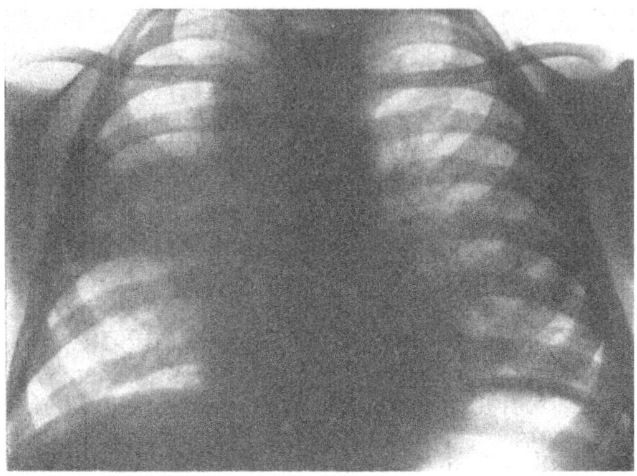

Abb. 41. Verdichtung (Atelektase?) bei tuberkulös infiziertem Kinde im unteren Abschnitt des rechten Oberlappens.

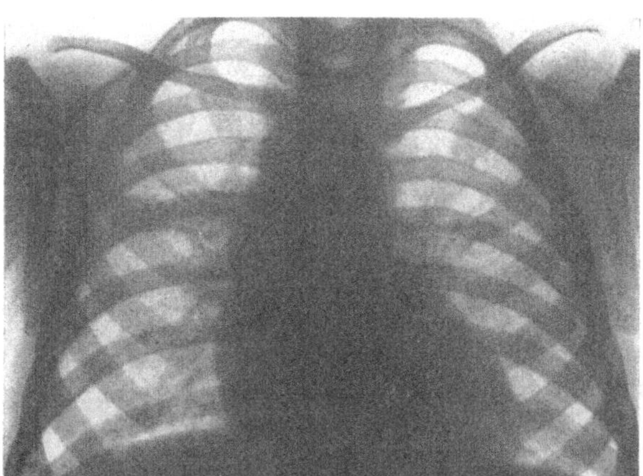

Abb. 42. Derselbe Fall wie in Abb. 41 nach 8 Monaten. Weitgehende Rückbildung der Verschattung.

Die *gelatinösen,* oft in Verkäsung übergehenden *Pneumonien* verursachen in der Regel hohes Fieber, welches im Gegensatz zu der croupösen Pneumonie *meist nicht mit* einem Schüttelfrost, sondern mehr allmählich beginnt. Die physikalischen Erscheinungen sind bei vollständigen Infiltrationen die gleichen wie bei der croupösen Pneumonie: Dämpfung und Bronchialatmen, Knistern, mitunter auch gröbere Rasselgeräusche. Auch der Auswurf kann zunächst ähnlich rostfarben sein. In diesem Stadium kann eine ätiologische Unterscheidung große Schwierigkeiten bereiten, sofern nicht jetzt schon Tuberkelbacillen im Auswurf gefunden werden. Im Gegensatz zur croupösen Pneumonie tritt aber keine kritische Entfieberung ein. Es zeigt sich immer mehr eine schwere toxische Allgemeinwirkung auf den Körper, die in großer Mattigkeit, kleinem Puls, Appetitmangel und Abmagerung, vor allem aber einer auffallenden Blässe zum Ausdruck kommt. Es fehlt die bei der croupösen Pneumonie oft vorhandene Rötung des Gesichtes, auch ist die bei dieser häufige Atemnot gewöhnlich nicht so ausgesprochen. Der Auswurf nimmt

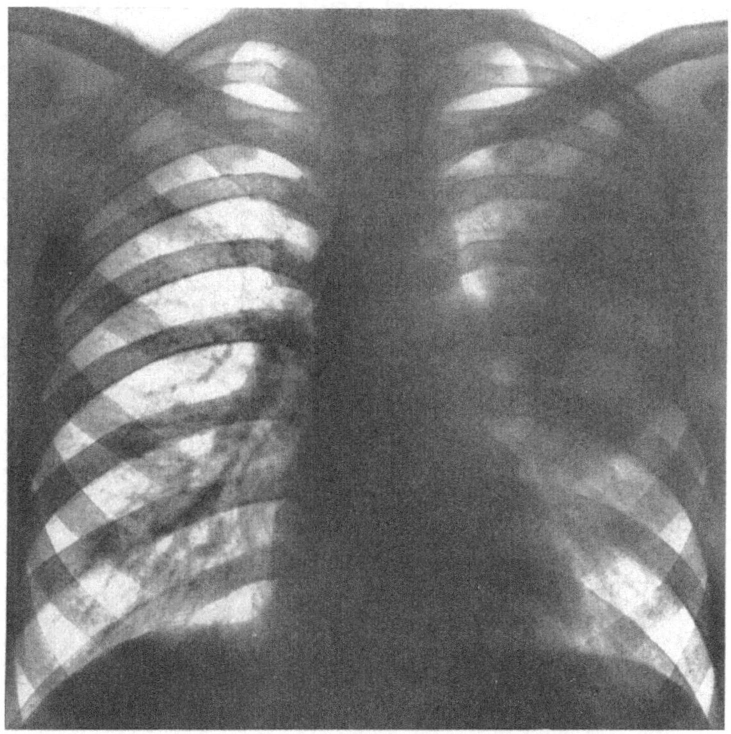

Abb. 43. Tuberkulöse käsige Pneumonie im linken Lungenfeld. (Bestätigung durch Autopsie.)

bald eine schleimig eitrige Beschaffenheit, bisweilen auch eine schmutzig grünliche Farbe an. Später bei Ausbildung von Kavernen tritt das typisch geballte sogenannte münzenförmige Sputum auf, das nunmehr sehr reichlich Tuberkelbacillen enthält. Das Röntgenbild zeigt eine gleichmäßige Verschattung in den betreffenden Bezirken, welche keine ätiologischen Schlüsse gestattet (vgl. Abb. 43).

Die *lobulären Infiltrationen,* welche häufig durch Aspiration von bacillenhaltigem Material nach einer Hämoptöe oder von sonstigem Kaverneninhalt, sowie nach Durchbruch eines verkästen Lymphknotens in einen Bronchus auftreten, bieten ähnliche klinische Erscheinungen wie die Bronchopneumonien aus anderen Ursachen; sie sind aber auch durch die Schwere der allgemeinen Toxinwirkung, Blässe des Gesichtes, Mattigkeit, Appetitlosigkeit ausgezeichnet. Von physikalischen Zeichen sind Schallverkürzung bzw. Dämpfung mit tympanitischem Beiklang, Verschärfung des Atemgeräusches bis zum Bronchialatmen,

Rasselgeräusche verschiedenartigen Kalibers oft von klingender Beschaffenheit hörbar. Im Röntgenbild finden sich unscharf begrenzte, unregelmäßige oft in einanderfließende Verschattungen mit dazwischen liegenden Aufhellungen vgl. Abb. 44). Je nach Zahl und Größe der Herde kann die Atmung mehr oder weniger beeinträchtigt sein. Bei reichlicher Verstreuung kleiner Herde gibt oft mehr eine stark hervortretende Dyspnoe und Cyanose sowie starker Hustenreiz einen Eindruck von der Schwere der Erkrankung als der verhältnismäßig geringe physikalische Befund, der sich auf knisternde und knackende

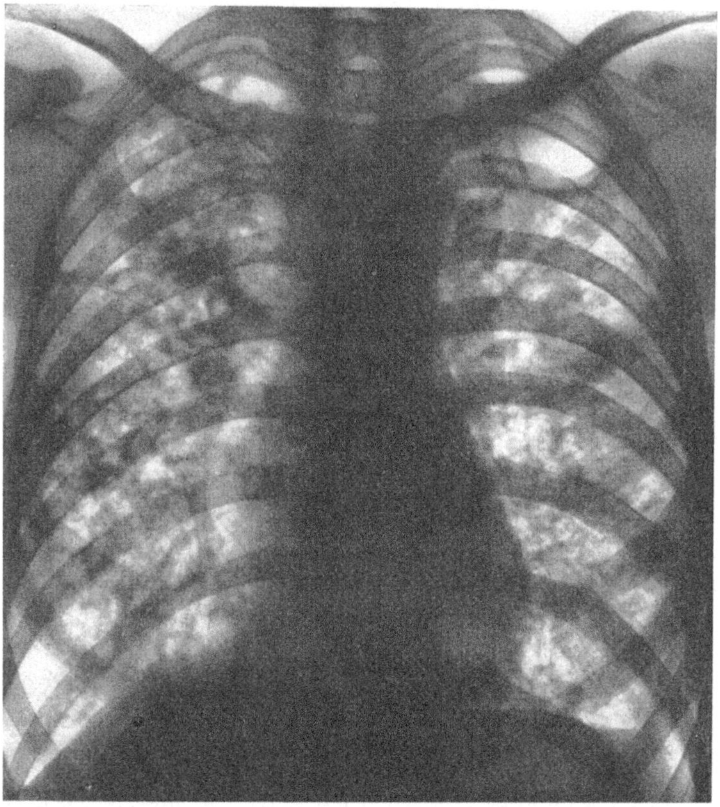

Abb. 44. Tuberkulöse bronchopneumonische (exsudative) Herde in beiden Lungenfeldern. Kaverne unterhalb der linken Clavicula (Pfeil). Von dieser ist wahrscheinlich die bronchogene Streuung ausgegangen.

Geräusche beschränken kann. Dämpfungen können hierbei ganz fehlen. Dagegen kann bei hochgradiger Dyspnoe durch Lufthunger eine Lungenerweiterung sich entwickeln. Der weitere Verlauf ist auch bei den lobulärpneumonischen Formen in der Regel ungünstig. Sie bilden einen großen Teil der häufig im jugendlichen Alter auftretenden, als galoppierende Schwindsucht bezeichneten Erkrankungen.

**Frühinfiltrat.** Eine besonders wichtige Form tuberkulöser Infiltrationen, welche oft den ersten erkennbaren Beginn der Erwachsenentuberkulose darstellt, ist unter dem Namen Frühinfiltrat bekannt (vgl. S. 570ff.) Das Krankheitsbild entwickelt sich aus voller Gesundheit heraus, ganz kurz oder mehr allmählich zum Teil unter mittlerem bis hohem Fieber mit mäßiger Beeinträchtigung des Allgemeinbefindens und klingt nach einiger Zeit, durchschnittlich etwa 2—3 Wochen, langsam wieder ab. Physikalische Krankheitszeichen fehlen in der

Regel gänzlich. Die Erscheinungen gleichen somit derartig einer Grippe, daß die Erkrankung sehr häufig für eine Grippe gehalten wird und vor Kenntnis dieses Krankheitsbildes wahrscheinlich meist so gedeutet wurde. Entwickelte sich nach einiger Zeit eine manifeste Lungentuberkulose, so hieß es, die Grippe sei in Tuberkulose übergegangen, oder die Grippe habe den Eintritt der Tuberkulose begünstigt; die echte tuberkulöse Natur der Ersterkrankung wurde dagegen meist verkannt. In anderen Fällen verläuft der Beginn schleichend, ohne wesentliche Temperatursteigerung, oft unbemerkt; als einziges subjektives Zeichen ist mitunter nur ein unbestimmtes Mattigkeitsgefühl zu nennen; auch dieses kann ganz fehlen. Die Häufigkeit solcher Vorkommnisse ist erst durch die immer mehr sich einbürgernden systematischen Röntgenreihenuntersuchungen nachgewiesen, bei denen derartige Befunde nicht ganz selten auch bei anscheinend ganz gesunden und beschwerdefreien Personen erhoben wurden, und zwar auch bei solchen, bei denen vor kurzem in früheren Untersuchungen ein normaler Lungenbefund festgestellt war, so daß hierdurch die frische Entstehung der Erkrankung sichergestellt ist (BRAEUNING, SZERREIKS u. a.).

Bei aufmerksamer Betrachtung ist mitunter ein leichtes Zurückbleiben einer Seite, namentlich in der Gegend der Schlüsselbeingruben zu bemerken, in der eine Beeinträchtigung der Atmung am ehesten zum Ausdruck kommt. Änderungen des Klopfschalles oder Atemgeräusches werden hier in der Regel aber nicht beobachtet. Sofern solche überhaupt vorhanden sind, kann am ehesten ein feines Rasseln am Rücken zwischen Schulterblatt und Wirbelsäule etwa in der Höhe der Schulterblattgräte wahrgenommen werden. Erst das Röntgenbild gibt einen klaren Befund, indem eine rundliche Verschattung von gleichmäßiger Beschaffenheit und meist etwas unscharfer Begrenzung sichtbar ist. Diese ist in der überwiegenden Mehrzahl der Fälle unterhalb des Schlüsselbeines in den seitlichen Abschnitten gelegen (vgl. Abb. 25). Im Querbild bei frontalem Strahlengang erkennt man, daß die Verschattung gewöhnlich zentral im Inneren der Lunge sitzt, jedoch der Hinterfläche weit mehr als der Vorderfläche genähert ist. Sie wird hier in den Wirbelsäulenschatten hineinprojiziert. Bei größerer Ausdehnung kann sie bis nahe an die Rückenfläche heranreichen. Dieser Lieblingssitz des Frühinfiltrates entspricht dem subapikalen dorsalen paravertebralen Abschnitt des Oberlappens. Seltener kommen gleichartige Verschattungen in anderen Teilen der Lunge vor, in zweiter Linie verhältnismäßig am häufigsten in der Spitze des Unterlappens. Hier werden sie im gewöhnlichen Bild bei sagittalem Strahlengang in die Hilusgegend projiziert und oft fälschlich als Hilustuberkulose gedeutet (vgl. S. 575). Bei frontaler Durchleuchtung erkennt man aber, daß sie nahe der Rückenfläche gelegen sind. Verschattungen in den unteren Partien des Oberlappens haben nicht selten einen größeren Umfang. In der Regel fehlt eine nennenswerte Lymphknotenverschattung in der Hilusgegend. Dies ist im Gegensatz zum Verhalten bei einer Primärinfektion hervorzuheben.

Der weitere Verlauf kann sich so gestalten, daß mit dem Rückgang des Fiebers auch die Verschattung sich aufhellt. Auch ein völliges Verschwinden derselben ist möglich. Gewöhnlich tritt aber nur bei unscharf begrenzten Verschattungen eine Verkleinerung derselben ein, was auf einen Rückgang einer oft vorhandenen perifokalen Entzündung bezogen wird. Fehlt dieselbe und ist die Verschattung von vornherein schärfer begrenzt in Gestalt eines Rundherdes, so bleibt dieser in der Regel auch bestehen. Häufig tritt nach einiger Zeit eine zunächst nur angedeutete und unscharf abgesetzte, dann immer klarer hervortretende Aufhellung im Inneren ein, die schließlich den größten Teil der Verschattung ausmacht, so daß ein Schattenring mit hellem Zentrum entsteht; es hat sich eine Frühkaverne gebildet (vgl. Abb. 26, 27). Mit der beginnenden Einschmelzung stellt sich zuerst ein spärlicher Auswurf ein, in dem aber von vornherein und gerade besonders im Anfang reichlich Tuberkelbacillen gefunden werden, die aus dem Zerfallsmaterial des zentralen käsigen Herdes stammen. Nach Reinigung der Kaverne pflegt der Auswurf weniger Bacillen zu enthalten. Mitunter tritt im Einschmelzungsstadium eine Hämoptöe ein, welche zuerst auf den Ernst der Lage aufmerksam macht, sofern nicht eine Röntgenuntersuchung bereits Klarheit geschaffen hat.

Der weitere Verlauf ist sehr davon abhängig, ob nunmehr eine Behandlung einsetzt, die in der Regel am zweckmäßigsten in der Anlage eines Pneumothorax besteht. Unterbleibt ein Lungenkollaps, so können Bacillen von der Kaverne aus in andere Lungenabschnitte auf dem Bronchialweg verschleppt werden und hier Aspirationsmetastasen in Gestalt von broncho-pneumonischen Herden hervorrufen. Aus der Gegenüberstellung dieser Möglichkeit einer gefährlichen Verbreitung der Erkrankung und der anderen Möglichkeit, diesen unheilvollen Verlauf durch eine rechtzeitig eingeleitete Behandlung zu verhindern, ergibt sich die außerordentliche klinische Bedeutung der rechtzeitigen Erkennung dieser Frühinfiltrate und Frühkavernen. Mit Sicherheit ist sie nur durch die Röntgenuntersuchung herbeizuführen. Daher ist in allen darauf verdächtigen Fällen die Anwendung des Röntgenverfahrens unerläßliches Erfordernis.

Im klinischen Bild ist von ASSMANN in einigen Fällen eine frühzeitig auftretende Angina beobachtet, die bald wieder zurückgeht, und die Möglichkeit erwogen, daß es sich hierbei um eine hämatogene Aussaat von Tuberkelbacillen in dem lymphatischen Gewebe der Mandeln handeln könne.

**Acinös-nodöse Formen.** Die *acinös-nodösen Formen* weisen im allgemeinen mildere klinische Erscheinungen auf und nehmen in der Regel einen langsameren Verlauf als die exsudativen (pneumonischen und broncho-pneumonischen) Prozesse. Entsprechend der geringeren Menge der von den produktiven Gewebsveränderungen abgeschiedenen Toxine sind die durch toxische Allgemeinwirkungen hervorgerufenen Symptome: Temperatursteigerungen, Schweiße, Herzklopfen, Blässe, Appetitlosigkeit, Gewichtsabnahme, Abmagerung in der Regel weniger stark ausgeprägt als bei der Resorption tuberkulöser Exsudate. Da es sich aber, wie eingangs bemerkt wurde, auch bei den acinös-nodösen Formen nur selten um rein produktive Vorgänge handelt, sondern daneben häufig Exsudationen vorhanden sind, so werden auch hierbei oft toxische Allgemeinerscheinungen, wenn auch meist nicht sehr erheblichen Grades beobachtet.

Örtliche physikalische Symptome finden sich entsprechend dem häufigen und anfänglich meist vorherrschenden Sitz der acinös-nodösen Prozesse vornehmlich im Spitzengebiet der Lunge. Die Voraussetzung dafür, daß die knötchenförmigen Bildungen hörbare Erscheinungen hervorrufen, ist einerseits eine größere Zahl derselben, so daß einzelne Gewebsabschnitte davon ziemlich dicht durchsetzt sind, oder andererseits begleitende entzündliche Veränderungen der Bronchialschleimhaut. Bei reichlichem Vorhandensein von Knötchen, welche das dazwischenliegende gesunde Lungengewebe komprimieren, zum Teil auch zu atelektatischen Zuständen Anlaß geben, entsteht eine Verkürzung und mitunter ein tympanitischer Beiklang des Klopfschalles. Infolge der verstärkten Leitfähigkeit der verdichteten Partien wird das Atemgeräusch verschärft, was besonders in dem normalerweise schwach hörbaren Exspirium hervortritt. Dies nimmt einen bronchovesiculären Charakter an. Die katarrhalischen Veränderungen der Schleimhaut geben je nach dem Kaliber der ergriffenen Bronchien, unter denen zunächst hauptsächlich die kleinen Bronchien befallen sind, zu klein- bis mittelblasigen Rasselgeräuschen Anlaß. Diese sind meist trockener Natur und haben, solange keine zusammenhängenden Verdichtungen bestehen, nicht klingenden Charakter.

Dieser Lungenspitzenkatarrh galt bisher fast allgemein als führendes und nahezu regelmäßiges erstes Kennzeichen einer beginnenden Lungentuberkulose. Die Entdeckung des Frühinfiltrats hat in dieser Anschauung Wandel geschaffen, indem bei dieser für den weiteren Verlauf weit wichtigeren Form der beginnenden Erwachsenentuberkulose gewöhnlich gar kein hörbarer Krankheitsbefund zu erheben ist (vgl. S. 599). Sind dagegen Rasselgeräusche in den Spitzen vorhanden, so sind hierdurch zwar katarrhalische Veränderungen in den Bronchien des Spitzengebietes bewiesen; es ist jedoch nicht ausgeschlossen, daß in tieferen mehr zentral gelegenen Abschnitten außerdem Veränderungen bestehen, von denen keine Fortleitung zur Oberfläche stattfindet. Tatsächlich zeigt die Röntgenuntersuchung sehr häufig, daß bei dem alleinigen Befund von Spitzengeräuschen doch auch in tieferen Abschnitten erhebliche krankhafte Veränderungen vorhanden sind, von denen die Perkussion und Auskultation nichts erkennen läßt.

Andersartige nichttuberkulöse katarrhalische Geräusche, welche sich nur auf das Spitzengebiet beschränken, sind selten und kommen deshalb differentialdiagnostisch nur wenig in Betracht. Sie finden sich u. a. bei behinderter Nasenatmung; ferner werden sie gelegentlich bei Grippe beobachtet, wobei zu betonen ist, daß es sich in den hier angezogenen Fällen um echte Grippe, nicht um pseudogrippöse tuberkulöse Erkrankungen handelt.

Die durch knötchenförmige Verdichtungen im Spitzengebiet hervorgerufenen Schallveränderungen betreffen nicht nur die Qualität desselben, sondern können auch zu einer Einengung der Spitzenfelder führen, welche nach einer von Krönig angegebenen Methode ausgemessen werden. Da die Ausdehnung derselben je nach der Bauart des Thorax etwas schwanken kann, ist zur Feststellung krankhafter auf Spitzenverdichtungen beruhender Veränderungen erforderlich, daß deutliche Unterschiede zwischen beiden Seiten festgestellt werden und daß keine gröberen Asymmetrien des Brustkorbes vorliegen, die an sich zu einem ungleichen Verhalten auf beiden Seiten Anlaß geben können.

Einen weit genaueren Einblick in die anatomischen Verhältnisse gewährt die Röntgenuntersuchung. Diese zeigt den acinös-nodösen Herden entsprechende Flecken in den Spitzenfeldern (vgl. Abb. 45), oft auch am oberen Lungenrand von kappenförmigen Spitzenschwielen herrührende streifenförmige Schatten. Mit zunehmender Induration der Knötchen, welche meist den granulierenden Vorgängen folgt, treten die einzelnen Fleckchen immer schärfer hervor. Besonders intensive scharf gezeichnete Flecken entstehen durch eine später oft eintretende Verkalkung der Knötchen. In solchen abgeheilten Stadien ist dann das Röntgenbild der einzige Zeuge der ehemaligen entzündlichen Vorgänge. Auskultatorische Phänomene fehlen völlig oder sind höchstens in Gestalt eines etwas verschärften Atemgeräusches und knackender Nebengeräusche hörbar. Dieser Ausgang in Heilung durch Vernarbung ist bei der Spitzentuberkulose sehr häufig.

In einem weit kleineren Teil der Fälle, der in verschiedenen neuen Statistiken auf Grund fortlaufender Beobachtungen übereinstimmend auf etwa 7% geschätzt ist, entwickelt sich von einer derartigen Spitzentuberkulose aus eine abwärts schreitende Allgemeinerkrankung der Lungen, bei welcher nicht immer der acinösnodöse Charakter beibehalten wird. Durch bronchogene Verschleppung können auch von solchen anfänglich gewöhnlich gutartigen produktiven Spitzenprozessen exsudative Aspirationsherde ausgehen.

In anderen Fällen beschränken sich die in der Regel wahrscheinlich hämatogen entstandenen Knötchen von vornherein nicht auf das Spitzengebiet, in welchem sie freilich in der Regel am stärksten entwickelt sind, sondern sie erstrecken sich auch auf größere Abschnitte der Lunge; meist sind dabei die oberen Teile der Oberlappen hauptsächlich befallen. Derartige Streuungen werden nach der Benennung von BARD und NEUMANN als *Miliaris discreta* bezeichnet. Sie rufen bei spärlicher Verbreitung, namentlich wenn die zentralen Partien betroffen sind, nur geringe örtliche Symptome hervor; doch wird nach NEUMANN bei diesen Formen oft ein hartrandiger Milztumor angetroffen, der gleichfalls durch hämatogene Streuungen von Tuberkeln ins Milzgewebe hervorgerufen wird. Ferner

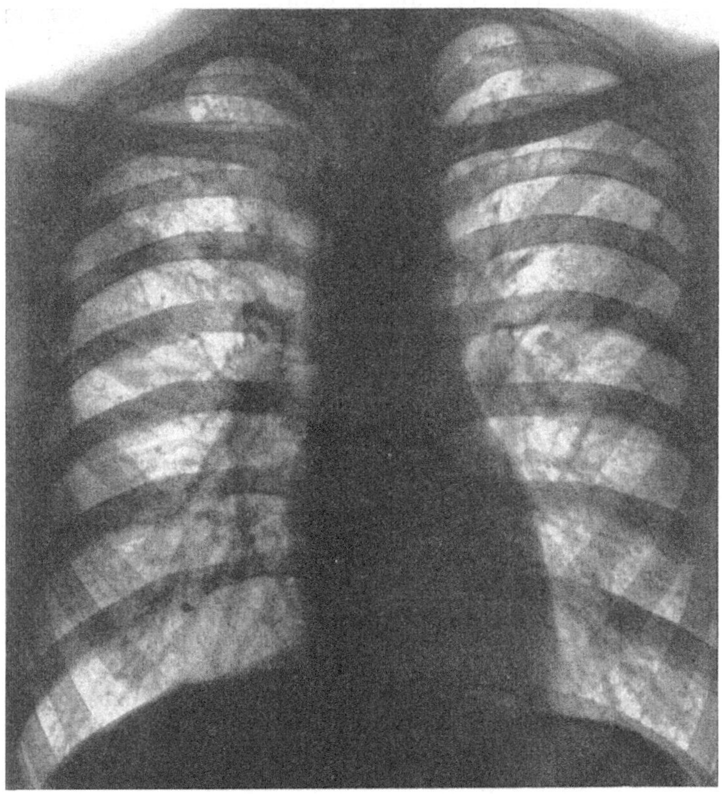

Abb. 45. Produktive indurierte Knötchen im rechten oberen Lungenfeld und im linken Spitzenfeld.

treten nicht selten begleitende trockene oder seröse Entzündungen des Brustfelles auf. Bei folgender Induration entwickelt sich das Bild der *Fibrosa densa* und bei sehr ausgebreiteter Streuung das der *Fibrosa diffusa*. Dabei gibt die Narbenschrumpfung häufig zu sekundärer Lungenblähung des nicht tuberkulös veränderten Lungengewebes Anlaß.

**Lungencirrhose.** Bei starker Ausbildung indurativer Vorgänge, die am häufigsten und stärksten im Gefolge lymphohämatogener produktiver Veränderungen auftreten, entsteht das Bild der *Lungencirrhose*. Es ist gekennzeichnet durch die Folgeerscheinungen der eintretenden Narbenschrumpfung. Bei einseitigen cirrhotischen Prozessen fällt schon bei der Betrachtung des Brustkorbes eine Einziehung der Zwischenrippenräume und bei der Atmung ein Zurückbleiben der erkrankten Seite auf. Unter Umständen sind die Mediastinalorgane, Herz, Luftröhre usw. in die erkrankte Seite hineingezogen. Über den geschrumpften Lungenpartien ist Schallverkürzung und ein erheblich verschärftes, oft bronchiales Atemgeräusch hörbar. Durch eine begleitende Bronchitis können sowohl grobe Rhonchi als Rasselgeräusche entstehen. Infolge eines vikariierend auftretenden Emphysems ist der Schall über den übrigen Abschnitten der Lunge voll, oft hypersonor. Sowohl durch die Lungenschrumpfung, welche oft noch mit Bildung von Pleuraschwarten nach Abheilung entzündlicher Vorgänge der Pleura verbunden ist, als durch das vikariierende Emphysem erwachsen dem rechten Herzen erhöhte Widerstände. Es kommt dabei zur Hypertrophie des

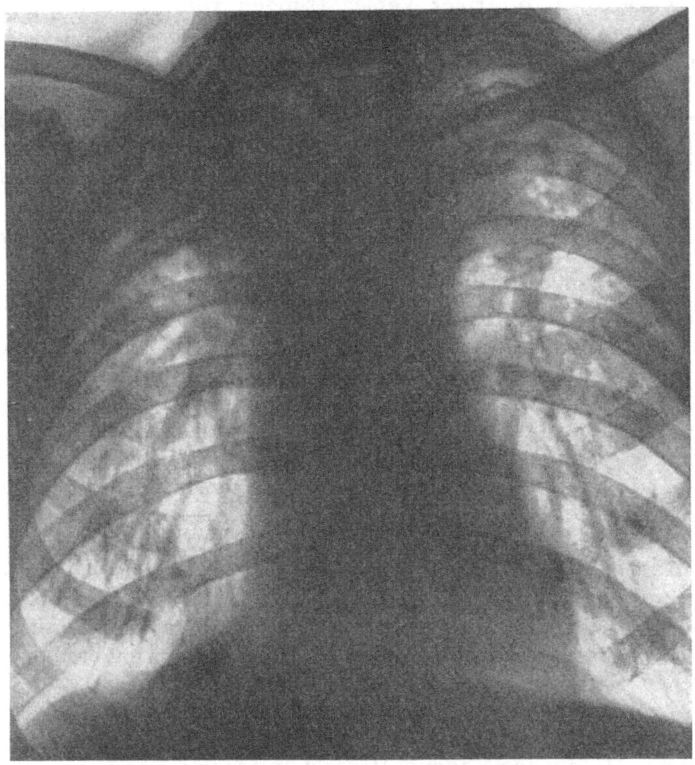

Abb. 46. Cirrhotische Tuberkulose beider Oberlappen.
Beide Lungenwurzeln sind hochgezogen, die vom Hilus nach unten ausstrahlenden Gefäßstreifen lang ausgestreckt.

rechten Ventrikels, die eine Steigerung des Blutdruckes in den Lungenarterien und damit eine Verstärkung des 2. Pulmonaltones zur Folge hat. Bei ausgedehnteren cirrhotischen Veränderungen und Nachlassen der Herzkraft tritt eine Cyanose und Kurzatmigkeit ein, so daß diese Kranken den Eindruck von Herzleidenden erwecken.

Oft ist infolge des begleitenden Bronchialkatarrhs Husten vorhanden. In dem schleimigen Auswurf werden nicht immer Tuberkelbacillen gefunden, besonders dann nicht, wenn es infolge unregelmäßiger Schrumpfung zur Bildung von Bronchiektasen gekommen ist; denn in diesen wird ein reichliches schleimig-eitriges Sputum gebildet, das meist aus tuberkulosefreien Abschnitten stammt. Hierbei entwickeln sich oft Trommelschlegelfinger.

Der allgemeine Kräftezustand ist oft lange Zeit gut. Der Verlauf kann jahrelang wenig Veränderungen zeigen. Es können aber jederzeit nach Einbruch tuberkulöser Herde in die Bronchien, oft im Anschluß an eine Hämoptoe, tuberkulöse

Aspirationsherde in anderen Lungenteilen auftreten, welche in Verkäsung übergehen und ein toxisches Krankheitsbild mit raschem Verfall hervorrufen können.

Das Röntgenbild einer Lungencirrhose weist bei zunehmender Induration und Schrumpfung, bei welcher auch sekundäre atelektatische Vorgänge eine beträchtliche Rolle spielen können, recht intensive Verschattungen auf. Diese können ganz gleichmäßig und dann von Infiltraten schwer unterscheidbar sein oder aber dazwischen Aufhellungen zeigen, die von nichtinduriertem lufthaltigem, oft emphysematösem Lungengewebe herrühren. Scharf umschriebene Aufhellungen innerhalb indurativer Verschattungen können auch durch Kavernen zustande kommen, die bei Lungencirrhose nicht selten angetroffen werden. Oft liegen mehrfache Hohlräume dicht beieinander. Sie haben nicht selten eine unregelmäßige, länglich ausgezogene Gestalt (sog. Strangkavernen). Im Röntgenschichtverfahren gelingt es, Kavernen und andere anatomische Einzelheiten auch dort aufzudecken, wo eine starke Lungenverdichtung sonst innerhalb einer diffusen Verschattung keine deutlichen Helligkeitsunterschiede erkennen ließ.

In anderen Teilen treten in dem infolge Emphysem überhellen Lungenfeld verbreiterte Strangschatten hervor, welche von Bindegewebssträngen um die Bronchien und Gefäße herum gebildet werden.

Wenn die Schrumpfung, wie es die Regel ist, hauptsächlich die oberen Lungenabschnitte befällt, pflegen die Lungenwurzelschatten nach oben gezogen zu werden und die davon nach unten ausgehenden, sonst in geschwungener Form verlaufenden Gefäßschatten einen geraden langgestreckten Verlauf zu zeigen (vgl. Abb. 46). Bei Bildung von Bronchiektasen sind doppelte, den Bronchialwandungen entsprechende Streifen, welche durch die Breite des Bronchiallumens voneinander getrennt werden, oder ein wabenartiges Netzwerk im Lungenfeld sichtbar (vgl. S. 486). Durch einseitige Lungenschrumpfung kommt es zu den S. 542 beschriebenen Folgeerscheinungen einer Verziehung der Mediastinalorgane Herz, Luftröhre usw. in die erkrankte Seite hinein, Verengerung der Intercostalräume und Verschmälerung der erkrankten Brustkorbhälfte.

Die cirrhotischen Veränderungen spielen eine besonders große Rolle bei der *Altersphthise,* die gleichzeitig häufig mit Emphysem verbunden ist. Durch die Lungenblähung werden die von tuberkulösen Veränderungen hervorgerufenen physikalischen Symptome oft verdeckt. Überdies verhindert der starre nicht mehr schwingungsfähige Thorax das Zustandekommen von ausgesprochenen Schallunterschieden. Hierdurch wird die Diagnose einer Alterstuberkulose oft sehr erschwert. Häufig vorhandenes Rasseln und sonstige bronchitische Geräusche werden lediglich als Ausdruck einer im Alter häufigen chronischen Bronchitis angesehen. Unter diesen Umständen ist bei der Diagnose der Alterstuberkulose das Röntgenbild besonders wertvoll, da es die vorher beschriebenen, durch die indurativen tuberkulösen Veränderungen hervorgerufenen Schatten trotz Überlagerung durch geblähtes Lungengewebe deutlich erkennen läßt. Außer cirrhotischen Vorgängen, die oft jahrelang unverändert bestehen, kommt es gerade bei der Alterstuberkulose nicht selten plötzlich zur schnellen Entwicklung käsigpneumonischer Prozesse, die einen raschen, meist tödlichen Verlauf herbeiführen (vgl. S. 579); diese geben im Röntgenbild zu entsprechenden Verschattungen Anlaß.

### l) Komplikationen der Lungentuberkulose.

Die Lungentuberkulose ist oft vergesellschaftet mit tuberkulösen Erkrankungen anderer Organe. Meist, nicht immer ist dabei in der Lunge der Ausgangspunkt gelegen. Die häufige Infektion zahlreicher Organe auf dem Blutweg ist in dem Abschnitt über hämatogene Streuungen besprochen (vgl. S. 565). u. 589). Die gefährlichste Ansiedlung der Tuberkelbacillen ist die in den Meningen, an denen sie zu dem schweren, fast stets tödlich endenden Krankheitsbild der tuberkulösen Meningitis führt. Auch an anderen Organen, so an den Nieren und ableitenden Harnwegen, den Genitalorganen beiderlei Geschlechtes, ferner an den serösen Häuten, an Knochen und Gelenken kann eine von einem Lungenherd ausgehende tuberkulöse Aussaat zu einer selbständig hervortretenden Erkrankung dieser Organe Anlaß geben.

Außer auf hämatogenem Wege kann die Pleura auch durch kontinuierliches Übergreifen von Herden der Lunge auf ihren serösen Überzug beteiligt werden. Die entstehende Brustfellentzündung kann entweder trockener oder flüssiger, seröser Art sein. Nach deren Abheilung kommt es oft zur Bildung von Adhäsionen und Schwarten, welche lang dauernde tuberkulöse Lungenprozesse außerordentlich häufig begleiten. Eine andersartige Beteiligung der Pleurahöhle kann dadurch zustande kommen, daß der seröse Pleuraüberzug über einem mit Emphysemblasen einhergehenden Narbenherde oder über einer Zerfallshöhle der Lunge einreißt und dadurch ein Pneumothorax entsteht. Dieser kann bald wieder resorbiert werden. Es kann aber auch ein seröses oder auch eitriges Exsudat und auf diese Weise ein Sero- bzw. Pyopneumothorax gebildet werden, welcher einen gefährlichen Krankheitszustand darstellt (vgl. S. 650).

Sehr häufig entstehen Folgeerkrankungen durch ausgehustete Tuberkelbacillen an der Schleimhaut des *Kehlkopfes*, seltener des Rachens und des Mundes und oft durch Verschlucken bacillenhaltigen Sputums sowie infolge Ausscheidung von Bacillen durch die Galle auch des *Darmes*; außerdem können an diesen Stellen auch hämatogene Aussaaten erfolgen.

Eine weitere Folgeerscheinung, die bei chronischer Lungenphthise im Stadium hochgradiger Abzehrung nicht selten eintritt, ist die *amyloide Degeneration*, von welcher zahlreiche Organe betroffen werden. Störungen, die im klinischen Bild hervortreten, werden besonders durch eine amyloide Erkrankung des Darmes und der Nieren hervorgerufen, indem hartnäckige Durchfälle und eine oft hochgradige Albuminurie sowie auch Hautödeme entstehen.

Nicht wie bei den vorher genannten Zuständen als ursächliche Erkrankung, sondern als Folgeerscheinung tritt die Tuberkulose vielfach beim Diabetes mellitus auf. Diese Stoffwechselstörung begünstigt Eintritt und Fortschreiten einer tuberkulösen Erkrankung besonders der Lungen in außerordentlichem Maße. Oft werden dabei exsudative Entzündungen und sehr rasch sich vollziehende Einschmelzungen beobachtet. Es ist daher bei jedem Zuckerkranken eine dauernde Überwachung der Lungen erforderlich.

Ferner ist Anfälligkeit gegenüber Tuberkulose bei Rekonvaleszenten, welche Masern und Keuchhusten überstanden haben, hervorzuheben.

### m) Diagnose.

Die *Diagnose* der klinischen Krankheitszustände und ihrer anatomischen Grundlage ergibt sich aus den vorher geschilderten Erscheinungen einschließlich des besonders wichtigen Röntgenbefundes. Nicht immer klar ist hierbei aber die Ätiologie der nach Form und Ausdehung richtig erkannten Krankheitsprozesse, wenn keine Tuberkelbacillen im Sputum nachweisbar sind oder überhaupt kein Auswurf vorhanden ist. Mitunter ist dies durch eine die Schleimsekretion fördernde Gabe einer Jodkalilösung (5 : 150 eßlöffelweise) zu erzielen. In manchen Fällen gelingt der Bacillennachweis nur im Kehlkopfabstrich oder, namentlich bei Kindern, die das Sputum zu verschlucken pflegen, in dem durch Sondierung gewonnenen Inhalt des nüchternen Magens. Versagen auch diese Hilfsmittel, so kann die Diagnose der tuberkulösen Natur einer Lungenerkrankung große Schwierigkeiten bieten. Auch die Röntgenbefunde sind in ätiologischer Hinsicht nicht so kennzeichnend, wie dies von wenig erfahrener Seite oft geglaubt wird. Am meisten charakteristisch für eine Tuberkulose ist eine fleckige Zeichnung, welche von knötchenförmigen Herden hervorgerufen wird. Ähnliche Flecken können aber auch durch bronchopneumonische Herde bei Grippe, Asthma, ferner bei Lues, Lymphogranulomatose, Aktinomykose hervorgerufen werden. Bei chronischen Verdichtungsprozessen entstehen oft Zweifel zwischen tuberkulöser oder unspezifischer Pneumonie und Tumor, die erst nach längerer Beobachtung mit mehr oder minder großer Wahrscheinlichkeit geklärt werden können.

Besonders große Schwierigkeiten bereitet oft die Diagnose der beginnenden Tuberkulose, welche häufig keine bestimmten physikalischen Symptome aufweist und nur vieldeutige Allgemeinerscheinungen, wie Appetitlosigkeit, Blässe, subfebrile Temperaturen hervorruft. Eine genaue Röntgenuntersuchung vermag hier oft die in der Tiefe liegenden Krankheitsherde aufzudecken.

In zweifelhaften Fällen wäre es außerordentlich wichtig, wenn *spezifische Reaktionen* von gleichem diagnostischem Wert wie die WASSERMANNsche Reaktion bei der Syphilis zur Verfügung ständen. Den entsprechenden Zwecken dienen verschiedenartige *Tuberkulinreaktionen* an der Haut und Komplementbindungsreaktionen im Blutserum. Ihre diagnostische Bedeutung ist aber durch folgende Umstände beschränkt:

Die Tuberkulinreaktionen zeigen bei *positivem* Ausfall an, daß irgendein tuberkulöser Herd im Körper vorhanden ist. Dies ist bei erwachsenen Personen unter Kulturvölkern in der Regel der Fall. Durch den positiven Ausfall der Reaktion ist nicht entschieden, ob es sich um einen aktiven behandlungsbedürftigen oder einen längst abgeheilten praktisch belanglosen Krankheitsprozeß handelt. Im allgemeinen pflegen zwar die Reaktionen bei aktiven Krankheitsvorgängen stärker auszufallen als bei abgeheilten Zuständen; doch ist hierbei kein regelmäßiges, diagnostisch verwertbares Verhalten festzustellen.

Von größerem diagnostischen Wert ist ein *negativer* Ausfall der Tuberkulinreaktionen, insofern dieser ziemlich zuverlässig anzeigt, daß der Organismus nicht mit Tuberkulose infiziert worden ist. Jedoch kommen auch hiervon Ausnahmen vor. So fallen die Tuberkulinreaktionen bei hochgradiger Kachexie in fortgeschrittenen Stadien der Tuberkulose oft negativ aus. Dies ist freilich praktisch wenig belangreich, da diese Zustände gewöhnlich ohnehin diagnostisch klarliegen. Die Tuberkulinreaktionen können aber auch bei chronisch torpiden Prozessen, welche unter dem Bild des BOECKschen Sarkoids verlaufen, bei Miliartuberkulose, im Rekonvaleszenzstadium nach Masern negativ ausfallen.

Von besonderem Wert sind die Tuberkulinreaktionen bei Kindern, z. B. bei Reihenuntersuchungen in tuberkulös verdächtigen Familien, in denen sie anzeigen, ob eine Infektion erfolgt ist oder nicht. Ein positiver Ausfall der PIRQUETschen Probe und verwandter Reaktionen tritt etwa 3—7 Wochen nach der Infektion ein.

Die wichtigsten Tuberkulinreaktionen sind folgende:

A. Die *subcutane Tuberkulinprobe,* welche mit KOCHschem Alttuberkulin vorgenommen wird. Sie wird hier wegen ihrer historischen und grundsätzlichen Bedeutung an erster Stelle genannt, aber heute nur verhältnismäßig selten und wegen der Möglichkeit heftiger Reaktionen höchstens bei Erwachsenen angestellt. Sie kann nur bei fieberfreiem Verhalten angewandt werden, nachdem durch genaue Messungen an mehreren vorangehenden Tagen normale Temperaturen festgestellt worden sind. Sofern nach der Injektion keine Temperatursteigerung auftritt, werden ansteigende Dosen mit mehrtägigen Zwischenräumen gegeben, bis Temperaturerhöhung erfolgt. Man beginnt meist mit 0,2 mg, geht dann zu 0,5 bis 1 mg und erforderlichenfalls darauf auf 5 mg über. Unter Umständen kann bei bis dahin fieberfreiem Verhalten dann noch 1 cg als Höchstdosis gegeben werden.

Nach diesen subcutanen Einspritzungen können verschiedene Reaktionen auftreten
1. Temperatursteigerung,
2. Rötung und Schwellung der Haut an der Injektionsstelle,
3. eine entzündliche Hyperämie am Ort des Krankheitsherdes.

Diese sog. Herdreaktion kann als diagnostisch wichtigstes Zeichen in deutlicher Weise bei sichtbaren Krankheitsprozessen z. B. an der Haut, am Kehlkopf, am Augenhintergrund nachgewiesen werden. An den Lungen sind Herdreaktionen nur selten mit Sicherheit festzustellen. Sie können sich hier im Auftreten oder in einer Verstärkung von Rasselgeräuschen äußern, ausnahmsweise auch in Auftreten einer im Röntgenbild als Verschattung sichtbaren perifokalen Entzündung um einen tuberkulösen Herd herum (LANGER). Gegenindikationen gegen die Anstellung der subcutanen Tuberkulinprobe sind kindliches Alter, ferner alle fieberhaften Prozesse, besonders allgemeine Miliartuberkulose, Nierentuberkulose, Neigung zu Hämoptoe, da Blutungen aus Lunge und Nieren hierdurch hervorgerufen werden können.

B. *Die Cutanreaktion nach* PIRQUET. Mittels einer Impflanzette oder eines von PIRQUET hierzu empfohlenen Impfbohrers werden an der Haut mehrere kleine Wunden gesetzt, die mit Tuberkulinlösungen von verschiedener Konzentration bzw. zur Kontrolle mit einem Tropfen physiologischer Kochsalzlösung betupft werden. Beherbergt der Organismus tuberkulöse Herde, so tritt meist schon nach der ersten, nicht selten aber auch erst nach einer zweiten Impfung an der mit Tuberkulin beschickten Impfstelle die Bildung einer Papel nach 24—48 Stunden auf, die später wieder zurückgeht.

C. Eine Abänderung dieser Reaktion stellt die *percutane Tuberkulinprobe* von MORO und HAMBURGER dar. Sie wird durch Einreiben einer Tuberkulinsalbe auf einen Hautbezirk des Bauches unterhalb des Schwertfortsatzes ohne Verletzung der Haut ausgeführt.

D. Bei der *intracutanen Tuberkulininjektion* nach MANTOUX wird eine Einspritzung einer Tuberkulinlösung in die Epidermis vorgenommen, in welcher eine kleine Quaddel in etwa Linsengröße gesetzt wird. Bei positivem Ausfall tritt nach 5—6 Stunden eine ödematöse Schwellung und Rötung ein, die weiter bis zu 48 Stunden zunimmt. Diese Probe gilt als die sicherste unter den örtlichen Tuberkulinreaktionen, die besonders im Kindesalter angewandt werden.

Weitere Reaktionen wie die konjunktivale Ophthalmoreaktion nach CALMETTE und WOLFF-EISNER sind wegen mitunter auftretender unangenehmer Reizerscheinungen nicht zu empfehlen.

Bei sämtlichen Tuberkulinreaktionen ist zu beachten, daß ein negativer Ausfall nach einmaliger Ausführung noch nicht zum Ausschluß einer stattgehabten früheren Infektion berechtigt. Um sichere Schlußfolgerungen ziehen zu können, ist daher in diesen Fällen eine Wiederholung der Probe nach etwa einer Woche erforderlich. Diese zeigt nicht selten ein positives Ergebnis, nachdem die erste Reaktion negativ ausgefallen ist, aber eine Sensibilisierung des Organismus bzw. eine Erhöhung der Tuberkulinempfindlichkeit bewirkt hat.

Unter verschiedenartigen *Serumreaktionen* haben die auf Komplementbindung beruhenden Reaktionen, insbesondere die nach BESREDKA, ferner die von NEUBERG-KLOPSTOCK und von WITEBSKY-KLINGENSTEIN und KUHN die größte Verbreitung gefunden. Sie fallen in der großen Mehrzahl, aber nicht ausnahmslos in allen Fällen bei aktiver Tuberkulose, andererseits auch in einem nicht ganz geringen Prozentsatz klinisch gesunder Menschen positiv aus. Eine negative Reaktion findet sich oft bei abgeheilten tuberkulösen Herden, aber auch nicht ganz selten bei aktiven, insbesondere frischen tuberkulösen Erkrankungen. Außerdem sind Präcipitations- (LEHMANN-FACIUS-LÖSCHCKE) und Flockungsreaktionen (MEINICKE) angegeben worden. Die serologischen Reaktionen sind in diagnostischer Hinsicht im Rahmen der gesamten Untersuchungsergebnisse nur unterstützend, nicht für sich allein ausschlaggebend zu verwerten. Ihre Bedeutung liegt ihrem Wesen nach nicht auf rein differentialdiagnostischem Gebiet. Dagegen wird es vielleicht möglich sein, bei einer Übersicht über größere Erfahrungen mit ihrer Hilfe einen näheren Einblick in das Maß des Antikörpergehalts im Verlauf der Tuberkulose zu erhalten, welcher in verschiedenen Phasen desselben recht verschieden, so im allgemeinen bei tertiärer Phthise größer als im Sekundärstadium nach RANKE zu sein scheint.

Für die in praktischer Hinsicht wichtigste Frage, ob ein *aktiver* tuberkulöser Krankheitsprozeß vorliegt oder nicht, kann der Ausfall der serologischen Proben höchstens gewisse Hinweise bieten, aber nicht als zuverlässiger Maßstab angesehen werden. Eine größere Bedeutung in dieser Hinsicht hat das Verhalten der Temperatur, des Blutbildes (polynukleäre Leukocytose) und der Blutsenkung. Doch ist durch neuere Untersuchungen erwiesen, daß bei beginnenden fortschreitenden Tuberkulosen mit positivem Bacillenbefund alle diese Reaktionen, und zwar am häufigsten die Blutsenkungsbeschleunigung fehlen können. Ihr negativer Ausfall läßt also eine aktive Tuberkulose nicht ausschließen. Am maßgeblichsten für den Nachweis der Aktivität eines tuberkulösen Prozesses sind positiver Bacillenbefund und der in wiederholten Röntgenuntersuchungen geführte Nachweis eines Fortschreitens der Erkrankung.

### n) Prognose.

Die Prognose tuberkulöser Lungenerkrankungen ist nach der Art und Ausdehnung der Prozesse äußerst verschieden und auch bei Berücksichtigung dieser Umstände nicht sicher zu stellen. Es kann lediglich von einem durchschnittlich voraussichtlichen künftigen Verhalten gesprochen werden. In zahlreichen Fällen sind aber überraschende Änderungen in dem Sinne möglich, daß scheinbar gutartige Erkrankungen, z. B. nach einer Hämoptoe oder nach dem Einbruch eines Käseherdes in einen Bronchus einen bösartigen Verlauf nehmen und andererseits schwere Zustände durch Resorption oder Vernarbung von Krankheitsherden eine entschiedene Wendung zum Besseren nehmen können. Im allgemeinen kann gesagt werden, daß vorwiegend produktive, zur Cirrhose neigende Erkrankungen verhältnismäßig gutartig zu verlaufen pflegen, daß dagegen exsudative pneumonische und broncho-pneumonische Vorgänge oft schwere toxische Krankheitszustände erzeugen und häufig Neigung zum Fortschreiten zeigen. Es ist jedoch unrichtig, wie dies häufig geschehen ist, allein aus dem exsudativen Charakter von Krankheitsprozessen eine sichere ungünstige Voraussage abzuleiten. Das nicht seltene Vorkommen einer glatten Resorption von verschiedenartigen kürzer oder länger dauernden Infiltrationen tuberkulöser Natur mit Ausgang in Heilung beweist, daß jede Verallgemeinerung einer ungünstigen Beurteilung exsudativer Prozesse falsch ist. Von ernster prognostischer Bedeutung ist stets der Nachweis von Zerfallshöhlen, die am deutlichsten im Röntgenbild erkennbar sind, und von Tuberkelbacillen im Sputum. In beiden Fällen, die häufig zusammentreffen, können jedoch vollständige Heilungen eintreten, namentlich wenn eine frühzeitige Behandlung, und zwar eine zumeist angezeigte Kollapstherapie einsetzt.

Die statistische Verfolgung des Schicksals von offentuberkulösen Kranken aller Art durch BRAEUNING hat gezeigt, daß 80% dieser Fälle innerhalb der folgenden 14 Jahre, und zwar meist bereits in den nächsten 2 Jahren an Lungentuberkulose verstarben. Dieses äußerst ungünstige Ergebnis rückt die verheerende Wirkung der Volksseuche Tuberkulose mit erschreckender Deutlichkeit vor Augen. Es ist dabei aber wohl zu beachten, daß in dieser wichtigen Statistik alle Offentuberkulösen erfaßt wurden, die in sehr verschiedenen Stadien zur Beobachtung kamen. Bei einer Auslese der frühzeitig erkannten und behandelten Fälle auch von Offentuberkulösen können weit günstigere Erfahrungen gemacht werden. Hieraus ergibt sich die große Bedeutung der Frühdiagnose und Frühtherapie, die unter den Bekämpfungsmaßnahmen S. 614 und 615 näher ausgeführt sind.

Im übrigen hängt die Prognose des Einzelfalles keineswegs nur von dem Verhalten des krankhaften Zustandsbildes an sich, sondern auch von der ererbten oder erworbenen allgemeinen Widerstandskraft, ferner von Einwirkungen der Psyche und endlich auch von zahlreichen äußeren Umständen ab, welche wirtschaftliche Lage, Beruf, Familienverhältnisse usw. des Einzelnen betreffen. Im allgemeinen ist die Prognose um so günstiger, je früher die Diagnose gestellt und eine zweckentsprechende Behandlung eingeleitet wird. Für die prognostische Bewertung des Einzelfalles ist in der Regel eine gewisse Beobachtungszeit unerläßlich und eine serienweise Verfolgung im Röntgenbild von großer Wichtigkeit.

### o) Therapie.

Bei der Therapie sind *allgemeine* Behandlungsmittel und *örtliche* Behandlung, insbesondere durch das Kollapsverfahren, zu unterscheiden. Sehr günstig ist es, wenn beide Behandlungsmaßnahmen gleichzeitig zur Anwendung gebracht werden können.

**Allgemeine Therapie.** Von größter Wichtigkeit ist die Einwirkung allgemeiner gesundheitsfördernder Einflüsse auf den Körper; hierzu gehören erstens *körperliche und seelische Ruhe,* zweitens *ausreichende* und *zweckmäßige Ernährung* und drittens *günstige klimatische Verhältnisse.* Alle diese Bedingungen sind in geeigneten Kurorten und ganz besonders in den an günstigen Stellen errichteten Lungenheilstätten vereinigt.

Fiebernde Kranke bedürfen vollständiger *Bettruhe.* Bei nur geringfügigen subfebrilen Zuständen und bei normaler Temperatur sind Liegekuren an geschützten Stellen im Freien, in Veranden usw. angezeigt. Um die Verdauung anzuregen, ist jedoch je nach Lage des Falles dazwischen etwas Bewegung zu empfehlen.

Die *Ernährung* muß leicht verdaulich und die Eßlust anreizend sein. Dabei sollen die Mahlzeiten geregelt, den natürlichen Bedürfnissen des Körpers entsprechend sein. Ausgesprochene Mastkuren sind nicht zu empfehlen, da ein übermäßiger Fettansatz nicht das Ziel der Behandlung darstellt. Auf vitaminreiche, obst- und gemüsehaltige Ernährung und ausreichenden Gehalt an Fett und Kohlehydraten ist Wert zu legen. Der Eiweißgehalt muß den Bedarf decken, ist aber nicht zu reichlich zu bemessen. Eine von GERSON angegebene, später von SAUERBRUCH und HERRMANNSDORFER etwas veränderte Kost, die durch Salz- und Fleischarmut und reichlichen Vitamingehalt ausgezeichnet ist und mit einem Zusatz von kalkhaltigem „Mineralogen" gegeben werden soll, hat bei der Lungentuberkulose in zahlreichen Nachprüfungen nicht solche Erfolge erkennen lassen, welche über das bei der vorher geschilderten allgemein üblichen Ernährung durchschnittliche Maß hinausgehen; dagegen werden die Ergebnisse bei der Behandlung von Haut- und Knochentuberkulose vielfach günstiger beurteilt.

Unter den *klimatischen Verhältnissen* spielen reine und stille Luft und Sonnenbestrahlung eine wichtige Rolle. Besonders günstige Bedingungen sind in den alpinen Hochkurorten (Davos, Arosa, Montana), ferner in zahlreichen Kurorten von subalpinem Klima, so im Schwarzwald und im Riesengebirge, gegeben. Auch in anderen deutschen Mittelgebirgen und in waldreichen Gegenden der Ebene finden sich geeignete, wenn auch nicht den vorher genannten Orten ganz gleichwertige klimatische Verhältnisse. Seeklima, insbesondere Nordseeklima, ist für Lungenkranke ungeeignet. Einem wärmeren südlichen Klima, wie es sich z. B. an der Riviera findet, kann im allgemeinen nicht eine ebenso anregende aktive Beeinflussung der Lungentuberkulose zugesprochen werden wie dem alpinen und subalpinen Klima. Hier finden fortgeschrittene Fälle, welche den stärkeren Einwirkungen eines Höhenklimas nicht gewachsen sind, namentlich in der Übergangszeit des Vorfrühlings schonende äußere Bedingungen.

Was die *Sonnenbestrahlung* anbetrifft, so kann diese bei vorsichtiger Anwendung günstige Einwirkungen besonders auf gutartige, vorwiegend produktive und cirrhotische Prozesse ausüben. Dagegen ist vor stärkeren Sonnenbestrahlungen exsudativer Prozesse zu warnen, da die entzündlichen Vorgänge hierdurch mitunter angefacht und Einschmelzungen begünstigt werden. Bei Neigung zu Hämoptysen sind Sonnenbestrahlungen gänzlich zu vermeiden. Auch bei Berücksichtigung dieser Umstände und Beachtung der aufgestellten Gegenanzeigen ist bei den zur Sonnenbestrahlung zugelassenen Fällen ein vorsichtiges Vorgehen mit langsamer Zunahme der Bestrahlung einzelner Körperabschnitte und eine genaue Beobachtung des individuellen Verhaltens der einzelnen Fälle erforderlich.

Besondere Vorsicht ist bei der Anwendung von *Röntgenstrahlen* geboten, die ähnlich wie die Sonnenstrahlen wirken, aber weiter in die Tiefe dringen und unmittelbar an den Krankheitsherd selbst herangebracht werden können. Da hierbei Zellzerfall eintritt, auf welchen die unspezifische Reizkörperwirkung zurückgeführt wird, und auch darüber hinaus Gewebseinschmelzungen hervorgerufen werden können, sind Röntgenbestrahlungen bei exsudativen und kavernösen Prozessen und bei Neigung zu Hämoptysen verboten. Die Röntgentherapie der Lungentuberkulose kommt nur bei an sich schon in der Regel gutartig verlaufenden produktiven und cirrhotischen Prozessen in Frage. Hier wird sie unter Verwendung kleiner Dosen besonders von BACMEISTER empfohlen. Wegen der immerhin möglichen und schwer auszuschließenden Gefahr einer Aktivierung und Verschlimmerung des Krankheitsprozesses habe ich Röntgenbestrahlungen bei der Lungentuberkulose nie angewandt.

Eine *medikamentöse Behandlung* spielt bei der Lungentuberkulose nur zur Linderung besonderer Beschwerden eine Rolle. Es sind bei starkem Hustenreiz je nach Bedarf Codeinpräparate, ferner zur Lösung von zähschleimigem Sputum Emser Kränchenbrunnen mit heißer Milch, weiter Guajacpräparate, z. B. Guajacol oder Sirolin, gelegentlich zu empfehlen. Auf die Heilung des Krankheitsprozesses an sich haben sie kaum einen Einfluß.

Bei Eintritt einer *Hämoptoe* ist völlige Bettruhe und Eisblase auf die Brust in der Gegend der vermuteten Blutungsquelle angezeigt. Als überall sofort erhältliches Mittel kann reichlich Kochsalz, mehrere Teelöffel in Wasser, verabfolgt werden. Zu empfehlen sind intravenöse Injektionen von hypertonischer 10%iger Kochsalzlösung mit Calciumchloridzusatz oder Lösungen von gluconsaurem Calcium, ferner Gelatine per os, unter Umständen subcutane Injektion einer sterilen Lösung von Gelatine Merck. Auch intramuskuläre Seruminjektionen sowie Einspritzungen von Clauden und Koagulen können gegeben werden. Bei wesentlichen Blutverlusten durch Hämoptysen sind Bluttransfusionen angezeigt. Wenn der Sitz der Quelle einer fortdauernden Blutung mit Wahrscheinlichkeit bekannt ist, kann die Anlage eines Pneumothorax versucht werden, da die Blutung mitunter durch die Kollapsbehandlung zum Stehen gebracht wird.

*Nachtschweiße* sind medikamentös sehr schwer zu bekämpfen. Es werden hierbei Gaben von Atropin bis 1 mg und von Agarizin bis 1 cg., ferner Salbeitee und Salvisat neben den üblichen Abreibungen mit Essigwasser empfohlen.

Zur Appetitanregung dienen Pepsinwein und Chininextrakte, z. B. Tinctura amara, zur Behandlung von Durchfällen Opiumtinktur und gerbsäurehaltige Präparate, z. B. Tannalbin. Bei schweren tuberkulösen Ulcerationen und Amyloidose des Darmes sind diese freilich ohne Erfolg.

**Spezifische Therapie.** Auf eine *spezifische Therapie* mittels Tuberkulin wurden anfangs nach der Entdeckung von KOCH große Hoffnungen gesetzt; diese haben sich aber leider nicht erfüllt. Von einer günstigen Wirkung einer Tuberkulintherapie kann ein Beweis kaum erbracht werden, wenn der Kranke gleichzeitig unter bisher nicht vorhandene, klimatisch und diätetisch günstige Bedingungen z. B. in eine Heilstätte versetzt wird, wie dies meist geschieht. Im allgemeinen wird angenommen, daß eine vorsichtige, von erfahrener ärztlicher Seite geleitete Tuberkulintherapie bereits bestehende Heilungsneigungen von prognostisch günstigen produktiven und cirrhotischen Prozessen unterstützen kann. Aus der Auswahl derartiger Fälle ergibt sich aber, daß diese auch ohne spezifische Therapie einen günstigen Verlauf zu nehmen pflegen; deshalb sind hier Besserungen nicht für den Erfolg der Tuberkulintherapie beweiskräftig. Weit sicherer ist es möglich, sich von der ungünstigen Wirkung einer Tuberkulintherapie auf exsudative Prozesse zu überzeugen. Hierbei ist sie daher zu unterlassen. Eine strenge Gegenanzeige wird durch Neigung zu Hämoptoe, Komplikation mit tuberkulösen Nierenerkrankungen und anderen stark aktiven Krankheitszuständen gebildet.

Zur spezifischen Kur kann das von KOCH empfohlene Alttuberkulin, welches die in Glycerinbouillon gelösten Stoffe der Bacillenkulturen enthält, ferner die gleichfalls von KOCH angegebene Bacillenemulsion, welche aus den zerriebenen Bacillenleibern hergestellt ist, verwandt werden. Verschiedenartige andere Präparate, welche zum Teil vorübergehend erhebliches Aufsehen erregt haben, aber keine deutlichen Vorzüge vor den alten KOCHschen Präparaten aufweisen, verdienen kaum besonders aufgeführt zu werden.

Eine Tuberkulinkur wird unter ständiger genauer Temperaturmessung mit steigenden Dosen des subcutan verabfolgten Mittels vorgenommen. Es wird mit sehr kleinen Dosen begonnen und nach Ablauf mehrerer Tage eine Steigerung der Dosis nur dann vorgenommen, wenn keine Fieberreaktion erfolgt ist. Die von einzelnen Autoren aufgestellten Dosierungsschemata sind recht verschiedenartig. Es muß auf diese verwiesen werden.

Eine nachweislich antibiotische Wirkung gegenüber dem Tuberkelbacillus kommt dem *Streptomycin* zu, das aus Kulturen von Actinomyces griseus gewonnen wird. Es sind auch gesicherte klinische Erfolge gegenüber hämatogenen Aussaaten einschließlich Meningitis tuberculosa und auch gegenüber exsudativen tuberkulösen Lungenveränderungen erzielt worden. Die Verabreichung von Streptomycin geschieht hauptsächlich intramuskulär oder tief subcutan in 3—6stündlichen Teildosen, bei Meningitis tuberculosa auch intralumbal, in einer Dosis von 1—3 g (1 g = 1 Million E) innerhalb 24 Stunden und erstreckt sich auf eine Dauer von 2—6 Monaten. Die Behandlung befindet sich noch im Stande der Erprobung, so daß nähere Vorschriften vorläufig noch nicht gegeben werden können. Als unangenehme Nebenerscheinungen werden häufig Vestibularis- und Acusticusstörungen beobachtet. Auch das Chemotherapeutikum Thiosemicarbazid und die p-Aminosalicylsäure werden gegenwärtig erprobt.

Eine spezifische Einwirkung auf tuberkulöse Prozesse wird ferner gewissen Goldpräparaten zugeschrieben, unter denen besonders Chrysolgan, Triphal, Solganal und Sanocrysin genannt werden; möglicherweise handelt es sich dabei aber nur um eine unspezifische Reizwirkung. Ihr Anwendungsgebiet und ihre Beurteilung entspricht etwa der der Tuberkulinbehandlung.

**Kollapstherapie.** Im Gegensatz zu der recht skeptischen Einstellung vieler kritischer Tuberkulosetherapeuten zu den spezifischen und chemotherapeutischen Behandlungsmethoden wird der Kollapstherapie im Verein mit der Allgemeinbehandlung einstimmig ein hoher Wert beigemessen. Die Erzeugung eines Lungenkollapses bezweckt in erster Linie, klaffende Hohlräume zu schließen, zur narbigen Ausheilung zu bringen und damit die gefährlichste Quelle der Bacillenstreuung auszuschalten, ferner auch die Abheilung sonstiger tuberkulöser Herde durch Entspannung und Ruhigstellung der Lunge zu begünstigen. Die Wirkung des Kollapses macht sich auch in einer Hemmung des Lymphstromes geltend, wodurch eine Verbreitung von Bacillen und ihren Toxinen verhindert wird, und in einer Blutstauung, welche die Bindegewebsbildung und Vernarbung befördert. Für die Kollapsbehandlung sind hauptsächlich, aber nicht ausschließlich einseitige Erkrankungen geeignet.

Die Methoden der Kollapstherapie sind: 1. Pneumothorax, 2. Phrenicusexhairese, 3. Thorakoplastik; hierzu kommen unter besonderen Bedingungen der Oleothorax, die Plombe und das Pneumoperitoneum.

Das von FORLANINI und BRAUER eingeführte *Pneumothoraxverfahren* hat zur Voraussetzung, daß ein freier Pleuraspalt vorliegt. Es ist namentlich bei vorwiegend einseitig fortschreitenden Prozessen angezeigt. Besonders geeignet sind frische Erkrankungen mit Frühkavernen. Eine Gegenanzeige stellen ausgedehnte Infiltrationen mit starrwandigen Höhlen, Insuffizienzerscheinungen des Herzens, Lungenemphysem, starrer Thorax, vorgerücktes Alter und schwere allgemeine Erkrankungen dar. Wenn auch einseitige Prozesse die weitaus günstigste Aussicht eröffnen, kann doch auch bei doppelseitigen Erkrankungen das Pneumothoraxverfahren angewandt werden, und zwar auf beiden Seiten. Der

Pneumothorax wird dann in der Regel zuerst auf der schwerer, später auf der leichter erkrankten Seite hergestellt.

Die Anlegung eines *Pneumothorax* geschieht durch Einlassen von Gas, wozu filtrierte Luft oder anfangs Sauerstoff oder Kohlensäure, später Stickstoff verwendet werden kann, mittels einer geeigneten Nadel unter ständiger Beobachtung des Manometerdruckes. Ein Einlassen von Gas soll nur erfolgen, wenn das Manometer deutliche Druckschwankungen bei der Atmung und einen negativen Druck anzeigt. Die normalen Druckwerte im Pleuraraum sind etwa minus 6 bis minus 8, bei tiefem Inspirium minus 12 bis minus 20, im Exspirium minus 3 bis minus 5. Die Menge der einzufüllenden Luft richtet sich nach den Druckverhältnissen. Ein Überdruck ist zu vermeiden, außer wenn aus besonderer Indikation zur Stillung einer Hämoptoe absichtlich eine stärkere Kompressionswirkung entfaltet werden soll. In der Regel betragen die Gasmengen bei der ersten Füllung 200—300, bei späteren Füllungen etwa 500—800 ccm. Die Verhältnisse der Brusthöhle sind vor und nach jeder Füllung durch Röntgendurchleuchtung festzustellen. Die zeitlichen Zwischenräume zwischen den einzelnen Füllungen sind je nach der Resorption des Gases verschieden; sie betragen zwischen den ersten Füllungen nur wenige, etwa 2—3 Tage, später längere Zeit; bei vollständigem, lange bestehendem Pneumothorax oft mehrere, etwa 3—4 Wochen. Die Gesamtdauer eines künstlichen Pneumothorax ist auf etwa 2—4 Jahre zu bemessen. Nur in frischen Fällen mit verhältnismäßig geringfügigen Veränderungen kommen kürzere Zeiten, die jedoch 1 Jahr nicht unterschreiten sollen, in Betracht.

Ein häufiges Hindernis für die Technik der Anlage eines vollständigen Pneumothorax und seiner Auswirkung stellen Pleuraadhäsionen dar. Zum Teil können diese durch allmähliche Dehnung bei Nachfüllungen gelöst werden. Ist dies nicht möglich, so können strangförmige Adhäsionen unter Führung einer endoskopischen Vorrichtung galvanokaustisch oder mittels Diathermie nach dem Verfahren von JACOBAEUS durchbrannt werden. Bei vervollkommneter Technik (MAURER) können unter Umständen auch flächenhafte Verwachsungen extrapleural mittels Diathermie abgetrennt werden (vgl. S. 613).

Die so weitgehend verbesserte Pneumothoraxtherapie ist als das wichtigste Hilfsmittel in der Tuberkulosebehandlung neben der möglichst außerdem durchzuführenden klimatischen und diätetischen Allgemeinbehandlung zu bezeichnen.

In Fällen, bei denen eine Kollapstherapie angezeigt erscheint, aber infolge von ausgedehnten Verwachsungen oder aus anderen Gründen ein Pneumothorax nicht angelegt werden kann, kommt die Ausführung einer *Phrenicusexhairese* in Frage. Diese von STÜRTZ angegebene Methode bezweckt auch die Ruhigstellung einer Lunge; sie wird durch Ausschaltung der Bewegung einer Zwerchfellhälfte bewirkt. Außerdem wird durch Fortfall des Zuges und Hochstand des Zwerchfells der Raum, den die Lunge in einer Brustkorbhälfte einnimmt, verkleinert und dadurch eine freilich unvollständige Kollapswirkung erzielt. Dieser Einfluß betrifft hauptsächlich den Unterlappen, er macht sich aber in geringerem Maße auch auf die oberen Lungenabschnitte geltend. Eine Anzeige für die Phrenicusexhairese stellen somit solche einseitigen fortschreitenden Prozesse dar, bei welchen ein Pneumothorax nicht ausführbar und andererseits eine Thorakoplastik noch nicht unbedingt erforderlich erscheint, und zwar vorwiegend Erkrankungen eines Unterlappens. Außerdem kommt eine Phrenicusexhairese als ergänzender Eingriff in Frage, wenn bei einem Pneumothorax Verwachsungen der Lungenbasis mit dem Zwerchfell bestehen, sowie zur Vorbereitung einer Thorakoplastik. Es kann auch in besonders geeigneten Fällen ein Pneumothorax der einen Seite mit einer Phrenicusexhairese der anderen Seite kombiniert werden.

Die *Thorakoplastik,* welche durch die Fortschritte der modernen Thoraxchirurgie unter dem Vorgang von SAUERBRUCH heute sehr vervollkommnet ist, vermag einen Lungenkollaps auch in den Fällen herbeizuführen, in denen die vorher genannten Verfahren versagen. Der erhebliche operative Eingriff an sich und mehr noch unbeabsichtigte Folgeerscheinungen desselben stellen nicht zu unterschätzende Gefahren dar, die aber mit der weiteren Ausbildung der operativen Technik und durch eine unter keinen Umständen außer acht zu lassende sorgfältige Pflege nach der Operation immer mehr verringert werden. Die Gefahr steht aber vielfach in keinem Verhältnis zu den trüben Aussichten, welche den der Thorakoplastik zugeführten Fällen ohne diese bevorstehen würden. Es handelt sich hier hauptsächlich um einseitige kavernöse Prozesse, bei denen ein Pneumothorax wegen Verwachsungen der Pleura nicht ausführbar oder wegen starrer Wandungen der Höhlen wirkungslos ist. Bei der Plastik kommt es hauptsächlich darauf an, daß die Raumeinengung und Gestaltung des Thorax den Verhältnissen des Einzelfalles angepaßt wird. Wichtig ist vor allem, daß die Resektion der Rippen in den paravertebralen Partien weit genug nach unten durchgeführt wird, so daß ein vollständiger Kollaps sämtlicher krankhafter Lungenabschnitte zustande kommt. Bei Krankheitsprozessen, welche lediglich auf die oberen Partien der Lunge beschränkt sind, kann ein von GRAF als „isolierte Entrippung von Spitzen- und Oberfeld“ bezeichnetes Verfahren, bei welchem die oberen Rippen möglichst vollständig ausgelöst werden, Gutes leisten.

Der *Oleothorax,* d. h. die Einfüllung von Öl in den Thoraxraum, die nur mittels verhältnismäßig weiter Kanülen vorgenommen werden kann, hat sich besonders bei der Behandlung von tuberkulösen Empyemen bewährt, die im Gegensatz zu andersartigen Empyemen durch Rippenresektion gewöhnlich nicht zur Ausheilung zu bringen sind. Ferner wird ein Oleothorax in solchen Fällen angewandt, bei denen eine Neigung zur Bildung starker Pleuraadhäsionen besteht, welche die Pneumothoraxbehandlung stören.

Die *Plombierung* dient vorwiegend dem Zweck, einen Kollaps starrwandiger Kavernen herbeizuführen, der durch eine Pneumothoraxbehandlung nicht zu erreichen ist. Nach Ausführung einer Rippenresektion wird an einer vorher genau ausgewählten Stelle eine Einspritzung in den Pleuraspalt mit erwärmtem Paraffin vorgenommen, welches später erstarrt. Im Verhältnis zur Thorakoplastik ist dieses Verfahren als ein geringerer, weniger gefährlicher Eingriff zu bezeichnen. Demgegenüber sind aber die Erfolge im Durchschnitt weniger sicher und weniger vollständig.

Neuerdings wird in Fällen, bei denen ein Pneumothorax und eine Lösung von Adhäsionen durch Strangdurchbrennung nicht ausführbar ist, versucht eine *extrapleurale Lösung* der mit der Pleura verwachsenen Lunge *(Pneumolyse)* im Umfang der Erkrankung, also am häufigsten im Bereiche der Lungenspitze und oberen Lungenabschnitte, vorzunehmen. In den entstehenden extrapleuralen Raum wird entweder Luft eingeführt und durch Nachfüllungen ein extrapleuraler Pneumothorax unterhalten oder Paraffin bzw. Öl eingefüllt. Es sind hiermit recht günstige Erfolge erzielt worden.

Welche der genannten Kollapsmethoden anzuwenden ist, bedarf eingehender Überlegung, bei welcher alle Verhältnisse des Einzelfalles, auch solche wirtschaftlicher, beruflicher Art usw. zu berücksichtigen sind. In der Regel ist zunächst die Anlegung des Pneumothorax zu versuchen. Mißlingt diese, so empfiehlt sich dann oft folgerichtiger Weise je nach der Lage des Falles zur Phrenicusexhairese oder zur Thorakoplastik oder extrapleuralen Pneumolyse überzugehen, falls der Allgemeinzustand und die äußeren Bedingungen dieses zulassen. Die weiterhin genannten Methoden, der Oleothorax, die Plombierung und das Pneumoperitoneum kommen nur unter besonderen Verhältnissen in Betracht.

**Saugdränage von Kavernen.** In Fällen, in denen eine Kollapsbehandlung nicht möglich ist, kann eine *Saugdränage von Kavernen* nach MONALDI durchgeführt werden. Hierbei wird nach Punktion der durch Röntgenuntersuchung genau örtlich bestimmten Kavernen ein dünnes Drain eingeführt und dieses an eine Saugvorrichtung ähnlich der BÜLAUschen Dränage angeschlossen. Vorbedingung ist ein geschlossener Pleuraspalt und eine ausreichende Abwehrkraft des Patienten. Es sind hierdurch erhebliche Verkleinerungen auch von großen Kavernen und Besserungen des Allgemeinbefindens erzielt worden; die Erfahrungen sind noch nicht abgeschlossen.

### p) Vorbeugungs- und Bekämpfungsmaßnahmen.

Der Verhütung einer tuberkulösen Erkrankung dienen Maßnahmen, welche die Widerstandskraft erhöhen, und Schutzmaßnahmen gegen eine Infektion.

Eine *Hebung der allgemeinen Widerstandskraft* wird durch eine gesundheitliche Lebensweise, Kräftigung des Körpers durch richtig bemessene körperliche Betätigung, Abhärtung gegen Kälte und Witterungseinflüsse, ausreichende Ernährung, gesunde Wohnungsverhältnisse erreicht. Eine körperliche Erziehung der Jugend, welche unter sorgfältiger Überwachung erfolgen muß, dient diesem Zweck in hervorragendem Maße.

Eine *Verstärkung der spezifischen Schutzkräfte* ist durch Fütterung von abgeschwächten Tuberkelbacillen zu erzielen versucht worden. In Frankreich ist diese in ausgedehntem Maße an Neugeborenen mit einem besonderen Tuberkulosestamm von stark abgeschwächter Virulenz (Bacillus Calmette-Guérin) ausgeführt worden. Die dortigen Ergebnisse haben zum Teil eine günstige Beurteilung, aber keine allseitige Anerkennung gefunden. In Deutschland fehlen ausgedehnte Erfahrungen, da man sich bisher gescheut hat, diese Versuche in größerem Umfange durchzuführen, nachdem man durch die katastrophalen Folgen einer durch ein grobes Versehen mit vollvirulenten Bacillen erfolgten Fütterung von Lübecker Säuglingen abgeschreckt worden ist.

Die *Schutzmaßnahmen gegen eine Infektion* bestehen in Aufdeckung der Infektionsquelle, welche die Offentuberkulösen für die Umgebung darstellen, in Verhinderung einer Ausstreuung des tuberkulösen Materiales durch Erziehung und Bewahrung der Offentuberkulösen in besonderen Anstalten, Desinfektion des Sputums, Meldepflicht der aktivtuberkulösen Fälle, ärztliche Beratung vor der Eheschließung. Nach den jetzt gültigen Bestimmungen muß zur Eheschließung eine ärztliche Unbedenklichkeitsbescheinigung vergelegt werden, die die Gefährdung des Ehepartners und der Nachkommen durch ansteckende Krankheiten verhindern soll. (Bei Ablehnung der Trauung durch das Standesamt kann beim zuständigen Amtsgericht Beschwerde eingelegt werden.) Dies trifft insbesondere zu, wenn einer der Eheleute offentuberkulös oder wenn beide offentuberkulös und dabei fortpflanzungsfähig sind. Bei Trägern einer geschlossenen Tuberkulose ist die Frage, ob eine Eheschließung für unbedenklich zu halten oder davor zu warnen ist, unter Berücksichtigung vieler Umstände, genau zu prüfen und von Fall zu Fall zu entscheiden.

In praktischer Hinsicht von überragender Bedeutung ist die *Erfassung der Frühfälle.* Sie kann durch sorgfältige Untersuchung tuberkulöser, tuberkuloseverdächtiger und tuberkulosegefährdeter Personen erreicht werden. Namentlich ist die Umgebung von Offentuberkulösen in Beruf und Familie systematisch und wiederholt zu untersuchen und dauernd zu überwachen. Dort, wo große Menschenmassen in gegenseitiger naher Berührung vereinigt sind, ist eine Untersuchung der Neueintretenden und eine systematische, in gewissen Zeitabständen zu wiederholende *Reihenuntersuchung* der gesamten Teilnehmerschaft erforderlich, um nichterkannte Offentuberkulöse aufzufinden, welche eine hohe Gefahr für die Umgebung darstellen. Da Kinder und Jugendliche besonders gefährdet sind, ist bei diesen auf derartige Massenuntersuchungen der größte Wert zu legen. Wie in dem Abschnitt über Diagnostik ausgeführt wurde, sind dabei Röntgendurchleuchtungen neben den übrigen Untersuchungsmethoden unerläßlich. Größte Sorgfalt ist auf die Untersuchung von Lehrern, Erziehern, Aufsichtspersonal von Kindern und Jugendlichen zu verwenden. Bei der Bewachung von kleinen Kindern durch alte Personen ist besonders zu berücksichtigen, daß hinter einem Altersemphysem und einer scheinbar chronischen Bronchitis sich nicht selten eine viel verkannte Alterstuberkulose verbirgt.

Sind Frühfälle ermittelt, so sind diese sofort einer *Frühbehandlung* zuzuführen, unter welcher den Kollapsmethoden eine hervorragende Bedeutung zur Beseitigung des Bacillengehaltes des Sputums beizumessen ist. Offentuberkulöse sind möglichst in Heilanstalten unterzubringen oder, sofern dieses sich auf die Dauer nicht durchführen läßt, wenigstens zu Hause im eigenen Schlafzimmer zu isolieren und vom Umgang mit Kindern zurückzuhalten.

Die *Desinfektion* betrifft in erster Linie das Sputum, das in einer Desinfektionsflüssigkeit, z. B. in 5% Chloraminlösung, aufzufangen und bei umhergehenden Kranken in Spuckfläschchen zu entleeren ist. Außerdem sind auch Fußböden und Wände in der Umgebung des Bettes von Offentuberkulösen sowie seine Leibwäsche, Eßgeräte usw. fortlaufend abzuwaschen und zu desinfizieren.

Die meisten dieser Aufgaben sind nur durch ein verständnisvolles und reibungsloses Zusammenarbeiten aller in Betracht kommenden Stellen, des praktischen Arztes, des unter Umständen zugezogenen Lungenfacharztes, der Fürsorgestellen, der Heilstätten, der beamteten Ärzte und Medizinal- sowie Polizeibehörden zu lösen. Von größter Bedeutung für die allgemeine Bekämpfung der Tuberkulose hat sich hierbei die aktive Tätigkeit der Fürsorgestellen erwiesen, die überall in die einzelnen Kreise der Familie, der Berufe usw. eindringen, Reihenuntersuchungen der gefährdeten Umgebung durchführen und die Kranken und ihre Umgebung unter dauernder Beobachtung halten. Dem Zwecke einer erfolgreichen Bekämpfung dieser Volksseuche, die eine der wichtigsten ärztlichen Aufgaben darstellt, dient endlich eine eindringliche, dem Verständnis des Laien angepaßte allgemeine Aufklärungsarbeit.

## 16. Lymphogranulomatose der Lunge.

Die Lymphogranulomatose erzeugt häufig Schwellung der broncho-pulmonalen Lymphknoten, besonders in der Hilusgegend, und wesentlich seltener granulomatöse Herde von verschiedenartiger Größe in vereinzelter oder verstreuter Form in den Lungen. Diese Veränderungen sind im Röntgenbild als entsprechende Verschattungen und Flecken deutlich sichtbar (vgl. Abb. 47). Ein physikalischer Lungenbefund ist gewöhnlich nicht zu erheben. Therapeutisch ist Röntgenbestrahlung zu empfehlen, welche die Granulombildung zur Verkleinerung oder zum Schwinden bringt, Rückfälle aber nicht verhindert.

## 17. Aktinomykose der Lunge.

Die Strahlenpilzkrankheit der Lunge entsteht durch Einatmung von aktinomyceshaltigen Bestandteilen von Gräsern oder Getreidegrannen, oder sie geht von anderen Aktinomycesherden im Körper aus, die sich am häufigsten in der Mundhöhle bzw. dem Kieferknochen finden; von dorther kann der Strahlenpilz durch Aspiration auf dem Bronchialweg oder auf dem Blutweg in die Lunge verschleppt werden.

Der Strahlenpilz ist ein fadenförmiger Spaltpilz, der sich rechtwinkelig verzweigt und sowohl Fäden als Sporen und strahlenartige Knollen bilden kann. Im menschlichen und tierischen Körper treten charakteristische Drusen auf; diese bestehen im Inneren aus einem Gemenge verfilzter Pilzfäden und sind von einem Strahlenkranz davon ausgehender länglicher Kölbchen umgeben. Die Drusen sind kleinstecknadelkopfgroße Körnchen von grauer oder gelber Farbe, die mit dem bloßen Auge gerade erkannt werden können. Sie werden in den Krankheitsherden, die in den verschiedensten Organen des Körpers vorkommen, und auch in der eitrigen Absonderung von Fisteln sowie im Auswurf gefunden.

*Pathologische Anatomie.* Die Actinomyceserkrankung der Lunge verläuft unter recht verschiedenartigen Bildern. Am häufigsten finden sich bronchopneumonische Herde, die im Gegensatz zur Lungentuberkulose meist im Unterlappen gelegen sind. Es kommen auch zusammenhängende größere Verdichtungen der Lunge und ferner sehr selten miliare verstreute Knötchen ähnlich wie bei der Miliartuberkulose vor. Die durch den Strahlenpilz erzeugten Granulationswucherungen zeigen einerseits Neigung zu Zerfall, andererseits zu Bindegewebsbildung und anschließender Narbenschrumpfung. Häufig wird die Pleura in

Gestalt einer trockenen oder serösen Entzündung, die bald in Schwartenbildung übergeht, ergriffen. Eine besondere Eigenart des aktinomykotischen Prozesses liegt in seinem kontinuierlichen Fortschreiten auf die Umgebung, wobei die verschiedensten Organe ohne Rücksicht auf die Gewebsdifferenzierung ergriffen werden. Es pflanzt sich die Erkrankung von Lunge und Brustfell auf die benachbarten Mediastinalorgane und die Knochen der Wirbelsäule und der Rippen sowie auf die Weichteile der Brustwand fort. Von hier kann sie auf das Unterhautzellgewebe übergreifen, in dem Verdickungen von weicher Konsistenz entstehen. Die gebildeten Granulome schmelzen oft ein, und es entstehen in dem zundrigen morschen nekrotischen Gewebe Fisteln, welche einen dünnflüssigen Eiter absondern.

*Klinische Symptome.* Die bronchopneumonischen und pneumonischen Lungenherde und anschließenden Entzündungen der Bronchialschleimhaut erzeugen Fieber, Husten, schleimig-eitrigen Auswurf, dem mitunter etwas Blut beigemengt ist. Die physikalischen Symptome bestehen in umschriebenen

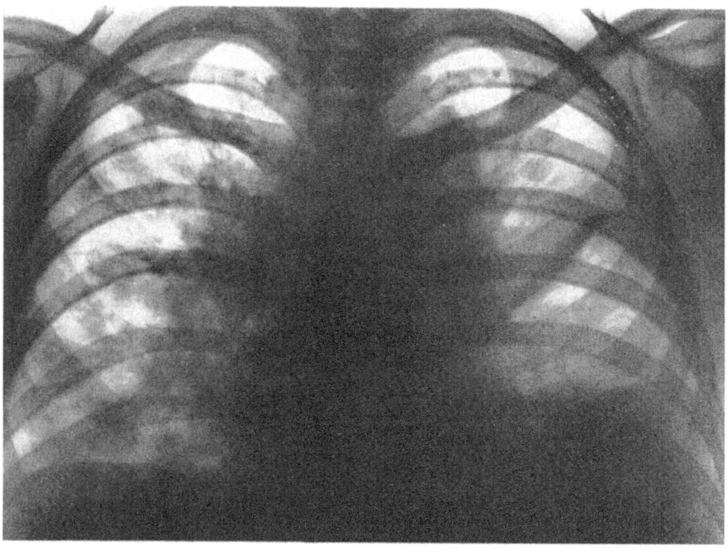

Abb. 47. Lymphogranulomatose der Lunge. (Autoptische Kontrolle.)

Veränderungen des Klopfschalles und des Atemgeräusches sowie feuchten Rasselgeräuschen. Der Befund erinnert außerordentlich an den bei entsprechenden Formen der Lungentuberkulose. Auffällig ist im Gegensatz zu dieser nur die häufige Lokalisation in den Unterlappen. Auch das Röntgenbild zeigt meist Veränderungen wie bei der Lungentuberkulose in Gestalt von vielfach konfluierenden Flecken und Schattensträngen. Außerdem kommen bei zusammenhängenden pneumonischen Prozessen auch größere Verschattungen vor. Bei Übergang in Cirrhose werden Schrumpfungserscheinungen beobachtet. Starke Verdachtsmomente im klinischen Bild sind Fistelbildungen der Haut und röntgenologisch nachzuweisende Nekroseherde in den benachbarten Knochen, besonders in Rippen und Wirbelkörpern. Eine sichere Diagnose wird nur durch das Auffinden von Aktinomycesdrusen im Auswurf oder im Eiter von Fisteln ermöglicht.

*Differentialdiagnostisch* kommt hauptsächlich die Lungentuberkulose in Betracht, mit welcher die Fälle von Aktinomykose, namentlich im Beginn, sehr häufig verwechselt werden, ferner chronisch-pneumonische Prozesse und endlich das Bronchialcarcinom.

Der *Verlauf* ist meist lang dauernd; oft besteht kontinuierliches oder mehr schubweise auftretendes Fieber. Allmählich pflegt allgemeine Entkräftung und eine sekundäre Anämie einzutreten. Oft endet die Krankheit tödlich; doch kommen auch Heilungen entweder spontan oder häufiger durch Behandlung zustande.

*Therapie.* Bei Lungenaktinomykose sind Röntgenbestrahlungen oft wirksam. Ferner werden Penicillin, Supronal und von alters her große Jodkalidosen von täglich 5—10 g empfohlen. Eine operative Therapie hat deshalb meist nicht gute Aussichten, weil es nur selten gelingt, alles krankhafte Gewebe zu entfernen und eine Weiterverbreitung von zurückbleibenden Krankheitsresten her zu verhindern.

## 18. Streptotrichose, Sporotrichose, Soor, Pneumomykose, Blastomykose.

Sehr viel seltener sind andersartige Pilzerkrankungen der Lunge. Unter diesen verläuft die von der gleichfalls Fäden, aber nicht Drusen bildenden Streptothrix hervorgerufene Streptotrichose sehr ähnlich wie die Aktinomykose. Durch Soor, ferner durch die Schimmelpilze Aspergillus und Mucor hervorgerufene Mykosen erzeugen ebenso wie die Streptotrichose und Blastomykose langwierige bronchopneumonische Prozesse mit schleimig-eitrigem, bisweilen blutigem Auswurf. Es handelt sich um seltene Erkrankungen, die in der Regel nur Menschen mit verminderter Widerstandskraft, besonders Diabetiker, befallen. Therapeutisch ist Jodkali zu versuchen.

## 19. Die Tularämie.

kann auch in den Lungen Veränderungen setzen. Sie zeigen sowohl im histologischen Verhalten als in der Ausbreitung manche Ähnlichkeit mit der Tuberkulose. Es werden ein- oder doppelseitige Vergrößerungen der bronchopulmonalen Lymphknoten und bronchopneumonische Infiltrate beobachtet, die sich im Röntgenbilde als bogig begrenzte Verbreiterungen der Hilusschatten und als unscharfe Verschattungen innerhalb der Lungenfelder abheben.

Die Behandlung geschieht am besten durch 5—7 Tage lang alle 3 Stunden erfolgende intramuskuläre Injektion von Streptomycin, welches aus Kulturen von antibiotisch wirkendem Actinomyces griseus gewonnen wird; länger dauernde Anwendung ist zu widerraten, weil dadurch Gleichgewichtsstörungen verursacht werden.

## 20. Lungensyphilis.

Die Syphilis tritt an der Lunge in recht verschiedener Form auf.

Ziemlich häufig werden Lungenveränderungen durch *hereditäre Lues* bei Neugeborenen und Kindern in den ersten Wochen hervorgerufen. Die hierbei auftretende *Pneumonia alba* ist durch geringe Exsudation und mangelhafte Blutfüllung ausgezeichnet. Klinisch wird Dämpfung, verschärftes Atmen, Husten gefunden. Die Erkrankung verläuft in der Regel tödlich.

Bei der *erworbenen Syphilis* der Erwachsenen wird eine Beteiligung der Atemwege im *Sekundärstadium* mitunter in Gestalt einer diffusen Bronchitis wahrgenommen, die wenig charakteristische Züge aufweist.

Ein ausgesprocheneres Gepräge haben die Formen, die bei der *tertiären* Lues beobachtet werden. Es handelt sich hier teils um ulceröse Prozesse der Trachea und Bronchien, die starke Neigung zur Stenosenbildung zeigen, teils um luische Veränderungen an der Lunge selbst. Unter diesen können gummöse Bildungen, die in Gestalt rundlicher Herde auftreten, und interstitielle pneumonische Prozesse unterschieden werden, die in der Regel in der Hilusgegend lokalisiert sind und von hier aus strahlenförmige Ausläufer in die Umgebung aussenden. Auffälligerweise wird die rechte Lunge weit häufiger befallen als die linke. Endlich kommen selten diffus verstreute Herdchen ähnlich wie bei der Miliartuberkulose vor.

Die luischen Gewebsbildungen neigen wie die tuberkulösen oft zur Verkäsung, aber weit seltener als diese zum Zerfall, dagegen in ausgesprochener Weise zur Bindegewebsbildung mit folgender Narbenschrumpfung. Hierdurch entstehen in der Lunge oft cirrhotische Verdichtungen, an der Pleura unregelmäßig gestaltete Schwarten mit strahligen Narben und an den Bronchien Stenosen und Verziehungen sowie sekundär Bronchiektasenbildung.

*Klinische Symptome.* Das klinische Bild der *ulcerösen gummösen Erkrankungen der Luftröhre und ihrer Äste* besteht in Fieber, Hustenreiz, Absonderung eines schleimigen, selten mit Blut untermischten Sputums. Ein Verdacht auf Lues wird besonders im folgenden Narbenstadium bei einer Trachealstenose durch das Auftreten von Atemnot, Stridor und Erstickungserscheinungen erregt, sofern eine Kompression der Luftröhre durch Geschwülste, Aneurysmen usw. ausgeschlossen werden kann. Der durch luische Geschwüre in den Atmungswegen hervorgerufene Krankheitszustand ist meist recht schwerer Art und die Prognose zweifelhaft.

Die auf luischer Basis beruhenden *Bronchiektasien* erzeugen dieselben klinischen Symptome wie Bronchiektasien anderer Herkunft (vgl. S. 485).

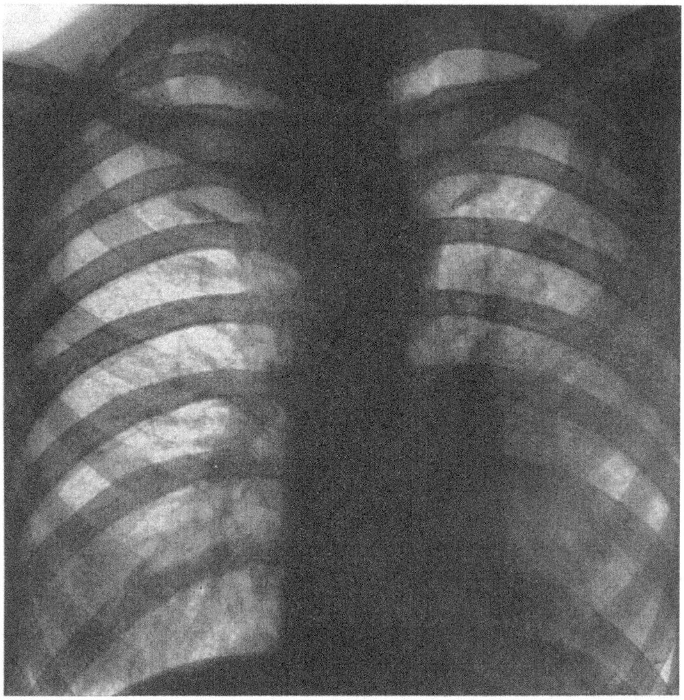

Abb. 48. Lungenlues. Verschattung infolge gummöser Infiltration im mittleren und unteren linken Lungenfelde.

Die *Gummata* der Lunge rufen Fieber, aber nur selten einen mit dem Ohre wahrnehmbaren physikalischen Befund hervor. Im Röntgenbild sind charakteristische rundliche Schatten in den Lungenfeldern sichtbar.

Häufiger sind *pneumonische* und *bronchopneumonische Prozesse interstitieller Art,* die meist die Hilusgegend und die mittleren Abschnitte der rechten Lunge betreffen. Im Röntgenbild sind entsprechende Verschattungen im mittleren Lungenfeld und von der Lungenwurzel ausstrahlende Schattenstreifen sichtbar (vgl. Abb. 48). Oft besteht ziemlich hohes kontinuierliches oder unregelmäßiges Fieber. Häufig sind Nachtschweiße und eine allgemeine Entkräftung vorhanden, so daß das Krankheitsbild eine große Ähnlichkeit mit der Lungentuberkulose, aber auch mit unspezifischen chronisch-pneumonischen Prozessen aufweisen kann. Ein Verdacht auf die luische Entstehung wird durch den Nachweis luischer Veränderungen an anderen Organen, z. B. an Kehlkopf, Aorta, Nervensystem, ferner durch den positiven Ausfall der WASSERMANNschen Reaktion des Blutes erweckt; doch kann in seltenen Fällen von Lungeninfiltrationen *unspezifischer* Art die WASSERMANNsche und insbesondere die KAHNsche Reaktion des Blutes positiv ausfallen. Auch ist an ein zufälliges Zusammentreffen einer unspezifischen Lungenveränderung mit einer luischen Allgemeininfektion zu denken. Unter Umständen kann die Diagnose ex juvantibus erhärtet werden, indem ein vorher schwer beeinflußbarer krankhafter Lungenprozeß nach einer antiluischen Behandlung eine deutliche Besserung zeigt.

Die *Differentialdiagnose* hat Lungentuberkulose, Tumor und unspezifische chronische Pneumonie zu berücksichtigen. Verhältnismäßig häufig sind luische Lungenprozesse mit tuberkulösen Veränderungen kombiniert.

Der *Verlauf* ist meist chronisch. Die Beeinträchtigung des allgemeinen Kräftezustandes ist in der Regel erheblich. Tödlicher Ausgang kommt vor. In vielen Fällen ist aber eine günstige Beeinflussung durch eine antiluische Behandlung möglich.

Die *Therapie* ist gegen die luische Infektion zu richten. Oft wirkt eine Neosalvarsankur oder eine Behandlung mit Wismutpräparaten sowie ganz besonders Jodkalium in verhältnismäßig großen Dosen per os günstig ein. Es ist nicht selten eine auch im Röntgenbild nachweisbare Lösung von Infiltraten und Resorption von gummösen Gewebsbildungen festzustellen. Am schwersten sind luische Stenosen der Luftröhre und der Bronchien zu beeinflussen.

## 21. Tuberöse Sklerose.

Äußerst selten wird eine unter dem Bilde einer langsam zunehmenden Atemnot verlaufende *tuberöse Sklerose* der Lungen beobachtet, die durch eine diffuse Vermehrung des interstitiellen teils aus Bindegewebe, teils aus glatter Muskulatur bestehenden Gewebes hervorgerufen wird. Dazwischen finden sich cystische bis erbsengroße Erweiterungen der Alveolen. Das Röntgenbild zeigt eine netzartige, engmaschige, auch feinfleckige Schattenzeichnung mit dazwischenliegenden kleinen Aufhellungen ähnlich wie bei der miliaren Carcinose, der chronischen Miliartuberkulose oder dem BOECKschen Sarcoid. Durch Platzen erweiterter Hohlräume kann ein Spontanpneumothorax eintreten. Gleichzeitig sind bisweilen auch andere Zeichen der tuberösen Sklerose, so PRINGELS Naevi in der Haut des Gesichts, subunguale Fibrome der Finger und Zehen, ferner ähnliche Tumoren im Gehirn, in der Niere, am Herzen (Rhabdomyome) und an anderen inneren Organen vorhanden.

## 22. Lipoidose und Amyloidose der Lunge.

Bei den Stoffwechselstörungen der *Lipoidose (Xanthomatose)* und *Amyloidose* können außer an anderen Organen auch in den Lungen in seltenen Fällen Ablagerungen von Lipoiden und Amyloid in herdförmiger Verteilung stattfinden. Das Röntgenbild zeigt je nach der Größe und Form dieser Ablagerungen eine verschiedenartige, meist feinfleckige, bei sekundärer Fibrose auch mehr wabenartige Schattenzeichnung. Klinische Krankheitserscheinungen werden hierdurch kaum hervorgerufen.

## 23. Haemosiderosis pulmonum.

Im kindlichen und jugendlichen Alter wird selten ein durch die subjektiven Beschwerden von Husten, Atemnot und gelegentlich kolikartigen Schmerzen im Leib und den objektiven Befund von manchmal blutigem Auswurf und einer oft hochgradigen Eisenmangelanämie von sekundärem Typus gekennzeichnetes Krankheitsbild beobachtet, das durch Eisengaben vorübergehend gebessert werden kann, aber meist Rückfälle zeigt und unter Erstickungserscheinungen zum Tode führt. Diagnostisch wichtig ist das Röntgenbild, welches in fortgeschrittenen Stadien Trübungen in den unteren Lungenfeldern und eine feinfleckige bis netzartige Zeichnung ähnlich wie bei einer chronischen Miliartuberkulose aufweist. Der anatomische Befund besteht in starken Anhäufungen von Hämosiderin in den Alveolen und Vermehrung des interstitiellen Bindegewebes sowie Hypertrophie und Dilatation des rechten Ventrikels; dagegen fehlen Stauungserscheinungen (CEELEN, MONTALDO WALDENSTROEM).

## 24. Lungentumoren.

### a) Gutartige Geschwülste.

Unter den Lungengeschwülsten sind gutartige Tumoren wie *Fibrome, Chondrome, Osteome* wegen ihres seltenen Vorkommens und des Mangels klinisch wichtiger Erscheinungen ohne wesentliche praktische Bedeutung.

Wichtiger sind *Dermoide* und *Teratome,* die in der Regel vom Mediastinum ausgehen, aber häufig in eine Seite des Brustkorbes hineinwuchern und die Lunge zur Seite drängen. Diese kugeligen Tumoren können beträchtliche Größe erreichen und raumbeschränkend wirken. Da sie in der Regel an der Vorderfläche des Brustkorbes gelegen sind, rufen sie eine brettharte Dämpfung hervor und können auch eine leichte Vorwölbung der Brustwand herbeiführen. Das Röntgenbild zeigt rundliche Verschattungen mit haarscharf begrenzten Rändern, ähnlich wie bei einer Echinokokkencyste (vgl. Abb. 49).

### b) Bronchialcarcinom.

Sehr viel häufiger und von größter klinischer Wichtigkeit sind die bösartigen Geschwülste, unter denen das *Bronchialcarcinom* weitaus überwiegt.

Während der Lungenkrebs früher als seltene Erkrankung galt, wird er jetzt auffallend häufig beobachtet. Dieses ist nicht nur auf eine Verbesserung der Diagnostik durch die Röntgenuntersuchung zurückzuführen, sondern beruht auf einer tatsächlichen Zunahme der Häufigkeit, wie aus anatomischen Statistiken einwandfrei hervorgeht.

Dabei sind bemerkenswerterweise erhebliche örtliche Unterschiede der Häufigkeit vorhanden, die aber fast überall eine Zunahme erkennen läßt. Eine besonders starke Häufung von Fällen wurde nach eigenen Erfahrungen in Sachsen beobachtet.

Die Frage der *Ätiologie* ist beim Lungenkrebs ebenso wie bei anderen Krebsleiden nicht geklärt. Doch sind bedeutsamerweise gerade hierbei gewisse fördernde Einflüsse deutlich erkennbar. Auffällig ist zunächst, daß das männliche Geschlecht sehr viel häufiger erkrankt als das weibliche; das Zahlenverhältnis ist etwa 5:1. Am häufigsten befallen ist das Alter von 50—65 Jahren; doch tritt der Lungenkrebs schon in den 40er Jahren und auch noch im hohen Greisenalter auf. Verhältnismäßig häufig werden starke Raucher davon befallen. Außerdem ist eine größere Häufigkeit bei manchen Berufen, so Zigarrenarbeitern, Hutmachern beobachtet. Es ist hieraus zu schließen, daß gewisse mechanische oder chemische Schädlichkeiten, die einen chronischen Reiz auf die Bronchialschleimhaut ausüben, hierdurch die Entstehung des Krebses begünstigen.

Mit noch größerer Deutlichkeit wird diese Annahme durch das Vorkommen des *Schneeberger Lungenkrebses* bewiesen, d. h. eines Bronchialcarcinoms, welchem ein erheblicher Teil der in den Schneeberger und ebenso in den Joachimstaler Gruben beschäftigten Bergarbeiter nach jahrelanger Tätigkeit im Bergbau erliegt. Systematische Untersuchungen bei den Schneeberger und Joachimstaler Bergleuten haben ergeben, daß diese nach einer Arbeitsdauer von mehreren Jahren nahezu regelmäßig eine im Röntgenbild nachweisbare Pneumonokoniose infolge Einlagerung von Steinstaubteilen und reaktiver Bindegewebswucherung in den Lungen sich zuziehen. Während in Steinstaublungen, die in anderen Bergbaubetrieben erworben sind, gewöhnlich kein Carcinom entsteht, entwickelt sich bei den Schneeberger und Joachimstaler Bergleuten später in einem beträchtlichen Teil der Fälle der Lungenkrebs, bei der Belegschaft einer bestimmten Grube in nahezu 100%. Ob hierbei mechanischen, chemischen oder aktinischen Einflüssen, die in diesen Kobalt-, Arsen- und Uranerze führenden, radiumhaltigen Gruben in Betracht kommen, die Hauptschuld beizumessen ist, ist bisher nicht sicher entschieden; am ehesten ist wohl an eine Radiumwirkung zu denken. Die ursächliche Bedeutung äußerer Reize bei der Krebsentstehung geht hieraus jedenfalls unverkennbar hervor.

Worauf die allgemeine Zunahme der Häufigkeit des Lungenkrebses zurückzuführen ist, ist nicht erwiesen. In erster Linie kommt wohl die Zunahme des Rauchens in Betracht, wobei teerartige Stoffe bei der Verbrennung entstehen, die reizend auf die Bronchialschleimhaut wirken. Ferner wird an die in größerem Maße bei der Zunahme des Autoverkehrs und der Teerung der Straßen entwickelten Staubteilchen und Gase gedacht, ohne daß aber sichere Anhaltspunkte hierfür erbracht worden sind. Weniger einleuchtend ist eine andere Ansicht, nach welcher der Grippe, die seit der Epidemie von 1918 große

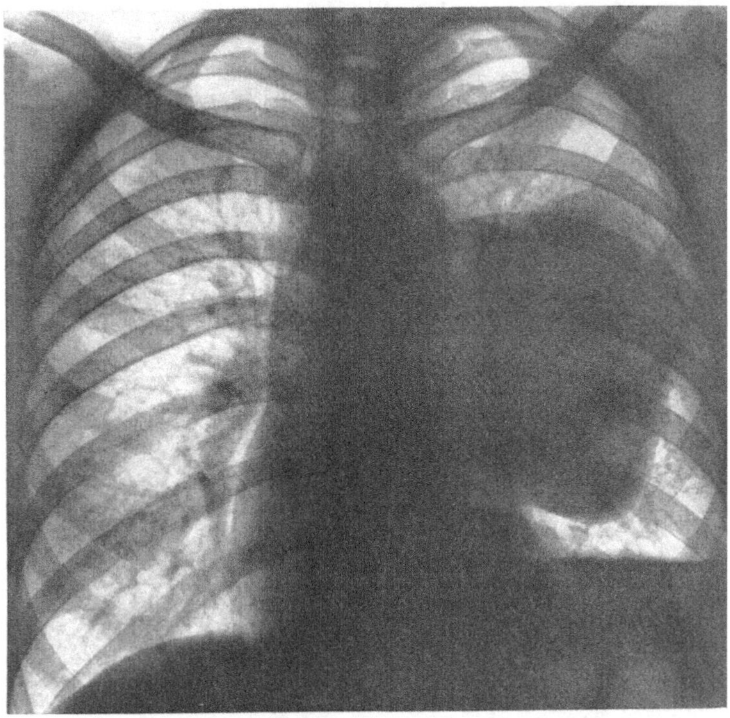

Abb. 49. Vom Mediastinum ausgehendes Teratom der linken Brusthohle. (Operative Bestatigung.)

Menschenmengen ergriffen hat, reizende, zum Krebs disponierende Einflüsse auf die Bronchialschleimhaut zugeschrieben werden.

*Pathologische Anatomie.* Der *Lungenkrebs* ist in den meisten Fällen richtiger als *Bronchialkrebs* zu bezeichnen, da seine histologische Beschaffenheit meist für einen Ausgang von den Schleimdrüsen der Bronchien spricht. Hierbei wird freilich häufig eine Metaplasie von zylindrischem Epithel in Plattenepithel beobachtet. In weit selteneren Fällen wird ein Ausgang vom Alveolarepithel der Lunge angenommen.

Der örtlichen Verbreitung nach werden *Hilus-* und *Lappenkrebse* unterschieden. Die Hilustumoren gehen von der Schleimhaut eines großen Bronchus in der Gegend der Lungenwurzel aus, an welchem sie häufig eine Stenosierung verursachen, und verbreiten sich entlang den die Bronchien und Blutgefäße umgebenden Lymphbahnen in die Peripherie, indem sie von der Lungenwurzel ausstrahlende Ausläufer nach verschiedenen Richtungen entsenden. Die Lappentumoren bilden zusammenhängende derbe Geschwülste, welche einen Lappen ganz oder teilweise erfüllen. Häufig treten zu der eigentlichen Krebsentwicklung atelektatische und pneumonische Prozesse hinzu, welche auf das klinische Bild einen wesentlichen Einfluß haben. Außerdem wird eine dritte Art des Lungenkrebses unterschieden, welche sich von einem primären Bronchialtumor ausgehend entlang den Lymph*gefäßen nach* allen Richtungen weiter verbreitet und so eine *Lymphangitis carcinomatosa* hervorruft. Dieses Bild findet sich aber nicht nur beim Bronchialcarcinom, sondern auch bei einem primären Carcinom anderer Organe, insbesondere des Magens.

**Klinische Symptome** werden im Beginn des Lungenkrebses meist ganz vermißt. Erst allmählich treten Brustschmerzen, Husten und Auswurf auf. Am störendsten macht sich in vielen Fällen ein schwer unterdrückbarer Hustenreiz bemerkbar, der nur zur unvollkommenen Entleerung eines zähen, glasigen Auswurfs führt. Diesem kann gelegentlich Blut beigemengt sein. Dagegen sind

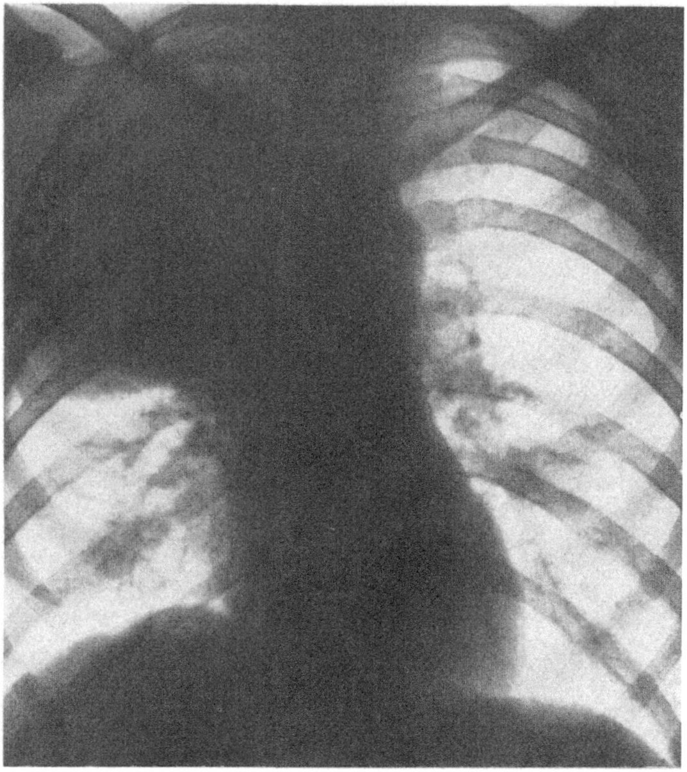

Abb. 50. Rechtes Oberlappencarcinom. (Autoptische Kontrolle.)

massige Hämoptysen selten; es kommen aber auch diese vor und können vereinzelt den Tod durch Verblutung herbeiführen. Am meisten kennzeichnend für Bronchialkrebs sind wiederholte kleine Blutungen, besonders wenn sie in den 50er oder 60er Jahren bei Männern auftreten, die früher nie an der Lunge gelitten haben. Solche gelegentlichen Blutbeimengungen zum Auswurf sind weit häufiger als ein gleichmäßig von Blutfarbstoff durchsetztes sog. himbeergeleeartiges Sputum, welches oft als charakteristisches Zeichen des Bronchialkrebses genannt wird, tatsächlich nach eigenen Erfahrungen hierbei aber nur selten vorkommt. Häufig weicht die Beschaffenheit des schleimig-eitrigen Auswurfs gar nicht von der bei einer gewöhnlichen chronischen Bronchitis ab. Tumorbestandteile in Gestalt einzelner Bröckel, die sich von der zerfallenden Geschwulst ablösen, werden nur selten gefunden. Bei ihrer histologischen Untersuchung kann der Nachweis von Krebszellen in charakteristischen Verbänden die Diagnose sichern. Dagegen ist eine oft irrtümlich behauptete Krebsdiagnose aus einzelnen Zellen des Auswurfs nicht möglich.

Die Atmung ist in fortgeschrittenen Fällen beschleunigt und besonders bei einer begleitenden zähen Bronchitis sowie vor allem bei der Lymphangitis carcinomatosa dyspnoisch. Im weiteren Verlauf tritt meist eine allgemeine Kachexie und sekundäre Anämie ein. Oft wird ein unregelmäßiges Fieber beobachtet, das in der Regel durch bronchopneumonische Prozesse hervorgerufen wird.

Häufig werden durch Krebswucherungen in den Lungen und auch durch davon ausgehende *metastatische Geschwülste im Mediastinum* markante Kompressionserscheinungen hervorgerufen.

Solche Drucksymptome sind: Heiserkeit infolge Lähmung des Nervus recurrens, Stauungszustände, insbesondere Ödeme und Cyanose im Gebiet der Vena cava superior, Schluckbeschwerden durch Umwachsung oder Verziehung des Oesophagus, in den Arm ausstrahlende Schmerzen durch Druck auf den Plexus brachialis. Die Beschwerden, welche von derartigen Folgeerscheinungen ausgelöst werden, sind nicht selten viel erheblicher als die örtlichen Störungen, welche der primäre Tumor hervorruft, und erregen bisweilen zuerst die Aufmerksamkeit.

Oft stehen andererseits Erscheinungen einer *Bronchusstenose* im Vordergrund, welche durch Schrumpfung der Krebsgeschwulst am Ort ihrer Entstehung hervorgerufen werden. Es tritt dann in den peripherwärts davon gelegenen Lungenabschnitten eine Luftverarmung, oft auch völlige Atelektase ein. Bei entsprechendem Sitz der Geschwulst kann ein Kollaps eines ganzen Lappens entstehen. Infolge dieser Raumverminderung, in anderen Fällen auch infolge von Schmerzen, die durch den Krankheitsprozeß besonders bei Übergreifen auf die Pleura ausgelöst werden, bleibt die betreffende Brustseite bei der Atmung zurück. Die Zwischenrippenräume sind eingezogen. Die entsprechende Zwerchfellhälfte zeigt im Röntgenbild Hochstand und Bewegungsbehinderung. Eine stridoröse Atmung kommt nicht durch einseitige Bronchialstenose, sondern bei Einengung der Luftröhre, welche auch durch metastatische Tumoren im Mediastinum bewirkt werden kann, zustande.

Solche Zeichen der Raumverminderung und Bewegungsbeschränkung bei der Atmung infolge Bronchusstenose sind weit häufiger als Erscheinungen der Raumvergrößerung durch den Tumor. Oft erwecken die Symptome der Bronchusstenose geradezu den Verdacht auf Bronchialkrebs, da dieser die häufigste Ursache derselben darstellt.

Neben der *Atelektase* spielen sehr häufig *pneumonische Prozesse,* welche sich an die Geschwulstbildung anschließen, im klinischen Bild eine wichtige Rolle. Oft wird hierdurch hohes Fieber und reichlicher Auswurf erzeugt. Die pneumonischen Erscheinungen entwickeln sich mitunter ganz plötzlich und beginnen mit Schüttelfrost, so daß der Eindruck einer primären croupösen Pneumonie oder eines bronchopneumonischen Schubes erweckt wird. Häufig erzeugen *chronisch-pneumonische Prozesse* ein lang dauerndes, mit mittlerem Fieber einhergehendes Krankheitsbild, dessen Entstehung durch einen Bronchialkrebs kaum vermutet werden kann. Nicht selten entsteht durch bakterielle Zersetzungsvorgänge eine putride Bronchitis, mitunter sogar eine *Lungengangrän.* Auch ohne eine solche können Zerfallserscheinungen im Tumor sich einstellen, welche Kavernensymptome hervorrufen. Auch eitrige Einschmelzungen mit *Absceßbildung* kommen vor.

Häufig wird das *Brustfell* mitergriffen. Es kann sowohl eine trockene, fibrinöse als besonders eine seröse Entzündung zustande kommen, welche oft durch eine hämorrhagische Beschaffenheit ausgezeichnet ist. Auch Pleuraempyeme kommen vor.

*Physikalische Symptome* des Lungenkrebses sind in den Anfängen desselben wenig ausgesprochen. Später werden sie oft mehr durch die genannten Folgeerscheinungen als durch den Tumor selbst bedingt. Als reine Tumorsymptome sind Dämpfung, die bei einem Sitz nahe der Brustwand bretthart sein kann, abgeschwächtes oder aufgehobenes Atemgeräusch, sehr selten Vorwölbung der Intercostalräume zu nennen. Bei einer Bronchusstenose wird dagegen Einziehung derselben, ferner abgeschwächtes Atemgeräusch beobachtet. Bei

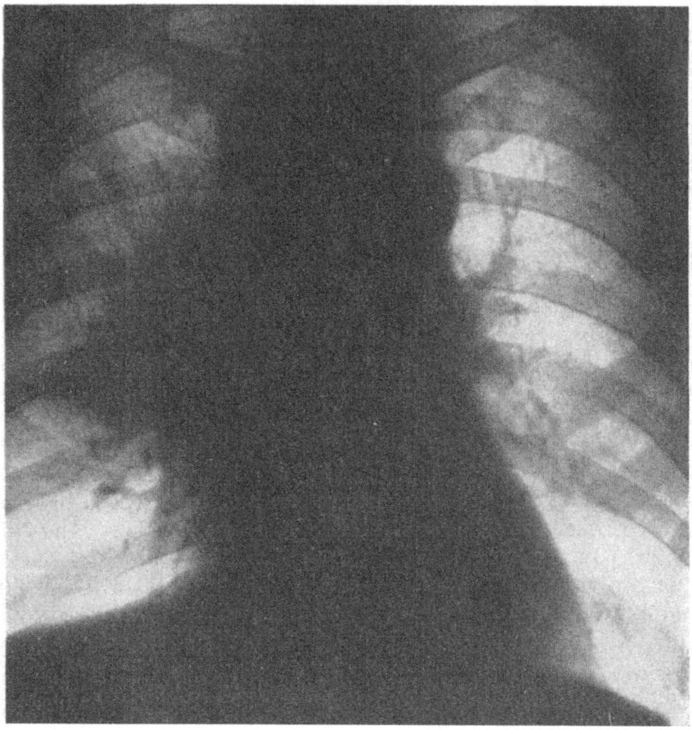

Abb. 51. Rechtes Hiluscarcinom (Autopsie).
Am rechten Hilus diffuse Verschattung und davon ausstrahlende Streifen.

pneumonischen und bronchopneumonischen Komplikationen treten die hierfür kennzeichnenden Verdichtungserscheinungen, besonders verschärftes Atmen, sowie auch Rasselgeräusche auf.

Von größter diagnostischer Bedeutung ist das *Röntgenbild* namentlich deshalb, weil es die Verhältnisse im Innern der Lunge erkennen läßt, die mit dem Ohr in der Regel nicht wahrgenommen werden können. Die im Röntgenbild sichtbaren Veränderungen richten sich ganz nach der anatomischen Beschaffenheit des Tumors, die, wie vorher ausgeführt wurde, sehr verschiedenartig sein kann, und nach den etwa vorhandenen begleitenden atelektatischen und pneumonischen Prozessen.

Die *Hiluscarcinome* rufen Verschattungen in der Gegend der Lungenwurzel hervor (vgl. Abb. 52, 53 und 54), von denen strangartige Ausläufer ins Lungenfeld ausstrahlen können.

Bei *Lappentumoren,* bei welchen die durch die Geschwülste hervorgerufenen Veränderungen oft unlösbar mit atelektatischen und pneumonischen Vorgängen verknüpft sind, werden Verschattungen der Lungenfelder von entsprechender Ausdehnung erzeugt, die oft mit der Lappengrenze scharf abschneiden. Die Bilder sind von einer andersartigen atelektatischen oder pneumonischen Verdichtung nicht zu unterscheiden (vgl. Abb. 50 und 10). Bei örtlich beschränkter Entwicklung der Geschwulst innerhalb eines einzelnen Lappens können umschriebene, mitunter rundlich gestaltete Verschattungen entstehen. Kavernöse Einschmelzungen können als rundliche Aufhellungen innerhalb einer Verschattung erkennbar sein.

Bei der *Lymphangitis carcinomatosa* findet sich ein fein verteiltes Netzwerk von Schattensträngen, welches die Lungenfelder durchzieht (vgl. Abb. 56).

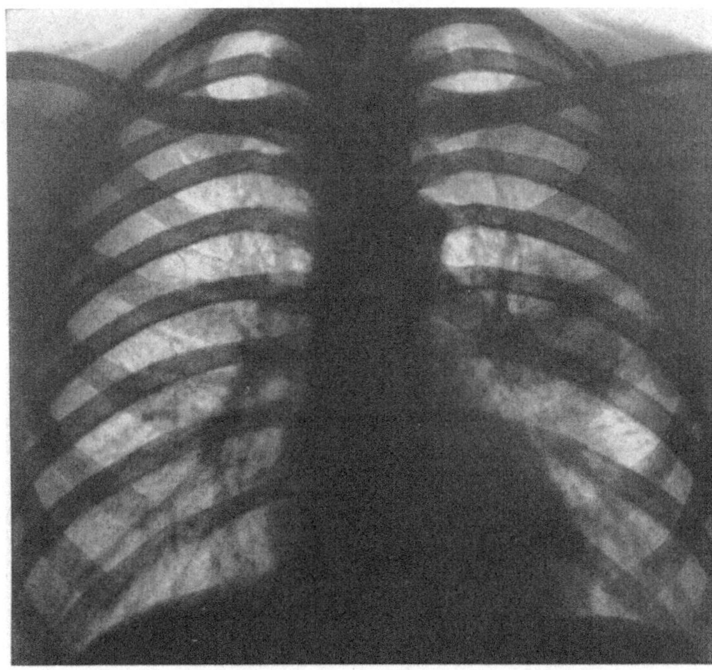

Abb. 52. Linkes Hiluscarcinom (Autopsie).
Unscharf begrenzte Verschattung in der Umgebung des linken Hilus (Pfeil).

Bei carcinomatöser *Bronchusstenose* kommt eine Verschattung des peripher gelegenen Lungenabschnittes, eine Bewegungsbehinderung und Hochziehung der Zwerchfellhälfte sowie unter Umständen eine Verziehung und inspiratorische Bewegung des Mediastinums in die erkrankte Seite hinein zustande.

Oft werden alle diese Zeichen der Lungen- und Bronchialerkrankungen durch eine gleichmäßige Verschattung verdeckt, welche von einem begleitenden *Pleuraexsudat* hervorgerufen wird. In solchen Fällen ist zu diagnostischen Zwecken die Anlage eines Pneumothorax empfohlen worden, die aber auch nur selten Klarheit schafft, da der kollabierte Lungenstumpf gewöhnlich wenig Einzelheiten erkennen läßt.

Von großem diagnostischen Wert ist dagegen die *Füllung des Bronchialbaumes mit schattengebender Substanz*, z. B. einer 40%igen Jodipinlösung, welche durch den Kehlkopf mittels einer Kanüle eingespritzt wird. Die hierdurch hergestellten Ausgüsse des Bronchialbaumes lassen sehr scharf Einengungen Verschlüsse und Verziehungen desselben erkennen (vgl. Abb. 54).

Eine andere wertvolle diagnostische Methode, welche den Tumor bzw. eine dadurch hervorgerufene Enge bei geeignetem Sitz sichtbar macht, ist die *Bronchoskopie*; ihre Anwendung erfordert eine große fachärztliche Erfahrung.

Eine allgemeine Folgeerscheinung der Krebsentwicklung, zum Teil auch der begleitenden entzündlichen Prozesse, ist eine Beschleunigung der Blutsenkung,

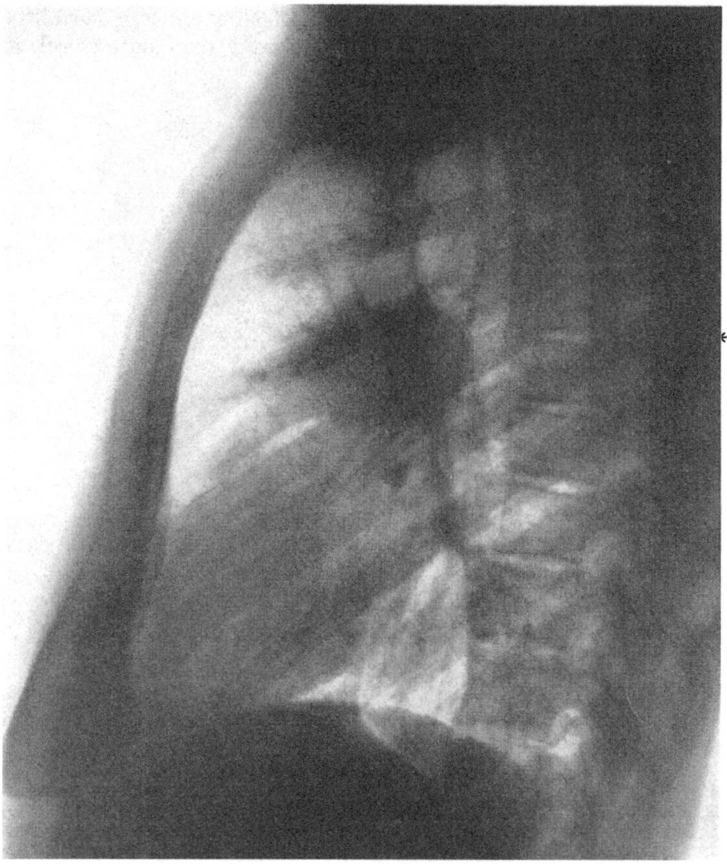

Abb. 53. Linkes Hiluscarcinom im Querbild. Derselbe Fall wie in Abb. 52. Rundliche Verschattung am linken Hilus (Pfeil).

welche beim Lungenkrebs meist sehr ausgesprochen ist. Infolge Resorption toxischer Stoffe treten nicht selten Trommelschlegelfinger auf, mitunter auch eine in den peripheren Abschnitten der Gliedmaßen ausgesprochene multiple Periostitis (Osteoarthropathie hypertrophiante pneumique PIERRE MARIE).

Die *Diagnose* ist im Beginn wegen der anfänglichen Geringfügigkeit der Beschwerden und des Mangels charakteristischer physikalischer Symptome schwierig. Im späteren Verlauf wird sie durch die häufigen Folgeerscheinungen, die mitunter den Eindruck eines selbständigen Krankheitsbildes erwecken, oft erschwert.

Am meisten trägt die Röntgenuntersuchung zur Klärung bei; doch dürfen auch deren wertvolle Ergebnisse nicht allein für sich, sondern nur im Rahmen der klinischen Gesamtuntersuchung verwertet werden. Die größten Schwierigkeiten bereitet die Unterscheidung von einer *chronischen unspezifischen Pneumonie*; sie kann oft erst nach längerer Beobachtung des Verlaufes mit mehr oder minder großer Wahrscheinlichkeit getroffen werden. Vor einer Verwechslung mit *Tuberkulose,* die nach dem klinischen Bild zumal in Rücksicht auf den häufigen Bluthusten oft zuerst angenommen wird, bewahrt meist eine sorgfältige Röntgen- und Sputumuntersuchung. Durch die geschilderten häufigen Folgeerscheinungen des Bronchialkrebses kann auch eine Differentialdiagnose

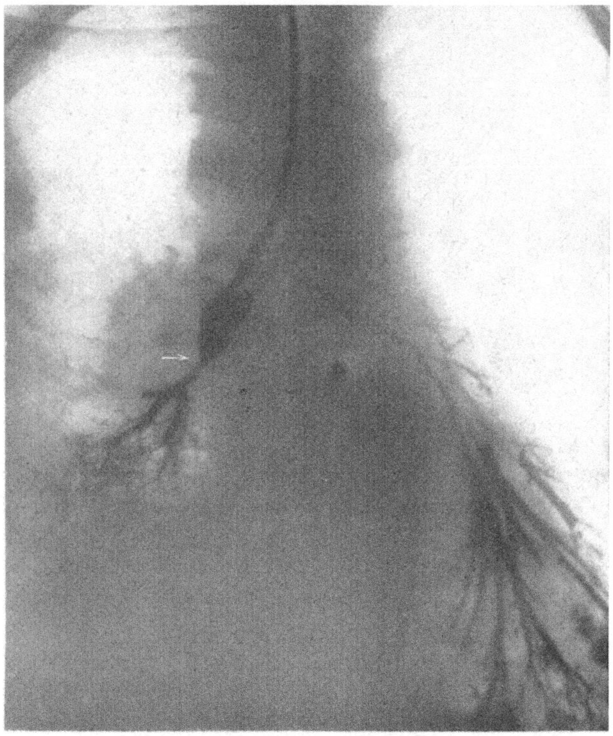

Abb. 54. Bronchuscarcinom mit Stenosierung des rechten Unterlappenbronchus (Pfeil). Füllung mit Jodipin. (Autoptische Kontrolle.)

gegenüber Aortenaneurysma, das ähnliche Kompressionssymptome hervorruft, ferner gegenüber primären Tumoren des Mediastinums und des Oesophagus in Frage kommen.

Der Bronchialkrebs bildet häufig *Metastasen* im Knochensystem, die zu erheblichen Zerstörungen derselben führen können. Auf diese Weise kommen Spontanfrakturen, ferner Zusammenbruch von Wirbelkörpern mit Kompression des Rückenmarkes zustande. Eine weitere Metastasenbildung des Bronchialkrebses findet auffälligerweise verhältnismäßig oft im Gehirn statt, in welchem sonst metastatische Geschwülste nur äußerst selten beobachtet werden. Mitunter werden die ersten Krankheitszeichen durch einen *Hirntumor* hervorgerufen, dessen metastatische Natur erst offenbar wird, wenn bei einer genauen allgemeinen Untersuchung durch Röntgendurchleuchtung unerwartet ein primärer Bronchialkrebs entdeckt wird.

*Sarkome der Lunge.* Lungensarkome sind sehr viel seltener als Carcinome. Sie bilden gleichmäßig zusammengesetzte, meist rundliche Geschwülste, welche gegen die Umgebung deutlich abgegrenzt sind und infolge ihres expansiven Wachstums vorspringende Ränder zeigen. Durch die klinische Untersuchung wird bei entsprechender Ausdehnung der Geschwulst intensive Dämpfung und aufgehobenes bzw. stark abgeschwächtes Atemgeräusch gefunden.

**Therapie der bösartigen Lungengeschwülste.** Abgesehen von symptomatischen Mitteln, welche gegen den sehr lästigen Reizhusten in Gestalt von Codein, Dicodid usw. gegeben werden, kommen nur Röntgenbestrahlungen in Betracht;

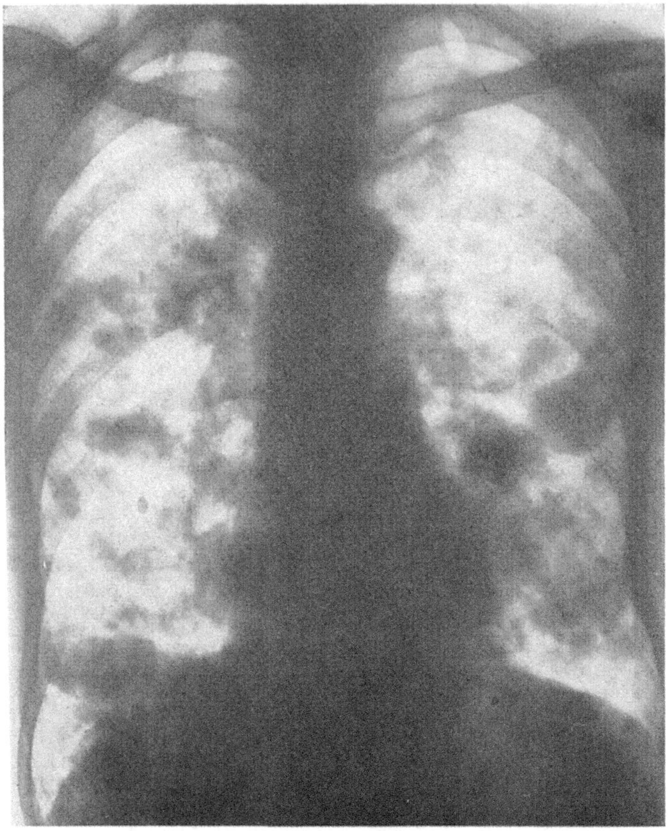

Abb. 55. Multiple metastatische Sarkomknoten in den Lungen.

diese vermögen freilich nur in seltensten Fällen den Krebs zu vernichten, häufiger einen wesentlichen Rückgang der im Röntgenbild sichtbaren Veränderungen und auch der dadurch hervorgerufenen Beschwerden herbeizuführen. Später tritt meist ein weiteres unaufhaltsames Wachstum ein, das schließlich zum Tode führt. Eine operative Entfernung kommt nur in Ausnahmefällen bei scharf abgegrenzten Geschwülsten in Frage, wenn die Lymphknoten der Abflußgebiete an den Lungenwurzeln und im Mediastinum noch nicht ergriffen sind; sie kann in solchen besonders gelagerten Fällen eine Heilung herbeiführen.

## c) Sekundäre Lungengeschwülste.

Häufig treten in den Lungen *metastatische Geschwülste* auf, die auf dem Blut- oder Lymphweg dorthin verschleppt sind. Sie sind in der Regel in der Vielzahl vorhanden. Den Ausgangspunkt bilden besonders oft Krebse der Mamma und des Magens, seltener solche anderer Organe. Sehr häufig sind Lungenmetastasen bei Sarkomen, namentlich der Knochen, und bei Hypernephromen. Klinische Symptome werden selbst bei erheblicher Zahl und Größe von sekundär entstandenen Geschwulstknoten in der Lunge meist ganz vermißt. Ihr Nachweis ist durch die Röntgenuntersuchung möglich. Diese zeigt in der Regel rundliche Verschattungen von verschiedener Größe, die besonders bei den Sarkomen und Hypernephromen ganz scharf begrenzt sind (vgl. Abb. 55). Carcinomatöse Metastasen sind in der Regel kleiner und oft nicht ganz so scharf gezeichnet. Bei hämatogener Verbreitung kommt sehr selten eine Verstreuung von miliaren Carcinomknötchen vor, welche dem Bild einer Miliartuberkulose sehr ähnlich sehen kann.

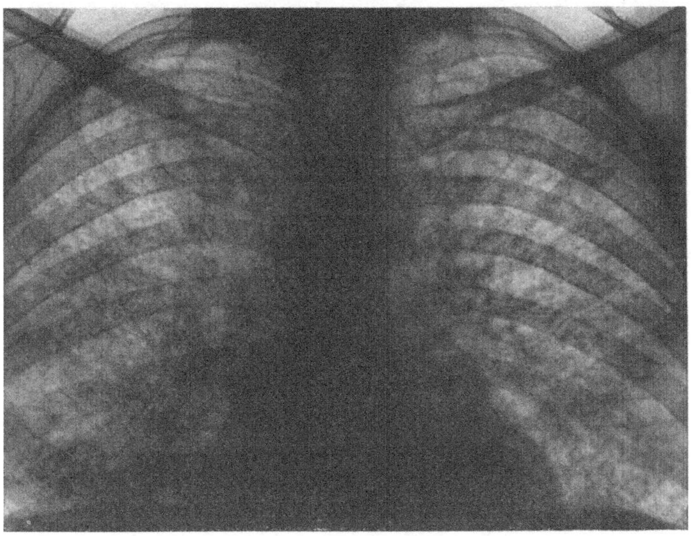

Abb. 56. Lymphangitis carcinomatosa (Autopsie).

Weit häufiger wird eine Verbreitung des Carcinoms auf dem Lymphweg beobachtet. Hierbei kann es sowohl von einem primären Bronchialcarcinom als besonders häufig von einem oft nur kleinen Magencarcinom aus zu einer hochgradigen Infiltration des Lymphgefäßsystems der Lunge kommen. Bei der hierdurch entstandenen *Lymphangitis carcinomatosa* sind die Lymphgefäße ganz von Krebssträngen erfüllt und bilden ein starres Gerüst um die Gefäße und Bronchien. Hierdurch wird eine mitunter sehr hochgradige Dyspnoe und Cyanose hervorgerufen, die in auffallendem Gegensatz zum Mangel eines krankhaften physikalischen Befundes steht. Gerade hierdurch kann der Verdacht auf die vorliegende Erkrankung erweckt werden. Im Röntgenbild erscheinen die Lungenfelder von zahlreichen, sich in gleichmäßiger Weise verteilenden, schließlich in ein feines Netzwerk übergehenden Strängen durchsetzt (vgl. Abb. 56).

## 25. Lungenechinococcus.

Der Lungenechinococcus tritt je nach Verbreitung der Echinokokkenkrankheit überhaupt, wie beim Leberechinococcus näher geschildert ist, in verschiedenen Gegenden in sehr verschiedenartiger Häufigkeit auf. In Deutschland ist er in Mecklenburg am meisten verbreitet. Es handelt sich ausschließlich um die cystische Form des Parasiten, den Echinococcus granulosus, während die in den Alpenländern vorwiegende alveoläre Form des Echinococcus nicht in der *Lunge*, sondern fast nur in der Leber beobachtet wird.

Die Einschleppung erfolgt in der Regel auf hämatogenem Wege, indem die Onkosphären aus den verschluckten Eiern im Magen-Darmkanal frei werden, dessen Wände durchbohren und so in die Blutbahn gelangen. Selten kommt Durchbruch eines Leberechinococcus durch das Zwerchfell in die Lunge zustande.

Die Echinococcuscyste kann sehr verschiedenartige Größe zeigen, bis Kindskopfgröße erreichen. Im Inneren sind die Cysten mit wasserklarer Flüssigkeit erfüllt. An den Innenwandungen können Tochterblasen entwickelt sein, aber auch fehlen. Außerdem ist die Echinokokkencyste gewöhnlich von einer dünnen reaktiv gebildeten Bindegewebsschicht umgeben. Wenn der Parasit abstirbt, können die Wandungen verkalken.

Die *klinischen Symptome* bestehen in Druckgefühl, Brustschmerzen, die meist von einer Beteiligung der Pleura herrühren, gelegentlich Husten. Mitunter

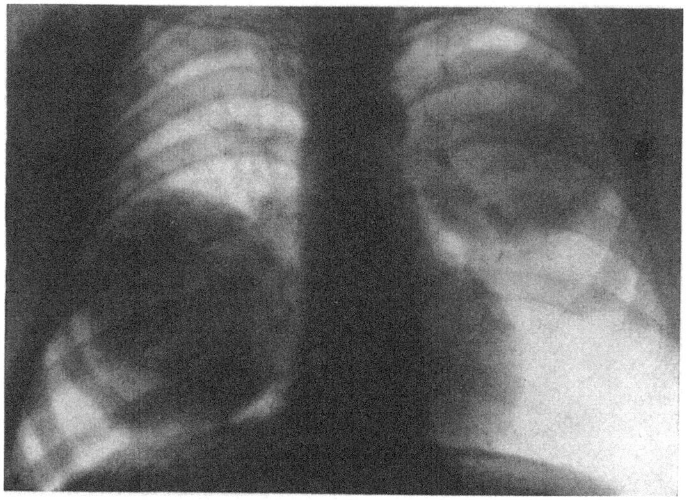

Abb. 57. Beidseitiger Lungenechinococcus. (Nach BEHRENROTH.)

treten Hämoptysen auf, die sich wiederholen können und bisweilen zu erheblichem Blutverlust Anlaß geben.

Durch die physikalische Untersuchung wird bei einem Sitz des Echinococcus nahe der Brustwand Dämpfung und aufgehobenes bzw. abgeschwächtes Atemgeräusch gefunden. Die Zwischenrippenräume sind bei entsprechender Größe der Cyste vorgewölbt.

Das *Röntgenbild* zeigt haarscharf begrenzte, in der Regel rundliche Verschattungen innerhalb eines hellen Lungenfeldes (vgl. Abb. 57). Ähnliche Schatten werden bei Dermoidcysten und Teratomen (vgl. Abb. 49), sehr selten bei Sarkomen und gewissen Formen von Carcinom gefunden. Als differentialdiagnostisches Zeichen ist von ESCUDERO angegeben, daß die rundliche Form der dehnbaren Echinococcuscyste bei der Atmung gewisse Veränderungen erleiden, insbesondere im Inspirium eine ovaläre Gestalt annehmen kann. Ferner ist in seltenen Fällen ein als Decollement bezeichnete schmale, schalenförmige Aufhellung oberhalb der rundlichen Verschattung sichtbar, die auf ein Eindringen von Luft zwischen die fibröse Kapsel und die Echinococcusblase zurückgeführt wird.

Durch Komplikationen kann dieser klare Befund getrübt werden, so kann durch pneumonische Reizzustände der Nachbarschaft Bronchialatmen erzeugt und im Röntgenbild eine diffuse Verschattung in der Umgebung hervorgerufen werden.

Weiterhin kann eine seröse Pleuritis oder auch ein Empyem auftreten und Dämpfung und aufgehobenes Atemgeräusch über den unteren Lungenpartien sowie eine entsprechende Verschattung im Röntgenbild hervorrufen.

Komplikationen entstehen ferner durch sekundäre Infektion der Echinokokkencyste. Hierbei kann es zu hohen Fiebersteigerungen und Bildung eines Lungenabscesses kommen.

Bei Durchbruch durch die Bronchialwand wird der Inhalt der Cyste in das Bronchiallumen entleert. Hierdurch können starker Reizhusten, Erstickungszustände und allgemeine anaphylaktische Erscheinungen in Gestalt von Hautquaddeln sowie von Kollapszuständen hervorgerufen werden. Durch das Aushusten der Flüssigkeit kann Spontanheilung, andererseits auch eine Infektion der Resthöhle mit Eiterbildung erfolgen. Das Röntgenbild zeigt bei Aushusten der Flüssigkeit einen rundlichen luftgefüllten Hohlraum mit oder ohne Bildung eines Flüssigkeitsspiegels am Grunde desselben. Bei Durchbruch eines Leberechinococcus in die Lunge ist ein verbindender Schattenstiel zwischen Zwerchfell und Echinokokkenblase beschrieben worden.

Die *Diagnose* kann nach dem Röntgenbild mit Wahrscheinlichkeit, aber nicht mit immer völliger Sicherheit gestellt werden, da gleichartige Schatten in seltenen Fällen bei den genannten Tumoren beobachtet werden. Sicherheit verschafft ein positiver Ausschlag einer *Komplementbindungsreaktion* im Blut oder einer *intracutanen Probe,* die mit Hydatidenflüssigkeit angestellt wird. Ein negativer Ausfall dieser Proben läßt jedoch Echinokokken nicht ausschließen.

Ein Verdacht auf Echinococcus kann ferner durch Nachweis einer erheblichen *Eosinophilie* des Blutes erweckt werden, die aber auch aus anderer Ursache eintreten kann und andererseits keineswegs regelmäßig bei Echinococcus angetroffen wird. Bei Durchbruch einer Echinokokkencyste in das Bronchiallumen können im Sputum charakteristische Häkchen nachgewiesen werden.

*Therapie.* Sofern überhaupt ein aktives Eingreifen am Platze erscheint, kann die Behandlung nur eine operative sein. Diese ist dann geboten, wenn durch den Echinococcus Druckerscheinungen ausgeübt werden oder ein Wachstum desselben durch mehrfache Röntgenuntersuchungen nachgewiesen wird. Eine dringende Indikation zum Eingriff besteht bei einer Infektion der Echinokokkencyste, sofern dieselbe nicht vollständig ausgehustet wird. Es ist in jedem Falle zu prüfen, ob überhaupt ein Eingriff notwendig ist. Bei abgestorbenen und verkalkten Echinokokken liegt keine Anzeige hierfür vor, ebenfalls nicht, wenn keine erheblichen Krankheitserscheinungen dadurch ausgelöst werden und kein Wachstum bei Röntgenkontrolle beobachtet wird.

Vor Punktion der Cyste, die von unerfahrener Seite nicht selten vorgenommen worden ist, muß gewarnt werden. Es kann infolge der bei der Punktion entstehenden Druckschwankung ein Durchbruch des Echinococcus in das Bronchiallumen erfolgen und damit eine Erstickungsgefahr und ein schwerer Schockzustand ausgelöst werden. Wird eine Punktion ausgeführt, so ergibt sie wasserklare Flüssigkeit, in welcher bei mikroskopischer Untersuchung Echinokokkenhäkchen und bei chemischer Untersuchung Bernsteinsäure nachgewiesen werden können.

## 26. Distomum pulmonale.

Durch den in Ostasien und in Zentralamerika vorkommenden Lungenegel, der vom Magen-Darmkanal auf dem Blutweg in die Lunge einwandert, können Hämoptysen und Entzündungszustände der Lunge erzeugt werden. Im Sputum können Eier des Leberegels, die ovaläre Gestalt haben und mit einem Deckel versehen sind, nachgewiesen werden. Im Röntgenbild sind stecknadelkopfgroße Herdschatten beschrieben worden, die durch verkalkte Eier des Parasiten hervorgerufen sein sollen, sowie auch größere, rundliche Schatten, die von eierhaltigen Knoten herrühren.

### 27. Bilharziosis.

Durch Bilharzien kann sowohl eine solitäre Erkrankung der Lungen, die im akuten Stadium mit Fieber, bronchitischen Erscheinungen und hochgradiger Eosinophilie des Blutes einhergeht, als auch ein gleichzeitiger Befall von Harnwegen und Lungen auch ohne manifeste Lungenerscheinungen hervorgerufen werden. Das Röntgenbeild der Lunge zeigt eine feine Tüpfelung ähnlich wie bei der Miliartuberkulose oder eine Durchsetzung des Lungenfeldes mit gröberen erbsen- bis bohnengroßen Flecken und im indurativen Stadium eine wabenartige Zeichnung. Im Gegensatz zur Tuberkulose pflegen die unteren Lungenabschnitte stärker befallen zu sein.

## D. Erkrankungen des Brustfelles.

### 1. Brustfellentzündung (Pleuritis).

**Ätiologie.** Die Entzündungen des Brustfelles entstehen entweder von vorneherein an der Pleura selbst oder im Anschluß an eine Erkrankung anderer Organe. Bei dieser sekundären Entwicklung kann sich die Erkrankung kontinuierlich von der Nachbarschaft, am häufigsten von der Lunge auf das Brustfell fortsetzen, oder es erfolgt eine Infektion des Brustfelles auf dem Blut- oder Lymphwege von einem entfernten Krankheitsherd aus.

Weitaus die häufigste Ursache aller entzündlichen Erkrankungen des Brustfelles ist eine *tuberkulöse Infektion* desselben. Auch die ganz überwiegende Zahl der scheinbar primären Pleuritiden, die früher meist für rheumatischer Natur gehalten wurden, ist tuberkulöser Natur. Zwar sind Tuberkelbacillen in solchen Pleuraergüssen meist nicht ohne weiteres zu finden, doch gelingt der Nachweis mittels Impfung auf Meerschweinchen oder auf HOHNschen Eiernährböden in etwa $^3/_4$ der Fälle. Auch dann, wenn bei sorgfältiger Röntgenuntersuchung ein tuberkulöser Lungenherd nicht nachzuweisen ist, folgt der Pleuritis auffallend oft nach einem ein- oder mehrjährigen krankheitsfreien Zwischenraum eine manifeste Lungentuberkulose. Es ist in diesen Fällen mit großer Wahrscheinlichkeit anzunehmen, daß geringfügige tuberkulöse Herde in latenter Form schon vorher vorhanden waren und die Ursache der scheinbar primären Pleuritis gebildet haben. Besonders häufig wird eine tuberkulöse Pleuritis auf dem Wege der hämatogenen Streuung im Sekundärstadium nach RANKE, nicht selten aber auch in unmittelbarer Ausbreitung einer örtlichen Erkrankung der Lunge bei der sog. tertiären Phthise beobachtet.

Auch an andersartige Lungenerkrankungen schließen sich Brustfellentzündungen häufig an, so besonders an Pneumonie, an Lungengangrän, Absceß, Aktinomykose, Lues usw., ferner an Lungeninfarkte.

Sehr oft werden Lungentumoren carcinomatöser oder sarkomatöser Art von primärer oder metastatischer Natur von Flüssigkeitsergüssen im Pleuraraum begleitet. Am häufigsten werden sie bei Bronchialcarcinomen, ferner bei Carcinomen der Mamma und des Magens, oft auch bei Lymphosarkomen der intrathorakalen Lymphknoten beobachtet. Auch beim Krebs der Speiseröhre wird oft ein meist einseitiger Pleuraerguß gefunden; dieser ist aber selbst in der Regel nicht carcinomatöser, sondern entzündlicher Natur, durch sekundäre Infektion des zerfallenden Tumors hervorgerufen.

Metastatisch werden Entzündungen des Brustfelles von eitriger Beschaffenheit häufig bei einer septischen Allgemeininfektion z. B. mit Streptokokken, ferner seröse Ergüsse bei rheumatischer Polyarthritis angetroffen. Eine früher gewöhnlich für rheumatisch gehaltene, an verschiedenen serösen Häuten sich abspielende Entzündung, die sog. Polyserositis, wird jedoch jetzt meist auf eine tuberkulöse Ätiologie zurückgeführt.

Auf dem Lymphwege wird eine Entzündung im Bereich des Abdomens z. B. beim subphrenischen Absceß, ferner bei Entzündungen und Nekrosen des Pankreas, bei paranephritischen Abscessen, eitrigen Entzündungen der Gallenblase usw. nicht selten durch die Lymphspalten des Zwerchfelles auf die Pleura fortgeleitet. Ein hierbei entstehender sog. *sympathischer Pleuraerguß*, der selbst in der Regel nicht von eitriger Beschaffenheit ist, kann so einen wichtigen Wegweiser für eine versteckte eitrige Erkrankung im Abdomen bilden.

**Beschaffenheit.** Der Beschaffenheit nach wird eine *trockene* und eine *feuchte* Entzündung unterschieden. Bei der flüssigen Entzündung wird wieder eine *seröse* bzw. *serofibrinöse* und eine *eitrige* Form getrennt, zwischen denen aber Übergänge vorkommen.

### a) Pleuritis sicca.

Eine *trockene Brustfellentzündung* entsteht durch die vorher genannten Infektionen, am häufigsten auf tuberkulöser Grundlage oder im Anschluß an eine Pneumonie oder einen Lungeninfarkt, ferner auch in der Folge von Tumoren durch Abscheidung von Fibrin auf der Pleuraoberfläche. Der Belag kann so zart sein, daß er nur als leichte Trübung an Stelle der spiegelnden Oberfläche erscheint; es können aber auch aus Fibrin bestehende netzartige Auflagerungen und grobe Fibrinflocken sowie dicht zusammenhängende Beläge gebildet werden.

**Symptome.** Die hierdurch entstehenden Rauhigkeiten der Oberfläche rufen bei der respiratorischen Verschiebung der Pleurablätter ein Reibegeräusch hervor. Dieses kann je nach der Beschaffenheit der fibrinösen Auflagerungen von verschiedenem Kaliber sein. Bisweilen ist es sehr zart, kaum hörbar, von feinstem Rasseln nur schwer zu unterscheiden. Andererseits kann durch dicke unregelmäßige Beläge, zumal wenn diese bei eintretender vasculärer und bindegewebiger Organisation eine derbe Beschaffenheit annehmen, ein grobes Reibegeräusch entstehen, das treffenderweise mit Lederknarren bezeichnet wird. Dieses Reiben kann sowohl gehört als durch die auf die Brustseite gelegte Hand gefühlt werden. Oft wird es auch von dem Kranken selbst wahrgenommen. Ein gemeinsames Kennzeichen der so verschiedenartigen feinen und groben Geräusche besteht darin, daß das Reiben meist in beiden Atmungsphasen, sowohl im In- als Exspirium vorhanden ist. Es ist dies zum Unterschied gegenüber oft sehr ähnlich klingendem Rasseln und knarrenden Bronchialgeräuschen hervorzuheben, die meist nur inspiratorisch hörbar sind. Es kommen freilich trockene, in den Bronchien entstehende Geräusche auch im Exspirium vor; diese werden aber gewöhnlich durch Husten verändert, während die Pleurageräusche hierdurch nicht beeinflußt werden. Aus einfacher Überlegung folgt, daß bei vollkommener Verwachsung der Pleurablätter Reibegeräusche nicht entstehen können. Die erfahrungsgemäß häufig irrtümlich geäußerte Ansicht, daß bei Pleuraschwarten Reiben zu hören sei, ist wohl darauf zurückzuführen, daß in atelektatischen Lungenbezirken in der Umgebung von Pleuraschwarten knackende und bronchitische Geräusche entstehen, die mit Reiben verwechselt werden.

Der Perkussionsschall zeigt nur unwesentliche Veränderungen. Mitunter ist eine leichte Schallverkürzung, jedoch keine Dämpfung zu hören. Auch das Atemgeräusch ist kaum verändert, nur oft etwas abgeschwächt. Infolge der Schmerzen, welche durch die Entzündung hervorgerufen werden, kann die Ausdehnung der erkrankten Brustkorbhälfte sichtbar behindert sein. Ebenso pflegt die bei der Röntgendurchleuchtung zu übersehende Bewegung der betreffenden Zwerchfellhälfte eingeschränkt und dementsprechend die perkutorisch nachweisbare Verschieblichkeit der unteren Lungenränder vermindert zu sein.

Das Lungenfeld zeigt bei der Röntgenuntersuchung keine wesentlichen Veränderungen, höchstens eine geringfügige Verminderung der Helligkeit, sofern nicht außerdem krankhafte Herde in der Lunge vorhanden sind.

Von Allgemeinsymptomen ist eine meist vorhandene, aber nicht sehr beträchtliche Temperatursteigerung und eine nicht sehr erhebliche Beeinträchtigung des Befindens zu erwähnen.

Die subjektiven Beschwerden bestehen in Bruststichen, die besonders bei tiefer Atmung, ferner beim Gähnen, Niesen, unter Umständen auch beim Schlucken auftreten. Mitunter besteht anfänglich Reizhusten ohne nennenswerte Expektoration. Der Husten läßt aber meist bald nach. In der Regel sind die Schmerzen am häufigsten im Beginn der Erkrankung, wenn oft noch kein objektiver Befund zu erheben ist. Tritt dieser nach einigen Tagen auf, so pflegen die Schmerzen schon wesentlich abgeklungen zu sein.

**Behandlung.** Zur Behandlung sind hauptsächlich physikalische Mittel anzuwenden, welche der Linderung des Schmerzes dienen und eine die Aufsaugung begünstigende Hyperämie hervorrufen sollen. Am meisten haben sich PRIESSNITZsche Umschläge, im weiteren Verlauf auch andere Wärmeanwendungen, z. B. die elektrische Föhndusche und Diathermie bewährt. Empfehlenswert sind ferner Einreibungen mit Schmierseife oder Jodvasogen. Bei heftigen Schmerzen und Hustenreiz können besonders am Anfang Codeinpräparate gegeben werden.

### b) Pleuritis exsudativa serosa und serofibrinosa.

Entweder im Anschluß an eine zunächst trockene Brustfellentzündung oder häufig von vornherein mit Abscheidung von Flüssigkeit entwickelt sich aus den vorher genannten Ursachen die exsudative Pleuritis.

**Beschaffenheit.** Das entzündliche Pleuraexsudat ist am häufigsten von seröser oder sero-fibrinöser Beschaffenheit, von gelblicher oder gelbgrünlicher Farbe, durchsichtig oder nur wenig getrübt.

Zum Unterschied von den ähnlich aussehenden Stauungstranssudaten ist das spez. Gewicht höher als 1015, der Eiweißgehalt höher als 3%, meist 4—6%. Die RIVALTAsche Probe, bei welcher man einen Tropfen der Exsudatflüssigkeit in eine stark verdünnte Essigsäurelösung (1 Tropfen konz. Essigsäure auf 200 ccm Wasser) fallen läßt, ergibt die Bildung einer weißlichen Trübung am Rand des niedersinkenden Tropfens.

Bei der *mikroskopischen Untersuchung* werden bei den akut auftretenden Exsudaten meist polynukleäre Leukocyten oder eine Mischung von polynukleären Leukocyten und Lymphocyten — dies besonders im Entwicklungsstadium tuberkulöser Ergüsse —, bei der chronischen Form dagegen hauptsächlich Lymphocyten gefunden. Zuweilen wird bei Exsudaten verschiedener Herkunft ein mehr oder weniger reichlicher Gehalt an eosinophilen Leukocyten beobachtet. Hiermit nicht zu verwechseln sind sog. pseudoeosinophile Zellen, die durch Schrumpfung neutrophiler Leukocyten entstehen. Außerdem sind meist Pleuraendothelien in verschiedener Häufigkeit vorhanden; sie lassen keinen Schluß auf die Ätiologie der vorliegenden Erkrankung zu. Nicht selten wird eine mehr oder weniger starke Beimengung von Erythrocyten angetroffen, die dem Exsudat eine schon mit dem bloßen Auge wahrnehmbare hämorrhagische Beschaffenheit verleihen. Sie wird oft bei tuberkulösen und besonders häufig bei Tumorergüssen beobachtet. Von krankheitserregenden Bakterien werden Tuberkelbacillen bei den tuberkulösen Ergüssen sowohl von seröser als von eitriger Beschaffenheit nur selten im Ausstrich, weit häufiger durch das Impfverfahren nachgewiesen. Infolge Beimengung von zersetztem Blutfarbstoff können pleuritische Exsudate eine schokoladenbraune Farbe annehmen. Dies wird besonders bei Pilzerkrankungen (Aktinomykose usw.) beobachtet.

**Räumliche Verteilung und Symptome.** Die Flüssigkeit sammelt sich im freien Pleuraraum in gesetzmäßiger Weise zuerst und am stärksten an den Stellen an, an welchen die Retraktionskraft der mit elastischen Kräften versehenen Lunge am größten ist. Dies ist in den am weitesten von der Lungenwurzel entfernten, also in den dorsalen lateralen Partien des Unterlappens der Fall. Gleichzeitig wirkt auf die am tiefsten liegenden Abschnitte bei aufrechter Haltung des Oberkörpers die Schwerkraft am stärksten ein. Dementsprechend findet in der Regel die erste und stärkste Ansammlung im Sinus phrenicocostalis statt. Da die Retraktionskraft der Lunge, wenn auch in verschiedener

Stärke, in allen Lungenabschnitten vorhanden ist, so ziehen sich zugleich auch andere Lungenteile in weiter Ausdehnung nach der Lungenwurzel zurück, sobald die Zwischenlagerung eines Mediums zwischen die Pleurablätter möglich ist. Die Folge hiervon ist, daß die Flüssigkeit besonders bei größeren Ergüssen weit hinaufreichend schalenförmig die Lunge umgibt. Da dieser Flüssigkeitsmantel sich nach oben hin schnell und stark verdünnt, ist er durch Perkussion und Auskultation in seiner wahren Ausdehnung gewöhnlich nicht nachzuweisen; besser kann er durch die Röntgendurchleuchtung erkannt werden. Bei mittleren Ergüssen breitet sich die Flüssigkeit hauptsächlich in den vom Hilus am meisten entfernten lateralen Partien in dicker Schicht aus. Dementsprechend reicht die durch die Perkussion festgestellte Dämpfung, welche zunächst hinten unten nachzuweisen ist, bei mittleren Ergüssen in den lateralen Partien höher als in den medialen hinauf und läßt in den medialen Abschnitten eine Zone helleren Schalles frei. Diese sowohl hinten als vorne nach den Seiten aufsteigende Begrenzungslinie der Dämpfung ist Ellis-Damoiseau*sche Kurve* benannt. Der medial davon an der Hinterfläche gelegene, bis zur Wirbelsäule reichende. dreieckige Bezirk helleren Schalles wird als Garland*sches Dreieck* bezeichnet Bei größeren Ergüssen macht sich die Schwerkraft stärker bemerkbar und bewirkt eine Ausbreitung der Dämpfung von unten nach oben mit einer immer mehr der Horizontalen sich nähernden Begrenzung. Die durch beträchtliche pleuritische Ergüsse hervorgerufene Dämpfung ist recht intensiv; in der Regel ist auch ein vermehrtes Resistenzgefühl vorhanden. Eine oberhalb einer pleuritischen Dämpfung wahrnehmbare leichtere Verkürzung des Perkussionsschalls die im Bereich der komprimierten entspannten Lunge zu hören ist, läßt oft einen tympanitischen Beiklang erkennen, welcher durch die Entspannung des Lungengewebes zustande kommt.

Namentlich bei größeren Pleuraergüssen kann auch auf der anderen *gesunden* Seite an der Hinterfläche der Wirbelsäule eine Dämpfung beobachtet werden. Sie ist von schmaler bandförmiger Gestalt, unten an der Basis einige Zentimeter breit und verjüngt sich nach oben hin allmählich. Dieser schmale paravertebrale Dämpfungsbezirk wird das Grocco-Rauchfuss*sche Dreieck* genannt. Seine Entstehung wird teils auf Verdrängung des Mediastinums nach der gesunden Seite, teils auf Behinderung der Mitschwingungen der Wirbelkörper auf der gesunden Seite durch das Exsudat der anderen Seite zurückgeführt. Dem Nachweis des Grocco-Rauchfussschen Dreiecks wird differentialdiagnostische Bedeutung beigemessen, da es bei einer einseitigen pneumonischen Dämpfung nicht beobachtet wird.

Die *Röntgendurchleuchtung* ergibt zuerst eine Ausfüllung des Sinus phrenicocostalis bei sagittalem Strahlengang und eine Verschattung des dorsalen Sinus bei frontalem Strahlengang, die am deutlichsten bei tiefer Einatmung zu erkennen ist. Kleinere Exsudate als 200 ccm können auch dem röntgenologischen Nachweis entgehen. Bei Wachsen des Exsudates ist eine immer höher hinaufreichende, lateralwärts ansteigende Verschattung festzustellen, welche medialwärts unscharf gegen das hellere, nur leicht getrübte Lungenfeld abgegrenzt ist (vgl. Abb. 58). Der seitliche Anstieg der Verschattung ist teils durch den tatsächlichen seitlichen Anstieg der Flüssigkeitsschicht, teils auch dadurch hervorgerufen, daß der Flüssigkeitsmantel bei sagittalem Strahlengange in den lateralen Teilen in wesentlich größerem Querschnitt getroffen wird als in den medialen Abschnitten, bei welchen andererseits der entsprechend größere Querschnitt der zum Teil noch lufthaltigen Lunge aufhellend wirkt. Bei zunehmendem Erguß steigt die Verschattung an und ihre Grenze nähert sich wie die der perkutorisch nachgewiesenen Dämpfung immer mehr einer waagerechten Linie. Eine Verschieblichkeit bei Lagewechsel, die durch die Perkussion meist nicht oder nur in sehr geringem Grad nachweisbar ist, kann auch durch die Röntgendurchleuchtung nur bei starker Änderung der Lage, z. B. bei Kopftieflage und Beckenhochlagerung festgestellt werden.

Das Atemgeräusch über der Dämpfung ist aufgehoben oder stark abgeschwächt. Darüber und medialwärts an der Stelle der nach der Lungenwurzel zu retrahierten zusammengedrückten Lunge ist fernklingendes Bronchialatmen hörbar. Bisweilen wird an der oberen Begrenzung der Dämpfung Ägophonie, d. h. eine an Ziegenmeckern erinnernde Veränderung des Stimmklanges,

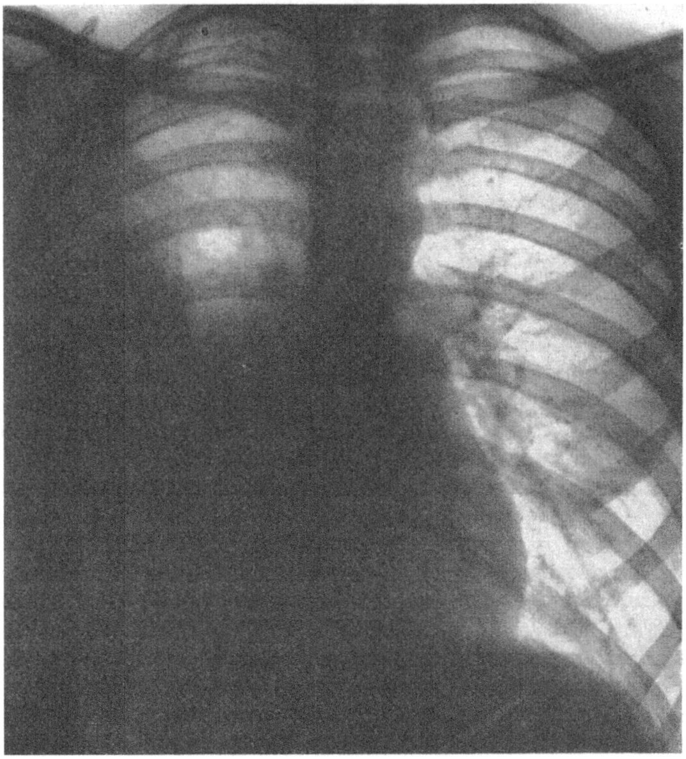

Abb. 58. Rechtsseitiges Pleuraexsudat.

wahrgenommen. Über den atelektatischen Lungenbezirken sind mitunter vereinzelte knackende Geräusche hörbar. Der Stimmfremitus ist über den gedämpften Partien aufgehoben.

Sehr wichtig ist eine genaue *Inspektion* und *Palpation*. Außer einem Zurückbleiben der erkrankten Seite bei der Atmung ist namentlich bei größeren Ergüssen ein Verstrichensein, unter Umständen sogar eine Vorwölbung der Zwischenrippenräume festzustellen. Dies ist von erheblicher differentialdiagnostischer Bedeutung gegenüber einer pneumonischen Infiltration, bei welcher ebenfalls perkutorisch eine Dämpfung und bei Röntgendurchleuchtung eine Verschattung, mitunter auch auskultatorisch ein aufgehobenes Atemgeräusch statt des in der Regel vorhandenen Bronchialatmens, aber keine Vorwölbung der Brustwand gefunden wird. Die vermehrte Ausdehnung der von einem Exsudat erfüllten Brustkorbhälfte kann auch durch die Kyrtometrie nachgewiesen werden, bei welcher ein biegsamer Bleidraht in einer Horizontalebene um den Brustkorb gelegt und durch Übertragung auf ein Papier ein Querschnittsbild des Thorax gewonnen wird.

Infolge eines einseitigen Pleuraexsudates tritt meist eine *Veränderung der Lage der Mediastinalorgane* ein. Die Ursache ist nur bei großen Exsudaten in einem auf die Umgebung ausgeübten positiven Druck zu sehen. Die auch bei kleinen Flüssigkeitsergüssen eintretende Verlagerung des Mediastinums nach der gesunden Seite beruht vielmehr darauf, daß die erhaltene Retraktionskraft der gesunden Lunge die Mediastinalorgane zu sich hinüberzieht, nachdem die ihr entgegenwirkende, normalerweise das Gleichgewicht haltende Retraktionskraft auf der kranken Seite vermindert bzw. aufgehoben ist.

Die Verlagerung betrifft hauptsächlich das Herz. Dies ist schon perkutorisch sowie an dem sicht- und fühlbaren Spitzenstoß nachzuweisen und in deutlichster Weise durch die Röntgendurchleuchtung zu erkennen. Durch große Exsudate, welche einen positiven Druck ausüben, kann das Herz erheblich nach der anderen Seite verschoben werden. Durch das Exsudat wird ferner das Zwerchfell herabgedrückt und rechts die Leber, links die Milz nach abwärts gedrängt, ferner auf der linken Seite der bei Gasfüllung des Magens vorhandene tympanitische Schall im TRAUBEschen Raume durch eine Dämpfung ersetzt.

Die *Allgemeinsymptome*, welche durch eine exsudative Pleuritis hervorgerufen werden, bestehen in Fieber, Schwäche, Appetitlosigkeit und mehr oder weniger starker Beeinträchtigung des Befindens. Das Aussehen der Patienten ist meist blaß. Bei größeren Ergüssen gesellt sich dazu eine gewisse Cyanose. Der Puls ist meist beschleunigt, bei großen Exsudaten von verminderter Füllung. Im Blut wird eine starke Beschleunigung der Senkungsgeschwindigkeit und ein polynukleäre Leukocytose mäßigen Grades gefunden. Alle diese Erscheinungen sind meist stärker ausgesprochen als bei der Pleuritis sicca. Die Erhöhung der Temperatur beträgt manchmal nur mittlere Grade, sie kann aber auch hohe Werte bis $40^0$ erreichen.

Häufig ist der Beginn langsam schleichend, in anderen Fällen setzt aber plötzlich mitunter sogar mit Schüttelfrost hohes Fieber ein, so daß anfangs die Unterscheidung von einer Pneumonie Schwierigkeiten bereiten kann. Oft geht das Fieber dem örtlichen Befund voran, der mitunter auch bei sorgfältigster Untersuchung erst nach mehreren Tagen bis zu einer Woche durch das Ohr festgestellt werden kann. Die Röntgendurchleuchtung ergibt freilich meist schon früher eine Ausfüllung des phrenico-costalen Winkels.

Bei Zunahme des Ergusses ist die ausgeschiedene Urinmenge vermindert. Der Urin ist hochgestellt, dunkel; dabei ist der Gehalt des Urins an Kochsalz vermindert, da dieses in erheblicher Menge in das Pleuraexsudat übergeht. Bei Rückgang des Ergusses setzt eine überschießende Diurese ein, die dann längere Zeit anhält. Die Beobachtung der Menge und Beschaffenheit des Urins gibt daher einen diagnostischen Hinweis auf die Phase der Zunahme oder Abnahme des Ergusses.

Die subjektiven Beschwerden bestehen ähnlich wie bei der Pleuritis sicca in Seitenstichen und Schmerzen bei tiefer Atmung, beim Niesen, Lachen usw. Hierzu gesellt sich bei größeren Ergüssen Atemnot. Bei sehr großen Flüssigkeitsansammlungen kann schwere Dyspnoe und Erstickungsgefahr auftreten.

**Verlauf.** In der Regel klingen die akuten Krankheitserscheinungen allmählich ab, und das Fieber geht langsam nach wochenlanger Dauer zurück. Bei der Resorption des Exsudates erfordert die Beschaffenheit der Lunge besondere Aufmerksamkeit. Einmal ist jetzt besonders auf Erkrankungsherde der Lunge zu fahnden, die oft erst nach Schwinden des Exsudates im Röntgenbild deutlich hervortreten; sodann ist die Wiederentfaltung der Lunge genau zu verfolgen. Wenn diese nicht bald nach Rückgang des Ergusses eintritt, ist eine Verkleinerung und Schrumpfung der betreffenden Brustseite, die mit Verengerung der Zwischenrippenräume und oft auch einer Verkrümmung der Wirbelsäule einhergeht, die Folge, der durch eine rechtzeitig einsetzende Übungsbehandlung vorgebeugt werden muß.

**Behandlung.** Die *Behandlung* besteht wie bei der trockenen Brustfellentzündung in physikalischen Heilmethoden, in erster Linie PRIESSNITZschen Umschlägen, und den übrigen bei der Pleuritis sicca angeführten Maßnahmen. Bei Ergüssen sind zur Förderung der Resorption nach Abklingen des Fiebers oft noch stärkere Mittel, z. B. die Anwendung des Glühlichtkastens, angezeigt. Von Medikamenten, unter denen Salicylpräparate und Diuretin oft gegeben werden, ist ein wesentlicher Erfolg kaum zu erwarten. Bei Reizhusten sind Codeinpräparate zu verabfolgen. Besteht erhebliche Atemnot, so ist eine sofortige Punktion erforderlich, welche 1—$1^1/_2$ Liter betragen kann. Die Entleerung einer größeren Menge auf einmal ist nicht zu empfehlen, weil an der dadurch plötzlich vom Druck befreiten atelektatischen Lunge bei der schnellen Entfaltung ein Lungenödem mit Abhusten einer schaumigen Flüssigkeit unter heftigem Hustenreiz auftreten kann (Expectoration albumineuse). Bei großen Exsudaten, die mehrere Liter Flüssigkeit betragen, ist daher eine in Abständen wiederholte Entleerung angezeigt. Ein Teil der abgelassenen Flüssigkeit kann durch Luft im Anschluß an die Punktion ersetzt werden. Eine zu schnelle Entleerung ist auch deshalb nicht erwünscht, weil durch das Exsudat eine willkommene Ruhigstellung der Lunge bewirkt wird, durch welche oft darin enthaltene Krankheitsherde günstig beeinflußt werden.

Was die Technik der Entleerung anbetrifft, so empfiehlt sich, zu der Punktion eine Kanüle mit seitlichem Ansatz zu verwenden, an welche ein Schlauch angeschlossen wird. Dieser kann mit einem Aspirationsapparat (Potain, Dieulafoy) verbunden werden, oder es wird eine einfache Heberwirkung angewandt, indem der an die Kanüle anzusetzende Schlauch mit steriler Flüssigkeit gefüllt und mit einem kleinen Trichter verbunden wird, welcher in ein auf den Boden gestelltes, mit einer geringen Flüssigkeitsmenge gefülltes Gefäß eingetaucht wird. Eine sicherere Regelung des Ablaufes, die bei niederem Druck und bei Anwesenheit von Fibringerinnseln auf Schwierigkeiten stoßen kann, ist durch Verwendung von Aspirationsvorrichtungen möglich.

Während bei großen Flüssigkeitsergüssen eine oder mehrere Punktionen erforderlich sind, können kleine Exsudate auch ohne Punktion lediglich durch Anregung der Resorption behandelt werden. Sofern aber die Aufsaugung nicht bald vonstatten geht, ist auch dabei die Anwendung einer Punktion zu empfehlen. Wenn die Resorption in Gang gekommen ist und sowohl das Fieber als alle Reizerscheinungen von seiten des Brustfelles geschwunden sind, ist mit vorsichtigen Atemübungen zu beginnen, um den Eintritt von Schrumpfungserscheinungen zu verhindern. Dies kann zunächst in schonendster Weise durch Ausatmenlassen und Blasen in einen Gummiballon, später durch anschließende gymnastische Übungen erreicht werden. Hierbei ist eine sorgfältige Beobachtung des Zustandes der Lungen und der Temperatur erforderlich, da vermieden werden muß, daß gleichzeitig vorhandene Lungenherde durch zu starke Bewegungen aktiviert werden.

Sehr wichtig ist eine Nachbehandlung und lang dauernde Schonung unter günstigen allgemeinen diätetischen und klimatischen Bedingungen, damit der Körper seine Widerstandskraft wiedererlangen kann. Auch späterhin in den nächsten Jahren nach Überstehen einer Pleuritis sind Nachuntersuchungen einschließlich Röntgenuntersuchung erforderlich, damit etwa aufflackernde tuberkulöse Herde rechtzeitig erkannt und behandelt werden können.

### c) Eitrige Brustfellentzündung (Empyem).

Pleuraexsudate von *eitriger* Beschaffenheit kommen im Anschluß an eitrige Erkrankungen der Lunge, welche an die Oberfläche der Pleura heranreichen, wie Lungenabsceß oder Gangrän, ferner im Anschluß an croupöse Pneumokokkenpneumonien sowie an mischinfizierte Grippepneumonien, bei welchen Streptokokken die Hauptrolle zu spielen pflegen, endlich bei Lungentumoren und zerfallenden Oesophaguscarcinomen und andererseits metastatisch bei septischen Prozessen aller Art vor.

Bei den durch Eitererreger hervorgerufenen Empyemen sind Streptokokken, Pneumokokken, selten Staphylokokken in der Regel schon im Ausstrichpräparat sichtbar; bei jauchigen Exsudaten, welche im Anschluß an Lungengangrän und Ösophaguscarcinome entstehen, werden auch Colibacillen und andere Fäulnisbakterien gefunden.

Von besonderer Beschaffenheit sind die *tuberkulösen* Empyeme, welche sich im Anschluß an eine tuberkulöse Erkrankung der Lunge entwickeln und hierbei teils spontan, teils im Laufe einer Pneumothoraxbehandlung auftreten. Sie sind dadurch ausgezeichnet, daß der Eiter von dünnflüssiger Beschaffenheit ist und die Leukocyten starke Zerfallserscheinungen aufweisen. Außer den spezifischen Erregern, welche manchmal nur durch Meerschweinchenimpfung oder Kulturverfahren nachgewiesen werden können, werden in einem Teil der Fälle mischinfizierende Streptokokken und andere Bakterien angetroffen.

Die *physikalischen Symptome* des Empyems gleichen denen der übrigen Pleuraexsudate. Als Besonderheit ist eine gelegentlich vorhandene, leichte ödematöse Hautschwellung der Brustwand und eine Druckempfindlichkeit der Zwischenrippenräume hervorzuheben. Mit Sicherheit läßt sich aber eine eitrige Beschaffenheit von Pleuraexsudaten aus den physikalischen Symptomen nicht erschließen. Auf ein Empyem verdächtig sind besonders hohe und zwischen tiefen Morgenremissionen und starken abendlichen Anstiegen schwankende Temperaturen, ferner eine erhebliche Beeinträchtigung des Allgemeinbefindens sowie eine ausgesprochene polynukleäre Leukocytose des Blutes. Besteht Verdacht auf ein Empyem, so sind Probepunktionen unbedingt angezeigt.

Wird das Empyem nicht entleert, so kann ein Spontandurchbruch eintreten. Er erfolgt am häufigsten nach außen (Empyema necessitatis), in der Regel an den unteren vorderen Teilen der Brustwand. Seltener ist ein Durchbruch in die Lunge; er macht sich meist durch ein plötzliches maulvolles Aushusten von Eiter bemerkbar.

Die *Behandlung* der durch die bekannten Eitererreger hervorgerufenen Empyeme besteht in Entleerung des Eiters. Zu seiner vollständigen Entfernung ist meist eine Rippenresektion erforderlich. Jedoch ist von einem sofortigen operativen Eingriff in den Fällen Abstand zu nehmen, in denen der Zustand des Herzens oder ein schwer gestörtes Allgemeinbefinden eine Gefahr für das Leben befürchten läßt. Dies ist insbesondere bei schweren Grippepneumonien der Fall. Alsdann ist zunächst der Eiter durch Punktion, unter Umständen mit Hilfe von Aspiration ein- oder mehrmals zu entleeren. Auch kann die BÜLAUsche Heberdrainage angewandt werden. Oft bleibt freilich dabei ein Restempyem zurück, welches zur vollständigen Beseitigung schließlich doch eine Rippenresektion erfordert. Mit dieser kann aber gewartet werden, bis die oft schwer toxische Pneumonie abgeheilt und der lebensbedrohliche Zustand mit Hilfe von Punktionen, Herzbehandlung usw. überwunden ist. In solchen Lagen ist oft Penicillinbehandlung (täglich 50000 E. intrapleural und 3stündlich 30000 E. intramuskulär) von großem Wert. Kleinere Empyeme können mitunter auch hierdurch allein zur Ausheilung in Verschwartung gelangen.

Bei nicht mischinfizierten tuberkulösen Empyemen ist eine Öffnung der Brusthöhle nach Möglichkeit zu vermeiden, weil auf diesem Wege gewöhnlich keine Ausheilung einzutreten pflegt. Statt dessen sind wiederholte Punktionen oder die Anlage eines Oleothorax, der sich hierbei in manchen Fällen bewährt hat, zu empfehlen. Bei Mischinfektionen mit Eitererregern, welche zu hohem Fieber Anlaß geben und schwere toxische Erscheinungen hervorrufen, ist meist eine operative Eröffnung unvermeidlich, aber wenig aussichtsreich.

### d) Abweichende Formen von Pleuritis.

Von dem geschilderten Bilde der entzündlichen Erkrankungen des Brustfelles welche dasselbe in ganz diffuser Weise ergreifen, kommen Abweichungen verschiedener Art vor. Verhältnismäßig häufig sind insbesondere abgegrenzte bzw. abgesackte Erkrankungen. In dieser Hinsicht ist zunächst eine auf den Zwerchfellüberzug beschränkte Brustfellentzündung (Pleuritis diaphragmatica) zu erwähnen.

Ein Verdacht auf eine *Pleuritis diaphragmatica* wird durch Schmerzen erregt, welche in die Oberbauch- und Magengegend, bisweilen auch bis in die Schulter ausstrahlen und besonders beim Schlucken, Husten und Gähnen auftreten. Mitunter besteht eine Druckempfindlichkeit an umschriebener Stelle, vorn unterhalb des Rippenrandes in der Parasternallinie (Bouton diaphragmatique), die von einem gewissen diagnostischen Wert ist.

Wenn die die Brustwand bekleidende Pleura unversehrt ist, fehlen Reibegeräusche bei der Pleura diaphragmatica vollständig. Bei dem Mangel sonstiger physikalischer Symptome ist die Röntgenuntersuchung von besonderem Wert. Diese zeigt einen Hochstand und häufig eine Behinderung der Beweglichkeit des Zwerchfells auf der erkrankten Seite. Links wird dabei meist eine große hochstehende Magenblase beobachtet.

*Abgesackte Exsudate*, insbesondere Empyeme, *zwischen der costalen und pulmonalen Pleura* werden häufig bei Grippepneumonien mit Streptokokkenmischinfektion angetroffen. Um sie aufzufinden, dürfen wiederholte Punktionen nicht gescheut werden. Sie sind besonders an den Stellen auszuführen, welche durch eine örtliche Druckempfindlichkeit und unter Umständen durch ein leichtes entzündliches Ödem der Brustwand ausgezeichnet sind.

In den Fällen, in welchen die Röntgenuntersuchung durch Nachweis einer abgegrenzten Verschattung einen Anhalt für ein abgesacktes Exsudat gibt, empfehle ich dringend, sich nicht mit einer oberflächlichen Orientierung durch Betrachtung von Aufnahmen zu begnügen, sondern den Patienten vor dem Röntgenschirm auf einem Drehschemel in diejenige Stellung zu bringen, in welcher sich die Verschattung am deutlichsten randständig abhebt, und diese mit einem auf die Oberfläche der Brustwand gehaltenen metallenen Instrument, z. B. einem Perkussionshammerstiel, zur Deckung zu bringen. Eine an dieser Stelle unmittelbar angeschlossene Punktion hat mir in vielen Fällen ein positives Ergebnis gebracht, in welchen vorher wiederholt ausgeführte Punktionen erfolglos verlaufen waren.

Die *sog. mediastinalen Pleuraexsudate* sind zwischen Pleura pulmonalis und Pleura mediastinalis, häufiger vorn neben dem Herzen oder den großen Gefäßen als hinten neben der Wirbelsäule gelegen. Ausgesprochene Dämpfungen sind an diesen Stellen nur bei größerer Ausdehnung der Exsudate wahrzunehmen und vorn nicht klar von der Herzdämpfung abzugrenzen. Zu erwähnen ist das extraperikardiale Reiben, welches zwischen der dem Perikard anliegenden Pleura und der Pleura pulmonalis entsteht und vom echten perikardialen Reiben durch die Abhängigkeit von der Atmung zu unterscheiden ist. Im Röntgenbild sind meist bandförmige oder dreieckige Verschattungen sichtbar, welche vorn dem Herz- und Gefäßschatten oder hinten der Wirbelsäule benachbart sind. Be Verdacht auf ein Empyem sind Punktionen an diesen Stellen nach sorgfältiger

Prüfung der Brustwand auf Druckschmerz und genauer Orientierung im Röntgenbild erforderlich.

Eine besondere Gruppe der abgesackten Exsudate stellen die *interlobären Ergüsse* dar. Von der größten praktischen Wichtigkeit sind die *interlobären Empyeme,* da sie häufig hohes Fieber hervorrufen, dessen Ursache bei dem versteckten Ort der Erkrankung oft lange Zeit nicht gefunden wird. Der Sitz und die Ausdehnung der interlobären Exsudate ist von der Lage der Lappenspalten abhängig. In Betracht kommt hauptsächlich der große Spalt zwischen Ober- und Unterlappen und der Spalt zwischen Ober- und Mittellappen rechts im Bereich der vorderen 4. Rippe. Der Oberunterlappenspalt mündet in die freie

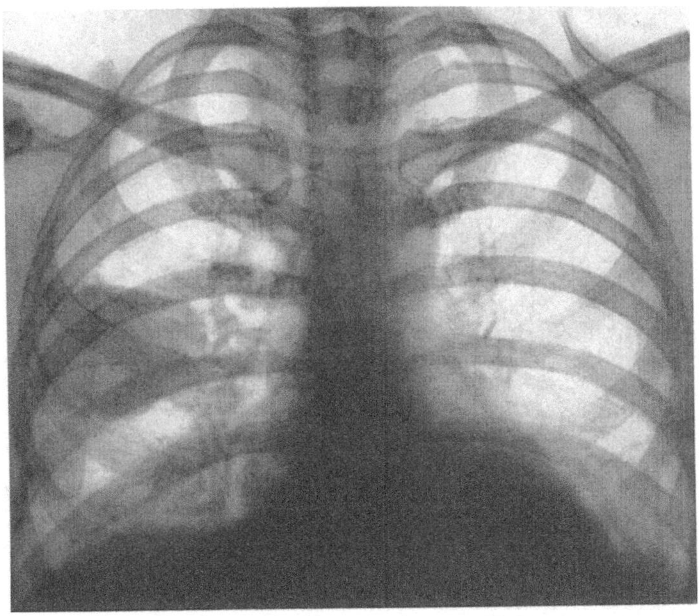

Abb. 59. Interlobäres Empyem zwischen rechtem Ober- und Mittellappen (operativ bestatigt).

Pleurahöhle im Bereich der vorderen Axillarlinie; er zieht von dort nach oben dorsalwärts und ist an der Hinterfläche der Lunge etwa in Höhe der 4. Rippe gelegen. Bei Verdacht auf ein dort entwickeltes Exsudat ist an diesen Stellen, in erster Linie etwa in der mittleren Axillarlinie in Höhe des 6. Intercostalraumes zu punktieren. Besonders sorgfältig ist auf druckempfindliche Stellen namentlich in der Axillarlinie zu achten und, wenn diese vorhanden sind, hier mit der Nadel in die Tiefe einzugehen.

Bei großen interlobären Exsudaten im Oberunterlappenspalt ist oft ein tympanitischer Schall sowie ein Schettern (Geräusch des gesprungenen Topfes) an der Vorderfläche der Brust im Bereich des komprimierten atelektatischen Oberlappens zu hören. Diese Erscheinung kann freilich auch bei großen freien Pleuraexsudaten zustande kommen.

Bei Exsudaten im Obermittellappenspalt rechts, der in Höhe der 4. Rippe vorn gelegen ist, ist diese Gegend auf Druckempfindlichkeit und Dämpfung zu untersuchen. Hierbei wird eine tympanitische Dämpfung über dem durch das interlobäre Exsudat gedrückten atelektatischen Mittellappen an der Vorderfläche der Brust zwischen 4. und 6. Rippe gefunden.

Eine wertvolle Hilfe zur Diagnose dieser schwierigen Verhältnisse kann die *Röntgenuntersuchung* liefern, indem sie umschriebene Verschattungen anzeigt, die dem Sitz der Lappenspalten entsprechen und beiderseitig scharf begrenzt

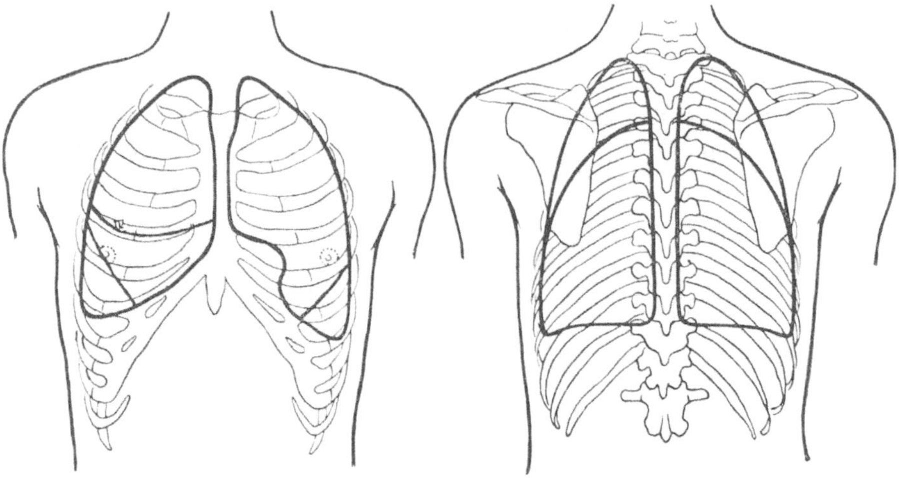

Abb. 60. Lungenlappengrenzen nach CORNING.

sind (vgl. Abb. 59, 62 und 63). Die Untersuchung darf sich hierbei nicht nur auf eine Aufnahme oder Durchleuchtung im sagittalen Durchmesser beschränken, sondern muß auch im frontalen, unter Umständen auch in schrägen Durchmessern

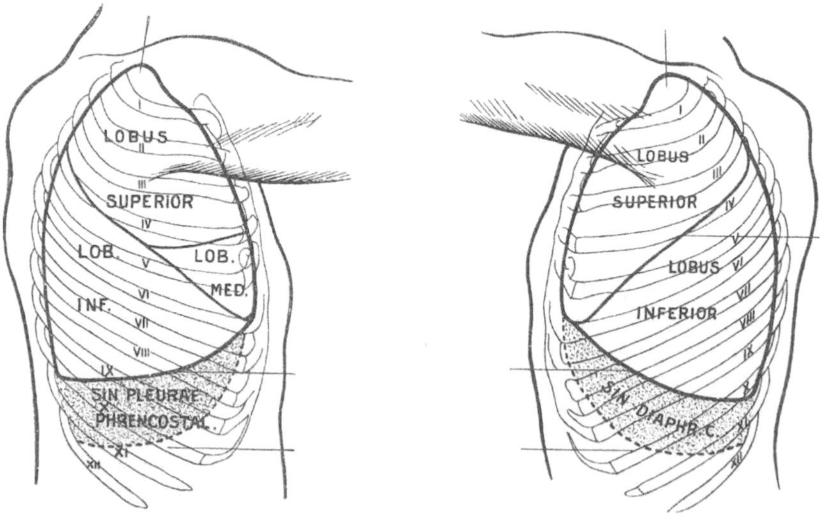


Abb. 61. Lungenlappengrenzen bei seitlicher Ansicht nach CORNING.

durchgeführt werden, wie es die anatomische Anordnung der Lappenspalten ergibt. Eine Orientierung an einem anatomischen Modell ist dringend zu empfehlen (vgl. Abb. 60 und 61).

Auch die Ergebnisse einer sorgfältigen Röntgenuntersuchung leisten nicht selten bei der Diagnose interlobärer Empyeme nur unvollkommene Dienste, wenn nämlich eine Infiltration der benachbarten Lappenabschnitte oder neben

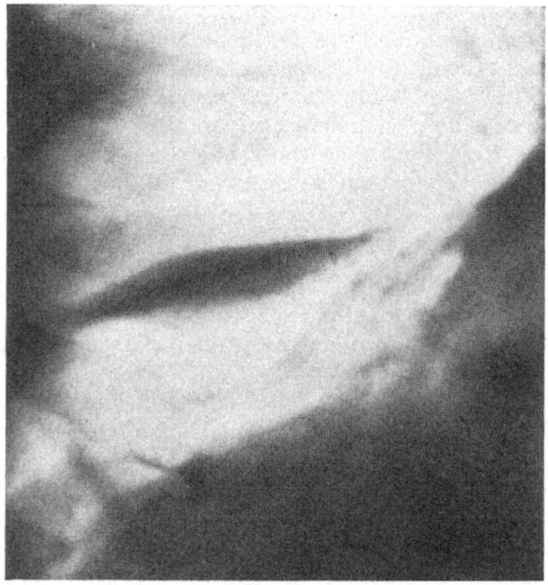

Abb. 62. Interlobäre Pleuritis im großen schrägen Spalt rechts bei Kreuzhohlstellung. Querbild desselben Falles in Abb. 63.

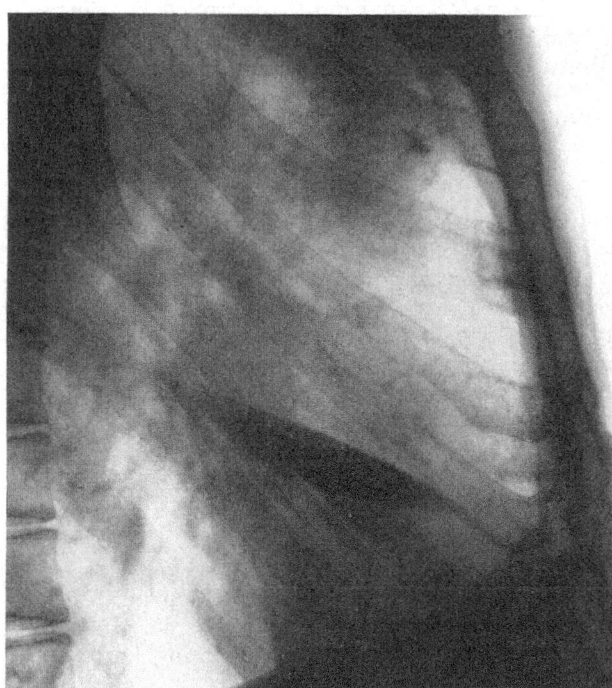

Abb. 63. Interlobäre Pleuritis im großen schrägen Spalt rechts. Querbild bei frontalem Strahlengange des Falles von Abb. 62.

dem interlobären ein freies Pleuraexsudat vorhanden ist.. In dem allgemein getrübten Lungenfeld ist dann die Verschattung des Empyems oft nicht oder nur undeutlich zu erkennen. In solchen schwierigen Fällen, bei welchen ein hohes remittierendes Fieber auf einen innereren Eiterherd hinweist, darf man sich durch den Nachweis eines freien serösen Pleuraexsudates nicht abhalten lassen, durch wiederholte tiefe Punktionen besonders an druckempfindlichen Stellen der Brustwand nach versteckten Eiterherden zu suchen!

### 2. Hydrothorax.

Seröse Flüssigkeitsergüsse von wäßriger, nicht entzündlicher Beschaffenheit, wie sie bei Stauungszuständen des Herzens und ferner bei Neigung zu Flüssigkeitsansammlungen in den Geweben und großen Körperhöhlen, insbesondere bei Nierenentzündungen, entstehen, werden *Hydrothorax* genannt. Sie treten meist doppelseitig auf, sind aber auf beiden Seiten oft in verschiedener Stärke ausgeprägt.

Von den entzündlichen Ergüssen unterscheiden sie sich durch ihr geringeres spezifisches Gewicht unter 1015, einen geringeren Gehalt an Eiweiß unter 3% und an Fibrin sowie eine negative RIVALTAsche Probe. Bei lange bestehenden Stauungstransudaten und vornehmlich bei nephritischen Ergüssen ist oft eine leicht entzündliche Beschaffenheit vorhanden.

Die physikalischen Symptome, welche ein Hydrothorax hervorruft, sind nahezu die gleichen wie beim pleuritischen Exsudat, nur ist hier oft eine leichtere Verschiebbarkeit bei Lagewechsel nachzuweisen.

Die *Behandlung* hat in erster Linie die Grundkrankheit, das Herz- oder Nierenleiden zu berücksichtigen. Es sind dabei die üblichen diätetischen Maßnahmen einzuschlagen. Bei Stauungszuständen von seiten des Herzens sind diuretische Mittel, z. B. Diuretin, Euphyllin, Salyrgan, Novurit angezeigt. Bei größeren Ergüssen, welche die Atmung beeinträchtigen, ist eine Entleerung durch Punktion zu empfehlen, um das Herz möglichst schnell zu entlasten.

### 3. Chylothorax.

Ergüsse von trüber milchiger Beschaffenheit finden sich beim sog. *Chylothorax.* Es werden echt chylöse und pseudochylöse Ergüsse unterschieden. Ein echter Chylothorax kommt durch Übertritt von chylöser Flüssigkeit aus dem Ductus thoracicus in die Brusthöhle zustande, wenn der Milchbrustgang verletzt oder z. B. durch Geschwülste im Mediastinum wie Sarkome oder Oesophaguscarcinome komprimiert und sein Inhalt gestaut ist. Hierbei kann ein Austritt von Flüssigkeit durch eröffnete Lymphspalten oder ein Durchtritt durch die durchlässig gewordenen Gefäßwandungen erfolgen.

Eine sog. pseudochylöse Beschaffenheit von Pleuraergüssen kommt durch Verfettung von Pleuraendothelien zustande, welche sich mitunter, namentlich bei chronisch entzündlichen Prozessen und bei Tumoren der Pleura, in reichlichem Maße findet.

Die chylöse Flüssigkeit läßt bei mikroskopischer Untersuchung zahlreiche feinste Fettkörnchen, nicht größere Tropfen erkennen; beim Stehenlassen des Punktats setzt sich eine rahmartige Schicht ab. Bei pseudochylösen Ergüssen finden sich bei der mikroskopischen Untersuchung Fetttropfen von verschiedener Größe.

### 4. Hämatothorax.

*Blutergüsse in die Pleura* kommen durch Verletzung von Blutgefäßen, ferner bei Neigung zu Diapedesisblutungen durch innere Erkrankungen (hämorrhagische Diathese), z. B. bei Skorbut, WERLHOFscher Krankheit und Leukämie vor. Bei frischen Ergüssen wird flüssiges, nicht gerinnendes Blut, in alten Ergüssen eine schmutzige bräunliche Flüssigkeit angetroffen, in welcher bei mikroskopischer Untersuchung Hämatoidinkrystalle und mitunter reichlich Cholesterintafeln zu finden sind.

Die *Behandlung* hat die Ursache zu berücksichtigen. Es ist erstaunlich, wie leicht im Kriege Lungenschüsse, die keine sehr großen Gefäße verletzen, aber in der Regel zu einem Hämatothorax mäßigen Grades führen, oft ertragen wurden. Die Behandlung ist meist rein konservativ. In erster Linie ist Ruhigstellung erforderlich. Transporte sind nach Möglichkeit zu vermeiden. Bei inneren Erkrankungen mit Blutungsneigung ist zu versuchen, die Blutstillung durch geeignete Mittel wie Clauden, Koagulen, Vitamin C (Cebion) zu befördern. Unter Umständen sind Bluttransfusionen empfehlenswert. Ein chirurgischer Eingriff ist nur angezeigt, wenn ein Fortschreiten der Blässe und Kleinerwerden des Pulses einen Grund zur Annahme einer andauernden größeren Blutung gibt.

## 5. Pleuraschwarte.

Nach Resorption von entzündlichen fibrinösen Ausschwitzungen und Ergüssen sowie von Blutungen in die Pleurahöhle entwickeln sich bindegewebige Verwachsungen zwischen den Pleurablättern. Diese bestehen in manchen Fällen nur in zarten Adhäsionen, in anderen, vor allem nach eitrigen Entzündungsprozessen und Blutungen, in dicken Schwarten, die unter Umständen auch verkalken und sogar verknöchern können.

*Symptome.* Infolge Behinderung der inspiratorischen Bewegungen und durch narbige Schrumpfung der bindegewebigen Verwachsungen kommt es zu einer Verkleinerung der betroffenen Brustkorbhälfte, die sichtbar und durch die Kyrtometrie an einer Verminderung des Querschnitts festzustellen ist. Die Zwischenrippenräume sind dabei engeengt und eingezogen. An der Wirbelsäule bildet sich bei höheren Graden der Schrumpfung oft eine nach der gesunden Seite ausgebogene Verkrümmung der Wirbelsäule aus. Die stärksten Schrumpfungen werden beim nachgiebigen kindlichen Thorax beobachtet.

Bei der Atmung dehnt sich die erkrankte Seite weniger aus, was besonders deutlich in den infraklavikulären Partien zu beobachten ist. Bei der Röntgendurchleuchtung fällt eine Beschränkung der respiratorischen Beweglichkeit des Zwerchfells auf. Oft ist insbesondere die normale inspiratorische Entfaltung des phrenicocostalen Winkels behindert. Bei örtlichen Verwachsungen an der Basis der Lunge werden zackige Bildungen an der Zwerchfellbegrenzung im Inspirium beobachtet, deren Spitze gegen das Lungenfeld gerichtet ist.

Durch die Perkussion ist bei stärkeren Schwarten eine Schallverkürzung sowie eine Behinderung der respiratorischen Verschieblichkeit der unteren Lungengrenzen festzustellen. Bei zarten Verwachsungen braucht die Verschieblichkeit aber nicht in merklicher Weise behindert zu sein, wie die Erfahrungen bei Anlage des künstlichen Pneumothorax lehren, die auch bei erhaltener Verschieblichkeit nicht immer gelingt.

Der Stimmfremitus ist bei erheblicher Schwartenbildung vermindert, ferner ist hierbei das Atemgeräusch abgeschwächt. Sonstige Veränderungen des Atemgeräusches fehlen gewöhnlich; doch können, wenn gleichzeitig atelektatische oder bronchiektatische Veränderungen in der Lunge unter der Pleuraschwarte vorhanden sind, hiervon herrührende knackende Geräusche bisweilen wahrgenommen werden.

Im *Röntgenbild* rufen die Pleuraschwarten Trübungen der Lungenfelder hervor. Bei Verkalkung und Verknöcherung entstehen besonders intensive, meist unregelmäßig gestaltete, fleckige Verschattungen. *Interlobärschwarten* erscheinen im Röntgenbild innerhalb des Lungenfeldes als streifige oder schmale bandartige Schatten, welche dem Verlauf der Lungenspalten entsprechen. Sie kommen in verschiedenen Durchmessern, in recht verschiedener Gestalt und Deutlichkeit zum Ausdruck, je nachdem ihr breiter oder schmaler Durchmesser im Strahlengang liegt. Die hierbei entstehenden Schattenbilder sind treffend mit einer Wetterfahne verglichen worden.

Durch die Schrumpfung von Pleuraschwarten können *Verziehungen der Mediastinalorgane* bewirkt werden. Insbesondere wird oft das Herz in die geschrumpfte Brustkorbhälfte hineingezogen. Die Verlagerung kann so hohe Grade erreichen, daß bei Schrumpfung der linken Seite der Spitzenstoß in der Axillarlinie fühlbar ist. Die Verlagerung des Herzens ist sowohl perkutorisch als meist besonders deutlich durch die Röntgendurchleuchtung festzustellen. In manchen Fällen kann freilich der Herzschatten innerhalb einer durch die Pleuraschwarte hervorgerufenen allgemeinen Verschattung nicht differenziert werden. Auch die übrigen Mediastinalorgane, insbesondere die Luftröhre und ihre Verzweigungen, sowie die Speiseröhre und bis zu einem gewissen Grad auch die großen Blutgefäße, können eine Verziehung nach der geschrumpften Seite erleiden, die besonders deutlich bei der Röntgendurchleuchtung zu erkennen ist. Durch Hochziehung der linken Zwerchfellhälfte wird der Magen aufwärts verlagert und zeigt dann oft eine starke Gasansammlung, die auch durch die Perkussion an einem besonders lauten tympanitischen Schall in dem weit nach oben reichenden TRAUBEschen Raum nachzuweisen ist.

Infolge der Behinderung der Atembewegungen, welche nicht nur für die Lüftung der Lunge, sondern auch für die Ansaugung des venösen Blutes eine erhebliche Bedeutung haben, ferner durch die in manchen Fällen erfolgende Verziehung des Herzens können erhebliche *Störungen des Kreislaufs* entstehen. Manche Fälle einer sonst nicht erklärbaren Cyanose sind bei fehlendem Herzbefund auf ausgedehnte Pleuraverwachsungen zurückzuführen.

Wenn die narbigen Schrumpfungsvorgänge sich auch auf größere Teile der oft gleichzeitig erkrankten Lunge erstrecken, so entstehen vermehrte Widerstände für das rechte Herz, das hypertrophisch wird und schließlich erlahmen kann, wie es in den Abschnitten über Erkrankungen der Lunge und des Herzens geschildert ist.

Eine *Behandlung* von bereits ausgebildeten Pleuraschwarten verspricht wenig Erfolg. Um so wichtiger sind die vorbeugenden Maßnahmen, die im Resorptionsstadium von Brustfellentzündungen und Ergüssen der Bildung von Verwachsungen und Schwarten nach Möglichkeit entgegenwirken sollen. Wenn die entzündlichen Erscheinungen geschwunden sind, sollen, soweit der Zustand der oft an der Erkrankung mitbeteiligten Lunge dieses zuläßt, Atembewegungen und in der Folge gymnastische Übungen vorgenommen werden, die vorsichtig zu beginnen und allmählich zu steigern sind. Hierbei ist das Verhalten der Lunge und der Körpertemperatur sorgfältig zu überwachen.

## 6. Pneumothorax.

Ein Eindringen von Luft in die Pleurahöhle kann durch die äußere Brustwand bei Verletzungen und Fistelbildungen oder durch die Lunge bei Einreißen des Pleuraüberzuges derselben zustande kommen.

Die häufigste Ursache ist eine tuberkulöse Erkrankung der Lunge, bei welcher die Pleuraoberfläche arrodiert wird. Ebenso können aber auch andere zerstörende Lungenprozesse wie Gangrän, Absceß, Lungentumoren, welche der Pleuraoberfläche benachbart sind, zu einem Pneumothorax Anlaß geben. In allen diesen Fällen erfolgt häufig eine Infektion der Pleura mit anschließender Bildung eines entzündlichen, oft eitrigen Ergusses.

Außerdem kann aber auch scheinbar ohne vorhergehende Erkrankung der Lunge ein *idiopathischer Spontanpneumothorax* zustande kommen. Nach Untersuchungen von FISCHER-WASELS entsteht er meist durch Einreißen von sogenannten Spitzennarbenblasen, die sich in einem Narbengewebe wahrscheinlich ehemals tuberkulösen Ursprungs, aber ohne akute tuberkulöse Krankheitsvorgänge durch einen Ventilmechanismus infolge Einengung des zuführenden Bronchus entwickeln. Das Platzen der Blasen wird oft durch eine plötzliche Anstrengung beim Sport, bei schwerer Arbeit usw., welche zu einer Steigerung des intraalveolären Druckes führt, hervorgerufen. Bei dem idiopathischen Pneumothorax erfolgt meist keine Infektion der Pleura.

Es kann ein *offener,* ein *Ventil-* und ein *geschlossener Pneumothorax* unterschieden werden. Beim offenen Pneumothorax ist eine Verbindung mit der äußeren oder mit der in den Lungen vorhandenen Luft dauernd vorhanden, beim Ventilpneumothorax besteht sie nur bei der Einatmung, nicht bei der Ausatmung, beim geschlossenen Pneumothorax gar nicht. Der Druck in der Pleurahöhle ist beim offenen Pneumothorax gleich dem atmosphärischen Druck. Beim geschlossenen Pneumothorax kann er sehr verschieden stark, teils geringer, teils größer als der atmosphärische Druck sein. Beim Ventilpneumothorax öffnet sich das Ventil nur im Inspirium und schließt sich im Exspirium, so daß die Luft nur bei der Einatmung in die Brusthöhle eindringen, aber nicht bei der Ausatmung herausströmen kann; es entwickelt sich daher hierbei gewöhnlich ein sogenannter Spannungspneumothorax mit erhöhtem Druck.

Die Wirkung auf das Befinden beim Eintritt des Pneumothorax ist sehr verschiedenartig. Oft hat plötzlicher Eintritt eines Spontanpneumothorax die Empfindung eines stechenden Schmerzes und Atemnot, zuweilen auch einen Shockzustand zur Folge. In anderen Fällen ruft er so wenig subjektive Beschwerden hervor, daß die Veränderung vom Kranken überhaupt nicht bemerkt und mitunter erst vom Arzt bei einer Röntgendurchleuchtung gelegentlich einer aus anderen Gründen vorgenommenen Lungenuntersuchung erkannt wird. Anfänglich vorhandene Atembeschwerden pflegen beim offenen und geschlossenen Pneumothorax, welcher nicht mit erhöhten Druckwerten einhergeht, bald nachzulassen. Die Ventilation einer gesunden Lunge reicht in der Regel aus, um das Sauerstoffbedürfnis des nicht schwer arbeitenden Menschen zu befriedigen. Beim Spannungspneumothorax hingegen, der zu einer Verdrängung des Mediastinums und zu einer Behinderung des Gasaustausches auch in der gesunden Lunge führt, tritt meist eine beträchtliche Dyspnoe auf, die, wenn nicht Abhilfe geschaffen wird, unter Umständen tödlich enden kann.

Ein weit ernsteres Ereignis als der in der Regel nicht sehr bedrohliche einseitige Pneumothorax stellt ein *Doppelpneumothorax* dar, wenn dabei die Lungen in wesentlichem Maße kollabiert sind. Bei den selten beobachteten Fällen von gleichzeitig auftretendem doppelseitigen Spontanpneumothorax ist teils plötzlicher Tod erfolgt, teils konnte eine einsetzende schwere Dyspnoe durch Absaugen der Luft gemildert und das Leben erhalten werden. Bei einem künstlich herbeigeführten doppelseitigen Pneumothorax, bei dem die Luftfüllung der beiden Brustkorbhälften nacheinander vorgenommen und ein stärkerer Grad des Lungenkollapses vermieden wird, ist die Atmung dagegen meist auffällig wenig beeinträchtigt. Es ist erstaunlich, wie gut ein solcher Doppelpneumothorax, der jetzt bei doppelseitiger Lungentuberkulose nicht selten angewandt wird, von den Patienten ertragen wird, sofern die Lungen unter dem Luftmantel noch ausreichende Bewegungen ausführen. Dagegen können lebensbedrohliche

Zustände durch schwere Störung des Gasaustausches entstehen, wenn die Ausdehnungsfähigkeit und Elastizität beträchtlicher Lungenabschnitte durch Krankheitsherde oder eine zu weit gehende Kollapsatelektase behindert oder aufgehoben ist; dies kann auch bei negativem intrathorakalem Druck vorkommen.

**Physikalische Symptome.** Ist eine Pleurahöhle mit einer beträchtlichen Luftmenge gefüllt, so wird die betreffende Brusthälfte erweitert. Bei der Betrachtung fällt ein Verstrichensein der Zwischenrippenräume und fehlende inspiratorische Einziehung derselben auf. Oft, nicht immer, ist eine Verminderung der respiratorischen Bewegung dieser Seite zu beobachten. Der Klopfschall ist voll und zeigt dann einen tympanitischen Beiklang, wenn die Luft im Pneumothorax nicht unter erheblichem Druck steht. Beim Spannungspneumothorax ist Tympanie nicht deutlich ausgesprochen. Bei aufmerksamer Perkussion fällt ferner die aufgehobene Verschieblichkeit und Tiefstand der unteren Lungengrenzen auf, indem auch die Komplementärräume der Brustkorbhälfte mit Luft gefüllt sind. Rechts vorn reicht der volle Lungenschall dann nicht nur bis zur 6., sondern bis zur 7. oder 8. Rippe hinab.

Das Atemgeräusch ist in der Regel abgeschwächt oder kaum hörbar. Mitunter tritt amphorisches Atmen auf; es ist am lautesten beim offenen, gelegentlich aber auch beim geschlossenen Pneumothorax zu hören; es kommt bei diesem dadurch zustande, daß das in der nicht völlig kollabierten Lunge entstehende Atemgeräusch an den glatten Wandungen des Pleuraraumes Resonanzerscheinungen hervorruft. Mitunter werden auch metallisch klingende Nebengeräusche gehört. Bei entsprechenden Spannungsgraden ist durch Stäbchenplessimeterperkussion, die am Rücken ausgeführt wird, ein an der Vorderfläche hörbares metallisches Klingen zu erzeugen und umgekehrt. Der Stimmfremitus ist aufgehoben oder abgeschwächt.

Die *Röntgendurchleuchtung* zeigt einen gleichmäßig hellen Raum, innerhalb dessen die mehr oder weniger zusammengefallene Lunge zu erkennen ist (vgl. Abb. 64). Bei vollständigem Kollaps ist nur in der Gegend der Lungenwurzel eine von dem luftleeren Lungenstumpf herrührende kleine rundliche Verschattung neben der Wirbelsäule sichtbar. In anderen Fällen ist die Lunge noch mehr entfaltet, und es können an ihr respiratorische Volumschwankungen beobachtet werden. Ist nur wenig Luft in den freien Pleuraraum eingedrungen, so umgibt diese allseitig schalenförmig die nur wenig zurückgesunkene Lunge. Oft sind von dieser zur Brustwand hinziehende Adhäsionsstränge zu erkennen, am häufigsten im Bereiche der Lungenspitzen und unterhalb derselben.

Das *Zwerchfell* steht tief und zeigt bei vollständigem Lungenkollaps bei der Atmung eine paradoxe Bewegung, d. h. es steigt bei der Einatmung auf- und bei der Ausatmung abwärts. Dies kommt dadurch zustande, daß die zusammengefallene, nicht erweiterungsfähige Lunge der inspiratorischen Ausdehnung der Brustwand nicht zu folgen vermag. Durch die hierbei innerhalb des Pleuraraumes auftretende Luftverdünnung wird das Zwerchfell im Inspirium nach oben angesogen. Nimmt die Lunge dagegen noch an den Atembewegungen wesentlich teil, so ist auch die Zwerchfellbewegung normalsinnig, nur ist ihr Ausschlag vermindert.

Infolge der veränderten Druckverhältnisse treten oft sehr merkliche *Verlagerungen der Mediastinalorgane,* namentlich des Herzens ein. Bei rechtsseitigem Pneumothorax, der unter erheblichem Druck steht, kann das Herz etwa bis zur vorderen linken Axillarlinie verdrängt werden. Bei linksseitigem Pneumothorax ist die Herzdämpfung auf der linken Seite aufgehoben, sie kann dagegen über dem Sternum und rechts davon festgestellt werden. Am deutlichsten gibt die Röntgendurchleuchtung über die Verlagerung der Mediastinalorgane, an welchen hauptsächlich die Luftröhre stark teilzunehmen pflegt,

Auskunft. Dabei kann in manchen Fällen an gewissen sog. schwachen Stellen des Mediastinums, die sowohl im vorderen Mediastinum zwischen Herz und Brustwand als im hinteren Mediastinum zwischen Herz und Wirbelsäule gelegen sind, eine bruchsackähnliche Vorwölbung der mediastinalen Pleurablätter in die gegenüberliegende Seite hinein wahrgenommen werden.

Durch die Senkung des Zwerchfells kann rechts ein Tiefertreten der Leber, links von Magen und Milz hervorgerufen werden.

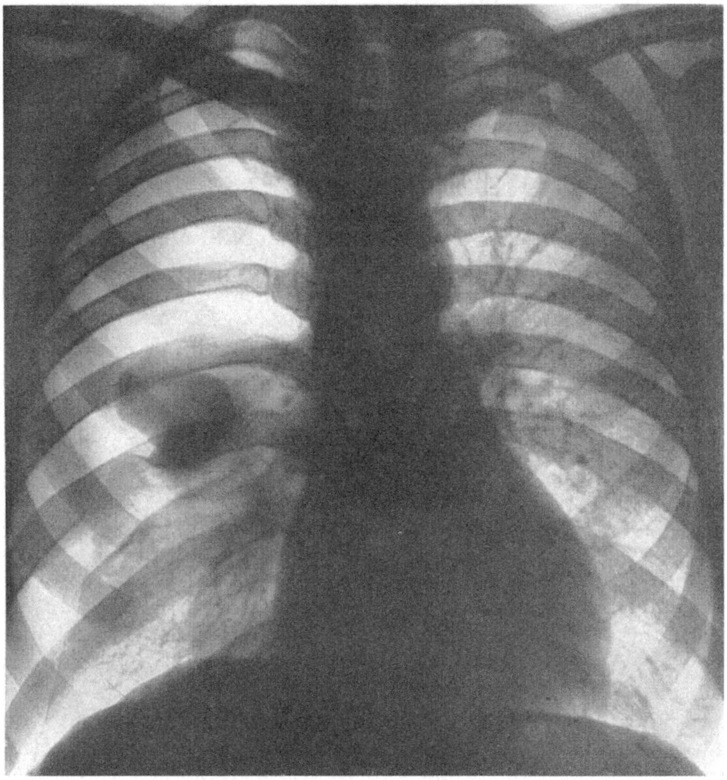

Abb. 64. Spontanpneumothorax rechts.

**Sero- und Pyopneumothorax.** Oft ist der Eintritt von Luft in die Pleura höhle von einem Flüssigkeitserguß in dieselbe begleitet. Die Exsudation einer serösen Flüssigkeit wird teils auf Entzündungserreger, welche mit der Luft in die Pleurahöhle eintreten, teils auf den aseptisch wirkenden Reiz der Luft an sich zurückgeführt. Ist eine tuberkulöse Erkrankung der Lunge vorhanden, so sind, wie neue Impfversuche lehren, nicht nur bei dem infolge zerstörender Lungenprozesse eintretenden Spontanpneumothorax, sondern auch beim therapeutisch gesetzten künstlichen Pneumothorax meist tuberkulöse Prozesse an der Pleura selbst anzunehmen.

Ein Pyopneumothorax entsteht durch Durchbruch eines Eiterherdes der Lunge oder einer tuberkulösen Kaverne in die Pleurahöhle, ferner bei infizierten penetrierenden Verletzungen der Brustwand, unter Umständen auch durch sekundäre Infektion eines Seropneumothorax.

Die *physikalischen Symptome* bei gleichzeitigem Vorhandensein von Flüssigkeit und Luft im Pleuraraum sind unabhängig von der Beschaffenheit der Flüssigkeit folgende: An der Stelle der Flüssigkeit, die sich in den unteren Abschnitten ansammelt, besteht Dämpfung. Die obere Begrenzung derselben gegen den darüber befindlichen lauten Schall des Luftraumes zeigt deutliche Verschieblichkeit bei Lagewechsel und stellt sich stets horizontal im Sinne der Wasserwaage ein. Dies Verhalten ist sehr deutlich sowohl bei der Perkussion als bei der Röntgendurchleuchtung festzustellen. Bei Schütteln des Patienten ist ein Wellenschlagen des Flüssigkeitsspiegels bei der Röntgendurchleuchtung sichtbar und zuweilen schon auf Entfernung hörbar (succussio Hippocratis). Auch der Kranke selbst kann diese Geräusche deutlich wahrnehmen. Abgesackte Ansammlungen von Flüssigkeit und Luft sind bezüglich genauerer Einzelheiten ihrer Gestalt und Verteilung nur durch die Röntgenuntersuchung klar zu erkennen.

Das Hinzutreten eines serösen Ergusses zu einem Pneumothorax ist in der Regel nicht mit wesentlichen Störungen des Allgemeinbefindens verbunden, sofern der Erguß nicht beträchtliche Größe erreicht und ein Druckgefühl hervorruft. Ein Pyopneumothorax erzeugt dagegen meist hohes Fieber und infolge der toxischen Wirkungen der Eitererreger beträchtliche Störungen des Allgemeinbefindens. Er ist als ernstes Ereignis aufzufassen.

**Behandlung der verschiedenen Arten des Pneumothorax.** Bei dem unkomplizierten *Pneumothorax,* der nicht mit einer wesentlichen Druckerhöhung im Pleuraraum einhergeht, ist in der Regel keine eingreifende Behandlung notwendig. Es genügt, daß der Patient zunächst Ruhe hält. Ist der plötzliche Eintritt mit Atemnot verbunden, so kann eine Linderung der Beschwerden zunächst durch Codein oder Morphium versucht werden. Gewöhnlich ist dies kaum erforderlich. Steht der Pneumothorax dagegen unter erhöhtem Druck, wie dies besonders beim Ventilmechanismus der Fall ist, oder ist ein großer Teil der Lunge durch Atelektase ausgeschaltet und wird dadurch eine zunehmende Dyspnoe erzeugt, so ist eine Punktion zum Ablassen der Luft am besten mittels eines mit einem Manometer versehenen Pneumothoraxapparates erforderlich. Bei Wiederauftreten eines Überdrucks im Ventilpneumothorax ist die Punktionsnadel so lange liegen zu lassen, bis die Lungenfistel geschlossen ist. Dabei kann die Kanüle durch einen verbindenden Schlauch an eine Ventilflasche angeschlossen werden, welche das Abströmen von unter Druck stehendem Gas, aber nicht das Einströmen der äußeren Luft gestattet. In dringenden Notfällen kann auch einfach die mit der Außenluft kommunizierende Nadel in der Brustwand befestigt liegen gelassen werden, so daß im Pneumothorax ein dauernder Null-Druck herrscht. Wenn sich die Lungenfistel auf diesem Wege nicht schließt, kann die Pleura in der Umgebung der Fistel unter Leitung durch das Thorakoskop geätzt und zur Bildung von Verklebungen angeregt werden.

Auch ein *Seropneumothorax* erfordert in der Regel kein Eingreifen; nur sind große Exsudate durch Punktion zu entleeren.

Ein *Pyopneumothorax* auf tuberkulöser Grundlage ohne Mischinfektion ist auch in der Regel konservativ zu behandeln. Unter Umständen kann bei großen Eiteransammlungen eine Entleerung des Eiters durch Punktion und die Herstellung eines Oleothorax empfehlenswert sein.

Dagegen ist bei einem durch die üblichen Eitererreger Strepto-, Staphylo- und Pneumokokken hervorgerufenen Pyopneumothorax in der Regel operative Behandlung notwendig. Der Eiter ist durch Rippenresektion zu entfernen bzw. unter Umständen durch BUELAUsche Drainage abzusaugen. Auch beim mischinfizierten tuberkulösen Pneumothorax ist wegen der schweren toxischen Symptome auf die Dauer meist ein operativer Eingriff nicht zu umgehen, obwohl er nur selten einen ungünstigen Ausgang abzuwenden vermag. Unter Umständen kann vorher eine Penicillinbehandlung durch intrapleurale und intramuskuläre Injektionen versucht werden.

### 7. Pleuratumoren.

Tumoren der Pleura kommen selten primär, häufig dagegen metastatisch vor. Die primären Tumoren der Pleura sind Endotheliome oder Sarkome. Die metastatischen Tumoren nehmen von verschiedenen primären Geschwülsten, am häufigsten von Carcinomen der Lunge oder der Mamma ihren Ausgang, Sowohl die primären als auch die metastatischen Tumoren gehen oft mit Flüssigkeitsergüssen in die Pleurahöhle einher. Diese sind gewöhnlich von seröser Beschaffenheit, sehr häufig hämorrhagisch. Bezüglich des spezifischen Gewichts, Eiweißgehalts und der RIVALTAschen Probe verhalten sie sich ähnlich wie tuberkulöse Exsudate. Bei der mikroskopischen Untersuchung finden sich außer Lymphocyten und Leukocyten oft mehr oder weniger verfettete Pleuraendothelzellen. Da diese gelegentlich auch bei entzündlichen Ergüssen gefunden werden, kommt ihnen eine sichere differentialdiagnostische Bedeutung nicht zu.

Gelegentlich fehlen auch Ergüsse, und die Pleuratumoren entwickeln sich unter dem Bilde von Schwarten.

Größere Geschwülste kommen bei den seltenen primären Tumoren mitunter vor und sind dann im Röntgenbild als unregelmäßige rundlich begrenzte Verschattungen, die meist breitbasig der Brustwand aufsitzen, sichtbar. Bei den metastatischen Tumoren der Pleura werden erhebliche Geschwulstbildungen gewöhnlich vermißt.

Eine *Behandlung* der malignen Pleuratumoren ist in der Regel aussichtslos. Ausgedehnte Exsudate sind abzulassen. Durch eine Röntgenbestrahlung ist nur beim Lymphosarkom, kaum bei anderen Sarkomen oder Endotheliomen der Pleura auf einen Erfolg zu rechnen. Zuweilen auftretende erhebliche Schmerzen erfordern die Darreichung von Morphium.

## E. Anhang: Erkrankungen des Zwerchfells.

Die Erkrankungen des Zwerchfells sollen hier anhangsweise insoweit besprochen werden, als sie Beziehungen zum Atmungsvorgang haben. Die Beziehungen zum Kreislauf werden im dortigen Abschnitt, die Zwerchfellhernie wird im Abschnitt Verdauungsorgane geschildert.

### Anatomische und physiologische Vorbemerkungen.

Das Zwerchfell bildet eine aktiv und passiv bewegliche kuppelförmig gewölbte Scheidewand zwischen der Bauch- und Brusthöhle. Es besteht aus einer in der Mitte befindlichen sehnigen Platte (Zentrum tendineum) und einen Kranz von strahlenförmig von dem unteren Rande des Brustkorbes und der Wirbelsäule zum Zentrum ziehenden Muskelfasern. Die Ansatzlinie derselben am Brustkorb verläuft von vorn nach der Seite und hinten nach der Wirbelsäule zu absteigend. Der Stand ist in der Medioclavicularlinie in Höhe der 6. Rippe, in der mittleren Axillarlinie in Höhe der 8.—9. Rippe, in der Scapularlinie in Höhe der 10. Rippe und hinten in der Mitte der Höhe des 11. Brustwirbeldorns. Die Muskelfasern sind an einzelnen Stellen, besonders in den von der Wirbelsäule herkommenden Teilen zu stark ausgeprägten, pfeilerartigen Bündeln vereinigt. Demgemäß ist der Zug nach hinten unten besonders stark.

Das Zwerchfell wird vom N. phrenicus innerviert, der aus dem 4. Cervicalsegment entspringt. Außerdem erhält das Zwerchfell auch sympathische Nervenfasern.

Die Lage der Zwerchfellkuppel wird außer durch den Tonus ihrer Muskulatur durch die oberhalb im Brustraum und die unterhalb in der Bauchhöhle herrschenden Druckverhältnisse bestimmt. Von oben findet ein Sog durch den in der Brusthöhle vorhandenen negativen, in verschiedenen Atmungsphasen verschieden hohen Druck statt; von unten ist der in der Bauchhöhle herrschende, unter verschiedenen Umständen (Meteorismus, Gravidität,

Ascites usw.) wechselnde Druck wirksam. Außerdem ist auch die Schwerkraft maßgeblich und wirkt sich je nach der Körperstellung in verschiedener Weise aus. Zum Beispiel drängt in Seitenlage die Schwere der unterhalb des Zwerchfells liegenden Abdominalorgane, insbesondere rechts der Leber, die unten liegende Zwerchfellhälfte in den Brustraum hinein vor, sie wird deshalb stärker gespannt und führt größere Atembewegungen aus als die oben liegende Zwerchfellhälfte.

Der *Stand des Zwerchfells* kann mittelbar durch Perkussion der unteren Lungengrenzen bestimmt werden. Die inspiratorische Abwärtsbewegung des Zwerchfells kann durch Inspektion aus dem LITTENschen Phänomen abgelesen werden. Hierbei ist bei entsprechender Beleuchtung an der seitlichen Thoraxwand eine abwärtsziehende Schattenlinie zu sehen, die durch eine ringförmig den Thorax umfassende zarte Dellenbildung entsteht. Diese wird wahrscheinlich durch den beim Tiefertreten des Zwerchfells im Sinus phrenico costalis auftretenden verstärkten Unterdruck hervorgerufen, bevor dieser durch die gleich darauf nachrückende Lunge ausgeglichen wird; doch ist ihre Erklärung noch strittig.

Am sichersten und einfachsten ist Stand, Form und Bewegung des Zwerchfells durch die *Röntgendurchleuchtung* zu erkennen, wobei ein Urteil über die körperliche Gestalt nur durch eine Betrachtung in allen verschiedenen Durchleuchtungsrichtungen gewonnen werden kann. Bei sagittalem Strahlengang ergibt sich, daß die rechte Zwerchfellhälfte in der Regel infolge der größeren Masse der darunter befindlichen Leber etwas höher als die linke steht. Erst die Durchleuchtung im queren Durchmesser zeigt den starken weit nach hinten unten hinabreichenden Abfall der hinteren Fläche des Zwerchfells. In vorzüglicher Weise unterrichtet die Röntgendurchleuchtung über die Entfaltung der phrenicocostalen Sinus beim Atmungsvorgang.

Die Kontraktion des Zwerchfells bewirkt aktiv ein inspiratorisches Tiefertreten der Zwerchfellkuppe. Andererseits hat die inspiratorische Hebung des Brustkorbes durch die Tätigkeit der inspiratorischen Brustmuskeln ein Höhertreten der Ansatzstellen des Zwerchfells und damit auch der Zwerchfellkuppe zur Folge. Die inspiratorische Erweiterung der unteren Thoraxappertur ruft ein Auseinanderrücken der Ansatzstellen des Zwerchfells und infolgedessen eine Streckung seiner Wölbung hervor.

Eine Änderung dieser normalen Vorgänge findet unter pathologischen Bedingungen z. B. bei Füllung einer Brustkorbhälfte mit Luft (Pneumothorax) oder bei Tracheal- und Bronchuss stenose statt, welche die in der Brusthöhle herrschenden Druckverhältnisse verändert, dadabei am Zwerchfell beobachtete Verhältnis ist in besonderen Abschnitten geschildert vgl. S. 490 und S. 648).

Je nach Änderung dieser Verhältnisse ergeben sich verschiedene Folgen für den Zwerchfellstand.

*Zwerchfellhochstand* tritt unter folgenden Bedingungen ein:

1. Infolge gesteigerten Zuges nach oben. Atelektasen und Schrumpfungsprozesse der Lungen auf tuberkulöser, pneumonischer oder anderer Basis können das Volumen der Lungen und ihre Ausdehnungsfähigkeit vermindern und hierdurch eine Emporsaugung des darunterliegenden Zwerchfells bewirken. Es ist hierbei keine notwendige Voraussetzung, daß diaphragmale Pleuraverwachsungen bestehen. Wohl aber sind bei Schrumpfungsprozessen der Lunge häufig Pleuraadhäsionen und Schwarten vorhanden.

Zwerchfellhochstand infolge mangelhafter Entfaltung der Lunge kommt ferner bei Bronchusstenose zustande. Infolge der Luftverdünnung, die bei der inspiratorischen Vergrößerung des Brustraumes in den betreffenden Lungenabschnitten eintritt und nicht sofort durch nachströmende Luft ausgeglichen werden kann, wird eine Ansaugung auf sämtliche Begrenzungen dieser Thoraxhälfte, sowohl auf die äußere Brustwand als auf Mediastinum und Zwerchfell, ausgeübt. Dadurch wird die inspiratorische Abwärtsbewegung des Zwerchfells gehemmt. Bei dauernder Verminderung des Luftgehalts einer Lunge infolge Bronchusstenose tritt auch in der Ruhelage, nicht nur im Inspirium Zwerchfellhochstand auf. Auch bei Tracheal- und Larynxstenose ist Zwerchfellhochstand und zwar auf beiden Seiten beobachtet worden. Dieser kommt aber nur dann zustande, wenn die Stenose nur im Inspirium vorhanden ist. Sonst vermag der geringere exspiratorische Druck die Verengerung noch weniger zu überwinden als der — zumal bei Lufthunger hochgradig gesteigerte —

inspiratorische Zug, und die Folge ist im Gegenteil eine Lungenblähung und Zwerchfelltiefstand, wie dies z. B. bei einer Kompression der Trachea durch Strumen gewöhnlich beobachtet wird.

2. Zwerchfellhochstand tritt ferner bei Steigerung des intraabdominellen Druckes z. B. bei Ascites, Meteorismus, Abdominaltumoren auf. Bei langsamem Wachstum derselben und insbesondere regelmäßig durch den graviden Uterus wird gleichzeitig eine Erweiterung der unteren Thoraxappertur hervorgerufen und die Wölbung der Zwerchfellkuppe infolge Entfernung der Ansatzpunkte des Zwerchfells voneinander etwas verringert.

Zu *einseitigem* Zwerchfellhochstand geben rechts Lebervergrößerungen und Tumoren sowie subphrenische Abscesse, links Milztumoren und Gasfüllung des Magens (idiopathische Magenblase, HOFFMANN) sowie auf jeder Seite, gewöhnlich aber deutlicher links, Nieren- und Nebennierentumoren, Hydronephrosen, paranephritische Abscesse usw. Anlaß.

Es ist besonders auf den Verlauf der Zwerchfellkontur im queren Durchmesser bei frontalem Strahlengang zu achten. Hierdurch kann in manchen Fällen eine besonders starke Vorwölbung des dorsalen Zwerchfellabschnittes erkannt werden, der bei sagittalem Strahlengang hinter der Zwerchfellkuppe verborgen ist. Dies Zeichen ist von großer diagnostischer Bedeutung bei paranephritischen Abscessen.

3. Auf den Zwerchfellhochstand infolge vermindertem Zwerchfelltonus bei Relaxatio diaphragmatica, Zwerchfellähmung und Pleuritis diaphragmatica wird in diesen Abschnitten eingegangen.

*Zwerchfelltiefstand* tritt ein:

1. infolge verminderten Lungenzuges bei Nachlassen der Retraktionskraft der Lunge beim Altersemphysem. Gleichzeitig löst der entstehende Luftmangel verstärkte Inspirationsbewegungen aus, die infolge der Starre des Thorax diesen nur wenig erweitern können und sich deshalb um so mehr auf das Zwerchfell erstrecken. Ebenso führt ein Volumen pulmonum auctum, das beim Asthma bronchiale zustande kommt, zum Zwerchfelltiefstand.

Eine akute Lungenblähung und Zwerchfelltiefstand kommt ferner bei hochgradiger Beschleunigung der Atmung dadurch zustande, daß die schwächere im Exspirium wirksame Retraktionskraft der Lunge nicht so viel Luft auspressen kann, als durch die stärkeren inspiratorischen Kräfte eingesogen wird, wenn das Exspirium vor seiner Vollendung durch ein neues Inspirium unterbrochen wird.

Ferner kommt Zwerchfelltiefstand bei Erhöhung des Druckes im Pleuraraum in manchen Fällen von Pneumothorax, beim Oleothorax und bei großen Pleuraexsudaten, die außerdem durch ihre Schwere wirken, vor.

2. Zwerchfelltiefstand wird ferner hervorgerufen durch verminderten Abdominaldruck bei Enteroptose und entsprechenden Zuständen. Dem Zwerchfell fehlt alsdann die passive Spannung, die es normalerweise durch den Abdominaldruck erleidet. Es kann dies dadurch erwiesen werden, daß an Stelle des abgeflachten Zwerchfellbogens mit breit eröffneten phrenicocostalen Winkeln sofort die normale Kuppelwölbung hervorgerufen werden kann, wenn man den Patienten in Horizontallage bringt und damit die Leber einen Druck durch ihre Schwere auf das Zwerchfell ausübt, oder indem man bei stehendem Patienten mit dem GLENARDschen Handgriff auf das Epigastrium drückt. Die gleiche Wirkung bringt eine Leibbinde zustande. WENCKEBACH hat die Bedeutung des Zwerchfelltiefstandes bei Gastroptose, mit der häufig ein Pendelherz verbunden ist, für den Kreislauf hervorgehoben. Indem durch Verstreichen der Zwerchfellkuppe die Ansätze des Zwerchfells aneinander genähert sind, kann eine Kontraktion seiner Muskulatur keine ausreichende Wirksamkeit entfalten. Im Exspirium ist keine genügende Krümmung des Zwerchfellbogens vorhanden.

Deshalb kommt es weder zu einer nennenswerten inspiratorischen Erweiterung des Thoraxraumes nach unten noch zu einer Druckwirkung auf die Leber. Damit entfallen diejenigen Kräfte, die für die Zirkulation von wesentlicher Bedeutung sind, nämlich Ansaugung des Blutes durch Erhöhung des negativen Druckes im Thorax und Auspressung des blutgefüllten Schwammes der Leber.

3. Zwerchfelltiefstand tritt ferner beim Zwerchfellkrampf ein.

## Innervationsstörungen des Zwerchfells.

*Zwerchfellähmung.* Zwerchfellähmungen werden häufig bei artifizieller Phrenicusausschaltung zwecks Ruhigstellung einer tuberkulösen Lunge, ferner infolge Phrenicusparalyse bei Plexuszerreißung sowie bei Poliomyelitis, Blei-, Alkohol- und postdiphtherischer Neuritis und bei Kompression durch Mediastinaltumoren beobachtet. Von DUCHENNE und C. GERHARDT sind folgende klinische Merkmale aufgestellt worden: Inspiratorisches Einsinken der Oberbauchgegend, leichte Eindrückbarkeit des Leibes durch Druck der aufgelegten Hand, inspiratorische Aufwärts- statt Abwärtsbewegung des unteren Leberrandes, beträchtliche Verschiebbarkeit des unteren Lungenrandes durch Druck der auf den Leib aufgelegten Hand. Zu diesen Zeichen treten folgende bei der Röntgenuntersuchung erkennbaren Merkmale:

Die gelähmte Zwerchfellhälfte steht auffällig hoch. Sie zeigt bei der Atmung entweder nur eine geringfügige normalsinnige oder gar keine Verschieblichkeit oder führt paradoxe Bewegungen aus. Durch Druck aufs Abdomen kann das Zwerchfell stark aufwärts gedrängt werden. Bei tiefer Einatmungsbewegung und gleichzeitigem Schluß von Mund und Nase im MÜLLERschen Versuch, und zwar am besten bei ruckartiger Ausführung desselben im HITZENBERGERschen Schnupfversuch rückt die gelähmte Zwerchfellhälfte nach oben, dagegen die gesunde nach unten (Waagebalkensymptom). Gleichzeitig kann auch eine nicht sehr erhebliche inspiratorische Verschiebung des Mediastinums nach der gesunden Seite hin eintreten. Diese ist darauf zurückzuführen, daß die inspiratorische Erniedrigung des Druckes in dem durch die costale Atmung erweiterten Thoraxraum schneller auf der gelähmten Seite durch das von unten einrückende Zwerchfell und die von oben einströmende Luft ausgeglichen wird als auf der gesunden Seite, bei welcher das Zwerchfell immer tiefer heruntertritt und daher die Füllung der inspiratorisch vergrößerten Thoraxhälfte mit Luft längere Zeit erfordert.

Bei beiderseitiger Zwerchfellähmung sind diese auf dem entgegengesetzten Verhalten beider Hälften beruhenden Erscheinungen natürlich nicht zu erwarten.

Treten bei plötzlich einsetzender Zwerchfellähmung schwere Atemstörungen auf, so sind diese durch künstliche Atmung mittels Pulmotor und rhythmische Faradisation des Phrenicus sowie durch Strychnininjektionen zu bekämpfen.

Verminderung des Zwerchfelltonus, nicht Lähmung des Zwerchfells, wird bei Pleuritis diaphragmatica beobachtet.

*Zwerchfellkrampf.* Ein *tonischer* Zwerchfellkrampf kommt nur selten, so bei Tetanus, vor. Es entsteht dabei unter Schmerzen ein Zwerchfelltiefstand; die Bauchdecken werden vorgewölbt.

Ein *klonischer* Zwerchfellkrampf liegt dem *Singultus* zugrunde. Er tritt auf verschiedene Reize hin auf, die teils zentral, teils peripher ausgelöst werden und dann meist vom Abdomen ausgehen, so bei Peritonitis, und ist deshalb bei postoperativen Zuständen von übler Bedeutung. Außerdem kommt er auch bekanntermaßen gelegentlich beim Gesunden, ferner bei epidemischer Encephalitis vor, wo er oft tagelang andauert und sehr schwer unterdrückbar ist. Bei Röntgendurchleuchtung ist ein plötzliches ruckartiges Tiefertreten des Zwerchfells sichtbar.

Die Therapie besteht in psychischer Ablenkung, Belladonnapräparaten und Narcoticis. In hartnäckigen Fällen, vor allem, wenn dadurch starke Schmerzen hervorgerufen werden, kann eine vorübergehende Ausschaltung des N. phrenicus ausgeführt werden.

## Literatur.

ALEXANDER u. BAER: Praktisches Lehrbuch der Tuberkulose. Leipzig: Johann Ambrosius Barth 1931. — ASSMANN, H.: Die klinische Röntgendiagnostik der inneren Erkrankungen, 5. Aufl. Berlin: F. C. W. Vogel 1934. — ASSMANN, H., BEITZKE u. BRAEUNING: Ergebnisse der gesamten Tuberkuloseforschung, Bd. I—X. Leipzig: Georg Thieme.

BRÄEUNING: Der Beginn der Tuberkulose Erwachsener, 2. Aufl. Leipzig: Georg Thieme 1941. — Handbuch der Tuberkulose. Leipzig: Georg Thieme 1943.

EPPINGER: Handbuch der inneren Medizin, 2. Aufl., Bd. II/1. Berlin: Springer 1928.

HENKE-LUBARSCH: Handbuch der speziellen pathologischen Anatomie und Histologie, Bd. 3. Berlin: Springer 1931. — HITZENBERGER: Das Zwerchfell im gesunden und kranken Zustande. Wien 1927.

LANDOIS: Lehrbuch der Physiologie des Menschen, 25. Aufl., bearbeitet von ROSEMANN. Berlin u. Wien: Urban & Schwarzenberg 1944.

REIN: Physiologie des Menschen, 10. Aufl. Berlin: Springer 1949.

STAEHELIN: Handbuch der inneren Medizin, herausgegeben von G. v. BERGMANN u. R. STAEHELIN, 2. Aufl., Bd. II/2. Berlin: Springer 1930. — STRÜMPELL-SEYFARTH: Lehrbuch der speziellen Pathologie und Therapie der inneren Krankheiten, 31./32. Aufl. Berlin: F. C. W. Vogel 1934.

GPSR Compliance

*The European Union's (EU) General Product Safety Regulation (GPSR) is a set of rules that requires consumer products to be safe and our obligations to ensure this.*

*If you have any concerns about our products, you can contact us on ProductSafety@springernature.com*

In case Publisher is established outside the EU, the EU authorized representative is:

Springer Nature Customer Service Center GmbH
Europaplatz 3
69115 Heidelberg, Germany

**Batch number: 10683525**

Printed by Printforce, the Netherlands